国家麻醉学专业继续医学教育教材

2021
麻醉学新进展

主　　审　曾因明

主　　编　邓小明　姚尚龙　李文志

副 主 编　王天龙　董海龙　刘克玄　李金宝　陈向东

编　　委（以姓氏汉语拼音为序）

曹君利　陈向东　邓小明　古妙宁　郭　政　郭曲练

黄宇光　李金宝　李文志　刘　进　刘菊英　罗爱林

米卫东　宋晓阳　王国林　王英伟　夏中元　熊利泽

姚尚龙　于布为　俞卫锋　喻　田　岳　云　曾因明

张宗泽　左云霞

主编助理　许　涛　樊玉花　邹文漪

人民卫生出版社
·北京·

图书在版编目（CIP）数据

2021 麻醉学新进展/邓小明，姚尚龙，李文志主编
. —北京：人民卫生出版社，2022.6
ISBN 978-7-117-33221-7

Ⅰ.①2… Ⅱ.①邓…②姚…③李… Ⅲ.①麻醉学
-进展-中国-2021 Ⅳ.①R614

中国版本图书馆 CIP 数据核字（2022）第 102156 号

人卫智网	www.ipmph.com	医学教育、学术、考试、健康，购书智慧智能综合服务平台
人卫官网	www.pmph.com	人卫官方资讯发布平台

2021 麻醉学新进展

2021 Mazuixue Xinjinzhan

主　　编：邓小明　姚尚龙　李文志
出版发行：人民卫生出版社（中继线 010-59780011）
地　　址：北京市朝阳区潘家园南里 19 号
邮　　编：100021
E - mail：pmph @ pmph.com
购书热线：010-59787592　010-59787584　010-65264830
印　　刷：人卫印务（北京）有限公司
经　　销：新华书店
开　　本：889×1194　1/16　印张：36
字　　数：1382 千字
版　　次：2022 年 6 月第 1 版
印　　次：2022 年 7 月第 1 次印刷
标准书号：ISBN 978-7-117-33221-7
定　　价：169.00 元
打击盗版举报电话：010-59787491　E-mail：WQ @ pmph.com
质量问题联系电话：010-59787234　E-mail：zhiliang @ pmph.com
数字融合服务电话：4001118166　E-mail：zengzhi @ pmph.com

主要作者

（以姓氏汉语拼音为序）

包晓航　卜金俊　薄禄龙　曹铭辉　陈　峰　陈世彪　陈向东　陈新忠
邓小明　董海龙　窦　智　范晓华　付振霖　顾尔伟　顾卫东　郭建荣
韩传宝　韩建阁　韩如泉　何　洹　胡灵群　胡兴国　黄建宏　黄锦文
黄宇光　贾慧群　贾玉萍　姜　虹　蒋宗滨　雷洪伊　李　洪　李　军
李建华　李金宝　李文志　李振洲　刘　宿　刘克玄　刘美云　刘学胜
吕　欣　鲁开智　罗　俊　罗林丽　麻海春　马武华　孟海兵　上官王宁
尚　游　申　文　沈通桃　史宏伟　舒仕瑜　王　晟　王　锷　王　飞
王　欢　王古岩　王国林　王嘉锋　王儒蓉　王天龙　王祥瑞　王秀红
翁亦齐　吴卓熙　夏　云　项红兵　谢克亮　胥明哲　徐　波　徐桂萍
徐海洋　徐军美　徐文婷　徐子锋　阎文军　颜景佳　晏馥霞　杨　瑞
杨谦梓　姚尚龙　易　斌　易明亮　雍芳芳　于泳浩　余何亚　余剑波
喻文立　袁世荧　曾宪章　张　雷　张　磊　张细学　张紫薇　赵　平
朱　斌　朱　涛　邹望远　左云霞

参编作者

（以姓氏汉语拼音为序）

阿依妮娅孜·艾麦提	安 然	白福海	毕蕊蕊	边琳娣	曹袁媛
柴叶静	陈 婵	陈 林	陈 妍	陈宝璇	陈蒙蒙	陈苏孟	陈小燕
陈晓东	陈学泰	陈雅儒	陈永庄	邓惠民	邓李云	邓美玲	段福建
樊雅玲	范 隆	范利君	范舜钦	方 坤	方攀攀	方向志	冯 帅
冯鲲鹏	冯茂辉	冯鹏玖	付 鹃	付文超	傅 峰	高学慧	戈文威
葛明非	辜梦月	关占颖	韩庆庆	何 裔	何雪梅	胡 涵	胡 松
胡 鑫	黄丽萍	黄琦萍	黄诗倩	纪文焘	贾卫爱	蒋秀红	蒋一逍
金 帆	阚厚铭	阚敏慧	孔明健	郎 宇	李 超	李 华	李 铭
李 鹏	李 芊	李津源	李京生	李青青	李庭庭	李文迁	李咸鹏
李晓丹	李轶楠	李宇涓	练婉怡	刘 成	刘 丹	刘 婷	刘 洋
刘劲洲	刘涛涛	刘畑畑	柳 慧	卢桠楠	芦树军	马嘉敏	马玉姗
聂超然	裴帅杰	彭滔滔	濮玲菲	乔 喜	邱 燕	瞿 莉	冉小利
沙季港	史 佳	史媛媛	苏 畅	孙 梅	陶天柱	涂 青	王 雷
王 乾	王 薇	王 勇	王 宇	王 祯	王昌理	王富全	王金伙
王明霞	王少康	王姝晨	王晓丽	王鑫焱	王艺丹	王长明	韦艳红
魏 娟	吴 朋	吴加珺	夏海发	肖 飞	谢谦谦	熊升华	徐 冰
徐 薇	徐琥钧	徐龙明	徐卫国	许冬妮	闫征征	颜学滔	杨 浩
杨纯勇	杨文婧	杨志来	杨智勇	于 洋	喻 茜	元 元	张 静
张嘉琦	张嘉伟	张建成	张虓宇	张笑婷	张欣欣	张玉静	赵 彬
赵 帅	赵 伟	赵 悦	赵广超	赵玉洁	周可倩	周盈丰	朱 蕊
朱成龙	朱宏宇	朱康生	朱守强				

在如今知识更新日益加快的时代,临床医务工作者不仅需要学习必不可少的经典著作以夯实基础,而且需要了解最新的学科进展信息以关注焦点和动态。《麻醉学新进展》系列正是在此背景下应运而生。16年来,在诸多麻醉学前辈和同仁的关注与支持下,每两年一辑的《麻醉学新进展》已经形成自己独特的品牌,成为一套能及时、系统地反映国内外麻醉学新理论、新技术、新疗法和新观点的高级参考书,实现了编撰本书的初衷。

《2021麻醉学新进展》仍然秉承了一贯的编撰风格,对入选稿件的遴选侧重近两年麻醉学领域重要研究的进展、新技术的运用和新理论的实践。上一辑新设立的"学科建设与管理"板块篇幅有所增加,本辑又增设了"麻醉学教育"板块,充分体现开展学科建设与教育传承逐渐成为开展临床麻醉与基础研究工作之外的又一工作重点。随着信息技术的发展和麻醉学地位的日渐突出,虚拟现实技术、人工智能理念已经潜移默化地影响了麻醉学的日常工作,这些"新进展"在本辑内容中均有所体现。在2020年全球新型冠状病毒流行的背景下,相关临床麻醉与重症治疗的研究异常热门,本辑《2021麻醉学新进展》也收录了新型冠状病毒肺炎相关的麻醉学研究和学科建设探讨的稿件。进一步说明我们与时俱进,聚焦新的热点,竭力为繁忙的麻醉工作者提供高效便捷的通道,以快速系统全面地归纳、总结和掌握有价值的新理念、新知识,从而进一步推进麻醉学科的建设与发展,为麻醉学的美好明天奉献力量。

本年度共收到170多篇稿件,由主编与副主编遵循优中选优的原则,筛选后分类整合,精选出130篇具有代表性的稿件,再经细致地完善与精心地审校整合编辑汇总呈现给大家。感谢所有百忙中为本书撰稿的麻醉学专家与同仁,感谢为本书审稿的诸位麻醉学教授,感谢为本书的组织与校对付出大量辛勤工作的中国人民解放军海军军医大学第一附属医院麻醉学部许涛教授、樊玉花医师和邹文漪女士,感谢人民卫生出版社编辑们辛苦而高效率的工作,使得本书的编撰最终顺利完成,以飨读者。

我们秉承着精益求精的作风,尽可能地为读者呈现本书自上一版以来麻醉学领域知识更新的荟萃,这就要求我们的工作既要系统、全面又要力求不遗漏最新的优秀文章。因此留给编委编撰的时间非常有限,书中难免有疏忽错漏之处,还望读者加以甄别。

在庆祝中国共产党百年诞辰之际,我们将本书的出版作为奉献给读者的礼物,也作为我们一路走来坚守初衷的一份纪念与自勉——初心如磐,笃行致远;锐意进取,继往开来!

邓小明　姚尚龙　李文志

2021年8月10日

目 录

一、麻醉学基础

二、临床监测

三、临床麻醉学

四、危重病医学

五、疼痛诊疗学

六、学科建设与管理

1 麻醉药对发育期大脑神经毒性的研究进展

全球范围内每年都有成千上万的儿童需要在全身麻醉下进行择期手术,全身麻醉药对神经功能的潜在影响是一个严重的公共卫生问题,因此需要引起大家的重视。大量动物研究表明,发育中的大脑在接受全身麻醉情况下可能会产生神经毒性,从而导致各种神经结构和功能异常,并在以后的生活中出现认知和行为障碍。然而,目前尚不清楚这些发现是否会出现在神经发育中的儿童,以及儿童接受麻醉是否会产生远期的神经发育风险。本文主要针对全身麻醉药对大脑发育的影响,相关机制及干预措施等方面的研究新进展进行阐述。

一、全身麻醉药对大脑发育的影响

全身麻醉对儿童神经发育的影响越来越引起人们的关注,但麻醉药对人体的长期影响尚不清楚。临床前动物研究观察到麻醉暴露与中枢神经系统发育异常有关,如 Wu 等研究发现暴露于吸入麻醉药后,大脑认知功能发生了改变。此外,麻醉药可导致特定人群的脑功能发生长期变化。麻醉药暴露的大脑发育阶段和暴露程度(暴露的频率和麻醉药的累积剂量)是决定麻醉药神经毒性的两个重要因素。

(一)发生麻醉暴露的大脑发育阶段

从动物模型中可以明显看出,麻醉诱导的神经细胞凋亡或突触发育不良发生在突触形成阶段。因此,神经毒性的局部差异可能与突触形成过程中大脑区域不同及突触形成的阶段不同有关。

某些大脑区域(例如海马、齿状回和脑室下区域)在整个生命过程中都会有突触形成。在海马中,这种突触形成过程被认为对学习和记忆很重要。在一项动物研究中,每天将年轻的啮齿动物反复暴露在异氟烷中 35min,持续 4d,暴露在年轻的啮齿动物中,这导致了动物记忆力减退,事实证明,随着动物的成长,这种记忆力减退会更加明显。但是,成年啮齿动物在类似的暴露下没有表现出这种损害。

(二)麻醉药暴露的剂量

最近的研究表明,当啮齿动物长时间吸入高浓度的七氟烷时,七氟烷显著影响神经细胞和认知功能。麻醉药可

引起发育性神经元损伤,突触形成障碍,突触形成中断和神经元凋亡,可能具有暂时或长期的认知和行为效应。研究表明,在发育中的大鼠,在出生后第 7 天(postnatal day 7,PND7)暴露于 3% 的七氟烷 6h 比 2% 的七氟烷 6h 引起更严重的神经元损伤。不同年龄的幼鼠暴露于不同浓度的七氟烷中,均导致成年期认知障碍。一项关于非人灵长类动物的研究表明,暴露于异氟烷 3h 足以在发育中的灵长类动物大脑中引起广泛的神经毒性。

(三)麻醉药暴露的频率和时间

在人类和动物的暴露时间少于 1h 的研究中,阳性结果与阴性结果的比率在 40% 至 50% 之间。阳性结果是至少一项异常(甚至是短暂的)。超过 3h 的暴露时间,阳性结果与阴性结果的比率超过 80%。与这些发现相一致,近期许多研究(包括仅一项随机对照试验)并未证明在幼儿期进行一次短暂暴露和没有进行一次短暂暴露的儿童之间没有明显差异。Sun 等发现多次麻醉与儿童以后的学习障碍有关。这可能与累计的暴露剂量或儿童被实际麻醉的次数有关。

二、麻醉药神经毒性的分子机制

(一)N-甲基-D-天冬氨酸(N-methyl-D-aspartate,NMDA)受体

NMDA 受体调节中枢神经系统中的兴奋性神经递质,并在突触可塑性和记忆形成中起重要作用。氯胺酮作为NMDA 受体的拮抗剂,可以诱导 NMDA 受体亚基的表达,增加谷氨酸水平,并引起兴奋性毒性。NMDA 受体拮抗剂可以通过抑制磷脂酰肌醇 3-激酶(phosphoinositide 3-kinase,PI$_3$K)/蛋白激酶 B(protein kinase B,PKB)和细胞外信号调节激酶信号通路来诱导神经元凋亡,而 NMDA 受体的激活可以逆转这种作用。NMDA 受体抑制是发育麻醉药诱导的神经元凋亡的可能机制之一。

(二)γ-氨基丁酸(gamma-aminobutyric acid,GABA)受体

GABA 受体是一个氯离子通道,是中枢神经系统中的

抑制性神经递质受体。该受体是多种全身麻醉药相互作用的结合位点。GABA 受体介导的兴奋对于大脑发育以及形成正确的回路至关重要。异氟烷会引起 GABA 依赖性去极化,这可能导致钙离子大量涌入导致兴奋性毒性。当异氟烷与 GABA 受体或钙通道阻滞剂同时给药时,活性胱天蛋白酶-3(caspase-3)mRNA 的水平降低,其拮抗改善了七氟烷诱导的细胞凋亡。由于许多麻醉药作用于 GABA 受体,因此 GABA 可能在大脑发育中起关键作用,其受体可能是麻醉神经毒性的重要靶标。

(三)凋亡途径

麻醉药的一种可能的神经毒性机制是细胞凋亡,它已在许多试验中得到了广泛研究。凋亡,也称为程序性细胞死亡,是生物界的一种基本现象。它是生物发展,更新和维持内部环境稳定的重要机制。细胞凋亡也是细胞对各种压力的反应,例如低氧,活性氧,细胞内钙超载,病毒感染,暴露于辐射以及各种毒素下。内源性凋亡途径也称为线粒体途径,B 淋巴细胞瘤-2 基因(B-cell lymphoma-2,Bcl-2)家族成员在该途径中起重要作用。Bcl-2 是主要的抗凋亡因子,而 Bcl-2 关联 X 蛋白(Bcl2-associated X protein,Bax)是促凋亡因子。全身麻醉可以促进动力相关蛋白 1(dynamin-related protein 1,Drp1)的表达,引起线粒体动力学变化,并增加线粒体分裂。内源性凋亡途径通过 Bax 在线粒体中形成可渗透的膜孔,从而促进细胞色素 c 的释放并引起胱天蛋白酶-9 的活化。活化的胱天蛋白酶-9 激活下游分子胱天蛋白酶-3、胱天蛋白酶-6 和胱天蛋白酶-7,并最终导致细胞凋亡。缺氧诱导因子 1α(hypoxia-inducible factor 1-Alpha,HIF-1α)可以调节胱天蛋白酶-3 的转录,从而诱导神经细胞凋亡。LRCF 是一种与认知功能有关的长链非编码 RNA(lncRNA),高 LRCF 表达是丙泊酚通过上调 HIF-1α/胱天蛋白酶-3 途径促进凋亡的内源性原因。

(四)钙离子失调

细胞内钙离子浓度的调节对于细胞的功能和存活是必不可少的。钙离子是非常重要的细胞信号分子,是神经元凋亡的关键传递者,它在维持和稳定细胞骨架成分和突触中起作用。突触的形成以及神经突触的活性,对麻醉药非常敏感。内质网是细胞内钙储存的主要部位。七氟烷可以激活三磷酸肌醇受体以诱导内质网中钙的释放。全身麻醉药可以增加电压依赖性钙通道,增加钙内流和内质网应激,从而诱导神经元凋亡。

(五)炎症因子的过度表达

全身麻醉药可以增加脑组织中促炎性细胞因子的水平。神经炎症可能是几种神经系统疾病的标志物,并在这些疾病中起关键作用。研究表明,炎症在麻醉药引起的神经变性和功能障碍中起着重要作用。神经炎症可以增加炎症因子如 TNF-α 和 IL-6 的表达,导致神经胶质细胞源性神经营养因子水平降低,减少海马神经发生并诱导认知障碍。很少有研究表明炎症与麻醉药之间的关系。此外,年轻小鼠反复接触数种戊烷可能会引起海马中 Tau 蛋白的磷酸化,增加白介素-6 的水平,降低海马中突触后致密区 95(PSD-95)的水平,并导致年轻小鼠的认知功能障碍。需要对麻醉药神经毒性的机制进行其他研究,以找到更好的干预措施来治疗由全身麻醉药引起的神经毒性。

(六)线粒体功能障碍和氧化应激

线粒体功能障碍和氧化应激也会促进麻醉药诱导的神经毒性。麻醉药通过 GABA 受体作用,激活并增加细胞内钙离子,干扰线粒体膜电位,并最终导致细胞死亡。对麻醉剂,如丙泊酚,异氟烷,七氟烷等的研究发现其会增加活体内活性氧(reactive oxygen species,ROS),因此,应该避免高氧通气,或者可以在使用抗氧化剂的条件下进行麻醉,以防止麻醉药诱导的神经毒性。麻醉预处理已经假定,能够减少脑和心脏由于氧化应激和线粒体功能障碍而产生的毒性 ROS 和随后的抗氧化基因表达的影响。线粒体损伤和氧自由基增加是全身麻醉药神经毒性的重要因素。因此,保护线粒体功能和结构的完整性,清除氧自由基并防止脂质过氧化是大脑中全身麻醉药神经毒性的潜在治疗策略。

(七)microRNA 的变化

丙泊酚被证明可以改变长的非编码 RNA、mRNA 及其信号网络的特征,从而为麻醉药引起的发育性神经变性和预防神经毒性的分子机制提供基础。出生后 60d,丙泊酚暴露导致小鼠海马中 49 mRNA 和 4 microRNA 的异常表达。具体而言,生物信息学分析显示,在失调的 RNA 和 microRNA 中,有两个失调的 microRNA 靶向对(Fam46a/microRNA-363-3p 和 Rgs3/microRNA-363-3p),这可能与丙泊酚的长期作用有关。总体而言,这项研究表明急性和长期失调的 microRNA-mRNA 信号网络参与了丙泊酚诱导的发育神经毒性。

三、麻醉药神经毒性的治疗策略

近年来,许多研究提示了全身麻醉药诱导的神经毒性的潜在保护措施,主要是通过改变麻醉药诱导的神经元凋亡。许多药物如褪黑素、右美托咪定、氙气、姜黄素、促红细胞生成素、EUK-134、蛋白酪氨酸磷酸酶和抑制剂等可以减弱麻醉药介导的神经毒性。

(一)抗氧化剂

抗氧化剂可改善麻醉药介导的神经毒性。该机制可能与自由基产生的减少和氧化应激的减少有关。如姜黄素可以进入中枢神经系统,具有潜在的抗凋亡、抗炎以及抗氧化应激作用,并且对线粒体功能具有保护作用。研究发现姜黄素可以减少神经元中凋亡性炎症因子的产生和氧化应激。黄酮类化合物芦丁可以有效降低神经毒性和神经认知损害作用。在暴露于异氟烷、地氟烷和七氟烷的大鼠中,维生素 C 还可以显著减少麻醉引起的神经元凋亡和神经认知损害。此外,调节 TNF-α 可以有效预防丙泊酚和氯胺酮引起的神经元凋亡和长期神经认知损害。

（二）右美托咪定

右美托咪定是近年来被广泛用于临床麻醉的新型 α_2 肾上腺素受体激动剂。它具有催眠、镇静、抗焦虑和镇痛作用。它已被广泛用于临床术前药物治疗，围手术期镇静，全静脉麻醉和预防术后躁动。右美托咪定可以缓解异氟烷引起的神经毒性和认知障碍，后续研究证实低中剂量右美托咪定可以减少麻醉药诱导的神经元凋亡，但高剂量的右美托咪定可以引起感觉皮质和丘脑的神经元凋亡。一项研究显示，$1\mu g/kg$ 右美托咪定联合 1.1% 的七氟烷不会增加麻醉药对新生大鼠（PND7）的神经毒性，而高于 $5\mu g/kg$ 的剂量会增加七氟烷的神经毒性。另一项研究发现 $1\mu g/kg$ 右美托咪定提供了显著的神经保护作用，而 $5\mu g/kg$ 或更高剂量会增加七氟烷的吸入后死亡率。此外，右美托咪定通过调节自噬和 Drp1 BAX 信号转导来保护发育中的大鼠大脑免受七氟烷诱导的神经毒性损害。在急性缺血和创伤性神经损伤后，右美托咪定的神经保护作用已得到证实，并且可能对新生儿和儿科人群具有神经保护作用。右美托咪定目前被认为是具有潜在神经保护作用的镇静剂，但大剂量右美托咪定引起的不良反应和神经毒性仍需进一步研究。

四、展望

目前有关麻醉药神经毒性的动物和人类文献尚无定论，也不足以对婴儿或新生儿使用它们的安全性提出明确建议。需要进一步研究以清楚地确定麻醉药和麻醉技术的类型，年龄阈值和暴露持续时间，这些对于易受伤害的患者人群要明确地确定为安全的。所以仍需要有意义的临床试验和大规模的多中心临床研究，以进一步阐明麻醉药对人类的影响，尤其是对儿童的认知和学习能力的影响。

（付鹃　王晓丽　徐桂萍）

参 考 文 献

[1] GART MS, SURESH S, JOSHUA A. Anesthetic neurotoxicity in congenital hand surgery: an overview of the evidence and advice for counseling parents[J]. J Hand Surg Am, 2017, 42(7): 564-568.

[2] WU Z, ZHANG Y, ZHANG YN, et al. Sirtuin 2 inhibition attenuates sevoflurane-induced learning and memory deficits in developing rats via modulating microglial activation [J]. Cell Mol Neurobiol, 2020, 40(3): 437-446.

[3] PENG S, YAN HZ, LIU PR, et al. Phosphodiesterase 4 inhibitor roflumilast protects rat hippocampal neurons from sevoflurane induced injury via modulation of MEK/ERK signaling pathway [J]. Cell Physiol Biochem, 2018, 45 (6): 2329-2337.

[4] CHEN X, ZHO X, YANG L, et al. Neonatal exposure to low-dose(1.2%) sevoflurane increases rats' hippocampal neurogenesis and synaptic plasticity in later life[J]. Neu-

rotoxicity research, 2018, 34(2): 188-197.

[5] XU J, MATHENA R P, XU M, et al. Early developmental exposure to general anesthetic agents in primary neuron culture disrupts synapse formation via actions on the mTOR pathway[J]. Int J Mol Sci, 2018, 19(8): 2183.

[6] ZHOU B, CHEN L, LIAO P, et al. Astroglial dysfunctions drive aberrant synaptogenesis and social behavioral deficits in mice with neonatal exposure to lengthy general anesthesia[J]. PLos Biol, 2019, 17(8), e3000086.

[7] LIU A, LI Y, TAN T, et al. Early exposure to sevoflurane inhibits Ca^{2+} channels activity in hippocampal CA1 pyramidal neurons of developing rats[J]. Brain research, 2014, 1557: 1-11.

[8] NOGUCHI K K, JOHNSON S A, DISSEN G A, et al. Isoflurane exposure for three hours triggers apoptotic cell death in neonatal macaque brain[J]. British journal of anaesthesia, 2017, 119(3): 524-531.

[9] LIN E P, LEE J R, LEE C S, et al. Do anesthetics harm the developing human brain? An integrative analysis of animal and human studies [J]. Neurotoxicol Teratol, 2017, 60: 117-28.

[10] SUN LS, LI G, MILLER T L, et al. Association between a single general anesthesia exposure before age 36 months and neurocognitive outcomes in later childhood[J]. JAMA, 2016, 315: 2312-2320.

[11] JIANG S, LI X, JIN W, et al. Ketamine-induced neurotoxicity blocked by N-Methyl-D-aspartate is mediated through activation of PKC/ERK pathway in developing hippocampal neurons [J]. Neuroscience Letters, 2018, 673: 122-131.

[12] BARBARA, SINNER, JULIA, et al. The positive allosteric modulation of GABAA receptors mRNA in immature hippocampal rat neurons by midazolam affects receptor expression and induces apoptosis[J]. The International journal of neuroscience, 2019, 129(10): 986-994.

[13] QIU J, SHI P, MAO W, et al. Effect of apoptosis in neural stem cells treated with sevoflurane[J]. BMC anesthesiology, 2015, 15(1): 25.

[14] WU Z, ZHANG Y, ZHANG Y, et al. Sirtuin 2 Inhibition attenuates sevoflurane-induced learning and memory deficits in developing rats via modulating microglial activation[J]. Cell mol neurobiol, 2020, 40(3): 437-446.

[15] ZENG Z, YAO J, ZHONG J, et al. The Role of the lncRNA-LRCF in propofol-induced oligodendrocyte damage in neonatal mouse [J]. Neurochemical Research, 2021, 46(4): 778-791.

[16] ZHU X, YAO Y, GUO M, et al. Sevoflurane increases intracellular calcium to induce mitochondrial injury and

neuroapoptosis[J]. Toxicology Letters, 2021, 336: 11-20.

[17] QI Y, CHEN L, SHAN S, et al. Vitexin improves neuron apoptosis and memory impairment induced by isoflurane via regulation of miR-409 expression[J]. Advances in Clinical and Experimental Medicine, 2020, 29(1): 135-145.

[18] TAO G, ZHANG J, ZHANG L, et al. Sevoflurane induces tau phosphorylation and glycogen synthase kinase 3beta activation in young mice[J]. Anesthesiology, 2014, 121(3): 510-527.

[19] PIAO M, WANG Y, LIU N, et al. Sevoflurane exposure induces neuronal cell parthanatos initiated by dna damage in the developing brain via an increase of intracellular reactive oxygen species[J]. Frontiers in Cellular Neuroscience, 2020, 14: 583782.

[20] SHEN T, Y SHANG, WU Q L, et al. The protective effect of trilobatin against isoflurane-induced neurotoxicity in mouse hippocampal neuronal HT$_{22}$ cells involves the Nrf$_2$/ARE pathway[J]. Toxicology, 2020, 442: 152537.

[21] LOGAN S, JIANG C, YAN Y, et al. Propofol alters long non-coding RNA profiles in the neonatal mouse hippocampus: Implication of novel mechanisms in anesthetic-induced developmental neurotoxicity[J]. Cellular physiology and biochemistry, 2018, 49(6): 2496-2510.

[22] JIANG C, LOGAN S, YAN Y, et al. Signaling network between the dysregulated expression of microRNAs and mRNAs in propofol-induced developmental neurotoxicity in mice[J]. Scientific reports, 2018, 8(1), 14172.

[23] MAN Y G, ZHOU R G, Zhao B. Efficacy of rutin in inhibiting neuronal apoptosis and cognitive disturbances in sevoflurane or propofol exposed neonatal mice[J]. International journal of clinical and experimental medicine, 2015, 8(8): 14397-14409.

[24] CHEN B, DENG X, WANG B, et al. Etanercept, an inhibitor of TNF-a, prevents propofol-induced neurotoxicity in the developing brain[J]. International journal of developmental neuroscience, 2016, 55: 91-100.

[25] ZHENG X, ZHOU J, XIA Y. The role of TNF-alpha in regulating ketamine-induced hippocampal neurotoxicity[J]. Archives of medical science: AMS, 2015, 11(6): 1296-1302.

[26] LI J, XIONG M, NADAVALURU P R, et al. Dexmedetomidine attenuates neurotoxicity induced by prenatal propofol exposure[J]. Journal of neurosurgical anesthesiology, 2016, 28(1): 51-64.

[27] PANCARO C, SEGAL B S, SIKES R W, et al. Dexmedetomidine and ketamine show distinct patterns of cell degeneration and apoptosis in the developing rat neonatal brain[J]. The journal of maternal-fetal & neonatal medicine, 2016, 29(23): 3827-3833.

[28] PEREZ-ZOGHBI J F, ZHU W, NEUDECKER V, et al. Neurotoxicity of sub-anesthetic doses of sevoflurane and dexmedetomidine co-administration in neonatal rats[J]. NeuroToxicology, 2020, 79: 75-83.

[29] SHAN Y, SUN S, YANG F, et al. Dexmedetomidine protects the developing rat brain against the neurotoxicity wrought by sevoflurane: role of autophagy and drp1-bax signaling[J]. Drug design, development and therapy, 2018, 12: 3617-3624.

2 全身麻醉药引起神经发育毒性作用机制的新方向:聚焦精细运动损伤

据报道,美国每年约有 300 万婴幼儿在全身麻醉下接受外科手术。基于中国第六次全国人口普查数据,预计我国婴幼儿在全身麻醉下接受外科手术的人数会远高于美国。由于全身麻醉药直接作用于脑,这一药理学特点让人们对其是否会影响脑发育和脑功能展开了相关的研究。2016 年 12 月 14 日,美国食品药品管理局(Food and Drug Administration,FDA)发布警告:妊娠末 3 个月的孕妇或 3 岁以下儿童在手术中重复或长时间(>3h)使用全身麻醉药和镇静药,可能会影响胎儿及儿童的大脑发育。全身麻醉药和围手术期应激对脑功能发育的影响及其远期效应更是被列入麻醉学亟待解决的十大科学问题之中,是研究的重中之重。因此,研究全身麻醉药对脑发育的影响机制具有重要的临床意义。

临床研究发现多次全身麻醉下手术和婴幼儿患者远期特定行为学的改变如精细运动损伤和语言社交能力降低等有相关性。梅奥医学中心(Mayo Clinic)的 MASK(Mayo Anesthesia Safety in Kids)研究是关于多次麻醉影响发育脑的临床研究,其结果发表在了 *Anesthesiology* 和 *British Journal of Anaesthesia* 上。他们认为多次全身麻醉会引起部分患儿神经行为学的改变,这种改变可能不是智力损伤,而是某些特定神经行为学模式的损伤,如处理速度、精细运动、运动协调和视觉运动整合方面。但是,研究全身麻醉药诱导的神经发育毒性机制的非人灵长类和啮齿类动物模型之间尚存在一定的差异,比如临床上观察到多次全身麻醉和手术引起婴幼儿患者远期语言和社交能力的降低和非人灵长类动物模型麻醉后多种社交行为能力的损害,但是多次麻醉的幼鼠却很难观察到社交能力的损害。杏仁核是控制情绪反应和管理疼痛应激等生理功能的核心脑功能区域。为了

更好地理解灵长类和啮齿类模型的不同,上海交通大学医学院附属第九人民医院麻醉科姜虹教授和张磊教授使用高通量单细胞核 RNA 的测序方法,首次描绘了幼年猕猴大脑中的杏仁核的神经细胞类群图谱,同时对比了幼年猕猴和幼年小鼠之间的差异,发现灵长类动物和啮齿类动物确实在多种神经细胞上存在着明显的物种差异。该研究结果有助于理解非人灵长类动物和啮齿类动物作为模型在全身麻醉药引起的神经发育毒性机制研究中的不同,更进一步确定非人灵长类动物模型更适合发育期大脑的全麻神经毒性机制研究。

在全身麻醉药引起认知损伤的非人灵长类模型和啮齿类动物模型中,肯定有同向变化的基因,也肯定有不同变化的基因,姜虹教授团队认为应该在临床上找寻出引起全身麻醉药神经发育毒性的关键科学问题,然后使用非人灵长类动物猕猴去探索全身麻醉药引起神经发育毒性的机制线索,之后找到猕猴和小鼠具有相同变化的靶基因,再使用小鼠模型来进行验证(图 2-1)。

基于这个理念,姜虹教授和张磊教授使用非人灵长类动物和啮齿类动物来研究全身麻醉药与术后远期精细运动损伤的机制。2018 年 7 月,*Anesthesiology* 刊登了梅奥医学中心的儿童麻醉安全性(Mayo Aesthesia Safety in Kids,MASK)研究第一次分析的结果,该研究发现无论与接受过一次全身麻醉还是未接受过全身麻醉的对照小儿相比,多次接受全身麻醉者的主要观察指标-智力没有受到影响,但在次要指标中,婴幼儿患者成长到青春期后问题处理速度和精细运动能力下降。2019 年 5 月,MASK 研究的人员再次对该数据使用了因子分析和聚类分析进行了更加细致和深入的第二次统计学分析,该研究提高了统计效能,并将结

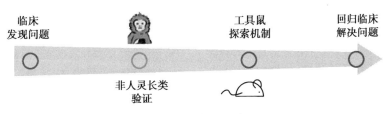

图 2-1 科研假设示意图

果发表在了 *British Journal of Anaesthesia* 上，这次分析再次认为多次全身麻醉会引起一部分患儿损伤，这种损伤可能不是智力损伤，而是某种特定神经行为学模式的损伤，如处理速度、精细运动、运动协调和视觉运动整合方面。哥伦比亚大学麻醉系主任 Brambrink 教授对 MASK 的二次研究给予了高度评价并发表了述评，与其一起在 *British Journal of Anaesthesia* 上发表。2020 年 10 月，*Anesthesiology* 再次刊登了基于同一个地区大样本的出生队列研究，该研究入选了所有登记的欧洲 Avon 地区预产期介于 1991 年 4 月 1 日和 1992 年 12 月 31 日的孕妇，定义麻醉和手术暴露为四岁之前，评估 7~16 岁儿童的神经发育结果。该研究采用了数十种不同的神经行为学测试量表，对学习、认知、运动、社会行为和语言多个维度进行评估，最终共有 13 433 名儿童完成队列。该研究发现较低的精细运动能力与多次的麻醉和手术暴露相关。一项来自日本的出生队列研究提示婴儿时期接受全身麻醉的患儿在 1 岁时神经发育迟滞风险更大，包括了沟通能力、精细运动能力、问题解决能力和社交能力。

一、m6A 甲基化在全身麻醉药引起精细运动损伤中的作用

姜虹教授和张磊教授首次以精细运动能力损伤为切入点，探索了全身麻醉药对神经系统影响的机制并发表在毒理学知名期刊 *Cell Biology and Toxicology*。该研究探索了全身麻醉药对婴幼儿精细运动能力损伤的机制，并首次关注了 m6A 甲基化在七氟烷麻醉影响精细运动损伤中的作用和机制。

m6A 修饰是在 RNA 甲基化修饰中最丰富的一种，YTHDF1 是 m6A 甲基化的识别蛋白之一。最近的研究发现其可以参与神经认知的形成和发展。在该研究中，七氟烷麻醉后的幼年灵长类和啮齿类动物的大脑中 m6A 结合蛋白 YTHDF1 表达显著下调。单细胞测序发现 Sp8 阳性的神经元中 YTHDF1 的表达下降在中间神经元中最为明显，而这部分神经元，后续会发育成血管活性肠肽（vasoactive intestinal polypeptide，VIP）中间神经元。YTHDF1 的功能主要是识别 RNA 上的甲基化位点。通过 RNA 结合蛋白免疫沉淀（RIP 实验）和 m6A-seq 实验发现 m6A 被高度富集在突触生长蛋白（synaptophysin）的 mRNA 上，同时突触生长蛋白的 mRNA 上有 YTHDF1 的结合位点。早先的研究发现突触素和全身麻醉药的神经发育毒性紧密相关。过表达的 YTHDF1 可以回救七氟烷引起的幼年小鼠精细运动能力和认知功能障碍以及突触生长蛋白的变化。以上结果推论 YTHDF1 是以 m6A 甲基化依赖性方式调控其下游靶基因突触生长蛋白的表达，继而损伤小鼠的精细运动能力和认知功能。该研究探索了全身麻醉药对婴幼儿精细运动能力损伤的机制，并首次关注了 m6A 甲基化在七氟烷麻醉影响精细运动损伤中的作用，有望为预防或治疗全身麻醉药的神经发育毒性提供新的思路。

二、髓鞘发育毒性在全身麻醉药引起精细运动损伤中的可能机制

髓鞘的发育和精细运动息息相关。早在 2019 年 5 月，姜虹教授和张磊教授就对全身麻醉药引起的精细运动损伤做过初步的探索，首次揭示全身麻醉药引起的髓鞘发育损伤可能是其机制之一。该团队发现 3 岁以内的婴幼儿患者行七氟烷吸入全身麻醉后，其术后叶酸水平较术前均出现了下降。在七氟烷多次麻醉猕猴的动物模型中，其脑内叶酸代谢通路受到影响。叶酸作为一碳单位供体以提供甲基基团的角色参与体内多种甲基化过程。对猕猴前额叶皮质进行了全基因组甲基化测序，随后对转录组测序数据和全基因组甲基化测序进行了生物信息联合分析，发现七氟烷反复麻醉后的猕猴，其前额叶皮质中髓鞘发育关键基因 *ERMN* 的启动子区甲基化增高，其 mRNA 的表达下降。七氟烷也同样下调小鼠脑中叶酸代谢通路和 *ERMN* 的表达。重要的是，小鼠在出生后第 7 天（postnatal day 7，P7 d）七氟烷处理后，于 P14 d 和 P30 d 均发现了髓鞘产生减少，这意味着七氟烷对髓鞘发育的损伤是一个持续的过程。小鼠腹腔注射叶酸可以回救七氟烷引起的髓鞘产生减少以及学习和记忆能力损伤。该结果提示吸入全身麻醉药七氟烷影响了叶酸代谢通路，导致了发育期大脑甲基化紊乱，髓鞘相关重要基因 *ERMN* 的启动子区甲基化增高，表达量下降，髓鞘发育受损，引起了远期神经行为学异常。叶酸代谢通路可能是幼儿患者接受较长手术全身麻醉时及时检测或预防麻醉对大脑发育的重要靶点，叶酸可能是治疗全身麻醉药神经发育毒性的潜在药物。该研究 2019 年 5 月份发表在了国际综合性期刊《柳叶刀》子刊 *Ebiomedicine* 上。3 个月后，也就是 2019 年 8 月，*Anesthesiology* 发表了来自约翰霍普金斯麻醉科的文章，该文章也是发现了长时间使用异氟烷引起了髓鞘发育损伤，再次验证了全身麻醉药的髓鞘发育毒性。同样也是 2019 年 8 月，*Ann Clin Transl Neurol* 发表了熊利泽教授文章，发现了老年鼠术后血清叶酸水平的降低以及叶酸可能是治疗老年术后认知功能障碍的潜在药物，两篇文章先后揭示了叶酸在全身麻醉药引起认知功能障碍中的治疗作用。

值得注意的是，姜虹教授和张磊教授关于全身麻醉药的髓鞘发育毒性的原创性文章和 MASK 研究的二次分析提出多次麻醉会引起一部分患儿的精细运动和运动协调能力的损伤文章均是 2019 年 5 月份发表。两篇文章提示了全身麻醉药的髓鞘发育毒性可能在其引起的精细运动损伤的机制上存在可能。2019 年 6 月，就全身麻醉药对于儿童髓鞘发育的影响的临床研究再次发表了在顶级杂志 *JAMA Oncology* 上。该研究发现全身麻醉药暴露剂量越大，麻醉累计时间越长，胼胝体白质完整性越差，这与观察到的神经认知功能损害相关。表明全身麻醉药等可能影响大脑半球间的白质连接，破坏神经元之间的有效沟通，导致处理速度和注意力受损。之后的基础研究也发现了全身麻醉药对孕

鼠子代也存在髓鞘发育毒性。2021 年，*British Journal of Anaesthesia* 发表了幼年猕猴多次在全身麻醉药镇静下进行磁共振扫描后，其后续神经发育过程中出现了脑白质微细结构的改变。这几项研究相互呼应，提示了全身麻醉药髓鞘发育毒性基础研究和临床现象的相关性，揭示全身麻醉药可能会影响少突胶质细胞-髓鞘-脑白质的神经发育过程以及全身麻醉药的髓鞘发育毒性机制可能是全身麻醉药引起精细运动损伤的基础研究热点。

（张磊　姜虹）

参 考 文 献

[1] RAMSAY J G, ROIZEN M. SmartTots：a public-private partnership between the united states food and drug administration（FDA）and the international anesthesia research society（IARS）[J]. Paediatr Anaesth, 2012, 22（10）：969-972.

[2] 曹君利, 董海龙, 方向明, 等. 麻醉学亟待解决的十大科学问题[J]. 中华麻醉学杂志, 2018, 38（01）：4-7.

[3] ING C, BRAMBRINK A M. Mayo anesthesia safety in kids continued：two new studies and a potential redirection of the field[J]. Br J Anaesth, 2019, 122（6）：716-719.

[4] ZACCARIELLO M J, FRANK R D, LEE M, et al. Patterns of neuropsychological changes after general anaesthesia in young children：secondary analysis of the mayo anesthesia safety in kids study[J]. Br J Anaesth, 2019, 122（5）：671-681.

[5] WALKDEN G J, GILL H, DAVIES N M, et al. Early childhood general anesthesia and neurodevelopmental outcomes in the avon longitudinal study of parents and children birth cohort[J]. Anesthesiology, 2020, 133（5）：1007-1020.

[6] KOBAYASHI Y, TOKUDA N, ADACHI S, et al. Association between surgical procedures under general anesthesia in infancy and developmental outcomes at 1 year：the japan environment and children's study[J]. Environ Health Prev Med, 2020, 25（1）：32.

[7] NEUDECKER V, PEREZ-ZOGHBI J F, COLEMAN K, et al. Infant isoflurane exposure affects social behaviours, but does not impair specific cognitive domains in juvenile non-human primates[J]. Br J Anaesth, 2021, 126（2）：486-499.

[8] JANAK P H, TYE K M. From circuits to behaviour in the amygdala[J]. Nature, 2015, 517（7534）：284-292.

[9] CHEN P B, HU R K, WU Y E, et al. sexually dimorphic control of parenting behavior by the medial amygdala[J]. Cell, 2019, 176（5）：1206-1221. e18.

[10] GILPIN N W, HERMAN M A, ROBERTO M. The central amygdala as an integrative hub for anxiety and alcohol use disorders[J]. Biol Psychiatry, 2015, 77（10）：859-869.

[11] LEBOW M A, CHEN A. Overshadowed by the amygdala：the bed nucleus of the stria terminalis emerges as key to psychiatric disorders[J]. Mol Psychiatry, 2016, 21（4）：450-463.

[12] WARNER D O, ZACCARIELLO M J, KATUSIC S K, et al. neuropsychological and behavioral outcomes after exposure of young children to procedures requiring general anesthesia：the mayo anesthesia safety in kids（mask）study[J]. Anesthesiology, 2018, 129（1）：89-105.

[13] SHI H, ZHANG X, WENG Y L, et al. m（6）A facilitates hippocampus-dependent learning and memory through YTHDF1[J]. Nature, 2018, 563（7730）：249-253.

[14] ZHUANG M, LI X, ZHU J, et al. The m6A reader YTHDF1 regulates axon guidance through translational control of Robo3. 1 expression[J]. Nucleic Acids Res, 2019, 47（9）：4765-4777.

[15] WENG Y L, WANG X, AN R, et al. Epitranscriptomic m（6）a regulation of axon regeneration in the adult mammalian nervous system[J]. Neuron, 2018, 97（2）：313-325. e6.

[16] XU G, LU H, DONG Y, et al. Coenzyme Q10 reduces sevoflurane-induced cognitive deficiency in young mice[J]. Br J Anaesth, 2017, 119（3）：481-491.

[17] ZHANG L, XUE Z, LIU Q, et al. Disrupted folate metabolism with anesthesia leads to myelination deficits mediated by epigenetic regulation of ERMN[J]. EBioMedicine, 2019, 43：473-486.

[18] LI Q, MATHENA R P, XU J, et al. Early postnatal exposure to isoflurane disrupts oligodendrocyte development and myelin formation in the mouse hippocampus[J]. Anesthesiology, 2019, 131（5）：1077-1091.

[19] ZHAO G, DENG J, SHEN Y, et al. Hyperhomocysteinemia is key for increased susceptibility to PND in aged mice[J]. Ann Clin Transl Neurol, 2019, 6（8）：1435-1444.

[20] BANERJEE P, ROSSI M G, ANGHELESCU D L, et al. Association between anesthesia exposure and neurocognitive and neuroimaging outcomes in long-term survivors of childhood acute lymphoblastic leukemia[J]. JAMA Oncol, 2019, 5（10）：1456-1463.

[21] WU Z, XUE H, GAO Q, et al. Effects of early postnatal sevoflurane exposure on oligodendrocyte maturation and myelination in cerebral white matter of the rat[J]. Biomed Pharmacother, 2020, 131：110733.

[22] YOUNG J T, VLASOVA R M, HOWELL B R, et al. General anaesthesia during infancy reduces white matter micro-organisation in developing rhesus monkeys[J]. Br J Anaesth, 2021, 126（4）：845-853.

3 氧化应激参与吸入麻醉药发育期神经毒性机制的研究进展

近20年来,越来越多临床前研究以及一些回顾性临床证据表明,在发育关键时期全身麻醉药的暴露会对大脑结构和远期学习认知记忆功能产生有害的影响(称为发育期麻醉神经毒性)。从啮齿类动物到非人灵长类动物,胎儿期到出生早期暴露于吸入麻醉药后可观察到广泛的神经元损伤、持续的树突改变、永久性神经元缺失和长期认知功能障碍,这可能对每年接受手术麻醉以挽救生命或改善生活质量的数百万幼儿产生巨大的个人和社会影响,也是麻醉科医师、神经科学家及患儿家长关心的问题。尽管吸入麻醉药导致发育期神经毒性的确切机制仍不清楚,但目前的证据表明,氧化应激在其中发挥着重要作用。因此,本文就吸入麻醉药发育期神经毒性与氧化应激相关的病理机制以及干预措施进行综述。

一、氧化应激参与吸入麻醉药发育期神经毒性

由酶(如 NADPH 氧化酶、黄嘌呤氧化酶、非偶联一氧化氮合成酶)和其他来源(如花生四烯酸代谢酶、脂氧合酶和环氧合酶、细胞色素 P_{450}、过氧化物酶和其他血液蛋白)活化产生的活性氧(reactive oxygen species, ROS),以及线粒体产生的 ROS 在不同生理和病理条件下的细胞信号网络中发挥着各种作用,参与包括细胞增殖、迁移、肥大、分化、细胞骨架动力学和代谢在内的过程。氧化应激常被定义为 ROS 和抗氧化剂之间的不平衡以及随之而来的 ROS 增加导致相应的病理生理后果。过量的 ROS 可以与脂质、蛋白质和核酸反应,从而引起 DNA 损伤、细胞凋亡、炎症和抗氧化反应等多种细胞死亡机制,导致广泛的组织功能障碍和损伤。

发育中的大脑由于其高耗氧量(占全身总耗氧的 20%)、高多不饱和脂肪酸含量、高水平的金属离子和低抗氧化防御的特点,更易受到氧化应激损伤。此外,研究表明发育期的神经元线粒体易受麻醉药的影响。线粒体是细胞能量代谢核心,在能量产生的过程中同时产生超氧化物。临床前研究发现吸入麻醉药可通过多个生化途径诱导发育期大脑氧化应激。其中,胚胎小鼠原代皮质神经元 2% 异氟烷暴露 6h 可导致 ROS 生成增加、线粒体膜电位破坏和细胞死亡。研究表明铁死亡继发于谷胱甘肽依赖性抗氧化防御失败的铁依赖性 ROS 生成,用选择性铁死亡抑制剂 Ferrostatin-1(Fer-1)预处理后,这些作用显著减弱。另一方面,研究发现异氟烷可显著降低超氧化物歧化酶和谷胱甘肽活性,进而导致 ROS 蓄积。抗氧化治疗的有益作用研究也支持氧化应激在麻醉诱导的神经毒性中的作用,在动物模型中,合成 ROS 清除剂预处理可有效抑制麻醉诱导的 ROS 上调。总而言之,目前的研究结果显示,氧化应激可能在吸入麻醉药所致发育期神经毒性中发挥关键作用。

二、氧化应激参与吸入麻醉药发育期神经毒性的病理机制

ROS 在吸入麻醉药发育期神经损伤中的病理机制复杂,除直接影响神经元外,还可以通过与线粒体相互作用,影响神经发生与发育以及突触的形成。此外,还有新的机制在等待探索。其主要机制综述如下:增加神经元兴奋性、减少脑源性神经营养因子、线粒体功能失调与钙超载以及影响神经发育及突触形成。

(一)增加神经元的兴奋性

研究表明,氧化代谢的多种产物可上调海马神经元的兴奋性。当神经元暴露于某些全身麻醉药(如氧化亚氮)时,氧化代谢的副产物如过氧化氢(H_2O_2)、超氧阴离子(O_2^-)和羟自由基(OH^-)等在神经元中增多,神经元兴奋性增加。出生后第7天的大鼠幼崽暴露于异氟烷,海马中的 ROS 水平升高。此外,在大脑发育过程中全身麻醉药暴露可促进锥体神经元的过度兴奋,在全身麻醉药暴露后的第3周,急性分离脑片记录的动作电位放电频率持续增加。研究表明联合应用超氧化物歧化酶和过氧化氢酶模拟物 EUK-134 可完全逆转全身麻醉药诱导的神经元慢性过度兴奋状态,吸入麻醉药诱导的 ROS 产生过多,表明全身麻醉药(咪达唑仑、氧化亚氮和异氟烷联合应用)引起神经元过度兴奋的主要原因是暴露后 ROS 增多。

（二）影响脑源性神经营养因子

脑源性神经营养因子（brain-derived neurotrophic factor，BDNF）是神经营养因子家族的一员，在胚胎发育和神经系统正常功能的发挥中起重要作用。BDNF 在海马的比例相对较高，在神经可塑性中发挥核心作用。BDNF 介导海马的学习和记忆过程，表现为海马依赖性认知任务训练后 BDNF 表达增加。海马中的 BDNF 易受氧化应激的影响，并被认为参与了氧化应激诱导的神经元细胞死亡。Song 等指出小鼠异氟烷暴露可导致海马超氧化物歧化酶（superoxide dismutase，SOD）表达下降、BDNF 水平降低，而抗氧化剂绿茶多酚处理后可有效减轻 SOD 的下降程度并上调 BDNF 水平。此外，吸入七氟烷可明显抑制大鼠海马神经元 BDNF 并导致认知障碍，而腺相关病毒（adeno-associated virus，AAV）过表达 BDNF 可有效减轻七氟烷诱导的大鼠氧化应激和认知障碍。吸入麻醉药可能通过激活 ROS、抑制 BDNF，从而影响远期的认知功能。

（三）线粒体功能失调与钙超载

吸入麻醉药发育期神经毒性目前的研究重点是线粒体损伤和 ROS 上调的下游结果。值得注意的是，内质网钙释放过度导致胞质内及线粒体钙超载，进一步导致细胞色素 c 渗漏，从而引发线粒体功能障碍。Ca^{2+} 诱导的 ROS 的增加和 ROS 调节的 Ca^{2+} 的上调的相互影响可能会导致前馈和自我扩增回路的形成，引起的细胞损伤远远超过直接的 Ca^{2+} 诱导的损伤。研究发现线粒体的 Ca^{2+} 负荷超过其缓冲能力，会出现膜电位降低并破坏电子传递，导致 ROS 生成增加。原代海马神经元暴露于异氟烷 12h 可升高胞浆钙水平，增加线粒体内 Ca^{2+} 蓄积，导致线粒体损伤 ROS 增加，这些改变可被细胞内钙螯合剂 BAPTA-AM 减弱。

（四）影响神经发育及突触形成

大脑发育过程中的快速突触形成期和大脑生长突增期是神经易损期，全身麻醉药暴露后最易出现神经毒性。啮齿类动物的这一关键期大约持续至出生后 2~3 周。对于恒河猴，此阶段大约始于妊娠期第 115 天，至出生后 60d。而在人类中，此阶段从妊娠晚期开始，并持续至出生后 2~3 年，许多发育事件（例如神经发生、突触形成和神经元结构重塑）都发生在这一时期内。神经形成涉及多个连续步骤，包括神经干细胞（NSC）的增殖和分化。研究表明麻醉药可能通过影响 NSC 增殖、神经形成、突触形成和神经元存活来调节神经发育。线粒体和代谢变化被认为是干细胞分化过程的标志。ROS 参与神经祖细胞（neural precursor cells，NPCs）增殖和分化的调控。超氧自由基阴离子的快速爆发即超氧闪光，可以调节小鼠胚胎 NPCs 的自我更新和分化。

线粒体在神经元胞体中生成，并在细胞质内移动分布于细胞内。因为神经元有多个隔室（如树突、轴突和突触）位于远离细胞体的地方，它们的发生发育在很大程度上依赖于适当的线粒体分布。线粒体功能障碍会损害突触的形成。研究发现幼鼠多次暴露于七氟烷可诱导突触丢失和线粒体功能障碍，并且平均突触前线粒体密度和平均突触密度呈正相关。研究指出，大鼠出生后七天即突触形成高峰期全身麻醉药暴露（异氟烷、氧化亚氮和咪达唑仑联合用药），引起下托神经元线粒体的迁延性损伤，包括线粒体显著增大和结构完整性受损，其复合物Ⅳ活性增加，线粒体形态发生受损，ROS 增加，进一步导致抑制性突触神经传递的持久紊乱，进行的神经纤维网破坏和显著的神经突降解。

三、抗氧化应激药物

无论是 ROS 的直接作用还是间接抑制线粒体功能、诱导细胞凋亡、影响突触形成、干扰神经发生，越来越多研究证实了 ROS 参与并介导了吸入麻醉药发育期神经毒性的发生与发展，那么通过不同途径/靶点阻止或延缓 ROS 的过多产生与蓄积也许是预防或治疗吸入麻醉药发育期神经毒性的一种方法。

（一）ROS 清除剂

用异氟烷处理人神经胶质瘤细胞 U251 和 7 日龄小鼠可破坏正常情况下的 ATP 平衡，导致细胞 ATP 水平不受控制地增加，随后 ROS 积累并导致细胞毒性。ROS 清除剂 N-乙酰-L-半胱氨酸（N-acetyl-L-cystine，NAC）能有效缓解异氟烷引起的 ROS 蓄积和神经毒性。此外，氢气作为 ROS 清除剂可选择性清除两种最具攻击性超氧阴离子 OH^- 和 $ONOO^-$，进而抑制异氟烷诱导的氧化应激、线粒体功能障碍和 ATP 水平的降低来减轻异氟烷诱导的脱天蛋白酶-3 活化和认知损害。

（二）NOX 抑制剂

烟酰胺腺嘌呤二核苷酸磷酸氧化酶（nicotinamide adenine dinucleotide phosphate oxidase，NOX）家族是各种组织中 ROS 生成的主要来源之一。这些酶能够将电子穿过质膜而产生超氧化物。新生小鼠七氟烷暴露脑中还原型烟酰胺腺嘌呤二核苷酸磷酸（reduced nicotinamide adenine dinucleotide phosphate，NADPH）氧化酶 22phox 亚基的表达增加，促进氧化应激，进而导致神经元损伤。夹竹桃素通过降低 NOX 浓度，减少神经元凋亡并降低细胞色素 c 浓度，保护其免受长期记忆障碍。氯胺酮可刺激超氧化物生成、NOX2 的上调，进而导致海马和前额叶皮质中小白蛋白阳性中间神经元表型的丧失，并最终导致长期认知障碍，NOX 抑制剂夹竹桃素处理能有效减轻这些异常。因此，调节 NOX 可能作为吸入麻醉药发育期神经毒性的潜在治疗靶点。

（三）线粒体功能靶向抗氧化剂

Boscolo 等研究显示全身麻醉药（咪达唑仑、氧化亚氮和异氟烷）暴露使线粒体体积增大，线粒体结构完整性受损，复合物Ⅳ活性增加。大脑活性氧的浓度增加，损害了线粒体裂变和融合之间的平衡，从而引起线粒体过度裂变和形态发生障碍。与全身麻醉药处理的大鼠相比，同时给予恢复线粒体完整性的合成氨基苯并噻唑衍生物——普拉克索(pramipexole,PPX)的大鼠的脂质过氧化作用显著下调，线粒体完整性得以保留，神经元损失显著减少。Wu 等的研究表明线粒体靶向抗氧化剂 Elamipretide 预处理不仅对氧化应激和线粒体损伤提供了保护作用，而且减弱了异氟烷诱导的认知缺陷。尽管 ROS 上调和线粒体功能障碍之间的时间关系仍有待确定，但吸入麻醉药诱导的发育性神经毒性的一个关键细胞靶点是线粒体，它们通过多种方式蓄积而受损，对发育中的神经元产生持久的不利影响。因而，维持线粒体功能可能是吸入麻醉药发育期神经毒性治疗的一个重要治疗方向。

四、小结与展望

综上所述，氧化应激可通过多途径影响吸入麻醉药发育期神经毒性的发生，多种抗氧化应激药物可减轻神经毒性。展望今后，对于氧化应激在吸入麻醉药神经毒性发病机制需要深入研究，有望在氧化应激反应的机制中寻找到改善全身麻醉药神经毒性的靶点。

（练婉怡 雷洪伊）

参 考 文 献

[1] LIN E P,LEE J R,LEE C S,et al. Do anesthetics harm the developing human brain? An integrative analysis of animal and human studies[J]. Neurotoxicol Teratol, 2017,60:117-128.

[2] LI C,HOU L,CHEN D,et al. Hydrogen-rich saline attenuates isoflurane-induced caspase-3 activation and cognitive impairment via inhibition of isoflurane-induced oxidative stress, mitochondrial dysfunction, and reduction in ATP levels[J]. Am J Transl Res, 2017,9(3):1162-1172.

[3] SANCHEZ V,FEINSTEIN S D,LUNARDI N,et al. General anesthesia causes long-term impairment of mitochondrial morphogenesis and synaptic transmission in developing rat brain[J]. Anesthesiology, 2011,115(5):992-1002.

[4] SUN Z,SATOMOTO M,ADACHI Y U,et al. Inhibiting NADPH oxidase protects against long-term memory impairment induced by neonatal sevoflurane exposure in mice[J]. Br J Anaesth,2016,117(1):80-86.

[5] EGEA J,FABREGAT I,FRAPART Y M,et al. European contribution to the study of ROS:A summary of the findings and prospects for the future from the COST action BM1203(EU-ROS)[J]. Redox Biol,2017,13:94-162.

[6] JI C,NI Q,CHEN W,et al. General anesthetic neurotoxicity in the young:mechanism and prevention[J]. Neurosci Biobehav Rev,2019,107:883-896.

[7] MORRISON G,FRASER D D,CEPINSKAS G. Mecha-

[8] TIWARI V,CHOPRA K. Attenuation of oxidative stress, neuroinflammation, and apoptosis by curcumin prevents cognitive deficits in rats postnatally exposed to ethanol [J]. Psychopharmacology(Berl),2012,224(4):519-535.

[9] BOSCOLO A,STARR J A,SANCHEZ V,et al. The abolishment of anesthesia-induced cognitive impairment by timely protection of mitochondria in the developing rat brain:the importance of free oxygen radicals and mitochondrial integrity[J]. Neurobiol Dis,2012,45(3):1031-1041.

[10] XIA Y,SUN X,LUO Y,et al. Ferroptosis contributes to isoflurane neurotoxicity[J]. Front Mol Neurosci, 2018, 11:486.

[11] YANG W S,STOCKWELL B R. Ferroptosis:death by lipid peroxidation[J]. Trends Cell Biol, 2016, 26(3):165-176.

[12] LI B,FENG X J,HU X Y,et al. Effect of melatonin on attenuating the isoflurane-induced oxidative damage is related to PKCα/Nrf$_2$ signaling pathway in developing rats[J]. Brain Res Bull,2018,143:9-18.

[13] ORESTES P,BOJADZIC D,LEE J,et al. Free radical signalling underlies inhibition of CaV3.2 T-type calcium channels by nitrous oxide in the pain pathway[J]. J Physiol,2011,589(Pt 1):135-148.

[14] JOKSIMOVIC S M,DIGRUCCIO M R,BOSCOLO A,et al. The role of free oxygen radicals in lasting hyperexcitability of rat subicular neurons after exposure to general anesthesia during brain development[J]. Mol Neurobiol, 2020,57(1):208-216.

[15] VON BOHLEN UND HALBACH O, VON BOHLEN UND HALBACH V. BDNF effects on dendritic spine morphology and hippocampal function[J]. Cell Tissue Res,2018,373(3):729-741.

[16] SONG Y,LI X,GONG X,et al. Green tea polyphenols improve isoflurane-induced cognitive impairment via modulating oxidative stress[J]. J Nutr Biochem,2019, 73:108213.

[17] XU Z,QIAN B. Sevoflurane anesthesia-mediated oxidative stress and cognitive impairment in hippocampal neurons of old rats can be ameliorated by expression of brain derived neurotrophic factor[J]. Neurosci Lett, 2020, 721:134785.

[18] LI L,YU Q,LIANG W. Molecular pathways of mitochondrial dysfunctions:possible cause of cell death in anesthesia-induced developmental neurotoxicity[J]. Brain

Res Bull,2015,110:14-19.

[19] DOBBING J,SANDS J. Comparative aspects of the brain growth spurt[J]. Early Hum Dev,1979,3(1):79-83.

[20] CHAI D,JIANG H,LI Q. Isoflurane neurotoxicity involves activation of hypoxia inducible factor-1alpha via intracellular calcium in neonatal rodents[J]. Brain Res,2016,1653:39-50.

[21] CHEUNG H M,YEW D T W. Effects of perinatal exposure to ketamine on the developing brain[J]. Front Neurosci,2019,13:138.

[22] BAI X,YAN Y,CANFIELD S,et al. Ketamine enhances human neural stem cell proliferation and induces neuronal apoptosis via reactive oxygen species-mediated mitochondrial pathway[J]. Anesth Analg,2013,116(4):869-880.

[23] RICE D,BARONE SJR. Critical periods of vulnerability for the developing nervous system:evidence from humans and animal models[J]. Environ Health Perspect,2000,108(Suppl 3):511-533.

[24] FANG D,YAN S,YU Q,et al. Mfn2 is required for mitochondrial development and synapse formation in human induced pluripotent stem cells/hiPSC derived cortical neurons[J]. Sci Rep,2016,6:31462.

[25] HOU Y,OUYANG X,WAN R,et al. Mitochondrial superoxide production negatively regulates neural progenitor proliferation and cerebral cortical development[J]. Stem Cells,2012,30(11):2535-2547.

[26] FISCHER T W,KLESZCZYNSKI K,HARDKOP L H,et al. Melatonin enhances antioxidative enzyme gene expression (CAT,GPx,SOD),prevents their UVR-induced depletion, and protects against the formation of DNA damage (8-hydroxy-2′-deoxyguanosine) in ex vivo human skin[J]. J Pineal Res,2013,54(3):303-312.

[27] BOSCOLO A,MILANOVIC D,STARR J A,et al. Early exposure to general anesthesia disturbs mitochondrial fission and fusion in the developing rat brain[J]. Anesthesiology,2013,118(5):1086-1097.

[28] YANG Y,CHEN X,MIN H,et al. Persistent mitoKATP activation is involved in the isoflurane-induced cytotoxicity[J]. Mol Neurobiol,2017,54(2):1101-1110.

[29] CHOI D H,LEE J. A Mini-Review of the NADPH oxidases in Vascular dementia:correlation with NOXs and risk factors for VaD[J]. Int J Mol Sci,2017,18(11):2500.

[30] WANG C,SADOVOVA N,PATTERSON T A,et al. Protective effects of 7-nitroindazole on ketamine-induced neurotoxicity in rat forebrain culture[J]. Neurotoxicology,2008,29(4):613-620.

[31] ZHANG H,SUN X R,WANG J,et al. Reactive oxygen species-mediated loss of phenotype of parvalbumin interneurons contributes to long-term cognitive impairments after repeated neonatal ketamine exposures[J]. Neurotox Res,2016,30(4):593-605.

[32] WU J,HAO S,SUN X R,et al. Elamipretide (SS-31) ameliorates isoflurane-induced long-term impairments of mitochondrial morphogenesis and cognition in developing rats[J]. Front Cell Neurosci,2017,11:119.

4 全身麻醉药对婴幼儿发育影响的性别差异研究进展

据统计,美国每年约有 600 万儿童在手术、成像检查和其他诊断过程期间需要接受全身麻醉。由于全身麻醉在对小儿进行操控时可控性好,易于实施,因此在临床工作中应用比较广泛。但婴幼儿各器官处于发育时期,尤其是大脑,神经元在发育期大量形成,麻醉药可能会带来相应的神经毒性。GAS 试验、MASK 研究和 PANDA 研究的结果表明,单次和短暂地接触麻醉可能与神经发育障碍和行为问题无关,但多次接受麻醉和手术的婴幼儿在精细运动能力方面可能出现障碍。2016 年,美国食品药品管理局(Food and Drug Administration,FDA)发布安全公告,警告"3 岁以下儿童在手术中反复或长时间(大于 3h)使用全身麻醉药或镇静药可能会影响儿童大脑的发育"。越来越多的动物研究(包括非人灵长类动物)已经表明,全身麻醉有可能导致发育中的哺乳动物大脑神经元凋亡和其他神经元退行性变化。尤其是在产后早期接触麻醉药会导致中枢神经系统形态和功能的长期变化,进而导致神经认知功能的衰退。一些人类临床研究,包括不同的观察结果,解释了婴幼儿时期麻醉手术与多年后的学习成绩减退或行为异常风险增加之间的关联。而近期研究发现全身麻醉对婴幼儿的影响可能具有性别差异,并通过改变表观遗传,对后代产生影响。

一、婴幼儿全身麻醉后的神经毒性具有性别差异

日本进行了一项大规模的出生队列研究,使用年龄和阶段问卷第 3 版(JapanAges & Stages Questionnaires,3rd Edition,J-ASQ-3)评估婴儿时期进行全身麻醉手术与 1 岁时发育迟缓之间的关联,该问卷包括五个发展领域(沟通能力、粗大动作、精细运动、解决问题能力、个人与社会交往能力)。该研究得出结论:J-ASQ-3 五个领域的发育迟缓百分比随着外科手术次数的增加而显著增加,特别是在运动领域。在最近一项英国的 Avon 亲子纵向队列研究中,4 岁前接受全身麻醉的儿童,没有显著的神经退行性改变,但在运动能力和社会语言表达能力方面显著下降。以往研究者们更多地考虑麻醉药的种类、剂量,麻醉方式,麻醉和手术

频率,麻醉持续累计时间,以及麻醉作用于婴幼儿临界年龄等变量对婴幼儿麻醉手术后的学习和认知功能的影响,但对婴幼儿性别这一变量未常规引入。人们普遍认为麻醉药会对发育中的大脑产生毒性作用,并导致严重的认知障碍,无论性别如何。但一些临床研究和动物实验发现,婴幼儿早期麻醉所产生的神经毒性呈现性别差异性,从而导致婴幼儿在学习、认知和行为等不同领域表现出不同性质的缺陷。

(一)女性

女性更容易受到空间记忆损伤,注意力缺陷/多动症等的困扰。在 Boscolo 及其同事的研究中,暴露在麻醉药下的雌性幼鼠在成年后比相应的雄鼠需要更长的时间才能了解莫里斯水迷宫中隐藏平台的位置,该研究表明雌鼠更容易受到空间记忆损伤。Gonzales 及其同事在用丙泊酚麻醉出生后第 7 天(postnatal day 7,PND7)到出生后第 13 天(PND13)幼鼠后,发现在广场实验中雌鼠运动的显著增加,得出雌鼠往往更倾向于出现注意力不集中或者是多动症的表现。

(二)男性

男性更容易出现非空间记忆障碍,同时较易出现焦虑行为。新奇事物识别是一种强大的非空间记忆模式,其评估标准依赖于啮齿动物的探索倾向。Lee 及其同事用异氟烷对出生后第 7 天的幼鼠进行 4h 的麻醉,该研究发现麻醉暴露的雄鼠不能区分新物体甚至是熟悉的物体,而麻醉暴露的雌鼠对物体的识别是不受影响的,这表明雄鼠会更容易出现非空间记忆的损伤。Ju 和他的同事用七氟烷对 PND5 幼鼠进行麻醉,并在成年早期对其进行高架十字迷宫测试。与雌鼠相比,雄鼠在迷宫中的开放臂和封闭臂上行走的距离更短,在开放臂上花费的时间也更少,雄鼠探索行为的减少表明雄鼠经历全身麻醉后更易出现焦虑症状。Diana 等也展开了高架十字迷宫测验,结果:与对照组相比,全麻组小鼠在迷宫中的行走距离较短,并且进入迷宫中的开放臂的小鼠数量也较少,同时与雄鼠相比,雌鼠行走的距离更短,进入开放臂的数量更少。结果表明,在全身麻醉下雌鼠比雄鼠更易出现焦虑行为。两个研究结果相矛盾,由于关于性别差异的研究并不多,可能结论会有不小的差异,

希望有更多的临床研究对性别差异进行探索。

（三）神经毒性产生性别差异的机制

神经元经麻醉后大多发生了凋亡，但仍有存活下来的神经元，并呈现一定的特殊性质，从而产生性别差异。婴幼儿麻醉可能会从基因表达层面，神经递质-受体系统的功能层面产生影响。

1. 在基因表达层面　基因表达的复杂过程通过多种途径调节，其中较重要的是 microRNAs（miRNAs）。miRNAs 是一种小的、非编码的单链核酸，几乎参与了所有的细胞过程。它们通过与编码蛋白质的 mRNA 相互作用，起到转录后修饰的作用。大多数 miRNAs 通过引起 mRNA 裂解、不稳定或降低核糖体的翻译效率来下调 mRNA 的翻译。它们被发现与正常的神经发育以及神经病理过程有广泛的相关性，大多数 miRNAs 下调基因表达，单个 miRNA 可以靶向多个 mRNA，因此对细胞功能有深远的影响。重要的是，miRNAs 被认为参与了许多与围手术期医学相关的过程，包括急性神经损伤（AIN）等，并且已经成为围手术期医学研究的一个重要靶点。男性和女性生物体的差异是发育生物学的基本要素，在大多数系统、器官（包括大脑）的发育中，有明显的性别差异的证据。与许多发育过程一样，miRNAs 表达模式遵循性别差异，无论是动物还是人类。动物和人类研究表明，男性和女性在发育上的根本差异可能导致对一些麻醉药的反应改变。最近一项研究评估了异氟烷麻醉对新生小猪海马中 miRNA 表达影响的性别差异。6 只雄猪和 6 只雌猪，年龄 3~5d，接受 3h 的 2% 异氟烷麻醉，未经麻醉的新生小猪（6 只雄猪，6 只雌猪）充当对照组，评估了海马中 miRNAs 的表达。在对照组中，雌猪和雄猪海马中miRNAs 的表达高度保守。然而，17/326 个 miRNAs 表现出性别差异：10 个 miRNAs 在雄猪中高表达，7 个 miRNAs 在雄猪中表达低于雌猪，证明 miRNAs 在表达模式上存在固有的性别差异性，异氟烷与雄猪和雌猪 miRNAs 不同亚群表达的变化有关。在雌猪中，14/326 个 miRNAs 发生显著改变（3 个下调，11 个上调）；在雄猪中，17/326 个 miRNAs 发生改变（7 个下调，10 个上调）。在接触异氟烷的雄猪和雌猪之间，显著改变的 miRNAs 没有重叠。该研究表明麻醉诱发海马中 miRNAs 表达的改变呈现性别依赖性。

2. 神经递质-受体系统的功能层面　通过观察发现全身麻醉对突触兴奋模式呈现较大的差异性改变，是由于性别差异性所导致。Ju 等进行一项研究，对小鼠进行 2.5% 七氟烷麻醉 2h，6h 后在海马区观察到，在雄鼠中，微型兴奋性后电流的频率明显增加，兴奋性突触分子的蛋白质/mRNA 表达水平也在雄鼠中增加更显著，而微型抑制性后电流在雌鼠中的传播受到影响。该研究表明小鼠接触七氟烷会诱发海马中突触类别的表达及固有的传播性质呈现性别依赖性变化。

二、婴幼儿全身麻醉后神经毒性对表观遗传的影响

表观遗传学是与遗传学相对应的概念。遗传学是指基于基因序列改变所致基因表达水平变化，如基因突变、基因杂合丢失和微卫星不稳定等。而表观遗传学则是指基于非基因序列改变所致基因表达水平变化，如 DNA 甲基化和染色质构象变化等，有时甚至是在隔代遗传中保持稳定，被认为是基因与环境相互作用的结果。麻醉药的应用也代表一种环境影响，尤其暴露在大脑发育的脆弱阶段，通过表观遗传机制转化为目标基因的表达变化，并可能在麻醉相关影响中发挥作用，如学习和认知行为障碍。

（一）婴幼儿全身麻醉可能会导致 DNA 甲基化改变

表观遗传的重要组成部分是 DNA 甲基化。DNA 甲基化依赖于 DNA 甲基化酶（DNAmethyltransferase，DNMTs），其功能是将甲基附着在位于特定二核苷酸区域（CpG 岛）的胞嘧啶上，形成 5-甲基胞嘧啶（5mC），最终导致基因沉默。DNA 甲基化的程度能够改变基因的表达，从而影响学习和认知行为功能。并且已经证实，突触基因的 DNA 甲基化可能是由大脑发育过程中的压力事件引起的，麻醉过程自然是一个压力性的事件。Klenke 等的研究中，海马神经元在异氟烷中暴露后，发现来自炎症涉及的几个基因 DNA 甲基化程度变高，Cxcl12 mRNA 表达的显著下降。张等进行了一项动物实验，即恒河幼猴和小鼠在三天内每天接受 2.5%~3% 的七氟烷，在麻醉后，对恒河幼猴和小鼠的前额皮质进行了转录体分析。麻醉会导致 TYMS（一种参与叶酸介导一碳代谢途径的基因）基因减少，从而影响一碳代谢，TYMS 为 DNA 甲基化提供甲基，DNA 甲基化发生改变（甲基化增强），从而引起 ERMN mRNA 减少，ERMN 为髓鞘发育的重要基因，最终导致髓鞘的缺失及认知功能障碍。接受异氟烷麻醉后在寡头前体细胞中观察到 DNA 甲基化降低和 DNA 甲基转移酶 1 的表达减少，以至于分化成成熟的寡头细胞的数量减少，成熟的寡头细胞参与髓鞘化。众所周知，髓鞘是中枢神经系统（central nervous system，CNS）神经冲动传递的重要结构，髓鞘功能的中断与神经和精神疾病有关。范等的研究发现，反复接受 3% 七氟烷的新生大鼠中会检测到 DNA 甲基转移酶 1（DNA methyltransferase 1，Dnmt1）和 Dnmt3a 的增加，以及 DNA 羟化酶 Tet1 的减少，两者共同促进了 Shank2、Psd95、Syn1 和 Syp 基因的超甲基化，这些基因随后降低了突触基因的表达，最终在以后的生活中损害了认知、社交和空间记忆。

（二）婴幼儿全身麻醉导致的 DNA 甲基化的改变可能会产生跨代遗传的效应

婴幼儿早期接触全身麻醉可导致成年阶段的学习和认知行为功能的改变，但在妊娠晚期或婴幼儿时期进行全身麻醉对其后代相应的学习和认知行为等影响尚不明确。最近进行了一项研究：将出生后第 7 天（PND7）的小鼠按照同等性别比例分为实验组（连续吸入 3% 七氟烷 6h）和对照组（持续吸入氧气 6h），此批小鼠被称为 Gen0，Gen0 雌鼠所生的第一批小鼠被称为 Gen1。此研究数据表明，Gen1 中神经元 DNA 甲基化水平都降低，从而得出幼鼠接触七氟烷可能导致跨代低甲基化的结论。实验组（Gen0）JunB mRNA 和

Arc mRNA 在七氟烷的诱导下表达上调,而只有暴露在七氟烷下的 Gen0 雌鼠所生的雄鼠(Gen1)JunB mRNA 表达量增加了 74%,Arc mRNA 表达量增加了 71.6%。因此得出基因的性别依赖性的跨代遗传结论。综上所述,七氟烷麻醉会导致跨代表观遗传变化,这些变化主要表现为 Gen0 雌鼠后代的神经元低甲基化。这种假设有可能通过对目标转录的调节、Arc 和 JunB mRNA 的调整产生直接或间接的影响。同时最近一项研究表明,产后接触七氟烷会改变男性生殖细胞中 KCC2 基因的甲基化状态,从而支持七氟烷是一种具有跨代影响的强大表观遗传调节器的假设,这些对突触可塑性至关重要的组件的跨代修改,部分可能导致已发现的新生儿与吸入麻醉药接触时发生的形态和认知缺陷。

三、展望

未来的研究中,不论是动物实验还是临床观察都应考虑将性别作为麻醉引起神经毒性的生物变量,并从解剖、分子、遗传和功能变化等层面收集与性别差异相关的较全面的数据,同时在今后需要进一步研究导致 DNA 甲基化的机制。DNA 甲基化不仅导致当代基因表达发生变化,而且还可能跨代进行表观遗传,从而引起长期认知功能障碍,只有掌握 DNA 甲基化的机制我们才能进一步探索并采取相应的措施来减少孕妇与婴幼儿麻醉所带来的神经毒性。

(刘洋　徐海洋　麻海春)

参 考 文 献

[1] DAVIDSON A J,DISMA N,DE GRAAFF J C,et al. Neurodevelopmental outcome at 2 years of age after general anaesthesia and awake-regional anaesthesia in infancy (GAS):an international multicenter, randomized controlled trial[J]. Lancet,2016,387(10015):239-250.

[2] MCCANN M E,DE GRAAFF J C,DORRIS L,et al. Neurodevelopmental outcome at 5 years of age after general anaesthesia or awake-regional anaesthesia in infancy (GAS):an international, multicentre, randomised, controlled equivalence trial[J]. Lancet,2019,393(10172):664-677.

[3] WARNER D O,ZACCARIELLO M J,KATUSIC S K,et al. Neuropsychological and behavioral outcomes after exposure of young children to procedures requiring general anesthesia:the mayo anesthesia safety in kids (MASK) study[J]. Anesthesiology,2018,129(1):89-105.

[4] SUN L S,LI G,MILLER T L,et al. Association between a single general anesthesia exposure before age 36 months and neurocognitive outcomes in later childhood[J]. JAMA,2016,315(21):2312-2320.

[5] PINYAVAT T,SARAIYA N R,CHEN J,et al. Anesthesia exposure in children:Practitioners respond to the 2016 FDA drug safety communication[J]. J Neurosurg Anesthesiol,2019,31(1):129-133.

[6] KOBAYASHI Y,TOKUDA N,ADACHI S,et al. Association between surgical proceduresunder general anesthesia in infancy and developmental outcomes at 1 year:the japan environment and children's Study[J]. Environmental Health and Preventive Medicine,2020,25(1):32.

[7] WALKDEN G J,GILL H,DAVIES N M,et al. Early childhood general anesthesia and neurodevelopmental outcomes in the avon longitudinal study of parents and children birth cohort[J]. Anesthesiology,2020,133(5):1007-1020.

[8] DIANA P,JOKSIMOVIC S M,FAISANT A,et al. Early exposure to general anesthesia impairs social and emotional development in rats[J]. Mol Neurobiol,2020,57(1):41-50.

[9] WHITAKER E E,WIEMANN B Z,XIA J C,et al. Distinct, sex-dependent miRNA signatures in piglet hippocampus induced by a clinically relevant isoflurane exposure:a pilot study[J]. Journal of Anesthesia,2019,33(6):670-679.

[10] JU X,JANG Y,HEO J Y,et al. Anesthesia affects excitatory/inhibitory synapses during the critical synaptogenic period in the hippocampus of young mice:Importance of sex as a biological variable[J]. NeuroToxicology,2019,70:146-153.

[11] KLENKE S,SPECKING C,STEGEN M,et al. Methylation in HT$_{22}$ cells and primary hippocampal neurons with and without isoflurane exposure whether isoflurane causes[J]. BMC Anesthesiol,2020,20(1):66.

[12] ZHANG L,XUE ZY,LIU QD,et al. Disrupted folate metabolism with anesthesia leads to myelination deficits mediated by epigenetic regulation of ERMN[J]. EBioMedicine,2019,43:473-486.

[13] LI Q,MATHENA R P,XU J,et al. Early postnatal exposure to isoflurane disrupts oligodendrocyte development and myelin formation in the mouse hippocampus[J]. Anesthesiology,2019,131(5):1077-1091.

[14] FAN X Y,SHI G,ZHAO P,et al. Neonatal sevoflurane exposure impairs learning and memory by the hypermethylation of hippocampal synaptic genes[J]. Molecular Neurobiology,2021,58(3):895-904.

[15] CHATAIN-POTTS S E,TESIC V,TAT QL,et al. Sevoflurane exposure results in sex-specific transgenerational upregulation of target iegs in the subiculum[J]. Mol Neurobiol,2020,57(1):11-22.

5 全身麻醉对小儿发育期大脑的影响及其相关机制研究进展

全身麻醉已有 160 余年的历史,亦是婴幼儿及儿童临床医疗中最常使用的麻醉方法,其安全问题一直是患方和医者所关注的重要问题。目前,大量临床与基础研究指出,婴幼儿时期接受手术等医疗操作期间多次或长时程使用全身麻醉药,可能会影响小儿大脑发育,从而导致其成年后的学习记忆功能障碍(learning disability,LD),且儿童年龄越小,麻醉时间越长,学习记忆损伤程度越严重。从 2016 年 12 月 14 日开始,美国食品药品管理局(Food and Drug Administration,FDA)要求在全身麻醉药的药品标签上增加如下警告:妊娠未满 3 个月的孕妇以及 3 岁以下儿童在手术中重复或长时间使用全身麻醉药,可能会影响胎儿及儿童的大脑发育。可见,深入研究全身麻醉药对发育期大脑认知及神经损伤的主要机制,探求有效的预防和治疗方法是麻醉学乃至神经科学亟待解决的重要问题之一。由此,本文针对全身麻醉药对小儿发育期大脑的影响及其相关机制做一综述,以期为全身麻醉诱导发育期大脑相关损伤机制的研究及临床问题的解决提供新的思路。

一、全身麻醉药对大脑发育的影响

(一)动物研究进展

早在 20 世纪 80 年代,全身麻醉药对神经结构及神经认知功能的影响就开始引起人们的关注。此后,人们通过各种各样的在体及离体实验探索全身麻醉药对神经系统及大脑发育的影响。大量证据指出,全身麻醉药是否对发育期大脑产生损伤,在于以下几个因素:第一,神经细胞在大脑生长突增期(brain growth spurt period)往往比较脆弱,更容易受到全身麻醉药的损伤。这一时期的突触形成的高峰因不同物种而异,大鼠和小鼠为出生后第 7~17 天,而恒河猴则为出生后第 5~16 天。第二,暴露于全身麻醉药的时间越长,频率越大,则更有可能引起日后的神经认知功能缺陷。有研究指出,即使是每次短时间暴露于全身麻醉药,但随着暴露次数的增加,其成年后的认知功能改变也越大。第三,给予全身麻醉药的剂量越高,则凋亡神经元的数目越多,对神经元的损伤越大。最后,有研究指出,性激素可能

参与到全身麻醉药的神经毒性当中,雄性较雌性相比,更容易受到全身麻醉药的影响,从而导致远期认知功能障碍。

(二)临床研究进展

尽管无数动物及细胞实验指出全身麻醉药可能会对发育期动物脑组织产生明显的毒性作用。但是,由于伦理学等原因,全身麻醉药对于婴幼儿神经发育及认知的具体影响还不甚清楚。早在 1953 年,Eckenhoff 等就在其回顾研究中指出,成年后的人格改变可能与全身麻醉药的应用存在着关联性。而在 2008 年,Flick 等经回顾性研究发现,4 岁前接受 2 次以上麻醉手术的患儿学习障碍的发生率是未经麻醉或者只经历一次麻醉患儿的 2 倍。随后,DiMaggio 等也在其回顾研究中指出:对于 2 岁之前接受多次麻醉手术的患儿,大于三次的麻醉手术会降低其日后的语言表述能力和学习记忆能力。然而,由于方法学上的局限性和众多混杂因素的存在,回顾性研究并不能证明全身麻醉与发育期大脑神经毒性的因果关系,尚需在前瞻研究中寻找答案。小儿麻醉神经发育评估研究(PANDA)在其报告中指出:暴露于麻醉手术的儿童与其未经受麻醉手术的兄弟姐妹相比,其日后的智商以及神经认知功能评分并未有显著统计学差异。全身麻醉与椎管内麻醉比较研究(GAS)结果指出:在以男性为群体的研究人群中,与清醒经椎管区域阻滞麻醉相比,婴儿早期暴露于 1h 以下的全身麻醉并不会改变其 2 岁和 5 岁时的神经发育结果。梅奥儿童麻醉安全研究(MASK)在其结果中指出:是否暴露于全身麻醉手术对于小儿日后的智商状态并无统计学差异,而对于多次暴露于全身麻醉手术中的儿童来说,其日后的精细运动以及反应速度等指标与对照组相比有所降低。Zaccariello 等在 MASK 实验的后续研究中提出:与对照组相比,多次暴露于全身麻醉手术的儿童,其在反应速度、运动协调性和视动整合方面得分均较低,而接受单次全身麻醉手术的儿童得分则无差异。由此可见,PANDA、GAS 和 MASK 研究均表明婴幼儿时期接受 1h 以下的全身麻醉并不会造成日后显著的认知或行为缺陷,而 MASK 研究则表明在婴幼儿时期接受多次全身麻醉手术可能会造成其日后的行为缺陷。

二、全身麻醉对小儿发育期大脑的损伤机制

虽然从临床实验和基础实验都可以证明多次暴露于全身麻醉可能对小儿大脑发育产生损伤，但是，由于发育期的特殊性，全身麻醉药药理作用的不够明确性，以及研究方法的局限性，目前对于全身麻醉药的发育期神经毒性的机制仍众说纷纭，不甚清晰。通过文献查询，现将近年来较新的观点总结如下。

（一）树突棘重塑

树突棘是树突表面突触后膜的棘状突起，是神经系统中神经元连接和信号转导的关键结构基础，接受进入大脑的绝大部分兴奋性输入。突触可塑性变化常与树突棘的形成、脱落、扩张和萎缩等形态变化相伴发生，是学习和记忆的关键。人类的神经系统在妊娠末3个月至出生后2年左右迅速发展，此阶段是突触发育高峰，大脑质量快速增加，轴突迅速延伸，树突迅速出芽和突触大量形成。而在啮齿类动物，树突棘及突触发育开始于出生前1~2d，终止于出生后2周，高峰为出生后6~7d。研究表明，在啮齿类动物突触发育高峰期给予全身麻醉，可对其发育期大脑的树突棘形成及突触可塑性变化具有明显的影响。Lu等研究指出，给予出生6d的小鼠每天6h，连续3d的3%七氟烷麻醉，可使其22d后的海马中PSD-95蛋白表达明显减少。而Li等研究发现，给予出生7d小鼠连续6h的3%七氟烷处理，可使其出生2个月后大脑海马区树突棘密度明显降低及成熟树突棘数目明显减少。由此可见，长时程或多次的全身麻醉处理确实会对小鼠发育期大脑树突棘形成及可塑性产生影响，深入研究其相关调控机制具有重要科学意义。

（二）非微管结合Tau蛋白

Tau蛋白是一种低分子量的微管相关蛋白，主要分布在中枢神经系统。正常情况下，Tau蛋白通过其C-末端的重复区域（R1-R4）——微管结合区域与微管结合，以促进微管蛋白的组装，维持其正常功能。但在某些异常情况下，例如阿尔茨海默病患者的大脑，Tau蛋白大量脱离微管，自我聚集，超磷酸化，形成多种中间体——可溶性寡聚体（oligomer）及前纤维丝，并最终形成神经原纤维缠结（NFT），对患者大脑造成严重神经退行性损伤。Yu等研究指出，出生6d的小鼠大脑皮质，较成年小鼠（出生60d）具有3~4倍的Tau蛋白表达。其中，与成年小鼠相比，幼年小鼠大脑皮质的非围管结合Tau蛋白及寡聚体表达明显增加，且给予出生6d的小鼠连续3d，每天2h的七氟烷麻醉后，可见其大脑皮质42个Tau蛋白磷酸化位点增加。而造成幼年小鼠大量非微管结合Tau蛋白产生的主要原因，可能与其大脑皮质中的Nuak1蛋白大量表达相关。据研究，Nuak1可选择性磷酸化Tau蛋白重复序列上的Ser356位点，从而造成Tau蛋白与微管脱离，继而造成幼年小鼠大脑中大量非微管Tau蛋白及寡聚体的表达。

（三）载脂蛋白E毒性片段

载脂蛋白E（apolipoprotein E, ApoE）是一种多态性蛋白，参与脂蛋白的转化与代谢过程，其基因可以调节许多生物学功能，对ApoE及其基因多态性的研究是目前医学研究的热点之一。ApoE具有三个等位基因ApoE2、ApoE3和ApoE4，其中ApoE3在人群中分布最广（70%~80%），ApoE4最不稳定，是阿尔茨海默病（Alzheimer's disease, AD）的最强危险因素，而ApoE2最稳定，对AD具有保护作用。一些研究报告称，特定的ApoE片段与Aβ斑块的形成、Tau蛋白高磷酸化、NFT的形成及神经变性的发生直接相关。Yang等分别应用不同浓度七氟烷处理小鼠及原代神经元证明正常脑组织中可能存在一个全长ApoE和片段ApoE间的平衡，其中全长ApoE扮演着重要的保护角色，而片段型ApoE具有神经毒性。当大脑面对有害刺激时，神经元会被激活产生全长ApoE进行自身修复。然而，一旦有害的刺激持续存在，神经元中的ApoE则会水解成大量的毒性片段并破坏大脑内的ApoE平衡，这可能导致大脑内的Tau蛋白过度磷酸化和神经认知损伤，这可能是全身麻醉导致神经认知功能障碍的潜在机制之一。

（四）相关启动因子DNA甲基化

DNA甲基化是一种表观遗传学修饰，在中枢神经系统，DNA动态甲基化通过基因调控等机制参与了神经突触可塑性及认知记忆的形成过程。DNA甲基化是由DNA甲基化酶（DNAmethyltransferase, DNMTs）催化的，包括DNMT1、DNMT3a和DNMT3b。DNMT1主要负责维持现有的甲基化模式，而DNMT3a和DNMT3b主要负责创建新的甲基化模式。这些酶将甲基从S-腺苷甲硫氨酸（S-adenosyl-methionine, SAM）转移到胞嘧啶或者鸟嘌呤残基上，称为DNA启动子区域CpG位点。Zhang等研究指出：多次七氟烷麻醉可通过调控ERMN启动子的DNA甲基化，从而导致叶酸代谢紊乱，造成髓鞘损伤，以影响幼年小鼠远期学习记忆能力。而Fan等研究指出，给予出生7d的大鼠，连续3d 3%七氟烷麻醉，可造成其大脑广泛的DNA甲基化增加，而给予DNMTs阻滞剂5-AZA可以缓解全身麻醉所造成的远期认知损伤。

三、展望

3岁以下的婴幼儿多次或长时程暴露于全身麻醉可能造成其发育期大脑的神经损伤，并影响其日后的学习认知能力。探求麻醉药对发育期大脑的可能损伤机制，关注小儿麻醉神经毒理的基础与临床研究，寻找可能的脑保护措施具有重要的科学意义和临床价值。目前，笔者团队通过实验提出，应用维生素K₂、辅酶Q10、丰富环境及氢气吸入等措施，对全身麻醉所造成的发育期大脑损伤具有一定的保护作用，但其相关机制仍需进一步探索。通过对全身麻醉药神经毒性的深入研究与探索，为预防和治疗麻醉药致发育期大脑的相关认知损伤提供新的思路，为临床上问题

的解决提供新的靶点,具有重要的社会价值。

(于洋 于泳浩)

参 考 文 献

[1] LEE J R,LOEPKE A W. Does pediatric anesthesia cause brain damage? -Addressing parental and provider concerns in light of compelling animal studies and seemingly ambivalent human data[J]. Korean J Anesthesiol,2018, 71(4):255-273.

[2] WILDER R T,FLICK R P,SPRUNG J,et al. Early exposure to anesthesia and learning disabilities in a population-based birth cohort[J]. Anesthesiology, 2009, 110 (4):796-804.

[3] LIU X,JI J,ZHAO G Q. General anesthesia affecting on developing brain:evidence from animal to clinical research[J]. J Anesth,2020,34(5):765-772.

[4] SHEN X,DONG Y,XU Z,et al. Selective anesthesia-induced neuroinflammation in developing mouse brain and cognitive impairment[J]. Anesthesiology,2013,118(3): 502-515.

[5] TAO G,ZHANG J,ZHANG L,et al. Sevoflurane induces tau phosphorylation and glycogen synthase kinase 3beta activation in young mice[J]. Anesthesiology, 2014, 121 (3):510-527.

[6] LU H,LIUFU N,DONG Y,et al. Sevoflurane acts on ubiquitination-proteasome pathway to reduce postsynaptic density 95 protein levels in young mice[J]. Anesthesiology,2017,127(6):961-975.

[7] LEE B H,CHAN J T,KRAEVA E,et al. Isoflurane exposure in newborn rats induces long-term cognitive dysfunction in males but not females[J]. Neuropharmacology, 2014,83:9-17.

[8] ECKENHOFF J E. Relationship of anesthesia to postoperative personality changes in children[J]. AMA Am J Dis Child,1953,86:587-591.

[9] FLICK R P,WILDER R T,PIEPER S F,et al. Risk factors for laryngospasm in children during general anesthesia [J]. Paediatr Anaesth,2008,18(4):289-296.

[10] DIMAGGIO C,SUN L S,KAKAVOULI A,et al. A retrospective cohort study of the association of anesthesia and hernia repair surgery with behavioral and developmental disorders in young children[J]. J Neurosurg Anesthesiol,2009,21(4):286-291.

[11] SUN L S,LI G,MILLER T L,et al. Association between a single general anesthesia exposure before age 36 months and neurocognitive outcomes in later childhood [J]. JAMA,2016,315(21):2312-2320.

[12] DAVIDSON A J,DISMA N,DE GRAAFF J C,et al. Neurodevelopmental outcome at 2 years of age after general anaesthesia and awake-regional anaesthesia in infancy (GAS):an international multicentre,randomised controlled trial[J]. Lancet,2016,387(10015):239-250.

[13] MCCANN M E,DE GRAAFF J C,DORRIS L,et al. Neurodevelopmental outcome at 5 years of age after general anaesthesia or awake-regional anaesthesia in infancy (GAS):an international, multicentre, randomised, controlled equivalence trial[J]. Lancet,2019,393:664-677.

[14] WARNER D O,ZACCARIELLO M J,KATUSIC S K,et al. Neuropsychological and behavioral outcomes after exposure of young children to procedures requiring general anesthesia:the mayo anesthesia safety in kids (MASK) study[J]. Anesthesiology,2018,129(1):89-105.

[15] ZACCARIELLO M J,FRANK R D,LEE M,et al. Patterns of neuropsychological changes after general anaesthesia in young children:secondary analysis of the mayo anesthesia safety in kids study[J]. Br J Anaesth,2019, 122(5):671-681.

[16] JAWORSKI J,KAPITEIN L C,GOUVEIA S M,et al. Dynamic microtubules regulate dendritic spine morphology and synaptic plasticity[J]. Neuron,2009,61(1):85-100.

[17] PALANISAMY A. Maternal anesthesia and fetal neurodevelopment[J]. Int J Obstet Anesth,2012,21(2):152-162.

[18] LI Y,ZHANG L,WANG C,et al. Sevoflurane-induced learning deficits and spine loss via nectin-1/corticotrophin-releasing hormone receptor type 1 signaling[J]. Brain Res,2019,1710:188-198.

[19] YU Y,YANG Y,TAN H,et al. Tau contributes to sevoflurane-induced neurocognitive impairment in neonatal mice[J]. Anesthesiology,2020,133(3):595-610.

[20] LASAGNA-REEVES C A,DE HARO M,HAO S,et al. Reduction of nuak1 decreases tau and reverses phenotypes in a tauopathy mouse model[J]. Neuron,2016,92 (2):407-418.

[21] YANG M,LIAN N,YU Y,et al. Coenzyme Q10 alleviates sevofluraneinduced neuroinflammation by regulating the levels of apolipoprotein E and phosphorylated tau protein in mouse hippocampal neurons[J]. Mol Med Rep,2020,22(1):445-453.

[22] ZHANG L,XUE Z,LIU Q,et al. Disrupted folate metabolism with anesthesia leads to myelination deficits mediated by epigenetic regulation of ERMN[J]. EBioMedicine,2019,43:473-486.

[23] FAN X Y,SHI G,ZHAO P. Neonatal sevoflurane exposure impairs learning and memory by the hypermethylation of hippocampal synaptic genes[J]. Mol Neurobiol, 2021,58(3):895-904.

6 全身麻醉药致遗忘及记忆抑制作用机制的研究进展

全身麻醉是一种药物诱导的可逆的复杂神经生物状态,包括遗忘(amnesia)、无意识(unconsciousness)、制动(immobility)和无痛(analgesia)。接受全身麻醉的患者对术中事件的遗忘和记忆抑制是全身麻醉的理想终点之一。尽管近10年来在生物物理学、生理学和神经科学方面取得的进步极大地促进了我们在系统水平上对全身麻醉的理解,但是我们对全身麻醉药致遗忘及记忆抑制作用机制仍知之甚少。

大量研究证据表明,全身麻醉药致遗忘及记忆抑制作用取决于全身麻醉药的类型、药物剂量,以及特定的记忆类型。全身麻醉药可通过调控大脑特定区域(例如海马、前额皮质、杏仁核等)的特定分子靶标(例如 GABA_A 受体,NMDA 受体,K2P 离子通道等)、突触等,来调控神经元兴奋性和脑区功能连接,进而介导其致遗忘及记忆抑制作用。随着结构生物学和生物物理学研究的进步,研究发现全身麻醉药作用分子靶标的不同亚型组成和空间分布可能有助于介导特定的麻醉行为终点。此外,具有时空维度的功能磁共振成像(functional MRI, fMRI),脑电图(EEG)和局部场电位(local field potentials, LFPs)记录技术的进步,使我们能够更加客观准确地研究全身麻醉药对神经系统的影响,并有望通过研究特定类型的振荡和脑区功能连接状态来探究全身麻醉药剂致遗忘及记忆抑制作用机制,有望评估,甚至预测术中遗忘和记忆抑制的行为终点。

一、全身麻醉与遗忘

遗忘是指记忆的部分或全部丢失。记忆的形成发生在大脑的各个部位,包括海马、杏仁核、前额叶皮质、其他皮质感觉和运动区域。理想的全身麻醉下,患者应该不记得手术过程中发生了什么。在这种情况下,内隐记忆(implicit memory)和外显记忆(explicit memory)的形成的可能性是相关的。外显记忆是指有意识地感知和保留的信息,随后可以报告。在手术麻醉过程中意外醒来的患者通常会遭受不愉快的经历,这种经历的记忆可以保留很长一段时间。内隐记忆指的是无意识地感知的信息,且随后不能报告。假

如在手术过程中患者无意识地感知到医师的名字叫罗伯特。那么"罗伯特"一词就开始与痛苦的经历相关联,并带有负面消极的情绪,导致术后患者不喜欢叫"罗伯特"的人。在这种情况下,患者无意识地感知和保留的信息影响了患者行为,但却无法回忆。其中,全身麻醉药诱导的遗忘通常会影响患者对麻醉开始后发生事件的回忆,即顺行性遗忘。

二、全身麻醉药的致遗忘及记忆抑制作用

多数全身麻醉药在低于诱导无意识和制动的浓度/剂量下即可抑制记忆,产生致遗忘作用。在动物实验中,亚麻醉剂量的氟烷(0.14%),异氟烷(0.28%)和一氧化二氮(42%)即可有效抑制 Sprague-Dawley 大鼠在条件性恐惧行为范式下的记忆表现。在多项针对健康志愿者的研究中,0.23%的异氟烷(≈0.2MAC,约为诱导制动所需异氟烷浓度的20%),或低剂量的静脉麻醉药氯胺酮(0.27mg/kg)均可抑制志愿者对单词的记忆和学习。

不同类型的全身麻醉药诱导遗忘的效能不同。在最低肺泡有效浓度(minimum alveolar concentration, MAC)等效浓度下,吸入麻醉药的致遗忘作用比其他全身麻醉药更为明显。在动物研究中,较低浓度的七氟烷(0.3%)和氟烷(0.15%)以及较高剂量的地氟烷(1%)显著地抑制记忆表现。其中,异氟烷显示出比 MAC 等效浓度的一氧化二氮更强的记忆抑制能力。此外,相较于丙泊酚,咪达唑仑有着更强的内隐记忆和外显记忆抑制作用。

记忆过程与时间密切相关,全身麻醉药对时间依赖的记忆类型的影响也不同。短期记忆(short-term memory),即工作记忆(working memory),在低剂量全身麻醉药暴露下仍保持完整且不受影响。因此,在麻醉诱导开始后较短时间内仍可以与患者进行简单的对话。然而,短期记忆(简单的对话、交谈)在麻醉苏醒后通常无法回忆。其原因可能是由于从浅麻醉期间发生的短期记忆向长期记忆的转化,即记忆编码,被全身麻醉药所破坏。随着麻醉深度的增加,即使

是短期记忆也将被抑制,直至患者无法记住 1~2s 内信息为止。重要的是,通常认为全身麻醉药不会破坏已经储存并整合在皮质中的长期记忆(long-term memory)。总而言之,全身麻醉药的致遗忘和记忆抑制作用取决于全身麻醉药的类型、药物剂量以及特定的记忆类型。

三、全身麻醉药致遗忘及记忆抑制作用相关的脑区

记忆过程涉及多个脑区,包括海马、皮质、杏仁核、新纹状体和小脑等。全身麻醉药通过作用于分子靶点、突触等,调控神经元兴奋性和脑区功能连接,进而广泛地抑制大脑活动。然而,全身麻醉药作用于中枢神经系统或大脑区域引起遗忘和记忆抑制作用的具体机制目前仍未阐明。

海马是刺激感知、信息记忆和检索过程中的关键脑区之一。像中枢神经系统中的其他脑区一样,神经递质(GABA 和 NMDA 受体等)以及各种代谢型和离子型受体在海马广泛表达。因此,全身麻醉药可通过直接作用于海马的特定分子靶标,调节海马神经元放电来发挥其致遗忘作用。海马锥体细胞中高密度的 $\alpha 5$-GABA$_A$ 受体可能与学习、记忆和认知有关。多项体外和体内研究表明,低浓度的全身麻醉药可选择性增强海马锥体神经元 $\alpha 5$-GABA$_A$ 受体的活性,从而调节全身麻醉药的记忆抑制作用。$\alpha 5$-GABA$_A$ 受体基因全敲小鼠表现出对吸入麻醉药七氟烷和异氟烷诱导记忆抑制作用的抵抗。用 $\alpha 5$-GABA$_A$ 受体负性调节剂 L-655,708 预处理能够逆转异氟烷诱导的短期和长期记忆抑制。值得关注的是,全身麻醉药作用于 $\alpha 5$-GABA$_A$ 受体也可能是术后早期持续性记忆障碍的原因之一。这些研究结果提示,$\alpha 5$-GABA$_A$ 受体在全身麻醉药的记忆抑制中有着重要作用,但并不是选择性地介导其致遗忘和记忆抑制作用的特异性分子靶标。同样重要的是,最新研究表明,星形胶质细胞可通过调节 D-丝氨酸用于突触 NMDA 受体的激活,进而促进海马依赖的记忆过程。新的细胞蛋白质合成参与了短期记忆到长期记忆的转化。此外,研究发现致遗忘剂量的丙泊酚、七氟烷和地氟烷均可抑制海马活性调节的细胞骨架蛋白的表达,该蛋白直接参与改变突触功能。因此,上述研究结果提示,全身麻醉药也可能通过抑制记忆依赖的蛋白质形成,从而介导其致遗忘和记忆抑制作用。

海马对于记忆的形成非常重要,但是随着时间的推移,记忆从依赖于海马转至皮质网络(cortical networks)。大脑皮质网络对于长期记忆和记忆存储具有非常重要的作用。大脑皮质是全身麻醉药的重要直接靶点。研究发现,在致遗忘剂量下,丙泊酚可减少大脑右侧前额叶和顶叶区域的脑血流量,显著降低皮质网络神经元兴奋性。越来越多的证据表明,皮质网络(特别是额-顶叶网络)的破坏或功能断开是全身麻醉的重要基础。其中,记忆的编码取决于不同脑区神经元集合的刺激增强偶合(stimulus-enhanced coupling),最为重要的就是海马和前额叶皮质。

全身麻醉药可防止患者手术期间厌恶性记忆(aversive memory)的形成。这种厌恶性记忆也被称为内隐记忆,它是无意识中感知的,且无法回忆起的,但随后可能会影响行为和情感。在许多大脑区域中,杏仁核(amygdala)作为边缘系统的一部分,已被视为与这种类型记忆有关的目标区域。与海马不同,杏仁核是获得恐惧学习和记忆,以及长期存储和检索的关键脑区结构。巴甫洛夫的条件恐惧实验(Pavlovian fear conditioning test)是用于研究恐惧相关学习和记忆的经典行为学范式。全身麻醉药(异氟烷、七氟烷和丙泊酚)在亚麻醉浓度下即可抑制恐惧学习和记忆能力。杏仁核基底外侧(basolateral amygdala,BLA)的损伤可以抑制苯二氮䓬和丙泊酚在体内诱导的遗忘作用。研究表明,在 BLA 内注射 GABA 受体拮抗剂可以改善记忆巩固,而注射 GABA 受体激动剂可以抑制记忆。此外,丙泊酚诱导的顺行性遗忘也受 BLA 中内源性大麻素 CB1 受体激活的调节。BLA 内或全身注射 CB1 受体拮抗剂 AM251 可以阻断丙泊酚的致遗忘作用。最新研究发现,杏仁核-背侧前扣带回皮质环路在氯胺酮和咪达唑仑镇静下的非人灵长类动物的厌恶性记忆的获取和维持中有着重要作用。麻醉下记忆获取期间杏仁核和背侧前扣带回皮质中神经元的放电速率可用于预测麻醉后的记忆保留反应。

尽管海马、皮质和杏仁核是记忆形成和全身麻醉诱导遗忘的关键脑区,但全身麻醉药也被证明与记忆过程中涉及的其他神经结构相互作用,例如突触传递和连接不同脑区的振荡节律等。未来的研究应该在分子、环路网络、系统水平上进一步探讨全身麻醉药致遗忘和记忆抑制作用背后的机制。

四、全身麻醉药致遗忘及记忆抑制作用的分子机制

近 10 年来,全身麻醉药作用的特定分子靶标,包括 GABA$_A$ 受体、NMDA 受体、K2P 离子通道、HCN 离子通道等,先后被报道参与了全身麻醉药调控神经元兴奋性,脑区功能连接和脑区振荡节律,介导其致遗忘及记忆抑制作用的分子机制。

记忆通过突触的可塑性变化存储在神经网络中。其中,NMDA 受体参与诱导海马的长时程增强(long-term potentiation,LTP)和长时程抑制(long-term depression,LTD),这对于记忆形成所必需的突触可塑性过程至关重要。研究表明,NMDA 受体参与了新皮质和海马中高频刺激诱导的 LTP,这对于联想记忆的形成和巩固是必要的。值得注意的是,LTP 及其去增强依赖于皮质和海马 NMDA 受体的 GluN2A 亚基,而 LTD 依赖于 GluN2B 亚基。而且,内嗅皮质的 NMDA 受体被也证明与记忆处理过程中 theta 振荡的产生和调节有关。此外,最近的研究表明,内侧隔区与背侧海马 CA1 区之间存在谷氨酸能 NMDA 通路。预先在内侧前额叶皮质注射 GABA$_A$ 受体拮抗剂可显著抑制氯胺酮对

小鼠的致遗忘作用。这些结果表明，谷氨酸能系统和GA-BA能系统的相互作用对于学习和认知表现至关重要。氯胺酮是一种以NMDA受体拮抗特性为主的静脉全身麻醉药，其在亚麻醉剂量即可产生致遗忘作用。然而，NMDA受体是否是氯胺酮致遗忘作用的直接靶标仍值得探究。事实上，除氯胺酮外，大多数具有明显致遗忘作用的吸入麻醉药也可以部分抑制NMDA受体。然而，低浓度的吸入麻醉药致遗忘及记忆抑制效能高于氯胺酮，且吸入麻醉药对NM-DA受体仅有轻度的抑制作用。此外，目前研究证明NMDA受体仅对于记忆的形成和巩固是必需的，而非记忆的其他处理过程（尤其是记忆的编码）。因此，目前已有的证据提示NMDA受体仅参与记忆形成，可能与全身麻醉药引起的遗忘和记忆抑制没有直接关系。

如果NMDA受体不是全身麻醉药致遗忘和记忆抑制的一般分子机制，那么到目前为止，GABA_A受体可能是研究最为广泛的候选分子靶点。大量研究证明，包含α5亚基的突触外GABA_A受体是全身麻醉药诱导短暂和持久的记忆抑制的重要机制之一。α5-GABA_A受体主要集中在大脑海马体中，几乎占所有海马GABA_A受体的25%，在CA1和CA3突触外位点的树突区域中更为丰富。研究发现突触外GABA_A受体对GABA具有更高的亲和力，这一特征与在较低血浆浓度下即可发生的全身麻醉药致遗忘特性一致。除了参与全身麻醉药的致遗忘作用外，α5-GABA_A受体还被证明在麻醉后的持续性记忆缺陷中起关键作用，通过抑制α5-GABA_A受体可以完全逆转麻醉后的记忆障碍。这一分子机制也在吸入麻醉药异氟烷暴露引起的持续性记忆缺陷中被证实。与全身麻醉药诱导的遗忘相反，麻醉暴露引起的持续性记忆缺陷与突触外GABA_A受体膜表达的变化有关。研究报道，含有α5亚基的GABA_A受体被认为是治疗精神分裂症、孤独症谱系障碍、阿尔茨海默病等认知功能障碍的重要分子靶标。α5-GABA_A受体是否也可以作为调节记忆功能或介导记忆抑制作用的选择性治疗靶点仍待进一步研究。目前来看，由于毒性、不良反应或副作用，许多在实验和临床上用于治疗上述疾病的α5-GABA_A受体特异性靶向药物已被中止。此外，除了α5亚基，含有α4、β2和/或β3亚基的GABA_A受体也被证明有助于依托咪酯的致遗忘及记忆抑制作用。

超极化激活环核苷酸门控阳离子通道（hyperpolarization-activated cyclic nucleotide-gated channels，HCN）在调控神经元膜电位和兴奋性中具有重要作用。研究发现，HCN1通道全敲小鼠表现出运动、学习障碍，而选择性前脑HCN1通道敲除小鼠表现出空间学习能力的提高。此外，选择性前脑HCN1通道敲除小鼠表现出对吸入麻醉药致遗忘和记忆抑制作用的抵抗，但其制动的MAC无显著改变。该研究结果提示前脑HCN1通道可能参与吸入麻醉药的致遗忘作用，而非制动。在这项研究中，吸入麻醉药仍可以在选择性前脑HCN1通道小鼠中以更高的浓度诱导遗忘作用，该结果提示前脑HCN1并非全身麻醉药致遗忘作用的一般机

制。然而，HCN1通道是否有助于静脉麻醉药的致遗忘作用，以及其他脑区域HCN1通道是否有助于全身麻醉药的致遗忘作用，仍待进一步研究。

五、脑电振荡模式与全身麻醉药诱导的遗忘及记忆抑制

脑电图或局部场电位记录可直接测量反映以皮质为主或特定脑区的神经元群体活动。大量研究表明，全身麻醉药会诱导产生特定类型的振荡，并破坏或改变参与正常信息处理的内源性振荡。最新研究发现，睡眠期间皮质-海马-皮质中存在快速的信息流循环，并伴有尖波波纹的发生，这进一步证明了与记忆相关的振荡参与了记忆处理。尖波波纹是一种特定的神经活动模式，参与支持多种海马、皮质依赖的学习、记忆和认知功能。研究发现，致遗忘浓度的异氟烷，非选择性α-GABA_A受体激动剂或NMDA受体拮抗剂可显著抑制海马尖波波纹的发生频率、幅值和持续时间。此外，theta振荡是海马及其相关脑区的一种节律性神经活动，也被证明参与记忆和认知功能，尤其是记忆编码。研究表明，海马和隔膜胆碱能神经元，NMDA受体和TASK-3离子通道参与了theta振荡的产生和调节。海马theta振荡峰值频率的减慢与吸入麻醉药麻醉诱导的遗忘有关。上述研究结果提示，全身麻醉药可能通过干扰尖波波纹和theta振荡的内在特性，破坏海马和皮质的连接性和信息流，从而产生致遗忘和记忆抑制作用。因此，从额叶脑电图或局部场电位获得的特定类型振荡的细微变化（频率、功率、幅值、持续时间等）具有很高的基础科学和临床价值。然而，能否可以从脑电图中获得的特定类型的振荡来评估，甚至预测全身麻醉药致遗忘和记忆抑制的行为终点，仍有待研究。

六、总结和展望

尽管过去十多年在确定全身麻醉药的药理学结合位点和神经元环路方面取得了极大的进步，但是目前关于全身麻醉药致遗忘和记忆抑制作用机制仍知之甚少。几乎所有类型的全身麻醉药（包括增强抑制性和/或抑制兴奋性的麻醉药），都可通过特定的分子靶点、神经环路、大脑区域产生遗忘和记忆抑制作用。对其分子靶标、神经元环路机制的进一步理解有助于研发新型麻醉药，以及新的方法来监测，甚至预测术中记忆行为终点。此外，全身麻醉药也是用于研究学习和记忆的生物学机制及神经底物的有力工具药。对全身麻醉药致遗忘作用的分子和细胞事件更深入的研究和理解，将有助于我们更好地了解学习和记忆。总而言之，在当下越来越接近全身麻醉机制真相的时刻，我们更应该关注全身麻醉药致遗忘和记忆抑制的作用机制。

（赵帅　陈向东）

参 考 文 献

[1] RUDOLPH U, ANTKOWIAK B. Molecular and neuronal substrates for general anaesthetics[J]. Nat Rev Neurosci, 2004,5(9):709-720.

[2] KELZ M B, MASHOUR G A. The biology of general anesthesia from paramecium to primate[J]. Curr Biol, 2019, 29(22):R1199-R1210.

[3] ALKIRE M T, HUDETZ A G, TONONI G. Consciousness and anesthesia[J]. Science,2008,322(5903):876-880.

[4] HEMMINGS H C JR, AKABAS M H, GOLDSTEIN P A, et al. Emerging molecular mechanisms of general anesthetic action[J]. Trends Pharmacol Sci,2005,26(10):503-510.

[5] HEMMINGS H C JR, RIEGELHAUPT P M, KELZ M B, et al. Towards a comprehensive understanding of anesthetic mechanisms of action:a decade of discovery[J]. Trends Pharmacol Sci,2019,40(7):464-481.

[6] YAMAMOTO T, SCHINDLER E. Short title:Anaesthetic mechanisms in the CNS Where and how do anaesthetics act? Mec[J]. Anaesthesiol Intensive Ther,2017,49(4):288-293.

[7] VESELIS R A. Memory formation during anaesthesia:plausibility of a neurophysiological basis[J]. Br J Anaesth,2015,115(Suppl 1):i13-i19.

[8] PURDON P L, SAMPSON A, PAVONE K J, et al. Clinical electroencephalography for anesthesiologists:part I:background and basic signatures[J]. Anesthesiology, 2015, 123(4):937-960.

[9] JOO H R, FRANK L M. The hippocampal sharp wave-ripple in memory retrieval for immediate use and consolidation[J]. Nat Rev Neurosci,2018,19(12):744-757.

[10] VOSS L J, GARCÍA P S, HENTSCHKE H, et al. Understanding the effects of general anesthetics on cortical network activity using ex vivo preparations[J]. Anesthesiology,2019,130(6):1049-1063.

[11] MAKINO Y, POLYGALOV D, BOLAñOS F, et al. Physiological signature of memory age in the prefrontal-hippocampal circuit[J]. Cell Rep, 2019, 29(12):3835-3846. e5.

[12] ROTHSCHILD G, EBAN E, FRANK L M. A cortical-hippocampal-cortical loop of information processing during memory consolidation[J]. Nat Neurosci, 2017, 20(2):251-259.

[13] WEIR C J, MITCHELL S J, LAMBERT J J. Role of GABA_A receptor subtypes in the behavioural effects of intravenous general anaesthetics[J]. Br J Anaesth, 2017,119(suppl 1):i167-i175.

[14] MOHAMAD F H, HAS A. The α5-Containing GABA(A) receptors-a brief summary[J]. J Mol Neurosci, 2019,67(2):343-351.

[15] GU Z, ALEXANDER G M, DUDEK S M, et al. Hippocampus and entorhinal cortex recruit cholinergic and NMDA receptors separately to generate hippocampal theta oscillations[J]. Cell Rep,2017,21(12):3585-3595.

[16] ZHOU C, LIANG P, LIU J, et al. HCN1 channels contribute to the effects of amnesia and hypnosis but not immobility of volatile anesthetics[J]. Anesth Analg,2015, 121(3):661-666.

[17] ZHAO W, ZHAO S, ZHU T, et al. Isoflurane suppresses hippocampal high-frequency ripples by differentially modulating pyramidal neurons and interneurons in mice [J]. Anesthesiology,2021,135(1):122-135.

[18] SAMUEL N, KAHANA E, TAUB A, et al. Neurons in the nonhuman primate amygdala and dorsal anterior cingulate cortex signal aversive memory formation under sedation[J]. Anesthesiology,2021,134(5):734-747.

[19] STEADMAN P E, XIA F, AHMED M, et al. Disruption of oligodendrogenesis impairs memory consolidation in adult mice[J]. Neuron,2020,105(1):150-164. e6.

[20] VOGT K M, IBINSON J W, SMITH C T, et al. Midazolam and ketamine produce distinct neural changes in memory,pain,and fear networks during pain[J]. Anesthesiology,2021,135(1):69-82.

7 中脑腹侧被盖区在睡眠、麻醉和觉醒中的作用研究进展

全身麻醉问世至今已有近 170 年的历史,这期间有关全身麻醉机制的研究先后经历了脂质学说、蛋白质学说和现阶段最前沿的神经网络调控学说。然而,诸如全身麻醉药如何导致可逆性意识消失(loss of consciousness,LOC)等作用机制尚未完全阐明。阐明这些机制对于确保麻醉安全性和开发更理想的麻醉药至关重要。解读关键脑区和神经元类型在麻醉诱导、维持和苏醒中的作用是实现这些目标的重要一步。中脑腹侧被盖区(ventral tegmental area,VTA)主要参与机体成瘾、奖赏机制和恐惧记忆的形成。VTA 在睡眠、麻醉与觉醒中的作用在近些年受到广泛关注。Taylor 等研究发现,通过光控遗传修饰技术激活接受异氟烷麻醉小鼠 VTA 多巴胺能神经元能够使其立即觉醒,而在应用多巴胺 1 型受体拮抗剂后,这种促觉醒作用在很大程度上被抑制,表明 VTA 多巴胺能神经元在全身麻醉苏醒过程中发挥着重要作用。然而,VTA 在睡眠、麻醉与觉醒中如何发挥作用,其内部神经递质发生了何种变化,如何受到脑部其他核团调控,目前尚不清楚。因此,本文梳理相关文献,就 VTA 在睡眠、麻醉与觉醒中的作用和机制做一综述。

一、VTA 的功能及其投射特征

VTA 位于脑干网状上行激活系统的黑质与红核之间,主要包括 3 种神经元,其中多巴胺能神经元约占 60%,γ-氨基丁酸能神经元约占 35%,谷氨酸能神经元约占 2%。VTA 接受来自不同脑区、不同核团的投射,其主要传入纤维有来自伏隔核(nucleus accumbens,NAc)、前额皮质(prefrontal cortex,PFC)和海马的谷氨酸能神经元,以及下丘脑腹外侧视前区(ventrolateral preoptic nucleus,VLPO)和苍白球在内的其他脑区的 γ-氨基丁酸能神经元的投射。VTA 传出神经元中含量最多的是多巴胺能神经元,能广泛投射到不同的参与脑内睡眠—觉醒功能调节的核团,如蓝斑核、丘脑、背侧中缝核及内侧前额皮质,广泛调节这些脑区受体的表达。VTA 多巴胺能神经元通过向 PFC 投射来调节多种行为如摄食、药物成瘾等,并且具有时间特异性。相对于集中

在 VTA 尾侧区的多巴胺能神经元,γ-氨基丁酸能神经元多集中在 VTA 的吻侧和内侧区,广泛投射到腹侧苍白球、NAc、PFC、中央杏仁核、外侧缰核、中缝被核及其他脑区,调节奖励或厌恶行为。VTA γ-氨基丁酸能中间神经元以及来自包括 VLPO 和苍白球在内的其他脑区的 γ-氨基丁酸能神经元可抑制 VTA 多巴胺能神经元递质的释放和传递,其受体主要为 γ-氨基丁酸 A 型受体。这些结果提示:VTA 核团通过调控抑制性或兴奋性神经通路,与相邻核团相互交汇发生多重联系,形成了在调节机体生理功能中发挥重要作用的复杂神经网络,从而在睡眠、麻醉和觉醒的神经网络中发挥重要作用。

二、VTA 多巴胺能神经元在睡眠、麻醉与觉醒中的作用

在 VTA 的各类神经元中以多巴胺能神经元的研究最为透彻。早期电生理学研究表明 VTA 和黑质致密部多巴胺能神经元在睡眠—觉醒状态下的平均放电率不会发生改变,并且损伤 VTA 和黑质致密部多巴胺能神经元后觉醒时间不会发生改变,故多巴胺在很长一段时间被认为是唯一不参与睡眠—觉醒的单胺。随着电生理技术的进步和钙依赖纤维光度法的应用发现,VTA 多巴胺能神经元活性在不同觉醒程度下表现出巨大的差异。再到如今基因工具的出现,如光遗传学使用光门控离子通道和专门由设计药物激活的设计受体(designer receptors exclusively activated by designer drug,DREADD)的化学遗传学发现,光遗传或化学遗传激活 VTA 多巴胺能神经元可诱发和维持睡眠及麻醉觉醒。Bagetta 等早期在 VTA 微量注射 D_2 受体激动剂可致大鼠睡眠时间及频率减少,并观察到 D_2 受体拮抗剂对这种影响有阻断作用。最近的一项研究报道,对表达通道视紫红质(一种受蓝光控制的阳离子通道)的小鼠 VTA 多巴胺能神经元进行光遗传刺激,可以启动并保持清醒状态。Taylor 等研究发现,通过光遗传技术激活接受异氟烷麻醉小鼠 VTA 多巴胺能神经元能够使其立即觉醒,而在应用多巴胺 1 型(D_1)受体拮抗剂后,这种促觉醒作用在很大程度上被

抑制，由于 NAc 是 VTA 下游含 D_1 最丰富的区域，故激活 VTA 多巴胺能神经元麻醉苏醒反应可能由 NAc 中的 D_1 介导。此外，Oishi 和他的同事发现通过兴奋性 DREADD 对 VTA 多巴胺能神经元进行化学遗传学刺激，可以显著延长觉醒期的持续时间，而睡眠和觉醒行为并不会受到相邻黑质区激活的多巴胺能神经元的影响。相反，化学遗传学抑制 VTA 多巴胺能神经元可以巩固睡眠行为。这些发现均揭示 VTA 多巴胺能神经元对睡眠、麻醉和觉醒的功能贡献。

麻醉药诱导的全身麻醉状态与自然睡眠中的非快速眼动睡眠有着一定相似性。脑电研究发现，在较浅的麻醉状态下与非快速眼动睡眠状态下脑电活动均包含 γ 和 δ 波。然而，VTA 多巴胺能神经元是否通过影响自然睡眠觉醒通路间接影响全麻苏醒过程仍未明确。VTA 多巴胺能神经元对脑内睡眠—觉醒通路的关键核团，如 NAc、mPFC、中央杏仁核（central amygdala，CeA）、背外侧纹状体（dorsolateral striatum，DLS）、背侧中缝核、蓝斑核、脑桥脚区、丘脑等均有投射。短时相光遗传学刺激 VTA-NAc、VTA-CeA 和 VTA-DLS 多巴胺能投射纤维可加速非快速眼动睡眠向觉醒状态转换，而短时相光遗传学刺激 VTA-内侧前额叶（medial prefrontal cortex，mPFC）多巴胺能投射纤维可启动快速眼动睡眠向觉醒状态转换。更重要的是，在延长时相光遗传学刺激中发现仅有 VTA-NAc 通路可以维持觉醒，该投射通路已被证明参与奖赏、动机等多种情绪活动，同时也是参与全身麻醉苏醒的重要投射通路之一。Pain 等采用活体脑微透析法发现在丙泊酚亚麻醉和麻醉剂量下大鼠 NAc 多巴胺浓度显著减少，而 NAc 的多巴胺能投射以及递质分泌主要来源于 VTA，这提示 VTA 至 NAc 的多巴胺释放在麻醉苏醒中发挥重要作用。最近，Gretenkord 等最新研究表明 mPFC 中多巴胺 D_1 样受体的激活对于调节睡眠样状态转换是重要的，通过电刺激雄性成年鼠 VTA 多巴胺能神经元发现在全麻状态下可发生睡眠样状态转换，这一转换正是由 VTA-mPFC 多巴胺能投射通路（VTA^{DA}-mPFC）介导，可被 mPFC 区的 D_1 受体拮抗剂完全阻断。以上结果表明 VTA 多巴胺能在睡眠、麻醉和觉醒中起着促觉醒作用，由于快速眼动睡眠与觉醒的脑电存在一定程度的相似，因此多巴胺能神经元的活动也与快速眼动睡眠存在正相关关系。

三、VTA 非多巴胺能神经元在睡眠、麻醉与觉醒中的作用

（一）VTA γ-氨基丁酸能神经元

γ-氨基丁酸是哺乳动物中枢神经系统中含量最丰富的抑制性神经递质。γ-氨基丁酸介导的神经网络活动抑制是睡眠开始和维持的基础。根据功能解剖学可将 VTA γ-氨基丁酸能神经元分为投射神经元、中间神经元和来自吻内侧被盖核的输入神经元。Yu 等通过对 8 周龄鼠进行化学遗传学激活实验和脑电图记录发现，VTA γ-氨基丁酸能神经元通过投射到伏隔核和下丘脑外侧区（lateral hypothalamic area，LH）引起了长时间的非快速眼动睡眠，而 VTA γ-氨基丁酸能神经元的损伤会导致持续性的觉醒。VTA γ-氨基丁酸能神经元可能通过向 LH 投射，释放抑制性神经递质，从而抑制促觉醒的 VTA 谷氨酸和或多巴胺能神经元来抑制觉醒。因此，VTA γ-氨基丁酸能神经元在调节睡眠和觉醒方面发挥着重要作用。

Lee 等提出，通过施用水合氯醛、氯胺酮或氟烷产生的充分麻醉显著降低了 VTA γ-氨基丁酸能神经元的放电率。此外，最近的一项研究表明，VTA γ-氨基丁酸能神经元通过向齿状回（dentate gyrus，DG）、外侧缰核（lateral habenular nucleus，LHb）、VLPO 和 LH 的抑制性投射来调节睡眠和觉醒。然而，对 VTA 核团 γ-氨基丁酸能神经元的确切影响以及这些神经元通过相关神经回路调节麻醉的机制仍不清楚。多种常见麻醉药，如丙泊酚和异氟烷，通过增强 γ-氨基丁酸能神经元加深麻醉。Yin 等通过使用光遗传学和化学遗传学的方法来特异性地激活或抑制 Vgat-Cre 鼠 VTA γ-氨基丁酸能神经元发现，VTA γ-氨基丁酸能神经元可在诱导和维持期间促进异氟烷麻醉作用，同时通过调节它们向 LH 的投射来延迟麻醉苏醒。

（二）VTA 谷氨酸能神经元

迄今为止，相较于 VTA 多巴胺能神经元和 VTA γ-氨基丁酸能神经元，VTA 谷氨酸能神经元的研究较少。Yu 等通过对 Vglut2-ires-Cre 鼠运用化学遗传学技术和脑电记录发现，VTA 谷氨酸能神经元可独立于多巴胺能神经元而通过向伏隔核和下丘脑外侧区投射来调控睡眠与觉醒。化学遗传学激活 VTA 谷氨酸能神经元后，Vglut2-ires-Cre 鼠向觉醒或快速眼动睡眠状态转换，化学遗传学抑制 VTA 谷氨酸能神经元后，Vglut2-ires-Cre 鼠的觉醒维持能力下降。表明 VTA 谷氨酸能神经元具有促觉醒和巩固觉醒的作用。

四、VTA 内部神经元的相互调控

通向 VTA 多巴胺能神经元的 γ-氨基丁酸能通路广泛存在。VTA 有相当一部分 γ-氨基丁酸能神经元是中间神经元，它们在 VTA 的多巴胺能神经元上形成突触，这可能有助于对多巴胺能神经元的紧张性抑制。例如主要来自伏隔核和腹侧苍白球的 γ-氨基丁酸能神经元和存在于 VTA 内部的中间神经元对多巴胺能神经元的核周活动进行紧张性抑制。谷氨酸脱羧酶是合成 γ-氨基丁酸的一种必需酶，大约 40% 投射到 VTA 多巴胺能神经元的多巴胺受体神经元对谷氨酸脱羧酶呈阳性。γ-氨基丁酸吻内侧被盖核，也被称为 VTA 尾，在 VTA 多巴胺能神经元上形成对称突触，大量投射到 VTA 多巴胺能神经元，抑制其活性，发挥促进睡眠的作用。以上结果提示 VTA 内部存在 γ-氨基丁酸能神经元与多巴胺能神经元的微调控环路。谷氨酸在调节 VTA 多巴胺能神经元的活动中起着关键作用，因为许多与奖励相关的大脑区域向 VTA 发送谷氨酸能投射，表达囊泡

谷氨酸转运体 2 的 VTA 谷氨酸能神经元可与其内部的多巴胺能神经元形成不对称突触。然而,VTA 谷氨酸能神经元与多巴胺能神经元的微调控是否也促进觉醒目前尚不清楚。

五、展望

全身麻醉药运用于临床已有近 170 年的历史,全球每年接受全身麻醉手术的患者与日俱增。尽管全身麻醉药被广泛用于临床,然而,其作用机制目前尚未完全阐明。促进患者全身麻醉后的觉醒过程,可缩短临床拔管时间,有利于患者的术后康复,尤其是对老年手术患者。近年来,全身麻醉药发挥作用的关键脑区之间的网络调控学说已成为全身麻醉机制的核心问题,而 VTA 作为全身麻醉药发挥作用的重要靶点得到越来越多的证实。VTA 多巴胺能神经元和 γ-氨基丁酸能神经元投射如何构成神经网络有待深入探索。其次,VTA 如何与脑干网状结构和皮质相互联系,这一网络如何对全身麻醉后苏醒作整体应答,都是需要解决的问题。

(朱守强　王雷　顾尔伟　张雷)

参 考 文 献

[1] CHEN N A,GANELLA D E,BATHGATE R A D,et al. Knockdown of corticotropin-releasing factor 1 receptors in the ventral tegmental area enhances conditioned fear[J]. European Neuropsychopharmacology,2016,26(9):1533-1540.

[2] KERAMATIAN A,ALAEI H,EIDI A,et al. Electrical stimulation mPFC affects morphine addiction by changing glutamate concentration in the ventral tegmental area[J]. Metabolic Brain Disease,2019,34(4):1171-1180.

[3] SCHEGGI S,BRACCAGNI G,DE MONTIS M G,et al. Heightened reward response is associated with HCN2 overexpression in the ventral tegmental area in morphine-sensitized rats[J]. Behavioural Pharmacology,2020,31(2/3):283-292.

[4] TAYLOR N E,VAN DORT C J,KENNY J D,et al. Opto-genetic activation of dopamine neurons in the ventral tegmental area induces reanimation from general anesthesia[J]. Proceedings of the National Academy of Sciences of the United States of America,2016,113(45):12826-12831.

[5] SESACK S R,GRACE A A. Cortico-Basal Ganglia reward network:microcircuitry[J]. Neuropsychopharmacology,2010,35(1):27-47.

[6] WINROW C J,TANIS K Q,RIGBY A M,et al. Refined anatomical isolation of functional sleep circuits exhibits distinctive regional and circadian gene transcriptional pro-files[J]. Brain Research,2009,1271:1-17.

[7] ANSTROM K K,MICZEK K A,BUDYGIN E A. Increased phasic dopamine signaling in the mesolimbic pathway during social defeat in rats[J]. Neuroscience,2009,161(1):3-12.

[8] BOUARAB C,THOMPSON B,POLTER A M. VTA GA-BA neurons at the interface of stress and reward[J]. Front Neural Circuits,2019,13:78.

[9] VAN DER KOOIJ M A,ZALACHORAS I,SANDI C. GA-BA(A) receptors in the ventral tegmental area control the outcome of a social competition in rats[J]. Neuropharmacology,2018,138:275-281.

[10] TRULSON M E. Activity of dopamine-containing substantia nigra neurons in freely moving cats[J]. Neurosci Biobehav Rev,1985,9(2):283-297.

[11] TRULSON M E,PREUSSLER D W,HOWELL G A. Activity of substantia nigra units across the sleep-waking cycle in freely moving cats[J]. Neurosci Lett,1981,26(2):183-188.

[12] BAGETTA G,DE SARRO G,PRIOLO E,et al. Ventral tegmental area:site through which dopamine D2-receptor agonists evoke behavioural and electrocortical sleep in rats[J]. British journal of pharmacology,1988,95(3):860-866.

[13] OISHI Y,SUZUKI Y,TAKAHASHI K,et al. Activation of ventral tegmental area dopamine neurons produces wakefulness through dopamine D-2-like receptors in mice[J]. Brain Structure & Function,2017,222(6):2907-2915.

[14] BETTINARDI R G,TORT-COLET N,RUIZ-MEJIAS M,et al. Gradual emergence of spontaneous correlated brain activity during fading of general anesthesia in rats:evidences from fMRI and local field potentials[J]. Neuroimage,2015,114:185-198.

[15] DAHAN L,ASTIER B,VAUTRELLE N,et al. Prominent burst firing of dopaminergic neurons in the ventral tegmental area during paradoxical sleep[J]. Neuropsychopharmacology,2007,32(6):1232-1241.

[16] EBAN-ROTHSCHILD A,ROTHSCHILD G,GIARDINO W J,et al. VTA dopaminergic neurons regulate ethologically relevant sleep-wake behaviors[J]. Nat Neurosci,2016,19(10):1356-1366.

[17] PAIN L,GOBAILLE S,SCHLEEF C,et al. In vivo dopamine measurements in the nucleus accumbens after non-anesthetic and anesthetic doses of propofol in rats[J]. Anesth Analg,2002,95(4):915-919.

[18] GRETENKORD S,OLTHOF B M J,STYLIANOU M,et al. Electrical stimulation of the ventral tegmental area

evokes sleep-like state transitions under urethane anaesthesia in the rat medial prefrontal cortex via dopamine D_1-like receptors [J]. Eur J Neurosci, 2020, 52 (2): 2915-2930.

[19] LEE R S, STEFFENSEN S C, HENRIKSEN S J. Discharge profiles of ventral tegmental area GABA neurons during movement, anesthesia, and the sleep-wake cycle [J]. The Journal of neuroscience: the official journal of the Society for Neuroscience, 2001, 21(5): 1757-1766.

[20] YIN L, LI L, DENG J, et al. Optogenetic/Chemogenetic activation of gabaergic neurons in the ventral tegmental area facilitates general anesthesia via projections to the lateral hypothalamus in mice [J]. Frontiers in Neural Circuits, 2019, 13(2): 168-170.

[21] YU X, LI W, MA Y, et al. GABA and glutamate neurons in the VTA regulate sleep and wakefulness [J]. Nat Neurosci, 2019, 22(1): 106-119.

[22] HJELMSTAD G O, XIA Y, MARGOLIS E B, et al. Opioid modulation of ventral pallidal afferents to ventral tegmental area neurons [J]. Journal of Neuroscience, 2013, 33(15): 6454-6459.

[23] BEIER K T, STEINBERG E E, DELOACH K E, et al. Circuit architecture of vta dopamine neurons revealed by systematic input-output mapping [J]. Cell, 2015, 162 (3): 622-634.

[24] DOBI A, MARGOLIS E B, WANG H L, et al. Glutamatergic and nonglutamatergic neurons of the ventral tegmental area establish local synaptic contacts with dopaminergic and nondopaminergic neurons [J]. J Neurosci, 2010, 30(1): 218-229.

8 免疫检查点分子VISTA的研究进展

共刺激和共抑制信号的平衡对调节抗原特异性 T 细胞免疫功能至关重要，使 T 细胞既可识别外来抗原产生免疫应答，又可耐受自身抗原。在 T 细胞介导的免疫应答过程中，共抑制信号可作为免疫检查点维持自我耐受和防止过度的组织损伤。细胞毒性 T 淋巴细胞抗原 4（cytotoxic T lymphocyte antigen 4，CTLA-4）和程序性死亡受体 1（programmed death receptor 1，PD-1）是最广为人知的免疫检查点分子，可在次级淋巴组织和局部外周组织表达，调节各种免疫反应，发挥抗肿瘤、抗微生物和自身抗原等作用。近年来，针对 CTLA-4 和 PD-1 的靶向抗体在某些肿瘤治疗中取得突破性进展，再次激发医学界对负性检查点分子的研究热情，利用抗体与负性检查点分子的结合以发挥免疫调控作用。

T 细胞激活抑制物免疫球蛋白可变区结构域（V-domain immunoglobulin suppressor of T cell activation，VISTA），也称为 PD-1H、DD1α、c10orf54、Gi24、Dies1、SISP1，是一种与 PD-1 和程序性细胞死亡配体 1（programmed cell-death ligand 1，PD-L1）具有高度同源性的新型共抑制免疫检查点分子，在调节肿瘤、自身免疫性疾病和炎症性疾病中的免疫反应中可能具有重要作用。目前，学界对 VISTA 的认识仍较为有限，本文结合近年相关研究对 VISTA 的结构、表达状态、功能作用及其在肿瘤、炎症中的作用进行综述。

一、VISTA 的结构和表达

VISTA 是一种 I 型跨膜蛋白，由一个 N 端免疫球蛋白（immunoglobulin，Ig）V 结构域，一个约 30 个氨基酸的杆状结构，一个跨膜结构域和一个含 95 个氨基酸的胞质尾区构成。分子进化分析显示，VISTA 分子与 PD-1、CD28 和 CTLA-4 具有相似结构，与 PD-1 最为相似。IgV 结构域的分析结果显示，VISTA 与 PD-L1 同源性最高。

生物信息学分析显示，人 VISTA 具有非常长的 IgV 类结构域，并包含独特的 CC′环和大量组氨酸残基。VISTA 呈现出非典型的 IgV 样拓扑结构，包括一个额外的"H"β链和"钳样"二硫键，这种结构可能会限制其在细胞表面的

定向，明显有别于其他已知的 IgV 样结构域。尽管仅具有单个 IgV 样结构域，但 VISTA 胞外结构域（extracellular domain，ECD）较大（161 个氨基酸），明显大于此前预测长度（137 个氨基酸），也比其他 IgV 结构域长得多。VISTA 的另一个独特特征是其 ECD 存在大量组氨酸。这些表面暴露的组氨酸簇对于其强大的 T 细胞活化抑制作用必不可少。VISTA 的 FG 环区，由保守的组氨酸三联体组成，相当于 CD28 和 CTLA-4 的关键 MYPPPY 基序以及 T 细胞受体（T cell receptor，TCR）和抗体的互补决定区 3（complementarity-determining region 3，CDR3）区。VISTA 的组氨酸含量占细胞外残基的 8.6%，比其他 1 型跨膜 ECD 高得多，相比之下，所有 1 型跨膜 ECD 中的平均组氨酸含量仅为 2.4%。这些组氨酸大多数是保守的，这可能赋予了 VISTA 独特的功能。对 VISTA 的序列预测和建模显示，IgV 结构域在 B 链和 F 链之间由典型的二硫键连接，其还具有额外 4 个恒定半胱氨酸（3 个位于 IgV 结构域，1 个位于杆状结构）。尽管保守的半胱氨酸残基可能有助于二聚化，但尚未鉴定出多聚体。

小鼠和人源 VISTA 胞质尾区的相似性高达 90.6%，表明其扮演着极其保守的功能角色。在保守的胞质尾区，VISTA 类似于 CD28 和 CTLA-4。VISTA 不具有经典的免疫受体酪氨酸抑制模体（immunoreceptor tyrosine-based inhibitory motif，ITIM）或免疫受体酪氨酸激活模体（immunoreceptor tyrosine-based activation motif，ITAM），这有别于其他 B7 共受体分子。VISTA 在胞质尾区中部具有保守的 Src 同源体 2（SH2）结合序列（YxxQ，可能结合 STAT 蛋白），VISTA 还具有三个 C 端 SH3 结合区域（PxxP，两个在 CD28，一个在 CTLA-4）。仍需要进一步探究 VISTA 胞质尾区序列是否可以像 CD28 和 CTLA-4 一样招募 SH2/SH3 结构域衔接蛋白。

基础研究显示，小鼠 VISTA mRNA 在胚细胞发育阶段的胚胎干细胞中表达，可调节骨形态生成蛋白 4（bone morphogenetic protein 4，BMP4）的信号转导，在体外可以调节干细胞分化。在发育完全的成年小鼠中，VISTA mRNA 主要局限于造血组织，如骨髓、胸腺、脾脏和淋巴结。VISTA mRNA 在肺和小肠表达水平也较高,可能是由于这些组织存在白细胞浸润。而在心脏、大脑、肌肉、肾脏、睾丸和胎盘等器官,VISTA mRNA 表达水平较低但可以检测到。在造血组织内,VISTA 蛋白在骨髓细胞中表达水平最高,包括巨噬细胞、髓样树突状细胞(conventional dendritic cell,cDC)、单核细胞和循环中的中性粒细胞。

在 CD4$^+$T 细胞中,VISTA 在初始 T 细胞和 Foxp3$^+$ 调节性 T 细胞(regulatory T cell,Treg)中表达最高。CD4$^+$ 记忆 T 细胞也可表达 VISTA,尽管强度略有降低。VISTA 在 CD8$^+$ T 细胞和自然杀伤细胞(natural killer cell,NK cell)表面表达水平较低,但可检测到,而在 B 细胞中没有表达。另外有研究者发现,VISTA 在应激反应中可作为 p53 的下游靶点,这表明 VISTA 可在 DNA 损伤的凋亡细胞表面被诱导表达。

与小鼠体内表达一致,VISTA 在人体中的表达也主要集中于造血组织。骨髓细胞中的表达量最高,包括 CD14^{dim} CD16$^+$ 和 CD14$^+$ CD16$^{+/-}$ 单核细胞、淋巴样和髓样树突状细胞,而在中性粒细胞中的表达量次之。与健康人相比,HIV 感染者单核细胞中 VISTA 表达水平升高。与小鼠的 T 细胞相比,人体 CD4$^+$ 和 CD8$^+$ T 细胞 VISTA 中的表达水平接近,其在 CD56^{lo} NK 细胞上也有微弱表达。

二、VISTA 的功能研究进展

VISTA 与 T 细胞共抑制受体 PD-1 和配体 PD-L1 的 IgV 样结构域都具有同源性。这在结构上提示 VISTA 在 T 细胞反应中可能同时作为配体和受体。VISTA 作为配体可抑制 T 细胞活化。体内抗原提呈细胞(antigen presenting cells,APCs)表达的 VISTA 和体外制造的 VISTA-Ig 融合蛋白均可抑制 CD69、CD25、CD44 和 CD62L 的活性,从而抑制 CD4$^+$ 和 CD8$^+$ T 细胞的早期活化。VISTA 作为受体也可负性调节 T 细胞的活化。敲除 CD4$^+$ T 细胞的 VISTA 可以增强其抗原反应性,分泌更多的 IFN-γ、TNF-α 和 IL-17A。

VISTA 作为配体发挥功能的推测最初来源于体外实验,小鼠或人来源的 CD4$^+$ 和 CD8$^+$ T 细胞与 VISTA-Ig 融合蛋白共孵育并接受抗 CD3 刺激,细胞增殖减少,且 IFN-γ 和 IL-2 生成减少。也有实验表明,使用 A20 细胞过表达 VISTA-RFP 或 VISTA 转染的骨髓树突状细胞作为 APCs,可使抗原特异性 CD4$^+$ T 细胞的增殖减少。从 LP-BM5 逆转录病毒感染小鼠体内分离的骨髓源性抑制细胞(myeloid-derived suppressor cells,MDSCs)可在体外以 VISTA 依赖的方式抑制 B 细胞增殖,并已通过 VISTA 缺陷小鼠和抗 VISTA 阻断抗体治疗证实。综合这些研究可知,VISTA 可能与一个未知的相应受体结合负调控自身激活。

Chen 等的研究证实了抗体作用于 T 细胞表面的 VISTA 可以直接抑制 T 细胞。在移植物抗宿主病(GVHD)的多个小鼠模型中,在术前 1d 和手术当天给予抗 VISTA 抗体(克隆 MH5A)治疗可显著提高小鼠存活率,并减少脾脏和肝脏中供体 CD4$^+$ 和 CD8$^+$ T 细胞的扩增。由于内源性 T 细胞在治疗后早期数量无明显改变,人们认为这种抗体不会消耗 VISTA 阳性细胞,而是作为 VISTA 激动剂。此外,利用 VISTA 基因敲除小鼠的研究表明,VISTA 在供体而非宿主 T 细胞上的表达对于抗体诱导的疾病抑制是必要的。这些发现表明,VISTA 可以作为 T 细胞的负性检查点调节分子。靶向 VISTA 的不同抗体可能产生完全相反的效应,如克隆 13F3 可以阻断 VISTA,从而提高免疫力,而克隆 MH5A 可以增加 VISTA 的表达,增强免疫抑制。这些抗体的特异性和效应仍需进一步评估,以确定抗 VISTA 抗体是发挥拮抗还是激动作用的关键。

由于 VISTA 在小鼠和人类的骨髓细胞中的表达水平都很高,推测 VISTA 可能除了作为 T 细胞的配体,还可能参与骨髓细胞的反向信号转导。CD14$^+$ 单核细胞中短暂过表达人 VISTA 导致 IL-6、IL-8、IL-1β 和 TNF-α 的产生增加。这种活性需要细胞质结构域的存在,表明 VISTA 参与单核细胞的信号转导。此外,从 HIV 阳性个体中分离的 CD14$^+$ CD16$^+$ 单核细胞经活化后,以上这些细胞因子的 mRNA 同样高表达。尽管 VISTA 在胞质域缺乏明显的 ITIM 或 ITAM,但蛋白序列包含潜在的蛋白激酶 C 结合位点和脯氨酸富集基序。此外,对树突状细胞中 PD-L1 和 PD-L2 的研究表明,这些配体的参与可产生细胞内效应。目前,需要进一步研究 VISTA 对髓系细胞的下游信号转导作用。

VISTA 可能具有配体和受体的双重作用,且这两种作用并不相斥。事实上,体内外混合实验表明,在 T 细胞和 APCs 中的 VISTA 基因均敲除的情况下,可出现 T 细胞最佳激活状态。因此,在癌症免疫疗法的背景下,阻断抗体可以防止 VISTA 与 T 细胞上的潜在受体结合或通过直接靶向初始和效应 T 细胞上的 VISTA 表达,以防止其与潜在配体结合后传递负性调节信号。同样,VISTA 激动性抗体可能会触发 VISTA 对 T 细胞和髓细胞的抑制活性,从而增强免疫抑制。

三、VISTA 在肿瘤中的研究进展

长期以来,肿瘤的发生发展与宿主免疫之间的关系一直备受争议,人们的认知也在不断更新。从最初的免疫监视,免疫系统可以通过识别非自身抗原来识别并清除肿瘤,到目前人们认识到这种关系更加微妙和复杂。肿瘤免疫编辑是一个动态的过程,宿主免疫既可清除或至少可以抑制肿瘤生长,又可促进肿瘤生长从而导致临床显性肿瘤的逃逸。认识到宿主免疫可能产生有害影响,可以为某些完全依赖于激活抗肿瘤反应的免疫治疗失败提供深刻的反思。尽管活化的 T 细胞能引起强大的抗肿瘤反应,但在转运至免疫抑制的肿瘤微环境(tumor microenvironment,TME)时受阻。

免疫介导的肿瘤逃逸是一个广泛的主动机制网络,其中包括抗肿瘤机制,但又可使肿瘤逃脱免疫系统,促进肿瘤生长。TME 免疫抑制是由多种因素共同作用的结果,负性

检查点调节分子(negative checkpoint regulators, NCRs)传递共抑制信号抑制 T 细胞的反应。B7 家族是 Ig 超家族中一类结构相关的共抑制分子。研究发现,B7 家族分子在多种不同的人类肿瘤和小鼠肿瘤模型中表达上调。由于在多种肿瘤疾病中表现出惊人的临床效应,CTLA-4 和 PD-1-PD-L1 轴等 NCRs 已成为逆转免疫抑制的基本靶点。VISTA 在 TME 中表达升高,也应包含在这组 NCRs 中,在免疫抑制机制中也可能发挥一定作用。

NCRs 的表达在抗肿瘤宿主反应发展的许多阶段可经结构性致癌信号和适应性免疫抵抗等因素调控。VISTA 是 B7 家族成员之一,有望成为免疫治疗的新靶点。与 PD-L1 可在肿瘤和造血系统中检测到不同,VISTA 在体内的表达是构成型的,主要在造血系统中表达。在多个小鼠模型中,VISTA 表达在 TME 中表达上调,并在形成抗肿瘤免疫中发挥关键作用。特别是在肿瘤浸润性髓系细胞如髓样树突状细胞和 MDSCs,以及肿瘤浸润性 Tregs 中,VISTA 的表达更高。在 MDSCs 中,与周围淋巴结相比,VISTA 在肿瘤浸润的白细胞上表达增加近 10 倍。这表明某些因素(如缺氧)可能上调 VISTA 的表达。免疫细胞浸润的肿瘤组织具有大量 VISTA 表达,这提示了靶向 VISTA 用于肿瘤治疗的可能性。

多项临床前研究检验了 VISTA 在介导免疫抑制 TME 中的潜在作用。Wang 等最初在小鼠纤维肉瘤模型中证实,VISTA 在肿瘤细胞中过表达可显著增加肿瘤生长速度,这是因为 VISTA 的配体活性直接或间接影响 T 细胞免疫抑制。在放射疗法治疗神经胶质瘤模型中,VISTA$^{-/-}$ 小鼠显示出比野生型小鼠更强的抗肿瘤特性,此特性由 CD4 依赖的机制介导,耗竭 CD4 可阻断此效应。Le Mercier 等的研究表明,在多种不同的实体肿瘤(如 B16/OVA 黑色素瘤、B16/BL6 黑色素瘤、MB49 膀胱肿瘤以及 TEN/BRAF 诱导的黑色素瘤)模型中,单克隆抗体阻断 VISTA 可显著抑制肿瘤生长。值得注意的是,在同基因肿瘤模型中,针对 VISTA 的激动性抗体(诱导免疫抑制)并不能增强免疫功能。整体抗 VISTA 单药治疗(克隆 13F3)可通过减少 MDSCs 和肿瘤特异性 Tregs 的数量重塑 TME 的抑制特性。此外,抗 VISTA 治疗可增加肿瘤浸润淋巴细胞(tumor infiltrating lymphocyte, TIL)的增殖,促进 T 细胞效应功能。最近,Kondo 等研究了一个鳞状细胞癌模型,尽管抗 VISTA 抗体未能使肿瘤显著消退,可能是由于使用的抗体不同,但治疗显著增加了 CD8$^+$ T 细胞的活化和效应功能。

此外,一项比较 VISTA$^{-/-}$、PD-1$^{-/-}$ 和 VISTA$^{-/-}$ PD1$^{-/-}$ 小鼠的研究表明,PD1 和 VISTA 检查点在抗原特异性反应和慢性炎症中是非冗余的,VISTA$^{-/-}$ PD1$^{-/-}$ 小鼠在自发性免疫疾病的自身免疫加剧。因此,VISTA 可作为 PD-1 通路阻断癌症的非冗余靶点,这可能意味着其作为治疗靶点的临床潜力。事实上,VISTA 和 PD-1 似乎是 TME 中调节免疫抑制的非冗余途径,这有望为进一步的联合治疗提供依据。目前,已经存在多种途径来维持肿瘤微环境的免疫抑制,但

联合免疫治疗的机制和效果仍需要更深入的研究。

四、VISTA 在炎症中的研究进展

VISTA 在炎症调控中也扮演了重要的角色,对 T 细胞、B 细胞等都存在调节作用,但在各个不同的疾病模型中 VISTA 的调控对象、作用机制不尽相同。在对炎症的调控过程中,VISTA 的作用对象十分广泛,其中研究最为广泛的是 T 细胞。阻断 VISTA 可以降低 T 细胞活化的阈值,引起 T 细胞的自发活化,从而诱导自身免疫性疾病的发生,同时还能增强 T 细胞对外来抗原的反应,增强免疫反应。VISTA 对 T 细胞的调节大多通过调控细胞因子的产生和分泌达成,如 CD71$^+$VISTA$^+$ 红细胞可通过 TGF-β 促进调节性 T 细胞的发育和功能表达。此外,VISTA 也可调节一些特殊的炎症轴,如 VISTA 对树突细胞介导的炎症反应以及 IL-17 介导的炎症轴有着负性调控作用。

VISTA 敲除小鼠在实验性自身免疫性脑脊髓炎中更易发生自身免疫反应,当 VISTA 敲除小鼠回交于狼疮易感品系的小鼠后,也更容易发生系统性红斑狼疮。

另一项研究显示,老年雌性 VISTA 敲除小鼠自发患上一种严重的自身免疫和炎症性疾病,表现为溃疡性皮肤炎和抗核抗体(ANA)升高型红斑狼疮。这些实验都表明,VISTA 参与外周免疫耐受和负调控 T 细胞活化,但机制不明。

系统性红斑狼疮(systemic lupus erythematosus, SLE)动物模型实验发现,VISTA 缺乏可促进小鼠 SLE 的发生发展,且在 SLE 小鼠中检测到 VISTA 表达升高。实验还发现,抗 VISTA 抗体(克隆 MH5A,激动型抗体)可以改善 SLE 小鼠的严重程度,减轻皮损和中性粒细胞浸润等。在 SLE 小鼠模型中,抗 VISTA 抗体(克隆 MH5A)治疗可以减少小鼠总 CD3$^+$ T 细胞数量,包括 CD4$^+$、CD8$^+$ 和 CD3$^+$ CD4$^-$ CD8$^-$ B220$^+$ T 细胞,也使淋巴结内中性粒细胞和浆细胞样树突状细胞(pDC)减少,但 B 细胞、单核细胞和经典树突状细胞(cDC)数量不受影响。VISTA 激动型抗体治疗使小鼠促炎因子 IFN-α、IL-1α、IL-2 和 M-CSF 显著降低。以上都表明,VISTA 可以负性调控机体免疫状态,对机体炎症状态进行调节,但具体机制仍需进一步探究。

五、小结

与其他免疫检查点分子相比,VISTA 作为新发现的靶标分子,具有独特之处。其在 T 细胞免疫抑制上功能明确,与 PD-1 有着不同的信号通路。但是,其在多种疾病状态下的表达及功能调控仍有待清晰,其作为受体和配体的调控作用有待进一步阐明。此外,VISTA 与其他免疫检查点分子联合靶向治疗在肿瘤、自身免疫性疾病、感染性疾病中的作用,可能具有广阔的应用前景。

(纪文焘 薄禄龙)

参 考 文 献

[1] SCHIESSEL D L, YAMAZAKI R K, KRYCZYK M, et al. Does oil rich in alpha-linolenic fatty acid cause the same immune modulation as fish oil in walker 256 tumor-bearing rats? [J]. Nutrition and Cancer, 2016, 68(8): 1369-1380.

[2] PARDOLL D M. The blockade of immune checkpoints in cancer immunotherapy[J]. Nature Reviews Cancer, 2012, 12(4): 252-264.

[3] WANG L, RUBINSTEIN R, LINES J L, et al. VISTA, a novel mouse Ig superfamily ligand that negatively regulates T cell responses[J]. The Journal of Experimental Medicine, 2011, 208(3): 577-592.

[4] NOWAK E C, LINES J L, VARN F S, et al. Immunoregulatory functions of VISTA[J]. Immunological Reviews, 2017, 276(1): 66-79.

[5] FLIES D B, WANG S, XU H, et al. Cutting edge: A monoclonal antibody specific for the programmed death-1 homolog prevents graft-versus-host disease in mouse models [J]. Journal of Immunology, 2011, 187(4): 1537-1541.

[6] SLATER B T, HAN X, CHEN L, et al. Structural insight into T cell coinhibition by PD-1H (VISTA)[J]. Proceedings of the National Academy of Sciences of the United States of America, 2020, 117(3): 1648-1657.

[7] ALOIA L, PARISI S, FUSCO L, et al. Differentiation of embryonic stem cells 1 (Dies1) is a component of bone morphogenetic protein 4 (BMP4) signaling pathway required for proper differentiation of mouse embryonic stem cells[J]. The Journal of Biological Chemistry, 2010, 285 (10): 7776-7783.

[8] BATTISTA M, MUSTO A, NAVARRA A, et al. miR-125b regulates the early steps of ESC differentiation through dies1 in a TGF-independent manner [J]. International Journal of Molecular Sciences, 2013, 14 (7): 13482-13496.

[9] YOON K W, BYUN S, KWON E, et al. Control of signaling-mediated clearance of apoptotic cells by the tumor suppressor p53[J]. Science, 2015, 349(6247): 1261669.

[10] LINES J L, PANTAZI E, MAK J, et al. VISTA is an immune checkpoint molecule for human T cells[J]. Cancer Research, 2014, 74(7): 1924-1932.

[11] GREEN K A, WANG L, NOELLE R J, et al. Selective involvement of the checkpoint regulator VISTA in suppression of B-Cell, but not T-Cell, responsiveness by monocytic myeloid-derived suppressor cells from mice infected with an immunodeficiency-causing retrovirus [J]. Journal of Virology, 2015, 89(18): 9693-9698.

[12] FLIES D B, HIGUCHI T, CHEN L. Mechanistic assessment of PD-1H coinhibitory receptor-induced t cell tolerance to allogeneic antigens[J]. Journal of Immunology, 2015, 194(11): 5294-5304.

[13] BHARAJ P, CHAHAR H S, ALOZIE O K, et al. Characterization of programmed death-1 homologue-1 (PD-1H) expression and function in normal and HIV infected individuals[J]. PloS One, 2014, 9(10): e109103.

[14] HOBO W, MAAS F, ADISTY N, et al. siRNA silencing of PD-L1 and PD-L2 on dendritic cells augments expansion and function of minor histocompatibility antigen-specific CD8+ T cells[J]. Blood, 2010, 116(22): 4501-4511.

[15] FLIES D B, HAN X, HIGUCHI T, et al. Coinhibitory receptor PD-1H preferentially suppresses CD4+ T cell-mediated immunity[J]. The Journal of Clinical Investigation, 2014, 124(5): 1966-1975.

[16] WANG L, LE MERCIER I, PUTRA J, et al. Disruption of the immune-checkpoint VISTA gene imparts a proinflammatory phenotype with predisposition to the development of autoimmunity[J]. Proceedings of the National Academy of Sciences of the United States of America, 2014, 111(41): 14846-14851.

[17] SCHREIBER R D, OLD L J, SMYTH M J. Cancer immunoediting: integrating immunity's roles in cancer suppression and promotion [J]. Science, 2011, 331 (6024): 1565-1570.

[18] WU A A, DRAKE V, HUANG H S, et al. Reprogramming the tumor microenvironment: tumor-induced immunosuppressive factors paralyze T cells[J]. Oncoimmunology, 2015, 4(7): e1016700.

[19] TOPALIAN S L, DRAKE C G, PARDOLL D M. Immune checkpoint blockade: a common denominator approach to cancer therapy[J]. Cancer Cell, 2015, 27(4): 450-461.

[20] LE MERCIER I, CHEN W, LINES J L, et al. VISTA regulates the development of protective antitumor immunity [J]. Cancer Research, 2014, 74(7): 1933-1944.

[21] KONDO Y, OHNO T, NISHII N, et al. Differential contribution of three immune checkpoint (VISTA, CTLA-4, PD-1) pathways to antitumor responses against squamous cell carcinoma [J]. Oral Oncology, 2016, 57: 54-60.

[22] LIU J, YUAN Y, CHEN W, et al. Immune-checkpoint proteins VISTA and PD-1 nonredundantly regulate murine T-cell responses[J]. Proceedings of the National Academy of Sciences of the United States of America, 2015, 112(21): 6682-6687.

[23] SHAHBAZ S, BOZORGMEHR N, KOLEVA P, et al.

CD71⁺VISTA⁺ erythroid cells promote the development and function of regulatory T cells through TGF-β[J]. PLoS Biology,2018,16(12):e2006649.

[24] LI N,XU W,YUAN Y,et al. Immune-checkpoint protein VISTA critically regulates the IL-23/IL-17 inflammatory axis[J]. Scientific Reports,2017,7(1):1485.

[25] CEERAZ S,SERGENT P A,PLUMMER S F,et al. VISTA deficiency accelerates the development of fatal murine lupus nephritis[J]. Arthritis & Rheumatology,

2017,69(4):814-825.

[26] SERGENT P A,PLUMMER S F,PETTUS J,et al. Blocking the VISTA pathway enhances disease progression in (NZB×NZW) F1 female mice[J]. Lupus, 2018, 27 (2):210-216.

[27] HAN X,VESELY M D,YANG W,et al. PD-1H (VISTA)-mediated suppression of autoimmunity in systemic and cutaneous lupus ery thematosus[J]. Science Translational Medicine,2019,11(522).

9 免疫血栓形成与新型冠状病毒肺炎

由新型冠状病毒（severe acute respiratory syndrome coronavirus 2,SARS-CoV-2）引起的新型冠状病毒肺炎（Corona Virus Disease 2019,COVID-19）形成了国际大流行。与其他人类冠状病毒类似,SARS-CoV-2 主要影响呼吸系统。虽然大多数 COVID-19 患者仅表现为轻度的临床症状,但约有5%~16%的 COVID-19 患者需要重症监护,其中 50%~70%可迅速发展为严重致命性呼吸功能障碍,特别是急性呼吸窘迫综合征（acute respiratory distress syndrome,ARDS）。

除了引起系统性免疫炎症反应及严重的呼吸功能障碍,SARS-CoV-2 也可引起全身广泛性血栓形成及非肺器官的衰竭。最近的研究认为,血栓形成是 COVID-19 发生发展的重要因素,且与患者死亡率密切相关。值得注意的是,脓毒症和流感相关肺炎等其他炎症肺部疾病也伴随广泛血栓形成。免疫血栓形成是一个连接炎症和凝血的复杂过程,参与了多种炎症疾病的发生发展。由于 COVID-19 同时存在免疫炎症反应激活与广泛微血栓形成,因此有文献提出免疫血栓形成可能参与了 COVID-19 的发生发展。本文旨在综述 COVID-19 的促炎环境及 COVID-19 血栓形成的临床证据,并重点阐述 COVID-19 中炎症反应与血栓形成之间的联系。

一、新型冠状病毒肺炎与促炎环境形成

COVID-19 的发病机制与过度激活的炎症反应密切相关。COVID-19 发病机制的第一步是 SARS-CoV-2 通过病毒脂质层外的 S 蛋白进入靶细胞。进入宿主细胞（主要是呼吸道上皮细胞）后,SARS-CoV-2 表达的病原体相关分子模式（pathogen-associated molecular pattern,PAMP）激活各种先天和适应性免疫细胞,产生各种炎性细胞因子和 I 型干扰素（type I interferons,IFN）IFN-α 和 IFN-β,形成促炎环境。

（一）细胞因子风暴

1993 年,Ferrara 首次提出急性移植物抗宿主病中细胞因子风暴的概念。随后,这一概念被进一步扩展到其他各种疾病。例如,自身免疫性疾病引起的细胞因子风暴被称为巨噬细胞活化综合征（macrophage activation syndrome,MAS）,CAR-T 细胞治疗后发生的细胞因子风暴被称为细胞因子释放综合征（cytokine release syndrome,CRS）。与SARS-CoV、中东呼吸综合征冠状病毒（MiddleEastrespiratorysyndrome Coronavirus,MERS-CoV）、甲型 H1N1 流感病毒、禽流感病毒等病毒相似,SARS-CoV-2 感染也导致早期促炎细胞因子过量产生,这也被认为是一种细胞因子风暴。

CD8[+] T 细胞和 CD4[+] T 细胞是参与 SARS-CoV-2 感染免疫应答的最主要细胞。最近,一项临床实验表明,SARS-CoV-2 特异性 CD8[+] 和 CD4[+] T 细胞分别存在于约 70% 和100% 的 COVID-19 恢复期患者中。参与 SARS-CoV-2 感染的其他免疫细胞包括 B 细胞、巨噬细胞、T 辅助细胞（Th）、中性粒细胞和自然杀伤/细胞毒性 T 淋巴细胞（cytotoxic T lymphocytes,CTLs）。过度分泌的细胞因子可以招募中性粒细胞、单核细胞和巨噬细胞到受损伤部位,在那里它们可以清除病毒颗粒,但是可能导致组织损伤。重要的是,这些细胞因子还能激活免疫细胞,进一步增加细胞因子的产生。

虽然目前尚不清楚 COVID-19 中细胞因子风暴发生的具体机制,但研究人员认为,SARS-CoV-2 感染导致的细胞因子风暴与失调的免疫应答密切相关。SARS-CoV-2 感染的免疫应答分为两个不同阶段。第一阶段是潜伏期,招募炎症细胞并释放细胞因子对抗 SARS-CoV-2 感染。大多数个体,免疫反应会清除 SARS-CoV-2 病毒,免疫反应消退,患者康复。然而,当对抗 SARS-CoV-2 失败时,免疫反应进入第二阶段。在这一阶段,免疫反应过度活跃以弥补病毒清除失败,由此出现了细胞因子风暴的临床表现。此外,值得注意的是,最近的一项研究表明,SARS-CoV-2 编码蛋白开放阅读框 8（open reading frame 8,ORF8）在 COVID-19 期间激活 IL-17 信号通路,促进细胞因子风暴。

（二）中性粒细胞胞外诱捕网

中性粒细胞是血液中最丰富的白细胞类型。当病原体进入人体后,中性粒细胞被招募到感染或炎症部位,激活其他类型的免疫细胞并清除病原体。在 2004 年,Brinkmann 等首先观察到,在内毒素或炎症细胞因子的作用下,循环中的中性粒细胞形成网状结构,称为中性粒细胞胞外诱捕网（neutrophil extracellular traps,NETs）。NETs 是由激活的中

性粒细胞释放的细胞内成分所组成,包括中性粒细胞弹性酶(neutrophil elastase,NE)、髓过氧化物酶(myeloperoxidase,MPO)、组蛋白、防御素、钙卫蛋白、基质金属蛋白酶9和组织蛋白酶G。作为先天免疫系统的一部分,NETs的主要功能是诱捕及杀死微生物。然而,大量研究已经证实,NETs是一把双刃剑,除了其杀菌活性外,NETs还可以导致各种组织损伤,并参与脓毒症和流感肺炎的发展。

COVID-19的患者的尸检标本显示其肺组织中有广泛中性粒细胞浸润。而且,外周血中性粒细胞增多被认为是SARS-CoV-2感染的早期指标,并与临床预后相关。最近的研究表明,在重症COVID-19患者的血清样本中,细胞游离DNA、MPO-DNA和瓜氨酸化组蛋白H3(citrullinated histone H3,Cit-H3)等NETs标志物均显著升高。进一步研究发现,NETs的增加与COVID-19的严重程度呈正相关。重要的是,SARS-CoV-2可以通过血管紧张素转换酶Ⅱ(ACE2)丝氨酸酯酶轴和肽酰基精氨酸脱亚氨酶4(peptidylarginine deiminases 4,PAD-4)信号直接导致健康中性粒细胞中NETs的形成。

二、新型冠状病毒肺炎的止血异常与肺微血管血栓形成

埃博拉病毒、登革热和拉沙病毒(类似于SARS-CoV-2病毒)是包膜单链RNA病毒,被认为可促进血栓形成。迄今为止,与SARS-CoV-2关系最密切的人类冠状病毒是SARS-CoV-1。SARS-CoV-1感染与血液学异常相关,包括血小板增多(49%)、D-二聚体升高(45.0%)、血小板减少(55%)和活化部分凝血活酶时间(APTT)延长(63%)。Chong等也报道了20.5%感染SARS-CoV-1的患者有深静脉血栓形成,其中11.4%的患者有肺栓塞的临床证据。此外,在SARS-CoV-1感染的患者,肺血管中发现了水肿和纤维蛋白血栓。此外,SARS-CoV-1感染患者的尸检发现,肺、支气管和小肺静脉存在血栓,提示SARS-CoV-1感染患者的肺血管存在血栓前效应。

除了全身过度炎症,SARS-CoV-2感染还与凝血功能异常有关,从而导致低氧血症性呼吸衰竭。COVID-19患者似乎更容易发生血栓性并发症。与危及生命的流感或脓毒症相比,这种凝血不仅更快,而且更严重。紫色皮疹、腿部肿胀、血管堵塞是COVID-19常见的临床表现。一项研究发现COVID-19重症肺炎发生肢端缺血,包括干性坏疽指/趾发紫、皮肤大疱等,占同期住院的危重患者的21%。最近,Helms和同事报道COVID-19导致的ARDS患者比非COVID-19导致的ARDS患者诊断出更多的肺栓塞。尽管广泛使用血栓预防措施,COVID-19的肺栓塞发生率仍高达21%,是重症流感患者的2倍。重要的是,病理检查也发现COVID-19早期死亡患者有明显的肺微血管充血。根据不同的报道,COVID-19患者最常见的凝血指标异常以D-二聚体升高和凝血酶原时间升高,以及血小板计数中度下降

为主。特别值得注意的是,D-二聚体水平升高与COVID-19死亡率升高有关。总的来说,这些现有证据表明,COVID-19患者可能出现止血异常和肺血管内血栓形成,甚至在疾病的早期过程中就会发生。

三、新型冠状病毒肺炎中炎症与血栓形成之间的联系

已有研究表明,免疫应答反应参与了血管内血栓的形成,这一过程被定义为免疫血栓形成。其准确描述了凝血系统和先天免疫系统之间的复杂网络。免疫血栓形成可以通过促进病原体的识别、遏制和破坏,在局部限制感染。考虑到COVID-19和脓毒症存在类似的机制,SARS-CoV-2感染中的免疫血栓形成已被重新考虑。炎症与血栓形成之间存在复杂的相互作用,涉及内皮细胞(endothelial cells,ECs)、凝血(活化组织因子、血小板和中性粒细胞)、抗凝(抗凝血酶、活化蛋白质C和组织因子通道抑制剂系统受损)和纤维蛋白溶解减少。

(一) 内皮炎和内皮功能障碍

ECs通过表达几种阻止血小板活化、抑制凝血和血栓形成的介质来维持血液凝血和抗凝系统之间的平衡。在正常情况下,ECs提供了一种轻微倾向促进血管抗凝的环境。因此,功能失调的内皮细胞可能通过改变促血栓形成因子和抗血栓形成因子的表达而参与血栓形成的发病机制。尸检结果和临床观察均描述了多种器官的血管损伤和血栓形成共存,这为内皮炎在免疫血栓形成过程中发挥重要作用提供了间接证据。此外,COVID-19患者有较高的循环内皮细胞(circulating endothelial cell,CEC)计数,提示COVID-19患者有明显的内皮损伤。一项单中心研究也发现,内皮病变可能是COVID-19相关凝血功能障碍的一个重要病理生理学因素。

细胞透射电镜显示COVID-19患者内皮细胞存在超微结构损伤及炎症细胞浸润,而且内皮细胞内外均存在SARS-CoV-2病毒。作为SARS-CoV-2直接感染和过度宿主免疫反应的结果,内皮炎可发生在多个器官,特别是肺部。在各种炎症细胞因子中,IL-6是参与COVID-19患者细胞因子风暴的最主要细胞因子之一。IL-6已被证实可激活ECs,从而导致内皮功能障碍,进一步激活凝血级联。但目前尚需要进一步开展更大规模的研究,为新冠病毒中细胞因子风暴和血栓形成之间的联系提供更直接的证据。

(二) 组织因子(tissue factor,TF)

作为启动凝血级联外源性通路的关键元素,TF在血管周细胞中组成性表达,包括肺,脑,皮肤和肾脏的外膜成纤维细胞、周细胞和上皮细胞。有趣的是,与血液接触的血管细胞,如平滑肌细胞(smooth muscle cell,SMC)、ECs、巨噬细胞和中性粒细胞,在静止状态下并不表达大量的TF,但在炎症条件下可以瞬时诱导表达丰富TF。在损伤和炎症反应中,血管内皮细胞中的TF被释放到血液中,暴露在血液

循环中的因子Ⅶ/Ⅶa中。在因子Ⅶ结合和激活后,TF激活的Ⅶ复合物将因子X激活为因子Xa,因子Xa随后与其辅因子Va、磷脂和钙相互作用,构成凝血酶原复合物。凝血酶原复合物随后将凝血酶原转化为具有蛋白溶解活性的凝血酶,导致纤维蛋白沉积和微血栓形成。虽然微血栓在初始防御过程中起到了抵御病原体入侵的屏障作用,但它们可以进一步招募和激活先天免疫细胞,从而扩大炎症反应,并进一步增强TF的表达。

最近三篇综述推测,TF可能参与了COVID-19相关血栓形成。此外,Hotz等发现COVID-19重症患者的单核细胞中TF表达持续增加。其他研究也显示,COVID-19患者的TF⁺血小板、TF⁺粒细胞和TF⁺促凝(microvesicles,MVs)水平均明显升高。TF的活性形式可以通过细胞外囊泡(extracellular vesicles,EVs)在体内扩散,进而参与脓毒症诱导的凝血功能异常和血栓形成。最近的研究表明,EV-TF水平在COVID-19患者中明显升高,与血栓形成风险升高相关。然而,另一项研究发现,COVID-19患者支气管肺泡灌洗液(bronchialveolar lavage fluid,BALF)中的TF水平并未升高。这种矛盾的结果可能是因为样品和检测方法的不同。这些研究表明,TF似乎是COVID-19炎症性血栓形成过程的关键因素。然而,COVID-19的促炎环境诱导TF过表达的直接证据仍然缺乏。

(三)中性粒细胞和NETs

中性粒细胞对免疫血栓形成的促进作用依赖于NETs的形成。NETs最初是在患者血栓中观察到的。随后,研究人员逐渐认识到NETs提供了招募红细胞、血小板和白细胞以及结合血浆蛋白的支架结构。不同类型脑卒中患者的血栓中DNA、MPO和瓜氨酸化组蛋白H4等NETs标注物呈阳性。此外,NETs诱导的血管内血栓形成可以导致脓毒症中广泛的微血管形成和多器官功能衰竭。

已有证据表明,COVID-19患者的血栓中存在NETs。最近的一项研究表明,COVID-19患者显著升高的NETs水平与D-二聚体水平(纤维蛋白降解产物)之间存在很强的相关性。进一步研究也发现,进展期COVID-19患者的血清样本可以直接诱导正常中性粒细胞大量形成NETs,这表明COVID-19患者存在诱导NETs的循环因子。而抑制NETs可改善COVID-19患者血栓性组织损伤和降低死亡率。这些数据表明,NETs形成与免疫血栓形成之间存在临床联系,从而可能导致COVID-19血栓前状态。

(四)血小板

血小板的黏附和活化是ARDS病理性血栓形成和炎症发生的重要事件。在内皮损伤过程中,血小板表面的糖蛋白(glycoprotein,GP)受体通过与血管内皮下胶原和血管性血友病因子(von Willebrand factor,vWF)结合,黏附并聚集在血管损伤部位。在血管损伤部位,血小板最初黏附于内皮细胞下基质,促进一系列下游信号反应,将血小板从失活状态转换为激活状态。血小板形态变化和血小板密集颗粒分泌是血小板活化状态的特征。值得注意的是,致密颗粒

由细胞因子等生物活性分子组成,是复杂凝血微环境的关键介质,同时也参与炎症反应过程。此外,血小板及其释放产物可促进受损内皮细胞中的中性粒细胞聚集和激活。

在重症COVID-19患者中,可以观察到血小板显著活化。COVID-19患者血小板计数下降趋势可能与促凝状态恶化有关,而血小板计数增加与COVID-19患者的生存改善和血栓形成风险降低相关。此外,严重COVID-19患者血浆vWF蛋白水平持续升高,并与不良结局相关,表明循环血小板与受损血管壁之间的黏附作用增强。有趣的是,在COVID-19患者血浆中培养的血小板可诱导血小板活化。这些数据表明,炎症环境至少是导致COVID-19重症患者血小板活化增加的部分原因。

1. **抗凝血酶**　抗凝血酶(antithrombin,AT)是主要由肝脏产生的血浆糖蛋白,具有抗凝特性。AT的抗凝作用是通过抑制凝血酶、纤溶酶、因子Ⅸa、Xa、Ⅺa和Ⅻa来实现的。游离血浆以缓慢渐进的方式中和凝血酶。当AT与血管内皮表面的硫酸乙酰肝素分子结合时,发生构象变化,导致AT活性增强≥1 000倍。这表明肝素治疗对AT低水平的COVID-19患者可能无效。已有研究表明,AT可诱导内皮细胞释放前列环素,而前列环素是一种阻止血小板聚集、激活,中性粒细胞浸润的分子。此外,AT可直接与白细胞和淋巴细胞相互作用,抑制白细胞和淋巴细胞与内皮细胞的相互作用,减轻毛细血管渗漏和随后器官损伤的严重程度。

过度炎症可显著降低糖胺聚糖的水平和合成,这与凝血有关。此外,最近的几项研究表明,COVID-19患者的血浆抗凝血酶值显著降低,这与COVID-19的死亡率密切相关。在COVID-19患者中使用新鲜冷冻血浆(FFP)补充AT可改善血栓形成,从而影响患者的生存。这些研究的结果表明,AT可能是COVID-19炎症和血栓形成之间的联系。然而,需要进一步的研究来阐明AT在COVID-19中的抗炎特性。

2. **活化蛋白质C**　蛋白质C(PC)是一种含有419个氨基酸的血浆丝氨酸酯酶酶原。凝血酶与血管内皮表面的凝血酶调节蛋白结合后,蛋白质C被转化为活化蛋白质C(activated protein C,APC),APC通过对活化的凝血因子V(coagulation factor V,FV)进行不可逆的蛋白水解失活,发挥强大的抗凝活性,并中和纤溶酶原激活物抑制物-1(plasminogen activator inhibitor-1,PAI-1)。活化的凝血因子Ⅷ的裂解也被APC加强。APC或蛋白质C水平的变化与血栓形成风险的改变相关。APC除了具有抗凝血活性外,还可降低炎症反应,抑制细胞凋亡,保护内皮细胞屏障。APC不仅抑制促炎症和促凋亡信号,而且增强抗炎和抗凋亡通路。

由于APC在凝血和免疫应答中发挥重要作用,因此APC有可能参与COVID-19的免疫血栓形成。一项旨在获得和验证COVID-19患者疾病恶化预测评分的试验研究进一步支持了这一推论。重症监护治疗病房收治的COVID-19患者与常规病房收治的COVID-19患者相比,抗凝血酶活性和蛋白质C活性水平较低,D-二聚体和纤维蛋白原水平

较高。值得注意的是,多变量分析表明蛋白质C活性降低是疾病恶化的重要预测因素。

3. 降低纤维蛋白溶解　纤溶系统,由凝血本身控制,从血管系统中移除纤维蛋白,防止微循环中增加的血块。纤溶酶原在尿激酶(u-PA)和组织型纤溶酶原激活剂(t-PA)作用下转化为纤溶酶的,是纤溶系统的中心环节。因此,t-PA和u-PA的速效抑制剂PAI-1是纤溶的主要抑制剂。

当血液中PAI-1水平升高时,可以抑制t-PA和u-PA的作用进而阻碍纤溶系统,导致血管壁血栓的清除失败。PAI-1与t-PA或u-PA结合可以形成一种非活性复合体,从而负性地介导血管壁的纤溶。已有研究表明,脓毒症患者的纤溶系统受损,主要是由于内皮功能障碍导致的PAI-1的过度释放,同时存在炎症反应和内皮功能障碍。此外,活化的血小板增加也可能释放大量的PAI-1,因为血小板是PAI-1的主要循环池,可导致在生长的纤维蛋白凝块部位局部高浓度的PAI-1。

COVID-19患者存在的纤溶障碍,这可能进一步增加其血栓形成风险。COVID-19患者的血栓弹性成像(TEG)显示,30min时凝块溶解明显减少。COVID-19患者tPA和PAI-1水平升高,进一步提示纤溶能力受损。IL-6是COVID-19最适合临床的生物标志物。最新研究发现,使用托珠单抗阻断IL-6信号可显著降低重症COVID-19患者血清PAI-1水平,这提示促炎症环境至少是导致COVID-19重症患者血小板活化增加的部分原因。

四、总结

新出现的证据表明,COVID-19患者存在广泛微血栓形成,这可能解释了ARDS的患者快速出现的多器官功能障碍和严重的肺功能障碍。免疫血栓形成可能是COVID-19中血栓形成的关键环节。这一过程涉及炎症细胞、组织因子、内皮功能、血小板等多种因素共同参与,是高度协调、相互调节的过程。然而,COVID-19的病理生理学和血栓形成并发症是复杂的,许多重要因素的作用,如组织因子途径抑制剂和蛋白酶激活受体,尚不完全了解。因此,我们应该更加重视对COVID-19发病机制的深入认识。

（方向志　尚游）

参 考 文 献

［1］YANG X,YU Y,XU J,et al. Clinical course and outcomes of critically ill patients with SARS-CoV-2 pneumonia in Wuhan,China:a single-centered,retrospective,observational study［J］. Lancet Respir Med,2020,8（5）:475-481.

［2］TANG N,LI D,WANG X,SUN Z. Abnormal coagulation parameters are associated with poor prognosis in patients with novel coronavirus pneumonia［J］. J Thromb Haemost,2020,18（5）,844-847.

［3］PAYEN D,CRAVAT M,MAADADI H,et al. A Longitudinal study of immune cells in severe covid-19 patients［J］. Front Immunol,2020,11:580250.

［4］PETREY A C,QEADAN F,MIDDLETON E A,et al. Cytokine release syndrome in COVID-19:Innate immune,vascular,and platelet pathogenic factors differ in severity of disease and sex［J］. J Leukoc Biol,2021,109:55-66.

［5］SEKINE T,PEREZ-POTTI A,RIVERA-BALLESTEROS O,et al. Robust T cell immunity in convalescent individuals with asymptomatic or mild COVID-19［J］. Cell,2020,183（1）:158-168. e14.

［6］LIN X,FU B,YIN S,et al. ORF8 contributes to cytokine storm during SARS-CoV-2 infection by activating IL-17 pathway［J］. iScience,2021,24（4）:102293.

［7］BARNES BJ,ADROVER J M,BAXTER-STOLTZFUS A,et al. Targeting potential drivers of COVID-19:neutrophil extracellular traps［J］. J Exp Med,2020,217（6）:e20200652.

［8］ZUO Y,YALAVARTHI S,SHI H,et al. Neutrophil extracellular traps in COVID-19［J］. JCI Insigh,2020,5（11）:e138999.

［9］MIDDLETON E A,HE X Y,DENORME F,et al. Neutrophil extracellular traps contribute to immunothrombosis in COVID-19 acute respiratory distress syndrome［J］. Blood,2020,136（10）:1169-1179.

［10］HELMS J,TACQUARD C,SEVERAC F,et al. High risk of thrombosis in patients with severe sars-cov-2 infection:a multicenter prospective cohort study［J］. Intensive Care Med,2020,46（6）:1089-1098.

［11］TANG N,LI D,WANG X,et al. Abnormal coagulation parameters are associated with poor prognosis in patients with novel coronavirus pneumonia［J］. J Thromb,Haemost,2020,18（4）:844-847.

［12］LEVI M,THACHIL J,IBA T,et al. Coagulation abnormalities and thrombosis in patients with COVID-19［J］. Lancet Haematol,2020,7（6）:e438-440.

［13］GUERVILLY C,BURTEY S,SABATIER F,et al. Circulating Endothelial cells as a marker of endothelial injury in severe COVID-19［J］. J Infect Dis,2020,222（11）:1789-1793.

［14］GOSHUA G,PINE A B,MEIZLISH ML,et al. Endotheliopathy in COVID-19-associated coagulopathy:evidence from a single-centre,cross-sectional study［J］. Lancet Haematol,2020,7（8）:e575-e582.

［15］DINICOLANTONIO J J,MCCARTY M. Thrombotic complications of COVID-19 may reflect an upregulation of endothelial tissue factor expression that is contingent on activation of endosomal NADPH oxidase［J］. Open

Heart,2020,7(1):e001337.

[16] MAST A E,WOLBERG A S,GAILANI D,et al. SARS-CoV-2 suppresses anticoagulant and fibrinolytic gene expression in the lung[J]. Elife,2021,10:e64330.

[17] MANNE B K,DENORME F,MIDDLETON E A,et al. Platelet gene expression and function in patients with COVID-19[J]. Blood,2020,136(11):1317-1329.

[18] Anaklı İ,Ergin Özcan P,Polat Ö,et al. Prognostic value of antithrombin levels in COVID-19 patients and impact of fresh frozen plasma treatment:a retrospective study[J]. Turk J Haematol,2021,38(1):15-21.

[19] TABATABAI A,RABIN J,MENAKER J,et al. Factor Ⅷ and functional protein c activity in critically ill patients with coronavirus disease 2019:a case series[J]. A A Pract,2020,14(7):e01236.

[20] GRIFFIN J H,LYDEN P. COVID-19 hypothesis:activated protein C for therapy of virus-induced pathologic thromboinflammation[J]. Res Pract Thromb Haemost,2020,4(4):506-509.

[21] GEROTZIAFAS G T,SERGENTANIS T N,VOIRIOT G,et al. Derivation and validation of a predictive score for disease worsening in patients with COVID-19[J]. Thromb Haemost,2020,120(12):1680-1690.

[22] WRIGHT F L,VOGLER T O,MOORE E E,et al. Fibrinolysis shutdown correlation with thromboembolic events in severe COVID-19 infection[J]. J Am Coll Surg,2020,231(2):193-203.

[23] NOUGIER C,BENOIT R,SIMON M,et al. Hypofibrinolytic state and high thrombin generation may play a major rolein SARS-CoV-2 associated thrombosis[J]. J Thromb Haemost,2020,18(9):2215-2219.

[24] KANG S,TANAKA T,INOUE H,et al. IL-6 trans-signaling induces plasminogen activator inhibitor-1 from vascular endothelial cells in cytokine release syndrome[J]. Proc Natl Acad Sci U S A,2020,117(36):22351-22356.

10 高血糖对红细胞免疫功能及理化性质影响的研究进展

据资料显示,全球范围内 18 岁以上成年人的糖尿病患病率在 2017 年为 8.4%,预计到 2045 年将上升至 9.9%,其中发病率在 65~70 岁时达到顶峰,中国人口结构老龄化的问题日益加重,临床上合并糖尿病的患者势必增多。红细胞作为人体内占比最大的血细胞,承担着运输 O_2、增强吞噬功能、免疫黏附及抗感染的职责,而红细胞变形性是保障其功能正常发挥的重要条件。研究显示,红细胞变形性会因疾病严重程度的增加而相应降低,不良代谢状态下的糖尿病患者红细胞变形能力明显减弱。这预示着糖尿病患者体内高血糖水平会影响红细胞的功能,进而加重糖尿病患者体内的微循环障碍。

一、糖尿病患者红细胞的变化

(一) 生物化学变化

1. 糖化血红蛋白 糖化血红蛋白(glycosylated hemo-globin,HbA1c)是葡萄糖和血红蛋白通过非酶促糖基化作用发生的不可逆反应的产物,它的性质取决于血糖水平,糖尿病病程和红细胞寿命。目前临床上多采用 2010 年由世界卫生组织提出的 HbA1c≥6.5% 作为糖尿病的诊断标准,血糖和 HbA1c 间的显著正相关现已被广泛接受,当平均血糖升高 2mmol/L 时,HbA1c 升高 1%。2 型糖尿病患者胰岛β 细胞分泌功能与 HbA1c 水平及病程呈负相关,相对于病程,患者胰岛β 细胞分泌功能受 HbA1c 水平的影响更大。随着血糖的升高,高血糖症会导致血红蛋白和血糖间的非

酶糖基化增加,从而增加 HbA1c 水平。另外,高血糖症会使红细胞寿命减少,从而减少血红蛋白和血糖间糖基化的反应时间,导致 HbA1c 产生减少。因此,如果不考虑红细胞寿命这一因素,最终的 HbA1c 水平将低于预测值,进而影响病情的诊治。

2. 能量代谢 糖酵解是红细胞内 ATP 生成的唯一代谢途径,受到己糖激酶、磷酸果糖激酶、丙酮酸激酶催化反应的严格控制,且这些步骤具有不可逆性。2 型糖尿病患者红细胞中主要的糖酵解酶活性发生了显著变化,其中己糖激酶活性显著增加,使得细胞内 6-磷酸葡萄糖浓度升高,但磷酸果糖激酶活性显著降低,导致糖酵解过程进一步损伤,影响 ATP 的合成,损害了 2 型糖尿病患者的红细胞变形能力。同时,2 型糖尿病患者红细胞中的乳酸脱氢酶活性随着动力学性质的改变而增加,有助于将丙酮酸转化为乳酸,从而导致乳酸酸中毒,也是糖尿病的突出特征。另外,由于体内血氧张力降低而导致的红细胞释放 ATP 能力受损、腺嘌呤和鸟嘌呤核苷酸去磷酸化的增加均表明 2 型糖尿病患者体内能量代谢问题较为严重。

(二) 生物物理变化

1. 红细胞形态 与正常红细胞相比,糖尿病患者红细胞有凹陷深度、直径、高度和变形指数等形态的变化,轴比、刚度、黏着力、聚集和刚度等指数的增加,糖尿病患者红细胞具有细长的形状以及更光滑的膜,其膜形成延伸的突起并围绕纤维蛋白自发扭曲(图 10-1)。

2. 磷脂酰丝氨酸 由于氧化应激抑制了细胞膜的运

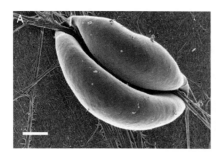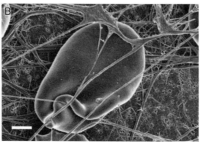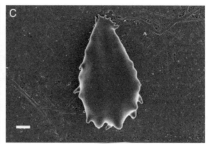

图 10-1 扫描电子显微镜下糖尿病患者的红细胞形态
A.具有非常光滑的膜的红细胞,其缠绕在纤维蛋白周围;B.红细胞显示出延长的超微结构;C.红细胞显示出光滑的膜。

动,导致高血糖状态下红细胞磷脂不对称,膜脂质过氧化、流动性减弱、表面磷脂酰丝氨酸外翻增多,最终易被单核巨噬细胞系统清除。细胞表面的磷脂酰丝氨酸外露,通常被认为是参与吞噬作用("eat-me"信号)的第一步。相对于老化而言,糖基化显著增强了红细胞膜磷脂酰丝氨酸的外化作用。

3. CD47 红细胞膜蛋白 CD47 的表达在衰老条件下受到调节,其构象变化可能代表参与红细胞吞噬的另一个"eat-me"信号。在糖化红细胞的膜上,CD47 的整体表达未改变,但其构象发生了改变,表明糖化红细胞向吞噬细胞提供了潜在的补充"eat-me"信号。与正常红细胞相比,糖化红细胞溶血半衰期(HT_{50})降低了 71%,抗自由基诱导溶血的能力显著下降,表明糖基化可导致红细胞膜的氧化损伤从而引起红细胞脆性增加。

4. 微囊泡 微囊泡(microvesicles,MVs)是细胞损伤或凋亡后从各种细胞类型脱落到细胞外空间的小囊泡,其名称来源于它们最初来自的细胞:内皮细胞微囊泡(EMVs)、红细胞衍生微囊泡(ErMVs)和血小板衍生微囊泡(PMVs)。EMVs 与内皮功能障碍有关,PMVs 与血小板活化有关,ErMVs 与血栓形成和稳定性有关。胰岛素抵抗增加了细胞外囊泡的分泌,胰岛素信号转导蛋白的水平在具有高水平胰岛素抵抗和 β 细胞功能障碍患者的细胞外囊泡中被改变,MVs 优先被白细胞内化致使炎症信号通路改变,白细胞参与红细胞活性、氧化应激及免疫调控相关的功能也随之改变。ErMVs 的分泌与 HbA1c 水平无关,而是与空腹血糖水平呈正相关。此外,MVs 不仅参与高血糖在 2 型糖尿病中增大血栓形成倾向的新机制,还是血栓形成的早期标志物。

二、糖毒性对红细胞的危害

(一)红细胞膜

高血糖通过对红细胞膜的直接作用影响红细胞流变学,包括脂质膜双层组成和微黏度的改变以及膜 Na^+-K^+-ATP 酶功能的变化。糖尿病患者红细胞膜的脂肪酸模式发生改变,如具有更高的饱和脂肪酸、更低的不饱和脂肪酸水平和更低浓度的 ω-3 脂肪酸。与正常红细胞相比,在糖尿病患者红细胞中观察到较低水平的磷脂酰胆碱和磷脂酰乙醇胺,以及较高水平的鞘磷脂和胆固醇,糖尿病患者红细胞膜的脂质组成成分显著改变。这些干扰均可通过影响红细胞向组织输送 O_2 而参与糖尿病微血管并发症的发病机制,而作为维持细胞内外离子动态平衡的关键酶 Na^+-K^+-ATP 酶,则可通过影响细胞体积的调节影响红细胞可变形性。

(二)红细胞变形性

糖尿病患者红细胞的膜变形性显著低于正常红细胞的膜变形性。特别值得注意的是,正常红细胞的细胞质中升高的 HbA1c 和降低的细胞变形性间存在明显的相关性,而糖尿病患者红细胞没有表现出此特点。由高血糖引起的红细胞血红蛋白和膜蛋白缓慢不可逆的糖化损害了糖尿病患者红细胞的膜变形性,且 HbA1c 水平高于 9.05% 后,糖尿病患者红细胞变形能力显著降低。

(三)红细胞寿命

与正常红细胞相比,糖尿病患者红细胞寿命显著下降,且红细胞寿命与空腹血糖水平呈负相关。细胞外氧化环境可能是 2 型糖尿病患者红细胞胱天蛋白酶-3 活化的原因。有研究将胱天蛋白酶-3 的激活设想为一种新的机制,该机制通过损害红细胞形状和功能的维持,与其他机制一起导致 2 型糖尿病患者红细胞寿命缩短,并使患者的部分血液流变学参数出现异常。人类红细胞肌酸(erythrocyte creatine,EC)含量会随着红细胞的老化而降低,EC 含量是反映平均红细胞年龄的指标。与正常红细胞相比,2 型糖尿病患者 EC 含量、高 EC 水平的比例明显更高。同时,女性患者 EC 含量、高 EC 的比例显著高于男性,表明女性红细胞对高血糖引起的脆弱性更为敏感。

(四)红细胞携氧功能

血红蛋白是红细胞在血液循环中运输 O_2 和 CO_2 的主要载体。糖尿病患者体内高氧化应激水平,酸碱代谢失衡可使红细胞血红蛋白结构发生改变,以及红细胞内 2,3-二磷酸甘油酸(2,3-diphosphoglyceric acid,2,3-DPG)浓度降低,影响血红蛋白的携氧和释氧能力,造成机体组织器官的氧供不足,加重内环境紊乱。与正常红细胞相比,糖尿病患者红细胞中精氨酸酶 I 的表达增强,促进生成活性氧,而活性氧反过来会上调红细胞精氨酸酶 I 的表达,进一步刺激生成活性氧,最终形成内皮功能障碍。在血管收缩引起组织灌注减少的情况下,红细胞变形性的降低,全血黏度的增加,使得红细胞难以通过微血管并易聚集成团阻塞血管,进一步损害其自身及 O_2 的输送能力,从而产生恶性循环。

三、糖尿病患者红细胞免疫调节功能的变化

(一)识别携带抗原

在毛细血管中,由于红细胞变形性和与毛细血管壁的摩擦可使红细胞产生摩擦电荷,一旦血液中的细菌离红细胞足够近,电荷就会相互作用,将细菌拉动并固定在红细胞表面,同时糖合血红蛋白释放氧气氧化并杀死细菌,死亡的细菌失去电势,吸引力变弱被冲入血浆。如果细菌能够抵抗氧化,它会沿红细胞表面滑动,并在高速流动的血液中被困在红细胞凹面形成的"口袋"中。与正常红细胞相比,糖尿病患者红细胞体积减小,凹入深度减小,表面粗糙程度降低了一半左右,其与毛细血管壁及红细胞之间相互摩擦产生的电荷减小,拉动细菌并固定在其表面的能力减弱,且红细胞凹面形成的"口袋"变浅,也使其携带细菌、病毒等抗原的功能下降。

(二)清除循环免疫复合物

血液系统中 90% 以上的红细胞补体受体 1(complement receptor 1,CR1)位于红细胞表面,循环中免疫复合物主要

由红细胞 CR1 携带交给网状内皮系统中的巨噬细胞清除。糖尿病患者红细胞膜上 CR1 受到损害和消耗、C3b 受体结合花环率（RBC-C3bRR）降低以及红细胞免疫复合物结合花环率（RBC-ICR）升高，表明糖尿病患者红细胞清除循环免疫复合物能力下降。体内免疫复合物无法被及时清除而沉积在毛细血管系统引起炎症和栓塞，是糖尿病并发症发展的基石。且随着空腹血糖水平（fasting plasma glucose，FPG）的升高，RBC-C3bRR 改变幅度较 RBC-ICR 明显，说明 FPG 的变化对红细胞免疫黏附能力的影响更大。

（三）T 细胞依赖反应

T 淋巴细胞在机体特异性免疫调节过程中起着关键作用，CD4+ 细胞主要参与体液免疫，可诱导 B 淋巴细胞的活化与增殖，并促进 CD8+ 细胞发育成熟。CD8+ 细胞主要参与细胞免疫，受抗原刺激后可转化为效应 T 细胞引起靶细胞裂解死亡。糖尿病患者体内 CD3+ 细胞数量、CD4+ 细胞数量、CD4+/CD8+ 细胞比例及 RBC-C3bRR 明显下降，而糖尿病患者 RBC-C3bRR 与 CD3+、CD4+ 细胞的数量呈正相关，表明红细胞免疫黏附功能的受损影响了 T 细胞的活化，机体自身免疫调节出现紊乱。

（四）促吞噬作用

与其他途径相比，吞噬细胞和多形核细胞识别吞噬红细胞携带的循环免疫复合物的速度更快，红细胞可显著增强吞噬细胞吞噬 C3b-循环免疫复合物的功能，而自身并不会受到损伤或者被吞噬。糖尿病红细胞膜上 CR1 功能受到损害，将 C3b-循环免疫复合物中 C3b 降解为 iC3b 的功能下降，粒细胞及单核细胞等吞噬细胞上 CR3 与 iC3b 的结合速率受到影响，且糖尿病患者红细胞超氧化物歧化酶活性的下降，消除吞噬细胞在吞噬过程中受到过氧化物氧化作用的功能随之下降，吞噬细胞功能受到损害，糖尿病患者红细胞的促吞噬作用相应减弱。

四、展望

作为糖尿病慢性并发症的重要病理生理学基础，微循环障碍在糖尿病胰岛素抵抗期就已存在，微循环功能的异常参与了整个糖尿病的发展过程。糖尿病患者内环境的改变，损害了红细胞的形态结构与功能，加重了糖尿病患者体内缺血缺氧的微循环状态。通过研究糖尿病对红细胞理化性质及免疫功能的影响，可为糖尿病患者的疾病管理与临床治疗提供一定的指导意义。

（张紫薇）

参 考 文 献

［1］ CHO N H，SHAW J E，KARURANGA S，et al. IDF diabetes atlas：global estimates of diabetes prevalence for 2017 and projections for 2045［J］. Diabetes Res Clin Pract，2018，138：271-281.

［2］ SZABLEWSKI L，SULIMA A. The structural and function-al changes of blood cells and molecular components in diabetes mellitus［J］. Biol Chem，2017，398（4）：411-423.

［3］ 何银辉，徐海燕，付麒，等. 糖化血红蛋白和病程对 2 型糖尿病胰岛 β 细胞功能的影响［J］. 南方医科大学学报，2019，39（09）：1003-1008.

［4］ CHU H W，MA Y J，HUANG Z H. A pilot study：effect of erythrocyte lifespan determined by a modified carbon monoxide breath test on glycosylated hemoglobin interpretation［J］. J Breath Res，2020，14（2）：027101.

［5］ BHISE S，RAO J，HEGDE M，et al. Type 2 diabetes differentially affects the substrate saturation kinetic attributes of erythrocyte hexokinase and phosphofructokinase［J］. FEBS Lett，2020，594（2）：240-250.

［6］ DUDZINSKA，WIOLETA. Purine nucleotides and their metabolites in patients with type 1 and 2 diabetes mellitus［J］. J Biomedical Science and Engineering，2014，7（1）：38-44.

［7］ BUYS A V，VAN ROOY M J，SOMA P，et al. Changes in red blood cell membrane structure in type 2 diabetes：a scanning electron and atomic force microscopy study［J］. Cardiovasc Diabetol，2013，12（1）：25.

［8］ KEMPE-TEUFEL D S，BISSINGER R，QADRI S M，et al. Cellular markers of eryptosis are altered in type 2 diabetes［J］. Clin Chem Lab Med，2018，56（7）：e177-180.

［9］ CATAN A，TURPIN C，DIOTEL N，et al. Aging and glycation promote erythrocyte phagocytosis by human endothelial cells：potential impact in atherothrombosis under diabetic conditions［J］. Atherosclerosis，2019，291：87-98.

［10］ FREEMAN D W，HOOTEN N N，EITAN E，et al. Altered extracellular vesicle concentration，cargo and function in diabetes［J］. Diabetes，2018，67（11）：2377-2388.

［11］ GKALIAGKOUSI E，NIKOLAIDOU B，GAVRIILAKI E，et al. Increased erythrocyte and platelet-derived microvesicles in newly diagnosed type 2 diabetes mellitus［J］. Diab Vasc Dis Res，2019，16（5）：458-465.

［12］ KOSTARA C，BAIRAKTARI E，ELISAF M，et al. NMR-Based lipidomic analysis of red blood cells membranes in type 2 diabetes［J］. Diabetes，2018，67（Supplement 1）：485.

［13］ LI Q，YANG L Z. Hemoglobin A1c level higher than 9.05% causes a significant impairment of erythrocyte deformability in diabetes mellitus［J］. Acta Endocrinol（Buchar），2018，14（1）：66-75.

［14］ KOGA M，INADA S，IJIMA H，et al. Shortened mean erythrocyte age in female patients with type 2 diabetes mellitus［J］. J Clin Lab Anal，2019，33（2）：e22681.

［15］ ZHOU Z，MAHDI A，TRATSIAKOVICH Y，et al. Erythrocytes from patients with type 2 diabetes induce endothelial dysfunction via arginase I[J]. J Am Coll Cardiol, 2018,72(7):769-780.

[16] PERNOW J,MAHDI A,YANG J,et al. Red blood cell dysfunction:a new player in cardiovascular disease[J]. Cardiovasc Res,2019,115(11):1596-1605.

[17] MINASYAN H. Mechanisms and pathways for the clearance of bacteria from blood circulation in health and disease[J]. Pathophysiology,2016,23(2):61-66.

[18] 董晓蕾,阮萍,雍军光,等.空腹血糖水平对2型糖尿病患者红细胞变形和免疫功能的影响[J].中国糖尿病杂志,2015,23(09):827-831.

[19] 孟东,陈樱,靳建鸣,等.2型糖尿病患者红细胞CR1与T淋巴细胞亚群动态观察及相关性分析[J].天津医科大学学报,2002,(01):94-96.

[20] 徐瑛,郭峰,叶天星.红细胞增强中性粒细胞吞噬作用及红细胞过氧化物歧化酶的临床意义[J].上海医学,1990,(06):346-348.

11 大麻素2型受体在免疫调节中的研究进展

大麻素是植物大麻中天然存在的化合物,也是大麻的主要活性成分,需要与细胞膜上的大麻素受体结合发挥作用。大麻素受体主要包括大麻素 1 型(cannabinoid 1,CB1)受体和大麻素 2 型(cannabinoid 2,CB2)受体。其中,CB2 受体因其可广泛调节免疫炎症反应而备受关注。本文就 CB2 受体对免疫系统的调节作用的研究进展进行总结。

一、CB2 受体

CB2 受体基因位于小鼠第 4 号染色体和人类第 1 号染色体上,该基因结构简单,仅包含单个编码外显子。哺乳动物体内与 CB2 受体结合的内源性配体有花生四烯酸乙醇胺(nandamide,ANA)和 2-花生四烯酸甘油(2-arachidonic acid glycerin,2-AG)。在体外,与 CB2 受体结合的外源性配体是合成的 CB2 受体激动剂和拮抗剂。CB2 受体广泛分布于外周免疫器官中,如脾脏、扁桃体及胸腺,也表达于所有外周免疫细胞,但在不同免疫细胞群的表达水平又各不相同,依次为 B 细胞>NK 细胞>单核细胞>中性粒细胞>CD8$^+$ T 细胞>CD4$^+$ T 细胞。近年来,也有新的证据表明,CB2 受体在特定的大脑区域中也存在低水平表达,主要在小胶质细胞、星形胶质细胞和一小部分神经元中表达,且只在某些特定病理条件下,其表达量才会迅速增加。

CB2 受体是一种 G 蛋白偶联受体(G-protein coupled receptor,GPCR),已被证明可以通过与配体结合来调节多种信号通路。其中,腺苷酸环化酶(adenylate cyclase,AC)通路和丝裂原活化的蛋白激酶(mitogen-activated protein kinase,MAPK)通路在免疫细胞发育和对病原体的免疫应答中发挥关键作用。CB2 受体可以偶联并活化 Gi/o 蛋白,抑制 AC 活性,降低环磷酸腺苷(cAMP)水平;也可以偶联并活化 Gs 蛋白,激活 AC,增高 cAMP 水平。当出现细胞外刺激,如有丝分裂原、高温、渗透压和细胞因子时,MAPK 通路就会被激活,以调节免疫细胞的功能。MAPK 通路主要包括三种:细胞外信号调控的蛋白激酶(extracellular signal-regulate protein kinase,ERK)、p38 MAPK 和 c-Jun 氨基端蛋白激酶(c-Jun N-terminal protein kinase,JNK),CB2 受体已

被证明可以调控这三种通路,且存在正向调控和负向调控,而这一过程取决于细胞种类、细胞分化状态及 MAPK 通路的共同调节分子。由此可见,CB2 受体对这些与免疫系统相关通路的调节是复杂且多因素的,这也表明 CB2 受体在免疫调节方面蕴藏着巨大潜力。

二、CB2 受体对免疫的调节作用

大量实验研究发现,大麻类物质主要与 CB2 受体结合,通过影响免疫细胞活性和细胞因子生成来发挥免疫调节作用。

(一)调节免疫细胞活性

在适应性免疫应答中,T 细胞和 B 细胞必须进行增殖,产生足够数量的免疫细胞,以促进病原体的清除。研究表明,2-AG 可以增强大鼠小胶质细胞的增殖,这一作用可被 CB2 受体拮抗剂 SR144528 消除。然而,Maresz 等发现,选择性 CB2 受体激动剂 JWH-133 可以通过 CB2 受体显著抑制小鼠 CD4$^+$ T 细胞的增殖。这些结果表明,CB2 受体在免疫细胞增殖中的作用并不能确定,可能会由于配体、细胞类型和免疫细胞激活状态的差异而有所不同。

免疫细胞凋亡在一定程度上可以减轻炎症反应,避免机体受到损伤。CB2 受体在细胞凋亡调控中的作用尚不清楚。研究表明,高剂量的四氢大麻酚(tetrahydrocannabinol,THC)(结合 CB1 和 CB2 受体)可诱导骨髓来源的树突状细胞凋亡。Lombard 等研究发现,选择性 CB2 受体激动剂 JWH-015 在高剂量下可诱导小鼠的脾细胞和胸腺细胞凋亡。在这两项研究中,CB2 受体选择性拮抗剂 SR144528 可部分逆转这些效应。

Treg 细胞可以维持免疫系统对自身成分的耐受,调控机体的免疫功能,使机体保持免疫稳态。Robinson 等在体外淋巴细胞培养中发现,选择性 CB2 受体激动剂 O-1966 可以抑制 T 细胞活性,增加 Treg 细胞和 IL-10 的水平。

(二)调节细胞因子生成

细胞因子是一大类蛋白质,包括白细胞介素(interleukin,IL)、干扰素(interferon,IFN)、肿瘤坏死因子(tumor necrosis factor，TNF）以及免疫细胞分泌的生长因子等，在调节免疫反应中发挥关键作用。目前为止，大多数研究都支持 CB2 受体抑制细胞因子产生的观点。Correa 等在体外实验中发现，使用 LPS/IFN 激活小胶质细胞，不论是 CB2 受体选择性激动剂 JWH-133 还是 AEA，都能显著抑制促炎细胞因子 IL-12 和 IL-23 的产生。在后续研究中，他们还发现 AEA 可以诱导抗炎细胞因子 IL-10 上调，而这一作用可被 CB2 受体拮抗剂逆转。Maresz 等利用 CD4+ T 细胞研究发现，选择性 CB2 受体激动剂 JWH-133 可以显著抑制 IL-2 和 IFN-γ mRNA 表达，且进一步证实了该抑制作用具有 CB2 受体依赖性。以上实验结果说明，CB2 受体可以通过抑制促炎细胞因子产生或促进抗炎细胞因子产生，发挥免疫抑制作用。

三、CB2 受体在外周组织和中枢神经系统中的作用

CB2 受体已被证实是一种免疫调节因子，为了探索 CB2 受体是否可能成为免疫相关疾病的一个潜在治疗靶点，学者们在不同疾病的动物模型中，对其作用进行了大量研究。

（一）CB2 受体在外周组织中的作用

脓毒症是指感染引起的全身性炎症反应综合征（systemic inflammatory response syndrome，SIRS），可导致多个器官功能出现障碍。目前，对于脓毒症中失调的免疫反应还没有明确的治疗方法。在大鼠盲肠结扎穿孔（cecal ligation and puncture，CLP）诱导的多微生物脓毒症模型中，Cakir 等发现 CB2 受体激动剂 JWH-133 可以通过抑制核因子 κB（nuclear factor-κB，NF-κB）的活性降低 IL-1β、IL-6 和 TNF-α 的水平，同时还能减轻脑、肺、肝、心等器官的损伤，这表明激活 CB2 受体可能是治疗脓毒症等炎症性疾病的一个潜在靶点。

肝脏中的 CB2 受体被认为是肝脏疾病的重要介质，已有研究发现，激活 CB2 受体可对酒精诱发的肝损伤发挥保护作用。Mahmoud 等使用选择性 CB2 受体激动剂 AM1241 治疗胆管结扎大鼠，发现激活 CB2 受体可激活 IL-10 产生，抑制炎症反应，减轻大鼠的肝损伤和纤维化。CB2 受体激活还可以减少 p53 途径依赖的肝细胞凋亡，促进肝细胞再生。Wu 等研究发现，CB2 受体基因缺失可促进急性肝损伤小鼠肝巨噬细胞的增殖和激活，加重肝损伤程度。

葡萄膜炎是眼部最常见的炎症之一，严重可导致视力受损。Toguri 等在脂多糖（lipopolysaccharide，LPS）诱导的葡萄膜炎（endotoxin-induced uveitis，EIU）小鼠模型中研究发现，选择性 CB2 受体激动剂 HU308 可减少中性粒细胞迁移，并通过调节多种脂质信号通路，如前列腺素、脂胺（lipoamines）和 2-酰基甘油（2-acyl glycerols）等，降低炎症介质产生。Porter 等研究发现，三种高选择性 CB2 受体激动剂 RO6871304、RO6871085 和 HU910 均可减少小鼠 EIU 模型

中的白细胞黏附和中性粒细胞迁移，减轻炎症反应，表明 CB2 受体激动剂可作为眼部炎症的潜在治疗药物。

炎症性肠病（inflammatory bowel disease，IBD）是一组病因未明的累及胃肠道的慢性非特异性炎症。Marco 等在体外培养 CD4+ T 细胞发现，选择性 CB2 受体激动剂 JTE907 可以通过磷酸化 p38 MAPK 和 STAT5A 蛋白，诱导 T 细胞向 Treg 细胞分化。进一步在小鼠 IBD 模型中研究发现，JTE907 在体内同样可以诱导肠道固有层的 Treg 细胞上调，从而减轻炎症反应和结肠组织损伤。

（二）CB2 受体在中枢神经系统中的作用

神经炎症被认为是神经退行性病变如痴呆、多发性硬化症（multiple sclerosis，MS）和阿尔茨海默病（Alzheimer's disease，AD）的常规表征。小胶质细胞在神经炎症中往往被极化为两种形态：M1 表型和 M2 表型。CB2 受体可以调控小胶质细胞的活性，但确切机制尚不清楚。β-石竹烯（BCP）是一种从植物大麻中提取出的选择性 CB2 受体激动剂。Askari 等研究发现，BCP 可以通过激活 CB2 受体促进 LPS 活化的小胶质细胞向 M2 表型分化，抑制 M1/M2 表型失衡，进一步研究发现低浓度 BCP 比高浓度 BCP 具有更高的选择性抗炎作用。Sahu 等利用 CB2 受体激动剂 1-苯基靛红进行研究发现，激活 CB2 受体同样可以缓解 LPS 诱导的小鼠神经炎症和疾病行为。最新研究发现，在癌痛-吗啡耐受的大鼠模型中，低剂量的 CB2 受体激动剂 AM1241 可通过激活 CB2 受体诱导脊髓和背根神经节的小胶质细胞激活及 IL-1β、TNF-α 上调。

多发性硬化症（MS）是一种严重的中枢神经系统脱髓鞘疾病，是年轻人非创伤性神经功能障碍的最常见原因。髓鞘丢失引起的少突胶质细胞死亡是 MS 疾病进展的关键。研究表明，BCP 可在 LPS 诱导的少突胶质细胞毒性中发挥保护作用，且该作用由 CB2 受体介导。实验性自身免疫性脑脊髓炎（experimental autoimmune encephalomyelitis，EAE）模型是研究 MS 最常用的动物模型。Alberti 等在小鼠的 EAE 模型中进行研究发现，BCP 可以通过激活 CB2 受体，抑制小胶质细胞活性，下调 CD4+ T 细胞和 CD8+ T 细胞的水平，并调节 Th1/Treg 细胞之间的免疫平衡，从而延缓慢性脑脊髓炎小鼠的疾病进展。

缺血性脑卒中诱发的免疫抑制（stroke-induced immunosuppression，SIID）常发生于脑卒中后 2d，是引起脑卒中后感染的首要原因，主要表现为淋巴细胞减少、脾萎缩和抗炎细胞因子水平升高。在小鼠右侧永久性脑缺血模型中，Burkovskiy 等静脉注射 LPS 后，通过观察显微镜下的肠微循环来评估免疫功能，发现低氧缺血性脑损伤会引起免疫抑制，而 CB2 受体拮抗剂 AM630 可以恢复外周血中白细胞和内皮细胞的相互作用，并且不增加脑梗死面积。然而，我们在小鼠左侧大脑中动脉栓塞再灌注模型中研究发现，再灌注后第 1、2、3 天进行电针刺激可以改善脑卒中后的免疫抑制状态，并明显增加缺血半脑中 CB2 受体的表达，但对脾中的 CB2 受体没有显著影响，可能是由于脑和脾内的

CB2 受体对同一刺激的反应敏感性存在差异。这些结果表明,CB2 受体表达的变化可能与脑卒中后的免疫抑制息息相关,而具体的分子机制还有待进一步研究。

四、小结与展望

无论是体外细胞实验,还是体内动物实验,CB2 受体都发挥了显著的免疫调节作用,是目前免疫学领域的一个研究热点。最近有学者指出,CB2 受体选择性激动剂具有免疫调节、抗炎和抗病毒的特性,可能成为治疗新型冠状病毒肺炎(COVID-19)的候选药物。然而,目前还没有可靠的 COVID-19 动物模型用于临床前评估。尽管如此,基于以前发表的关于 CB2 受体的研究,我们仍可以看出,靶向调节 CB2 受体在许多免疫相关的疾病中都很有应用前景。

(谢谦谦　李文志)

参 考 文 献

[1] PERTWEE R G. Cannabinoid pharmacology:the first 66 years[J]. Br J Pharmacol,2006,147(Suppl 1):S163-171.

[2] TABRIZI M A,BARALDI P G,BOREA P A,et al. Medicinal chemistry,pharmacology,and potential therapeutic benefits of cannabinoid CB2 receptor agonists[J]. Chem Rev,2016,116(2):519-560.

[3] MORALES P,HERNANDEZ-FOLGADO L,GOYA P,et al. Cannabinoid receptor 2(CB2) agonists and antagonists:a patent update[J]. Expert Opin Ther Pat,2016,26(7):843-856.

[4] HUSSAIN M T,GREAVES D R,IQBAL A J. The impact of cannabinoid receptor 2 deficiency on neutrophil recruitment and inflammation[J]. DNA Cell Biol,2019,38(10):1025-1029.

[5] CHEN D J,GAO M,GAO F F,et al. Brain cannabinoid receptor 2:expression,function and modulation[J]. Acta Pharmacol Sin,2017,38(3):312-316.

[6] BASU S,DITTEL B N. Unraveling the complexities of cannabinoid receptor 2(CB2) immune regulation in health and disease[J]. Immunol Res,2011,51(1):26-38.

[7] RINALDI-CARMONA M,BARTH F,MILLAN J,et al. SR 144528,the first potent and selective antagonist of the CB2 cannabinoid receptor[J]. J Pharmacol Exp Ther,1998,284(2):644-650.

[8] BORNER C,SMIDA M,HOLLT V,et al. Cannabinoid receptor type 1-and 2-mediated increase in cyclic AMP inhibits T cell receptor-triggered signaling[J]. J Biol Chem,2009,284(51):35450-35460.

[9] CARRIER E J,KEARN C S,BARKMEIER A J,et al. Cultured rat microglial cells synthesize the endocannabinoid 2-arachidonylglycerol,which increases proliferation via a CB2 receptor-dependent mechanism[J]. Mol Pharmacol,2004,65(4):999-1007.

[10] MARESZ K,PRYCE G,PONOMAREV E D,et al. Direct suppression of CNS autoimmune inflammation via the cannabinoid receptor CB1 on neurons and CB2 on autoreactive T cells[J]. Nat Med,2007,13(4):492-497.

[11] DO Y,MCKALLIP R J,NAGARKATTI M,et al. Activation through cannabinoid receptors 1 and 2 on dendritic cells triggers NF-kappaB-dependent apoptosis:novel role for endogenous and exogenous cannabinoids in immunoregulation[J]. J Immunol,2004,173(4):2373-2382.

[12] LOMBARD C,NAGARKATTI M,NAGARKATTI P. CB2 cannabinoid receptor agonist,JWH-015,triggers apoptosis in immune cells:potential role for CB2-selective ligands as immunosuppressive agents[J]. Clin Immunol,2007,122(3):259-270.

[13] ROBINSON R H,MEISSLER J J,FAN X,et al. A CB2-Selective cannabinoid suppresses T-Cell activities and increases tregs and IL-10[J]. J Neuroimmune Pharmacol,2015,10(2):318-332.

[14] CORREA F,DOCAGNE F,MESTRE L,et al. A role for CB2 receptors in anandamide signalling pathways involved in the regulation of IL-12 and IL-23 in microglial cells[J]. Biochem Pharmacol,2009,77(1):86-100.

[15] CAKIR M,TEKIN S,OKAN A,et al. The ameliorating effect of cannabinoid type 2 receptor activation on brain,lung,liver and heart damage in cecal ligation and puncture-induced sepsis model in rats[J]. Int Immunopharmacol,2020,78:105978.

[16] MAHMOUD H M,OSMAN M,ELSHABRAWY O,et al. AM-1241 CB2 receptor agonist attenuates inflammation,apoptosis and stimulate progenitor cells in bile duct ligated rats[J]. Open Access Maced J Med Sci,2019,7(6):925-936.

[17] WU Y,LONG C,SHU Y,et al. Cannabinoid receptor 2 deletion promotes proliferation and activation of hepatic macrophages in mice with acute liver injury induced by concanavalin A[J]. Xi Bao Yu Fen Zi Mian Yi Xue Za Zhi,2019,35(1):13-18.

[18] TOGURI J T,LEISHMAN E,SZCZESNIAK A M,et al. Inflammation and CB2 signaling drive novel changes in the ocular lipidome and regulate immune cell activity in the eye[J]. Prostaglandins Other Lipid Mediat,2018,139:54-62.

[19] PORTER R F,SZCZESNIAK A M,TOGURI J T,et al. Selective cannabinoid 2 receptor agonists as potential

therapeutic drugs for the treatment of endotoxin-induced uveitis[J]. Molecules,2019,24(18):3338.

[20] GENTILI M,RONCHETTI S,RICCI E, et al. Selective CB2 inverse agonist JTE907 drives T cell differentiation towards a Treg cell phenotype and ameliorates inflammation in a mouse model of inflammatory bowel disease [J]. Pharmacol Res,2019,141:21-31.

[21] ASKARI V R,SHAFIEE-NICK R. The protective effects of beta-caryophyllene on LPS-induced primary microglia M1/M2 imbalance: A mechanistic evaluation[J]. Life Sci,2019,219:40-73.

[22] SAHU P,MUDGAL J,ARORA D,et al. Cannabinoid receptor 2 activation mitigates lipopolysaccharide-induced neuroinflammation and sickness behavior in mice[J]. Psychopharmacology (Berl),2019,236(6):1829-1838.

[23] MA C,ZHANG M,LIU L,et al. Low-dose cannabinoid receptor 2 agonist induces microglial activation in a cancer pain-morphine tolerance rat model[J]. Life Sci, 2021,264:118635.

[24] ASKARI V R,SHAFIEE-NICK R. Promising neuroprotective effects of beta-caryophyllene against LPS-induced oligodendrocyte toxicity: A mechanistic study[J]. Bio-

chem Pharmacol,2019,159:154-171.

[25] ALBERTI T B,BARBOSA W L,VIEIRA J L,et al. (-)-beta-Caryophyllene,a CB2 Receptor-Selective phytocannabinoid,suppresses motor paralysis and neuroinflammation in a murine model of multiple sclerosis[J]. Int J Mol Sci,2017,18(4):691.

[26] PLANAS A M,GOMEZ-CHOCO M,URRA X,et al. Brain-derived antigens in lymphoid tissue of patients with acute stroke[J]. J Immunol,2012,188(5):2156-2163.

[27] BURKOVSKIY I,ZHOU J,LEHMANN C. Experimental cannabinoid 2 receptor inhibition in cns injury-induced immunodeficiency syndrome[J]. Microcirculation,2016, 23(4):283-292.

[28] ROSSI F,TORTORA C,ARGENZIANO M,et al. Cannabinoid receptor type 2:A Possible Target in SARS-CoV-2 (CoV-19) infection? [J]. Int J Mol Sci, 2020, 21 (11):3809.

[29] NAGOOR MEERAN M F,SHARMA C,GOYAL S N,et al. CB2 receptor-selective agonists as candidates for targeting infection, inflammation, and immunity in SARS-CoV-2 infections[J]. Drug Dev Res,2021,82(1):7-11.

12 脓毒症基础研究的进展及未来方向

作为一种全球性的严重疾病,脓毒症一直在威胁着人类生命健康与安全。2017 年,*The Lancet* 发布的统计数据显示,全球约 4 890 万人发生脓毒症,其中 1 100 万例患者死亡,占全球死亡人数的 1/5。尽管机械通气、液体治疗以及脓毒症预警评分等诊疗手段的不断进步使脓毒症病残率和病死率有所下降,但脓毒症仍是导致危重症患者死亡的主要原因。我国学者进行的一项横断面调查显示,我国 ICU 患者中脓毒症发病率约为 20%,90d 死亡率为 35.5%。

人类对脓毒症的认知仍在不断探索,脓毒症定义于2016 年被更新为:机体对感染的反应失调而导致危及生命的器官功能障碍。该定义更加关注宿主反应性,更为强调对脓毒症病理生理机制的深入理解与探索。基于 VOSviewer 软件对 2010 年至 2019 年全球脓毒症研究现状的文献计量学分析发现,脓毒症实验研究相关关键词的出现频率和密度相对较低,进一步提示推进和深化脓毒症基础研究十分迫切。本文综述脓毒症基础研究领域的当前进展,着手分析基础研究的未来方向,以期为脓毒症相关研究提供借鉴。

一、脓毒症基础研究的当前进展

多年来,脓毒症相关研究一直在蓬勃开展。一项基于词频分析工具 SciVal 对脓毒症领域前沿热点的分析表明,位列前三的研究主题为脓毒症休克目标导向治疗、C-反应蛋白与血清降钙素原、脓毒症免疫抑制。其中,脓毒症相关免疫机制的研究一直是基础研究领域的热点。脓毒症免疫改变具有器官特异性及时序性,但具体机制尚不明确,针对不同器官探究特异性分子标志物或可突破当前血标本非特异分子标志物的局限性。脓毒症诱导的免疫细胞凋亡亦是极具潜力的研究靶点,不仅在逆转脓毒症诱导的免疫抑制方面具有重要价值,还可作为免疫调理治疗效果评估的重要方式。业已发现,IL-7 可抑制脓毒症诱导的淋巴细胞凋亡并增加 IFN-γ,抗 PD-L1 抗体、粒细胞集落刺激因子、粒细胞-巨噬细胞集落刺激因子等亦可调理免疫抑制。研发无创成像技术对免疫细胞凋亡进行连续性监测可能在改善

脓毒症患者预后方面发挥作用。

近年来,许多基础研究聚焦于脓毒症的治疗,却很难在临床应用中成功转化。Vincent 等进行的回顾性分析表明,当前脓毒症临床转化研究所面临的困境包括研究人群的异质性、结局指标选择的差异性,以及基于动物实验结果的干预措施临床适用性不高。一项对危重病患者多中心随机对照试验的文献分析表明,尚无可稳定降低脓毒症患者病死率的有效药物,部分有阳性结果的研究并未在后续试验中得出高质量证据。因此,脓毒症作为一种具有高度异质性的临床综合征,给研究带来了巨大困难。基础研究亦是如此,动物模型的稳定性、可复制性、以及样本(组织/血液/尿液等)的选择至关重要。2018 年,有关完善脓毒症动物模型的国际共识指出,动物模型的标准化将对推进脓毒症基础研究及临床转化具有重要意义。实验模型应尽量贴近临床实际,如对实验动物进行液体复苏、抗生素治疗、术后镇痛、加强监护及生存随访。此外,将生物信息学技术(转录组学、蛋白质组学、代谢组学)与细胞功能研究结合来探索宿主对脓毒症反应的异质性特征,也是极具前景的方法。

纳米颗粒由于具有独特的光学及理化特性,在脓毒症诊疗中的应用潜能亦掀起热潮。例如,金纳米和磁性纳米粒子可捕获和吸附脓毒症时循环中的病原体和生物标志物,不仅具有诊断潜能,还可用于清除毒素、抑制 TLR4 信号通路等,纳米级药物载体还可作为靶向治疗的有力工具。不过,作为新兴技术,纳米颗粒在机体复杂的免疫系统中还有更多尚待揭晓的谜题,临床转化的安全性亦有待进一步研究。

二、脓毒症基础研究的未来方向和重点

脓毒症的病理生理机制复杂,涉及炎症反应、免疫调控、凝血障碍、神经/内分泌紊乱以及表观遗传调控等。尽管近年来有关脓毒症的基础研究在积极开展,但研究异质性高,许多研究结果仍具争论,因而临床转化价值较低。2020 年,"拯救脓毒症运动"提出未来五大基础科研问题的共识,一定程度上将指引未来脓毒症领域的重点研究方向。

结合此共识,本文对脓毒症基础研究的可能方向及研究重点进行探讨。

（一）细胞及细胞器功能障碍

当前,脓毒症所致器官功能障碍的临床评估指标仍需更新,基于细胞水平的研究或可成为突破点。例如,脓毒症所致肝损伤在细胞水平上与胆汁酸跨细胞转运、肝细胞基因表达等相关,而血清转氨酶和胆红素等临床非特异性指标无法准确鉴别脓毒症是否为肝功能不全的病因。因此,对脓毒症导致不同细胞或细胞器功能障碍的共同通路及特异性机制的深入研究及临床转化至关重要。

（二）机体能量代谢改变

近年来,有关脓毒症能量代谢方向的研究层出不穷。研究表明,脓毒症可使细胞代谢底物的偏好发生改变。脓毒症初期,机体耗氧量增大、代谢率增高,此时细胞主要通过"有氧糖酵解"实现快速能量供应,而肝脏利用乳酸进行糖异生或生成碳酸氢盐的功能受损,导致高乳酸血症和代谢性酸中毒。脓毒症后期,许多组织 ATP 利用率降低,机体处于多重代谢障碍状态,脂肪酸代谢受抑制,可出现血清脂蛋白、游离脂肪酸和甘油三酯水平升高。骨骼肌分解代谢加快,微量营养素的活性也可出现改变。因此,有必要进一步深入挖掘脓毒症发生代谢途径转换及线粒体功能障碍的机制。代谢改变对炎症、神经通路、内分泌功能的影响及机制亦不容忽视。

（三）微生物群组对脓毒症发生发展的影响

人类微生物群组指寄居在人体内的微生物种类及其基因与基因组的总和。肠道菌群是人体内最大的微生物群,其构成的肠道微生态系统功能多样,对机体的生理自稳有着重要作用,能抑制病原体入侵,促进宿主免疫系统结构和功能成熟,促进神经信号转导、药物代谢、维生素和神经递质的生物合成,微生物群还可通过感应细胞外信号分子的浓度来调节相关基因表达。研究表明,肠道微生物群参与并影响脓毒症的发生发展,微生物群组及宿主-微生物群组相互作用可能是脓毒症潜在治疗靶点。探究脓毒症肠道菌群失调的诱发因素,对微生物组进行调控在改善脓毒症患者预后上将具有重要意义。此外,脓毒症的治疗对微生物群的影响尚不清楚,短链脂肪酸等微生物代谢产物对脓毒症的发生及恢复亦有待探索。

（四）表观遗传学改变对脓毒症病理生理的影响

表观遗传学是研究基因表达发生可遗传的改变而DNA 序列不发生变化的一门生物学分支。表观遗传学改变的机制主要包括 DNA 甲基化、组蛋白修饰和非编码 RNA形成,这些变化可诱导基因激活或沉默,导致基因表达发生快速、短暂和可逆的改变。脓毒症时,DNA 和蛋白质的甲基化可使编码某些炎症介质、细胞因子的基因沉默,导致免疫抑制和疾病易感。循环组蛋白和循环 miRNAs 的表观遗传学改变可能诱发器官功能障碍。表观遗传学在脓毒症发生发展中的重要性,以及作为脓毒症潜在治疗靶点及诊断或预后生物标志物的可能性值得关注。

（五）脓毒症恢复阶段的启动、维持及终止

脓毒症时机体炎症状态十分复杂,促炎/抗炎反应在脓毒症恢复期是否平衡尚不清楚。许多抗炎因子（如 IL-1RA、IL-4、IL-10 和 TGF-β）在脓毒症时上调,但尚不确定是否会诱发脓毒症免疫抑制。PD-1 与脓毒症免疫抑制相关,初步研究发现在脓毒症休克恢复患者中 PD-1 的表达在第7 天正常化。此外,花生四烯酸代谢产物脂氧素 A4（lipoxinA4,LXA4）等抗炎因子在脓毒症恢复期的作用尚需更多实验验证。

脓毒症恢复阶段的代谢变化和线粒体功能恢复机制是脓毒症治疗的潜在方向。内分泌抵抗是脓毒症的一个关键特征,脓毒症可导致激素介导的胞内信号转导通路受损,组织器官对激素的反应减弱,下丘脑食欲素能神经系统和基底前脑胆碱能神经系统亦可发生功能障碍。探究脓毒症恢复期代谢/内分泌/神经系统功能障碍的逆转机制对于改善患者预后将发挥重要作用。

三、总结

脓毒症的感染类型众多,患者临床表现多样,机体的病理生理反应极其复杂,这些特点无疑增加了临床研究的难度。随着基础研究的蓬勃开展,我们对脓毒症异质性及其病理生理机制的理解不断深入,结合"拯救脓毒症运动"关于脓毒症五大基础科研问题的共识,科研工作者未来应该在细胞水平、能量代谢、微生物群、表观遗传学及脓毒症恢复期等方面继续深入研究,或可为脓毒症的基础研究领域开拓新视野。

（张笑婷 纪文焘 薄禄龙 卞金俊 邓小明）

参 考 文 献

[1] RUDD K E, JOHNSON S C, AGESA K M, et al. Global, regional, and national sepsis incidence and mortality, 1990-2017: analysis for the global burden of disease study [J]. Lancet, 2020, 395（10219）: 200-211.

[2] XIE J, WANG H, KANG Y, et al. The Epidemiology of Sepsis in Chinese ICUs: A national cross-sectional survey [J]. Crit Care Med, 2020, 48（3）: e209-e218.

[3] SINGER M, DEUTSCHMAN C S, SEYMOUR C W, et al. The third international consensus definitions for sepsis and septic shock（Sepsis-3）[J]. JAMA, 2016, 315（8）: 801-810.

[4] 薄禄龙, 卞金俊, 邓小明. 2016 年脓毒症最新定义与诊断标准: 回归本质重新出发[J]. 中华麻醉学杂志, 2016, 36（3）: 259-262.

[5] 陈振英, 何小军. 2018 中国脓毒症研究发展蓝皮书及未来展望[J]. 中华急诊医学杂志, 2019, 28（10）: 1332-1334.

[6] RUBIO I, OSUCHOWSKI M F, SHANKAR-HARI M, et

al. Current gaps in sepsis immunology: new opportunities for translational research[J]. Lancet Infect Dis, 2019, 19 (12): e422-e436.

[7] CAO C, YU M, CHAI Y. Pathological alteration and therapeutic implications of sepsis-induced immune cell apoptosis[J]. Cell Death Dis, 2019, 10(10): 782.

[8] 何雪梅, 薄禄龙, 姜春玲. 脓毒症免疫抑制与免疫刺激治疗的研究进展[J]. 中华危重病急救医学, 2018, 30 (12): 1202-1205.

[9] VINCENT J L, SAKR Y. Clinical trial design for unmet clinical needs: a spotlight on sepsis[J]. Expert Rev Clin Pharmacol, 2019, 12(9): 893-900.

[10] SANTACRUZ C A, PEREIRA A J, CELIS E, et al. Which multicenter randomized controlled trials in critical care medicine have shown reduced mortality? A systematic review[J]. Crit Care Med, 2019, 47(12): 1680-1691.

[11] OSUCHOWSKI M F, AYALA A, BAHRAMI S, et al. Minimum quality threshold in pre-clinical sepsis studies (MQTiPSS): an international expert consensus initiative for improvement of animal modeling in sepsis[J]. Intensive Care Med Exp, 2018, 6(1): 26.

[12] 陈欢, 张华莉, 王慷慨, 等. 脓毒症临床前研究最低质量标准(MQTiPSS): 改进脓毒症动物模型的国际专家共识倡议(全译)[J]. 中华危重病急救医学, 2019, 31: 930-932.

[13] LELIGDOWICZ A, MATTHAY M A. Heterogeneity in sepsis: new biological evidence with clinical applications [J]. Crit Care, 2019, 23(1): 80.

[14] PAPAFILIPPOU L, CLAXTON A, DARK P, et al. Nanotools for sepsis diagnosis and treatment[J]. Adv Healthc Mater, 2021, 10(1): e2001378.

[15] YUK S A, SANCHEZ-RODRIGUEZ D A, TSIFANSKY M D, et al. Recent advances in nanomedicine for sepsis treatment[J]. Ther Deliv, 2018, 9(6): 435-450.

[16] DEUTSCHMAN C S, HELLMAN J, FERRER R R, et al. The surviving sepsis campaign: basic/translational science research priorities[J]. Crit Care Med, 2020, 48

(8): 1217-1232.

[17] ANDREJKO K M, RAJ N R, KIM P K, et al. IL-6 modulates sepsis-induced decreases in transcription of hepatic organic anion and bile acid transporters[J]. Shock, 2008, 29(4): 490-496.

[18] 卞金俊, 孟岩, 薄禄龙, 等. 围手术期乳酸监测和临床意义的再认识[J]. 上海医学, 2019, 42(9): 526-529.

[19] BERGER M M, SHENKIN A. Update on clinical micronutrient supplementation studies in the critically ill[J]. Curr Opin Clin Nutr Metab Care, 2006, 9(6): 711-716.

[20] NATESAN V. Adrenergic blockade inhibits bacterial quorum sensing and reverses warburg effect in septic shock[J]. Br J Anaesth, 2018, 120(2): 412-413.

[21] DICKSON R P. The microbiome and critical illness[J]. Lancet Respir Med, 2016, 4(1): 59-72.

[22] HASSAN F I, DIDARI T, KHAN F, et al. The Role of epigenetic alterations involved in sepsis: An overview [J]. Curr Pharm Des, 2018, 24(24): 2862-2869.

[23] EKANEY M L, OTTO G P, SOSSDORF M, et al. Impact of plasma histones in human sepsis and their contribution to cellular injury and inflammation[J]. Crit Care, 2014, 18(5): 543.

[24] XU J, FENG Y, JEYARAM A, et al. Circulating plasma extracellular vesicles from septic mice induce inflammation via MicroRNA-and TLR7-Dependent mechanisms [J]. J Immunol, 2018, 201(11): 3392-3400.

[25] TOMINO A, TSUDA M, AOKI R, et al. Increased PD-1 expression and altered T Cell repertoire diversity predict mortality in patients with septic shock: A preliminary study[J]. PLoS One, 2017, 12(1): e0169653.

[26] DEUTSCHMAN C S, RAJ N R, MCGUIRE E O, et al. Orexinergic activity modulates altered vital signs and pituitary hormone secretion in experimental sepsis[J]. Crit Care Med, 2013, 41(11): e368-375.

[27] ZAGHLOUL N, ADDORISIO M E, SILVERMAN H A, et al. Forebrain cholinergic dysfunction and systemic and brain inflammation in murine sepsis survivors[J]. Front Immunol, 2017, 8: 1673.

13 睡眠与免疫在脓毒症中的研究进展

睡眠对院内患者休息、机体修复和个体存活至关重要。睡眠和昼夜节律系统对免疫功能有很强的调节作用，充足的睡眠可改善感染结局，降低感染的风险。而长期睡眠不足可导致慢性、全身性低度炎症，增加心血管疾病（如冠心病、充血性心力衰竭和高血压等）、代谢性疾病和感染的发生。危重患者的睡眠和昼夜节律严重异常，而脓毒症作为重症监护治疗病房（intensive care unit, ICU）最常见的危重患者，昼夜节律的改变可加重脓毒症的病情并增加死亡率。目前有关睡眠障碍在脓毒症中的研究进展尚不完全。

本节通过回顾相关文献，主要从以下四个方面论述：①脓毒症后睡眠与免疫系统的基本概述；②睡眠与免疫在脓毒症中的相互作用；③睡眠障碍的脓毒症患者恢复机体免疫平衡的可能对策；④总结与分析。本节旨在总结睡眠与免疫在脓毒症中的相互作用，为脓毒症的治疗和未来的研究提供理论依据。

一、脓毒症后睡眠与免疫系统的基本概述

（一）脓毒症后睡眠情况

睡眠障碍是危重患者中最常见的主诉之一，可在患者患病期间表现出来，并可在其入住 ICU 后持续很长一段时间。ICU 患者由于内在因素（疼痛、焦虑和恐惧等）、急性疾病状态、ICU 环境因素（噪声、光线等）、频繁的护理操作和干预治疗（镇痛镇静等药物、机械通气等）等原因可引起睡眠剥夺。睡眠剥夺指任何类型的睡眠不足以及睡眠质量和数量的减少。尽管 ICU 患者 24h 的总睡眠时间并不缺失，但其睡眠特点可表现为昼夜颠倒，睡眠碎片化，觉醒百分比增加且觉醒后难以再次入睡，非快速眼动（non-rapid eye movement, NREM）睡眠的 N1 期睡眠增加，而 NREM 的 N2 和 N3 期睡眠以及快速眼动（rapid eye movement, REM）睡眠减少，恢复性睡眠阶段时间有限等，这可能会对患者的治疗和预后产生不利的影响。

（二）脓毒症后免疫状态

脓毒症期间，固有免疫系统的激活可识别病原体引起炎症反应。细菌产物在巨噬细胞和树突状细胞内吞作用下传给抗原提呈细胞，同时激活天然免疫细胞上的 Toll 样受体（Toll-like receptor, TLR）直接激活细胞因子途径。通过 TLR 信号机体可产生各种炎症细胞因子、I 型干扰素、抗微生物蛋白和趋化因子等。其中，TNF、IL-1、IL-2、IL-6、IL-8、高速泳动族蛋白 B1（high mobility group protein box 1, HMGB1）、巨噬细胞移动抑制因子（macrophage migration inhibitory factor, MIF）、一氧化氮（nitric oxide, NO）、血小板活化因子（platelet activating factor, PAF）、补体 C3a-5a、前列腺素和白三烯可介导机体产生强烈的促炎反应，导致一系列继发于中性粒细胞弥漫性激活的全身效应，并伴有毛细血管损伤、间质损伤、纤维蛋白沉积和器官损伤。而促炎反应的强度与脓毒症后多器官功能障碍和休克明显相关。

尽管脓毒症患者对感染有强烈和不可控制的持续炎症反应，但免疫功能障碍也是重度脓毒症的一个显著特征。脓毒症全身性炎症反应之后，会有秩序地过渡到低炎性状态和恢复期。随着低炎症期的开始，免疫功能障碍占主导地位。免疫功能障碍主要表现为三个方面：①T 细胞对抗原的反应减弱，细胞因子释放减少，这是脓毒症期间免疫功能障碍的主要原因；②向抗炎细胞因子转变，如促炎阶段之后单核细胞可在高水平 TNF-α 的作用下向 IL-10 产生转变；③免疫细胞的凋亡，脓毒症死亡患者的尸检结果表明，适应性免疫系统可发生了渐进性的、凋亡诱导的细胞丢失，以 CD4$^+$ T 细胞、B 细胞、自然杀伤细胞和滤泡树突状细胞凋亡最显著。

二、睡眠与免疫在脓毒症中的相互作用

炎症平衡可能是评估脓毒症后睡眠和免疫系统之间相互作用的关键。目前有关睡眠与炎症之间相互作用的研究大多集中在促炎方面，而促炎和抗炎信号之间的平衡关注很少。此外，研究睡眠和炎症系统之间关系的研究通常只调查单一或极少数的免疫结果，而分析大量促炎和抗炎介质调节信号的进展可能会对睡眠—免疫关系的复杂性有更全面的理解。

（一）睡眠对脓毒症后机体免疫系统的影响

睡眠不仅可影响机体的防御机制，而且可启动有效的适应性免疫反应，并产生持久的免疫记忆。睡眠障碍可能增加脓毒症的发病风险和严重程度。当12/12h的光/暗周期被持续的光明或持续的黑暗所取代时，脓毒症动物康复的可能性较小。睡眠对脓毒症后机体免疫影响的基础是中枢神经系统（central nervous system，CNS）和免疫系统之间的双向通信，以及自主神经系统对免疫系统的直接神经支配。

1. 睡眠对机体免疫系统调节的机制　下丘脑-垂体-肾上腺轴（hypothalamic-pituitary-adrenal，HPA）和交感神经系统（sympathetic nervous system，SNS）是连接睡眠和免疫的主要效应系统。这两个系统在睡眠期间可调节机体炎症和抗病毒免疫反应的变化，并对睡眠障碍做出反应。当HPA轴被激活时，皮质酮就会释放出来，发挥抗炎作用。睡眠障碍（除了急性睡眠剥夺时），可导致机体HPA轴重复或持续激活。相反，持续激活HPA轴可诱导免疫细胞对糖皮质激素的抵抗。因此，在失眠和睡眠时间短的个体中，HPA轴的激活和炎症均可增加。但是目前导致糖皮质激素抵抗的机制还不完全清楚。有研究报道其机制可能与炎症细胞因子驱动糖皮质激素受体显性负β亚型的积累有关。此外，心理和生理应激刺激也可触发内源性损伤相关分子模式（damage-associated molecular pattern，DAMP）的表达，DAMP可激活NOD-、LRR-和NLRP3炎症小体，进一步诱导胱天蛋白酶介导的糖皮质激素受体的切割，导致糖皮质激素抵抗。但这一机制还没有在睡眠障碍方面进行研究。此外，免疫细胞对糖皮质激素抗炎作用的敏感性也受到编码糖皮质激素受体的多态性遗传变异的调节。在睡眠时间较短的情况下，糖皮质激素敏感性的等位基因变异与IL-6水平的升高有关，这对睡眠时间较短的人群在炎症性疾病风险方面的水平异质性有影响。

去甲肾上腺素分布于初级和次级淋巴器官，以及血管系统、血管周围系统和大部分内脏器官等。失眠可增加交感神经外流，增加去甲肾上腺素和肾上腺素的循环水平。而当睡眠时间缩短与失眠同时发生时，去甲肾上腺素和肾上腺素的增加更显著，这与炎症标志物的增加有关。SNS可介导先天免疫反应，包括抑制Ⅰ型干扰素介导的抗病毒反应和上调炎性细胞因子（如IL-1β、TNF、IL-6等）基因的转录。虽然体外研究发现交感性儿茶酚胺可抑制炎症细胞因子的产生，但在体研究表明巨噬细胞衍生的儿茶酚胺可增强炎症标志物的表达和相关的组织损伤。而离断交感神经可降低炎性细胞因子水平，减轻炎症对早期风湿病继发病毒感染和高血压引起的心脏纤维化和滑膜炎的不利影响。此外，SNS还可改变造血干细胞、自然杀伤细胞、脾脏中性粒细胞和单核细胞等固有免疫细胞的动员。

2. 睡眠对免疫参数的影响　实验性睡眠干预（如睡眠剥夺、加强睡眠等）对机体多种免疫参数均有影响。这些参数包括血液和组织中白细胞及白细胞亚群的数量、循环细胞因子的水平、特定白细胞中细胞因子的产生、血液中抗体和补体的浓度及细胞毒性等。全基因组转录图谱分析显示细胞因子的产生和白细胞的运输表现出昼夜节律。与非睡眠剥夺相比，完全睡眠剥夺或睡眠限制均可增加白细胞总数，明显降低淋巴细胞数量以及吞噬活性，细胞因子IL-2的表达也受到抑制。而自然杀伤T细胞活性与失眠严重程度呈负相关。连续睡眠剥夺24h和48h后，NK细胞的细胞毒作用降低。睡眠剥夺还可升高血浆IL-1、IL-6、TNF-α和CRP的水平。在脂多糖诱导的脓毒症休克动物模型中，昼夜节律对外周炎症反应具有依赖性，其中TNF-α在这种昼夜节律反应中起着重要作用。睡眠限制还会导致机体抗氧化（过氧化氢酶和谷胱甘肽）活性降低，脾脏重量减轻，白细胞和淋巴细胞计数改变，以及在没有抗原存在的情况下产生血清抗体。由于睡眠的复杂性，睡眠对体液免疫系统（包括总IgG、IgM、IgA抗体水平和补体因子）影响的研究到目前为止还很少，且结果是不同的，抗体和补体水平变化的功能意义很难评估。因此，就组织修复和细胞免疫功能而言，睡眠剥夺可能会潜在地影响康复。长时间的睡眠剥夺以及伴随的应激反应会持续产生促炎细胞因子，导致慢性低度炎症和免疫缺陷。

（二）脓毒症后免疫系统对睡眠的影响

恢复ICU患者的睡眠对大多数患者来说仍然是一个挑战。病原体感染或注射内毒素均可改变患者的睡眠。而急性炎症性疾病期间，昼夜节律可能被抑制。脓毒症后产生的炎症和抗感染信号可能通过神经机制、体液机制、血脑屏障转运机制和细胞机制参与睡眠的调节。

1. 神经机制　睡眠对机体免疫系统产生影响的基础是CNS与免疫系统之间的双向联系以及自主神经系统对免疫系统的直接支配。IL-1和TNF均被证实可调节NREM睡眠。细胞因子（如IL-1）和病原体相关分子模式（pathogen-associated molecular pattern，PAMP）（如脂多糖）均作用于迷走神经，进而迷走神经投射到参与睡眠调节的多个大脑区域，包括孤束核、延髓腹外侧、下丘脑室旁核和视上核以及杏仁核。离断迷走神经可消除全身性细胞因子诱导的睡眠，还可阻断全身性细胞因子诱导的脑内细胞因子mRNA的表达。

2. 体液机制　中枢神经系统的脑室周器官和脉络丛中存在表达TLR的巨噬细胞样细胞。当该细胞被PAMP激活时，可产生IL-1等炎性细胞因子，这些细胞因子进一步通过体积扩散进入大脑调节睡眠。此外，内皮细胞可表达由循环中的IL-1激活的IL-1受体，导致局部前列腺素E2的产生，进而触发大脑中的免疫激活。

3. 细胞机制　炎症状态下，免疫细胞（如单核细胞）的激活可促进其迁移到脑实质及脑血管系统中调节睡眠和昼夜节律。外周炎症信号可刺激小胶质细胞产生趋化因子配体2[chemokine（C-C motif）ligand 2，CCL2]，又称单核细胞趋化蛋白1（monocyte chemotactic protein 1，MCP1），进一步趋化单核细胞进入大脑。此外，受细胞因子刺激的星形胶质细胞也可产生 CCL2 以吸引免疫细胞进入大脑。

4. 血脑屏障转运机制 血脑屏障(blood-brain barrier,BBB)是多种免疫调节分子运入和运出中枢神经系统的门户。睡眠和昼夜节律系统可调节 BBB 的主动转运机制。此外,BBB 功能受到感染和年龄的影响,这可能有助于 IL-1、IL-6 和 TNF 主动转运进入大脑,睡眠模式的改变可进一步增加该情况下炎症介质在血脑屏障中的运输。

三、睡眠障碍的脓毒症患者恢复机体免疫平衡的可能对策

近年来随着对睡眠障碍治疗研究的深入,出现一系列针对慢性睡眠障碍的干预措施,如急性睡眠不足后恢复睡眠、午睡、习惯性延长睡眠时间以及认知行为疗法(cognitive behavioral therapy,CBT)等,这在改善机体免疫方面取得了一定的进展。美国重症医学会最近的临床实践指南也提倡使用非药物方法来促进睡眠。ICU 中急性疾病或损伤恢复期间睡眠中断和睡眠结构异常的原因仍不清楚。但疾病或损伤引起的急性生理变化和外部因素都可能导致这一患者群体的睡眠异常。调整这些外在因素,患者在恢复期可能获得更好的生理睡眠。目前常用的方法包括控制噪声和灯光、合理安排护理活动、采用适当的药物干预(如褪黑素治疗)、提供不间断的睡眠时间、心理支持、避免人机抵抗(呼吸机同步)、有效的镇痛治疗、放松治疗(如按摩等)和音乐治疗等。总之,促进睡眠有望成为一种替代药物治疗脓毒症的新方法。优化患者的舒适度和确保患者在 ICU 期间获得充足的恢复性睡眠对改善脓毒症患者睡眠障碍至关重要。

四、总结与分析

1. 睡眠是一种生理需要,充足的睡眠时间和质量有助于保持免疫力健康,改善机体免疫状态,降低感染的风险。睡眠障碍是 ICU 危重患者中最常见的主诉之一,脓毒症是 ICU 中最常见的危重症患者,睡眠障碍可能是脓毒症患者病情加重、死亡率增加的原因之一。

2. 睡眠和免疫系统之间的联系是双向的,免疫系统的物质(尤其是细胞因子 IL-1 和 TNF)可参与生理睡眠调节和病原体诱导的睡眠反应。睡眠障碍与炎症标志物、免疫细胞计数及细胞分化标志物的失调有关。这些免疫失调可能参与睡眠影响脓毒症的潜在机制。

3. 临床工作中应意识到脓毒症与睡眠障碍并存,减少医院环境中导致睡眠障碍的因素(如暴露在持续的噪声和光线中),可能会减少脓毒症后并发症,改善患者的预后。

(张玉静 张建成 尚游 袁世荧 姚尚龙)

参考文献

[1] KULPATCHARAPONG S,CHEWCHARAT P,RUXRUN-GTHAM K,et al. Sleep quality of hospitalized patients,contributing factors,and prevalence of associated disorders [J]. Sleep Disord,2020,2020(1):8518396.

[2] BESEDOVSKY L,LANGE T,HAACK M. The Sleep-immune crosstalk in health and disease[J]. Physiol Rev,2019,99(3):1325-1380.

[3] MORSE A M,BENDER E. Sleep in hospitalized patients [J]. Clocks Sleep,2019,1(1):151-165.

[4] TELIAS I,WILCOX M E. Sleep and circadian rhythm in critical illness[J]. Crit Care,2019,23(1):82.

[5] IRWIN M R. Sleep and inflammation:partners in sickness and in health[J]. Nat Rev Immunol,2019,19(11):702-715.

[6] JEAN-BAPTISTE E. Cellular mechanisms in sepsis[J]. J Intensive Care Med,2007,22(2):63-72.

[7] LANGE T,DIMITROV S,BORN J. Effects of sleep and circadian rhythm on the human immune system[J]. Ann N Y Acad Sci,2010,1193(4):48-59.

[8] PALMA J A,URRESTARAZU E,LOPEZ-AZCARATE J,et al. Increased sympathetic and decreased parasympathetic cardiac tone in patients with sleep related alveolar hypoventilation[J]. Sleep,2013,36(6):933-940.

[9] CASTRO-DIEHL C,DIEZ ROUX A V,REDLINE S,et al. Association of sleep duration and quality with alterations in the hypothalamic-pituitary adrenocortical axis:the multi-ethnic study of atherosclerosis(MESA)[J]. J Clin Endocrinol Metab,2015,100(8):3149-3158.

[10] WEBSTER J C,OAKLEY R H,JEWELL C M,et al. Proinflammatory cytokines regulate human glucocorticoid receptor gene expression and lead to the accumulation of the dominant negative beta isoform:a mechanism for the generation of glucocorticoid resistance [J]. Proc Natl Acad Sci U S A,2001,98(12):6865-6870.

[11] PAUGH S W,BONTEN E J,EVANS W E. Inflammasome-mediated glucocorticoid resistance:the receptor rheostat[J]. Mol Cell Oncol,2016,3(1):e1065947.

[12] FLIERL M A,RITTIRSCH D,NADEAU B A,et al. Phagocyte-derived catecholamines enhance acute inflammatory injury[J]. Nature,2007,449(7163):721-725.

[13] LEVICK S P,MURRAY D B,JANICKI J S,et al. Sympathetic nervous system modulation of inflammation and remodeling in the hypertensive heart[J]. Hypertension,2010,55(2):270-276.

[14] MUL FEDELE M L,AIELLO I,CALDART C S,et al. Differential thermoregulatory and inflammatory patterns in the circadian response to LPS-Induced septic shock [J]. Front Cell Infect Microbiol,2020,10(3):100.

[15] IRWIN M R,OPP M R. Sleep health:reciprocal regula-

tion of sleep and innate immunity[J]. Neuropsychophar-macology,2017,42(1):129-155.

[16] ZIELINSKI M R,DUNBRASKY D L,TAISHI P,et al. Vagotomy attenuates brain cytokines and sleep induced by peripherally administered tumor necrosis factor-α and lipopolysaccharide in mice[J]. Sleep, 2013, 36 (8):

1227-1238.

[17] HORSTEN S,REINKE L,ABSALOM A R,et al. System-atic review of the effects of intensive-care-unit noise on sleep of healthy subjects and the critically ill[J]. Br J Anaesth,2018,120(3):443-452.

14 免疫应答基因-1在脓毒症免疫抑制中的作用及相关机制研究进展

脓毒症是一种临床常见急危重症，其相关死亡率高达20%~25%。脓毒症后期机体处于免疫抑制状态，对感染反应失去调节能力，表现为持续放大的全身炎症反应过后的免疫无反应或免疫抑制，并最终导致危及生命的多个器官功能衰竭或机体死亡。在创伤、感染等一系列应激状态下，机体补体系统、免疫细胞及其他基质细胞被激活，导致一系列炎症因子及代谢产物的释放，以增加机体抵抗力，促进损伤组织的修复。过于强烈的免疫防御反应及炎症因子的释放导致剧烈的全身炎症反应，失控的全身炎症反应引发机体免疫功能抑制，上述过程是脓毒症发生发展的关键环节。免疫应答基因-1（immune responsive gene 1，IRG1）主要存在于线粒体中，在免疫应答及糖代谢过程中发挥着重要作用。可通过多种方式参与免疫应答：①IRG1可通过影响琥珀酸脱氢酶（succinate dehydrogenase，SDH）参与线粒体三羧酸循环（tricarboxylic acid cycle，TCA cycle），影响糖代谢过程，由此参与天然免疫应答反应；②IRG1也可通过促进LPS致敏的巨噬细胞产生活性氧（reactive oxygen species，ROS），抑制Toll样受体（Toll-like receptor，TLR）触发的促炎细胞因子TNF-α、IL-6和IFN-β的释放，从而引起内毒素耐受。

IRG1，又被称为顺乌头酸脱羧酶1（aconitate decarboxy-lase 1，ACOD1），IRG1在细菌感染等促炎状态下呈高度上调。IRG1参与线粒体TCA循环时，通过催化顺乌头酸生成衣康酸，抑制SDH活性，从而抑制琥珀酸生成延胡索酸，影响糖代谢过程。病毒感染也可诱导IRG1的表达，如马立克氏病病毒感染能够显著增加IRG1的表达，且单核苷酸多态性分析（single nucleotide polymorphism analysis，SNPs）也证实IRG1表达增加与马立克氏病病毒的易感性有关。尽管基因表达数据分析提示IRG1可能通过介导免疫细胞凋亡来诱导病毒易感性，但其确切的机制尚待进一步阐明。综上所述，IRG1在机体免疫应答过程中发挥着不可或缺的作用。

一、IRG1与脓毒症天然免疫应答

机体免疫功能状态与脓毒症的发生发展密切相关，感染及创伤等一系列因素可致机体免疫功能紊乱，影响脓毒症预后。脓毒症后期，机体处于免疫抑制状态，免疫功能严重失调，免疫细胞功能被抑制，伴随着大量的免疫细胞凋亡，数量减少，机体对外界刺激表现为无应答状态。天然免疫是构成机体抵御外来病原体入侵的第一道防线。天然免疫提供一般的免疫应答，任何外来物或非己分子都可能成为靶标。机体在造血过程中，共同髓系祖细胞（common my-eloid progenitor，CMP）产生骨髓细胞系，参与天然免疫应答的绝大多数细胞都来源于CMP，主要包括单核巨噬细胞、树突状细胞（dendritic cell，DC）、中性粒细胞及自然杀伤细胞（natural killer cell，NK cell）等。巨噬细胞是天然免疫应答的重要组成部分，可启动天然免疫反应，并激活其他一系列免疫细胞，随后通过病原体相关分子模式（pathogen-associated molecular pattern，PAMP）识别、吞噬侵入机体的病原体。脓毒症发生时，单核巨噬细胞最先被激活，通过分泌一系列细胞因子（如IL-1，IL-6等），来调节机体免疫功能状态。脓毒症等严重感染及炎症反应可促进低氧诱导因子-1α（hypoxia-inducible factor-1α，HIF-1α）的表达。研究发现，HIF-1α能够调节巨噬细胞的抗炎表型由M1型向M2型转化，调节巨噬细胞的抗炎作用。而敲除巨噬细胞IRG1，能够促进HIF-1α的表达。因此，IRG1可通过介导HIF-1α的表达，调节巨噬细胞抗炎表型。A20为NF-κB信号通路的负性调节因子，炎症反应状态下，免疫细胞释放的TNF-α诱导蛋白3（tumor necrosis factor alpha induced protein 3，TNFAIP3）可诱导A20的表达来调节机体炎症反应程度，抑制TNF-α诱导的坏死性凋亡。而IRG1可通过刺激线粒体活性氧（reactive oxygen species，ROS）的生成，促进A20的表达，进而抑制巨噬细胞坏死性凋亡。最近研究表明，IRG1通过诱导上调衣康酸，抑制NLRP3炎性小体的激活，进而抑制内毒素诱导的巨噬细胞焦亡。此外，IRG1上调衣康酸的表达，后者能够抑制巨噬细胞释放pro-IL-1β，及分泌IL-6，IL-10及IFN-β，进一步提示IRG1的免疫调节作用。此外，LPS可通过激活TLR4，进而激活干扰素调节因子-3（interferon regulatory factor，IRF3），促进包括IRG1在内的干扰素（interferon，IFN）诱导基因的表达，而后者进一步促进巨噬细胞的抗菌活性。因此,IRG1 在调节脓毒症巨噬细胞功能及命运方面发挥着重要作用。

中性粒细胞作为天然免疫反应的重要组成部分,在调节脓毒症免疫应答方面同样发挥重要作用。在脓毒症发生24h 后,患者外周血中性粒细胞显著降低,且降低程度与脓毒症严重程度呈正相关。虽然中性粒细胞通常不会产生大量的细胞因子,但有研究表明,中性粒细胞在脓毒症期间会产生大量的免疫抑制因子 IL-10。向健康志愿者体内注入低剂量内毒素后,从受试者的外周血中能够鉴定出一类具有抑制 T 淋巴细胞分化并表达成熟 CD16^{hi} CD62L 的中性粒细胞亚群。上述研究表明,中性粒细胞的免疫抑制表型可能是脓毒症后期免疫抑制的重要机制之一。一系列促炎因子可诱导 Ⅰ/Ⅱ型 IFN 信号,促进巨噬细胞 IRG1 的表达。研究发现,Mrp8-Cre$^+$ IRG1fl/fl 小鼠(即中性粒细胞特异性敲除 IRG1 小鼠)体内的中性粒细胞释放细胞因子的能力明显下降,同时降低结核分支杆菌感染的小鼠肺组织炎症程度,提高小鼠生存率。因此,IRG1 也在一定程度上参与了中性粒细胞对于炎症反应的调控,调节天然免疫应答。

DC 的抗原呈递功能是免疫应答的中心环节之一。外周血 DC 减少程度与脓毒症休克儿童不良预后呈明显的正相关。脓毒症发生时,DC 数量明显减少,而 DC 在摄取凋亡细胞后,其表面共刺激分子表达也明显减少,抗原提呈作用明显减弱,最终导致其接触的 T 细胞对免疫应答无反应。研究发现,LPS 刺激 MyD88$^{-/-}$ 或者 IFN-α/βR$^{-/-}$ DC 能够明显上调 IRG1,表明 IRG1 可能参与 DC 细胞功能调控。另有研究表明,特异性敲除小鼠肺泡巨噬细胞及 DC 中的 IRG1后,能够明显增加肺组织中性粒细胞数量,这可能是 IRG1调节 DC 免疫状态的潜在机制之一。但目前,IRG1 参与 DC介导的天然免疫应答过程的相关机制依旧不明。

二、IRG1 与脓毒症特异性免疫应答

特异性免疫反应在机体免疫防御过程中不可或缺,表现为脓毒症早期即存在淋巴细胞凋亡。持续的抗原刺激及过度的炎症反应是脓毒症导致 T 淋巴细胞耗竭的关键因素。脓毒症对循环及组织中以 CD4$^+$ T 淋巴细胞为代表的 T 淋巴细胞具有显著的影响。研究表明,脓毒症死亡患者脾脏中 T 淋巴细胞对内毒素刺激高度不敏感,其产生 IFN-γ 和 TNF 的能力显著下降,CD4$^+$ T 淋巴细胞表面程序性死亡配体-1(programmed death-ligand 1,PD-L1)表达增加。以往的动物实验则表明,通过给予胱天蛋白酶激活的抑制剂,能够预防淋巴细胞的凋亡,并提高脓毒症小鼠生存率。研究发现,缺血再灌注损伤后的 IRG1-/-小鼠,肝细胞凋亡水平也显著增高。推测 IRG1 可能调节凋亡水平,但确切机制需要进一步研究。IRG1 表达增加能够减少卵巢癌组织中CD8$^+$ T 淋巴细胞浸润,而敲除 IRG1 的小鼠在缺血再灌注的肝脏中 CD8$^+$ 及 CD4$^+$ T 淋巴细胞浸润减少。此外,IRG1也可在胎盘植入子宫期间诱导免疫耐受的发生,从而确保

胎盘安全着床。因此,IRG1 可能通过抑制 T 细胞凋亡,减少脓毒症淋巴细胞耗竭,进而参与脓毒症后期免疫耐受的形成。

三、IRG1 与脓毒症免疫细胞代谢重构

脓毒症相关代谢重构与免疫功能密切相关,代谢重构逐渐成为调节天然免疫反应的标志性事件之一。实际上,机体凝血机制、补体激活、体温调节、昼夜节律及代谢等一系列因素均是脓毒症发生发展的重要调节机制。比如,脓毒症患者高热、心动过速、呼吸急促、过度炎症反应、免疫系统激活、吞噬和急性期反应物的产生等一系列典型症状,需要消耗超过正常生理情况的能量供给。然而,供能与耗能之间的不平衡是脓毒症期间"能量赤字"发生的主要原因。在脓毒症小鼠及大鼠的骨骼肌和肝脏中,ATP 水平显著降低。且对脓毒症死亡患者骨骼肌进行活检时发现,ATP/ADP 比率显著下降。而通过对脓毒症患者血浆进行蛋白质和代谢组学筛查发现,脓毒症幸存者与脓毒症死亡患者葡萄糖代谢和脂肪酸 β 氧化途径存在着显著的差异。因此,脓毒症的免疫代谢途径改变可能是脓毒症发生发展的主要调控机制,可能为脓毒症后期恢复免疫稳态提供重要靶点。

在充分的氧供条件下,丙酮酸通过异二聚体线粒体丙酮酸载体蛋白复合物进入线粒体参与后续能量代谢过程。丙酮酸脱氢酶复合物(pyruvate dehydrogenase complex,PDC)是丙酮酸进入线粒体转化为乙酰辅酶 A 及 CO$_2$ 所必要的酶,是一种重要的氧信号传感器和 TCA 循环活性调节器。然而,在脓毒症状态下,组织细胞的相对缺氧状态显著抑制 PDC 活性。最近的证据也表明,脂肪酸 β 氧化代谢改变对 T 细胞增殖和分化发挥着重要作用。正常的脂肪酸分解代谢有利于维持 CD8$^+$ T 细胞记忆功能及 CD4$^+$ 调节性 T 细胞分化能力。然而,包括脓毒症在内的一系列促炎条件均可导致脂肪酸分解代谢失去平衡。因此,脓毒症可直接导致线粒体 TCA 循环及脂肪酸 β 氧化障碍,影响免疫细胞相关功能。

不同的 TLR 配体刺激及细菌感染小鼠巨噬细胞,均能够诱导 IRG1 的表达上调,而激活的 IRG1 反过来可通过线粒体影响免疫细胞的代谢途径。脓毒症患者外周血单个核细胞(peripheral blood mononuclear cell,PBMC)IRG1 表达显著增高,并可通过增加线粒体释放 ROS,增加 A20 的表达,促进内毒素耐受,抑制炎症反应过度放大。同样,在感染沙门螺杆菌后的斑马鱼巨噬细胞 IRG1 也显著表达,并能够促进线粒体产生 ROS,增强巨噬细胞的杀菌活性。因此,IRG1 能够刺激 ROS 的生成及促进 A20 的表达,参与调节细胞代谢及免疫应答,在免疫代谢轴中发挥重要作用。

实际上,IRG1 在连接代谢及抗菌免疫反应中可能发挥着桥梁作用。IRG1 能够催化 TCA 循环中顺式乌头酸脱羧生成衣康酸。后者在免疫细胞代谢途径中存在两个特征性

的"断点"作用。一方面，衣康酸能够抑制乙醛酸循环中的关键酶——异柠檬酸裂解酶，从而抑制异柠檬酸裂解生成琥珀酸和乙醛酸，抑制乙醛酸循环，乙醛酸循环为细菌在特定条件下生长所必需的途径。因此，免疫细胞IRG1-衣康酸-乙醛酸代谢途径改变可能是脓毒症条件下，机体发挥抑菌作用的主要机制之一。另一方面，衣康酸能够抑制TCA循环中SDH活性，抑制琥珀酸向延胡索羧酸的转化，导致TCA循环障碍。单核巨噬细胞中琥珀酸含量增加是炎症反应影响细胞代谢的标志性事件之一。琥珀酸为TCA循环的中间代谢产物。在炎症状态下，琥珀酸除了维持TCA循环的完整性，还可通过稳定HIF-1α的表达来增强IL-1β的表达，进而影响其他代谢途径的功能。相反，敲除巨噬细胞IRG1，导致细菌感染细胞内衣康酸水平显著降低，同时抑菌活性也明显降低。所以，当脓毒症等炎症反应状态时，IRG1能够促进衣康酸的生成，通过上述两个"断点"的作用，抑制线粒体正常的TCA过程，抑制细胞代谢水平。这一机制阐明了IRG1-衣康酸轴在免疫细胞代谢重构中的作用，有助于进一步发现脓毒症与细胞代谢重构的联系，为脓毒症治疗提供潜在靶点。

四、结语

近来，有关脓毒症的研究主要集中在免疫调节及代谢重构方面，而IRG1在脓毒症相关免疫及代谢调节中均发挥着重要作用。一方面，IRG1可通过一系列分子机制，抑制过度炎症刺激诱导的免疫细胞凋亡的发生，直接或间接调控免疫反应通路；另一方面，IRG1-衣康酸轴对TCA循环的调节，能够影响线粒体代谢，调节多种细胞的免疫功能。但关于IRG1及其相关作用分子在脓毒症发生发展中的作用及机制仍未完全清楚。因此，探索IRG1及互作分子在调控脓毒症发生发展相关免疫及代谢通路中的具体作用机制，为脓毒症的治疗提供潜在的分子靶点显得尤为重要。

（涂青　陈峰　李金宝）

参 考 文 献

[1] SINGER M, DEUTSCHMAN C S, SEYMOUR C W, et al. The third international consensus definitions for sepsis and septic shock (Sepsis-3)[J]. JAMA, 2016, 315(8):801-810.

[2] DOMINGUEZ-ANDRES J, NOVAKOVIC B, LI Y, et al. The itaconate pathway is a central regulatory node linking innate immune tolerance and trained immunity[J]. Cell Metab, 2019, 29(1):211-220 e215.

[3] LI Y, ZHANG P, WANG C, et al. Immune responsive gene 1 (IRG1) promotes endotoxin tolerance by increasing A20 expression in macrophages through reactive oxygen species[J]. J Biol Chem, 2013, 288(23):16225-16234.

[4] WU R, CHEN F, WANG N, et al. ACOD1 in immunome-tabolism and disease[J]. Cell Mol Immunol, 2020, 17(8):822-833.

[5] SMITH J, SADEYEN J R, PATON I R, et al. Systems analysis of immune responses in Marek's disease virus-infected chickens identifies a gene involved in susceptibility and highlights a possible novel pathogenicity mechanism[J]. J Virol, 2011, 85(21):11146-11158.

[6] GIRARDOT T, RIMMELE T, VENET F, et al. Apoptosis-induced lymphopenia in sepsis and other severe injuries[J]. Apoptosis, 2017, 22(2):295-305.

[7] CHENG Y, FENG Y, XIA Z, et al. Omega-Alkynyl arachidonic acid promotes anti-inflammatory macrophage M2 polarization against acute myocardial infarction via regulating the cross-talk between PKM2, HIF-1alpha and iNOS[J]. Biochim Biophys Acta Mol Cell Biol Lipids, 2017, 1862(12):1595-1605.

[8] LAMPROPOULOU V, SERGUSHICHEV A, BAMBOUSKOVA M, et al. Itaconate links inhibition of succinate dehydrogenase with macrophage metabolic remodeling and regulation of inflammation[J]. Cell Metab, 2016, 24(1):158-166.

[9] KOUDSTAAL T, VAN HULST J A C, DAS T, et al. DNGR1-Cre-mediated deletion of tnfaip3/A20 in conventional dendritic cells induces pulmonary hypertension in mice[J]. Am J Respir Cell Mol Biol, 2020, 63(5):665-680.

[10] HOOFTMAN A, ANGIARI S, HESTER S, et al. The Immunomodulatory metabolite itaconate modifies nlrp3 and inhibits inflammasome activation[J]. Cell Metab, 2020, 32(3):468-478 e467.

[11] SWAIN A, BAMBOUSKOVA M, KIM H, et al. Comparative evaluation of itaconate and its derivatives reveals divergent inflammasome and type I interferon regulation in macrophages[J]. Nat Metab, 2020, 2(7):594-602.

[12] NAUJOKS J, TABELING C, DILL B D, et al. IFNs Modify the proteome of legionella-containing vacuoles and restrict infection via IRG1-Derived itaconic acid[J]. PLoS Pathog, 2016, 12(2):e1005408.

[13] BERMEJO-MARTIN J F, TAMAYO E, RUIZ G, et al. Circulating neutrophil counts and mortality in septic shock[J]. Crit Care, 2014, 18(1):407.

[14] KASTEN K R, MUENZER J T, CALDWELL C C. Neutrophils are significant producers of IL-10 during sepsis[J]. Biochem Biophys Res Commun, 2010, 393(1):28-31.

[15] PILLAY J, KAMP V M, VAN HOFFEN E, et al. A subset of neutrophils in human systemic inflammation inhibits T cell responses through Mac-1[J]. J Clin Invest, 2012, 122(1):327-336.

［16］ NAIR S,HUYNH J P,LAMPROPOULOU V,et al. Irg1 expression in myeloid cells prevents immunopathology during M. tuberculosis infection［J］. J Exp Med,2018, 215(4):1035-1045.

［17］ GUISSET O,DILHUYDY M S,THIEBAUT R,et al. Decrease in circulating dendritic cells predicts fatal outcome in septic shock［J］. Intensive Care Med,2007,33 (1):148-152.

［18］ BOOMER J S,TO K,CHANG K C,et al. Immunosuppression in patients who die of sepsis and multiple organ failure［J］. JAMA,2011,306(23):2594-2605.

［19］ YI Z,DENG M,SCOTT M J,et al. Immune-Responsive gene 1/Itaconate activates nuclear factor erythroid 2-related factor 2 in hepatocytes to protect against liver ischemia-reperfusion injury ［J］. Hepatology, 2020, 72 (4):1394-1411.

［20］ MCNEAL S,BITTERMAN P,BAHR J M,et al. Association of immunosuppression with DR6 expression during the development and progression of spontaneous ovarian cancer in laying hen model［J］. J Immunol Res,2016, 2016:6729379.

［21］ LEE I,HUTTEMANN M. Energy crisis:the role of oxidative phosphorylation in acute inflammation and sepsis ［J］. Biochim Biophys Acta, 2014, 1842 (9): 1579-1586.

［22］ LANGLEY R J,TSALIK E L,VAN VELKINBURGH J C,et al. An integrated clinico-metabolomic model improves prediction of death in sepsis［J］. Sci Transl Med, 2013,5(195):195ra195.

［23］ MICHALEK R D,GERRIETS V A,JACOBS S R,et al. Cutting edge:distinct glycolytic and lipid oxidative metabolic programs are essential for effector and regulatory CD4$^+$ T cell subsets［J］. J Immunol, 2011, 186 (6): 3299-3303.

［24］ MICHELUCCI A,CORDES T,GHELFI J,et al. Immune-responsive gene 1 protein links metabolism to immunity by catalyzing itaconic acid production ［J］. Proc Natl Acad Sci U S A,2013,110(19):7820-7825.

［25］ CORDES T,WALLACE M,MICHELUCCI A,et al. Immunoresponsive gene 1 and itaconate inhibit succinate dehydrogenase to modulate intracellular succinate levels ［J］. J Biol Chem,2016,291(27):14274-14284.

［26］ TANNAHILL G M,CURTIS A M,ADAMIK J,et al. Succinate is an inflammatory signal that induces IL-1beta through HIF-1alpha［J］. Nature,2013,496(7444):238-242.

15 脓毒症内皮细胞损伤相关生物标志物研究的新进展

脓毒症是宿主对感染的反应失调所导致的危及生命的器官功能障碍。在脓毒症期间，内皮细胞会放大免疫反应并激活凝血系统，它们既是炎症的靶标又是炎症的来源，充当着局部和全身免疫反应之间的联系。在炎症刺激下，血管内皮结构破坏、内皮细胞损伤，进而造成内皮功能障碍，循环液体渗漏、蛋白渗出，严重时可致微循环血流受损、组织低灌注和危及生命的器官衰竭反映内皮细胞损伤的生物标志物水平在脓毒症时升高，现得到广泛认可的标志物包括脱落的糖萼产物、脱落的黏附分子、血管生成素-2以及来自凝血级联和纤溶/抗纤溶途径的蛋白质。内皮细胞损伤相关生物标志物研究已成为脓毒症诊断和治疗的新靶点。

一、脓毒症内皮细胞损伤病理生理

脓毒症时，外源性病原体相关分子模式（PAMP）和内源性损伤相关分子模式（DAMP）触发内皮激活，并可能损害其结构和/或功能。病原体识别受体的参与，包括Toll样受体（Toll-like receptor，TLR），驱动内皮细胞向促炎表型转化。炎症细胞因子（特别是TNF-α和IL-1β）使内皮细胞表面黏附分子如选择素（selectin）、整合素（integrin）、细胞间黏附分子（intercellular adhesion molecule，ICAM）和血管细胞黏附分子-1（vascular cell adhesion molecule-1，VCAM-1）表达急剧增加。脓毒症时血管内皮的主要特征是通透性增加或屏障功能丧失，导致循环物质的外漏和组织水肿。受损的糖萼和上皮细胞凋亡导致对蛋白质和液体的通透性增加，使间质渗漏。糖萼脱落暴露内皮细胞，其与白细胞和血小板黏附，增强炎症反应和激活凝血级联。

二、内皮损伤标志物

内皮生物标志物对脓毒症具有良好的诊断潜力，通过检测内皮损伤相关生物标志物水平来评估内皮细胞活化的程度，可以帮助临床确定脓毒症的诊断并预测休克的发展。

（一）肾上腺髓质素前体中段肽（MR-proADM）

肾上腺髓质素（adrenomedullin，ADM）是一种多肽类激素，具有舒张血管、稳定内皮屏障和免疫调节等作用。脓毒症中ADM水平的升高与血管舒张程度、脓毒症严重程度和死亡率相关。由于循环中的ADM可被快速结合、清除，直接检测血浆中的ADM非常困难。肾上腺髓质素前体中段肽（mid-regional pro-adrenomedullin，MR-proADM）是ADM前体片段，其具有良好的体内稳定性且可直接反映ADM水平，被认为是一种反映血管内皮功能障碍的新型生物标志物。文献报道中，MR-proADM主要与肺部感染有关。

一项纳入7 132例患者的观察性队列研究表明MR-ProADM在预测死亡方面显著改善了回归模型，还改善了用于预测重症监护治疗病房（ICU）入院和较高初始治疗紧迫性的临床模型。Enguix-Armada等发现在ICU入院后的第一个24h内测量MR-proADM表现出良好的预后价值（$P<0.001$），特别是在脓毒症休克（$P<0.01$）的情况下，与APACHE-Ⅱ评分一致。Valenzuela Sanchez等的研究认为，最初的MR-proADM水平有助于确定患有系统性炎症反应综合征（SIRS）和器官功能障碍患者的初始感染。入院后第5d的MR-proADM水平及其清除率是确定重症脓毒症患者入ICU时不良预后和死亡风险的最有效生物标志物。De la Torre-Prados等发现MR-proADM是与28d死亡率关联最强的生物标志物，具有预后价值（对数秩检验：$P=0.001$）。100例患者的回归分析（$P<0.001$）显示，MR-proADM浓度每增加1mmol/L，其相对风险比基线增高1.26倍。Angeletti等将104例脓毒症患者的生物标志物进行联合检测研究，发现PCT与MR-proADM联合使用具有更好的后验概率，而且PCT、MR-proADM和TNF-α的组合检测最有助于脓毒症的早期诊断。研究表明，将MR-proADM纳入早期脓毒症管理方案中可有助于急诊部门快速进行临床决策和后续治疗决策，从而改善脓毒症个性化治疗策略。

（二）内皮细胞特异性分子-1（endothelial cell-specific molecule-1，Endocan）

Endocan是一种主要由肺内皮细胞表达的质量为50kDa可溶性蛋白聚糖，其生物学作用源于其与整合蛋白LFA-1的连接能力，这使得它竞争性抑制内皮配体ICAM-1，从而抑制白细胞的渗出，在急性肺损伤期间具有潜在的抗炎作用。促炎细胞因子,如 TNF-α 和 IL-1β 促进该分子的合成和释放。Endocan 浓度与实验性内毒素血症引起的系统性炎症的内皮功能障碍有关,被认为是脓毒症中内皮细胞活化的特定生物标志物,具有很好的诊断和预后效力。

动物实验表明在鼠内毒素诱导的急性肺损伤模型中,用 Endocan 预处理可降低 TNF-α,IFN-γ,IL-1β 和 IL-6 的水平并减轻肺上皮细胞凋亡。其他研究表明,Endocan 作为内皮特异性的生物标志物,在脓毒症及脓毒症恶化为多器官功能障碍综合征(multiple organ dysfunction syndrome,MODS)时血浆水平升高,在脓毒症改善时水平降低。严重脓毒症患者在第 1、4 和 7 天 Endocan 血浆浓度持续 > 6.28ng/ml 与预后不良相关,其浓度每增加 1ng/ml,死亡概率增加 11.1%。Endocan 可预测脓毒症休克,在逻辑回归模型中,通过评估得分,Endocan 浓度升高与脓毒症相关性器官功能衰竭显著相关。

(三) 多配体蛋白聚糖-1

多配体蛋白聚糖-1(syndecan-1,Synd-1)是一种在内皮糖萼中发现的蛋白聚糖,糖萼降解可致其血浆水平升高。Synd-1 作为创伤和脓毒症等多个患者群体预后不良的生物标志物,研究较为广泛。Ostrowski 等研究显示,在评估脓毒症病情严重程度时,Synd-1 水平与脓毒症相关性器官功能衰竭评价(sepsis-related organ failure assessment,SOFA)评分具有相关性:局部感染($r = 0.40$;$P = 0.004$),脓毒症($r = 0.34$;$P = 0.002$),严重脓毒症($r = 0.28$;$P = 0.009$)和脓毒症休克($r = 0.60$;$P = 0.051$)。Puskarich 等比较了需要插管的脓毒症患者和无需插管的脓毒症患者入院时 Synd-1 水平的中位数,发现插管患者的 Synd-1 水平未显著高于未插管患者[181ng/ml(IQR:61 ~ 568)vs.141ng/ml(IQR:46 ~ 275);$P = 0.06$]。

在预测脓毒症发生风险时,Synd-1 可能有助于将脓毒症风险较高的患者分层,以纳入评估干预措施或预防策略是否有效的试验中。Naumann 等最近的研究表明,Synd-1 的升高在创伤患者受伤后的数分钟内发生,而伤后 4 ~ 12h 持续的 Synd-1 高水平与多器官功能衰竭的发展有关,但没有报告发展为脓毒症的多器官功能衰竭患者的比例。最近的一项动物研究表明,相较于经晶体液复苏,经血浆复苏的脓毒症大鼠血清 Synd-1 的升高明显减缓,48h 生存率显著增高,肺湿干重比更高,反映了较轻的肺水肿。目前对人类的研究,尚不清楚早期纠正患者高水平 Syn-1 的干预措施(如输注血浆,浓缩因子和氨甲环酸)是否可以降低其随后发生脓毒症的风险。

(四) 血管生成素Ⅱ(angiopoietin Ⅱ,Ang Ⅱ)

内皮特异性血管生成素(Ang)-酪氨酸激酶(tyrosine kinase,Tie)系统被认为是调节脓毒症内皮激活的重要机制,并且可能是损伤严重程度的决定因素。周细胞释放血管生成素Ⅰ(AngⅠ),它通过与内皮细胞 Tie2 受体结合来增强血管的稳定性。AngⅡ储存在内皮细胞的 Weibel-Palade 小体中,具有增加血管通透性的作用,其作为 AngⅠ

的内在拮抗剂,可阻止 AngⅠ结合 Tie2 受体从而阻止抗炎信号的产生。与 Tie2 结合的 AngⅡ可使内皮屏障完整性丧失,导致脓毒症中的血管渗漏和器官功能障碍。近来的研究将 AngⅡ作为糖萼降解的关键调节物质。

Lukasz 等在人类脐静脉内皮细胞系和小鼠中使用 AngⅡ,发现其可在体内和体外迅速降解内皮糖萼。Han 等发现抑制 AngⅡ可减少内皮糖萼的脱落,提高脓毒症小鼠的生存率。抑制 AngⅡ和激活 Tie2 可能是脓毒症的潜在治疗靶点。一项研究根据最新的脓毒症 3.0 定义评估了 AngⅠ和 AngⅡ在脓毒症和脓毒症休克患者中的诊断价值。结果表明,脓毒症患者(尤其是脓毒症休克患者)的 AngⅡ水平高于对照组。此外,在脓毒症发作第 1 天的脓毒症休克患者中 AngⅡ的受试者特征曲线下面积(Area Under the Receiver Operating Characteristic curve,AUROC)值较高。AngⅡ表达水平在脓毒症患者的血浆中高度上调,其表达与疾病的严重程度密切相关,高水平的 AngⅡ而非 AngⅠ有助于区分脓毒症和脓毒症休克,从而使 AngⅡ成为脓毒症中有价值的治疗靶点。

(五) 凝血酶调节蛋白

凝血酶调节蛋白(thrombomodulin)是一种内皮抗凝辅因子,可促进凝血酶介导的蛋白质 C 活化。由于在脓毒症期间凝血酶调节蛋白的表达下调,研究者提出将补充重组可溶性凝血酶调节蛋白作为治疗方法,并开发使用了人重组凝血酶调节蛋白。凝血酶调节蛋白的独特特征是其凝集素样结构域,可抑制白细胞与内皮细胞黏附,干扰补体激活以及抑制炎症反应。有研究表明,在脓毒症相关凝血病中,与接受安慰剂的患者相比,接受人类重组可溶性凝血酶调节蛋白治疗的患者具有更高的基线凝血酶生成生物标志物水平,其死亡率较低。

三、展望

通过检测内皮损伤相关生物标志物来评估内皮损伤并指导内皮细胞保护性治疗,为脓毒症的和脓毒症休克的早期诊断与治疗提供了新的视角。生物标志物单独或组合应用的研究作为脓毒症研究的一部分,可能在不久的将来指导日常临床实践,帮助临床医师制定针对内皮损伤的个性化治疗的有效方案。

(胡涵 邓小明)

参 考 文 献

[1] SINGER M,DEUTSCHMAN C S,SEYMOUR C W,et al. The third international consensus definitions for sepsis and septic shock(Sepsis-3)[J]. JAMA,2016,315(8):801-810.

[2] DOLMATOVA E V,WANG K,MANDAVILLI R,et al. The effects of sepsis on endothelium and clinical implications[J]. Cardiovasc Res,2021,117(1):60-73.

［3］ AIRD W C. Endothelial cell heterogeneity［J］. Cold Spring Harb Perspect Med,2012,2(1):a006429.

［4］ AIT-OUFELLA H,MAURY E,LEHOUX S,et al. The endothelium:physiological functions and role in microcirculatory failure during severe sepsis［J］. Intensive Care Med,2010,36(8):1286-1298.

［5］ BLAISE S,POLENA H,VILGRAIN I. Soluble vascular endothelial-cadherin and auto-antibodies to human vascular endothelial-cadherin in human diseases:Two new biomarkers of endothelial dysfunction［J］. Vasc Med,2015,20(6):557-565.

［6］ CHAPPELL D,WESTPHAL M,JACOB M. The impact of the glycocalyx on microcirculatory oxygen distribution in critical illness［J］. Curr Opin Anaesthesiol,2009,22(2):155-162.

［7］ GEVEN C,KOX M,PICKKERS P. Adrenomedullin and adrenomedullin-targeted therapy as treatment strategies relevant for sepsis［J］. Front Immunol,2018,9:292.

［8］ HOLM H,NäGGA K,NILSSON E D,et al. Biomarkers of microvascular endothelial dysfunction predict incident dementia:a population-based prospective study［J］. Intern Med,2017,282(1):94-101.

［9］ SCHUETZ P,HAUSFATER P,AMIN D,et al. Biomarkers from distinct biological pathways improve early risk stratification in medical emergency patients:the multinational,prospective,observational TRIAGE study［J］. Crit Care,2015,19:377.

［10］ ENGUIX-ARMADA A,ESCOBAR-CONESA R,GARCíA-DE LA TORRE A,et al. Usefulness of several biomarkers in the management of septic patients:C-reactive protein,procalcitonin,presepsin and mid-regional pro-adrenomedullin［J］. Clin Chem Lab Med,2016,54(1):163-168.

［11］ VALENZUELA SANCHEZ F,VALENZUELA MENDEZ B,BOHOLLO D A,et al. Diagnostic and prognostic usefulness of mid-regional pro-adrenomedullin levels in patients with severe sepsis［J］. Intensive Care Med Exp,2015,3(Suppl 1):A306.

［12］ DE LA TORRE-PRADOS M V,GARCIA-DE LA TORRE A,ENGUIX A,et al. Mid-regional pro-adrenomedullin as prognostic biomarker in septic shock［J］. Minerva Anestesiol,2016,82(7):760-766.

［13］ ANGELETTI S,DICUONZO G,FIORAVANTI M,et al. Procalcitonin,MR-Proadrenomedullin,and cytokines measurement in sepsis diagnosis:advantages from test combination［J］. Dis Markers,2015,2015:951532.

［14］ ZHENG X,SOROUSH F,LONG J,et al. Murine glomerular transcriptome links endothelial cell-specific molecule-1 deficiency with susceptibility to diabetic nephropathy［J］. PLoS One,2017,12(9):e0185250.

［15］ MATANO F,YOSHIDA D,ISHII Y,et al. Endocan,a new invasion and angiogenesis marker of pituitary adenomas［J］. J Neurooncol,2014,117(3):485-491.

［16］ ZHANG X,ZHUANG R,WU H,et al. A novel role of endocan in alleviating LPS-induced acute lung injury［J］. Life Sci,2018,202:89-97.

［17］ IOAKEIMIDOU A,PAGALOU E,KONTOGIORGI M,et al. Increase of circulating endocan over sepsis follow-up is associated with progression into organ dysfunction［J］. Eur J Clin Microbiol Infect Dis,2017,36(10):1749-1756.

［18］ HSIAO S Y,KUNG C T,TSAI N W,et al. Concentration and value of endocan on outcome in adult patients after severe sepsis［J］. Clin Chim Acta,2018,483:275-280.

［19］ MIHAJLOVIC D,BRKIC S,LENDAK D,et al. Endothelial biomarkers in the light of new sepsis definition［J］. Biomark Med,2019,13(5):341-351.

［20］ JOHANSSON P I,STENSBALLE J,OSTROWSKI S R. Shock induced endotheliopathy(SHINE)in acute critical illness-a unifying pathophysiologic mechanism［J］. Crit Care,2017,21(1):25.

［21］ OSTROWSKI S R,GAïNI S,PEDERSEN C,et al. Sympathoadrenal activation and endothelial damage in patients with varying degrees of acute infectious disease:an observational study［J］. J Crit Care,2015,30(1):90-96.

［22］ PUSKARICH M A,CORNELIUS D C,THARP J,et al. Plasma syndecan-1 levels identify a cohort of patients with severe sepsis at high risk for intubation after large-volume intravenous fluid resuscitation［J］. J Crit Care,2016,36:125-129.

［23］ WEI S Y,GONZALEZ R E,CHANG R,et al. Elevated syndecan-1 after trauma and risk of sepsis:a secondary analysis of patients from the pragmatic,randomized optimal platelet and plasma ratios(PROPPR)trial［J］. J Am Coll Surg. 2018,227(6):587-595.

［24］ NAUMANN D N,HAZELDINE J,DAVIES D J,et al. Endotheliopathy of Trauma is an on-Scene phenomenon,and is associated with multiple organ dysfunction syndrome:a prospective observational study［J］. Shock,2018,49(4):420-428.

［25］ CHANG R,HOLCOMB J B,JOHANSSON P I,et al. Plasma resuscitation improved survival in a cecal ligation and puncture rat model of sepsis［J］. Shock,2018,49(1):53-61.

［26］ DIEBEL L N,MARTIN J V,LIBERATI D M. Early

tranexamic acid administration ameliorates the endotheliopathy of trauma and shock in an in vitro model[J]. J Trauma Acute Care Surg,2017,82(6):1080-1086.

[27] LELIGDOWICZ A,RICHARD-GREENBLATT M,WRIGHT J,et al. Endothelial activation:The Ang/Tie axis in sepsis[J]. Front Immunol,2018,9:838.

[28] UCHIMIDO R,SCHMIDT E P,SHAPIRO N I. The glycocalyx:a novel diagnostic and therapeutic target in sepsis[J]. Crit Care,2019,23(1):16.

[29] TIAN R,WANG X,PAN T,et al. Plasma PTX3,MCP1 and Ang2 are early biomarkers to evaluate the severity of sepsis and septic shock[J]. Scand J Immunol,2019,90(6):e12823.

[30] LUKASZ A,HILLGRUBER C,OBERLEITHNER H,et al. Endothelial glycocalyx breakdown is mediated by angiopoietin-2[J]. Cardiovasc Res,2017,113(6):671-680.

[31] HAN S,LEE S J,KIM K E,et al. Amelioration of sepsis by TIE2 activation-induced vascular protection[J]. Sci Transl Med,2016,8(335):335ra55.

[32] TIAN R,WANG X,PAN T,et al. Plasma PTX3,MCP1 and Ang2 are early biomarkers to evaluate the severity of sepsis and septic shock[J]. Scand J Immunol,2019,90(6):e12823.

[33] IBA T,LEVI M,LEVY J H. Sepsis-Induced coagulopathy and disseminated intravascular coagulation[J]. Semin Thromb Hemost,2020,46(1):89-95.

[34] LIAW P C,ITO T,IBA T,et al. DAMP and DIC:The role of extracellular DNA and DNA-binding proteins in the pathogenesis of DIC[J]. Blood Rev,2016,30(4):257-261.

[35] LEVI M,VINCENT J L,TANAKA K,et al. Effect of a Recombinant human soluble thrombomodulin on baseline coagulation biomarker levels and mortality outcome in patients with sepsis-associated coagulopathy[J]. Crit Care Med,2020,48(8):1140-1147.

16 SIRT蛋白家族在脓毒症中的作用及研究进展

脓毒症是机体对感染的反应失调所导致的危及生命的器官功能障碍,是造成ICU中重症患者死亡的主要原因之一。脓毒症发病机制复杂、涉及广泛,与机体抗炎/促炎反应失衡、免疫功能紊乱、氧化应激损伤、线粒体功能障碍等多种因素相关。目前针对脓毒症的治疗主要为液体复苏、抗感染、器官功能保护等方法,尚缺少针对脓毒症发病机制的特异性治疗措施。因此,对脓毒症的病理生理机制进行更为深入的研究,探寻可能的药物作用靶点对其临床诊断、治疗具有重要的理论意义及应用价值。

近年来研究显示,去乙酰化酶SIRT蛋白家族在脓毒症的发病机制中发挥重要作用。本文拟对SIRT蛋白家族在脓毒症中的作用及近年来研究进展进行综述,从而为脓毒症发病机制的理解及治疗提供新的思路。

一、SIRT蛋白家族简介

SIRT蛋白家族是一类广泛表达于所有物种且序列高度保守的蛋白质,由约275个氨基酸构成,分为大小两个结构域。大结构域为包含Rossmann折叠结构的保守结构域,小结构域为包含锌离子结合位点X15-40-Cys-X2-4-Cys和螺旋结构的非保守结构域。该物质首次发现于酵母菌中,由于其参与基因转录中的沉默过程而被称为"沉默信息调节因子2同源蛋白"(silent mating type information regulation 2 homolog,SIRT)。随后,研究人员在细菌、植物和哺乳动物中均陆续发现SIRT蛋白的存在。

SIRT蛋白在原核生物中由单基因编码,在真核生物中由多基因编码。由于编码基因的种类不同,SIRT蛋白分布于不同的亚细胞结构中,并具有不同的催化功能。哺乳动物中SIRT蛋白共存在7种亚型,即SIRT1~7,其中SIRT1、6、7主要存在于细胞核内,SIRT2主要在细胞质中,SIRT3、4、5则主要位于线粒体。然而,在不同组织及细胞中或是在细胞不同的发育阶段、代谢状态及应激状态下,SIRT蛋白的位置可能会发生改变。例如:SIRT1通常位于细胞核中,通过使组蛋白乙酰化影响基因表达,但在某些条件下可从细胞核转移至细胞质中参与胰岛素代谢的调控;SIRT2主要位于细胞质中,但在细胞周期的某些阶段也可存在于细胞核内。

SIRT蛋白主要具有依赖于NAD$^+$的去乙酰化酶活性和ADP-核糖转移酶活性。不同的SIRT蛋白亚型具有不同的酶促反应特点:SIRT1、2、3、5、6均具有依赖NAD$^+$的去乙酰化酶活性,能够使组蛋白或非组蛋白中的赖氨酸残基去乙酰化而影响基因表达,其中SIRT1和SIRT2的去乙酰化酶活性最强;SIRT4和SIRT6具有ADP-核糖转移酶活性;除SIRT5外,其他SIRT蛋白均具有去酰基酶活性,且SIRT6的去酰基酶活性强于其去乙酰化酶活性;此外,SIRT5还具有去丙二酰化酶活性和去琥珀酰化酶活性。

总之,分布于不同亚细胞结构中的SIRT蛋白能够与多种转录因子发生作用并参与调控不同的生命过程,如细胞凋亡、糖稳态、胰岛素抵抗、应激反应、昼夜节律、线粒体生物合成、DNA修复、炎症反应与细胞自噬等。近年来研究发现,SIRT蛋白家族在脓毒症的发生发展中也发挥重要作用,因此本文拟对其进行综述。

二、SIRT蛋白家族在脓毒症中的作用及研究进展

(一)SIRT1

SIRT1能够使炎症反应通路中的关键蛋白去乙酰化而减轻脓毒症时的炎症反应。Garcia等发现,在脓毒症小鼠模型中,SIRT1能够使核因子κB(nuclear factor-κB,NF-κB)去乙酰化、活性降低。随后,Yuk等进一步在细胞实验中证实,SIRT1通过使NF-κB的p65赖氨酸位点去乙酰化而发挥作用。在另一项对脓毒症小鼠的研究中,研究人员发现SIRT1能够使肝细胞中高速泳动族蛋白B1(high mobility group protein box 1,HMGB1)去乙酰化而抑制其由细胞核向细胞质移位,从而影响脓毒症炎症反应。而Bai等在体内与体外研究中均发现,脓毒症时SIRT1水平降低、Notch信号通路活化增加,SIRT1能够使胞内区域(notch intracellular domain,NICD)去乙酰化,抑制Notch信号通路传导而减轻炎症反应。此外,SIRT1的抗炎作用还与抑制炎症因子

TNF-α 转录,使 FOXO1α、SOD2 等参与氧化应激反应的关键物质去乙酰化,抑制细胞凋亡等多种机制有关。

然而也有学者认为,SIRT1 在脓毒症中并非只是单纯的保护作用,其在不同阶段可能存在着不同甚至相反的作用。Vach 等发现,在炎症反应中 SIRT1 通过促使细胞能量代谢由糖酵解向脂肪酸氧化转换而参与调控机体的免疫状态。在免疫抑制期,NAD$^+$ 的增加会促进 SIRT1 介导的 NF-κB 及 HMGB1 去乙酰化,从而引起持续性低炎症反应。而抑制 SIRT1 表达后,脓毒症后期的免疫抑制状态得到显著改善,脓毒症小鼠的生存率也明显提高。同其他参与炎症反应的物质一样,SIRT1 在脓毒症的炎症反应进程中也存在动态变化,因此我们不能简单地将 SIRT1 在脓毒症中的作用定义为有利或有害。

此外,近期研究发现,血清 SIRT1 水平的检测可能有助于脓毒症的疾病评估与预后判断。Cheng 等在一项临床研究中检测了脓毒症患者组与健康对照组血清中 SIRT1 水平,发现脓毒症患者血清 SIRT1 水平降低。随后,通过比较两组实验诊断学指标、疾病严重程度评分、28d 死亡率等临床数据,研究者发现脓毒症患者 SIRT1 表达水平与血肌酐、白细胞计数、C 反应蛋白和 APACHE II 评分、SOFA 评分呈负相关,而与白蛋白水平呈正相关。与 28d 存活者相比,28d 未存活者的 SIRT1 水平显著降低,提示可通过 SIRT1 水平预测脓毒症患者 28d 死亡率。

(二)SIRT2

SIRT2 能够通过调控微血管炎症反应影响脓毒症小鼠的生存率。Nancy 等发现在脓毒症时,SIRT2 基因敲除小鼠的小肠微血管内皮细胞间黏附力增强,E-选择素及细胞间黏附分子-1(intercellular cell adhesion molecule-1,ICAM-1)表达增加,而小鼠的 7d 存活率下降。

SIRT2 也与脓毒症晚期免疫抑制状态有关。在脓毒症低炎症反应时期,与野生型小鼠相比,肥胖小鼠体内的 SIRT2 水平升高。而在此阶段抑制 SIRT2 的表达可通过激活内皮细胞和白细胞改善微血管炎症、提高小鼠生存率,其作用机制与 SIRT2 使 NF-κB p65 去乙酰化有关。Sanjoy 等在体外研究中发现,SIRT2 能够使 α-微管蛋白去乙酰化,并介导细胞自噬失调、阻碍破损细胞器与病原体的清除,从而参与免疫耐受状态。提示抑制 SIRT2 可能是改善脓毒症晚期免疫功能紊乱的一个潜在治疗靶点。

此外,检测脓毒症患者血清中 SIRT2 水平也具有一定临床价值。Xu 等在一项研究中检测了 ICU 中 38 例脓毒症患者血清中降钙素原(procalcitonin,PCT)、高敏 C 反应蛋白(high sensitivity C-reactive protein,hs-CRP)及 SIRT2 的含量。研究者发现,与健康对照组相比,脓毒症患者血清中 SIRT2 的 mRNA 水平显著降低,且其敏感度高于 PCT 和 hs-CRP,特异度高于 hs-CRP 但低于 PCT。随后,他们在进一步研究中发现,在脓毒症慢性危重症(chronic critical illness,CCI)患者中,血清 SIRT2 含量随疾病进展发生动态变化,提示监测 SIRT2 的表达水平可用于预测 CCI 的发生,并

可能成为治疗脓毒症的潜在靶点。

(三)SIRT3

SIRT3 的激活或过表达对改善脓毒症具有积极作用。多项研究显示,SIRT3 对脓毒症所导致的器官功能障碍具有一定的保护作用。

Zhao 等发现,脓毒症小鼠体内 SIRT3 含量和活性下降,且与肾脏形态及功能改变密切相关。SIRT3 能够抑制炎症小体 NLRP3 激活、减轻氧化应激反应、减少促炎因子产生,从而减轻线粒体损伤、保护肾脏功能。随后,他们在进一步研究中发现,SIRT3 可通过调控 AMPK/mTOR 通路诱导自噬,从而对脓毒症所致的急性肾损伤产生保护作用。另一项研究报道,SIRT3 可通过激活 AMPK 相关的线粒体生物发生减轻脓毒症所致的心肌损伤。在脓毒症相关性脑病中,SIRT3 可通过介导亲环素 D 去乙酰化来保护线粒体膜的完整性,从而减少神经细胞凋亡并改善小鼠的学习认知功能。Lv 等发现,激活 SIRT3 可使脓毒症小鼠内皮细胞中 NF-κB、NLRP3 的产生减少,p-eNOS 水平升高,并改善内皮依赖性舒张功能、提高小鼠生存率,提示 SIRT3 对改善脓毒症时内皮细胞功能障碍具有一定积极作用。

(四)SIRT4

在人类单核细胞中,SIRT4 在炎症耐受与炎症消退过程中发挥重要作用。在脓毒症免疫耐受阶段,SIRT4 的 mRNA 水平与蛋白水平升高,抑制了丙酮酸脱氢酶激酶 1(pyruvate dehydrogenase kinase 1,PDK1)和 SIRT1 的增加,并阻碍细胞从依赖于葡萄糖代谢的免疫抵抗状态向依赖于脂肪酸代谢的免疫耐受状态转变。PDK1 的减少使得丙酮酸脱氢酶复合物(pyruvate dehydrogenase complex,PDC)重新激活,线粒体呼吸作用恢复平衡。而 SIRT1 的减少又进一步抑制了脂肪酸氧化。因此,SIRT4 能够通过调控细胞核中 SIRT1 的表达与线粒体中 PDC/PDK1 的作用,使细胞代谢状态从脂肪酸代谢向糖代谢转变。而在这两条交叉的代谢通路中,积累合成的磷脂是恢复免疫稳态的必需物质。

(五)SIRT5

文献报道,SIRT5 与 SIRT1/2 具有相反的表达模式与功能。在脓毒症的急性期与免疫抑制期,SIRT5 表达缺陷均可造成 Toll 样受体介导的炎症因子 IL-6、TNF-α 及 MCP-1 水平降低。SIRT5 通过竞争性抑制 SIRT2 与 p65 相互作用、促进 p65 K310 乙酰化而激活 NF-κB 通路,产生促炎作用。

而 Tytti 等认为,SIRT5 与 SIRT3 在功能上也存在一定关联。在脓毒症小鼠模型中,与 SIRT3 或 SIRT5 单基因缺陷的小鼠相比,SIRT3/5 双重基因缺陷的小鼠表现出更为强烈的炎症反应,其巨噬细胞中 TNF-α、IL-6、IL-12p40 水平升高,而 IL-10 水平降低。

(六)SIRT6

SIRT6 对脓毒症时炎症反应及器官功能障碍可能具有一定的改善作用。

Qin 等在研究中发现,SIRT6 可正向调控抗氧化分子

Nrf2 的表达,通过激活 Nrf2 相关的抗炎因子及抗氧化酶而减轻 LPS 介导的人脐静脉内皮细胞的炎症反应与细胞凋亡。此外,SIRT6 在脓毒症所致肺损伤模型中也具有上述保护作用。在另一项研究中,研究者发现过表达 SIRT6 可抑制细胞凋亡、促进细胞自噬而改善脓毒症所致的急性肾损伤。

(七) SIRT7

目前关于 SIRT7 在脓毒症中的作用尚未见研究报道。

三、小结

现有研究表明,SIRT 蛋白家族通过多种途径参与脓毒症的发生发展。不同的 SIRT 蛋白在脓毒症中的作用不同,其作用靶点也各自不同。深入研究探索 SIRT 蛋白家族在脓毒症中的作用及机制,有利于为脓毒症中的免疫机制研究提供线索,并进一步为脓毒症精准治疗提供新的思路及药物作用靶点。

(徐冰 邓小明)

参 考 文 献

[1] SINGER M,DEUTSCHMAN C S,SEYMOUR C W,et al. The third international consensus definitions for sepsis and septic shock (Sepsis-3)[J]. JAMA,2016,315(8):801-810.

[2] KAUKONEN K M, BAILEY M, BELLOMO R. Systemic inflammatory response syndrome criteria for severe sepsis [J]. N Engl J Med,2015,373(9):881.

[3] RHODES A,EVANS L E,ALHAZZANI W,et al. Surviving sepsis campaign:international guidelines for management of sepsis and septic shock:2016[J]. Crit Care Med, 2017,45(3):486-552.

[4] FINKEL T,DENG C X,MOSTOSLAVSKY R. Recent progress in the biology and physiology of sirtuins[J]. Nature, 2009,460(7255):587-591.

[5] WANG X,BUECHLER N L,WOODRUFF A G,et al. Sirtuins and immuno-metabolism of sepsis[J]. Int J Mol Sci, 2018,19(9):2738.

[6] BAI X,HE T,LIU Y,et al. Acetylation-Dependent regulation of notch signaling in macrophages by sirt1 affects sepsis development[J]. Front Immunol,2018,9:762.

[7] JIA Y,LI Z,CAI W,et al. SIRT1 regulates inflammation response of macrophages in sepsis mediated by long noncoding RNA[J]. Biochim Biophys Acta Mol Basis Dis, 2018,1864(3):784-792.

[8] VACHHARAJANI V T, LIU T, BROWN C M, et al. SIRT1 inhibition during the hypoinflammatory phenotype of sepsis enhances immunity and improves outcome[J]. J Leukoc Biol,2014,96(5):785-796.

[9] GARCíA J A,VOLT H,VENEGAS C,et al. Disruption of the NF-κB/NLRP3 connection by melatonin requires retinoid-related orphan receptor-α and blocks the septic response in mice[J]. FASEB J,2015,29(9):3863-3875.

[10] YUK J M,KIM T S,KIM S Y,et al. Orphan nuclear receptor ERRα controls macrophage metabolic signaling and A20 expression to negatively regulate TLR-Induced inflammation[J]. Immunity,2015,43(1):80-91.

[11] HWANG J S,CHOI H S,HAM S A,et al. Deacetylation-mediated interaction of SIRT1-HMGB1 improves survival in a mouse model of endotoxemia[J]. Sci Rep,2015,5: 15971.

[12] 李露兰,陈仲清,赵克森,等.去乙酰化酶 sirtuins 在脓毒症中的作用:有利还是有害?[J].中华危重病急救医学,2019,(01):23-28.

[13] CHENG X, ZHANG S, WEN Y, et al. Clinical significance of sirtuin 1 level in sepsis:correlation with disease risk,severity, and mortality risk[J]. Braz J Med Biol Res,2020,54(2):e10271.

[14] BUECHLER N, WANG X, YOZA B K, et al. Sirtuin 2 regulates microvascular inflammation during sepsis[J]. J Immunol Res,2017,2017:2648946.

[15] ROYCHOWDHURY S,GANDHIRAJAN A,KIBLER C, et al. Sirtuin 2 dysregulates autophagy in high-fat-exposed immune-tolerant macrophages[J]. Cells,2021,10 (4):731.

[16] XU H,LI J,YU X,et al. Sirtuin 2 expression levels may predict the progression of sepsis survivors to chronic critical illness[J]. Ann Transl Med,2021,9(2):150.

[17] XU H, YU X, WANG B, et al. The clinical significance of the SIRT2 expression level in the early stage of sepsis patients[J]. Ann Palliat Med,2020,9(4):1413-1419.

[18] ALLISON S J, MILNER J. SIRT3 is pro-apoptotic and participates in distinct basal apoptotic pathways[J]. Cell Cycle,2007,6(21):2669-2677.

[19] SOMEYA S,YU W,HALLOWS W C,et al. Sirt3 mediates reduction of oxidative damage and prevention of age-related hearing loss under caloric restriction[J]. Cell, 2010,143(5):802-812.

[20] ZHAO W Y, ZHANG L, SUI M X, et al. Protective effects of sirtuin 3 in a murine model of sepsis-induced acute kidney injury[J]. Sci Rep,2016,6:33201.

[21] XIN T, LU C. SirT3 activates AMPK-related mitochondrial biogenesis and ameliorates sepsis-induced myocardial injury[J]. Aging (Albany NY),2020,12(16): 16224-16237.

[22] SUN F,SI Y,BAO H,et al. Regulation of Sirtuin 3-Mediated deacetylation of cyclophilin D attenuated cognitive

dysfunction induced by sepsis-associated encephalopathy in mice[J]. Cell Mol Neurobiol, 2017, 37(8): 1457-1464.

[23] XU S, LI L, WU J, et al. Melatonin attenuates sepsis-induced small-intestine injury by upregulating sirt3-mediated oxidative-stress inhibition, mitochondrial protection, and autophagy induction[J]. Front Immunol, 2021, 12: 625627.

[24] TAO J, ZHANG J, LING Y, et al. Mitochondrial sirtuin 4 resolves immune tolerance in monocytes by rebalancing glycolysis and glucose oxidation homeostasis[J]. Front Immunol, 2018, 9: 419.

[25] SCHLICKER C, GERTZ M, PAPATHEODOROU P, et al. Substrates and regulation mechanisms for the human mitochondrial sirtuins Sirt3 and Sirt5[J]. J Mol Biol, 2008, 382(3): 790-801.

[26] SPENCER S P, FRAGIADAKIS G K, SONNENBURG J L. Pursuing human-relevant gut microbiota-immune interactions[J]. Immunity, 2019, 51(2): 225-239.

[27] HEINONEN T, CIARLO E, LE ROY D, et al. Impact of the dual deletion of the mitochondrial sirtuins SIRT3 and SIRT5 on anti-microbial host defenses[J]. Front Immunol, 2019, 10: 2341.

[28] ZHANG Y, WANG L, MENG L, et al. Sirtuin 6 overexpression relieves sepsis-induced acute kidney injury by promoting autophagy[J]. Cell Cycle, 2019, 18(4): 425-436.

17 HO-1/CO系统对脓毒症肺损伤时细胞器调控作用的研究进展

脓毒症是感染引起宿主反应失调,从而导致危及生命的多脏器功能障碍,急性肺损伤(acute lung injury,ALI)是其常见的致命性并发症之一。最新研究表明,全球脓毒症患者高达 1 900 万,死亡率高达 25% 左右,而 25%~40% 脓毒症患者合并 ALI,世界范围内平均病死率为 43%,是当今急危重病医学面临的重大难题。近年来,细胞器(线粒体、内质网、高尔基体、溶酶体、胞外体等)功能障碍已成为医学界研究脓毒症 ALI 发病机制的重点课题。研究表明,线粒体动力学平衡、内质网应激、高尔基体应激、溶酶体介导细胞自噬、胞外体介导转移机制等在脓毒症 ALI 发生发展的病理生理过程中发挥重要作用。如何通过调控上述细胞器的功能和形态,在脓毒症 ALI 的初始阶段以促进细胞内环境达到新的平衡与稳态,以发挥肺保护作用,有望为脓毒症 ALI 的治疗提供新思路。

血红素加氧酶-1(heme oxygenase-1,HO-1)又称热激蛋白 32(heat shock protein,HSP 32),广泛表达于机体不同的组织细胞中,是催化血红素降解为一氧化碳(carbon monoxide,CO)、胆红素和 Fe^{2+} 的限速酶。HO-1 及其催化产物 CO 是应激状态下细胞重要的内源性保护机制之一,具有抗氧化应激、抗炎、抗凋亡等作用,在脓毒症 ALI 中发挥重要内源性防御功能。研究表明,外源性 CO 释放分子(CO-releasing molecule,CORM)和氯高铁血红素(hemin)预处理可以激活 HO-1/CO 系统,增加肺泡巨噬细胞中免疫应答基因表达,减少 TNF-α 产生,抑制肺内炎症反应,以减轻脓毒症 ALI。hemin 预处理诱导 HO-1 表达上调,增强 HO-1 活性,抑制炎症小体激活,降低肺组织和血清中 IL-1β、IL-18 分泌,以减轻脓毒症 ALI。细胞穿透肽 PEP-1 介导 HO-1 预处理可减轻大鼠脓毒症 ALI,其机制可能与抑制肺组织脂质过氧化反应、抑制细胞凋亡和全身炎性反应有关。近年来,越来越多的研究聚焦细胞器功能障碍是参与脓毒症 ALI 的重要机制之一,且 HO-1/CO 系统对细胞超微结构如线粒体、内质网、溶酶体等细胞器调控为脓毒症 ALI 的防治开辟了新领域。本综述主要阐述 HO-1/CO 系统对脓毒症 ALI 时细胞内各重要细胞器的调控作用,为脓毒症 ALI 基于发病机制的治疗提供新途径和理论依据,为其临床研究及转化奠定基础。

一、HO-1/CO 系统调控线粒体动力学

线粒体是一种高速动态的细胞器,不断进行分裂和融合、生物合成及自噬等相互作用,其动力学平衡是维持线粒体正常形态及功能的前提和关键。线粒体融合/分裂运动相关基因蛋白是调控其形态运动的分子基础,动力相关蛋白 1(dynamin-related protein 1,Drp1)和线粒体分裂蛋白 1(mitochondrial fission protein 1,Fis1)是线粒体分裂的关键调控基因;融合蛋白(mitofusin 1/2,Mfn1/2)负责线粒体外膜的融合,视神经萎缩蛋白 1(optic atrophy 1,OPA1)控制线粒体内膜的融合。这些均属于动力蛋白超家族成员,含 GTP 酶结构域且在生物进化上相对保守,它们通过调控线粒体融合/分裂运动平衡,完成线粒体 DNA 的正常合成与修复、新旧线粒体的更替以及异常线粒体的及时降解,对线粒体质量控制及功能调控具有重要意义。Murphy MP 等在其研究中表明,线粒体动力学平衡破坏是脓毒症患者死亡的主要原因之一。近年来,很多基础研究从在体和离体实验不同层面证实:HO-1/CO 系统可以调控线粒体融合/分裂运动相关蛋白基因的表达,抑制线粒体氧化应激损伤,维持其功能及形态稳定性,以减轻内毒素 ALI;CORM 和 hemin 预处理可激活 HO-1/CO 系统,促进肺泡Ⅱ型上皮细胞内线粒体融合蛋白 Mfn1、Mfn2、OPA1 表达,降低 IL-6、TNF-α 含量,以减轻脂多糖(lipopolysaccharide,LPS)诱导细胞炎性反应;PI_3K-Akt 信号通路介导 HO-1/CO 系统激活,通过抑制线粒体分裂蛋白 Fis1 表达,降低 LPS 诱发肺泡巨噬细胞的氧化应激损伤。此外,Xu 等研究表明,杨梅素通过激活 Nrf2/HO-1 表达,增强线粒体复合酶Ⅰ、Ⅲ活性,降低活性氧(reactive oxygen species,ROS)生成,增加线粒体膜电位水平,改善线粒体功能障碍,从而减轻小鼠脓毒症 ALI。

二、HO-1/CO 系统调控内质网应激

内质网是真核细胞内蛋白质合成、修饰及钙储备的主

要部位,其内环境的稳定是维持细胞生命的重要保障。内质网应激(endoplasmic reticulum stress, ERS)表现为内质网腔内错误折叠蛋白的降解、未折叠蛋白反应、某些基因活化表达(包括 ERS 反应标志性蛋白 GRP79、GRP94)与胱天蛋白酶-12 介导细胞凋亡四种反应途径。ERS 是细胞重要的自我防御机能,既能通过修复早期或受损较轻的细胞,清除晚期或受损较重的细胞以维持细胞内环境的稳态,又能在 ERS 持续存在或过强时最终启动细胞凋亡程序。内质网伴侣分子葡萄糖调节蛋白 78(glucose-regulated protein 78, GRP78)作为 ERS 早期活化的标志性基因;增强子结合蛋白同源蛋白(C/EBP homologous protein, CHOP)是 ERS 特异性的促凋亡蛋白;而胱天蛋白酶-12(caspase-12)活化是 ERS 介导细胞凋亡的关键下游执行分子。研究表明,脓毒症 ALI 时,HO-1 表达增加的同时 GRP78、CHOP 及胱天蛋白酶-12 表达水平均上调,提示 ERS 参与了 ALI 发生发展的病生理过程,是脓毒症 ALI 的重要机制之一。

2005 年,J Biol Chem 杂志上报道,HO-1 主要定位于内质网,而 HO/CO 系统可能是调控细胞 ERS 的内源性保护新机制。近年来研究表明,hemin 预处理激活 HO-1/CO 系统,下调激酶受体样内质网激酶(p-PERK)、磷酸化真核细胞翻译起始因子(p-eIF2-α)、活化转录因子(ATF4)和 CHOP 蛋白表达,抑制 ERS 和肺组织细胞凋亡,减轻小鼠脓毒症 ALI;而给予 HO-1 阻滞剂锌原卟啉(ZnPP)预处理后,血浆及肺组织 HO-1 及 CO 水平降低,同时 GRP78、p-PERK、p-eIF2a、CHOP 及胱天蛋白酶-12 蛋白表达水平显著上调,证实 HO-1/CO 系统通过抑制 ERS,发挥对大鼠脓毒症 ALI 时的内源性保护作用。此外,HO-1 siRNA 转染肺泡巨噬细胞使细胞活力降低、HO-1 及 CO 表达下降,同时 GRP78、CHOP、p-PERK、磷酸化 I 型内质网跨膜蛋白激酶(p-IRE-1)、磷酸化应激活化蛋白激酶(p-JNK)和胱天蛋白酶-12 表达水平上调,提示 HO-1/CO 系统通过抑制 ERS,发挥其内源性保护作用,减轻 LPS 诱导肺泡巨噬细胞的氧化应激损伤。

三、HO-1/CO 系统调控高尔基体应激

高尔基体是真核细胞中内膜系统的组成之一,由一系列扁平囊叠加组成,扁平囊为圆形,边缘膨大彼此间紧密排列,构成高尔基体的主体即高尔基堆。这些相互连接、高度有极性的囊堆在分泌和内吞通路中起至关重要的作用。高尔基体组织形态的维持依赖于高尔基体蛋白(glogin)家族中高比例卷曲螺旋蛋白如 GM130、Golgin-160、Giantin 等的调控,对于囊泡运输和维持高尔基体结构至关重要。研究表明,高尔基复合体与离子稳态、细胞凋亡、抗氧化作用和应激感应有关。在氧化应激、DNA 损伤、促凋亡调节下,高尔基体整体结构和功能受损,以诱发高尔基体断裂和细胞凋亡。因此,高尔基复合体已成为研究和治疗氧化应激相关疾病的新靶点。谈进等研究证实,鼻内滴注 LPS 诱导大

鼠支气管肺炎模型中,肺组织高尔基体应激水平改变,使炎症因子表达水平增加,肺组织病理损伤加重,导致肺功能降低。COPD 患者肺组织成纤维细胞中高尔基体形态缩小、高尔基复合体在核周区域发生塌陷,形态呈球状结构,以致内膜通路发生永久性破坏。Li 等研究表明,脓毒症 ALI 时,LPS 诱导高尔基体应激反应,高尔基体移位至胞质并分裂为点状结构,同时 GM130、Golgin97、甘露糖苷酶(mannosidase)Ⅱ 表达水平下调,GOLPH3 表达水平上调。给予二甲基乙二酰基甘氨酸(DMOG)激活 HIF-1α/HO-1 通路后,HO-1 表达增加,抑制高尔基体应激反应,其分裂减少,使 GM130、Golgin97、甘露糖苷酶 Ⅱ 表达水平上调,而 GOLPH3 表达水平下调,提示 HO-1 通过抑制高尔基体应激,发挥其内源性保护作用,减轻 LPS 诱导小鼠 ALI 程度及 LPS 诱发肺泡 Ⅱ 型上皮细胞的氧化应激损伤。

四、HO-1/CO 系统调控溶酶体自噬

自噬(autophagy)是细胞代谢过程中的衰老细胞器和异常蛋白质等成分降解的过程,是重度脓毒症时病原微生物清除的先天性免疫防御机制之一。与细胞凋亡不同,自噬被认为是第二种程序性细胞死亡模式,在缺氧、感染、炎症等应激反应条件下诱导自噬,功能失调和衰老的细胞器或胞质成分被自噬体包裹,然后转移到溶酶体降解。细胞自噬包括 3 种类型:①分子伴侣介导自噬,不使用膜状结构来隔离、捕获病原微生物,而是使用伴侣蛋白来识别含有特定五肽基的微生物蛋白,然后通过溶酶体膜单独去折叠转移至溶酶体。②微自噬,在微自噬过程中,内陷或突起的溶酶体膜可用来捕获病原微生物。③宏自噬,通过双层膜囊结构囊泡的自噬体将病原微生物隔离,并将其运到溶酶体。完整的自噬过程依赖于正常的溶酶体功能,而溶酶体受损引起的自噬体降解抑制可导致自噬功能障碍。研究表明,细胞自噬水平的不足或降低、自噬体降解受抑制参与了脓毒症 ALI 的发病过程,自噬是脓毒症肺组织炎性损伤的潜在治疗靶点。同时,Mo 等研究证实,C 激酶相互作用蛋白 1(PICK1)缺乏使溶酶体功能受损,引起自噬流中断,从而加重脓毒症 ALI。2021 年 Ryter SW 在 Cells 杂志上表明,HO-1/CO 系统参与了脓毒症 ALI 时对细胞自噬的共调控过程,这是一种蛋白质和细胞器分解代谢循环的细胞内稳态程序。此外,有研究表明,hemin 预处理激活 HO-1/CO 系统,上调 HO-1 及 CO 表达水平,促进自噬相关基因及蛋白 beclin-1 表达,诱发细胞自噬,减少促炎因子的释放,对脓毒症 ALI 小鼠起到内源性肺保护作用,且 PI$_3$K-Akt 信号通路介导了 HO-1/CO 对细胞自噬的调控作用。

五、HO-1/CO 系统调控胞外体介导转移

胞外体(exosome)是由上皮细胞、肿瘤细胞和巨噬细胞

等多种细胞释放分泌的纳米大小的囊泡样小体(直径约 30~150nm),在细胞通信中起着关键作用。胞外体是许多信号分子包括脂质、蛋白质、mRNA、miRNA 等天然载体,通过其特异性的细胞结合位点转运进入靶细胞,调节靶细胞的功能,而不受机体内各种酶的降解。近年来,miRNA 作为循环中胞外体重要的内含物,已经成为关键的细胞功能调控因子,一些特定 miRNA 可以通过胞外体在免疫细胞或其他类型的细胞之间转移。因此,胞外体可以作为包括肺部疾病在内多种疾病的新治疗靶点和生物标志物。陈文涛等采用 Exo-Quick-TC 法从脓毒症患者血清中成功分离出胞外体,并证实其会加重全身炎症反应,进一步加重大鼠脓毒症 ALI。此外,RNA 测序结果显示,脓毒症患者血清中胞外体内 miR-145 水平明显降低,且给予 miR-145 激动剂处理后可减轻 LPS 诱导的肺组织炎症反应,使 IL-2、TNF-α 分泌下调,并延长脓毒症 ALI 小鼠的总体生存期。最新研究证实,脓毒症 ALI 时小鼠外周血中积聚大量血清胞外体,且这些胞外体选择性装载 miR-155,血清胞外体内 miR-155 通过靶向 SHIP1 和 SOCS1,以促进巨噬细胞增殖和炎症反应,以加重 ALI 程度。同时,Shen K 等研究表明,脂肪来源干细胞的胞外体通过调节 Nrf2/HO-1 轴,上调 HO-1 表达水平,促使肺泡巨噬细胞极化,以减轻 LPS 诱导的巨噬细胞炎症反应和氧化应激损伤。

六、小结与展望

综上所述,HO-1/CO 系统可以通过调控线粒体动力学、内质网应激、高尔基体应激、溶酶体介导的细胞自噬、胞外体介导的 miRNA 转移调控等,以发挥脓毒症 ALI 时的内源性肺保护作用,但目前关于 HO-1/CO 系统调控各细胞器的机制研究较少,且尚无研究证实在脓毒症 ALI 的不同阶段,HO-1/CO 系统如何发挥对不同细胞器之间的相互调控作用。因此,进一步深入研究 HO-1/CO 系统和细胞器的关系不仅对阐明脓毒症 ALI 的发病机制有重要意义,也为临床预防或治疗脓毒症 ALI 提供新的思路和途径。

(史佳 余剑波)

参 考 文 献

[1] CECCONI M,EVANS L,LEVY M,et al. Sepsis and septic shock[J]. Lancet,2018,392(10141):75-87.

[2] SUPINSKI GS,SCHRODER EA,CALLAHAN LA. Mitochondria and critical illness[J]. Chest,2020,157(2):310-322.

[3] CHEN X,WANG Y,XIE X,et al. heme oxygenase-1 reduces sepsis-induced endoplasmic reticulum stress and acute lung injury[J]. Mediators Inflamm,2018,2018:9413876.

[4] ZHOU Y,LI P,GOODWIN A J,et al. Exosomes from endothelial progenitor cells improve outcomes of the lipopo-lysaccharide-induced acute lung injury[J]. Crit Care,2019,23(1):44.

[5] RYTER S W. Heme oxgenase-1,a cardinal modulator of regulated cell death and inflammation[J]. Cells,2021,10(3):515.

[6] RYTER S W. Therapeutic potential of heme oxygenase-1 and carbon monoxide in acute organ injury,critical illness,and inflammatory disorders[J]. Antioxidants(Basel),2020,9(11):1153.

[7] JAMAL U M,JOE Y,KIM S K,et al. IRG1 induced by heme oxygenase-1/carbon monoxide inhibits LPS-mediated sepsis and pro-inflammatory cytokine production[J]. Cell Mol Immunol,2016,13(2):170-179.

[8] LUO Y P,JIANG L,KANG K,et al. Hemin inhibits NLRP3 inflammasome activation in sepsis-induced acute lung injury,involving heme oxygenase-1[J]. Int Immunopharmacol,2014,20(1):24-32.

[9] YAN X T,HE X H,WANG Y L,et al. Transduced PEP-1-Heme oxygenase-1 fusion protein attenuates lung injury in septic shock rats[J]. Oxid Med Cell Longev,2018,2018:6403861.

[10] YU J,SHI J,WANG D,et al. Heme oxygenase-1/carbon monoxide-regulated mitochondrial dynamic equilibrium contributes to the attenuation of endotoxin-induced acute lung injury in rats and in lipopolysaccharide-activated macrophages[J]. Anesthesiology,2016,125(6):1190-1201.

[11] LI X,YU J,GONG L,et al. Heme oxygenase-1(HO-1) regulates Golgi stress and attenuates endotoxin-induced acute lung injury through hypoxia inducible factor-1α(HIF-1α)/HO-1 signaling pathway[J]. Free Radic Biol Med,2021,165:243-253.

[12] ARCHER S L. Mitochondrial dynamics-mitochondrial fission and fusion in human diseases[J]. N Engl J Med,2013,369(23):2236-2251.

[13] SCHMITT K,GRIMM A,DALLMANN R,et al. Circadian control of DRP1 activity regulates mitochondrial dynamics and bioenergetics[J]. Cell Metab,2018,27(3):657-666.

[14] MURPHY M P,HARTLEY R C. Mitochondria as a therapeutic target for common pathologies[J]. Nat Rev Drug Discov,2018,17(12):865-886.

[15] SHI J,YU J,ZHANG Y,et al. PI₃K/Akt pathway mediated HO-1 induction regulates mitochondrial quality control and attenuates endotoxin induced acute lung injury[J]. Lab Invest,2019,99(12):1795-1809.

[16] XU H B,QI Q,YAN X X. Myricetin ameliorates sepsis-associated acute lung injury in a murine sepsis model

[J]. Naunyn Schmiedebergs Arch Pharmacol,2021,394 (1):165-175.

[17] TABAS I,RON D. Integrating the mechanisms of apoptosis induced by endoplasmic reticulum stress[J]. Nat Cell Biol,2011,13(3):184-190.

[18] IVANOVA EA,OREKHOV A N. The role of endoplasmic reticulum stress and unfolded protein response in atherosclerosis[J]. Int J Mol Sci,2016,17(2):193.

[19] LIU X M,PEYTON K J,ENSENAT D,et al. Endoplasmic reticulum stress stimulates heme oxygenase-1 gene expression in vascular smooth muscle. Role in cell survival[J]. J Biol Chem,2005,280(2):872-877.

[20] 宫丽荣,吴丽丽,穆蕊,等. HO-1/CO 信号通路在大鼠内毒素性急性肺损伤时内质网应激中的作用[J]. 中华麻醉学杂志,2019,06:743-737.

[21] RANFTLER C,MEISSLITZER-RUPPITSCH C,NEUMÜLLER J,et al. Golgi apparatus dis-and reorganizations studied with the aid of 2-deoxy-D-glucose and visualized by 3D-electron tomography[J]. Histochem Cell Biol,2017,147 (4):415-438.

[22] GILLINGHAM A K,MUNRO S. Finding the Golgi:golgin coiled-coil proteins show the way[J]. Trends Cell Biol,2016,26(6):399-408.

[23] LI J,AHAT E,WANG Y. Golgi structure and function in health,stress,and diseases[J]. Results Probl Cell Differ,2019,67:441-485.

[24] 谈进,王华斌,朱飞鹏,等. 支气管肺炎大鼠的肺炎影像学与高尔基体应激水平和肺功能的关系[J]. 临床和实验医学杂志,2020,19(24):2589-2593.

[25] WEIDNER J,JARENBÄCK L,ÅBERG I,et al. Endoplasmic reticulum,Golgi,and lysosomes are disorganized in lung fibroblasts from chronic obstructive pulmonary disease patients[J]. Physiol Rep,2018,6(5):e13584.

[26] SUN Y,YAO X,ZHANG QJ,et al. Beclin-1-dependent autophagy protects the heart during sepsis[J]. Circulation,2018,138(20):2247-2262.

[27] SARDIELLO M,PALMIERI M,DI RONZA A,et al. A gene network regulating lysosomal biogenesis and function[J]. Science,2009,325(5939):473-477.

[28] 张红,赵自刚,牛春雨. 细胞自噬在急性肺损伤发展进程中的双刃剑作用[J]. 中国病理生理杂志,2020,36(4):725-734.

[29] MO Y,LOU Y,ZHANG A,et al. PICK1 deficiency induces autophagy dysfunction via lysosomal impairment and amplifies sepsis-induced acute lung injury[J]. Mediators Inflamm,2018,2018:6757368.

[30] RYTER S W. Heme oxygenase-1/carbon monoxide as modulators of autophagy and inflammation[J]. Arch Biochem Biophys,2019,678:108186.

[31] BRETZ N P,RIDINGER J,RUPP A K,et al. Body fluid exosomes promote secretion of inflammatory cytokines in monocytic cells via Toll-like receptor signaling[J]. J Biol Chem,2013,288(51):36691-36702.

[32] ALEXANDER M,HU R,RUNTSCH M C,et al. Exosome-delivered microRNAs modulate the inflammatory response to endotoxin[J]. Nat Commun,2015,6:7321.

[33] CAO X,ZHANG C,ZHANG X,et al. MiR-145 negatively regulates TGFBR2 signaling responsible for sepsis-induced acute lung injury[J]. Biomed Pharmacother,2019,111:852-858.

[34] JIANG K,YANG J,GUO S,et al. Peripheral circulating exosome-mediated delivery of mir-155 as a novel mechanism for acute lung inflammation[J]. Mol Ther,2019,27 (10):1758-1771.

[35] SHEN K,JIA Y,WANG X,et al. Exosomes from adipose-derived stem cells alleviate the inflammation and oxidative stress via regulating Nrf2/HO-1 axis in macrophages[J]. Free Radic Biol Med,2021,165:54-66.

18 调节性T细胞在脓毒症致肺损伤中作用的研究进展

机体对感染的反应失调和多器官功能障碍的核心作用在脓毒症的发病中受到越来越多的重视,而机体调节免疫反应,达成免疫和谐主要决定于促炎性和抑炎性的T辅助淋巴细胞亚群之间的均衡关系。调节性T细胞(regulatory T cell,Treg)能够抑制过度的免疫反应,调节免疫应答的作用范围、反应程度及作用持续时间,在机体免疫平衡中发挥重大作用。本文结合近年来Treg细胞在脓毒症致肺损伤方面的研究,对其相关作用了进行总结。

一、Treg 细胞抑制脓毒症致急性肺损伤早期的不适当的炎症反应

Treg 在严重脓毒症或脓毒症休克发作后数量增加和功能增强,其作用主要通过四个方面来发挥。首先,Treg 通过 IL-35、IL-10 和 TGF-β 等抑炎性细胞因子发挥作用,如 TGF-β 可以通过特异性识别 NK 细胞上的 TGF-βRⅡ 受体,进而激活 TGF-β-Smad 信号通路,从而诱导 NK 细胞周期抑制蛋白 p15 和 p21 的表达,抑制 NK 细胞的增殖。其次,Treg 细胞通过溶解机制发挥作用,比如可以通过细胞毒性 T 淋巴细胞相关抗原 4(cytotoxic T-lymphocyte antigen 4,CTLA-4)和淋巴细胞激活基因 3(lymphocyte-activation gene 3,LAG-3)等细胞表面受体发挥接触抑制作用,通过分泌颗粒酶 B 和穿孔素将 B 淋巴细胞等直接溶解。此外,Treg 细胞可以通过干扰代谢来发挥作用,还可以通过调节树突状细胞的成熟或功能以及其他类型的免疫相关细胞的募集和功能来影响免疫应答。比如 Treg 细胞表面的受体 CTLA-4 高度亲和 B7-1 和 B7-2 配体,因而能够更有效地与其他 T 细胞亚群表面的 CD28 竞争性结合 APC 表面的共刺激分子 B7,从而干扰 CD28 共刺激信号,从而干扰抗原提呈细胞的正常作用,抑制炎症反应。研究发现,在脓毒症早期,Treg 细胞的数量和活性逐渐增加,其抑制功能进展性增强,在脓毒症模型小鼠中,其 Treg 细胞的抑制活性明显增强,能够明显降低促炎细胞及其相关细胞因子如 IL-6,TNF-a 的分泌。Treg 细胞早期的抑炎作用可以使机体的炎症反应处于一种合适的水平,从而避免后续过度的免疫抑制的发生,避免免疫失衡导致的继发性感染带来的严重后果。

二、Treg 抑制脓毒症致肺损伤导致的肺纤维化

脓毒症所致的肺损伤首先表现为以水肿、透明膜形成和中性粒细胞浸润为特征的渗出期,部分患者随后为纤维增生期。异常的纤维增生则可能发展为纤维化。Treg 细胞对循环纤维细胞分化及上皮细胞 EMT 具有潜在的调节作用。研究表明,在不同因素所致的肺纤维化过程中,Treg 细胞扮演了不同的角色。如在特发性肺纤维化(idiopathic pulmonary fibrosis,IPF)和硅肺患者外周血中,Treg 数量越少,纤维化的严重程度越重。然而,在二氧化硅致小鼠肺纤维化模型中,Treg 数量和肺纤维化的严重程度呈正相关。

在脓毒症致肺损伤中,Treg 细胞可能通过抑制导致肌成纤维细胞聚集和胶原沉积的浸润来减少纤维增生。趋化因子配体 12[chemokine(C-X-C motif)ligand 12,CXCL12],即基质细胞衍生因子 1(stromal cell-derived factor 1,SDF-1),是趋化因子受体 4(C-X-C chemokine receptor 4,CXCR4)(在纤维细胞上表达)最有效的配体,是损伤后纤维细胞被募集到肺的重要刺激因素。Treg 细胞通过降低肺 CXCL12 浓度促进 ALI 纤维增生的消退,导致肺纤维细胞减少、胶原沉积及纤维化减少。Treg 细胞在 LPS 损伤后通过控制肺纤维细胞募集在解决脓毒症致肺损伤的纤维增殖中发挥了独特作用。

三、Treg 参与脓毒症致肺损伤的修复过程

脓毒症致肺损伤的修复过程是一个主动调节的程序,其中肺泡上皮细胞的修复对肺脏正常功能的恢复至关重要。目前的观点认为,免疫系统可以通过增强屏障功能和促进修复在保护上皮细胞方面发挥重要作用。在脓毒症致肺损伤时,Ⅱ型肺泡细胞(type Ⅱ alveolar cells,ATⅡ)分化和复制加速,气管内注射内毒素可引起肺泡上皮损伤,肺泡

上皮发生增殖和修复。在消退过程中,上皮增生与肺中Treg细胞的增加同时发生。研究表明,Treg细胞在损伤后增强肺泡上皮增殖,Treg在体外部分通过细胞接触机制直接促进AT Ⅱ增殖,且有研究表明,Treg细胞特异性表达的角质细胞生长因子(keratinocyte growth factor,KGF)在体内外均能明显促进AT Ⅱ增殖,且当机体受到损伤性刺激时,Treg细胞的KGF表达明显增高。

有研究表明,Treg细胞的缺失会导致肺泡上皮细胞增殖减少和肺损伤恢复延迟。CD103是一种与上皮细胞表达E-钙粘蛋白结合的一种整合素分子,当用抗体阻断整合素CD103时,脓毒症中受损的肺组织中的Treg细胞的数量和上皮增殖率均明显降低。在细胞层面上,与原代AT Ⅱ共培养的Treg细胞以CD103依赖的方式直接促进AT Ⅱ增殖得到了证实。这些研究为Treg细胞在肺上皮修复中新发现的和不可或缺的作用提供了证据。

四、Tregs可用于脓毒症致急性肺损伤患者的预后判断

疾病的早期诊断对于治疗和预后具有重要作用,促炎性Th17细胞与抑炎性Treg细胞之间平衡状态是衡量脓毒症致肺损伤病程及预后的一个关键因素。有研究表明,脓毒症致肺损伤患者的肺泡灌洗液中Treg、Th17细胞水平的变化与患者病情进展及预后密切相关。Th17细胞等促炎细胞水平和脓毒症患者的初始病情呈正相关,病情越重,TH17细胞数量越高,而以Treg细胞为代表的抑炎反应初期相对不足,后期反馈性的免疫抑制越明显,表明脓毒症患者的肺泡灌洗液中Treg、Th17细胞水平能够在一定程度上反映脓毒症肺损伤的病情严重程度。在脓毒症患者中,存活组Treg细胞表型表达和细胞因子水平显著低于致死性结局患者。Heuer等报道,在盲肠结扎穿孔(脓毒症小鼠模型)之前或之后6h,Treg细胞的过继转移可以显著改善小鼠的存活率。同样说明了早期Treg细胞数量对脓毒症致肺损伤预后的重要意义。

炎症平衡本身就是脓毒症的核心机制,因此,通过检测脓毒症致肺损伤患者Treg、Th17细胞水平,既能在一定程度上评估病程进展及预后,也能为改善脓毒症患者的Treg/Th17细胞平衡提供依据,即为其治疗提供了一个新的靶点。

五、总结与展望

Treg细胞作为机体维持免疫稳态的重要参与者,其在脓毒症致肺损伤中作用的研究也不断深入。其改善预后、抑制肺纤维化、促进肺上皮细胞增殖等作用已经得到了证实,但是Treg细胞更确切的分子标志、作用机制、与临床的结合和应用均未完全阐明,需要进一步的挖掘和探讨。

（王富全 姚尚龙）

参 考 文 献

[1] KAUKONEN K M,BAILEY M,PILCHER D,et al. Systemic inflammatory response syndrome criteria in defining severe sepsis[J]. N Engl J Med,2015,372(17):1629-1638.

[2] AFZALI B,LOMBARDI G,LECHLER R I,et al. The role of T helper 17(Th17)and regulatory T cells(Treg)in human organ transplantation and autoimmune disease[J]. Clin Exp Immunol,2007,148(1):32-46.

[3] HIROTA K,DUARTE J H,VELDHOEN M,et al. Fate mapping of IL-17-producing T cells in inflammatory responses[J]. Nat Immunol,2011,12(3):255-263.

[4] WAN Y Y. Regulatory T cells:immune suppression and beyond[J]. Cell Mol Immunol,2010,7(3):204-210.

[5] ZENG H,ZHANG R,JIN B,et al. Type 1 regulatory T cells:a new mechanism of peripheral immune tolerance[J]. Cell Mol Immunol,2015,12(5):566-571.

[6] NIE J,LI Y Y,ZHENG S G,et al. FOXP3(+)Treg cells and gender bias in autoimmune diseases[J]. Front Immunol,2015,6:493.

[7] VIGNALI D A,COLLISON L W,WORKMAN C J. How regulatory T cells work[J]. Nat Rev Immunol,2008,8(7):523-532.

[8] VENET F,PACHOT A,DEBARD A L,et al. Increased percentage of CD4$^+$CD25$^+$ regulatory T cells during septic shock is due to the decrease of CD4$^+$CD25$^-$ lymphocytes[J]. Crit Care Med,2004,32(11):2329-2331.

[9] WISNOSKI N,CHUNG C S,CHEN Y,et al. The contribution of CD4$^+$ CD25$^+$ T-regulatory-cells to immune suppression in sepsis[J]. Shock,2007,27(3):251-257.

[10] WARE L B,MATTHAY M A. The acute respiratory distress syndrome:what's in a name? [J]. the Journal of the American Medical Association,2012,307(23):2542.

[11] MEDURI G U,CHINN A J,LEEPER K V,et al. Corticosteroid rescue treatment of progressive fibroproliferation in late ARDS. Patterns of response and predictors of outcome[J]. Chest,1994,105(5):1516-1527.

[12] KOTSIANIDIS I,NAKOU E,BOUCHLIOU I,et al. Global impairment of CD4$^+$CD25$^+$FOXP3$^+$ regulatory T cells in idiopathic pulmonary fibrosis[J]. Am J Respir Crit Care Med,2009,179(12):1121-1130.

[13] LIU F,LIU J,WENG D,et al. CD4$^+$CD25$^+$Foxp3$^+$ regulatory T cells depletion may attenuate the development of silica-induced lung fibrosis in mice[J]. PLoS One,2010,5(11):e15404.

[14] SPENCER S P,FRAGIADAKIS G K,SONNENBURG J

L. Pursuing human-relevant gut microbiota-immune interactions[J]. Immunity,2019,51(2):225-239.

[15] PHILLIPS R J,BURDICK M D,HONG K,et al. Circulating fibrocytes traffic to the lungs in response to CXCL12 and mediate fibrosis[J]. J Clin Invest,2004,114(3):438-446.

[16] GARIBALDI B T,D&#39,ALESSIO F R,et al. Regulatory T cells reduce acute lung injury fibroproliferation by decreasing fibrocyte recruitment[J]. Am J Respir Cell Mol Biol,2013,48(1):35-43.

[17] BHATTACHARYA J,MATTHAY M A. Regulation and repair of the alveolar-capillary barrier in acute lung injury[J]. Annu Rev Physiol,2013,75:593-615.

[18] DIAL C F,TUNE M K,DOERSCHUK C M,et al. Foxp3(+) regulatory T cell expression of keratinocyte growth factor enhances lung epithelial proliferation[J]. Am J Respir Cell Mol Biol,2017,57(2):162-173.

[19] MOCK J R,GARIBALDI B T,AGGARWAL N R,et al. Foxp3$^+$ regulatory T cells promote lung epithelial proliferation[J]. Mucosal Immunol,2014,7(6):1440-1451.

[20] 耿延青,宋于康. 脓毒症急性肺损伤患者肺泡灌洗液 Th17 细胞水平的变化及与预后的关系研究[J]. 中国现代医师,2017,55(10):23-25,30.

[21] HUANG L F,YAO Y M,DONG N,et al. Association between regulatory T cell activity and sepsis and outcome of severely burned patients:a prospective,observational study[J]. Crit Care,2010,14(1):R3.

[22] HEUER J G,ZHANG T,ZHAO J,et al. Adoptive transfer of in vitro-stimulated CD4$^+$CD25$^+$ regulatory T cells increases bacterial clearance and improves survival in polymicrobial sepsis[J]. J Immunol,2005,174(11):7141-7146.

19 中性粒细胞G蛋白偶联受体在脓毒症中的作用研究进展

脓毒症最新定义(sepsis-3)为由于宿主对感染的反应失调而导致的危及生命的多器官功能障碍。脓毒症是一种常见的复杂疾病，在世界范围内影响很大，是重症监护治疗病房的主要死亡原因，每年死亡率接近25%。尽管过去几十年来我们对脓毒症的病理生物学的理解有了很大的进步，但过去的各种促炎介质拮抗剂在脓毒症中的临床试验大多不成功，并没有转化为临床应用。中性粒细胞功能障碍是脓毒症患者病原体清除能力下降的原因之一，越来越多的研究开始聚焦于G蛋白偶联受体(G-protein coupled receptor,GPCR)对中性粒细胞功能的调节作用。本文就中性粒细胞在脓毒症中的生存、迁移和抗菌功能所涉及的GPCR和信号通路进行综述，并通过这些新的途径来预测脓毒症药物治疗的潜在靶点。

一、中性粒细胞的作用及其在脓毒症期间的免疫失调

在感染时，中性粒细胞是保护身体免受感染的第一道防线，能够抵御细菌和真菌病原体的入侵，在控制感染中起着至关重要的作用，是脓毒症患者天然免疫的主要效应细胞。正常中性粒细胞能够表达大量细胞表面受体，用于识别病原体入侵和炎症环境。这些受体包括G蛋白偶联受体的趋化因子和趋化因子受体、Fc受体、黏附受体(如选择素、选择素配体和整合素)、各种细胞因子受体以及先天免疫受体如Toll样受体和C型凝集素。这些受体的激活导致了复杂的细胞激活和清除过程，如吞噬、胞内颗粒的胞吐、活性氧的产生、中性粒细胞胞外陷阱的释放，以及趋化迁移或趋化因子和细胞因子的释放等。

然而，在脓毒症期间机体免疫应答失调，中性粒细胞的迁移和抗菌活性均受到损害。中性粒细胞功能障碍是脓毒症发生发展中的关键因素，主要表现为中性粒细胞凋亡延迟和迁移障碍。在正常情况下，循环中的中性粒细胞半衰期较短，中性粒细胞在体内存活时间仅为6~10h，随后会启动自发性凋亡程序，在肝、脾、骨髓等器官被吞噬细胞清除。但是脓毒症时的炎症激活可显著抑制中性粒细胞凋亡程

序，从而延长中性粒细胞的杀菌时间，这种现象被称为凋亡延迟。但是脓毒症时中性粒细胞发生迁移障碍，凋亡延迟的中性粒细胞无法有效抵达感染部位来清除病原菌，反而是被大量扣押在肺、肝等器官中，并通过释放组蛋白DNA、蛋白酶等物质介导脏器损伤。

二、GPCR在中性粒细胞功能调控中的作用

GPCR是人类最大的跨膜受体家族，GPCR的总体结构由高度保守的七螺旋跨膜α螺旋折叠、胞外N端和胞内C端胞质尾部组成。这些细胞表面受体通过激活G蛋白(鸟嘌呤核苷酸结合蛋白)将细胞外信号转化为细胞内生化效应通路，参与多种化学和物理刺激的信号转导。

GPCR信号激活和受体转运的经典机制为：配体结合使受体激活导致G蛋白α亚基上GTP变为GDP，同时使Gα和Gβγ亚基的解离。然后，G蛋白亚基与第二信使相互作用，促进几条下游途径。Gβγ亚基浓度的增加启动了G蛋白偶联受体激酶(G protein-coupled receptor kinase,GRK)的募集。GRK使G蛋白偶联受体c-末端丝氨酸/苏氨酸残基受体磷酸化，募集β-抑制蛋白(arrestin)。所有GRK介导的磷酸化都能参与抑制蛋白的募集，β-抑制蛋白一旦被招募到跨膜对接位点，就会阻断G蛋白的偶联位点，结束它们的信号传递。受体脱敏内化，并通过循环回到膜上或被降解。β-抑制蛋白作为支架蛋白与下游蛋白相互作用，启动几个信号分支，包括丝裂原激活的蛋白激酶(mitogen-activated protein kinase,MAPK)级联、环磷酸腺苷(cAMP)、磷脂酰肌醇3-激酶(phosphoinositol 3-kinase,PI$_3$K)和蛋白激酶A(protein kinase A,PKA)，它们介导了细胞生长、细胞存活、凋亡、收缩性、细胞迁移和细胞骨架重组等下游功能。

中性粒细胞表达大量的GPCR参与宿主防御和炎症反应。这些受体包括甲酰肽受体(formyl peptide receptor,FPR)，各种"经典趋化剂"受体，如白三烯B4(LTB4)、血小板活化因子(platelet activating factor,PAF)和补体片段C5a,

以及趋化因子受体（CXCR1，CXCR2）和少量的 CCR（CCR1，CCR2）。

（一）甲酰肽受体（FPR）

甲酰肽受体（FPR）家族是一个 7 跨膜结构域的家族受体，属于经典 GPCR 亚家族，可在不同宿主细胞类型上表达，与不同的配体相互作用，对炎症的调节表现出其独特的多样性。人类 FPR 家族（FPR1、FPR2/ALX 和 FPR3）主要表达于髓细胞（白细胞），如中性粒细胞（FPR3 除外）、单核细胞/巨噬细胞，自然杀伤细胞和树突状细胞。最新研究表明，FPR 家族不仅在髓细胞中表达，同时也在非髓细胞中表达，如 T 细胞、自然杀伤细胞、上皮细胞、角质形成细胞、微血管内皮细胞、肝细胞、星形胶质细胞、肺泡上皮细胞、成纤维细胞和某些类型的癌细胞。

最初，人们对于 FPR 的认识主要集中在调节炎症方面，即 FPR 与相应的配体结合后引起一连串细胞信号事件，导致髓细胞迁移，炎症介质的释放和吞噬增加等。但越来越多证据表明，FPR 除了控制炎症外，还参与许多病理生理反应过程。FPR 可调控宿主防御过程，调节中性粒细胞和树突状细胞等的活化，参与宿主对细菌感染、组织损伤和伤口愈合，同时 FPR 可参与恶性肿瘤细胞的生长、侵袭和转移。

与其他 GPCR 不同，尽管 FPR 家族成员具有高度的序列同源性和一些重叠的功能，但是它们配体识别和结合方式并不相同。FPR 可识别不同受体，其主要识别传统的 N-甲酰肽、内源性非甲酰肽配体（组织蛋白酶 G、膜联蛋白 A1（Anxa1）等）及合成的 FPR 配体甚至脂质等。由病原体及组织细胞死亡后线粒体蛋白降解产生的 N-甲酰肽与 FPR 结合后调节炎症的进展，对机体抗感染维持机体稳态十分重要。

FPR 受体家族广泛表达于髓细胞、非髓细胞等多种细胞类型上，参与许多病理生理过程。FPR 家族可通过促进中性粒细胞的活化、巨噬细胞的吞噬作用、循环血管生成细胞的生成等参与炎症反应的发生发展。FPR 家族可促进中性粒细胞吞噬细菌病原体。FPR 家族可通过与 VIP、SAA、A1-42、DAMP、Anxa1 等配体结合，调控炎症细胞的迁移、聚集及活化等。因此深入研究 FPR 及其配体在炎症方面的调节作用，对临床上提供新的炎症性疾病治疗方案有重要的意义。

（二）趋化因子受体

中性粒细胞向炎症部位迁移时趋化因子受体起到了重要的作用。趋化因子是一种跨膜 G 蛋白偶联受体（GPCR）的小蛋白，调节白细胞的运输，在炎症性疾病的发病机制中起着非常重要的作用。根据 N 末端前两个半胱氨酸残基的排列，趋化因子可分为 CC、CXC、CX3C 和 C 亚家族。趋化因子受体主要与百日咳毒素敏感的 GαI 蛋白偶联，激活磷脂酶 C，产生细胞内信使二酰甘油和 1,4,5-三磷酸肌醇，动员 Ca^{2+} 激活蛋白激酶 C。

中性粒细胞表达的趋化因子受体主要有 CXCR1、CXCR2，其中 CXCR2 起主要作用。发生感染后炎症部位释放趋化因子（IL-8、LTB4 等），在血液与组织之间形成浓度梯度，使中性粒细胞在趋化因子作用下向炎症部位迁移，而脓毒症患者外周血中性粒细胞 Toll 样受体被激活导致 CXCR2 表达下调，这导致中性粒细胞不能及时有效地迁入病灶清除病原微生物。以 CXCR2 为代表的趋化受体表达下调介导了脓毒症中性粒细胞迁移障碍，是脓毒症中性粒细胞功能障碍的重要表现。然而另一趋化因子受体细胞表面趋化因子受体 2（C-C chemokine receptor type 2，CCR2）的表达则与 CXCR2 截然相反。CCR2 是单核细胞趋化蛋白 1~4（MCP1~4）的受体，MCP1~4 是促炎症反应的化学诱导物。CCR2 是炎症单核细胞最早的化学催化受体。对脓毒症患者死后进行尸检发现中性粒细胞表面的 CCR2 表达显著上调。在一些流感病毒感染模型中发现，CCR2 基因敲除小鼠与野生型小鼠比较，前者具有炎症细胞浸润减少、肺组织损伤减轻和死亡率下降的优势。当机体发生感染时，一方面中性粒细胞不能正常迁移至炎症部位与其表面 CXCR2 表达下降有关；另一方面，其向脓毒症时主要受累肺脏等部位大量迁移导致多器官功能损害与 CCR2 相关。这两种趋化因子完全不同的变化，是否与免疫失衡存在因果关系值得我们深入研究。

（三）GPCR 介导的信号转导通路

中性粒细胞通过 GPCR 感应不同的趋化信号。有研究使用小分子抑制剂和基因敲除建立了两个主要的趋化因子甲酰肽受体 1（FPR1）和补体成分 5a（C5a）受体以 Cdc42-actin 依赖的方式内化。研究发现在刺激下，FPR1 沿着质膜迅速聚集并重新分布到后缘，在那里内化并定向运输到迁移的原始人类中性粒细胞的前部。与 FPR1 和 C5aR1 不同，白三烯 B4（LTB4）受体在中性粒细胞趋化过程中传递 LTB4 信号，在 LTB4、N-甲酰-L-甲硫氨酰-L-亮氨酰-L-苯丙氨酸（fMLF）或 C5a 的生理刺激下不能内化。阻断 LTB4-BLT1 轴或下游肌球蛋白激活可增强 FPR1 和 C5aR1 的内化，从而减少下游信号并损害对主要趋化物质的趋化性。因此，趋化因子 GPCR 的极化运输及其受 BLT1 介导的肌球蛋白激活的调节推动了中性粒细胞持续的趋化信号。

还有研究发现由 GPCR/GαI 蛋白、PLC、PKCβ 和 PKDS 组成的信号通路，能够调节中性粒细胞趋化中的 SSH2/丝切蛋白活性。这一途径通过传递趋化因子 GPCR 信号来促进 F-肌动蛋白聚合，从而协调驱动中性粒细胞趋化的肌动蛋白细胞骨架的定向组装，进而影响中性粒细胞趋化。

三、GPCR 在脓毒症中性粒细胞功能障碍中的作用

（一）中性粒细胞 GPCR 在脓毒症病程发展中的作用

在感染早期，甲酰肽受体最早识别细菌降解产生的甲

酰基肽,通过介导中性粒细胞的快速聚集和浸润,调节中性粒细胞的活化,在炎症早期发挥重要作用。有研究发现,在大鼠失血性休克肺损伤模型中,线粒体 N-甲酰基肽(F-MIT)通过激活 FPR 受体家族,诱导肺部中性粒细胞活化与聚集,损害肺组织。在小鼠脂多糖(LPS)诱导的急性肺损伤模型中,FPR1 拮抗剂 GMC 显著降低了 LPS 诱导的中性粒细胞在肺组织内聚集,抑制弹性蛋白酶脱颗粒,而显著减轻了小鼠 LPS 诱导的急性肺水肿和肺泡损伤,说明 FPR 在调节肺损伤中起到了重要的作用。

当机体受到细菌感染时,中性粒细胞离开血液游动至感染部位,吞噬病原体,FPR 家族在调节细胞吞噬作用上起到关键的作用,FPR 家族可通过与血管活性肠肽、血清淀粉样蛋白 A、淀粉样蛋白 1-42、损伤相关分子模式、膜联蛋白 A1 等配体结合,调控炎症细胞的迁移、聚集及活化等。血清淀粉样蛋白 A(serum amyloid A,SAA)是炎症性疾病的生物标志物,在感染或组织损伤中强烈上调。SAA 介导细胞因子和趋化因子的产生,以及吞噬细胞的迁移,对吞噬细胞有趋化作用。FPR2 在 SAA 诱导的天然免疫细胞或炎症细胞的细胞反应中起着关键作用。研究表明,SAA 的羧基端肽通过结合 FPR2 诱导中性粒细胞和单核细胞趋化聚集,SAA 通过 FPR2 信号通路上调内脂素表达。最近在肺炎链球菌和甲型流感病毒共感染的小鼠急性肺炎模型研究发现,小鼠 FPR2 的表达在小鼠肺中增强显著,同时 FPR2 的炎性激动剂 SAA 的浓度也显著增加。SAA 在患有慢性阻塞性肺疾病(chronic obstructive pulmonary disease,COPD)的小鼠中可诱导促炎性巨噬细胞表型形成,并募集中性粒细胞到炎症部位。该作用也依赖于 FPR2 的表达。

损伤相关分子模式(DAMP)是创伤、感染或失血等导致机体大量释放内源性分子的一种分子模式,能快速的启动机体免疫系统。线粒体 N-甲酰基肽(F-MIT)是与细菌 N-甲酰化肽相似的一种 DAMP。在大鼠失血性休克肺损伤模型中,损伤组的 F-MIT 水平明显高于对照组,且 F-MIT 对肺组织及气道功能的损害呈浓度依赖性,而用 FPR 拮抗剂后改善了大鼠失血性休克诱导的肺损伤,这表明,F-MIT 通过 FPR 受体家族启动损伤相关分子模式。

(二)脓毒症时中性粒细胞 GPCR 功能异常的调控机制

1. GPCR 内吞导致迁移功能障碍 中性粒细胞在体内的迁移有四个不同的阶段,在脓毒症期间都会受到损害,包括骨髓的动员和释放、贴壁和滚动、黏附和迁移。中性粒细胞的迁移涉及穿越内皮细胞的紧密连接并进一步进入原发感染灶,这需要白细胞趋化剂,如 fMLP、血小板激活因子、C5a、白三烯 B4 和 IL-8 与中性粒细胞上表达的趋化因子受体结合。严重脓毒症的小鼠和患者的实验证据表明,尽管在严重脓毒症期间感染部位分泌了高水平的趋化因子,但中性粒细胞向感染部位的迁移仍不足。小鼠和严重脓毒症患者的中性粒细胞中 CXCR2 表达降低,中性粒细胞对 fM-

LP、白三烯 B4 或 IL-8 的体外趋化反应也降低。有一些对 CXCR2 表达下调的机制的研究表明,趋化因子和配体的长期或反复刺激可导致 GPCR 激活,GPCR 将 GPCR 激酶(GRK)募集到中性粒细胞的质膜上,随后 GPCR 蛋白 C 端的 GRK 磷酸化导致趋化因子受体的功能性脱敏,以依赖 β-抑制蛋白和网状蛋白的方式内化。脂磷壁酸、脂多糖和 CpG-寡核苷酸激活 TLR2、4、9 也可以通过上调小鼠脓毒症时 GRK2 的表达来诱导 CXCR2 的内化。在诱导型一氧化氮合酶(iNOS)依赖的途径中,大量细胞在炎症细胞因子和细菌产物的刺激下产生一氧化氮(NO),在中性粒细胞的抗菌活性中起着重要作用,而该介质的完全缺乏会增加细菌负荷。此外,脓毒症时 NO 的增加可以触发可溶性鸟苷酸环化酶(SGC)的激活、环鸟苷酸的形成和蛋白激酶 G(PKG)的磷酸化,所有这些都诱导中性粒细胞 GRK2 激活,并促进 CXCR2 的内化。PI₃Kc 信号通路也被认为参与了 iNOS 的二聚化。$PI_3Kc^{-/-}$ 脓毒症小鼠表现出 CXCR2 表达增加,GRK2 表达降低,存活率更高。此外,体外实验结果也证实了 $PI_3Kc^{-/-}$ 与 CXCL2 孵育的中性粒细胞显示 CXCR2 的内化减少。因此,PI_3K 在 CXCR2 内化过程中也起负调控作用。

凝集素样氧化型低密度脂蛋白受体-1(LOX-1)识别炎症产物,如 C 反应蛋白(CRP)、凋亡细胞、细菌产物和活化的血小板,也被认为在 CXCR2 的内化中发挥作用,因为该基因的缺失阻止了 CXCR2 的下调,并改善了脓毒症期间中性粒细胞的迁移。除了中性粒细胞上 CXCR2 的异常表达外,脓毒症期间还会发生其他相关趋化因子受体的改变,这会促进中性粒细胞向其他器官的异常迁移。

2. GPCR 下游信号通路的异常调控 尽管膜表面的 GPCR 受体可以通过经典机制脱敏内化,但是受体的内化并不一定意味着所有相关信号的立即停止。激活的 GPCR 可以通过改变网状蛋白包被小窝(clathrin-coated pit,CCP)的动力学,以及通过支架接头蛋白 β-抑制蛋白来调节自身的内吞作用的动态。尽管抑制蛋白的发现和命名是因为它们的信号阻断作用,但现在除了阻断受体-G 蛋白偶联和停止 G 蛋白信号外,β-抑制蛋白 1 和 2 本身还作为支架蛋白激活它们自己的信号通路,如 MAPK、PI₃K 和 NF-κB 级联反应。根据对 β-抑制蛋白亚型的不同亲和力将 GPCR 分为两大类。A 类成员如多巴胺 D1 受体、μ-阿片受体和 β-2 肾上腺素能受体,它们与 β-抑制蛋白 2 结合的亲和力比 β-抑制蛋白 1 强,能迅速循环,并瞬间激活 MAPK。

多年来,GPCR 内吞作用的传统观点一直是,它主要是通过将受体从细胞表面移除来使激动剂激活后的受体脱敏。但许多 GPCR 在内吞过程中利用 β-抑制蛋白作为信号支架发出信号。还有而一些 GPCR 似乎通过调节包被网状蛋白的胞核成熟来调节自己的内吞速率。这些寿命延长的 CCP 通过磷酸化 MAP 激酶 ERK1/2 在 β-抑制蛋白下游产生更强的 MAPK 激活。最近的研究表明,在 β1 肾上腺素能受体激活之后，β-抑制蛋白即使在没有 GPCR 易位的情况下也可以移位到 CCP。这些抑制蛋白阳性的 CCP 随后显著延长了寿命，这导致 β1 肾上腺素能受体激动剂下游 ERK1/2 磷酸化增加。这一发现表明 GPCR 可以作为 β-抑制蛋白激活剂，而不需要受体和 β-抑制蛋白之间稳定的相互作用，CCP 胞内寿命的差异也可能有助于进一步调控下游 GPCR 信号的空间编码。

受体内化不仅影响细胞表面的 GPCR 受体水平，同时，内化的 GPCR 受体还可与衔接蛋白 β-抑制蛋白等形成一个类似于激酶的复合物结构，该复合物可与 MAPK 通路的相关激酶发生相互作用，从而激活 MAPK 通路介导的炎症反应。而且这种激活作用与 GPCR 下游 G 蛋白的激活无关，即使 G 蛋白功能失活时 β-抑制蛋白内化复合物依然可以激活下游的 MAPK 通路。β-抑制蛋白还可激活非受体型酪氨酸激酶，有报道称 β-抑制蛋白可直接与此类激酶 Src 发生相互作用，从而激活下游 MAPK、PI₃K 等信号通路。Src 激酶与中性粒细胞凋亡密切相关，我们前期已经证实，Src 活化一方面可激活 PI₃K-Akt 通路从而启动下游促生存信号的强度，另一方面还可直接募集胱天蛋白酶-8 以避免其活化，从而阻断胱天蛋白酶-8/胱天蛋白酶-3 介导的凋亡程序。因此，GPCR 受体内化复合物可能可通过非经典通路调控中性粒细胞凋亡。

综上所述，GPCR 细胞内转运不是被动过程。相反，它们可以控制内吞成分的动态。这种调控可能调节下游信号通路，包括 MAPK、PI₃K 通路等。胞内寿命可能间接调节受体自身的磷酸化或泛素化状态，进而调节受体与胞内途径成分的相互作用。信号和内吞控制之间的相互作用是一个具有巨大潜力的领域，仍然需要更进一步的研究。

四、结语与展望

严重脓毒症时中性粒细胞迁移障碍和凋亡延迟是脓毒症发生发展的关键因素，中性粒细胞表面的 GPCR 及各种分子的作用机制十分复杂，深入研究这些问题有望增强中性粒细胞的细菌清除能力，同时减轻脓毒症非特异性脏器损伤。本文综述了脓毒症中性粒细胞功能紊乱的可能机制，从而为将来通过调控 GPCR 内化来改善脓毒症诊治效果提供新思路和理论基础。

（李鹏 王嘉锋）

参 考 文 献

[1] ACOSTA J C,O'LOGHLEN A,BANITO A,et al. Chemokine signaling via the CXCR2 receptor reinforces senescence[J]. Cell,2008,133(6):1006-1018.

[2] ALVES-FILHO J C,SONEGO F,SOUTO F O,et al. Interleukin-33 attenuates sepsis by enhancing neutrophil influx to the site of infection[J]. Nat Med,2010,16(6):708-

712.

[3] CALEBIRO D,GODBOLE A. Internalization of G-protein-coupled receptors:Implication in receptor function,physiology and diseases[J]. Best Pract Res Clin Endocrinol Metab,2018,32(2):83-91.

[4] CALEBIRO D,NIKOLAEV V O,PERSANI L,et al. Signaling by internalized G-protein-coupled receptors[J]. Trends Pharmacol Sci,2010,31(5):221-228.

[5] CHENG Y,MA X L,WEI Y Q,et al. Potential roles and targeted therapy of the CXCLs/CXCR2 axis in cancer and inflammatory diseases[J]. Biochim Biophys Acta Rev Cancer,2019,1871(2):289-312.

[6] CRUDDEN C,SONG D,CISMAS S,et al. Below the surface:IGF-1R therapeutic targeting and its endocytic journey[J]. Cells,2019,8(10):1223.

[7] DAHLGREN C,GABL M,HOLDFELDT A,et al. Basic characteristics of the neutrophil receptors that recognize formylated peptides,a danger-associated molecular pattern generated by bacteria and mitochondria[J]. Biochem Pharmacol,2016,114:22-39.

[8] DAHLGREN C,HOLDFELDT A,LIND S,et al. Neutrophil signaling that challenges dogmata of G protein-coupled receptor regulated functions[J]. ACS Pharmacol Transl Sci,2020,3(2):203-220.

[9] DONG W,WU X,MA S,et al. The mechanism of anti-PD-L1 antibody efficacy against PD-L1-negative tumors identifies NK cells expressing PD-L1 as a cytolytic effector[J]. Cancer Discov,2019,9(10):1422-1437.

[10] FUTOSI K,FODOR S,MOCSAI A. Neutrophil cell surface receptors and their intracellular signal transduction pathways[J]. Int Immunopharmacol,2013,17(3):638-650.

[11] GUPTA S,LEE C M,WANG J F,et al. Heat-shock protein-90 prolongs septic neutrophil survival by protecting c-Src kinase and caspase-8 from proteasomal degradation[J]. J Leukoc Biol,2018,103(5):933-944.

[12] HANYALOGLU A C. Advances in membrane trafficking and endosomal signaling of G protein-coupled receptors[J]. Int Rev Cell Mol Biol,2018,339:93-131.

[13] PAULA-NETO H A,ALVES-FILHO J C,SOUTO F O,et al. Inhibition of guanylyl cyclase restores neutrophil migration and maintains bactericidal activity increasing survival in sepsis[J]. Shock,2011,35(1):17-27.

[14] REHMAN A,BALOCH N U,MORROW J P,et al. Targeting of G-protein coupled receptors in sepsis[J]. Pharmacol Ther,2020,211:107529.

[15] SU Y,RAGHUWANSHI S K,YU Y,et al. Altered CX-

CR2 signaling in beta-arrestin-2-deficient mouse models [J]. J Immunol,2005,175(8):5396-5402.

[16] SUN L,YE R D. Role of G protein-coupled receptors in inflammation[J]. Acta Pharmacol Sin,2012,33(3):342-350.

[17] TAN C,GU J,CHEN H,et al. Inhibition of Aerobic gly-colysis promotes neutrophil to influx to the infectious site via CXCR2 in sepsis[J]. Shock,2020,53(1):114-123.

[18] WEINBERG Z Y,PUTHENVEEDU M A. Regulation of G protein-coupled receptor signaling by plasma membrane organization and endocytosis[J]. Traffic,2019,20(2):121-129.

20 肠道菌群对糖尿病脓毒症免疫功能的影响

随着社会经济的发展及生活方式的改变,糖尿病的发病率逐年增长,且糖尿病患脓毒症的风险相对增加。近年来研究发现,糖尿病和脓毒症都会发生肠道菌群的改变和免疫调节的失衡,而肠道菌群对免疫功能有一定的调节作用。越来越多的证据表明建立健康的肠道微生物环境对维持免疫平衡至关重要,粪菌移植及补充益生菌在基础研究及临床实验中都被证实能够影响机体免疫功能。本文集中论述肠道菌群对糖尿病脓毒症免疫功能的影响。

以往的研究表明糖尿病机体的免疫力低下,而这种表现可能与肠道菌群的改变相关。脓毒症是一种贯穿全身的非常严重的炎症疾病,是重症监护治疗病房中患者死亡的重要原因。在脓毒症的疾病过程中,免疫系统的化学物质会被释放到血液中,引起机体各系统功能的变化,而肠道菌群的失调也会导致机体生理过程的改变,引起免疫失调。因此,健康平衡的肠道微生物环境对系统性免疫反应具有一定的保护作用。

一、糖尿病、脓毒症与肠道菌群

(一)脓毒症与肠道菌群

在盲肠结扎穿孔法所诱导的脓毒症模型中,变形菌门(Proteobacteria)和疣微菌门(Verrucomicrobia)的丰度增加,拟杆菌门(Bacteroidetes)丰度降低。LPS腹腔注射诱导的脓毒症模型中也发现肠道菌群的改变,表现为梭菌属(Fusobacterium)显著下降,而黄杆菌属(Flavonifractor)显著上升。另外还发现脓毒症小鼠具有较高的致病菌丰度,如葡萄球菌科(Staphylococcaceae)、肠球菌科(Enterococcaceae)、肠杆菌科(Enterobacteriaceae)、拟杆菌科(Bacteroidaceae)、铁毒杆菌科(Deferribacteraceae)、梭菌科(Clostridiaceae)、假单胞菌科(Pseudomonadaceae)等,而产碱菌科(Alcaligenaceae)、艾克曼菌属(Akkermansia)、粪球菌属(Coprococcus)、萨特氏菌属(Sutterella)、颤螺菌属(Oscillospira)、乳酸菌属(Lactobacillus)等有益菌含量较低。这些研究都说明肠菌群的改变与脓毒症疾病的发生发展相关。

(二)糖尿病与肠道菌群

肠道菌群在糖尿病的疾病进程中扮演着重要角色。研究证实,2型糖尿病(T2DM)患者早期就已经存在肠道菌群组成的改变及部分细菌的丰度减低。糖尿病患者肠道内梭菌属(其中包括很多产丁酸的菌种)、嗜黏蛋白艾克曼菌(A. muciniphila)、双歧杆菌(Bifidobacterium)及厚壁菌门(Firmicutes)降低,而普氏菌属(Prevotella)、拟杆菌(Bacteroides)和乳酸菌(Lactobacillus)升高。

糖尿病免疫失衡、氧化应激反应增加、代谢紊乱,会导致各器官在脓毒症炎症反应过程中损伤加重,并且增加脓毒症的死亡率,因此糖尿病在一定程度上加剧了脓毒症的发展。另一方面,脓毒症使炎性介质过度释放,神经内分泌激活,会升高血糖。目前的研究结果表明两者之间的相互关系,可能与肠道菌群相关,而肠道菌群与机体的免疫调节是不可分割的。我们近期的研究结果也表明,糖尿病会改变肠道的菌群,菌群的失调又会加重脓毒症的病情进展。

二、肠道菌群对免疫功能的调节

肠道内存在大量的免疫细胞(包括造血系统来源的和非造血系统来源的),这些细胞能够感应肠道微生物及微生物产物向机体发出信号,并且通过各种信号传递途径调节机体的免疫功能,引起病理生理改变。糖尿病机体内肠黏膜通透性增加,促进了肠道内菌群移位,并导致肠道微生物产生的有毒代谢物及其介导机体产生的相关抗原抗体进入血液循环,影响机体免疫功能。

(一)肠黏膜屏障功能

肠黏膜通透性的改变是肠道菌群调节免疫的首要环节。脓毒症使肠道黏膜屏障受损,促使细菌逸出,导致脓毒症加重。糖尿病也能使肠道黏膜通透性增加,这可能是糖尿病加重脓毒症的一个重要原因。肠道内革兰氏阴性菌产生的大量脂多糖(lipopolysaccharide,LPS)通过改变肠道上皮细胞之间紧密连接蛋白的表达,增加肠黏膜通透性。高脂饮食作为诱发2型糖尿病的重要因素,可使LPS产生增多及肠道杯状细胞减少,引起炎症反应,导致肠黏膜通透性增加。糖尿病机体的肠道内丁酸梭菌（*C. butyricum*）会减少，而这种细菌能够通过增加免疫组化黏蛋白2（muc2）和闭锁小带蛋白（ZO-1）在肠道及肠上皮细胞中的表达减轻细菌引起的肠道损伤。双歧杆菌（*Bifidobacterium*）是益生菌的代表，在肠道屏障功能保护方面也发挥着作用，在肠杆菌感染的研究中被证实其可以增强肠上皮细胞功能减轻肠道出血。

（二）肠道菌群对免疫功能的直接影响

肠道微生物组 α-多样性的增加会改善脓毒症小鼠的存活率，这是由一种独特的免疫表型介导的，其特征是 CD4+ T 细胞反应增加。除了影响 T 细胞反应，肠道微生物也影响体液免疫，共生细菌可直接产生 IgA，并在脓毒症中起保护作用。

自 2004 年 *A. muciniphila* 被分离出来以来，对此研究越来越多。*A. muciniphila* 可以下调促炎因子 IL-6、干扰素 γ（IFN-γ）、TNF-α 的生成。IL-6 在肥胖及 T2DM 患者中呈升高趋势，通过诱导视黄酸相关孤儿受体 γ（retinoid related orphan receptors γ，RORγ）表达和促进 STAT3 的磷酸化来刺激 Th17 的分化。其他相关研究也证实在 T2DM 患者中 RORγ 的表达及 STAT3 磷酸化增加。此外，*A. muciniphila* 的外膜蛋白能够通过 TLR2 信号刺激人外周血单核细胞抗炎因子 IL-10 的产生，并刺激 Treg 细胞的增殖。另外，*A. muciniphila* 还可以调节肠道菌群，增加肠道内双歧杆菌数量；刺激胸腺、肠道、脾脏等免疫器官，从而增强机体的免疫功能。

梭菌属的丰度在 T2DM 和脓毒症患者中都是降低的。梭菌属通过产生大量的短链脂肪酸（short-chain fatty acid，SCFA）来诱导小鼠 CD4+ Treg 细胞的分化。丁酸梭菌（*C. butyricum*）可以通过 TLR4、MyD88、NF-κb 等途径降低肠组织和肠上皮细胞的促炎细胞因子（IFN-γ、IL-1b、IL-8、TNF-a）水平；其他研究也证实梭菌属中有部分菌群可诱导肠调节性 T 细胞（Treg）的扩增。

T2DM 和脓毒症患者肠道拟杆菌的丰度都是有所改变的，拟杆菌门丰度的改变可导致 Treg 细胞与 Th17 细胞失衡。拟杆菌门菌群数量庞大，有产生支链氨基酸（branched chain amino acids，BCAAs）的普通拟杆菌（*B. vulgatus*），也有消耗 BCAAs 的菌群（如 *B. crossotus*），还有很多产生 SCFA 的其他菌群，其中脆弱拟杆菌（*B. fragilis*）中的多糖 A（PSA）可通过 FoxP3+ Treg 细胞上的 Toll 样受体 2（TLR2）促进其增殖，同时抑制 Th17 细胞的发育。

（三）肠道菌群产物 SCFA 对免疫的影响

除了菌群本身引起免疫变化以外，肠道菌群的代谢物也参与炎症及免疫调节，其中最主要的代谢物是 SCFA。SCFA 可以降低肠道 pH，维持肠道菌群的平衡。由于无菌小鼠缺乏特定的菌群生成 SCFA，所以有部分 CD4+ T 细胞无法分化，再次说明 SCFA 在免疫调节中的重要性。SCFA 对免疫的调节可体现在对 Treg 细胞和 Th17 细胞之间的平衡的影响上。

机体中乙酸的含量较高，乙酸对免疫的调节主要表现在两个方面：首先，乙酸保护肠道屏障功能；其次，乙酸在抑制致病性 T 细胞的同时，促进 Treg 细胞的增值。在大肠埃希菌感染的模型中发现，乙酸能够通过 G 蛋白偶联受体 GPR43 减轻肠道炎症。

丁酸可以调节炎症及免疫反应，在上调抗炎细胞因子的同时降低 IL-6 含量，导致 CD4+ CD25+ Treg 细胞的增加。此外，丁酸对 1 型糖尿病（type1diabetes，T1D）的发病也有一定保护作用。T1D 是一种 T 细胞介导的疾病，与 Foxp3+ Treg 细胞的功能受损有关，在予以富含丁酸的饮食之后，机体 Treg 细胞增加。另外，丁酸对 NF-κb 炎性反应通路具有抑制作用。

三、粪菌移植及补充益生菌对脓毒症免疫功能的影响

粪菌移植（fecal microbiota transplantation，FMT）及补充益生菌在临床实验及基础研究中被广泛应用，并且在治疗小儿孤独症、阿尔茨海默病、炎性肠疾病、过敏甚至癌症等与免疫相关的疾病中取得了较大的成功。脓毒症肠道菌群的变化表现为肠道菌群多样性降低，致病菌增加而有益菌减少，并且证实在脓毒症发生之前肠道内菌群就有所改变，肠道菌群失衡已经作为脓毒症的一个危险因素。在动物模型中，肠道微生物多样性的减少除了易导致脓毒症外，还能调节宿主对脓毒症的反应。目前相关研究表明进行粪菌移植及补充益生菌能够调节脓毒症的免疫功能，影响脓毒症的预后。

在脓毒症脑病模型中变形菌门及疣微菌门增加，拟杆菌减少，而 *C. butyricum* 不仅能改善肠道菌群的失调，还能抑制小胶质细胞的激活，降低 IL-1β、TNF-α 和 IL-6 的水平。小鼠腹腔注射 LPS 建立脓毒症模型后，体内各个器官的 IL-1β、TNF-α、IL-6 水平均上升，但在给予嗜热链球菌 19（*S. thermophilus*19）之后，上述炎症因子水平下降，再次证实了益生菌对脓毒症免疫具有一定的调节作用。在脓毒症 80% 的病例中，FMT 能改善器官功能，减轻脓毒症症状，增加生存率。在接受粪菌移植后，患者的菌群与供者相似，并且减少了脓毒症机体炎症因子的水平。我们的研究结果也显示，对糖尿病鼠进行粪菌移植及补充益生菌，对降低脓毒症病情的进展及脑缺血再灌注损伤起到非常显著的作用。

四、结语和展望

糖尿病和脓毒症机体都出现免疫的失调及肠道菌群的改变，糖尿病合并脓毒症时症状加重，死亡率升高，且很多研究都表明肠道菌群的改变可能不仅仅是糖尿病和脓毒症的结果，也可以作为其危险因素。目前对肠道菌群的组成、功能及其在治疗疾病、调节免疫方面作用的研究仍然只是起步，但现有的研究证据表明，肠道菌群是一个对人类健康

有潜在意义的因素。

肠道微生物是调节全身脓毒症反应和糖尿病的因素之一,目前的研究尚不能完全阐明其相互调节机制。益生菌和粪菌移植可能是研究最多的改变微生物组状态的干预措施,以预防和改善糖尿病合并脓毒症的结果,但是由于粪菌移植存在一定的风险,临床对粪菌移植的试用较少。对益生菌疗效的研究并没有局限于单个或者多个细菌的功能及其对机体的影响,而是宏观的检测益生菌对整个微生物组的调节作用,包括微生物多样性的改变和丰度的变化、整体微生物产物及代谢水平的变化,所以未来的研究应更多地关注微生物整体的稳态。随着测序技术的发展,对肠道菌群的研究会更深入,以期为临床治疗脓毒症提供一些新的思路。

(付文超　李文志)

参 考 文 献

［1］ LIU J,JIN Y,LI H,et al. Probiotics exert protective effect against sepsis-induced cognitive impairment by reversing gut microbiota abnormalities［J］. J Agric Food Chem, 2020,68(50):14874-14883.

［2］ HAN F,WU G,ZHANG Y,et al. Streptococcus thermophilus attenuates inflammation in septic mice mediated by gut microbiota［J］. Front Microbiol,2020,11:598010.

［3］ CHEN L,LI H,CHEN Y,et al. Probiotic lactobacillus rhamnosus GG reduces mortality of septic mice by modulating gut microbiota composition and metabolic profiles ［J］. Nutrition,2020,78:110863.

［4］ WU F,GUO X,ZHANG M,et al. An akkermansia muciniphila subtype alleviates high-fat diet-induced metabolic disorders and inhibits the neurodegenerative process in mice［J］. Anaerobe,2020,61:102138.

［5］ PEDERSEN H K,GUDMUNDSDOTTIR V,NIELSEN H B,et al. Human gut microbes impact host serum metabolome and insulin sensitivity［J］. Nature, 2016, 535 (7612):376-381.

［6］ LEE Y S,WOLLAM J,OLEFSKY J M. An integrated view of immunometabolism［J］. Cell,2018,172(1/2):22-40.

［7］ ADESHIRLARIJANEY A, GEWIRTZ A T. Considering gut microbiota in treatment of type 2 diabetes mellitus ［J］. Gut Microbes,2020,11(3):253-264.

［8］ ZHAO X,YANG J,JU Z,et al. Clostridium butyricum ameliorates salmonella enteritis induced inflammation by enhancing and improving immunity of the intestinal epithelial barrier at the intestinal mucosal level［J］. Front Microbiol,2020,11:299.

［9］ SKELLY A N, SATO Y, KEARNEY S, et al. Mining the microbiota for microbial and metabolite-based immunotherapies［J］. Nat Rev Immunol,2019,19(5):305-323.

［10］ XU Y,WANG N,TAN H Y,et al. Function of akkermansia muciniphila in obesity:interactions with lipid metabolism,immune response and gut systems［J］. Front Microbiol,2020,11:219.

［11］ WINER S,PALTSER G,CHAN Y,et al. Obesity predisposes to Th17 bias［J］. Eur J Immunol,2009,39(9): 2629-2635.

［12］ LAVOZ C,MATUS Y S,OREJUDO M,et al. Interleukin-17A blockade reduces albuminuria and kidney injury in an accelerated model of diabetic nephropathy［J］. Kidney Int,2019,95(6):1418-1432.

［13］ BELLONE M, BREVI A, HUBER S. Microbiota-Propelled T helper 17 cells in inflammatory diseases and cancer ［ J ］. Microbiol Mol Biol Rev, 2020, 84 (2): e00064-19.

［14］ SPENCER S P,FRAGIADAKIS G K,SONNENBURG J L. Pursuing human-relevant gut microbiota-immune interactions［J］. Immunity,2019,51(2):225-239.

［15］ HONG C P, PARK A, YANG B G, et al. Gut-Specific delivery of T-helper 17 cells reduccs obesity and insulin resistance in mice［J］. Gastroenterology,2017,152(8): 1998-2010.

［16］ BACHEM A,MAKHLOUF C,BINGER K J,et al. Microbiota-Derived short-chain fatty acids promote the memory potential of antigen-activated CD8(+) T cells［J］. Immunity,2019,51(2):285-297. e5.

［17］ KAU A L,AHERN P P,GRIFFIN N W,et al. Human nutrition,the gut microbiome and the immune system ［J］. Nature,2011,474(7351):327-336.

［18］ MARIñO E,RICHARDS J L,MCLEOD K H,et al. Gut microbial metabolites limit the frequency of autoimmune T cells and protect against type 1 diabetes［J］. Nat Immunol,2017,18(5):552-562.

［19］ ZHANG L,SONG P,ZHANG X,et al. Alpha-glucosidase inhibitors alter gut microbiota and ameliorate collagen-induced arthritis［J］. Front Pharmacol,2019,10:1684.

［20］ ADELMAN M W,WOODWORTH M H,LANGELIER C,et al. The gut microbiome's role in the development, maintenance, and outcomes of sepsis［J］. Crit Care, 2020,24(1):278.

21 心肌缺血再灌注损伤的神经调节机制及相应干预措施研究进展

目前缺血性心脏病仍是威胁人类健康的首要病因。对于冠心病患者，尽可能缩短缺血时间及早恢复血流灌注对患者预后至关重要，但是恢复冠脉血流灌注会不可避免地导致更严重的缺血再灌注损伤。正常情况下，心脏受交感和迷走神经的双重支配，在心肌缺血再灌注损伤时，交感与迷走神经的平衡被打破，通过对中枢神经系统采用各种干预措施，可能会对心肌产生保护作用。探究中枢神经系统对心肌保护作用机制，将对减弱心肌缺血再灌注损伤的研究提供一个崭新的视角。

一、心肌缺血再灌注概述

心血管疾病尤其是缺血性心脏病是威胁人类健康的首要原因，据世界卫生组织统计，每年约有720万人死于心脏病。由于心肌对缺氧极其敏感，缺氧会导致心肌组织代谢和功能的改变，因此心肌缺血时的首要治疗原则是尽早恢复血流灌注。但是心肌恢复血流灌注后由于钙超载、自由基生成和炎性细胞浸润而导致的再灌注损伤，会引起心律失常、心肌顿抑、内皮细胞功能障碍和再灌注损伤性心肌细胞死亡等不良后果。另外，组织恢复血流灌注时，缺血缺氧时积聚的一系列毒性代谢产物会进入血液循环，造成进一步的局部组织损伤。临床上也发现，对于急性心肌梗死患者，即使在最佳时机进行溶栓或行经皮冠状动脉介入治疗（PCI）恢复心肌血液灌注，仍有约10%的病死率，而且急性心肌梗死后心力衰竭的发生率也达到25%。心肌梗死面积是评估心肌受损程度和心功能的重要决定因素，因此在心肌再灌注时限制心肌梗死面积对改善患者预后具有重要意义。大量的动物实验的数据显示，对心肌进行缺血预处理，会显著减少心肌梗死面积，对心肌产生保护作用。与此同时，对心肌缺血再灌注的研究发现，激活心肌再灌注损伤救援激酶（reperfusion injury salvage kinase，RISK）通路和抑制心肌细胞线粒体膜通透性转换孔（mitochondrial permeability transition pore，MPTP）的开放对缺血再灌注后的心肌细胞也具有保护作用。

心脏受神经支配，心脏移植手术只接通血管，并不对支配心脏的神经进行处理，但是有研究表明心脏移植过后心脏会受神经重新支配，在心脏移植后的6~12个月，神经未重新支配之前，冠脉血管和心肌收缩以及心率变化不能够有效适应机体的活动，这从一定程度上证明神经支配是心脏功能的正常发挥必不可少。

二、心脏的神经支配

目前普遍认为心脏受交感神经和副交感神经两类神经支配。交感神经节前神经元接受来自下丘脑和脑干的神经元发出的纤维支配，交感神经纤维的节前纤维起自脊髓 $T_1 \sim T_4$，T_5 节段的中间外侧柱（Clarke's column），在交感干和上胸部神经节交换神经元，发出的纤维与来自迷走神经的副交感纤维一起构成心丛，分布于心脏。副交感纤维的节前纤维由迷走神经背核和疑核发出，沿迷走神经心支走行，在心丛内的心神经节交换神经元后分布于心脏。一部分感受痛觉的神经纤维，与交感神经纤维伴行，初级感觉神经元位于脊髓 $T_1 \sim T_5$ 节段的背根神经节，到达脊髓背角。另一部分感觉神经纤维随迷走神经伴行，将压力等信号传入中枢经整合后调节交感和副交感神经的活动如压力感受性反射。

在中枢神经系统，延髓头端腹外侧区（rostral ventrolateral medulla，RVLM）是产生和维持心交感神经和交感缩血管神经紧张活动的重要部位。RVLM 接受来自延髓孤束核（nucleus tractus solitarii，NTS）、延髓尾端腹外侧区（caudal ventrolateral medulla，CVLM）和下丘脑室旁核（paraventricular nucleus，PVN）等重要心血管核团和脑区的调控信息，也接受来自外周心血管活动的传入信息，在对这些信息进行复杂整合后，通过其下行纤维直达脊髓中间外侧柱的交感神经节前神经元，调控心脏活动。NTS 是压力感受器，化学感受器和心肺感受器等传入纤维的接替站，并对多种心血管的传入信号进行整合。心迷走神经元的胞体主要位于延髓的迷走神经背核（dorsal nucleus of vagus nerve，DVMN）和疑核（nucleus ambiguus），压力感受器的传入冲动经 NTS 接替后到达迷走神经背核和疑核，可引起迷走神经兴奋。

关于自主神经对心脏的支配，过去普遍认为交感神经支配窦房结、房室结、心房、心室及传导组织，而副交感神经支配窦房结及心房，对于心室是否受迷走神经支配还存在争议。但最近 Xenopoulos 和 Lewis 等通过迷走神经刺激对犬、猪及临床研究发现，迷走神经可以减弱心肌的收缩功能，而这一机制并不依赖于降低心率的效果。

Anderew Armour J 提出心脏受多层次的神经支配，包括传入神经、传出神经和心脏内在连接神经元。层级由高到低分别为 CNS，胸内心脏外神经节神经元，心脏内在神经节神经元。正常情况下，各个层级的神经元相互联系，传入神经元的传入信息反映心脏当前的状态，通过各个层级神经元的整合，共同维持心脏功能的稳定。但是，在局部心肌缺血的情况下，心脏内在神经节神经元可能发生病理改变，导致这部分神经元与其他层级神经元失去联系，从而孤立地作用于心脏而产生心脏机械活动或电活动的异常。

三、心肌缺血再灌注损伤对心脏神经系统的影响

心肌缺血再灌注时传入神经的激活会导致交感和副交感神经活性的变化。Minisi 等对犬的研究发现，"交感性"的传入神经纤维主要分布在左心室的前壁和下后壁，这些神经纤维的激活会导致交感神经传出冲动的增加，这一现象是由肾脏交感神经放电增加证实的。

Neely 等发现在缺血心肌组织，交感神经纤维的活性降低，而非缺血心肌的交感神经活性不变或增加。而且心肌缺血伴随的交感神经兴奋不依赖于压力感受性反射。来自临床研究发现，心室传入神经纤维的兴奋是交感神经激活的主要原因，与此一致的是，不管是前壁或下壁心肌梗死，血浆中去甲肾上腺素的水平上升。而激活的副交感性的传入神经主要分布在左心室的下后壁。左室后壁心肌缺血早期迷走神经激活，而左室前壁心肌梗死时交感神经的激活则稍有延迟。Gavrilova 等研究发现，在 SD 大鼠心肌缺血再灌注 28d 后，Semax（一种 ACTH 衍生多肽家族的成员）会减少室间隔交感神经的支配。Gutterman 等对犬的研究发现，冠状动脉短暂缺血后，交感神经对迷走神经血管的收缩作用增强。这些结果表明心肌缺血时导致反射性的交感神经和副交感神经反应的独特模式取决于左心室受损的面积大小，并可能对心脏功能和冠状动脉血流有显著影响。

四、神经干预措施的心肌保护作用

针对支配心脏的神经系统采取某些干预措施，可以降低心肌对缺血再灌注的易感性，减少心肌梗死面积，从而发挥心肌保护作用。

（一）缺血预适应心肌保护的神经机制

来自 Murry 等和 Zhao 等研究发现，对心肌进行缺血预处理（ischemic preconditioning，IPC）和缺血后处理（ischemic postconditioning，IPostC）会减轻随后的再灌注损伤，产生心肌保护作用。Przyklenk 等首次发现对冠状动脉旋支进行缺血预处理，也会对较少冠状动脉左前降支（leftanteriordescendingbranch，LAD）结扎心肌的梗死面积。随后有研究发现对远端组织或器官（如四肢、肾脏等）进行缺血预处理同样会产生心肌保护作用，这一现象被称为远端缺血预处理（remote ischemic preconditioning，RPC）。Gho 等发现神经节阻滞剂六烃季铵会减弱 RPC 的心肌保护作用，这一结果首次表明 RPC 产生的心肌保护作用需要自主神经系统的参与。随后的研究发现腺苷、缓激肽和降钙素基因相关肽（CGRP）在 RPC 产生的心肌保护作用中也发挥着重要作用。Gourine 等对大鼠研究发现对于 RPC 处理后切断双侧迷走神经，通过辣椒素永久去除感觉神经以及去除缺血处理肢体的神经支配都会减弱 RPC 的心肌保护作用。另一方面，在 Konstantinov 等对猪的研究中发现，肢体的短暂缺血会对移植心脏具有明显的保护作用，这一结果表明体液因素在 RPC 的心肌保护作用中也发挥着重要作用。Jensen 等将 RPC 后患者的血浆透析液通过 Langendorff 装置灌注到离体的兔心肌缺血再灌注模型中，发现这些透析液具有显著的心肌保护作用，而糖尿病患者的血浆透析液则没有这种效果。目前的研究表明，缺血预处理可能通过神经机制和/或体液机制共同发挥心肌保护作用，但是其具体机制还需要进一步的研究。

（二）伤害性感受对心肌的保护作用

临床研究发现，有前驱心绞痛症状的心肌梗死患者的梗死面积相对减少，这表明在缺血前的疼痛刺激可能对随后的缺血再灌注损伤产生一定的益处。正常情况下，机体会对疼痛等伤害性刺激产生回避反应，但是伤害性刺激引起外周和中枢神经的一系列变化的机制却不清楚。Jones 等研究发现，腹部切口的伤害性刺激可以通过神经源性的 γPKC 通路对心肌产生保护作用。Mei 等研究发现，脊髓的 μ 受体参与远距创伤预处理的心肌保护作用。Gross 等对犬的实验发现，腹部切口产生的远距创伤预适应（remote traumatic preconditioning，RTPC）通过激活心肌缓激肽受体（BK2R）和细胞色素 P450 氧化酶通路发挥心肌保护作用。Cheng 等研究发现，与对照组相比，保留神经损伤（spared nerve injury，SNI）导致的慢性神经病理性疼痛模型小鼠对心肌缺血再灌注损伤明显减轻，这一保护作用可能是通过下丘脑室旁核前区的神经元激活介导的。Kawai 等发现由脊神经结扎（spinal nerve ligation，SNL）导致的神经病理性疼痛可以通过心肌 β_2 肾上腺受体减弱心肌缺血再灌注损伤。以上研究表明，伤害感受性神经元被激活后，经中枢神经系统的整合对心脏进行调控，减轻了心肌缺血再灌注损伤，即伤害性感受可能对心肌具有保护作用。

（三）来自脊髓机制的心肌保护

脊髓作为低级中枢，对心脏也有着重要的调控作用。一方面，感受痛觉的感觉神经纤维由背根神经节传入脊髓背角，进一步投射到脑干和大脑皮质，另一方面，来自延髓

的交感神经元将神经冲动传递到胸段脊髓的中间外侧柱，再由其发出神经纤维进而支配心脏产生效应。据报道，一位心脏移植患者术后8年再次出现胸痛，大剂量的阿片类药物仍然不能使胸痛得到有效缓解，而且冠脉造影显示移植心脏血管病变严重，不适合PCI和外科手术治疗，但随后的脊髓电刺激治疗使这位患者的胸痛症状得到有效缓解。Southerland等研究发现，预先对脊髓施加电刺激，可以通过肾上腺素能神经元减轻缺血再灌注损伤，从而产生心肌保护作用。Lu等研究发现，使用鞘内注射阿片类物质的预处理方法，可以减弱心肌缺血再灌注损伤，随后研究证实这一心肌保护作用可能与NOS激活有关。可以预测，在脊髓水平施加干预措施，能够对心肌产生保护作用。

（四）迷走神经对心肌的保护作用

众所周知，交感神经和迷走神经系统的平衡是心脏维持正常功能的基础。无论是基础研究还是临床研究都发现，交感神经的过度激活在缺血性心脏病的发生和进展过程中发挥着重要作用，于是人们将视角转向了迷走神经系统，大量研究发现迷走神经在RPC介导的心肌保护作用中发挥重要角色。Enko等在临床试验中发现，上肢间断缺血预处理，会导致迷走神经活动增加，导致对侧肢体血管舒张，这一结果说明迷走神经激活可能参与RPC产生的心肌保护作用。Arimura等对犬心肌缺血再灌注损伤的研究发现，通过缺血前迷走神经刺激的预处理，可以减少心肌梗死面积，降低心力衰竭的发生率，产生心肌保护作用。Calvillo等发现刺激SD大鼠的迷走神经，会降低心肌梗死面积，并抑制再灌注损伤后的炎症反应，而同时应用神经节阻断药美加明则不会产生上述效果。在缺血预处理后（RPC），刺激迷走神经节前神经元，即激活迷走神经背核（DVMN），同样会产生心肌保护作用。Katare等发现，无论是在体还是离体实验，直接刺激迷走神经可以通过抑制心肌细胞线粒体膜通透性转换孔（MPTP）的开放减少心肌梗死面积，发挥心肌保护作用。Ottani等的研究发现，NDP-alpha-MSH通过迷走神经介导的JAK-STAT-ERK通路减弱心肌缺血再灌注损伤，相反，切断双侧的迷走神经，NDP-alpha-MSH则失去了上述的心肌保护作用。目前迷走神经刺激产生心肌保护作用还不甚明了，可能是通过拮抗交感神经的过度激活，也可能通过神经-体液机制参与心肌细胞再灌注损伤后的验证反应和凋亡过程发挥心肌保护作用。

（五）某些药物、物质通过神经机制发挥心肌保护作用

近年来研究发现，某些内源性物质如红细胞生成素（erythropoietin，EPO）、连接子蛋白43（connexin 43）、缓激肽，以及某些药物如右美托咪定、丹曲洛林等通过局部或全身应用能够减轻心肌缺血再灌注损伤，可能在神经-体液调节的不同层面发挥着心肌保护作用。

五、总结与展望

心脏与中枢神经系统关系密切。在心肌缺血再灌注损

伤的病理生理过程中，神经-体液-免疫调节发挥着重要作用。近年来大量的研究发现，对支配心脏的中枢神经系统采取某些干预措施，会减轻心肌缺血再灌注损伤，降低再灌注后的心肌梗死面积，发挥心肌保护作用。虽然确切的机制还有待进一步的探究，但毋庸置疑这将为我们临床研究缺血性心脏病的预防和治疗提供了一个新的方向。

（项红兵　王乾　刘成　徐卫国　冯茂辉）

参 考 文 献

［1］YELLON D M，HAUSENLOY D J. Myocardial reperfusion injury［J］. New England Journal of Medicine，2007，357（11）：1121-1135.

［2］LI Z X，LI Y J，WANG Q，et al. Characterization of novel lncRNAs in upper thoracic spinal cords of rats with myocardial ischemia-reperfusion injuries［J］. Experimental and therapeutic medicine，2021，21：352.

［3］FENG M，LI Z，WANG Q，et al. Neurochemical alterations of different cerebral regions in rats with myocardial ischemia-reperfusion injury based on proton nuclear magnetic spectroscopy analysis［J］. Aging（Albany NY），2021，13：2294-2309.

［4］FENG M，XIANG B，FAN L，et al. Interrogating autonomic peripheral nervous system neurons with viruses-A literature review［J］. J Neurosci Methods，2020，346：108958.

［5］FAN L，XIANG B，XIONG J，et al. Use of viruses for interrogating viscera-specific projections in central nervous system［J］. J Neurosci Methods，2020，108757.

［6］WANG Q，LI Z X，LI Y J，et al. Alterations in amino acid levels and metabolite ratio of spinal cord in rat with myocardial ischemia-reperfusion injury by proton magnetic resonance spectroscopy［J］. Am J Transl Res，2019，11：3101.

［7］LI S Y，LI Z X，HE Z G，et al. Quantitative proteomics reveal the alterations in the spinal cord after myocardial ischemiareperfusion injury in rats［J］. Int J Mol Med，2019，44：1877-1887.

［8］HAUSENLOY D J，YELLON D M. Myocardial ischemia-reperfusion injury：a neglected therapeutic target［J］. The Journal of clinical investigation，2013，123（1）：92-100.

［9］GOURINE A，GOURINE A V. Neural mechanisms of cardioprotection［J］. Physiology（Bethesda，Md），2014，29（2）：133-140.

［10］LOUKOGEORGAKIS S P，PANAGIOTIDOU A T，BROADHEAD M W，et al. Remote ischemic preconditioning provides early and late protection against endothelial ischemia-reperfusion injury in humans-role of the autonomic nervous system［J］. Journal of the American College of Cardiology，2005，46（3）：450-456.

[11] GAVRILOVA S A,MARKOV M A,BERDALIN A B,et al. Changes in sympathetic innervation of the heart in rats with experimental myocardial infarction. effect of semax [J]. Bulletin of experimental biology and medicine, 2017,163(5):617-619.

[12] WEINBRENNER C,NELLES M,HERZOG N,et al. Remote preconditioning by infrarenal occlusion of the aorta protects the heart from infarction:a newly identified non-neuronal but PKC-dependent pathway [J]. Cardiovascular Research,2002,55(3):590-601.

[13] WOLFRUM S,NIENSTEDT J,HEIDBREDER M,et al. Calcitonin gene related peptide mediates cardioprotection by remote preconditioning [J]. Regulatory Peptides, 2005,127(1/2/3):217-224.

[14] BASALAY M,BARSUKEVICH V,MASTITSKAYA S,et al. Remote ischaemic pre- and delayed postconditioning-similar degree of cardioprotection but distinct mechanisms [J]. Experimental Physiology,2012,97(8):908-917.

[15] GOURINE A, GOURINE A, MASTITSKAYA S, et al. "Remote preconditioning reflex"-a neural pathway of cardioprotection during myocardial ischaemia and reperfusion induced by remote ischaemic preconditioning [J]. European Heart Journal,2010,31:319-322.

[16] MASCI PG, ANDREINI D, FRANCONE M, et al. Prodromal angina is associated with myocardial salvage in acute ST-segment elevation myocardial infarction [J]. European heart journal cardiovascular Imaging,2013,14 (11):1041-1048.

[17] MEI B,LI W,CHENG X,et al. Activating mu-opioid receptors in the spinal cord mediates the cardioprotective effect of remote preconditioning of trauma [J]. Cardiology journal,2017,24(3):314-323.

[18] CHENG Y F,CHANG Y T,CHEN W H,et al. Cardioprotection induced in a mouse model of neuropathic pain via anterior nucleus of paraventricular thalamus [J]. Nature communications,2017,8(1):826.

[19] KAWAI S, YAMADA T, MATSUURA T, et al. Neuropathic pain attenuates ischemia reperfusion injury through beta2-adrenergic pathway [J]. Life sciences, 2017,187:9-16.

[20] LU Y,HU J,ZHANG Y,et al. Remote intrathecal morphine preconditioning confers cardioprotection via spinal cord nitric oxide/cyclic guanosine monophosphate/protein kinase G pathway [J]. The Journal of surgical research,2015,193(1):43-51.

[21] LU Y,HU J,ZHANG Y,et al. Spinal neuronal NOS activation mediates intrathecal fentanyl preconditioning induced remote cardioprotection in rats [J]. International immunopharmacology,2014,19(1):127-131.

[22] JIANG L,HU J,HE S,et al. Spinal neuronal NOS signaling contributes to morphine cardioprotection in ischemia reperfusion injury in rats [J]. The Journal of pharmacology and experimental therapeutics,2016,358(3):450-456.

[23] ARIMURA T, SAKU K, KAKINO T, et al. Intravenous electrical vagal nerve stimulation prior to coronary reperfusion in a canine ischemia-reperfusion model markedly reduces infarct size and prevents subsequent heart failure [J]. International journal of cardiology,2017,227:704-710.

[24] OTTANI A, GIULIANI D, NERI L, et al. NDP-alpha-MSH attenuates heart and liver responses to myocardial reperfusion via the vagus nerve and JAK/ERK/STAT signaling [J]. European journal of pharmacology,2015, 769:22-32.

[25] SCHULZ R,GORGE P M,GORBE A,et al. Connexin 43 is an emerging therapeutic target in ischemia/reperfusion injury,cardioprotection and neuroprotection [J]. Pharmacology & therapeutics,2015,153:90-106.

22 心脑血管疾病的自主神经调控方法及预后研究进展

自主神经包括交感和副交感神经系统。已知交感神经和副交感神经系统的支配失衡与许多心脑血管疾病有着密切的联系,包括急性心肌梗死、心房颤动、室性心动过速和纤颤、心力衰竭、难治性高血压等。对自主神经系统进行调控已被广泛运用于各种条件下心脑血管疾病相关的实验研究。近年来,多途径、多位点的自主神经调控技术也得到迅猛发展,提示调控自主神经在心脑血管疾病预后中具有的重要意义。本文主要总结了与心脑血管疾病相关的自主神经调控方法,这可能为探寻自主神经调控在心脑血管疾病防治方面的作用提供了一定的基础。

一、心脏的自主神经支配

心脏自主神经系统(autonomic nervous system, ANS)可以分为外源性 ANS 和内源性 ANS 两部分:外源性 ANS 由大脑和脊髓中的神经元以及通往心脏的神经组成;内源性 ANS 主要由心脏本身和胸腔大血管的自主神经元和神经组成。外源性 ANS 包括交感神经和副交感神经成分。交感神经纤维主要来源于颈、胸椎的自主神经节,包括颈上神经节($C_1 \sim C_3$)、星状神经节($C_7 \sim T_2$)和胸神经节($T_2 \sim T_7$)。这些椎旁神经节容纳了大部分支配心脏的节后交感神经元,其中,星状神经节是心脏交感神经支配的主要来源,左右星状神经节被认为是交感神经到达心脏的"门户"。迷走神经干主要的心脏分支与喉返神经相通。研究表明,迷走神经的心脏分支在通往窦房结和房室结路径上,汇聚在上腔静脉和主动脉之间脂肪垫(第三脂肪垫)中。

心脏本身也受到内源性心脏 ANS 支配和调控。组织学研究表明,人肺静脉(pulmonary vein, PV)-左心房(left atrium, LA)存在大量的自主神经。在距 PV-LA 交界 5mm 以内的 LA 内神经密度最大,且心外膜神经密度高于心内膜。在组织学和细胞学水平上,有相当比例(30%)的神经节细胞表达双重肾上腺、胆碱能表型(即酪氨酸羟化酶和胆碱乙酰转移酶染色阳性)。

参与神经调节的神经递质除了去甲肾上腺素和乙酰胆碱等经典神经递质外,其他神经递质如一氧化氮、神经肽 Y、甘丙肽和血管活性肠肽等参与自主神经对心脏的支配。这些神经递质的释放通常高度依赖于神经刺激的水平,由于它们扩散缓慢,通常这些神经递质作为神经调质起来发挥作用。例如,强烈的交感神经刺激导致神经肽 Y 释放,神经肽 Y 作用于胆碱能神经上的 Y_2 受体,减少乙酰胆碱的释放,可能导致非对抗性的交感神经激活和心律失常。Herring 等也证明了类似的作用,长时间刺激右侧星状神经节会释放缓慢扩散的肾上腺素能协同递质甘丙肽,从而减弱迷走神经的输入。在缺血性心脏病的研究中,迷走神经刺激通过 α-7 尼古丁抗炎通路起到抗炎和抗凋亡作用。

二、去自主神经与心血管疾病

(一)心房颤动

Coumel 等首次报道 ANS 活性增强可能使患者易患阵发性房性心律失常,如房颤。内源性心脏 ANS 的过度活动会导致过量的乙酰胆碱和儿茶酚胺的释放,导致室上性心动过速部位的快速放电。神经生长因子注射或阈值下电刺激犬的左侧星状神经节,可引起交感神经过度支配,导致心房神经出芽和阵发性房性快速性心律失常。临床上,也发现交感神经系统和副交感神经系统的共同激活与阵发性房颤的发生有关。

在第一项人类研究中,Pappone 等评估了射频消融去迷走神经预防阵发性房颤后的效果,该试验结果表明,在迷走神经完全消融的患者中,晚期房颤复发的频率较低。Katritsis 等进行了一项随机临床试验,将 242 例阵发性房颤(paroxysmal atrial fibrillation, PAF)患者分为三个治疗组:单独的肺静脉隔离导管消融术组、单独的神经节丛消融术组和肺静脉隔离导管消融+神经节丛消融术组。随访 2 年后,单独的肺静脉隔离导管消融组、单独的神经节丛消融组和肺静脉隔离导管消融+神经节丛消融组分别有 56%、48% 和 74% 的患者摆脱房颤或房性心动过速($P = 0.003\ 6$)。除导管消融外,微创技术已应用于肺静脉隔离导管消融和神经节丛消融中,也达到了良好的改善效果。目前的研究表明,去心脏自主神经可能会改善房颤的发生发展,但是其具体机制还需要进一步的研究。

（二）心肌梗死

心肌梗死可能导致心脏自主神经系统失衡，心脏迷走神经活动减弱，交感神经过度驱动。缺血再灌注损伤可诱导多种化学介质如活性氧（reactive oxygen species，ROS）、炎性细胞因子、缓激肽等在心肌局部积聚，这些化学物质可刺激迷走神经和交感传入纤维的感觉末梢。中枢神经系统整合这些信息，导致对心脏迷走神经传出活动的反射抑制和心脏交感神经活动的增强。Zhou 等对心肌梗死犬模型进行去心脏交感传入神经术，结果发现去心交感传入神经可抑制左侧星状神经节神经活动，从而增强电生理稳定性，保护心脏免受急性心肌梗死触发的室性心律失常的影响。心肌梗死等病理生理状态下，除了心脏自主神经系统失衡，全身交感神经系统的激活也在该过程中发挥了重要作用。研究表明，交感神经系统过度激活通过一系列病理生理过程加重心脏重构，交感神经系统激活启动缺血再灌注损伤和缺血再灌注损伤激活交感神经形成恶性循环，导致心肌缺血再灌注损伤的进行性加重。越来越多的研究表明，交感神经及其神经递质还参与了炎症反应的调节。因此，降低交感神经活性是调节急性心肌梗死患者过度炎症反应的潜在选择。在急性心肌梗死的临床治疗中，通常使用药理学方法来控制急性心肌梗死后过度的交感神经活性。然而，这些药物（即血管紧张素转化酶抑制剂、β 受体拮抗剂、血管紧张素受体阻滞剂）有一些局限性，包括非靶向副作用患者依从性差等问题。Sun 等的研究表明，交感神经在心肌缺血再灌注损伤后早期免疫髓细胞动员中起免疫调节作用，去肾交感神经可以通过保护脾免疫细胞的动员来治疗心肌缺血再灌注损伤。还有研究表明，去肾交感神经对于左心室肥厚、心功能异常也有改善作用。Buajieer 等的研究表明，犬去肾交感神经支配可以通过降低全身交感神经的活性和抑制肾素-血管紧张素-醛固酮系统（renin-angiotensin-aldosterone system，RASS）激活来预防心肌梗死后的心肌恶性重塑。

（三）高血压

高血压影响了全世界 1/3 的成年人。它是缺血性心脏病和脑血管病的主要危险因素之一，这两种疾病都是心血管死亡的主要因素。研究表明，高血压患者收缩压升高20mmHg（1mmHg = 0.133kPa）会使心脏病和脑卒中的死亡风险增加一倍；相比之下，收缩压下降 10mmHg 会使脑卒中发生率下降41%。然而，只有大约50%的高血压患者可以通过药物治疗控制血压，20%~30%的患者会发展为难治性高血压。对高血压的啮齿动物和狗的临床前研究表明，去肾交感神经要么可以中止动物模型中高血压的发展，要么可以减轻动物在接受升高血压的干预时血压升高的程度。2009 年，Krum 等第一次利用肾脏去交感神经术治疗难治性高血压，结果显著降低患者的收缩压，而在治疗之前，患者的平均收缩压超过 160mmHg，平均服用 5 种降压药。这个结果的出现将这一技术推入公众视野，随后，Symplicity

HTN-3 试验在美国的 90 个中心组织和进行，纳入标准与 Krum 等相似。在招募了 500 多例患有严重抗药性高血压的患者，并首次使用假对照方法后，结果发现，治疗结果在假对照组和去神经治疗组之间没有区别。在 Symplicity HTN-3 试验后，人们对影响高血压治疗效果的因素有了更多的认识。虽然经历了质疑，但是近年来的研究表明，去肾交感神经仍是治疗难治性高血压的一种有效手段。Sakakura 等绘制了肾交感神经沿肾动脉的分布图，他们的发现强调了射频能量应用于远端血管段的重要性。因此，分支和主干联合消融被认为是治疗高血压的一种新技术。在猪高血压模型中，与仅使消融主血管神经相比，分支和主干联合消融使心脏去甲肾上腺素（norepinephrine，NE）含量更大幅度的降低。此外，一项临床研究表明，与仅消融主要血管相比，联合消融 3 个月后血压降低更明显。

三、刺激自主神经与心脑血管疾病

（一）心搏骤停

心搏骤停是指血液从心脏完全停止流动。如果不治疗，它会导致心跳完全丧失并迅速导致死亡。目前，快速启动高质量的心肺复苏（cardiopulmonary resuscitation，CPR）可有效治疗心搏骤停，然而这项干预措施具有高度的时间敏感性。Sun 等进行了一项临床前研究，以评估迷走神经刺激是否可以用于促进心搏骤停大鼠的复苏。结果发现，迷走神经刺激联合 CPR 对啮齿类动物的自主循环恢复成功率为 90.91%，而单独使用 CPR 的成功率为 83.33%。这项研究结果还表明，迷走神经刺激通过预防心律失常而缩短了 CPR 的持续时间。除了对 CPR 的影响外，该研究还发现迷走神经刺激减少了实现自主循环恢复所需的电击次数。这可能与交感神经活动增强可能是除颤失败的原因有关。鉴于如室颤等室性心律失常是导致大部分心脏性猝死的原因，迷走神经刺激除了能够帮助从心搏骤停中恢复之外，它还被证明可以直接影响心室功能。Naggar 等发现 VNS 直接调节猪和羊的左心室功能。除此之外，研究者还发现迷走神经刺激（vagus nerve stimulation，VNS）还可延长动作电位时程（action potential duration，APD）和有效不应期（effective refractory period，ERP），从而降低细胞内钙离子。反过来，这降低了心肌细胞收缩性，因此也减少了左心室壁运动。另外一些研究也发现迷走神经张力降低是室颤发展的一个因素，VNS 通过 G 蛋白门控的内向整流钾（G protein gated inward rectifier potassium ion，GIRK）通道作用于心率和心律。将 VNS 应用于转基因 GIRK 通道敲除小鼠模型时，没有观察到明显的反应，这表明迷走神经刺激可能通过 GIRK 起作用。这些发现最近在一项研究中得到证实，该研究表明 GIRK 的激活是 VNS 心率动态变化的主要原因。总体而言，这些研究的结果表明，VNS 作为心脏保护策略的确切机制仍然是一个重要的研究领域。

（二）急性心肌梗死

迷走神经通过心内神经节向心脏发出信号，大部分心房由副交感迷走神经支配。鉴于 VNS 可以调节副交感神经张力，它可能也能应用于心肌梗死的治疗。正如前文所述，自主神经支配失衡增加了心律失常的可能性，Han 等在心肌梗死犬模型中发现星状神经节有解剖学上的重塑，并且心肌梗死后交感神经活性相对于副交感神经活性增加。VNS 的心脏保护作用也已经在猪模型中被证实：在猪模型中，VNS 可以增加连接子蛋白 43 的磷酸化使 T 波从波峰到波谷周期变短，从而产生保护作用。这表明 VNS 主要改善心室复极，但不能改善除极。Beaumont 等在豚鼠模型上研究了 VNS 对心肌梗死后心肌细胞重构和心脏固有神经系统的影响。在心肌梗死后 90d，发现与基线相比，对照组左心室收缩末期容积增加，射血分数降低，VNS 则减轻了这些影响。该研究还发现 VNS 诱导糖原分解增强，使心肌梗死中常见的促凋亡 Bcl-2 相关蛋白不敏感。近年来，关于低强度迷走神经刺激(low-level VNS，LL-VNS)的研究逐渐增多，它可作为一种潜在的心肌梗死治疗选择。在损伤再灌注期间应用 LL-VNS 时，LL-VNS 可以改善心室功能，明显减少室性心动过速或室颤发作。这些保护作用可能是由于 LL-VNS 抑制了交感神经传出，抑制 β-肾上腺素能信号和 L 型钙通道。此外，LL-VNS 还可以减少活性氧产生，保护心肌细胞连接子蛋白 43。除了改善心脏功能，该研究还发现 LL-VNS 可以减少梗死面积。研究者认为这是活性氧减少的结果，这可能与尼古丁抗炎通路有关。

（三）脑卒中

脑卒中是指大脑灌注严重缺乏而导致某一脑组织区域死亡。脑卒中是全球人类死亡的主要原因之一，造成了全球巨大的医疗负担。目前的预测表明，到 2030 年，美国成年人口中的脑卒中患病率将比 2012 年水平增加 20.5%。目前认为，神经炎性损伤是脑卒中急性神经元损伤的主要原因。炎性细胞因子和黏附分子招募中性粒细胞、巨噬细胞，以及激活小胶质细胞。这种招募导致内皮损伤和血脑屏障被破坏，从而导致脑内出血和水肿。之前的研究表明迷走神经在调节外周和中枢炎症方面发挥作用，因此迷走神经活动减少可能使个体更容易发生脑卒中。除此之外，脑卒中本身可能改变迷走神经的免疫调节功能，并可能导致外周和大脑中炎症的增加。Mravec 等的一项研究表明，与对照组相比，进行 VNS 后，单侧初级运动皮质缺血损伤的大鼠前肢力量恢复速度快了一倍。这一改善可能是因为进行 VNS 后运动皮质内可塑性增强，可能是乙酰胆碱、去甲肾上腺素和脑源性神经营养因子释放的结果。2016 年的一项研究将电极植入大鼠，并在 4 周后刺激电极，发现与单纯康复训练相比，VNS 结合康复训练显著减轻了大鼠的慢性前肢功能损害。这证实了仅靠康复治疗是不够的，VNS 对脑卒中后肢体运动恢复、前肢力量和前肢旋转功能有显著影响。一系列类似的实验也显示了 VNS 在脑出血后康复中的有效性，甚至在老年大鼠中也是如此。

四、总结与展望

自主神经在多种疾病的发生发展中起着至关重要的作用。目前在动物研究和一些临床试验中已经取得了一定的进展，但是想要全面的掌握其在各种病理生理过程中的机制还需要研究者付出更多耕耘的汗水。相信在不久的将来精密调控局部或全身的自主神经系统以达到更好治疗效果的技术方法，一定会在各地科学家的努力下逐渐成熟，其中机制也会在研究者的努力下逐步被发掘。

（项红兵 李宇涓）

参 考 文 献

[1] FENG M, XIANG B, FAN L, et al. Interrogating autonomic peripheral nervous system neurons with viruses-A literature review[J]. J Neurosci Methods, 2020, 346: 108958.

[2] FAN L, XIANG B, XIONG J, et al. Use of viruses for interrogating viscera-specific projections in central nervous system[J]. J Neurosci Methods, 2020, (341): 108757.

[3] KAWASHIMA T. The autonomic nervous system of the human heart with special reference to its origin, course, and peripheral distribution[J]. Anatomy and embryology, 2005, 209(6): 425-438.

[4] CHIOU C W, EBLE J N, ZIPES D P. Efferent vagal innervation of the canine atria and sinus and atrioventricular nodes. The third fat pad[J]. Circulation, 1997, 95(11): 2573-2584.

[5] COUMEL P, ATTUEL P, LAVALLéE J, et al. The atrial arrhythmia syndrome of vagal origin[J]. Archives des maladies du coeur et des vaisseaux, 1978, 71(6): 645-656.

[6] PATTERSON E, PO S S, SCHERLAG B J, et al. Triggered firing in pulmonary veins initiated by in vitro autonomic nerve stimulation[J]. Heart rhythm, 2005, 2(6): 624-631.

[7] BONNEMEIER H, WIEGAND U K. Autonomic tone variations before the onset of paroxysmal atrial fibrillation[J]. Circulation, 2003, 107(5): E41-1; author reply E-1.

[8] WANG P C, KUCHEL O, BUU N T, et al. Catecholamine glucuronidation: an important metabolic pathway for dopamine in the rat[J]. Journal of neurochemistry, 1983, 40(5): 1435-1440.

[9] PEREIRA M R, LEITE P E. The Involvement of parasympathetic and sympathetic nerve in the inflammatory reflex[J]. Journal of cellular physiology, 2016, 231(9): 1862-1869.

[10] LI C, XIA W, WANG L, et al. Effect of renal denervation on cardiac function and inflammatory factors in heart

failure after myocardial infarction[J]. Journal of cardio-vascular pharmacology,2020,76(5):602-609.

[11] ELLIOTT W J. Systemic hypertension[J]. Current problems in cardiology,2007,32(4):201-259.

[12] LEE S W,ANDERSON A,GUZMAN P A,et al. Atrial GIRK channels mediate the effects of vagus nerve stimulation on heart rate dynamics and arrhythmogenesis[J]. Frontiers in physiology,2018,9:943.

[13] SANCHIS-GOMAR F,PEREZ-QUILIS C,LEISCHIK R,

et al. Epidemiology of coronary heart disease and acute coronary syndrome[J]. Annals of translational medicine,2016,4(13):256.

[14] LAURITA K R,HIROSE M. Electrical vagal stimulation and cardioprotection[J]. Heart rhythm,2013,10(11):1708-1709.

[15] MRAVEC B. The role of the vagus nerve in stroke[J]. Autonomic neuroscience:basic & clinical,2010,158(1/2):8-12.

23 铁代谢调控巨噬细胞极化在急性呼吸窘迫综合征中的研究进展

急性呼吸窘迫综合征（acute respiratory distress syndrome，ARDS）是临床常见危重症，病死率高达 40%，目前尚缺乏有效的防治措施。近年研究发现铁代谢可参与调控巨噬细胞极化并在多种疾病中发挥重要作用。铁是人体必需的一种微量元素，其在维持细胞正常生理功能中发挥重要作用，然而铁超载可引发细胞氧化损伤，影响巨噬细胞极化过程。巨噬细胞极化失衡在 ARDS 发生、发展及修复过程中扮演着重要角色，探究巨噬细胞极化的具体机制、研发调控巨噬细胞极化的有效方法可为 ARDS 的临床防治提供新策略。本文综述了当前铁代谢、巨噬细胞极化和急性呼吸窘迫综合征之间的相关研究进展，以期为临床防治 ARDS 提供新思路及新策略。

一、机体内铁的稳态

铁是人体内含量及需要量最多的一种金属微量元素。健康成人每天大约需要 25mg 的铁来维持全身的铁平衡，其中 90% 的铁需求可以从衰老红细胞中分解获得，再通过巨噬细胞将其回收，另外 10% 的铁则主要来源于膳食铁。机体内绝大多数铁主要用于血红蛋白的合成，当机体处于生长发育、怀孕或贫血状态时，应激红细胞快速生成，骨髓对铁的利用可提高 10 倍以适应血红蛋白合成的增加，消化道也相应的增加对膳食铁的吸收来满足机体对铁的需求。在被吸收的膳食铁中，以植物源性食物中存在的 Fe^{3+} 为主，这些 Fe^{3+} 需经胃酸的作用使其游离并通过肠黏膜中铁还原酶还原成 Fe^{2+} 后被吸收。而少部分来自动物源性食物的 Fe^{2+}，主要是与血红蛋白和肌红蛋白中的原卟啉结合的铁，其可直接被肠黏膜上皮吸收。机体内大多数细胞可通过转铁蛋白受体 1（transferrin receptor 1，TfR1）从循环中的转铁蛋白上获得铁离子，胞内体囊泡的酸化致使转铁蛋白释放 Fe^{3+} 后传递至细胞，随后通过铁还原酶前列腺六段跨膜上皮抗原 3（six-segment transmembrane epithelial antigen of the prostate 3，STEAP3）将其还原为 Fe^{2+}，Fe^{2+} 可进一步通过锌铁调控蛋白家族 8/14（Zrt-and Irt-like proteins 8 and 14，

ZIP8/14）或二价金属离子转运体 1（divalent metal transporter 1，DMT1）储存在细胞质的不稳定铁池中。正常情况下，细胞内的铁通过吸收和代谢保持相对平衡，可以经铁转运蛋白（ferroportin，FPN）的形式输出到细胞外，随后进入全身循环成为血清铁，也可以经铁蛋白（ferritin，Fn）的形式储存在细胞内。FPN 是目前已知的唯一一种细胞内铁输出蛋白，其大量表达于参与调节血清铁水平的细胞中，允许十二指肠上皮细胞和巨噬细胞等释放铁，并参与维持全身的铁平衡。此外，FPN 在铁负荷过高的组织中表达也会增加，并输出多余的细胞铁，以防止氧化损伤。铁调素（hepcidin）是全身铁稳态的关键调节因子，其高表达时可以与细胞表面的 FPN 结合降低铁的输出，导致血清铁减少。相反，铁调素缺乏时则促进肠道铁的吸收，导致组织铁超载。生理条件下，铁调素-FPN 轴可根据机体的需求来维持铁稳态。铁蛋白则可以通过核受体共激活因子 4（nuclear receptor coactivator 4，NCOA4）介导的铁蛋白吞噬途径降解为铁离子。细胞内铁的获取和分布是由铁调节蛋白/铁反应元件（iron regulatory protein/iron responsive element，IRP/IRE）根据细胞内游离铁水平的变化进行调节的。铁调节蛋白分为 IRP1 和 IRP2，铁反应元件是一种高度保守的 RNA 茎-环结构，位于多种铁转运蛋白 mRNA 非编码区的 5' 端或 3' 端。铁调节蛋白结合 5' 端铁反应元件阻止翻译的起始，结合 3' 端铁反应元件则稳定 mRNA 防止其被降解，含有 5' 端铁反应元件的有铁转运蛋白（FPN）相关基因，含有 3' 端铁反应元件的有铁吸收相关蛋白，如转铁蛋白受体 1 和二价金属离子转运体 1。IRP1/IRP2 复合体与 IRE 结合可根据细胞内铁含量调节多个铁转运蛋白的翻译过程。在细胞缺铁条件下，IRP1/IRP2 可与 IRE 结合，阻止含 5' 端 IRE 的 mRNA 翻译，稳定含 3' 端 IRE 的 mRNA 的翻译，进而导致铁吸收蛋白的表达增加，铁储存和铁转运蛋白的表达降低。相反，在细胞铁过载条件下，IRP1 被转化为顺乌头酸酶且 IRP2 被降解，IRP 与 IRE 的结合减少，从而导致铁储存和铁转运蛋白的表达增加，而铁吸收蛋白的表达减少，以此来降低细胞内游离铁的水平。

二、肺组织内铁的稳态

肺由多种不同类型的细胞构成，它们共同工作以确保外界大气和机体血液之间有效的气体交换。与其他细胞一样，肺组织细胞也必须获得足够的铁以维持其代谢需求，从而确保它们的正常生存和发挥气体交换的生理功能。病理状态下，由于肺泡直接暴露于氧含量较高的空气中，肺部氧化应激的风险增加，而且肺内的细胞会直接接触外来吸入颗粒中的铁，如风侵蚀土壤产生的矿物气溶胶或富含铁的空气污染颗粒等。同时，肺组织细胞也暴露于血液循环系统中，在病理状态下，肺泡受损出血后红细胞裂解会释放大量血红素，这些给肺内铁稳态的维持造成巨大影响。因此，机体进化出一套肺保护机制以防止铁超载，氧化应激增强和由此造成的肺组织损伤。呼吸道上皮表面被一层液体所覆盖，其中富含大量抗坏血酸、还原型谷胱甘肽和黏蛋白等高水平的抗氧化分子。呼吸道分泌物中含有的转铁蛋白、乳铁蛋白和糖蛋白能够结合铁，使铁被隔离或者保持惰性态。同时，上皮细胞和巨噬细胞可通过转铁蛋白受体1（transferring receptor 1，TfR1）和乳铁蛋白受体摄取与转铁蛋白或乳铁蛋白结合的铁，并储存于细胞内的铁蛋白中。另外，肺内巨噬细胞吞噬降解血红素铁，以及呼吸道纤毛系统对肺内铁离子的排出作用都在维持肺内铁稳态中发挥重要作用。

肺铁调节是抵抗呼吸道病原体入侵的一种强有力的内在防御策略，其中通过细胞内隔离来限制细胞外病原体对铁的获得是最主要的宿主防御方式。促炎细胞因子如IL6等可诱导铁调素的表达，从而降解位于巨噬细胞和十二指肠上皮细胞中的转铁蛋白FPN，减少铁向循环系统的输出。此外，巨噬细胞可通过TLR4或TLR2/TLR6信号通路减少FPN的转录，进而引发炎症相关的低铁血症。研究表明，在感染时未能降低机体铁水平会显著增加铁调素敲除小鼠对某些病原体的易感性，如创伤弧菌、肺炎克雷伯菌等。通过使用去铁铵可增加高氧机械通气大鼠肺表面活性蛋白D含量，增强肺组织抗氧化酶活性，从而减轻肺损伤。由于铁在多种疾病的发展中起着至关重要的作用，因此维持肺内低铁水平不仅有利于预防氧化应激，而且对于抵御外来病原体入侵肺部也至关重要。

三、巨噬细胞极化表型

巨噬细胞作为机体重要的固有免疫细胞，在调节机体免疫反应、抵御病原体入侵、维持内环境稳态中发挥着不可或缺的作用。肺内主要存在两种巨噬细胞，第一类是位于肺泡腔内的肺泡巨噬细胞（alveolar macrophage，AM），约占90%以上，其主要功能是吞噬病原体及异物、分解表面活性物质等。另一类是肺间质巨噬细胞，其功能被认为与组织重塑、抗原呈递和树突状细胞功能的调节有关。根据AM

的功能状态和来源的不同可进一步将其分为两类：一类是胚胎发育而来的常驻肺泡巨噬细胞，另一类是从外周血单核细胞趋化至肺泡的招募型巨噬细胞。巨噬细胞极化是巨噬细胞对不同病理生理条件和周围微环境做出特定表型和功能反应的过程。一般说来，巨噬细胞极化表型分为两种：经典活化或炎性巨噬细胞（M1）和替代活化或抗炎巨噬细胞（M2）。M1型巨噬细胞通常是在干扰素（interferon，IFN），脂多糖（lipopolysaccharides，LPS）和肿瘤坏死因子（tumor necrosis factor，TNF）等刺激下极化而成，其可产生较高水平的炎症介质和促炎细胞因子，如TNF-α、IL-1、IL-6、IL-12、IL-23、CCL8、MCP-1、MIP-2，并高表达iNOS、CD16和CD32等分子。M1型巨噬细胞主要发挥促进炎症反应、趋化外周中性粒细胞、产生自由基以及降解细胞外基质等作用。M2型巨噬细胞可由IL-4、IL-10、IL-13和转化生长因子β（transforming growth factor β，TGF-β）等诱导产生，其特征是高表达Arg-1、Ym1、CD206等分子，这类细胞可分泌IL-4、IL-10等抗炎细胞因子，负性调节TNF-α、IL-1β等促炎细胞因子和iNOS、NO的产生，从而起到抑制炎症反应、促进组织修复的作用。

四、铁代谢调控巨噬细胞极化

巨噬细胞可根据环境的刺激极化为不同的功能表型，在机体铁稳态和免疫中发挥重要作用。活化的M1型和M2型巨噬细胞中铁代谢状态表现出明显不同，M1型巨噬细胞表现为高表达铁蛋白（Fn），而低表达铁输出蛋白（如TfR1、FPN）和血红素加氧酶1（heme oxygenase-1，HO-1），故其富含铁蛋白并有利于铁蓄积。M2型巨噬细胞则通过上调铁输出蛋白（如TfR1、FPN）以及下调铁蛋白（Fn）表达从而降低细胞内的铁浓度。近期研究表明，铁的积累在炎性条件下可促进巨噬细胞向M1表型极化，说明细胞内铁浓度可以影响巨噬细胞的极化状态。在Handa等的实验中，使用柠檬酸铁铵处理小鼠骨髓来源的巨噬细胞（bone marrow-derived macrophage，BMDM）后发现M1极化标志物CCL2、CD14、iNOS、IL-1β、IL-6和TNF-α表达增加，并且这种效应可以被去铁胺逆转。此外，在IL-4刺激下的巨噬细胞内铁过载可导致M2极化标志物Arg-1、MGL-1和M2特异性转录调节因子KLF4等表达下调，STAT6的磷酸化减少，巨噬细胞M2极化受抑制。研究证实小鼠膳食中铁含量增高可导致肝巨噬细胞M1极化，促进非酒精性脂肪性肝病小鼠肝内炎症反应、加重肝损伤。Kroner等研究发现，在脊髓损伤（spinal cord injury，SCI）小鼠的体内和体外实验中，TNF可以阻止吞噬作用介导的M1型巨噬细胞向M2型巨噬细胞的转化，巨噬细胞中蓄积的铁又进一步提高细胞内TNF的表达并促进具有促炎作用的混合M1/M2表型的巨噬细胞群的出现。此外，他们还发现增加M2型巨噬细胞的铁负荷可以诱导M2型巨噬细胞向M1型巨噬细胞的快速转换，这种作用加快了M1型巨噬细胞的极化，不利于脊髓损伤后的组织恢复。Zhou 等发现铁超载诱导的高 ROS 水平通过增强 p300/CBP 乙酰基转移酶活性和促进 p53 蛋白乙酰化，使巨噬细胞极化为 M1 亚型。综上所述，铁超载对于巨噬细胞 M1 极化具有促进作用。然而也有研究发现铁离子可降低干扰素-β 诱导的 M1 型巨噬细胞内 IL-6、IL-1、TNF-α 和 iNOS 的 mRNA 表达，并且在铁存在的情况下，STAT1 抑制了 iNOS 和 M1 相关细胞因子的产生。Pereira 等研究表明，急性铁剥夺可促进巨噬细胞中衣康酸的产生，增加衣康酸与琥珀酸的比率，减少 IL-1β 和 TNF-α 的分泌，促进 TGF-β 信号通路的早期激活，通过衣康酸的免疫调节特性限制了巨噬细胞 M1 极化。由此可见，细胞内铁浓度的变化可以调节巨噬细胞的表型和功能。综上所述，通过干预细胞铁代谢来调控巨噬细胞极化及其代谢过程进而减轻肺内炎症反应、促进肺组织修复可能是治疗 ARDS 的一种新方案，有待进一步深入研究。

五、巨噬细胞极化在 ARDS 中的作用

ARDS 是一种进行性加重的肺组织损伤性疾病，具有不同的病理阶段，包括渗出期、修复期和纤维增生期。越来越多的研究表明巨噬细胞极化是 ARDS 发病的关键因素。在 ARDS 渗出期，驻留的 AM 在外来病原体的刺激下极化为 M1 型巨噬细胞，随后 M1 型巨噬细胞在病原体入侵部位释放多种促炎细胞因子及趋化因子，然后从外周循环中招募中性粒细胞进入肺泡腔，过度积聚的促炎细胞因子和中性粒细胞最终引发肺组织损伤。最近的研究表明，一些天然衍生或合成的材料可以通过抑制肺泡 M1 型巨噬细胞极化来改善 ARDS 动物的预后。例如，Wang 等发现 GTS-21 通过调节 M1 极化和肺泡巨噬细胞功能减轻 ARDS 小鼠肺内炎症反应。Zhuo 等发现 3,4-二羟基苯乙醇苷可通过抑制 M1 型巨噬细胞极化，减轻脓毒症所致的小鼠 ARDS。由此可见，M1 型巨噬细胞在肺组织损伤过程中起着促进作用。在去除致病因素后，巨噬细胞则可由 M1 表型转变为 M2 表型，从而使 ARDS 进入修复期。有研究表明，在铜绿假单胞菌感染诱导的 ARDS 小鼠模型中，肺内 M2 型巨噬细胞的数量在损伤缓解阶段达到最高峰。Tu 等证实甲泼尼龙可通过增加 M2 型巨噬细胞数量和诱导 M2 极化来减轻 LPS 诱导的 ARDS。Aerbajinai 等研究发现，胶质细胞成熟因子-γ（glia maturation factor-γ，GMFG）基因敲除可改变小鼠巨噬细胞中铁代谢相关蛋白的表达，提高细胞内铁离子水平，同时还可促进巨噬细胞向抗炎的 M2 表型极化。研究发现 α-酮戊二酸（α-ketoglutaric acid，α-KG）可通过增加过氧化物酶体增殖物激活受体-γ（peroxisome proliferator-activated receptor-γ，PPAR-γ）转录和脂肪酸代谢基因的表达来促进 IL-4 诱导的小鼠肺泡巨噬细胞 M2 极化，减轻腹腔注射 LPS 小鼠肺内炎症反应和肺组织病理损伤。此外，我们还发现活化 Nrf2 通路可以促进 M2 型巨噬细胞极化从而缓解脓毒症肺损伤。上述研究结果提示：M2 型巨噬细胞

是 ARDS 修复期抑制肺损伤和促进组织修复的关键细胞。M2 型巨噬细胞一方面可通过提高抗炎细胞因子水平而产生肺保护作用，另一方面还可有效清除凋亡的中性粒细胞，从而及时终止炎症反应、促进组织修复。在 ARDS 纤维增生期，M1 型巨噬细胞释放大量 MMP 和 CXCL10 等，从而促进细胞外基质降解，减轻肺组织纤维化。M2 型巨噬细胞的持续存在通过增强组织金属蛋白酶抑制物（tissue inhibitor of metalloproteinase，TIMP、Arg-1、IL-13 和 IL-4 的表达促进纤维增生和细胞外基质沉积。M1/M2 型巨噬细胞极化平衡将肺损伤转向肺修复过程。由此可见，有效调控巨噬细胞极化、维持 M1/M2 型巨噬细胞的动态平衡对 ARDS 的发生、发展及修复过程意义重大，是治疗 ARDS 的关键靶点。

六、问题与展望

铁作为人体必需的微量元素，对人体的生存发展和各种生物过程起着至关重要的作用。巨噬细胞是机体内重要的固有免疫防御细胞，具有显著的表型可塑性和功能异质性，可以在不同的环境下分化为不同的表型，调控机体的炎症反应进程。巨噬细胞参与 ARDS 发生、发展和修复的全过程，在机体内铁稳态平衡中也起着核心作用。机体铁平衡是通过铁调素和细胞铁转运蛋白维持的，巨噬细胞 M1 极化可上调铁调素表达，铁转运蛋白则受到巨噬细胞 M2 极化的影响。反过来，细胞铁浓度也可影响巨噬细胞极化过程，维持细胞铁稳态有助于巨噬细胞在机体稳态平衡及免疫防御过程中发挥重要作用。由此可见，机体铁代谢和巨噬细胞极化之间存在着复杂的调控关系。目前关于铁代谢调控巨噬细胞极化治疗各种疾病的研究很多，但具体的信号通路及相关通路之间的关系尚不明确，是否可将其运用到 ARDS 的临床治疗中仍需进一步的深入研究。除此之外，有关铁稳态调控巨噬细胞免疫代谢过程的研究也成为近年来的热点，虽取得了一定的进展，但仍需要更多的研究来揭示其中的作用机制。总之，深入探讨铁代谢对巨噬细胞极化和免疫代谢的调控，进一步阐明机体铁稳态对 ARDS 的影响机制，可能会为 ARDS 的临床防治提供更安全有效的新方法。

（胡松 邓惠民 杨浩 吕欣）

参 考 文 献

[1] FINBERG K E. Unraveling mechanisms regulating system-ic iron homeostasis [J]. Hematology Am Soc Hematol Educ Program, 2011, 2011: 532-537.

[2] FINCH C. Regulators of iron balance in humans [J]. Blood, 1994, 84(6): 1697-1702.

[3] WILKINSON H N, UPSON S E, BANYARD K L, et al. Reduced iron in diabetic wounds: an oxidative stress-dependent role for steap3 in extracellular matrix deposition and remodeling [J]. J Invest Dermatol, 2019, 139(11):

2368-2377.

［4］ ZHANG V,NEMETH E,KIM A. Iron in lung pathology ［J］. Pharmaceuticals（Basel）,2019,12（1）:30.

［5］ HENTZE M W,MUCKENTHALER M U,GALY B,et al. Two to tango:regulation of mammalian iron metabolism ［J］. Cell,2010,142（1）:24-38.

［6］ SABELLI M,MONTOSI G,GARUTI C,et al. Human macrophage ferroportin biology and the basis for the ferroportin disease［J］. Hepatology,2017,65（5）:1512-1525.

［7］ GAO M,MONIAN P,PAN Q,et al. Ferroptosis is an autophagic cell death process［J］. Cell Res,2016,26（9）: 1021-1032.

［8］ MIYAZAWA M,BOGDAN A R,HASHIMOTO K,et al. Regulation of transferrin receptor-1 mRNA by the interplay between IRE-binding proteins and miR-7/miR-141 in the 3'-IRE stem-loops［J］. RNA,2018,24（4）:468-479.

［9］ NEVES J,HAIDER T,GASSMANN M,et al. Iron homeostasis in the lungs-A balance between health and disease ［J］. Pharmaceuticals（Basel）,2019,12（1）:5.

［10］ NEMETH E,RIVERA S,GABAYAN V,et al. IL-6 mediates hypoferremia of inflammation by inducing the synthesis of the iron regulatory hormone hepcidin［J］. J Clin Invest,2004,113（9）:1271-1276.

［11］ GUIDA C,ALTAMURA S,KLEIN F A,et al. A novel inflammatory pathway mediating rapid hepcidin-independent hypoferremia ［J］. Blood, 2015, 125（14）: 2265-2275.

［12］ AREZES J,JUNG G,GABAYAN V,et al. Hepcidin-induced hypoferremia is a critical host defense mechanism against the siderophilic bacterium vibrio vulnificus［J］. Cell Host Microbe,2015,17（1）:47-57.

［13］ 沙小兰,李玉兰,王晓霞,等. 去铁胺对高氧机械通气大鼠肺表面活性蛋白 D 和抗氧化酶的影响［J］. 临床麻醉学杂志,2019,35（10）:1002-1005.

［14］ PATEL U,RAJASINGH S,SAMANTA S,et al. Macrophage polarization in response to epigenetic modifiers during infection and inflammation［J］. Drug Discov Today,2017,22（1）:186-193.

［15］ WYNN T A,VANNELLA K M. Macrophages in tissue repair,regeneration,and fibrosis［J］. Immunity,2016,44 （3）:450-462.

［16］ SOARES M P,HAMZA I. Macrophages and iron metabolism［J］. Immunity,2016,44（3）:492-504.

［17］ CORNA G,CAMPANA L,PIGNATTI E,et al. Polarization dictates iron handling by inflammatory and alternatively activated macrophages［J］. Haematologica,2010, 95（11）:1814-1822.

［18］ LIBERALE L,DALLEGRI F,MONTECUCCO F,et al. Pathophysiological relevance of macrophage subsets in atherogenesis［J］. Thromb Haemost,2017,117（1）:7-18.

［19］ HANDA P,THOMAS S,MORGAN-STEVENSON V,et al. Iron alters macrophage polarization status and leads to steatohepatitis and fibrogenesis［J］. J Leukoc Biol,2019, 105（5）:1015-1026.

［20］ KRONER A,GREENHALGH A D,ZARRUK J G,et al. TNF and increased intracellular iron alter macrophage polarization to a detrimental M1 phenotype in the injured spinal cord［J］. Neuron,2014,83（5）:1098-1116.

［21］ ZHOU Y,QUE K T,ZHANG Z,et al. Iron overloaded polarizes macrophage to proinflammation phenotype through ROS/acetyl-p53 pathway ［J］. Cancer Med, 2018,7（8）:4012-4022.

［22］ GAN Z S,WANG Q Q,LI J H,et al. Iron reduces M1 macrophage polarization in RAW264. 7 macrophages associated with inhibition of STAT1［J］. Mediators Inflamm,2017,2017:8570818.

［23］ PEREIRA M,CHEN T D,BUANG N,et al. Acute iron deprivation reprograms human macrophage metabolism and reduces inflammation in vivo［J］. Cell Rep,2019,28 （2）:498-511 e495.

［24］ LASKIN D L,MALAVIYA R,LASKIN J D. Role of macrophages in acute lung injury and chronic fibrosis induced by pulmonary toxicants［J］. Toxicol Sci,2019,168 （2）:287-301.

［25］ WANG J,LI R,PENG Z,et al. GTS-21 Reduces inflammation in acute lung injury by regulating M1 polarization and function of alveolar macrophages［J］. Shock,2019, 51（3）:389-400.

［26］ ZHUO Y,LI D,CUI L,et al. Treatment with 3,4-dihydroxyphenylethyl alcohol glycoside ameliorates sepsisinduced ALI in mice by reducing inflammation and regulating M1 polarization［J］. Biomed Pharmacother,2019, 116:109012.

［27］ JOHNSTON L K,RIMS C R,GILL S E,et al. Pulmonary macrophage subpopulations in the induction and resolution of acute lung injury［J］. Am J Respir Cell Mol Biol, 2012,47（4）:417-426.

［28］ TU G W,SHI Y,ZHENG Y J,et al. Glucocorticoid attenuates acute lung injury through induction of type 2 macrophage［J］. J Transl Med,2017,15（1）:181.

［29］ AERBAJINAI W,GHOSH M C,LIU J,et al. Glia maturation factor-gamma regulates murine macrophage iron metabolism and M2 polarization through mitochondrial ROS［J］. Blood Adv,2019,3（8）:1211-1225.

［30］ LIU M，CHEN Y，WANG S，et al. alpha-Ketoglutarate modulates macrophage polarization through regulation of PPARgamma transcription and mTORC1/p70S6K pathway to ameliorate ALI/ARDS［J］. Shock，2020，53（1）：103-113.

［31］ WEI J，CHEN G，SHI X，et al. Nrf2 activation protects against intratracheal LPS induced mouse/murine acute respiratory distress syndrome by regulating macrophage polarization［J］. Biochem Biophys Res Commun，2018，500（3）：790-796.

［32］ AGORO R，MURA C. Inflammation-induced up-regulation of hepcidin and down-regulation of ferroportin transcription are dependent on macrophage polarization［J］. Blood Cells Mol Dis，2016，61：16-25.

24 术后肺损伤预测的研究进展及蛋白质组学的应用

急性肺损伤(acute lung injury,ALI)/急性呼吸窘迫综合征(acute respiratory distress syndrome,ARDS)是指心源性以外的各种肺内、外致病因素导致的肺部损伤。根据低氧血症的程度,ALI 被划分为轻症的 ARDS。特别对于手术患者,术后 ARDS 的病死率较高,对于麻醉和危重症医学医师来说是一个极大的挑战。早期预测和发现,并积极干预对于改善 ARDS 预后非常重要。

近年来的越来越多的研究对术后肺损伤的临床易感因素和生物标志物进行研究。众多的研究者对 ARDS 的生物标志物进行了研究并提出了几种可以判断 ARDS 发生、发展及预后的生物学标志物。其中蛋白质组学在标志物高通量的筛选、验证及确认中扮演着重要的角色。

一、急性肺损伤和急性呼吸性窘迫综合征

ALI 和 ARDS 是一种严重的临床综合征,常见于重症监护治疗病房或术后患者,对于麻醉与危重症医师来说是一个极大的挑战。

(一) 定义和诊断

急性肺损伤的概念最早在 1994 年由欧美共识会议(American-European Consensus Conference,AECC)定义。ALI 是由于各种疾病或者致病原因导致的肺部损伤,进一步加重就可引起 ARDS 或者是多器官功能障碍综合征,表现为肺顺应性降低,严重进行性低氧血症。ALI 和 ARDS 两者有性质相同的病理生理的改变,以往认为 ARDS 是比较严重的 ALI。诊断 ARDS 的定量指标是患者动脉血氧分压(PaO_2)与吸入氧比例(FiO_2)的比值,即氧合指数(PaO_2/FiO_2),≤300mmHg 者诊断为 ALI,ARDS 患者 PaO_2/FiO_2 ≤ 200mmHg。

但是自 AECC 定义提出,近 30 年的临床应用和研究陆续发现其仍然存在可靠性和有效性不足或与临床不相符的问题。例如:根据 PaO_2/FiO_2 是否≤200mmHg 区别 ALI 与 ARDS 受到多重因素的影响,并有可能导致 ALI 与 ARDS 的混淆;缺乏对"急性起病"的明确定义;在不同诊断者中,胸片的结果受主观因素干扰,缺乏可靠性;PaO_2/FiO_2 可能受呼气末正压(positive end expiratory pressure,PEEP)的大小影响;ARDS 可能并发肺动脉楔压(pulmonary arterial wedge pressure,PAWP)的增高,并且 PAWP 的测量存在一定的操作难度。

针对如上问题,欧洲急危重症医学学会于 2011 年在德国柏林组建了一个专家小组来拟定 ARDS 新定义,并于 2012 年发表新的 ARDS 的 Berlin 定义并推广使用。相较于 AECC 定义,Berlin 定义的主要改良如下:①根据低氧血症的程度提出了 3 种不同严重程度 ARDS,轻度(200mmHg< PaO_2/FiO_2 ≤ 300mmHg)、中度(100mmHg < PaO_2/FiO_2 ≤ 200mmHg)、重度(PaO_2/FiO_2 ≤ 100mmHg);②明确 ARDS 患者急性起病时间在 1 周内,且提出大多数诱因明确的患者可在 72h 内诊断;③PEEP 可显著影响 PaO_2/FiO_2,因此 Berlin 定义中包含了最低 PEEP 水平为 5cmH₂O(1cmH₂O = 0.098kPa);④指定肺部斑片影为 4 个象限,3 到 4 个象限为大片斑片影,为重度 ARDS 的表现;⑤由于肺动脉导管应用较少,且 ARDS 可能与心力衰竭或容量负荷并存,去除了关于 PAWP 的诊断条件;⑥只要临床资料无法证明呼吸衰竭是由心源性原因引起,则可认为患者为 ARDS,还可借助超声心动图、脑利尿钠肽(BNP)等客观结果排除心源性原因。

根据 Berlin 诊断标准确诊的 ARDS 结局(表 24-1)。

(二) 危险因素和预警研究

虽然这一更新的 Berlin 定义解决了 AECC 定义的一些局限性,但它仍然没有为 ARDS 的这种复杂临床综合征提供具体的危险因素和预警评估系统的金标准。尽管在肺损伤领域已有几十年的研究,Berlin 定义也大大简化,但到目前为止,ARDS 仍然没有得到充分的认识,平均每 5 例患者中有 2 例被临床医师漏诊,40% 的实际病例没有被发现。无法识别易患 ARDS 的高危患者是 ARDS 预防和管理的一个重大障碍,有必要探索 ARDS 的风险预警模型,旨在帮助医师识别高危人群的研究,挽救更多患者的生命。在美国国家心肺血液研究所(National Heart,Lung,and Blood Institute,NHLBI)召开的研讨会上对 ARDS 的研究现状进行了

评估,制定实施 ARDS 预防研究的策略被确定为一个关键的战略优先事项。正如该研究组所指出的"在疾病早期识别有危险的患者(比如在急诊科或手术室)可能有助于早期实施 ARDS 的预防策略"。

表 24-1 Berlin 定义 ARDS 的诊断标准

时限	发病一周以内,有已知的呼吸系统受损的临床表现或新/加重的呼吸系统症状		
胸部影像[a]	双肺透光度减弱,不能完全用肺内液体漏出、大叶性肺炎、肺不张,或结节病变解释的		
肺水肿原因	呼吸衰竭不能完全用心力衰竭或液体输入过多解释的;在没有危险因素存在的情况下,需要做客观的检查(如心脏超声)以除外由于静水压增高所致的肺水肿		
氧合状态[b]	轻度	中度	重度
	$200 < PaO_2/FiO_2 \leqslant 300$	$100 < PaO_2/FiO_2 \leqslant 200$	$PaO_2/FiO_2 < 100$
	伴 $PEEP/CPAP \geqslant 5cmH_2O$[c]	伴 $PEEP \geqslant 5cmH_2O$	伴 $PEEP \geqslant 5cmH_2O$

注:[a] 胸片或 CT;[b] 如海拔高度超过 1 千米要做校正:PaO_2/FiO_2(大气压/760);[c] 轻型患者可考虑无创通气。

目前,有一些研究提供了有关一般人群或住院患者的 ARDS 的危险因素或预后因素的信息。目前较通用的术后 ARDS/ALI 预测模型主要是美国的研究者建立的肺损伤预测研究(lung injury prediction study,LIPS)评分系统和外科手术 ALI 预测模型(surgical lung injury prediction,SLIP)。相较于 SLP 模型,SLP-2 对 SLP 进行了测试和更新,建立了更优的术后 ARDS/ALI 预测模型。主要是针对入重症监护治疗病房(ICU)和术后的人群中进行预测评分的研究。几种预测研究的简介如下。

1. Lung Injury Prediction Study(LIPS) 美国麻醉学、多学科流行病学和重症监护转化研究(M. E. T. R. I. C.)项目组开展了一项基于人群样本的推导和验证,对美国明尼苏达州 ICU 患者的 ALI 进行预测评分研究。这个回顾性队列收集了 2006 年 1 月至 12 月的 ICU 患者数据,筛选了 409 例 ICU 患者,其中 68 例发生了 ALI,另外 341 例为对照组。14 个先前报道的 ALI 独立预测因子被纳入模型进行推导。其中 7 个预测因素被认为是易感因素(严重创伤、高风险手术、脓毒症、休克、肺炎、误吸和胰腺炎)。剩下的 7 个预测因素被认为是修正条件,包括呼吸频率>30 次/min、酗酒、低蛋白血症、吸入氧比例 $FiO_2 > 0.35$、化疗、糖尿病史和吸烟史。

2. Lung Injury Prediction Study-2009(LIPS-2009) 美国梅奥诊所重症监护研究委员会对 2006 年开展的 LIPS 进行了验证和完善,力图在患病早期确定 ALI 患者。风险评分的变量有:①易感条件,休克,吸引术、脓毒症、肺炎。②高位手术,脊柱外科、急腹症、心脏、主动脉血管手术。③高危创伤,脑损伤、烟雾吸入、溺水、肺挫伤、多发性骨折。④风险因素,酗酒、肥胖(美国标准,体质量指数 BMI>30kg/m²)、低蛋白血症、化疗、$FiO_2 > 0.35$(>4L/min),呼吸急促(RR>30 次/min)、血氧饱和度<95%、酸中毒(pH<7.35)、糖尿病。

3. Surgical lung injury prediction(SLIP) 同样是在美国梅奥诊所,利用 2005 年 11 月到 2006 年 8 月接受外科手术的患者数据,对外科肺损伤预测模型进行推导及验证其准确性。研究纳入机械通气 3h 以上的外科手术患者 4 366 例,113 例(2.6%)出现术后早期 ALI。最终 SLIP 模型中包括以下变量:高危心脏、血管或胸外科手术;糖尿病;慢性阻塞性肺疾病;胃食管反流病;酗酒。

4. Surgical lung injury prediction-2(SLIP-2) 研究者在 2013 年又对高危的外科手术患者进行了术后 ALI 风险预测。该研究是一项多中心队列研究,纳入至少有 1 个高危因素的外科手术患者。研究使用的数据来自于 LIPS-2009 的 22 家医院。最终确定脓毒症、高危主动脉血管外科手术、高危心脏手术、急诊手术、肝硬化、非家庭入院地点、呼吸频率增加(20~29 次或≥30 次/min)、$FiO_2 > 0.35$、血氧饱和度<95%都是 ARDS 的显著预测因子。

二、ARDS 生物标志物的研究进展

生物标志物是指可供客观测评的某种特征性生化指标,通过对它的测定可以获知机体所处的生物学进程。检查一种疾病的特异性生物标志物,可对疾病的诊断及预防起到关键作用。

目前 ARDS 的预警和评分系统大都基于临床危险因素进行预测和判断,更新的 Berlin 定义中也没有采用某种生物标志物参数。一套敏感的、便捷的生物标志物对于预测和诊断 ARDS 十分重要。近年间,大量研究针对 ARDS 相关生物标志物进行了探索,这对 ARDS 的病理生理机制研究和 ARDS 发病及结局的预测具有重要意义。

(一)ARDS 不同病理生理阶段的生物标志物

ARDS 可分为三个阶段,但在发生发展上可有重叠,分别为渗出期、增殖期和无纤维化阶段。在渗出期,弥漫性肺泡损伤导致上皮细胞和内皮细胞产生对损伤和死亡反应的标志物,如表面活性蛋白、E 选择素等。大致可将 ARDS 渗出期有关的生物标志物分为四种:肺损伤相关;炎症相关;肺血管通透性相关;凝血激活相关。增殖期的生物标志物主要为上皮细胞、内皮细胞以及成纤维细胞表达的生物分子。而对 ARDS 早期预测具有价值的生物标志物则为 ARDS 渗出期的早期,近年研究中 ARDS 主要的生物标志物见表 24-2。

表 24-2　ALI/ARDS 渗出期和增殖期的生物标志物

ALI/ARDS 的病理生理特点	生物标志物
ALI/ARDS 渗出期(第 0~7 天):	
肺损伤	
肺泡细胞 I 型,II 型,细支气管棒状细胞,肺基质	晚期糖基化终产物受体(RAGE),表面活性蛋白(SP-D,SP-A,SP-B),KL-6,棒状细胞分泌蛋白(CCSP),血管性血友病因子(vWF),sICAM-1,血管生成素-1,血管生成素-2,E 选择素,P 选择素,乳酸脱氢酶(LDH)
炎症	细胞因子(IL-1β,IL-6,IL-8,IL-10,IL-13,TNF-α),CRP,HMGB1,LBP,氧化应激标志物(NO,TBARS,3-NT,TAS)
肺血管通透性	BALF 蛋白,血浆白蛋白,血浆转铁蛋白,鞘氨醇-1 磷酸酯,血管生成素-1,血管生成素-2
凝血活化	PAI,蛋白质 C,凝血酶调节蛋白,尿激酶
ALI/ARDS 增殖期(第 7 天起):	
上皮细胞	KGF(角质形成细胞生长因子),HGF(肝细胞生长因子)
内皮细胞	血管内皮生长因子,血管紧张素-2
成纤维细胞	N-PCP-III

(二)ARDS 生物标志物研究的局限性和挑战

目前为止,仍然还没有一种单一的临床特征或生物标志物能够可靠地预测 ARDS 的结果。综合各方面因素分析原因如下。

1. 缺乏相应的研究比较全面的筛选。ARDS 发展早期的生物标志物对高危患者进行预测时,少有研究能确定生物标志物是 ARDS 的果还是因。ARDS 患者的生物标志物水平可能与其诊断和预后相关,是由于 ARDS 发病会导致蛋白水平的上调和下调。但是 ARDS 的预测和诊断需要疾病发展早期或疾病未发生时的蛋白等生物标志物的变化情况。然而在 ARDS 发生发展之前确定某种生物标志物,需要对大量患者进行筛选,工作量较大,未来针对可能发生 ARDS 的高危患者进行筛选研究。

2. 可能是因为炎症、内皮或者上皮的损伤、凝血活化和血管通透性的变化等在时间和空间上往往出现交叉重叠,而且生物标志物的浓度是动态变化的。研究的异质性和差异较大,情况复杂,未来需要更全面更多的大样本研究来筛选出最适合的 ARDS 生物标志物。

3. ARDS 可由于各种肺内外疾病引起,原发病众多,比如脓毒症介导的 ARDS、胰腺炎介导的 ARDS,心外科体外循环手术后、机械通气和输血相关 ARDS 等。生物标志物可能由于原发病种类不同存在异质性,如直接肺损伤和间接肺损伤的上调和下调的生物标志物就存在差异。

三、应用蛋白质组学筛选研究 ARDS 生物标志物

研究某一疾病发生发展的生物标志物的思路,一般分为三个阶段:标志物的筛选(discovery),标志物的验证(verification)和标志物的确认(validation)。目前有部分研究采用蛋白质组学的方法对 ARDS 的生物标志物进行高通量的筛选。

(一)蛋白质组学研究的应用思路

蛋白质组学(proteomics)是指系统研究某一基因组所表达的所有蛋白质,包括组成蛋白质一级结构的氨基酸序列,蛋白质的丰度,蛋白质的修饰及蛋白质之间的相互作用。蛋白质组被定义为由一个基因组所表达的所有蛋白质。

蛋白质组研究是指系统研究在某一特定时间、特定条件下,某一种特定组织中的所有蛋白质。对蛋白质的研究也不只是局限于蛋白质的氨基酸序列,而是包括了蛋白质的表达量,蛋白质活性,被修饰的状况,以及和其他蛋白质或分子的相互作用情况、亚细胞定位和三维结构。这些信息对于全面了解复杂的生物系统有着重要的意义。因此,蛋白质组学研究目标是大规模、系统化地研究蛋白质的特性,以期望在蛋白质水平上解释控制复杂的生命活动的分子网络。

蛋白质组学研究不可避免地比基因组的研究更复杂,因为蛋白质及其修饰物非常复杂。在任何物种中,蛋白质组都比基因组复杂得多,因为蛋白质的表达、活性和结构是动态的,这是由于初级 mRNA 转录物的交替剪接、序列多态性和翻译后修饰(post-translational modification,PTM),包括磷酸化、糖基化、氧化、二硫键形成的交替剪接,脂肪酸乙酰化和蛋白酶裂解等。这些改变不断地发生,以响应改变的环境或信号。据估计,人类只存在 2 万个基因,但人体内含有超过 50 万个含有翻译后修饰的蛋白质。与基因不同

的是,基因是静态的,只由序列来定义,蛋白质是动态的,它们的存在、数量、与其他分子的相互作用和组成都会因一系列条件而改变,包括环境、疾病状态、治疗药物和衰老。蛋白质组学技术以前被用来描述疾病状态、确定风险状况,以及通过识别一种状态与另一种状态之间的蛋白质组差异来发现治疗目标。

标志物的筛选通常需要借助高通量的组学手段,对临床样本进行蛋白组学测定,筛选到具有统计学意义的差异蛋白,经过一系列复杂的生物信息学分析,筛选出目标生物标志物。接下来的验证阶段,需要根据临床样本对更小范围的生物标志物进行靶向蛋白质组学或靶向代谢组学的大样本量验证,统计分析,计算靶标标志物的特异度与灵敏度。如果想要自己的研究结果更加完整,还可以利用第二研究队列的更大的临床样本,结合临床数据进行补充验证,如酶联免疫吸附试验(enzyme linked immunosorbent assay,ELISA)等。

(二)ARDS 生物标志物的蛋白质组学研究

ARDS 的蛋白组学研究从 2000 年以后迅速开展,对各种原发病导致的 ARDS 生物标志物进行了筛选研究。最早在 2004 年,有研究者开展了一项蛋白质组学研究,比较了 16 例 ALI 患者和 12 位正常志愿者的血浆蛋白质组,发现了在 ALI 组中如下蛋白上调:白蛋白、血清淀粉样蛋白、血红蛋白、IgG 重链、补体成分 3、α2 或 β-血红蛋白、α2 或 β2-糖蛋白 1 和 α2-Heremans-Schmid 糖蛋白。相反,在 ALI 患者血浆中,α1-抗胰蛋白酶、触珠蛋白和甲状腺素转运蛋白的表达水平显著降低。

2006 年,有研究利用 3 名患者肺泡灌洗液筛选出了 870 种不同的蛋白质,其中胰岛素样生长因子结合蛋白-3(insulin-like growth factor binding protein 3,IGFBP-3)是一种新的标志物,介导细胞的凋亡。2008 年,研究者筛选了 ARDS 患者肺泡灌洗液中不同时期的差异蛋白。研究发现 ARDS 发生后第 1 天的差异蛋白变化较大,在 ARDS 发生后第 3 天和第 7 天仍有轻微变化。2013 年,研究者对 ARDS 不同病程的蛋白质标志物进行了筛选研究。研究纳入 14 例 ARDS 患者,在不同病程,如渗出期(第 1 天)和恢复期(第 5 天),根据 BALF 的巨噬细胞系,分析不同 ARDS 病程的蛋白。研究发现有 17 种蛋白质在恢复阶段更加丰富(如蛋白质 S100-A8/A9、白介素-1 受体拮抗剂蛋白质、肿瘤坏死因子 α 和白细胞弹性蛋白酶抑制剂),而 10 种蛋白质在渗出阶段显著上调(如组织蛋白酶 B 和热激蛋白 27)。

同年,研究者对 ARDS 不同致病原因的差异蛋白进行了研究,筛选了直接急性肺损伤组(AD 组,$n=6$)、间接急性肺损伤组(AI 组,$n=5$)和对照组($n=15$)之间的血浆差异蛋白,发现 AI 和 AD 组中共有 11 种差异蛋白,而 AI 组特异的有 5 种蛋白。还有研究筛选了呼吸机肺炎介导的肺损伤,鉴定出 76 种差异表达的肺泡灌洗液蛋白,其中 60 种蛋白在呼吸机肺炎介导的肺损伤中含量更高。

此外,应用蛋白质组学还能对 ARDS 的预后和治疗干预进行评价。2014 年,有研究者针对 ARDS 幸存者和死亡结局患者应用蛋白质组学进行了差异蛋白的研究。研究分组为 ARDS 早期幸存者组(机械通气后 1~7d,$n=7$),晚期幸存者组(机械通气后 8~35d,$n=7$),非幸存者组($n=8$)。应用蛋白质组学筛选患者肺泡灌洗液标本中的蛋白标志物。2018 年研究者采用不同的 Ⅱ 型肺泡上皮细胞的模型,对照组(21%氧气),高氧处理组(95%氧气)和高氧+氢气组,测定经氢处理的高氧暴露 Ⅱ 型肺泡上皮细胞中的蛋白质标志物,以探索氢的保护机制。研究共鉴定出了 5 782 种蛋白质,其中 162 种在高氧暴露后发生显著变化,而 97 种因氢气处理而发生变化。经分析确定了可能对氢有保护作用的大量蛋白质和生物过程,包括 VEGFA、PDGFB、IGFBP3、EDN1、NADPH 氧化酶,凝血级联反应等。

四、前景和展望

术后 ALI/ARDS 的预警评分系统对于预防和控制 ALI/ARDS 和高危患者的预后具有十分重要的意义,而生物标志物作为一种客观、量化、敏感和特异度高的指标应该加入预测评分系统中。未来需要更大人群的蛋白质组学筛选,并在临床中验证各种亚型 ALI/ARDS 的生物标志物。

(王宇 陈林 姚尚龙)

参 考 文 献

[1] BERNARD G R,ARTIGAS A,BRIGHAM K L,et al. Report of the american-european consensus conference on acute respiratory distress syndrome:definitions,mechanisms,relevant outcomes,and clinical trial coordination. consensus committee[J]. J Crit Care,1994,9(1):72-81.

[2] RANIERI V M,RUBENFELD G D,THOMPSON B T,et al. Acute respiratory distress syndrome:the berlin definition[J]. JAMA,2012,307(23):2526-2533.

[3] SPENCER S P,FRAGIADAKIS G K,SONNENBURG J L. Pursuing human-relevant gut microbiota-immune interactions[J]. Immunity,2019,51(2):225-239.

[4] REZOAGLI E,FUMAGALLI R,BELLANI G. Definition and epidemiology of acute respiratory distress syndrome[J]. Ann Transl Med,2017,5(14):282.

[5] SPRAGG R G,BERNARD G R,CHECKLEY W,et al. Beyond mortality:future clinical research in acute lung injury[J]. Am J Respir Crit Care Med,2010,181(10):1121-1127.

[6] TRILLO-ALVAREZ C,CARTIN-CEBA R,KOR D J,et al. Acute lung injury prediction score:derivation and validation in a population-based sample[J]. Eur Respir J,2011,37(3):604-609.

[7] GAJIC O,DABBAGH O,PARK P K,et al. Early identification of patients at risk of acute lung injury:evaluation of

lung injury prediction score in a multicenter cohort study [J]. Am J Respir Crit Care Med, 2011, 183 (4): 462-470.

[8] KOR D J, WARNER D O, ALSARA A, et al. Derivation and diagnostic accuracy of the surgical lung injury prediction model[J]. Anesthesiology, 2011, 115(1): 117-128.

[9] KOR D J, LINGINENI R K, GAJIC O, et al. Predicting risk of postoperative lung injury in high-risk surgical patients: a multicenter cohort study [J]. Anesthesiology, 2014, 120(5): 1168-1181.

[10] DERWALL M, MARTIN L, ROSSAINT R. The acute respiratory distress syndrome: pathophysiology, current clinical practice, and emerging therapies[J]. Expert Rev Respir Med, 2018, 12(12): 1021-1029.

[11] MOKRA D, KOSUTOVA P. Biomarkers in acute lung injury[J]. Respir Physiol Neurobiol, 2015, 209: 52-58.

[12] CHEN X, SHAN Q, JIANG L, et al. Quantitative proteomic analysis by iTRAQ for identification of candidate biomarkers in plasma from acute respiratory distress syndrome patients [J]. Biochem Biophys Res Commun, 2013, 441(1): 1-6.

[13] FABER M J, AGNETTI G, BEZSTAROSTI K, et al. Recent developments in proteomics: implications for the study of cardiac hypertrophy and failure[J]. Cell Biochem Biophys, 2006, 44(1): 11-29.

[14] BOWLER R P, DUDA B, CHAN E D, et al. Proteomic analysis of pulmonary edema fluid and plasma in patients with acute lung injury[J]. Am J Physiol Lung Cell Mol Physiol, 2004, 286(6): L1095-1104.

[15] SCHNAPP L M, DONOHOE S, CHEN J, et al. Mining the acute respiratory distress syndrome proteome: identification of the insulin-like growth factor (IGF)/IGF-binding protein-3 pathway in acute lung injury[J]. Am J Pathol, 2006, 169(1): 86-95.

[16] CHANG D W, HAYASHI S, GHARIB S A, et al. Proteomic and computational analysis of bronchoalveolar proteins during the course of the acute respiratory distress syndrome[J]. Am J Respir Crit Care Med, 2008, 178(7): 701-709.

[17] DONG H, LI J, LV Y, et al. Comparative analysis of the alveolar macrophage proteome in ALI/ARDS patients between the exudative phase and recovery phase[J]. BMC Immunol, 2013, 14: 25.

[18] NGUYEN E V, GHARIB S A, PALAZZO S J, et al. Proteomic profiling of bronchoalveolar lavage fluid in critically ill patients with ventilator-associated pneumonia [J]. PLoS One, 2013, 8(3): e58782.

[19] BHARGAVA M, BECKER T L, VIKEN K J, et al. Proteomic profiles in acute respiratory distress syndrome differentiates survivors from non-survivors[J]. PLoS One, 2014, 9(10): e109713.

[20] LU X, WANG C, WU D, et al. Quantitative proteomics reveals the mechanisms of hydrogen-conferred protection against hyperoxia-induced injury in type II alveolar epithelial cells[J]. Exp Lung Res, 2018, 44(10): 464-475.

25 小胶质细胞和脑源性神经营养因子在老年患者围手术期神经认知障碍中的作用

围手术期神经认知障碍(perioperative neurocognitive disorder, PND)是手术患者围手术期间较为常见的疾病,包括术后谵妄(postoperative delirium, POD)在内的所有术后认知功能的障碍。具体表现为手术以后患者短期出现注意力不集中、意识水平和思维障碍,甚至患者术后认知功能的一个相对长期的下降。在非心脏病手术患者术后最初几周有相当一部分人表现出认知功能紊乱,其中老年手术患者的发生风险更大。随着外科手术患者的老龄化以及外科手术数量的增加,PND 的发生呈暴风式增加。近年来,对于 PND 的研究主要集中在手术的无菌性创伤产生的外周炎症及随后引发的神经炎症。虽然许多造成 PND 的风险因素已经被证实了,但是引发 PND 的具体病理生理机制仍不清楚。而且目前对于 PND,我们没有非常有效的医治手段。

目前大量研究揭示了 PND 与血浆中的炎性细胞因子水平升高有关,这些炎症因子包括 TNF-α、IL-1β、IL-6 等。海马区的神经炎症是造成 PND 的主要原因之一,而小胶质细胞和它募集自外周的免疫细胞的激活加重了神经炎症及随后的神经损伤。小胶质细胞在健康状态和疾病状态中的大脑中起的确切作用尚不清楚。虽然小胶质细胞的激活通常最初是对应激作出的有利反应,但长时间的激活反而会导致细胞毒性作用。

脑源性神经营养因子(brain-derived neurotrophic factor, BDNF)是一种维持神经元生长的神经营养蛋白。虽然 BDNF 的主要来源是神经元和星形胶质细胞,但是小胶质细胞也可以通过释放 BDNF 来提高神经元的存活率,并有助于神经保护。更加有趣的是,除了作为神经营养因子的作用外,BDNF 还参与调控损伤中枢神经系统的炎症反应。虽然 BDNF 在神经系统中的有益作用已被确定,但其在小胶质细胞活化中调节神经炎症的详细机制仍不清楚。深入研究小胶质细胞在 PND 中的作用,将为 PND 的治疗提供新的靶点与途径。本文主要就小胶质细胞在 PND 中的研究现状,通过联系小胶质细胞和 BDNF 之间的作用,以及它们可能在 PND 中发挥的作用做一个综述。

一、小胶质细胞在神经系统中的发挥的作用

(一)小胶质细胞的起源

小胶质细胞是中枢神经系统中常驻的高度特异性的巨噬细胞,也是大脑的主要免疫细胞。小胶质细胞是中枢神经系统细胞中唯一由造血系统的细胞迁移来的细胞。卵黄囊中的原始巨噬细胞祖细胞迁移进入中枢神经系统,接着分化成为小胶质细胞之后被血脑屏障永远地隔离在中枢神经系统。不像其他的组织巨噬细胞,如肝血窦的 Kupffer 细胞,需要从骨髓祖细胞中更新。小胶质细胞能够在不从骨髓重新募集的情况下,不断进行自我增殖。

(二)小胶质细胞的作用

中枢神经系统的炎性疾病,或称为神经炎性疾病,严重的危害人类的健康。虽然这些疾病的病因、病理和症状极为不同,但它们都有一个核心的炎症成分——小胶质细胞。如前述,小胶质细胞为中枢神经系统常驻免疫细胞,通常负责调控健康的功能。但是持续的炎症级联反应,会引起小胶质细胞的过度激活甚至直接导致邻近的神经细胞死亡。这会导致神经环路的功能出现障碍甚至丧失,使先前建立的中枢神经系统功能(如运动、记忆和学习、判断和协调)产生缺陷。值得注意的是,目前还没有任何治疗方法可以治愈神经炎症疾病。

正常情况下,炎症是一种对病原体和损伤刺激的复杂组织反应,负责保护、清除受损细胞和促进组织愈合。在健康的神经组织中,血脑屏障可以防止外周免疫细胞的运输。所以,中枢神经系统有一个专门的常驻免疫系统,其中就包括小胶质细胞。作为一种特殊的巨噬细胞,小胶质细胞在体外也可被诱导形成两种不同的表现型:典型的激活 M1 型和与之对应的 M2 型小胶质细胞。M1 型小胶质细胞通过释放促炎症细胞因子,如 IL-1α、IL-1β 和 TNF 来促进炎症反应。M2 型小胶质细胞通过释放血管内皮生长因子和分泌细胞外基质蛋白起到神经保护作用。然而,这些标志对于体内的小胶质细胞辨识度过低,且由于与循环免疫细

胞分离,体外模型并不能很好地反映预期的神经生理学。因此,小胶质细胞需要一个更多样的功能分类,这些不同表型的小胶质细胞可以在一系列的行为中起到不同的作用。在没有有害刺激的情况下,小胶质细胞呈现出一种支持态(surveying)的表型,在神经系统的发育、可塑性和功能中起着至关重要的作用。支持态表型的小胶质细胞分泌脑源性和胶质细胞源性神经营养因子和神经生长因子(NGF),以促进细胞分化、树突萌芽和突触修剪,以完善神经元网络。它们还分泌抗炎细胞因子,如白细胞介素10(IL-10),向其他小胶质细胞发出信号,以维持健康大脑中的稳态。它们呈现出一种独特的分支形态,这使它们能够迅速扩展多个过程,并监控中枢微环境的平衡。当小胶质细胞发现危险信号,包括病原体入侵、组织损伤和非常态蛋白堆积,它可以转化为另外一种形态类似变形虫的激活态(activated)或者称反应态(reactive)的表型。激活的小胶质细胞分泌大量的活性氧/氮,如iNOS产生的NO,还有促炎细胞因子,如TNF和IL-1β,以募集免疫细胞同时参与与杀伤外来或受损细胞(如病原体、受损的神经元、癌细胞等)。在激活状态下,小胶质细胞还会吞噬碎片,呈递抗原,并引起宿主的应激反应。如果有害刺激得不到解决,炎症就会转归为慢性,这种激活态的小胶质细胞可能会持续存在甚至反应过激,形成一种被称为过激态(hyper-activated)的表型,导致组织的进一步损伤和血脑屏障的破坏。相反激活态的小胶质细胞恢复到支持态表型(surveying)状态往往被认为是炎症消退的良性转归。然而,在一些损伤部分或者不完全解决的情况下,小胶质细胞可能呈一种预激活态(primed)的表型。这种细胞可能为机体提供一种免疫记忆的手段,或用于将重复性轻度损伤转化为不断升级的炎症反应,并可能在慢性炎症和神经退行性并发症中发挥关键作用。虽然这种预激活态的表型在形态上与支持态(surveying)表型相似,但这部分小胶质细胞可能缺乏内稳态和监视功能(这个过程通常也被认为类似于细胞衰老)。最重要的是,预激活态的小胶质细胞会在下次炎症刺激出现时引起不成比例或无效的炎症反应。另外过激态的小胶质细胞也具有招募和激活星形胶质细胞起到次级免疫的作用,降低了它们支持和维持神经元的正常能力。在每一种神经炎性疾病中,都可能有预激活态和过激活态的小胶质细胞存在,突出了它们对疾病病理的贡献,但也使它们成为关键的靶标(如图25-1)。

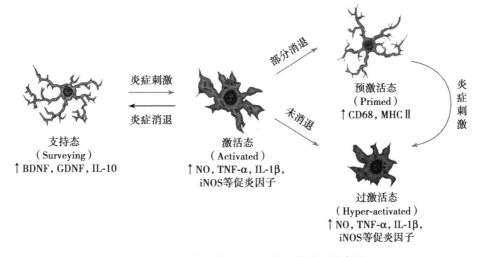

图 25-1　神经炎症状态下小胶质细胞的不同表型

（三）小胶质细胞功能随年龄增长的变化

小胶质细胞在大脑中经历了显著的变化,它们分布往往不规则,拥有短而少的突起。虽然这些变化的后果还不是很清楚,但它们可能反映了单个小胶质细胞的保护或支持能力的下降,或者可能是一种更微妙的失调。衰老大脑内的小胶质细胞出现多种炎症标志物的增多,包括与抗原呈递有关分子的增加——主要组织相容性复合体Ⅱ(major histocompatibility complex Ⅱ,MHCⅡ)和CD86,以及膜模式相关识别受体的增多——Toll样受体(TLR)。此外,对于外周炎症反应,老年人的大脑会生更多的促炎细胞因子(例如IL-1β、IL-6和TNF-α),并且持续更久的时间。

如上所述,小胶质细胞的这些"敏化"表现可能与老年人体内的预激活态(primed)表型增多相一致。由于小胶质细胞的这种表现,当免疫系统受到刺激和小胶质细胞被激活时,年轻和老年人之间的小胶质细胞生物学会出现很大的差异。与年轻人相比,老年人大脑中的小胶质细胞激活被放大和延长。这些往往增加了老年人出现神经炎症、抑郁样行为和认知缺陷等疾病的发生。

二、BDNF 在神经系统发挥的作用

（一）BDNF 概述

BDNF 是神经营养因子基因家族的一员,除了它以外神经营养因子家族还包括神经生长因子(nerve growth factor,NGF)、神经营养因子3(neurotrophin 3,NT3)、神经营养因子4/5(NT4/5)、神经营养因子6(NT6)、神经营养因子7

（NT7）。

BDNF 多肽有两种变体：一种是 BDNF 前体蛋白（pro-BDNF），第二种是由它水解切割产生的成熟 BDNF（mBD-NF）。BDNF 在全脑分布广泛，但是在海马当中表达最多。BDNF 主要是由神经元表达分泌的，但是星形胶质细胞摄取也能产生 BDNF。此外 BDNF 的 mRNA 定位在海马神经元的胞体和近端树突，胞体的 BDNF 对于树突棘的形成很重要，而树突的 BDNF 表达对与树突棘头部生长以及树突棘的修剪很重要。

（二）BDNF 作用的受体及功能

BDNF 有一个双受体系统——它优先和 TrkB 受体结合，但是也能和低亲和力受体 p57 神经营养因子受体（p57NTR）结合。相反 pro-BDNF 优先和 p57NTR 结合。

BDNF 形成一个二聚体，然后结合 TrkB 引起 TrkB 二聚化和胞质激酶域内的几种酪氨酸残基磷酸化，进而引起三条信号通路的激活。①PI$_3$K 激活丝氨酸/苏氨酸激酶促进细胞生存。②丝裂原激活的蛋白激酶（MAPK）激活数个下游效应蛋白使细胞生长分化。③磷脂酶 C-γ（phospholipase C γ，PLC-γ）通道激活肌醇三磷酸（IP$_3$）受体使胞内 Ca^{2+} 储备释放出来，导致钙调蛋白激酶 II（calmodulin kinase II，CaMK II）活动增强进而修饰突触可塑性。所有的这些通道都可以最终导致转录因子 cAMP 反应原件结合蛋白（cAMP response element binding protein，CREB）的磷酸化并激活。接下来 CREB 调解神经元再生、生存、修复过程必不可少的基因 c-fos、c-jun、bcl-2 的转录。另外，pro-BDNF 结合 p57NTR 会引起 NF-κB 和 JNK（与凋亡通路有关）的激活（图 25-2）。

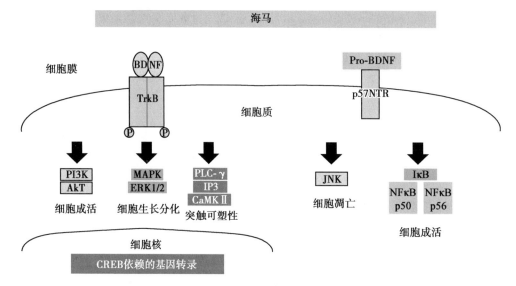

图 25-2 BDNF 前体及成熟体相应的信号通路及功能

BDNF 可以促进感觉神经元、视网膜神经节、特定胆碱能神经元、脊髓运动神经元、多巴胺能神经元的生长发育。大脑中，BDNF 主要在海马和皮质合成，受神经元活动影响，对突触可塑性有着独特的作用。长时程增强（long-term potentiation，LTP）是加强突触连接的一个主要因素。而 BDNF 和 TrkB 的激活对长持续 LTP（late phase of LTP，L-LTP）十分重要。因而 BDNF 对产生记忆和巩固记忆起着非常重要作用。相反，LTD 能减低突触强度。与此同时，pro-BDNF 结合 p57NTR 通过增加 NMDA 受体 NR2B 亚基促进海马的 LTD。因此 BDNF 与 pro-BDNF 起着截然相反的作用。

（三）BDNF 随年龄增长的变化

人体衰老的过程可以伴随着一些大脑功能的减低。与年轻人相比，老年人的全脑体积减小，特别是在与认知有关的大脑区域。随着个体年龄的增长，大脑小胶质细胞逐渐进入敏化状态。因此，外部刺激（如压力、创伤、感染）可以使老年人的大脑更容易进入轻度慢性神经炎症状态，从而使大脑更容易受到凋亡信号的影响。这可能进一步导致老年人大脑皮质体积损失和相关的认知损害。体积的减少表明整体神经元网络的减少，从而削弱了大脑的可塑性。在出现炎症刺激这一类的事件中老年人大脑应对打击的能力下降，出现认知功能下降的情况大大增加。

BDNF 通过维持神经元存活和影响神经可塑性发挥维持脑功能的作用。在一项有 120 名老年人参与的随机对照试验中显示有氧运动训练增加了前海马的大小，导致了空间记忆的改善。同时海马体积的增加与血清 BDNF 水平的升高有关，因为 BDNF 是齿状回神经发生的介质。更好地理解 BDNF 调节的过程可能有助于开发新的治疗方法，帮助预防或抵消衰老对人类大脑的影响。

三、小胶质细胞和 BDNF 在 PND 中潜在机制

任何对于 PND 提出的病理生理机制都必须解释患者群体的年龄高危因素，PND 中存在的潜在机制如下。

（一）小胶质细胞在 PND 中发挥的作用

手术引起的外周免疫应激可以通过多种体液和神经通

路传递到大脑。"警报素"损伤相关分子模式(damage-associated molecular pattern,DAMP)中最常见的高速泳动族蛋白1(high mobility group protein box 1,HMGB1)在手术期间及手术结束后,从创伤组织的胞浆中释放出来的。通过与骨髓单核细胞(bone marrow derived monocytes,BM-DM)上的模式识别受体(pattern recognition receptor,PRR)结合,诱导转录因子 NF-κB 向细胞核移位,从而增强促炎细胞因子的转录和翻译,进而激活非特异性免疫系统。释放的细胞因子能够破坏血脑屏障(blood-brain barrier,BBB),使细胞和血液循环中的神经毒素(如纤维蛋白原)迁移到中枢神经系统。同时小胶质细胞产生的趋化因子 MCP-1 的上调

导致了 BM-DM 的进入中枢系统。在中枢神经系统内,BM-DM 与小胶质细胞相互作用,激活的小胶质细胞在实质内通过释放促炎症因子如 IL-1β、IL-6、TNF-α 可以破坏突触的可塑性,从而阻止学习和记忆的神经生物学相关的长时程增强(如图 25-3)。减少小胶质细胞激活能明显减轻手术引起的小鼠海马的细胞因子分泌,改善小鼠的术后认知能力下降。此外,小胶质细胞可以被外周的 TNF-α 激活。提前使用抗 TNF-α 抗体处理能够限制海马中 IL-1β 的释放并防止小鼠 PND 模型的认知能力下降。因此,小胶质细胞可能感受外周的 TNF-α 信号,在海马体中分泌更多的 TNF-α 和 IL-1β,在 PND 中放大神经炎症(图 25-3)。

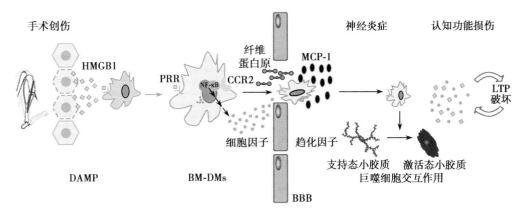

图 25-3　围手术期神经炎症与认知紊乱模型

(二) BDNF 在 PND 中发挥的作用

手术导致外周炎症反应并产生炎症信号,这些信号产生一系列事件,最终可能导致神经元功能障碍和凋亡。小胶质细胞也通过释放促炎细胞因子而积极参与病理神经炎症过程,从而导致神经毒性。这些反应在老年人中不断发大,最终造成 PND。而要讲 BDNF 在 PND 中发挥的作用,必须提到一个主要的介质核因子 κB(NF-κB)。它是炎症活化的主要因子之一,NF-κB 是一种转录因子,可诱导多种促凋亡和抗凋亡基因的表达,其中就包括 *BDNF* 基因。有趣的是,脑源性神经营养因子与 TrkB 受体的结合也可以诱导 NF-κB 的表达,尽管这种调节的途径还不清楚。NF-κB 还是免疫细胞凋亡、神经元存活和增殖以及免疫细胞迁移和成熟的调节因子。BDNF 诱导的 NF-κB 的表达通过激活 IKKγ 和 IKKα 两种激酶来刺激 PLC-β/PKC 信号转导通路。这些激酶磷酸化 NF-κB 抑制单位 IκBα,导致泛素结合,进而使 IκBα 被蛋白酶体降解。IκBα 降解诱导 NF-κB 的释放和 p50/p65 二聚体的形成,并与 DNA 结合,诱导与神经元增殖、存活和炎症反应相关的基因表达。此外,p75NTR 的激活通过激活 c-Jun 氨基端蛋白激酶和 NF-κB 表达分别增加神经元和胶质细胞的凋亡和炎症信号。

另一方面,由于 BDNF 有通过维持神经元细胞成活信号和神经可塑性发挥维持脑正常功能的作用。在研究中发现,接受外周手术的大鼠表现出中枢性氧化应激和线粒体功能障碍,并且 BDNF 水平降低,导致术后 7d 的认知功能

下降。另外一项临床研究发现认知功能损伤的患者血清中 BDNF 水平也相应下降。

四、讨论及小结

BDNF 和 pro-BDNF 都具有生物学活性,并被认为可能具有相反的作用。尽管神经元似乎是成人大脑中 BDNF 的主要来源,但在小胶质细胞中也检测到 BDNF。小胶质细胞的 BDNF 通过调节学习诱导的突触形成在大脑中发挥重要作用。在一项对可卡因成瘾的实验研究发现,与神经元相比,接触可卡因的小胶质细胞释放 BDNF 的量显著增加。证明可卡因引起的小胶质源性 BDNF 升高与可卡因引起的突触可塑性改变之间可能存在联系。此外,小胶质细胞源性 BDNF 的增加很可能通过反馈影响小胶质细胞的活性。文献已经证实,在正常机体中,BDNF 可以触发小胶质细胞的激活,而小胶质细胞的激活本身可以诱导 BDNF 的释放。从而在小胶质细胞中形成一个可以延长其激活状态的正反馈环路。

根据现有的关于小胶质细胞和 PND 之间的研究,我们可以大致把小胶质细胞如何通过影响神经炎症参与 PND 的过程描绘出来。作为大脑实质的定居免疫细胞,在健康人中,小胶质细胞呈现支持态(surveying),通过释放 BDNF 等神经营养因子支持神经系统的正常功能。小胶质细胞感受并被伤害部位泄漏的蛋白质和其他信号激活后转化为激

活态（activated），从而使中枢系统加强对外周炎症的抵抗。当炎症持续存在，尤其在老年人中，存在过多的预激活态（primed）小胶质细胞，会产生大量的过激活态（hyper-activated）小胶质细胞。然后它分泌的细胞因子可以直接损伤神经元，也能从血液中募集更多的免疫细胞，从而进一步加重神经损伤。

老年人在经历突然或强烈的应激事件（如感染或创伤）后，认知功能通常会出现下降。这种情况很可能是老年人的小胶质细胞对炎症信号的敏感性增加引起的。相对于正常人，老年患者在经历外科手术后，小胶质细胞会产生更多的促炎症介质，产生更严重更持久的神经炎症。这种过度的炎症对于随后出现的认知功能受损起到了至关重要的作用。而 BDNF 有助于保护神经元免受感染或损伤后引起的损害，它在海马相关记忆功能中起着至关重要的作用。由于老年人中预激活态小胶质细胞增多而支持态小胶质细胞减少，导致了 BDNF 的减少，进而引发了联级反应，最终使老年手术患者出现 PND。

另外研究发现，PND 患者主要损伤脑区定位在海马。一方面，IL-1β 及其受体以及其天然存在的受体抑制剂（IL-1Ra）均在海马中发现有相对较高水平的表达，这点和 PND 中 IL-1β 信号转导过度导致海马相关记忆功能紊乱的假设相一致。另一方面，衰老和继发的免疫应激引起的过度神经炎症反应，可能会削弱在海马产生 BDNF 的能力，或者使 pro-BDNF 成熟成为 BDNF 的能力下降，继而导致海马突触可塑性下降或者海马区域神经元的损伤，进一步使海马相关认知能力下降。随着人口老龄化，我们攻破这种疾病的期望是越来越迫切，但是 PND 毫无疑问还有其他的机制发挥作用，这些都值得我们通过进一步实验来验证。

（戈文威 李军）

参 考 文 献

［1］ ARTHUR-FARRAJ P J，LATOUCHE M，WILTON D K，et al. c-Jun reprograms schwann cells of injured nerves to generate a repair cell essential for regeneration［J］. Neuron，2012，75（4）：633-647.

［2］ BIANCONI V，SAHEBKAR A，ATKIN S L，et al. The regulation and importance of monocyte chemoattractant protein-1［J］. Current Opinion in Hematology，2018，25（1）：44-51.

［3］ CHAO M V. Neurotrophins and their receptors：A convergence point for many signalling pathways［J］. Nature Reviews Neuroscience，2003，4（4）：299-309.

［4］ COTTO B，LI H，TUMA R F，et al. Cocaine-mediated activation of microglia and microglial MeCP2 and BDNF production［J］. Neurobiology of Disease，2018，117：28-41.

［5］ ERICKSON K I，VOSS M W，PRAKASH R S，et al. Exercise training increases size of hippocampus and improves memory［J］. Proceedings of the National Academy of Sci-

ences of the United States of America，2011，108（7）：3017-3022.

［6］ EVERED L，SILBERT B，KNOPMAN D S，et al. Recommendations for the nomenclature of cognitive change associated with anaesthesia and surgery 2018［J］. Journal of Alzheimers Disease，2018，66（1）：1-10.

［7］ FENG X，VALDEARCOS M，UCHIDA Y，et al. Microglia mediate postoperative hippocampal inflammation and cognitive decline in mice［J］. JCI Insight，2017，2（7）：e91229.

［8］ L. ALOE，L. CALZA. Ngf and related molecules in health and disease［J］. Elsevier，2004：25-39.

［9］ HARRIS N G，NOGUEIRA M S M，VERLEY D R，et al. Chondroitinase enhances cortical map plasticity and increases functionally active sprouting axons after brain injury［J］. Journal of Neurotrauma，2013，30（14）：1257-1269.

［10］ HARRY G J，KRAFT A D. Microglia in the developing brain：A potential target with lifetime effects［J］. Neurotoxicology，2012，33（2）：191-206.

［11］ HUANG E J，REICHARDT L F. Trk receptors：Roles in neuronal signal transduction［J］. Annual Review of Biochemistry，2003，72：609-642.

［12］ KAPLAN D R，MILLER F D. Neurotrophin signal transduction in the nervous system［J］. Current Opinion in Neurobiology，2000，10（3）：381-391.

［13］ LOBO-SILVA D，CARRICHE G M，GIL CASTRO A，et al. Balancing the immune response in the brain：IL-10 and its regulation［J］. Journal of Neuroinflammation，2016，13（1）：297.

［14］ LULL M E，BLOCK M L. Microglial activation and chronic neurodegeneration［J］. Neurotherapeutics，2010，7（4）：354-365.

［15］ MARINI A M，JIANG X Y，WU X，et al. Role of brain-derived neurotrophic factor and NF-kappa B in neuronal plasticity and survival：From genes to phenotype［J］. Restorative Neurology and Neuroscience，2004，22（2）：121-130.

［16］ MATTSON M P，MEFFERT M K. Roles for NF-kappa B in nerve cell survival，plasticity，and disease［J］. Cell Death and Differentiation，2006，13（5）：852-860.

［17］ MEDZHITOV R. Origin and physiological roles of inflammation［J］. Nature，2008，454（7203）：428-435.

［18］ NETTO M B，DE OLIVEIRA JUNIOR A N，GOLDIM M，et al. Oxidative stress and mitochondrial dysfunction contributes to postoperative cognitive dysfunction in elderly rats［J］. Brain Behavior and Immunity，2018，73：661-669.

［19］ NEWMAN S,STYGALL J,HIRANI S,et al. Postoperative cognitive dysfunction after noncardiac surgery: a systematic review［J］. Anesthesiology,2007,106(3):572-590.

［20］ NIRAULA A,SHERIDAN J F,GODBOUT J P. Microglia priming with aging and stress［J］. Neuropsychopharmacology,2017,42(1):318-333.

［21］ PARKHURST C N,YANG G,NINAN I,et al. Microglia promote learning-dependent synapse formation through brain-derived neurotrophic factor［J］. Cell, 2013, 155 (7):1596-1609.

［22］ PENA-ALTAMIRA E,PETRALLA S,MASSENZIO F,et al. Nutritional and pharmacological strategies to regulate microglial polarization in cognitive aging and alzheimer's disease［J］. Frontiers in Aging Neuroscience, 2017, 9: 124-125.

［23］ RANSOHOFF R M. How neuroinflammation contributes to neurodegeneration［J］. Science, 2016, 353 (6301): 777-783.

［24］ RANSOHOFF R M. A polarizing question: do M1 and M2 microglia exist?［J］. Nature Neuroscience,2016,19 (8):987-991.

［25］ RANSOHOFF R M,ENGELHARDT B. The anatomical and cellular basis of immune surveillance in the central nervous system［J］. Nature Reviews Immunology,2012, 12(9):623-635.

［26］ SIUDA J,PATALONG-OGIEWA M,ZMUDA W,et al. Cognitive impairment and BDNF serum levels［J］. Neurol Neurochir Pol,2017,51(1):24-32.

［27］ TERRANDO N,MONACO C,MA D Q,et al. Tumor necrosis factor-alpha triggers a cytokine cascade yielding postoperative cognitive decline［J］. Proceedings of the National Academy of Sciences of the United States of America,2010,107(47):20518-20522.

［28］ VACAS S,DEGOS V,TRACEY K J,et al. High-mobility group box 1 protein initiates postoperative cognitive decline by engaging bone marrow-derived macrophages ［J］. Anesthesiology,2014,120(5):1160-1167.

［29］ WONG W T. Microglial aging in the healthy CNS: phenotypes,drivers,and rejuvenation［J］. Frontiers in Cellular Neuroscience,2013,7:158-159.

［30］ ZALETEL I,FILIPOVIC D,PUSKAS N. Hippocampal BDNF in physiological conditions and social isolation ［J］. Rev Neurosci,2017,28(6):675-692.

［31］ ZHANG X,ZENG L,YU T,et al. Positive feedback loop of autocrine bdnf from microglia causes prolonged microglia activation［J］. Cellular Physiology and Biochemistry,2014,34(4):715-723.

26 阿片耐受的基础与临床研究进展

美国食品药品管理局（Food and Drug Administration，FDA）定义阿片耐受为：按时服用阿片类药物至少 1 周以上，且每日总量至少为口服吗啡 60mg、羟考酮 30mg、氢吗啡酮 8mg 或其他等效药物；用芬太尼贴剂镇痛时，其剂量至少为 25μg/h。临床表现为持续给予阿片类药物后镇痛效果逐渐减弱甚至消失，需要增加药物剂量才能获得同等的镇痛效果，剂量效应曲线右移。而阿片样物质引起痛觉过敏（opioid-induced hyperalgesia，OIH）导致促伤害性感受通路敏化、痛觉敏化，表现为剂量效应曲线下移。吗啡耐受的具体机制尚未完全清楚，临床上尚缺乏很有效的预防措施和治疗方法。

一、阿片耐受机制的基础研究

1991 年 *Science* 报道 NMDA 受体拮抗剂 MK-801 可减轻阿片耐受与依赖。诺贝尔奖获得者 Lefkowitz 教授等在 *Nature* 报道 β-抑制蛋白 2 致 μ 阿片受体（mu opioid recep-tor，MOR）下调、内吞与 G 蛋白脱偶联，导致阿片耐受。有学者在 *Nature Medicine* 报道血小板衍生生长因子受体 β（platelet-derived growth factor receptor β，PDGFR-β）抑制剂伊马替尼（imatinib），可抑制吗啡耐受。张旭教授 2005 年在 *Cell* 报道 P 物质前体蛋白调控的 δ 阿片受体（delta opi-oid receptor，DOR）转运参与吗啡耐受形成，细胞膜表面 DOR/MOR 的比率对吗啡耐受的发展起重要作用。偏向性配体是 μ-δ 阿片类药设计的新思路，代表性化合物为 TRV130、PZM21，PZM21 可能会成为一个值得期待的新型镇痛药物。

有报道 DRG 的 μ 阿片受体（MOR）而非小胶质细胞导致吗啡耐受以及 OIH。众多报道小胶质细胞和星形胶质细胞激活参与阿片耐受及阿片样物质引起痛觉过敏。有研究报道单独口服万古霉素能阻止吗啡耐受的发生，提示肠道微生物在吗啡耐受的发生中发挥作用。

研究发现，miR-365 靶向 β-抑制蛋白 2 可逆转大鼠吗啡耐受，miR-219-5p 靶向 CaMKⅡγ 可减轻大鼠阿片耐受。

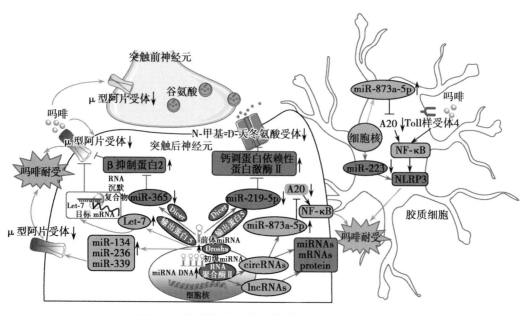

图 26-1 非编码 RNA 调节吗啡耐受的机制示意图

miR-873a-5p通过调控下游靶蛋白A20的表达参与吗啡耐受的形成，下调脊髓miR-873a-5p的表达可以有效缓解和部分逆转小鼠的吗啡耐受。进一步研究发现一些差异表达的lncRNAs和circRNAs可能参与吗啡耐受，这些非编码RNA可能为吗啡耐受防治提供新的潜在靶点(图26-1)。

二、阿片耐受的临床研究

主要包括以下四个方面：①阿片耐受患者与麻醉；②阿片耐受患者的疼痛管理；③阿片类药物导致的OIH；④危重患者阿片耐受。有报道小剂量氯胺酮输注可减少阿片耐受患者脊柱融合术后24h的氢吗啡酮消耗量。也有相反的报道术中小剂量氯胺酮输注不能预防脊柱侧弯术后OIH的发生。阿片耐受的癌痛患者痛阈明显降低，有报道大剂量阿片类药物使用的癌症患者，OPRM1基因的多个CpG位点甲基化，促进癌痛患者的阿片耐受。王国林教授报道麻醉诱导时候联合使用布托啡诺和氟比洛芬酯，可减少择期腹腔镜妇科手术患者的OIH。

ICU的一些患者可能需要大剂量的阿片类药物控制疼痛，阿片类药物本身导致的炎性反应在耐受形成过程中发挥重要作用。缓解阿片耐受及OIH的策略包括以下几项：合理使用阿片类药物(有效的疼痛评估，间歇、轮替治疗)；阿片类与非阿片类药物(氯胺酮、右美托咪定、加巴喷丁及普瑞巴林)的联合应用；神经阻滞的使用；控制炎症(NSAIDs药物)、预防或逆转OIH，当疼痛评分降低，逐渐减少阿片类药物的剂量。

三、小结

总之，目前比较公认的阿片耐受的靶点有：MOR，β-抑制蛋白2，NMDA，胶质细胞，非编码RNA等可能参与吗啡耐受的发生发展。阿片耐受和OIH的临床干预策略包括：阿片类药物的交替使用，与非阿片类药物(氯胺酮、右美托咪定及加巴喷丁等)复合使用，联合神经阻滞以及应用NSAIDs控制炎症。

(邹望远　邓美玲)

参 考 文 献

[1] NESTLER E J,HOPE B T,WIDNELL K L. Drug addiction:a model for the molecular basis of neural plasticity[J]. Neuron,1993,11(6):995-1006.

[2] AIRAVAARA M,TUOMAINEN H,PIEPPONEN T P,et al. Effects of repeated morphine on locomotion,place preference and dopamine in heterozygous glial cell line-derived neurotrophic factor knockout mice[J]. Genes,brain,and behavior,2007,6(3):287-298.

[3] TRUJILLO K A,AKIL H. Inhibition of morphine tolerance and dependence by the NMDA receptor antagonist MK-801[J]. Science(New York,N. Y.),1991,251(4989):85-87.

[4] WANG Y,BARKER K,SHI S,et al. Blockade of PDGFR-β activation eliminates morphine analgesic tolerance[J]. Nature medicine,2012,18(3):385-387.

[5] HE S Q,ZHANG Z N,GUAN J S,et al. Facilitation of μ-opioid receptor activity by preventing δ-opioid receptor-mediated codegradation[J]. Neuron,2011,69(1):120-131.

[6] MANGLIK A,LIN H,ARYAL D K,et al. Structure-based discovery of opioid analgesics with reduced side effects[J]. Nature,2016,537(7619):185-190.

[7] CORDER G,TAWFIK V L,WANG D,et al. Loss of μ opioid receptor signaling in nociceptors,but not microglia,abrogates morphine tolerance without disrupting analgesia[J]. Nature medicine,2017,23(2):164-173.

[8] CHEN G,ZHANG Y-Q,QADRI Y J,et al. Microglia in pain:detrimental and protective roles in pathogenesis and resolution of pain[J]. Neuron,2018,100(6):1292-1311.

[9] KANG M,MISCHEL R A,BHAVE S,et al. The effect of gut microbiome on tolerance to morphine mediated antinociception in mice[J]. Scientific reports,2017,7:42658.

[10] WANG J,XU W,ZHONG T,et al. miR-365 targets beta-arrestin 2 to reverse morphine tolerance in rats[J]. Sci Rep,2016,6:38285.

[11] WANG J,XU W,SHAO J,et al. miR-219-5p targets CaMKIIγ to attenuate morphine tolerance in rats[J]. Oncotarget,2017,8(17):28203-28214.

[12] HUANG J,LIANG X,WANG J,et al. miR-873a-5p Targets A20 to facilitate morphine tolerance in mice[J]. Front Neurosci,2019,13:347.

[13] HUANG J,WANG J,GUO Q,et al. Emerging roles of microRNAs in morphine tolerance[J]. Journal of pain research,2019,12:1139-1147.

[14] SHAO J,WANG J,HUANG J,et al. Identification of lncRNA expression profiles and ceRNA analysis in the spinal cord of morphine-tolerant rats[J]. Molecular brain,2018,11(1):21.

[15] WENG Y,WU J,LI L,et al. Circular RNA expression profile in the spinal cord of morphine tolerated rats and screen of putative key circRNAs[J]. Molecular brain,2019,12(1):79.

[16] NIELSEN R V,FOMSGAARD J S,SIEGEL H,et al. Intraoperative ketamine reduces immediate postoperative opioid consumption after spinal fusion surgery in chronic pain patients with opioid dependency:a randomized,blinded trial[J]. Pain,2017,158:463-470.

[17] PESTIEAU S R,FINKEL J C,JUNQUEIRA M M,et al.

Prolonged perioperative infusion of low-dose ketamine does not alter opioid use after pediatric scoliosis surgery [J]. Paediatric anaesthesia,2014,24(6):582-590.

[18] VIET C T,DANG D,AOUIZERAT B E,et al. OPRM1 methylation contributes to opioid tolerance in cancer patients[J]. The journal of pain,2017,18(9):1046-1059.

[19] ZHANG L,SHU R,ZHAO Q,et al. Preoperative butorphanol and flurbiprofen axetil therapy attenuates remifentanil-induced hyperalgesia after laparoscopic gynaecological surgery:a randomized double-blind controlled trial [J]. British journal of anaesthesia,2016,117(4):504-511.

[20] MARTYN J A J,MAO J,BITTNER E A. Opioid tolerance in critical illness[J]. The New England journal of medicine,2019,380(4):365-378.

27 神经胶质细胞参与骨癌痛机制的研究进展

疼痛是癌症患者常见的临床症状之一,随着疾病的进程而发生改变。骨癌痛是中度至重度癌痛最常见原因,大约75%的晚期癌症患者会出现骨癌痛。一些常见的恶性肿瘤如乳腺癌、肺癌、肾癌、前列腺癌等,会随着疾病的进展而转移至骨骼如椎骨、髂骨、肋骨、股骨和胫骨等,从而导致骨癌痛。

骨癌痛是一种特殊类型的疼痛,区别于一般的炎性疼痛及神经病理性疼痛,是一种持续性、突破性的疼痛。持续性疼痛表现为疼痛随时间进展不断加剧。突破性疼痛被认为是一种自发痛,无明显诱因、发作迅速、持续时间短,且不可预知,所以这种疼痛常常令人难以忍受。通常突破性疼痛比持续性疼痛更加强烈、无规律,严重地影响患者的生活质量。镇痛药物的使用剂量受限,以及其严重的副作用,使得骨癌痛难以完全控制。目前仅有一半接受过传统镇痛药物治疗方法的骨癌痛患者,其疼痛程度得以改善,所以临床上迫切需要制定更安全、更有效的治疗策略。

一、骨癌痛可能的发生机制

骨癌痛发生、发展的机制复杂,既往研究主要包括外周机制和中枢机制两个部分。

(一) 外周机制

伤害性感受器位于脊髓背根神经节(dorsal root ganglia, DRG),可将各种伤害性刺激信息翻译转化后传导至中枢。脊髓背根神经节神经化学改变和细胞可塑性的变化将引起痛觉的产生。

初级感觉神经元的兴奋主要受以下两个方面影响。

1. 肿瘤细胞及相关应答细胞分泌物的不断刺激 随着肿瘤细胞的生长与侵袭,局部免疫细胞如中性粒细胞、T细胞、巨噬细胞等迁移浸润,释放大量的肿瘤坏死因子-α(tumor necrosis factor-α, TNF-α)、前列腺素等致痛因子,引起初级痛觉神经元或者痛觉感受器的兴奋,将伤害性信息传入中枢,引发疼痛信号。

2. 破骨细胞过度激活溶解骨质产生疼痛 肿瘤细胞转移至骨组织后,诱导破骨细胞的异常增殖和活化,不断破坏骨质的完整性,并分泌 H^+ 使其局部维持在酸性环境中,最终加剧骨质破坏和吸收。随着骨质破坏的持续进行,骨的承重能力不断下降,外界的机械刺激将兴奋骨膜上丰富的动力敏感纤维,引起严重的运动诱发痛。此外,初级感觉神经元表面的酸性离子通道,如辣椒素受体(transient receptor potential vanilloid1, TRPV1)等,在局部酸性的微环境条件下,激活感觉神经元,传入伤害性信息至中枢,引发疼痛信号。

(二) 中枢机制

脊髓背角作为疼痛感觉信息传入的门户和整合的初级中枢,是伤害性信息传入的第一级"驿站",因此是调节疼痛的关键部位。脊髓背角由脊髓背角神经元、感觉传入神经末梢(接收 A-β、A-δ 和 C 纤维等传入的伤害性刺激信号)和部分下行纤维组成。作为神经元最为密集部位的胶状质,含有多种神经递质,包括甘氨酸、脑啡肽、P 物质、γ-氨基丁酸(γ-aminobutyricacid, GABA)等,而谷氨酸和 P 物质是痛觉初级传递的主要神经递质。当脊髓背根神经节的神经元兴奋释放大量神经递质如兴奋性氨基酸和 P 物质传递至脊髓,导致脊髓发生神经化学改变和细胞重塑,如脊髓背角强啡肽、c-fos 蛋白的表达增高,星形胶质细胞、小胶质细胞增殖活化,最终影响神经信息在脊髓背角的整合,产生中枢敏化。

二、胶质细胞的一般特性

神经胶质细胞主要包括小胶质细胞、星形胶质细胞和少突胶质细胞,是中枢神经系统的间质细胞。其中与疼痛研究较为密切的是小胶质细胞和星形胶质细胞。

(一) 小胶质细胞

小胶质细胞是中枢神经系统中固有的抗原提呈细胞,占所有神经胶质细胞的 5%~20%。细胞谱系追踪结果表明它们来源于卵黄囊的巨噬细胞祖细胞,随后移行至大脑,一旦定居于中枢神经系统,小胶质细胞将在有机体的整个生命周期中持续存在,并通过自我更新维持稳定。正常生理状态下,小胶质细胞处于静息状态,通过对神经元的支持、营养修复等作用调节其生理活动，参与神经元突触的形成和重塑。离体研究显示，小胶质细胞能够促进神经干细胞的发育及分化并调节部分脑区的神经细胞的再生。而在病理状态下（如感染、组织损伤等），小胶质细胞能够迅速反应，介导T淋巴细胞的抗原递呈作用，吞噬相应的细胞碎片。被激活的小胶质细胞可极化为不同的表型及功能状态，主要分为"经典激活"促炎M1型和"选择激活"抑炎M2型。其中M1型可分泌高浓度的促炎因子，如TNF-α、γ干扰素（interferon-γ，IFN-γ）、IL-6、IL-12、IL-15、IL-18等发挥神经毒害作用，加重神经炎症反应和组织损伤。另一方面，M2型小胶质细胞通过分泌抑炎因子，如转化生长因子β（transforming growth factor β，TGF-β），维持中枢稳态、抑制炎性反应、修复受损组织、促进神经元再生。因此，当小胶质细胞处于静息或者适度活化状态下，能够产生神经保护作用。在帕金森病、阿尔茨海默病等神经退行性疾病过程中，小胶质细胞的正常生理功能受限，功能出现"老化"，对神经元的营养支持功能及吞噬功能也相应下降，最终导致神经元缺少营养而死亡，加重神经功能的退化。

（二）星形胶质细胞

星形胶质细胞是胶质细胞中体积最大的一种，约占脑组织的20%~30%，也是神经系统最丰富、分布最为广泛的神经胶质细胞。胶质纤维酸性蛋白（glial filament acidic protein，GFAP）质量为50~52kDa，主要存在于中枢神经系统星形胶质细胞中，是星形胶质细胞成熟的标志物，具有调节细胞代谢、形成和维护血脑屏障、产生和释放神经营养因子等作用。正常情况下，星形胶质细胞处于静息状态，可接受周围神经元的信号而激活，释放相关的神经活性物质，维持细胞内外离子浓度的平衡，调节细胞内外神经递质的浓度，辅助神经元进行信息的加工和处理，有效地清除神经元的代谢产物。在中枢神经系统外伤、局部缺血、肿瘤以及细菌病毒感染等外来因素的刺激下，脊髓星形胶质细胞活化，活化的星形胶质细胞体积变得肥大，GFAP、波形蛋白、巢蛋白及促炎性细胞因子表达增加，影响其正常功能，加重神经系统的损伤。

三、骨癌痛导致胶质细胞活化

在机体遇到周围神经损伤、神经病理疼痛、癌性疼痛时，小胶质细胞和星形胶质细胞被激活，并发生一系列的变化。活化的小胶质细胞形态由原来有分支的静息态转变为类似变形虫的状态，具有吞噬功能，细胞繁殖数量增多，同时一系列细胞表面分子物质CD11b和Iba-1表达上调。活化的星形胶质细胞胞体肥大、细胞增殖、标志物GFAP表达增高。

20世纪末，Schwei等将肿瘤细胞局限于骨骼内，成功地建立了稳定的骨癌痛动物模型，同时发现了一系列的脊髓内生物化学变化。其中最重要的发现是脊髓L_2~L_4节段GFAP的免疫活性增强。此后，Zhang等通过将前列腺癌

细胞注射到胫骨中建立骨癌痛模型，继而发现星形胶质细胞和小胶质细胞显著激活，标志物GFAP、Iba-1、OX-42等表达上调。Louis Doré-Savard等也发现胫骨骨髓腔内接种MRMT-1乳腺癌细胞后，随着时间的推移造成骨质破坏和疼痛，伴随着脊髓内c-fos蛋白表达增多，其中星形胶质细胞和小胶质细胞的激活也参与了骨癌痛的维持。此后越来越多的研究证明了在骨癌痛模型中，脊髓内的星形胶质细胞和小胶质细胞被活化，继而产生一系列生物化学变化。

四、骨癌痛模型中胶质细胞的表面受体和炎症因子变化

（一）上调细胞受体

胶质细胞在骨癌痛发展过程中被激活，而活化状态的小胶质细胞伴随有多种表面受体的表达增加，当前已被证实与骨癌痛相关的受体主要有嘌呤能P2X受体（P2X4R、P2X7R）、嘌呤能P2Y受体（P2Y12R）、趋化因子受体2（C-C chemokine receptor 2，CCR2）、CXC型趋化因子受体［chemokine（C-X-C motif）receptor］，CXCR、CXCR4、CX3C型趋化因子受体［chemokine（C-X-3-C motif）receptor，CX3CR］。小胶质细胞表面的嘌呤能受体主要参与细胞的运动、活化、旁分泌信号转导，并促进其吞噬腔内受损细胞。抑制这些受体不仅可以缓解骨癌痛，还能抑制小胶质细胞的活化及促炎细胞因子的表达。近来研究发现小胶质细胞表面P2X4R在增强骨癌痛伤害感受传递中有重要作用，其与脊髓背角Toll样受体4（TLR4）的激活和脑源性神经营养因子（brain-derived neurotrophic factor，BDNF）及TNF-α的分泌相关。另外，TLR4可能通过p-38信号通路激活脊髓小胶质细胞中的P2X4R，导致中枢敏化和疼痛超敏。Yin等通过构建胫骨癌痛模型，首次探讨了CX3CR1在骨癌疼痛中的作用。此后，又有学者证实了CX3CR1在脊髓小胶质细胞上的特异表达，鞘内注射抗CX3CR1抗体，在有效缓解骨癌痛机械痛觉过敏的同时，亦可抑制小胶质细胞的活化。此外，有研究发现，表达于小胶质细胞表面的由ATP调节的P2X或P2Y离子通道，也参与了骨癌痛和炎性疼痛模型中小胶质细胞的激活。星形胶质细胞的特征在于形成间隙连接偶合网络，从而通过网络传递Ca^{2+}信号。已知连接子蛋白Cx30和Cx43由星形胶质细胞表达。在骨癌痛模型中，Cx43表达上调，参与维持骨癌痛。这些都表明接种癌细胞后，脊髓胶质细胞激活伴随着多种表面受体表达的改变，靶向抑制胶质细胞表面受体或成为骨癌痛治疗的新方式。

（二）分泌炎症因子

目前认为骨癌痛动物模型中，小胶质细胞活化后衍生的促炎细胞因子主要有IL-1β、TNF-α、IL-6，这些细胞因子的受体在胶质细胞和神经元上都有表达。这些因子本身具有强大的致痛作用，而且还促进传统的致痛物质如P物质和缓激肽的分泌，并形成正反馈。有研究表明，在骨癌痛模型中，注射外源性的促炎性细胞因子，能增强伤害性感受，

并使伤害性刺激所致相应神经元的兴奋性迅速增强。相反的，在该模型中应用 IL-1 受体拮抗剂、可溶性 TNF 受体或抗 IL-6 的中和抗体，抑制促炎性细胞因子的功能，均能缓解骨癌痛模型动物的机械痛觉过敏和热痛觉过敏。胫骨癌痛可使星形胶质细胞内 IL-1β 表达上调。ROL 通过抑制脊髓内星形胶质细胞的活化，抑制 TNF-α、IL-1β、IL-6 前炎症因子，抑制 JNK/CCL2 信号通路，发挥减轻大鼠胫骨癌痛行为的作用。Morin 可以通过抑制脊髓内星形胶质细胞的激活，抑制神经炎症因子 TNF-α、IL-1β、IL-6、IL-10 的表达，抑制骨癌痛。上述研究结果证实了胶质细胞活化在骨癌痛中的作用，靶向抑制其活化可降低炎性介质表达并减弱疼痛超敏。

五、骨癌痛模型中，胶质细胞的生物化学变化

胫骨内接种肿瘤细胞，可诱导 $L_2 \sim L_5$ 脊髓节段内持续的 p-ERK1/2 表达增强，且主要分布在小胶质细胞和星形胶质细胞内。鞘内注射细胞外信号调控蛋白激酶(extracellular signal-regulated protein kinases, ERK)选择性抑制剂可以减轻骨癌痛疼痛，表明胶质细胞内 ERK 的活化同癌性疼痛有关。骨癌痛模型中，脊髓星形胶质细胞内的核因子κB(nuclear factor-κB, NF-κB)信号通路参与维持骨癌痛，米诺环素通过在体内外抑制星形胶质细胞内的 NF-κB 信号通路，有效抑制癌痛大鼠的机械性痛阈值。胫骨内接种肿瘤细胞会使活化的星形胶质细胞内释放 CXCL1，且同 NF-κB 信号通路相关。星形胶质细胞释放的 CXCL1 同神经元表面受体 CXCR2 相结合，参与维持骨癌痛。骨癌痛时小胶质细胞的活化涉及多种信号通路，如 JAK-STAT 信号通路、丝裂原激活的蛋白激酶(mitogen-activated protein kinase, MAPK)途径、Akt 激酶信号通路等。Chen 等研究发现，在骨癌痛大鼠中，脊髓中 p-JAK2 和 p-STAT3 的表达升高。通过免疫荧光双染色发现 p-JAK2 仅与脊髓小胶质细胞共定位，而与星形胶质细胞和神经元无关。而 Hu 等发现星形胶质细胞产生的 CXCL12 通过旁分泌的方式作用于小胶质细胞，随后进一步研究表明 CXCL12/CXCR4 通过激活 ERK、p38 MAPK 和 JNK 信号通路介导骨癌痛的发生。这也提示了阻断 MAPK 信号通路能缓解骨癌诱发的痛觉过敏、减轻胶质细胞源性神经炎症。骨癌痛还会导致脊髓内小胶质细胞和神经元内的组蛋白脱乙酰酶(histone deacetylase, HDAC)表达上升。HDAC 抑制剂 T10 可以抑制大鼠骨癌痛，其机制可能与 T10 抑制星形胶质细胞和小胶质细胞的激活、抑制 HDAC 的表达(尤其是胶质细胞内的 HDAC 与抑制 MAPK 有关)。

六、小结

本文回顾了胶质细胞在骨癌痛中的研究进展，为研究

胶质细胞在骨癌痛中的充分性和必要性提供了证据。已知胶质细胞内的许多分子也被提出可以作为镇痛药物开发的新靶点。然而仍有许多问题需要我们的进一步探索，如胶质细胞的活化是否受到大脑自上而下的信号调节？且其活化在骨癌痛领域的研究仅局限于临床前动物实验，相关临床研究报道较少。相信，随着研究的进一步深入，基于调控胶质细胞活化为策略，确定适当的治疗靶标将成为骨癌痛治疗研究领域的新方向。

（胡鑫　蒋宗滨）

参 考 文 献

[1] SIEGEL R L, MILLER K D, JEMAL A. Cancer statistics 2020[J]. CA Cancer J Clin,2020,70(1):7-30.

[2] MERCADANTE S. Breakthrough pain in cancer patients: prevalence, mechanisms and treatment options[J]. Curr Opin Anaesthesiol,2015,28(5):559-564.

[3] ZHOU Y Q, LIU D Q, CHEN S P, et al. Reactive oxygen species scavengers ameliorate mechanical allodynia in a rat model of cancer-induced bone pain[J]. Redox Biol, 2018,14(6):391-397.

[4] SALIO C, MERIGHI A, BARDONI R. GABA receptors-mediated tonic inhibition of glutamate release from aβ fibers in rat laminae Ⅲ/Ⅳ of the spinal cord dorsal horn. Mol pain,2017,13:1744806917710041.

[5] VARNUM M M, IKEZU T. The cassification of microglial activation phenotypes on neurodegeneration and regeneration in Alzheimer's disease brain[J]. Arch Immunol Ther Exp,2012,60(4):251-266.

[6] SOFRONIEW M V. Multiple roles for astrocytes as effectors of cytokines and inflammatory mediators[J]. Neuroscientist,2014,20(2):160-172.

[7] 李立,姚文龙,张传汉.A1 型星形胶质细胞在神经病理性疼痛大鼠脊髓的表达特点[J].中国疼痛医学杂志, 2020,26(08):579-583.

[8] SCHWEI M J, HONORE P, ROGERS S D, et al. Neurochemical and cellular reorganization of the spinal cord in a murine model of bone cancer pain[J]. J Neurosci,1999, 19(24):10886-10897.

[9] LOUIS D S, O VALéRIE, KARINE B, et al. Behavioral, medical imaging and histopathological features of a new rat model of bone cancer pain[J]. Plos One, 2010, 5 (10):e13774.

[10] JIN X H, WANG L N, ZUO J L, et al. P2X4 receptor in the dorsal horn partially contributes to brain-derived neurotrophic factor oversecretion and toll-like receptor-4 receptor activation associated with bone cancer pain[J]. J Neurosci Res,2015,92(12):1690-1702.

[11] MENG X, GAO J, ZUO J L, et al. Toll-like receptor-4/

p38 MAPK signaling in the dorsal horn contributes to P2X4 receptor activation and BDNF over-secretion in cancer induced bone pain[J]. Neurosci Res,2017,125: 37-45.

[12] YIN Q,CHENG W,CHENG M Y,et al. Intrathecal injection of anti-CX3CR1 neutralizing antibody delayed and attenuated pain facilitation in rat tibial bone cancer pain model[J]. Behav Pharmacol,2010,21(7):595-601.

[13] YANG H,HUI Y,LI X,et al. Inhibition of connexin 43 and phosphorylated NR2B in spinal astrocytes attenuates bone cancer pain in mice[J]. Front Cell Neurosci, 2018,12:129.

[14] ZHOU K X,HE X T,HU X F,et al. XPro1595 ameliorates bone cancer pain in rats via inhibiting p38-mediated glial cell activation and neuroinflammation in the spinal dorsal horn[J]. Brain Res Bull,2019,149:137-147.

[15] GUO C H,BAI L,WU H H,et al. The analgesic effect of rolipram is associated with the inhibition of the activation of the spinal astrocytic JNK/CCL2 pathway in bone cancer pain[J]. Int J Mol Med,2016,38(5):1433-1442.

[16] JIANG W,WANG Y,SUN W,et al. Morin suppresses astrocyte activation and regulates cytokine release in bone cancer pain rat models[J]. Phytother Res,2017, 31(9):1298-1304.

[17] SONG Z P,XIONG B R,GUAN X H,et al. Minocycline attenuates bone cancer pain in rats by inhibiting NF-κB in spinal astrocytes[J]. Acta Pharmacol Sin,2016,37 (6):753-762.

[18] CHEN S P,SUN J,ZHOU Y Q,et al. Sinomenine attenuates cancer-induced bone pain via suppressing microglial JAK2/STAT3 and neuronal CAMKII/CREB cascades in rat models[J]. Mol Pain,2018,30(5):165-168.

[19] HU X M,LIU Y N,ZHANG H L,et al. CXCL12/CXCR4 chemokine signaling in spinal glia induces pain hypersensitivity through MAPKs-mediated neuroinflammation in bone cancer rats[J]. J Neurochem,2015,132(4): 452-463.

28 自噬在疼痛动物模型中的研究进展

自噬是真核细胞中高度保守的细胞内降解途径,能够降解细胞器、蛋白质等,并且回收分解产物,在细胞生存中发挥重要作用。在哺乳动物细胞中,有三种主要类型的自噬:巨自噬、微自噬和分子伴侣介导的自噬。它们最终都将货物运送到溶酶体进行降解和回收。已经确定微管相关蛋白1轻链3(lightchain 3, LC3)、特异性泛素结合蛋白(p62)、哺乳动物类雷帕霉素靶蛋白(mammalian target of rapamycin, mTOR)等与自噬的发生和发展密切相关。近年来,随着对自噬的研究日益深入,发现自噬在哺乳动物的多种生理及病理过程中发挥重要作用。

疼痛已成为影响我国国民健康的主要疾病之一,我国目前已有超过1亿的慢性疼痛患者,但目前尚缺乏有效且经济的治疗手段,需要挖掘更多的分子机制并以这些分子为靶点来促进疼痛的治疗。疼痛的发生有许多复杂的机制参与,如神经损伤、神经炎症、突触可塑性等,最近多项研究表明自噬在疼痛发生及维持过程中发挥重要作用。相对于在细胞模型中研究自噬,动物模型能表现出疼痛的症状,为研究自噬与疼痛之间的关系提供更好的桥梁。本篇文章就自噬在疼痛动物模型中的研究进展进行综述。

一、神经病理性疼痛动物模型中的自噬研究

神经病理性疼痛是由外周神经系统和中枢神经系统各种神经损伤性刺激引起的,常伴有神经异常性疼痛、痛觉过敏或自发疼痛,而神经病理性疼痛的治疗仍然困难,因为过程中涉及复杂的病理机制。神经病理性疼痛是常见的慢性疼痛类型,目前研究表明自噬在神经病理性疼痛的动物模型中发挥重要作用,通过调控自噬可以有效缓解实验动物的疼痛。

(一)脊髓神经结扎术动物模型

已知神经元凋亡与脊髓神经损伤后的神经性疼痛有关,而自噬与许多退行性疾病的病理过程中的细胞凋亡密切相关,脊髓神经结扎术(spinal nerve ligation, SNL)模型能够激活神经元凋亡级联反应。Feng等采用SNL模型研究自噬和神经病理性疼痛的关系。作者在SD大鼠覆盖$L_5 \sim S_1$脊髓的皮肤上切一个小切口,暴露背脊柱,去除左L_6横突,分离左L_5脊神经并结扎,建立SNL动物模型。作者发现,SNL后,爪缩回阈值(paw withdrawal threshold, PWT)和缩爪潜伏期(paw withdrawal latency, PWL)显著降低,即产生了机械性异常性疼痛和热痛觉过敏。p62是自噬的选择性底物之一,被LC3捕获的p62被转运到自噬体中并通过自噬有效降解,因此,自噬受损会导致p62积累。作者发现SNL模型鼠自噬被抑制,同时伴随着IL-1β的mRNA和蛋白水平升高。对SNL大鼠进行鞘内注射雷帕霉素(一种广泛使用的自噬诱导剂),发现鞘内雷帕霉素治疗显著减轻了机械性异常性疼痛和热痛觉过敏,显著增强了脊髓小胶质细胞的自噬,而降低了同侧脊髓中IL-1β的mRNA和蛋白质水平。因此Feng等认为,雷帕霉素可通过激活自噬并抑制脊髓中的IL-1β减轻神经性疼痛。

然而,目前对于自噬如何引起神经性疼痛仍知之甚少。神经损伤会激活免疫反应,从而导致促炎性细胞因子如IL-1β的产生和分泌,IL-1β可以通过影响神经元受体直接调节神经元兴奋性,激活小胶质细胞,并刺激伤害性介质的产生。自噬通过调节内源性炎症小体激活剂和炎症小体成分而成为IL-1β产生的关键调节剂,未来针对免疫反应方向进行进一步的研究探讨可能是可行的。

(二)坐骨神经慢性压迫性损伤动物模型

神经慢性压迫性损伤(chronic constriction injury, CCI)属于因缺氧/缺血或创伤引起的神经损伤模型,能够诱导高水平的自噬相关蛋白和/或大量的自噬小体表达,同时,在可用的几种神经病理性疼痛模型中,机械性异常性疼痛和热痛觉过敏的迹象在CCI模型中最为明显。Chen等采用CCI模型来研究自噬在神经病理性疼痛中所发挥的作用。作者暴露SD大鼠左坐骨神经,在神经上绑3条松散的结扎线,完全止血后缝合肌肉和皮肤。Chen等发现CCI大鼠模型中自噬相关蛋白LC3-Ⅱ和Beclin 1的水平升高,溶酶体相关膜蛋白2型(lysosomal associated membrane protein type 2, LAMP2)和Ras相关蛋白Rab7a(RAB7)的水平也升高,同时CCI后的两周内自噬底物p62水平逐渐下降。自噬诱

导剂雷帕霉素进一步升高了 LC3-Ⅱ、Beclin 1 的水平,增加了 LAMP2 和 RAB7 的表达水平,并降低了 p62 的表达水平,同时还减轻了 CCI 大鼠的异常性疼痛、痛觉过敏和星形胶质细胞活化,而自噬抑制剂 3-甲基腺嘌呤可逆转这些作用。溶酶体抑制剂巴氟洛霉素和氯喹的使用导致了神经性疼痛大鼠中 LC3-Ⅱ 和 Beclin 1 水平升高,LAMP2 和 RAB7 的表达水平降低,以及异常性疼痛、痛觉过敏和星形胶质细胞活化的加剧。因此,Chen 等认为神经性疼痛会激活自噬,从而减轻机械性和热性痛觉过敏,并抑制星形胶质细胞的活动,作者认为 CCI 诱导的大鼠神经性疼痛是通过自噬溶酶体途径介导的。

星形胶质细胞在生理条件下处于相对静止的状态,然而在受伤或在疾病条件下,它们可能被激活并参与神经系统疾病的发病过程。星形胶质细胞激活以维持慢性疼痛,这对治疗方法的发展具有重要意义。抑制星形胶质细胞的激活可以作为神经病理性疼痛的新的临床治疗方法。

(三)选择性神经损伤(SNI)动物模型

选择性神经损伤(SNI)模型与脊柱和脊髓上神经水平的神经元放电活动的变化有关,并能够诱发晚期神经精神疾病(如焦虑样和抑郁样行为,以及认知障碍)。模型建立后,能够观察到自噬途径被激活,诱导脊髓小胶质细胞和星形胶质细胞活化和脊髓水平的炎症反应的发生。Wang 等采用 SNI 模型研究自噬的作用。作者在 SD 大鼠大腿外侧皮肤上做切口,暴露坐骨神经及其分支腓总神经、胫神经和腓总神经、胫神经分支合并而成的腓肠神经。仔细结扎并切断胫腓神经和腓总神经,保留完整的腓肠神经。当结扎这些神经时,在同侧显示出后肢的快速收缩和震颤,提示 SNI 模型成功建立。Wang 等发现 SNI 后同侧脊髓背角自噬受抑制,表现为 LC3-Ⅱ 的下降及 P62 的上升,并且伴随着炎症因子 IL-1β、IL-6 及 TNF-α 的显著上升。而鞘内注射白藜芦醇(300μg/d)可使同侧脊髓背角自噬明显增强,炎症因子 IL-1β、IL-6 及 TNF-α 则明显降低,机械性痛觉过敏也被有效缓解。

虽然在神经病理性疼痛中白藜芦醇介导神经保护的明确机制需要进一步的研究,但仍为神经病理性疼痛提供了一种可能的治疗途径。另外,在慢性疼痛发生时,常伴随不愉快的情绪反应,这也可能提供一个线索——镇痛、焦虑和抗抑郁药物的作用机制也可能参与缓解神经病理性疼痛,SNI 模型能够诱发晚期神经精神疾病,可以用来进行该方向的研究。

近年来在神经病理性疼痛机制的研究中,发现自噬扮演着重要角色。但目前的研究结果还存在矛盾之处,例如在神经病理性疼痛动物模型中自噬是被激活或者被抑制,在上面的不同模型中结果并不相同,但上面的研究都表明通过调控自噬可以较好的缓解神经病理性疼痛。

二、癌性疼痛动物模型中的自噬研究

癌性疼痛是恶性肿瘤最常见的临床症状之一。大约有 75%~95% 的晚期癌症患者经历过癌症相关的疼痛,包括局部对机械和/或热刺激的过敏,且有 50% 的恶性肿瘤最终会转移至骨骼,导致明显的骨痛,严重影响了患者的生活质量。目前已有研究提示癌症性疼痛的产生与自噬密切有关,但具体分子通路目前尚不明确。骨癌痛(bone cancer pain,BCP)动物模型是一种在实验鼠骨内注入癌细胞,建立的易于测量各种药物的抗伤害感受作用的模型,可以有效研究骨癌痛的发病机制和干预措施。

Zhu 等研究了乳腺癌骨癌痛大鼠模型中自噬的作用。作者在 160~200g 雌性 SD 大鼠左胫骨上半部注入 MRMT-1 大鼠乳腺癌细胞,建立 BCP 动物模型。作者发现,接种后 21d 的模型鼠 PWT 减小,同侧 L_4~L_5 背根神经节酸敏感离子通道 3(acid-sensitive ion channel 3,ASIC3)表达水平显著升高,SIRT1 和 LC3-Ⅱ 蛋白表达水平下调,表明自噬受损。作者发现,腹腔内注射白藜芦醇,可能通过上调 SIRT1 和 LC3-Ⅱ 蛋白的表达,激活 AMPK/SIRT1 自噬信号通路,降低 ASIC3 的表达水平,缓解 BCP。然而此研究仅证明 ASIC3 表达升高与自噬受损同时发生,但两者如何相互影响尚不明确。

Mao 等研究了纤维肉瘤骨癌痛小鼠模型中自噬的作用。作者在 4~6 周龄雄性 C3H/HeN 小鼠股骨远端骨髓腔内种植 NCTC2472 溶骨肉瘤细胞,建立骨癌痛动物模型。作者发现,接种后 10d 的模型鼠爪缩回阈值减小和自发退缩次数(number of spontaneous withdrawal,NSF)增加,接种后 10d 的模型鼠脊髓背角神经元 p62 表达开始显著增加,接种后 14d 的模型鼠脊髓背角神经元 LC3-Ⅱ、LC3B-Ⅱ/LC3B-Ⅰ 比值开始显著升高,结果表明自噬在模型鼠体内受损。作者发现,鞘内注射大麻素 2 型(cannabinoid 2,CB2)受体选择性激动剂(JWN015)可激活 CB2 受体,抑制胶质细胞,下调胶质细胞来源的炎症介质 IL-1β 和 IL-6 的表达,降低 LC3B-Ⅱ/LC3B-Ⅰ 比值和 p62 的表达,改善自噬通路的损伤,减轻 BCP。该研究证明了自噬在此模型中受损,但其具体分子机制仍需深入探讨。

以上研究虽然证明了自噬在癌性疼痛的发生中起到重要作用,明确了改善自噬损伤的部分分子机制,但都没有明确癌细胞通过何种途径导致自噬损伤,引起疼痛发生,这需要进一步研究。癌性疼痛严重影响了肿瘤患者的生存质量,但目前尚缺乏满意的治疗药物与治疗手段,而通过调控自噬能够缓解癌性疼痛,可能是临床治疗癌性疼痛的新方向。

三、炎性痛动物模型中的自噬研究

炎性痛是对组织损伤和炎症(如术后疼痛、创伤、关节炎)所产生自发性的疼痛。炎症与疼痛的相互影响,会限制药物的临床治疗效果。很多研究已经表明炎症与细胞自噬之间存在密切联系,通过调控细胞自噬降低组织炎症可能会缓解炎性疼痛。骨关节炎(osteoarthritis,OA)的病理改变包括关节软骨的破坏、滑膜炎、韧带和半月板的变性、骨赘形成等，症状包括疼痛、关节僵硬等，严重影响患者生活质量。建立 OA 模型对研究其发病机制和治疗措施有重要意义。

Zhang 等研究了骨关节炎小鼠模型中自噬的作用。作者对 10~12 周龄的 C57BL/6 小鼠右膝关节实施内侧半月板失稳术建立 OA 小鼠的疼痛步态模型。作者观察到模型鼠右后爪步态明显改变，并在关节内发现滑膜炎产生，且滑膜内 LC3-Ⅱ 表达降低，表明模型鼠关节内自噬受损。作者使用低强度脉冲超声（low intensity pulsed ultrasound, LIPUS）治疗模型鼠，发现 LIPUS 主要通过增强巨噬细胞中自噬介导的丙酮酸激酶（pyruvate kinase, PK）和 sequestosome1（SQSTM1）降解来减少成熟 IL-1B 的产生，进而改善滑膜炎和疼痛步态。该研究虽然证明了自噬损伤对 OA 中滑膜炎的产生起到重要作用，但没有明确 OA 如何引起自噬损伤，其分子机制需要进一步研究。

Xu 等研究了骨关节炎大鼠模型中自噬的作用。作者在 200~220g 雌性 Wistar 大鼠右膝关节内注射碘乙酸（monoiodoacetate, MIA），14d 后模型鼠爪缩回阈值（机械痛）和缩爪潜伏期（热痛）明显缩短，表明 OA 模型建立成功。作者发现关节软骨中 LC3-Ⅱ 表达降低和 p62 表达增加，表明模型鼠关节内自噬受损，且臭氧治疗可抑制关节软骨内基质金属蛋白酶（matrix metalloproteinase, MMP）-13 的表达和Ⅱ型胶原的降解，增加 LC3-Ⅱ 表达和降低 p62 表达，促进模型鼠软骨细胞自噬，抑制软骨退变，起到治疗作用。此研究通过在关节内注射药物建立 OA 模型，证明了自噬损伤对 OA 中软骨的破坏起到重要作用，但未明确 OA 如何导致自噬受损。

以上研究是对 OA 中的一种病理改变进行研究，证明了关节软骨的变性和滑膜炎的产生与自噬受损关系密切，但 OA 的其他病理改变是否与自噬相关并没有得到证明，需要进一步明确。且以上研究仅证明了激活自噬功能可以有效降低组织的炎症反应，从而有效缓解炎性痛，但并没有明确 OA 如何引起自噬损伤。因此研究自噬在 OA 中的分子机制、调控自噬功能可能为临床治疗炎性痛提供方向。

四、展望

尽管自噬在疼痛动物模型中的研究已经进行了多年，发现细胞自噬在疼痛的发生发展中起重要作用，可以通过调控自噬水平缓解疼痛。但该领域仍存在许多需要解决的问题：①导致自噬功能障碍的可能机制尚未明确；②自噬在各类疼痛中所发挥的作用可能截然相反，具体原因尚未明确，可能与各类疼痛发时引起自噬功能障碍的机制不同有关；③在缓解疼痛过程中细胞自噬所发挥的具体作用尚不可知；④目前的研究仍停留在动物实验阶段，通过调节自噬缓解疼痛在临床实践中效果如何有待临床验证。

综上所述，自噬在疼痛发生发展过程中发挥了重要作用，但仍需要更多的研究来揭示自噬影响疼痛的分子机制，为疼痛的治疗提供更多的靶点。

（张嘉伟　陈苏孟　张雷　杨志来）

参 考 文 献

[1] PARZYCH K R, KLIONSKY D J. An overview of autophagy: morphology, mechanism, and regulation[J]. Antioxid Redox Signal, 2014, 20(3): 460-473.

[2] LEVINE B, KROEMER G. Biological functions of autophagy genes: a disease perspective[J]. Cell, 2019, 176(1/2): 11-42.

[3] HE C, KLIONSKY D J. Regulation mechanisms and signaling pathways of autophagy[J]. Annu Rev Genet, 2009, 43: 67-93.

[4] KOMATSU M, WAGURI S, KOIKE M, et al. Homeostatic levels of p62 control cytoplasmic inclusion body formation in autophagy-deficient mice[J]. Cell, 2007, 131(6): 1149-1163.

[5] ELMAN I, BORSOOK D. Common brain mechanisms of chronic pain and addiction[J]. Neuron, 2016, 89(1): 11-36.

[6] MARINELLI S, NAZIO F, TINARI A, et al. Schwann cell autophagy counteracts the onset and chronification of neuropathic pain[J]. Pain, 2014, 155(1): 93-107.

[7] FENG T, YIN Q, WENG Z, et al. Rapamycin ameliorates neuropathic pain by activating autophagy and inhibiting interleukin-1β in the rat spinal cord[J]. J Huazhong Univ Sci Technol, 2014, 34(6): 645-648.

[8] WENG W, YAO C, POONIT K, et al. Metformin relieves neuropathic pain after spinal nerve ligation via autophagy flux stimulation[J]. J Cell Mol Med, 2019, 23(2): 1313.

[9] JAEGER P A, WYSS-CORAY T. All-you-can-eat: autophagy in neurodegeneration and neuroprotection[J]. Mol Neurodegener, 2009, 4: 16.

[10] CHEN H, HU Y, XIE K, et al. Effect of autophagy on allodynia, hyperalgesia and astrocyte activation in a rat model of neuropathic pain[J]. Int J Mol Med, 2018, 42(4): 2009-2019.

[11] GUIDA F, DE GREGORIO D, PALAZZO E, et al. Behavioral, biochemical and electrophysiological changes in spared nerve injury model of neuropathic pain[J]. Int J Mol Sci, 2020, 21(9): 102-104.

[12] HU X, LIU Y, WU J, et al. Inhibition of P2X7R in the amygdala ameliorates symptoms of neuropathic pain after spared nerve injury in rats[J]. Brain Behav Immun, 2020, 88: 507.

[13] WANG Y, SHI Y, HUANG Y, et al. Resveratrol mediates mechanical allodynia through modulating inflammatory

response via the TREM2-autophagy axis in SNI rat model [J]. J Neuroinflammation,2020,17(1):311.

[14] MANTYH P W,CLOHISY D R,KOLTZENBURG M,et al. Molecular mechanisms of cancer pain[J]. Nat Rev Cancer,2002,2(3):201-209.

[15] MANTYH P W. Bone cancer pain:from mechanism to therapy[J]. Curr Opin Support Palliat Care,2014,8:83-90.

[16] ONORATI A V,DYCZYNSKI M,OJHA R,et al. Targeting autophagy in cancer[J]. Cancer,2018,124(16):3307-3318.

[17] MEDHURST S J,WALKER K,BOWES M,et al. A rat model of bone cancer pain[J]. Pain,2002,96:129-140.

[18] SCHWEI M J,HONORE P,ROGERS S D,et al. Neurochemical and cellular reorganization of the spinal cord in a murine model of bone cancer pain[J]. J neurosci,1999,19:10886-10897.

[19] ZHU H,DING J,WU J,et al. Resveratrol attenuates bone cancer pain through regulating the expression levels of ASIC3 and activating cell autophagy[J]. Acta Biochim Biophys Sin(Shanghai),2017,49(11):1008-1014.

[20] MAO Y,HUANG Y,ZHANG Y,et al. Cannabinoid receptor 2selective agonist JWH015 attenuates bone cancer pain through the amelioration of impaired autophagy flux

induced by inflammatory mediators in the spinal cord [J]. Mol Med Rep,2019,20(6):5100-5110.

[21] 何贤辉,何健,欧阳东云.细胞自噬与炎症反应相互作用的研究进展[J].暨南大学学报(自然科学与医学版),2013,34(02):125-128.

[22] MOBASHERI A. The future of osteoarthritis therapeutics:emerging biological therapy[J]. Curr Rheumatol Rep,2013,15:385.

[23] LOESER R F,GOLDRING S R,SCANZELLO C R,et al. Osteoarthritis:a disease of the joint as an organ[J]. Arthritis Rheum,2012,64:1697-1707.

[24] ZHANG B,CHEN H,OUYANG J,et al. SQSTM1-dependent autophagic degradation of PKM2 inhibits the production of mature IL1B/IL-1beta and contributes to LIPUS-mediated anti-inflammatory effect[J]. Autophagy,2020,16(7):1262-1278.

[25] GLASSON S S,BLANCHET T J,MORRIS E A. The surgical destabilization of the medial meniscus(DMM)model of osteoarthritis in the 129/SvEv mouse[J]. Osteoarthritis Cartilage,2007,15(9):1061-1069.

[26] XU W,ZHAO2 X,SUN P,et al. The effect of medical ozone treatment on cartilage chondrocyte autophagy in a rat model of osteoarthritis[J]. Am J Transl Res,2020,12(9):5967-5976.

29 脊髓氨基酸代谢在瘙痒发生中的作用研究进展

瘙痒和疼痛一样,是机体非常重要的感受之一。其定义为一种不舒适的皮肤黏膜感觉,继而可反射性触发机体产生搔抓欲望或行为。引发瘙痒感觉的刺激或疾病有很多,如某些虫蚊叮咬、化学试剂(如化合物48/80)、药品(如治疗疟疾的氯喹)、肝功能不全(如胆汁淤积性黄疸患者)、肾功能障碍(如尿毒症患者),此外多种皮肤病也可引起瘙痒(如过敏性皮炎)。痒引发的搔抓行为有别于疼痛导致的行为反射,动物研究发现搔抓似乎是要将已侵入机体的有害刺激(如害虫)清除出体外,更似一种"拔出"的行为,而疼痛产生的行为反射属于逃避反射,是一种"躲避"的行为。脊髓在瘙痒信号的传导及调节中发挥着重要的作用,缺失促胃液素释放肽受体(gastrin releasing peptide receptor,GRPR)的转基因小鼠或在脊髓水平运用GRPR抑制剂后实验动物对多种致痒化合物不再敏感,即运用致痒化合物后小鼠搔抓行为较正常动物显著下降;而将GRPR的配体促胃液素释放肽(gastrin-releasing peptide,GRP)注入蛛网膜下腔脑脊液后,野生型小鼠的搔抓行为急剧增多,而GRPR缺失型小鼠搔抓行为仅轻微上升。此外,在临床工作中,脊髓蛛网膜下部运用阿片类药物(如吗啡)可产生节段性镇痛效果,同时患者有时可出现节段性的瘙痒症状。

瘙痒可促使机体产生搔抓欲望和行为,搔抓可缓解瘙痒症状。另一方面,搔抓亦可致痛。已有实验证明,多种疼痛刺激可有效缓解瘙痒,如机械痛、化学刺激痛、电刺激痛等。而且运用电刺激单点刺激皮肤后,在刺激点20cm的范围内都可以有效消除组胺所致的瘙痒数小时,进一步说明疼痛可以抑制瘙痒且可能涉及"中枢效应"。反之,疼痛得到抑制后亦可加强瘙痒,如脊髓应用吗啡的例子。

疼痛和瘙痒在脊髓水平,可能在一定程度上共享某些传导通路,而神经递质在神经信号的传递过程中具有非常重要的作用。目前,对于疼痛与神经递质、调质的研究已经取得显著的成果,而疼痛又与瘙痒关系密切,因此本篇综述主要回顾痛觉相关脊髓神经递质与瘙痒的研究进展。

一、谷氨酸

谷氨酸(glutamate,Glu),在化学性质上属于酸性氨基酸,分子式含有两个羟基。谷氨酸门控离子通道主要分为两型:N-甲基-D-天冬氨酸(N-methyl-D-aspartate,NMDA)受体和非NMDA受体通道,其中后者由海人藻酸(kainic acid,KA)受体和α-氨基-3-羟基-5-甲基-4-异噁唑丙酸(α-amino-3-hydroxy-5-methyl-4-isooxazole propionic acid,AMPA)受体组成。作为中枢神经系统最重要的兴奋性神经递质之一(另一种是天门冬氨酸),谷氨酸参与了半数以上的突触信息传递,在多种生理、病理发生和发展过程中起到重要的作用,如学习记忆、睡眠、运动、摄食行为和躯体感觉。

脊髓背角浅层(Ⅰ~Ⅲ层)是皮肤、内脏和肌肉组织等感觉传入纤维与背角神经元形成第一级突触联系的场所。因此,脊髓背角被认为是外周痛觉信息传入和调节的重要枢纽。初级痛觉信息可激发脊髓背角(包括含有大量抑制性中间神经元的角质层)产生慢、快两种兴奋性突触后电位(excitatory postsynaptic potential,EPSP)。已有药理学证据表明Glu是无髓鞘C-纤维和有髓鞘的Aδ传入纤维激发脊髓背角神经元快EPSP的氨基酸之一。外周痛觉均是通过C-纤维或Aδ传入纤维而将信息传递到中枢。因此,在疼痛信号通路中,Glu是一种重要的氨基酸类神经递质。

在脊髓水平,Glu可通过作用于AMPA和KA受体,作为一种快速兴奋突触递质而对痛觉的传导进行调节。作为快速兴奋突触递质的Glu集中作用于节段性的中枢下行抑制神经元,如γ-氨基丁酸(γ-aminobutyric acid,GABA)能和甘氨酸(glycine,Gly)能神经元。因此,Glu通过与非NMDA受体作用而发挥其下行抑制疼痛的作用。然而,谷氨酸在疼痛信号的脊髓传导和中枢下行易化过程中也扮演了极其重要的角色,且主要是通过NMDA受体而发挥作用。中枢下行易化机制被认为是炎性痛和神经病理性痛的主要机制。NMDA受体相关的痛觉下行易化机制主要有两个:首先,是由伤害性感受器引发的持续性局部慢电位导致突触后膜去极化,后膜去极化后通过去抑制作用去除Mg^{2+}对

NMDA通道的抑制作用而正向活化NMDA通道;其次,通过将脊髓背角浅层神经元的多种G蛋白偶联受体信号汇聚整合而加强NMDA通道功能,如P物质受体神经激肽-1(neurokinin-1,NK1)、前列腺素受体EP(E-prostanoid)、代谢型谷氨酸受体(metabotropic glutamate receptor,mGluR)和酪氨酸激酶受体B(tyrosine kinase receptor B,TrkB)等,G蛋白偶联受体信号和酪氨酸激酶受体信号汇聚后可能通过蛋白激酶C(protein kinase C,PKC)靶点而加强NMDA通道功能。

Akiyama等发现在脊髓背角,AMPA受体拮抗剂6-氰基-7-硝基喹喔啉-2,3-二酮(6-cyano-7-nitroquinoxaline-2,3-dione,CNQX)可部分抑制非组胺致痒剂氯喹反应阳性神经细胞电活性,可完全抑制组胺反应阳性神经细胞电活性。在瘙痒行为学研究中,脊髓水平单独使用AMPA受体拮抗剂可显著减少氯喹导致的搔抓次数,而鞘内注射CNQX后,动物对组胺不再有搔抓反应,这与电生理研究结果一致。免疫组化双标结果发现在脊髓背根神经节(dorsal root ganglia,

DRG),共表达GRP的氯喹阳性反应神经细胞和组胺阳性反应神经细胞仅占总数的10%~18%,而共表达2型谷氨酸转运体(vesicular glutamate transporter 2,VGLUT2)——一种将DRG大部分A-和C-伤害性感受器分泌的Glu运输到脊髓背角的必须载体——达到80%以上,这似乎提示在脊髓水平,Glu对于瘙痒是起正向加强作用。然而,利用转基因技术将小鼠DRG Nav1.8或辣椒素受体(transient receptor potential vanilloid,TRPV)阳性神经元 *VGLUT2* 基因特异性敲除后,动物的自发性搔抓行为反应次数增多而对热刺激敏感度下降,这又表明Glu在脊髓水平可能发挥抑制瘙痒的作用。

综上可得出结论:脊髓层面的Glu在瘙痒信号的传递或调节过程中具有重要的作用,此外,Glu对痒觉的作用可能并不是单纯正性加强或负性抑制。由于Glu对疼痛信号的传导及下行易化和抑制也有重要调节作用,而疼痛本身又对瘙痒有调节作用,因此Glu对于瘙痒的调控可能是通过其对痛觉的调控,进而调控瘙痒的一种间接作用方式(图29-1)。

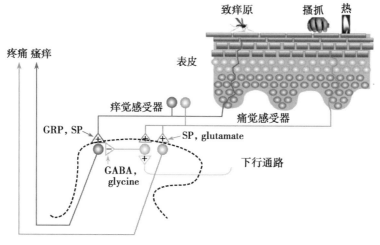

图29-1 疼痛和瘙痒在脊髓的传导通路及相应的神经递质
GRP—促胃液素释放肽;SP—P物质;GABA—γ-氨基丁酸;glutamate—谷氨酸;glycine—甘氨酸。

二、γ-氨基丁酸(GABA)

GABA是哺乳动物脑脊髓神经元内非常重要的一种抑制性氨基酸,属非蛋白氨基酸,具有多重生物学作用,参与了多种疾病的发生发展,如癫痫、抑郁症、焦虑症、脑缺血损伤、药物成瘾等,以及痛觉调控。Glu在催化酶谷氨酸脱羧酶(glutamic acid decarboxylase,GAD)和辅酶磷酸吡哆醛(pyridoxal phosphate,PLP)的作用下生成GABA。机体GABA的受体主要分为三类,分别是$GABA_A$、$GABA_B$、$GABA_C$。

在脊髓背角,存在大量对疼痛和瘙痒起调控作用的抑制性神经元,板层Ⅰ~Ⅲ有30%~40%的神经元为GABA能抑制性神经元。根据最早提出的疼痛信号传递"闸门学说",脊髓背角的板层Ⅱ胶状质(substantia gelatinosa,SG)抑制性中间神经元(GABA能神经元)在外周疼痛信息向大脑

中枢的传递过程中扮演着关键角色,如外周痛觉传入一方面直接兴奋背角板层Ⅰ的投射神经元,另一方面无髓鞘的伤害性感受器(C纤维)通过抑制SG的抑制性中间神经元活动而以去抑制的方式加强板层Ⅰ的投射神经元的活性。已经有药理学证据证明抑制该类神经元可加强疼痛感觉,如使用$GABA_A$受体拮抗剂可降低机体痛阈,脊髓注射Gly或GABA均可抑制疼痛。几乎所有的抑制性中间神经元均以GABA为神经递质,同时又有大量的GABA能神经元可释放Gly,即所谓的共递质。此外,尽管GABA和Gly可由同一突触囊泡释放,但二者的功能及受体并不相同,目前并不能确定二者中哪一种递质起主导作用。

利用免疫共标的方法,根据不同的标识物可将GABA能神经元进一步分类,如神经肽Y(neuropeptide Y,NPY)、甘丙肽(galanin,GAL)、小清蛋白(parvalbumin,PV)和神经元型一氧化氮合酶(neuronal nitric oxide synthase,nNOS)。4

种亚型的 GABA 能神经元相互没有共标且总数占据脊髓背角 I 层和 II 层抑制性中间神经元分别达到 65% 和 50%。Polgar 等根据细胞外信号调控的蛋白激酶（extracellular signal-regulated protein kinase，ERK）的磷酸化水平发现，给予大鼠热痛、机械性和化学性伤害性刺激后，脊髓背角被活化的大部分是 GAL 和 NPY 阳性 GABA 能中间抑制性神经元，仅有极小部分的 nNOS 表达阳性 GABA 能神经元被激活。Hughes 等发现各种类型的伤害性刺激均不能激活脊髓 PV 表达阳性 GABA 能神经元，表明不同亚型的 GABA 能中间神经元对疼痛刺激的应答并不相同。也有学者认为大直径初级感觉传入可能是通过作用于 nNOS 表达阳性 GABA 能神经元关闭"闸门"而调控疼痛信息传递。

在小鼠干燥皮肤导致的瘙痒模型中，电生理研究记录发现，相比对侧正常后爪，病变（干燥皮肤）侧脚掌对应脊髓节段（$L_5 \sim L_6$）的背角浅层神经元表现出显著增强的自发电活动（$7.5Hz \pm 0.6Hz$ vs. $1.1Hz \pm 0.2Hz$），如果给予病变皮肤搔抓、挤捏或热痛刺激，则这种显著增多的自发电可完全被逆转。而如果对调控小鼠后爪的脊髓节段鞘内注射 $GABA_A$ 受体的拮抗剂荷包牡丹碱或 $GABA_B$ 受体的拮抗剂萨氯酚，则上述伤害性刺激不可逆转增多的电活动，这表明抑制性神经递质 GABA 在脊髓水平对瘙痒具有调控作用，而这种调控作用很可能是通过调节疼痛而间接调控瘙痒。此外，基因水平将小鼠 *Bhlhb5* 基因破坏后，动物表现出显著增多的自发性搔抓行为反应，对经典致痒化合物敏感性也增高；而其背后的原因是选择性将 *Bhlhb5* 基因破坏会导致脊髓背角浅层近 25% 的 GABA 能抑制性中间神经元丢失。

因此，脊髓背角 GABA 能神经元不仅在疼痛信号的传递过程中发挥作用，其对瘙痒信号的转导也有一定的调节作用。最近的研究发现 α-Me-5-HT 瘙痒动物的脊髓 GABA 含量下降，这与文献报导的 GABA 能神经元丢失相一致，即 α-Me-5-HT 有可能通过减少脊髓 GABA 能神经元或使其活性降低，进而导致脊髓 GABA 神经递质含量减少。

三、甘氨酸

甘氨酸分子式为 NH_2CH_2COOH，因其结构式仅含一个氨基和一个羧基，因此是机体结构最为简单的氨基酸。在中枢神经系统，Gly 既可起兴奋性递质的作用，也可发挥抑制性递质的作用。甘氨酸在中枢主要有两种转运体：GlyT1 和 GlyT2，其中 GlyT1 分布范围广泛，GlyT2 分布较局限，主要集中在脊髓、脑干和小脑，尤其在脊髓背角含量较高。Gly 可激活士的林（高亲和力 Gly 受体拮抗剂）敏感型的抑制性 Gly 受体而发挥其作为抑制性递质的作用。此外，Gly 还可作为 NMDA 受体的共配体而与士的林不敏感的 NMDA 受体的甘氨酸结合位点结合，进而增强兴奋性 NMDA 受体的功能，此为其发挥兴奋性递质作用的方式。

Gly 具有重要的生理功能，其参与了机体多种生理过程的调控，如视觉、听觉、运动功能及痛觉。在脊髓背角，尤其是在板层 III，存在大量的 Gly 能神经元，而且 Gly 主要是作为突触后抑制性递质而发挥其功效，Gly 能神经元在脊髓可通过抑制疼痛信号的转导而发挥抑制疼痛的作用。如果脊髓 Gly 能神经元和 GABA 能神经元发生功能障碍，则机体可发生痛觉超敏现象，即外来非伤害性刺激可被机体感受器感知为伤害性信息，这可能是因为 Gly 能神经元具有区分伤害性和非伤害性刺激的功能。例如，Chiu 等研究发现，长期糖尿病大鼠痛阈下降的原因可能是由于脊髓板层 I 的甘氨酸能神经元对突触前抑制性控制减少。

Foster 等利用 GlyT2-Cre 转基因小鼠研究发现：药理学水平或光遗传学水平在脊髓背角局部下调 Gly 能神经元活性均可导致小鼠对支配区域的痒行为学反射（舔舐行为）显著增多，表明脊髓水平的 Gly 能神经元可能对瘙痒信息的传递起抑制作用。反之，通过上述两种技术手段上调 Gly 能神经元活性后，小鼠的痒行为反射明显减少。这与 Akiyama 等电生理和药理学层面的研究结果相一致。脊髓背角 Gly 能神经元的初级传入感受器大部分为有髓鞘纤维，这与疼痛信号转导的"闸门学说"相吻合，可以很好地解释痛觉超敏现象。通过嗜神经病毒标记发现，Gly 能神经元的初级传入感受器有 9% 为肽能同工凝集素 B4（isolectin B4，IB4）阳性，这部分神经纤维可能将初级感受器信息传递到脊髓背角浅层。因此，Gly 能神经元对瘙痒的调控可能是通过对痛觉信息的调控而间接发挥作用。

四、胆碱

胆碱（choline）属于乙酰胆碱的前体，分子式为 $HOCH_2CH_2N(CH_3)_3$，因其含有三个甲基，故在体内扮演着甲基源的角色。胆碱能受体可分为两类，一类是毒蕈碱型（M 型）受体，另一类是烟碱型（N 型）受体。胆碱在机体内发挥一系列重要的生物化学作用，与多种生理过程关系密切，如学习记忆、睡眠觉醒、体温调节、摄食饮水等。

此外，胆碱能系统可能参与镇痛，尤其是中枢性镇痛，如针刺镇痛时，大鼠中枢尾状核（caudate nucleus）乙酰胆碱（acetylcholine，ACh）的代谢速率明显提高；相反，在脑室或尾状核注射药物抑制 ACh 合成、注射胆碱受体拮抗剂均可使镇痛效果降低。然而在外周，ACh 被证明是一种致痛剂，在正常人的皮肤注射 ACh，试验者出现了灼烧痛的症状。将 ACh 类似物卡巴卡注入大鼠的真皮内侧，电生理记录发现大量负责伤害性信息传导的 C 纤维被激活，尤其是机械刺激敏感型和热痛敏感型 C 纤维。

Takayuki 研究团队将乙酰胆碱 M 受体激动剂卡巴胆碱和乌拉胆碱注射在小鼠颈背部皮肤内侧，发现小鼠出现了搔抓行为，搔抓次数与药物剂量呈正相关且搔抓行为可被阿托品所逆转；而乙酰胆碱 N 受体激动剂尼古丁不能触发上述搔抓发射，这表明 ACh 可能是一种内源性致痒化合物且外周乙酰胆碱 M 受体与瘙痒相关。有趣的是：预先使用阿片类药物拮抗剂纳洛酮处理小鼠后,卡巴胆碱和乌拉胆碱均不能引发上述行为。在临床实践中,纳洛酮常常被用来治疗和改善瘙痒症状,进一步证明了 M 受体激动剂导致小鼠产生了瘙痒相关行为反射。

而我们的研究结果表明,小鼠颈背部皮内注射致痒剂 α-Me-5-HT 后,对应脊髓节段胆碱的含量下降。目前关于胆碱和瘙痒关系研究的文献并不多,因此这一领域需要更多的研究者的加入,以便探索其致痒机制。

五、N-乙酰天冬氨酸

N-乙酰天冬氨酸(N-Acetyl-L-aspartic acid,NAA),是由 Tallan 研究团队与 1956 年利用磁共振技术从猫和大鼠脑中提取分离出的一种乙酰化氨基酸,分子量为 17 500。NAA 与多种生理病理变化有关,如脑缺血早期脑内 NAA 会发生进行性下降;NAA 与病灶神经细胞丢失和功能障碍具有相关性;NAA 可作为判断某些疾病(如脑缺血)的严重程度及预后的标志物。长期以来,学者们一直认为 NAA 是神经结构和功能损伤的标记物,而最新研究表明,NAA 反映的仅仅是神经功能异常,其并不是结构异常的标识物。

研究表明,NAA 与疼痛具有相关性。Marina 等利用液相色谱-质谱法发现:偏头痛患者血清的 NAA 水平较健康对照组志愿者及紧张性头痛组患者均显著下降;而紧张性头痛和健康对照组相比,虽然 NAA 有一定下降,但二者不具备统计学差异。Nicolás 等通过核磁波谱技术发现偏头痛患者和三叉神经痛患者大脑后扣带回皮质的 NAA 含量同样较正常志愿者下降。日本学者 Yuta Aoki 发现,纤维组织肌痛疾病的患者海马 NAA 的含量显著下降。最近有研究发现,下背部疼痛时,大脑右侧运动皮质 NAA 含量下降。

由于疼痛和瘙痒二者之间"跷跷板"的相互对抗关系,因此有理由相信 NAA 与瘙痒具有一定关联性。目前,在各个数据库均检索不到直接研究瘙痒与 NAA 关系的文献报道。有研究利用离体磁共振的技术手段发现,致痒原 α-Me-5-HT 干预后,脊髓代谢物 NAA 含量显著上升。目前国内外研究 NAA 的技术手段较单一,局限于核磁、质谱及色谱,未来可应用更多技术手段如电化学直接测试法。

六、结论

综上所述,可以发现脊髓多种氨基酸可能参与或调节了瘙痒信息的传递,其中有的氨基酸可能是直接调控作用,有的可能是间接方式发挥作用。其中,脊髓水平的 Glu 可能是通过调节疼痛而间接抑制瘙痒,GABA 和 Gly 可能像调节疼痛的"闸门机制"一样抑制瘙痒。胆碱是内源性致痒化合物 ACh 的合成原料,因此瘙痒发生时,脊髓可能通过减少胆碱合成或加快其分解而降低其含量。NAA 是神经元发生功能障碍的标识物之一,而瘙痒发生时脊髓 NAA 含量的增高机制目前没有研究报道。虽然已有研究证明脊髓多重氨基酸参与瘙痒的病理过程,但目前脊髓氨基酸与瘙痒的作用并不完全清楚,未来仍需大量的研究来阐明这些作用机制。

(项红兵　刘涛涛　刘成　徐卫国)

参 考 文 献

[1] AKIYAMA T,CARSTENS E. Neural processing of itch [J]. Neuroscience,2013,250:697-714.

[2] FENG M,XIANG B,FAN L,et al. Interrogating autonomic peripheral nervous system neurons with viruses-a literature review[J]. J Neurosci Methods,2020,346:108958.

[3] FAN L,XIANG B,XIONG J,et al. Use of viruses for interrogating viscera-specific projections in central nervous system[J]. J Neurosci Methods,2020,341:108757.

[4] CHEN Y L,HE Z G,WANG Q,et al. Specific patterns of spinal metabolite ratio underlying alpha-me-5-ht-evoked pruritus compared with compound 48/80 based on proton nuclear magnetic resonance spectroscopy[J]. Curr Med Sci,2020,40(4):761-766.

[5] LIU B W,LI Z X,HE Z G,et al. Altered expression of itchrelated mediators in the lower cervical spinal cord in mouse models of two types of chronic itch[J]. Int J Mol Med,2019,44(3):835-846.

[6] GAO Z R,CHEN W Z,LIU M Z,et al. Tac1-expressing neurons in the periaqueductal gray facilitate the itch-scratching cycle via descending regulation[J]. Neuron,2019,101(1):45-59,e49.

[7] CHEN M,LI Z X,WANG Q,et al. Altered expression of differential genes in thoracic spinal cord involved in experimental cholestatic itch mouse model[J]. Curr Med Sci,2018,38(4):679-683.

[8] LIU T,HE Z,TIAN X,et al. Specific patterns of spinal metabolites underlying alpha-Me-5-HT-evoked pruritus compared with histamine and capsaicin assessed by proton nuclear magnetic resonance spectroscopy[J]. Biochim Biophys Acta Mol Basis Dis,2017,1863(6):1222-1230.

[9] LIU B W,LI Z X,HE Z G,et al. Altered expression of target genes of spinal cord in different itch models compared with capsaicin assessed by RT-qPCR validation [J]. Oncotarget,2017,8(43):74423-74433.

[10] PAUS R,SCHMELZ M,BIRO T,et al. Frontiers in pruritus research:scratching the brain for more effective itch therapy[J]. J Clin Invest,2006,116(5):1174-1186.

[11] IKOMA A,STEINHOFF M,STANDER S,et al. The neurobiology of itch[J]. Nat Rev Neurosci,2006,7(7):535-547.

[12] SCHMELZ M. Itch and pain differences and commonalities[J]. Handb Exp Pharmacol,2015,227:285-301.

［13］ AKIYAMA T, TOMINAGA M, TAKAMORI K, et al. Roles of glutamate, substance P, and gastrin-releasing peptide as spinal neurotransmitters of histaminergic and nonhistaminergic itch［J］. Pain,2014,155(1):80-92.

［14］ POLGAR E, SARDELLA T C P, TIONG S Y X, et al. Functional differences between neurochemically defined populations of inhibitory interneurons in the rat spinal dorsal horn［J］. Pain,2013,154(12):2606-2615.

［15］ HUGHES D I, SIKANDER S, KINNON C M, et al. Morphological, neurochemical and electrophysiological features of parvalbumin-expressing cells: a likely source of axo-axonic inputs in the mouse spinal dorsal horn［J］. J Physiol,2012,590(16):3927-3951.

［16］ DANIELE C A, MACDERMOTT A B. Low-threshold primary afferent drive onto GABAergic interneurons in the superficial dorsal horn of the mouse［J］. J Neurosci, 2009,29(3):686-695.

［17］ AKIYAMA T, IODI CARSTENS M, CARSTENS E. Transmitters and pathways mediating inhibition of spinal itch-signaling neurons by scratching and other counterstimuli［J］. PLoS One,2011,6(7):e22665.

［18］ LU Y, DONG H, GAO Y, et al. A feed-forward spinal cord glycinergic neural circuit gates mechanical allodynia ［J］. J Clin Invest,2013,123(9):4050-4062.

［19］ FOSTER E, WILDNER H, TUDEAU L, et al. Targeted ablation, silencing, and activation establish glycinergic dorsal horn neurons as key components of a spinal gate for pain and itch［J］. Neuron,2015,85(6):1289-1304.

［20］ VOGELSANG M, HEYER G, HORNSTEIN O P. Acetylcholine induces different cutaneous sensations in atopic and non-atopic subjects［J］. Acta Derm Venereol,1995, 75(6):434-436.

［21］ MIYAMOTO T, NOJIMA H, KURAISHI Y. Intradermal cholinergic agonists induce itch-associated response via M3 muscarinic acetylcholine receptors in mice［J］. Jpn J Pharmacol,2002,88(3):351-354.

［22］ LIU Y J, CHEN C Y, CHUNG H W, et al. Neuronal damage after ischemic injury in the middle cerebral arterial territory: deep watershed versus territorial infarction at MR perfusion and spectroscopic imaging［J］. Radiology,2003,229(2):366-374.

［23］ SAGER T N, TOPP S, TORUP L, et al. Evaluation of CA1 damage using single-voxel 1H-MRS and un-biased stereology: Can non-invasive measures of N-acetyl-aspartate following global ischemia be used as a reliable measure of neuronal damage? ［J］. Brain Res, 2001, 892 (1):166-175.

［24］ DE TOMMASO M, CECI E, PICA C, et al. Serum levels of N-acetyl-aspartate in migraine and tension-type headache［J］. J Headache Pain,2012,13(5):389-394.

［25］ FAYED N, ANDRES E, VIGUERA L, et al. Higher glutamate+glutamine and reduction of N-acetylaspartate in posterior cingulate according to age range in patients with cognitive impairment and/or pain ［J］. Acad Radiol, 2014,21(9):1211-1217.

30 自噬在顺铂诱导急性肾损伤中的作用机制研究进展

急性肾损伤(acute kidney injury,AKI)是围手术期常见的并发症。化疗药物的使用、手术、脓毒症等是诱发 AKI 的主要因素。顺铂(cisplatin,CP)作为临床高效广谱抗癌药物,可用于各种实体器官肿瘤。以 CP 为基础的化疗结合手术广泛用于恶性肿瘤患者的治疗,可明显提高患者术后生存率、降低复发和转移概率。但 CP 诱发的肾毒性损伤尤其是 AKI,是其主要副作用之一,发生率约 20%～40%,严重影响肿瘤患者的预后。肾小管上皮细胞损伤是 CP 肾毒性发病的重要原因,可能与 DNA 损伤、凋亡、氧化应激、炎症、线粒体功能障碍和细胞自噬有关,其中自噬起关键作用。本文就自噬在顺铂诱导急性肾损伤中的作用机制做一概述。

一、顺铂的肾毒性

肾脏是 CP 排泄的主要途径,CP 进入肾小管上皮细胞后,经过一系列生物激活过程,产生各种有毒代谢产物引起肾小管上皮细胞(renal tubular epithelial cell,RTEC)发生炎性损伤和坏死。CP 在 RTEC 浓度比血液浓度高近 5 倍,非毒性剂量的血液浓度在肾脏可达到毒性标准,严重损伤肾小管 S3 段致肾脏功能失调。CP 还可通过诱导机体产生大量活性氧(reactive oxygen species,ROS),介导氧化应激反应、细胞凋亡、炎症损伤等途径对肾脏组织造成毒性损伤。顺铂诱导急性肾损伤(CP-AKI)可能机制以下几种情况。

(一) 线粒体功能障碍与氧化应激

CP 作用于肾小管上皮细胞后能够引起线粒体功能受损,氧化应激增伴内源性抗氧化酶表达失调。CP 直接或间接调节线粒体功能,在受体介导内吞作用下水解为正电荷分子,直接破坏线粒体复合物导致 ROS 产生增加。CP 引起线粒体 ROS 产生增加同时降低内源性抗氧化酶表达增加,导致 ROS 在细胞内蓄积引发肾小管上皮细胞氧化应激,致丝裂原激活的蛋白激酶(mitogen-activated protein kinas,MAPK)、磷脂酰肌醇 3-激酶(phosphoinositol 3-kinase,PI₃K)及核转录因子红系 2 相关因子 2(nuclear factor-erythroid 2-related factor 2,Nrf2)等多种信号通路失调。

(二) 细胞凋亡

胱天蛋白酶-3(caspase-3)是 CP 导致肾小管上皮细胞凋亡中涉及的主要胱天蛋白酶。

外源性途径由凋亡受体激活细胞内胱天蛋白酶介导。TNF-α 与 TNFR 结合是 CP-AKI 模型中常见凋亡刺激因素。研究表明,顺铂处理人肾小管上皮细胞胱天蛋白酶 3/7 活性及细胞毒性增加;而使用 FasL/Fas 抑制剂,胱天蛋白酶 3/7 活性及细胞毒性则减轻。TNFR 抑制剂能够减轻顺铂引起的小鼠肾损伤,表明在顺铂诱导 AKI 过程中,Fas 和 TNF-α 及其介导的受体通路发挥重要作用。

内源性途径由线粒体功能障碍介导,通过激活 BCL-2 蛋白家族产生凋亡效应,肿瘤抑制蛋白 p53 是 AKI 模型中关键的凋亡刺激因素。

内质网应激(endoplasmic reticulum stress,ERS)途径是 CP-AKI 重要调节者。顺铂作用后增强子结合蛋白(enhancer binding protein,EBP)同源蛋白(C/EBPhomologous protein,CHOP)含量增加会破坏内质网膜导致钙离子外流,钙离子在钙调蛋白分解酶的作用下激活位于内质网胞质面的胱天蛋白酶-12,进一步引起胱天蛋白酶-3 激活最终引起细胞凋亡。有研究表明胱天蛋白酶抑制剂或者敲除凋亡相关基因可以减轻顺铂诱导的急性肾损伤。

(三) CP-AKI 与炎症

顺铂作用于肾小管上皮细胞会引起损伤相关分子模式(damage-associated molecular pattern,DAMP)释放,DAMP 可激活 Toll 样受体(Toll-like receptor,TLR)并产生细胞因子如 TNF 和 IL-1、IL-18、IL-1β 等。这些因子表达上调可引起炎症细胞,如嗜酸性粒细胞和 T 淋巴细胞等黏附聚集并引起细胞凋亡。趋化因子促进白细胞募集到损伤部位,大量炎性细胞通过释放细胞因子、髓过氧化物酶(myeloperoxidases,MPO)和 ROS 等直接损伤组织,增加血管通透性并损害内皮功能。黏附分子介导白细胞黏附于其他细胞定位于炎症特定部位。顺铂诱导多种趋化因子和细胞因子的释放,从而导致炎症细胞浸润并增加肾脏组织中的炎症反应。

顺铂诱导的 AKI 是一个非常复杂的过程,顺铂触发多种信号通路的激活,引起 DNA 损伤、细胞质和细胞器功能障碍。内质网应激和线粒体功能障碍，胱天蛋白酶依赖性和死亡受体介导的氧化应激、凋亡、坏死、炎症及自噬等，对上述任一环节进行调控都会减轻 CP-AKI。

二、自噬

自噬是溶酶体水解酶降解细胞内细胞器、蛋白质和其他大分子的高度保守的多步骤生物学过程，是维持细胞稳态的重要途径。自噬在生理及病理过程中均发挥着重要作用。

自噬可分为巨自噬、分子伴侣介导的自噬和微自噬。不同类型的自噬降解物与溶酶体结合途径不同。巨自噬（即通常所称的自噬）是细胞内降解受损细胞器和蛋白质的主要途径，在清除细胞不需要的受损大分子和细胞器中起着重要作用。分子伴侣介导的自噬是仅存在于哺乳动物细胞中的选择性自噬。微自噬是溶酶体膜通过内陷或突起将细胞质内容物直接吞噬到溶酶体中降解的过程。

自噬过程主要分为 3 个阶段，即自噬体形成、自噬溶酶体形成及自噬溶酶体降解。自噬体和自噬溶酶体的形成是哺乳动物细胞内自噬过程的标志。自噬体的形成涉及多种自噬相关蛋白（autophagy-related protein，ATG）复合体相互间的协同作用，主要包括 UNC-51 样激酶（UNC51-like kinase，ULK）1/2 复合体、Beclin-1/磷脂酰肌醇 3-激酶（PI₃K）复合体、ATG12-ATG5-ATG16L1 共轭复合体及微管相关蛋白 1 轻链 3-Ⅱ（LC3-Ⅱ）等。

自噬生物学功能的顺利进行依赖于自噬相关蛋白及其上游一系列复杂的自噬信号通路调控。肾脏基础自噬对于近端小管的正常稳态至关重要。自噬途径的上调，与大多数急性肾损伤的发病机制有关。在缺血缺氧、毒性损伤、免疫炎症等多种应激情况下，肾小管上皮细胞自噬被激活，通过清除有害的大分子和细胞器，发挥细胞保护作用。适当的自噬对 AKI 患者肾小管上皮细胞有保护作用，但自噬过度激活会引起细胞发生程序性死亡。

三、自噬在顺铂诱导 AKI 中的作用

在顺铂治疗期间，通过药理学抑制剂抑制自噬，或敲除自噬基因可增加肾小管上皮细胞凋亡，提示自噬具有保护作用。自噬可通过减轻 DNA 损伤和线粒体氧化应激、减少活性氧的产生和受损蛋白质的异常聚集对顺铂所致肾损伤发挥保护作用。

（一）顺铂诱导 AKI 中的自噬

自噬是顺铂诱导的肾小管上皮细胞死亡或肾毒性的适应性和防御机制，顺铂暴露后培养的近端肾小管上皮细胞中自噬体形成和 LC3-Ⅱ 积累增加。自噬发生在细胞中胱天蛋白酶激活和凋亡之前，在顺铂诱导的 AKI 期间上调保护肾脏功能。

顺铂治疗绿色荧光蛋白-微管相关蛋白 1 轻链 3（green fluorescent protein-microtubule-associated protein 1 light chain 3，GFP-LC3）转基因小鼠可引起肾脏近端小管自噬，并具有时间依赖性。通过肾功能和形态学检查评估，近端小管特异性自噬缺陷小鼠比对照组表现出更严重的 AKI。肾脏近端小管特异性自噬相关基因 7（ATG7）敲除小鼠模型，对顺铂诱导 AKI 敏感性更高，氧化应激、细胞凋亡和肾小管损害也更严重，ATG7 基因敲除的肾脏组织在顺铂治疗过程中显示导致肾小管上皮细胞死亡和 AKI 的信号通路 p53 和 c-Jun 氨基端蛋白激酶（c-Jun N-terminal protein kinase，JNK）的活化增强。与野生型小鼠相比，近端小管特异性 ATG7 基因敲除小鼠在顺铂处理后 ATG5-ATG12 结合减少，p62、血清肌酐、BUN 水平及肾小管损伤评分显著升高，表明自噬基因缺陷对顺铂诱导的急性肾损伤如肾功能丧失、组织损伤和细胞凋亡等更敏感。

近端肾小管特异性 ATG5 缺陷小鼠，在顺铂诱导的 AKI 期间表现出更严重的 DNA 损伤、细胞凋亡、p53 信号异常激活及 p62 阳性和泛素阳性聚集体的积累。与表达 ATG5 的对照细胞相比，暴露于顺铂的 ATG5 缺陷近端肾小管上皮细胞中线粒体 ROS 的产生显著增加，表明自噬通过减轻近端肾小管特异性自噬缺陷小鼠的 DNA 损伤和活性氧的产生以及消除有害蛋白质的聚集来发挥细胞保护功能。激活自噬可防止顺铂诱导的 RTEC 损伤，而抑制自噬会加剧 RTEC 的损伤。ATG5 自噬缺陷小鼠 CP-AKI 模型中，视黄酸（retinoicacid，RA）可激活自噬，减轻顺铂诱导的肾小管损伤，表现为肾功能改善、肾管铸型减少、中性粒细胞明胶酶相关脂质运载蛋白（neutrophil gelatinase associated lipid transport protein，NGAL）表达降低，抑制细胞凋亡发挥肾脏保护作用。自噬缺陷小鼠加重了顺铂的肾毒性，减弱了 RA 的保护作用。自噬的药理学抑制剂氯喹可阻断自噬加重肾小管上皮细胞凋亡及急性肾损伤。雷帕霉素激活自噬可显著减轻顺铂引起的肾损伤。这些研究均表明肾小管上皮细胞自噬对顺铂诱导的 AKI 具有保护作用。

（二）自噬调节蛋白

顺铂诱导的急性肾损伤中自噬活性增加，自噬调节蛋白表达上调。关键自噬蛋白的删除会损害肾功能，并增加 p62 水平和氧化应激。顺铂治疗后体内和体外 p62 表达上调，p62 可直接与 LC3 相互作用，是激活自噬、形成聚集体所必需的多功能蛋白。p62 在顺铂诱导的氧化应激过程中通过调节自噬活性或 Keap1-Nrf2 信号通路对细胞产生保护作用。p62 基因敲低可减少 HK-2 细胞中自噬体的形成，降低 LC3-Ⅱ 及血红素加氧酶 1（hemeoxygenase-1，HO-1）、醌氧化还原酶 1 [NAD（P）H：quinone oxidoreductase 1，NQO1]、Nrf2 蛋白表达。p62 沉默增加了细胞凋亡和 ROS 水平，加剧细胞应激。

组蛋白脱乙酰酶 6（histone deacetylase 6，HDAC6）是自噬体成熟和自噬体-溶酶体融合的主要调节因子。顺铂诱导的 AKI 刺激 HDAC6 表达和活性。HDAC6 抑制导致自噬相关蛋白 ATG7，Beclin-1 的表达增加。HDAC6 抑制剂通过

增强 AKT 活化,恢复 E-钙黏着蛋白表达,激活肾小管上皮细胞自噬,抑制 IL-6 和 TNF-α 表达、减少 NF-κB 磷酸化来减轻肾脏炎症及氧化应激、抑制肾小管上皮细胞凋亡,保护顺铂诱导的急性肾脏损伤。

（三）自噬通过调节氧化应激起保护作用

自噬激活可减轻顺铂诱导的细胞凋亡和活性氧水平,在培养肾小管上皮细胞和小鼠的肾脏中顺铂诱导 HO-1 发生氧化应激和自噬。在 *HO-1* 基因敲除模型中氧化应激水平增高可提高细胞对自噬和死亡的敏感度。高表达 HO-1 减少氧化应激、延迟自噬诱导,对顺铂导致细胞死亡有保护作用。NQO1 是细胞保护性基因,可调节 ROS 的产生。NQO1 和自噬参与了顺铂 AKI 的保护作用。在体外,顺铂处理后诱导了 NQO1 和自噬相关蛋白的表达,顺铂处理的 NQO1 敲除 ACHN 细胞中自噬体显著增加,ROS 产生增加。在体内,NQO1 敲除小鼠顺铂诱导 AKI 模型中,增强自噬抵抗顺铂诱导的氧化应激,抑制自噬过程会加剧顺铂的细胞毒性,表现为血清尿素氮（BUN）、肌酐（Cr）和肾脏损伤分子 1（KIM1）水平明显升高,凋亡相关蛋白胱天蛋白酶-3 和 Bax 表达增加。与野生型小鼠相比,NQO1 敲除小鼠 mTOR 磷酸化降低、ATG7 蛋白表达、p62 蛋白积聚显著增加。NQO1 可防止 AKI 并影响顺铂肾损伤期间的自噬过程。在升高的 ROS 条件下,NQO1 上调以抵抗氧化应激诱导的细胞损伤,而 NQO1 沉默导致抗氧化剂防御能力下降,通过 AMPK/TSC2/mTOR 途径触发自噬级联反应,增强顺铂诱导的 AKI 自噬,这些结果表明氧化应激可诱导肾小管上皮细胞自噬起保护作用。

TLR 是先天免疫反应的重要组成部分,在 AKI 中起重要作用,TLR2 在肾脏的肾小管上皮细胞中组成性表达,在顺铂诱导的 AKI 中起保护作用。TLR2 的保护作用与自噬和 HO-1 有关。TLR2 缺陷小鼠在顺铂诱导的 AKI 中加重了肾损伤,抑制顺铂治疗后肾小管上皮细胞自噬。与野生型小鼠相比,其形态学损伤如刷缘缺失、肾小管扩张和管型形成更严重,血 Cr 和 BUN 也显著升高。TLR2 缺乏抑制了 LC3-Ⅱ增加和 p62 下调。TLR2 的抑制作用降低了肾小管上皮细胞的自噬,通过 PI₃K-Akt 信号通路抑制自噬保护顺铂诱导的 AKI,在缺乏 TLR2 的小鼠中,肾小管上皮细胞 p38 和 ERK 的磷酸化也受到抑制,表明 p38/ERK 信号通路也参与 TLR2 调节自噬。

（四）线粒体自噬

线粒体自噬是一种选择性自噬,负责去除受损或功能失调的线粒体,由 PINK1/Parkin 途径介导。在顺铂诱导的小鼠 AKI 后,PINK1 和 Parkin 在肾组织中均增加。*PINK1* 和 *Parkin* 基因敲除小鼠表现出更严重的 CP-AKI,表明 PINK1/Parkin 介导的线粒体自噬可减轻顺铂诱导的 AKI。小檗碱（berberine,BBR）通过 RTECs 中 PINK1/Parkin 信号通路激活线粒体自噬,减少 ROS 积累,减轻顺铂诱导的肾小管上皮细胞毒性。过氧化物酶体增殖物 γ 共激活因子 1-α（PGC-1α）的上调激活了转录因子 EB（TFEB）介导的自

噬,减轻了 CP-AKI 小鼠的线粒体功能障碍和肾脏损伤。

（五）AMPK/mTOR 介导的自噬在顺铂肾毒性中起重要作用

腺苷酸活化蛋白激酶（adenosine monophosphate activated protein kinase,AMPK）是一种能量传感器,可调节细胞代谢和体内平衡,是自噬的正调节剂,直接磷酸化 ULK1 诱导自噬。而 mTOR 是一种丝氨酸/苏氨酸激酶,调节细胞生长、增殖、运动和存活,包括 mTORC1 和 mTORC2。mTORC1 是自噬必不可少的负调节剂,主要通过磷酸化 ULK1 使其保持非活性状态来抑制自噬。mTORC1 还可通过直接磷酸化 beclin-1 调节自噬中的活化分子来抑制自噬。AMPK 激活可调节顺铂诱导 AKI 期间的自噬,使用药理抑制剂（化合物 C）或 siRNA 抑制 AMPK 或敲低 *AMPK* 基因均会导致 CP-AKI 的自噬受到抑制,导致更多的 DNA 损伤。锂预处理可激活 AMPK-a 促进肾小管上皮细胞自噬并预防 CP-AKI。人参皂苷（Rb3）可通过调节 AMPK/mTOR 介导的自噬抑制体内外凋亡来减轻顺铂诱导的肾毒性。自噬诱导剂甲基莲心碱诱导自噬通过保护 AMPK 来减轻顺铂诱导的肾小管上皮细胞损伤。

四、总结

顺铂诱导的 AKI 是涉及肾小管上皮细胞损伤、氧化应激、炎症反应、细胞凋亡及自噬的复杂病理生理过程。虽然自噬在顺铂诱导的 AKI 期间发挥重要作用,但其对肾小管上皮细胞的具体作用机制尚不明确,AKI 中诱导和调节自噬的关键信号通路及蛋白也尚未阐明。随着对自噬分子机制及信号调控的深入研究,将为围手术期 AKI 的防治提供新的方法与理论依据。

（贾卫爱　李超　雍芳芳　朱康生　贾慧群）

参 考 文 献

[1] MANOHAR S, LEUNG N. Cisplatin nephrotoxicity: a review of the literature[J]. J Nephrol, 2018, 31（1）: 15-25.

[2] HAMROUN A, LENAIN R, BIGNA J J, et al. Prevention of cisplatin-induced acute kidney injury: a systematic review and meta-analysis[J]. Drugs, 2019, 79（14）: 1567-1582.

[3] MCSWEENEY K R, GADANEC L K, QARADAKHI T, et al. Mechanisms of cisplatin-induced acute kidney injury: pathological mechanisms, pharmacological interventions, and genetic mitigations[J]. Cancers（Basel）, 2021, 13（7）: 1572.

[4] GONG L, PAN Q, YANG N. Autophagy and inflammation regulation in acute kidney injury[J]. Front Physiol, 2020, 11: 576463.

[5] KIM Y C, GUAN K L. mTOR: a pharmacologic target for autophagy regulation[J]. J Clin Invest, 2015, 125（1）: 25-

32.

［6］ JIANG M, WEI Q, DONG G, et al. Autophagy in proximal tubules protects against acute kidney injury［J］. Kidney Int, 2012, 82(12):1271-1283.

［7］ TAKAHASHI A, KIMURA T, TAKABATAKE Y, et al. Autophagy guards against cisplatin-induced acute kidney injury［J］. Am J Pathol, 2012, 180(2):517-525.

［8］ WU J, ZHENG C, WAN X, et al. Retinoic acid alleviates cisplatin-induced acute kidney injury through activation of autophagy［J］. Front Pharmacol, 2020, 11:987.

［9］ LIAO W, WANG Z, FU Z, et al. p62/SQSTM1 protects against cisplatin-induced oxidative stress in kidneys by mediating the cross talk between autophagy and the Keap1-Nrf2 signalling pathway［J］. Free Radic Res, 2019, 53(7):800-814.

［10］ BOLISETTY S, TRAYLOR A M, KIM J, et al. Heme oxygenase-1 inhibits renal tubular macroautophagy in acute kidney injury［J］. J Am Soc Nephrol, 2010, 21(10):1702-1712.

［11］ KIM T W, KIM Y J, KIM H T, et al. NQO1 deficiency leads enhanced autophagy in cisplatin-induced acute kidney injury through the AMPK/TSC2/mTOR signaling pathway［J］. Antioxid Redox Signal, 2016, 24(15):867-883.

［12］ SHEN Q, ZHANG X, LI Q, et al. TLR2 protects cisplatin-induced acute kidney injury associated with autophagy via PI$_3$K/Akt signaling pathway［J］. J Cell Biochem, 2019, 120(3):4366-4374.

［13］ WANG Y, TANG C, CAI J, et al. PINK1/Parkin-mediated mitophagy is activated in cisplatin nephrotoxicity to protect against kidney injury［J］. Cell Death Dis, 2018, 9(11):1113.

［14］ QI J, XUE Q, KUANG L, et al. Berberine alleviates cisplatin-induced acute kidney injury by regulating mitophagy via PINK 1/Parkin pathway［J］. Transl Androl Urol, 2020, 9(4):1712-1724.

［15］ YUAN L, YUAN Y, LIU F, et al. PGC-1alpha alleviates mitochondrial dysfunction via TFEB-mediated autophagy in cisplatin-induced acute kidney injury［J］. Aging (Albany NY), 2021, 13(6):8421-8439.

［16］ WANG Y, LIU Z, SHU S, et al. AMPK/mTOR signaling in autophagy regulation during cisplatin-induced acute kidney injury［J］. Front Physiol, 2020, 11:619730.

［17］ LI F, SUN A, CHENG G, et al. Compound C protects against cisplatin-induced nephrotoxicity through pleiotropic effects［J］. Front Physiol, 2020, 11:614244.

［18］ BAO H, ZHANG Q, LIU X, et al. Lithium targeting of AMPK protects against cisplatin-induced acute kidney injury by enhancing autophagy in renal proximal tubular epithelial cells［J］. FASEB J, 2019, 33(12):14370-14381.

［19］ XING J J, HOU J G, MA Z N, et al. Ginsenoside Rb3 provides protective effects against cisplatin-induced nephrotoxicity via regulation of ΛMPK-/mTOR-mediated autophagy and inhibition of apoptosis in vitro and in vivo［J］. Cell Prolif, 2019, 52(4):e12627.

［20］ LI H, TANG Y, WEN L, et al. Neferine reduces cisplatin-induced nephrotoxicity by enhancing autophagy via the AMPK/mTOR signaling pathway［J］. Biochem Biophys Res Commun, 2017, 484(3):694-701.

31 分子氢在自主神经-昼夜节律调定中的作用

近年来,精准麻醉已从理想走入现实。药物制剂学中,根据疾病昼夜节律特点改变传统缓/控释制剂,长时间维持平稳血药浓度的精准药品研发已取得一定进展。昼夜节律由生物钟产生,可通过一系列途径对机体电生理等生理活动产生广泛影响。生物钟包括中枢生物钟和外周生物钟,中枢生物钟可通过自主神经系统调控机体;同时,自主神经节律也与生物钟相关。围手术期辅助治疗措施中,配合昼夜节律与自主神经,将为精准麻醉提供新思路。研究发现:分子氢改善大鼠大脑中动脉闭塞预后昼夜效果均十分显著;儿茶酚胺与乙酰胆碱水平显示,其不受昼夜节律影响与调定自主神经平衡作用直接相关。本文就分子氢在自主神经-昼夜节律调定中的作用进行论述。

一、分子氢

分子氢(hydrogen,H_2)是一种无色无味的气体,最早于16世纪初由人工制备生成。早在1975年,分子氢就被用于医疗领域,发挥抑制肿瘤的作用。2007年,Ohsawa团队报道了分子氢在大鼠缺血性脑卒中后发挥了选择性抗氧化作用,进一步引领了分子氢在医学气体领域内的研究热潮。经过14年的深入探索,分子氢在各种疾病中的保护作用已逐一得到证实。与此同时,分子氢的应用形式也日益丰富:富氢饮用水,富氢氯化钠注射液,氢、氧气吸入与富氢雾化等在医疗、保健方面早已占据一席之地。此外,分子氢在辅助治疗方面也颇显成效。钟南山团队在COVID-19重症患者吸入氢、氧气的临床研究中,证实了分子氢的辅助疗效,也进一步推进了学者们对分子氢的深入探索。随即,分子氢参与机体病理、生理过程及机制的探索成为了近两年的研究热点。

目前,围绕分子氢的研究主要集中在分子通路、基因学、胞外体以及多组学与程序性死亡等方面的探索,仍未走出以往具象化治疗措施的桎梏。分子氢的优势在于形态可变,其气体状态下,可在组织内逸散,甚至通过生理屏障等,这是小分子气体独特的优势。同时,偏惰性的特质也代表分子氢对其他药品的药物代谢不会造成大幅度干扰。另外,其应用方式的多样化,也为不干扰其他治疗措施提供了基本保障。由此可见,分子氢的作用相较于局部而言,更偏向于整体;相较于单独应用,更适合充当辅助治疗措施。

二、分子氢与自主神经

自主神经由脊髓发出,主要分布于躯干、四肢,掌管运动与感觉。其内脏神经由脑和脊髓发出,主要分布于内脏,控制和协调内脏、血管、腺体等功能。自主神经不受人的意志所支配。自主神经分为交感神经和副交感神经,二者支配共同内脏器官,互为拮抗作用。根据自主神经传出神经释放递质的不同,可以将传出神经纤维分成胆碱能神经和肾上腺素能神经两种。胆碱能神经兴奋时在其末梢释放乙酰胆碱:交感和副交感神经的全部节前纤维及运动神经支配的效应器中的受体,属于N胆碱受体;全部副交感神经节的节后纤维及少数交感神经节后纤维支配的效应器中的受体,属于M胆碱受体。肾上腺素能神经兴奋时在其末梢释放去甲肾上腺素,几乎全部交感神经节后纤维均属于肾上腺素能神经。许多因素,如疾病、创伤等,均可导致交感神经和副交感神经间的平衡失调,进一步引起机体病理改变。

捷克帕拉茨基大学一项针对健康受试者的研究发现,分子氢可平衡交感神经活动,且不影响迷走神经活动。这一研究也表明,分子氢不仅改善病理状态,同时可发挥生理效应。这种生理效应更趋向于"平衡调定",即对生理状态不产生变化,对病理状态进行改善,反映在自主神经方面,则表现为交感神经与副交感神经的平衡。研究也发现,分子氢干预后,大鼠病理状态显著改善,其血浆中肾上腺素、去甲肾上腺素、多巴胺以及乙酰胆碱水平向生理状态下靠拢,侧面反映了分子氢调定自主神经平衡的作用。自主神经与分子氢的研究是探索分子氢的整体作用机制的一项进展,同时也为分子氢应用的有效范围提供了进一步细化依据。

三、生物钟与昼夜节律

生物钟(biological clock)是生物体内的一种无形的"时

钟"，是生物体生命活动的内在节律，由生物体内的时间结构序决定，又称生理钟。经由生物钟衍生了多种新兴学科，如时辰生物学、时辰药理学和时辰治疗学等。生物均存在生物钟，研究生物钟不仅在生物学基础以及医学理论中有重要意义，对药物革新以及治疗方面也十分关键。昼夜节律(circadian rhythm)是指生命活动以 24h 左右为周期的变动，又称近日节律。昼夜节律控制着生物钟，节律紊乱可导致生理平衡破坏；同理，依据节律的治疗，配合昼夜差别，则可以收获显著效果。

目前为止，多种疾病均与昼夜节律相关。睡眠障碍，其发病可能是由外界引起，也可能由生物钟功能障碍导致。此外，昼夜节律紊乱与神经毒性蛋白蓄积和神经退行性变直接关联。另外，流行病学和实验室证据表明癌症与昼夜节律紊乱相关，节律受到干扰还可能引起 DNA 损伤和癌症的其他方面进展。与此同时，循环系统的固有免疫细胞存在昼夜变化，是许多自身免疫疾病的症状归因。而心血管疾病和血栓形成过程，以及组织和全身炎症水平也受到昼夜节律因素的影响，甚至葡萄糖耐量降低也是昼夜节律紊乱产生的主要变化。由此可见，配合、调整、探索昼夜节律，是许多药物研发以及疾病治疗的关键。围手术期许多常见病理改变均与昼夜节律相关，如何采取一定措施调定昼夜节律，应该成为精准麻醉需要考虑的一项内容。

四、分子氢与自主神经-昼夜节律

交感神经系统节律使我们对内毒素的反应具有节律性变化。心脏自主神经的昼夜节律变化也与心肌梗死和主动脉破裂相关，在清晨及生物钟随夏令时变动时最为高发。除此之外，糖尿病患者的"黎明现象"与昼夜节律控制及生物钟转录因子调节相关，其中肾上腺素能刺激也逃脱不掉自主神经的影子。由此可见，复杂的生物钟调节、昼夜节律的平衡可以具象化到自主神经平衡，由此作为调定点则更为清晰。

自主神经平衡如何调控，如何保证在不影响正常生理效应的前提下调节自主神经，去改变病理状态，仍是值得探索的难题。幸运的是我们在上文提及的分子氢，可以达到这一作用。我们在先前的研究基础上，进一步观察分子氢对 MCAO 大鼠的作用，结果发现其不存在显著昼、夜差异。众所周知，血栓、炎症及血管疾病均与昼夜节律相关，且其发病也存在昼夜差异，这种昼夜差异不仅限制一些药物不同时段的疗效，也导致许多治疗措施存在转化失败问题。实现精准麻醉，需要且有必要在这一点做到优化与创新。

虽然我们目前在大脑中动脉闭塞的研究中，发现分子氢似乎克服了这一障碍，消除或调定了昼、夜差异，可能是平衡了自主神经。但是分子氢在其他疾病中是否能够发挥同样的作用？目前我们仍不得而知。昼夜节律及生物钟十分庞大与复杂，从自主神经角度切入，仅仅是研究其冰山一角，未来还有许多更深、更广的内容需要我们进一步去深

入，比如代谢平衡与节律调控领域，等等。除此之外，如何把能够调定节律的措施用于围手术期的辅助，与患者本身必须采取的治疗措施结合，以达到最优效果，也都是未来需要解答的问题。

（李庭庭　李文志）

参 考 文 献

[1] OHSAWA I, ISHIKAWA M, TAKAHASHI K, et al. Hydrogen acts as a therapeutic antioxidant by selectively reducing cytotoxic oxygen radicals [J]. Nat Med, 2007, 13 (6) :688-694.

[2] GUAN W J, WEI C H, CHEN A L, et al. Hydrogen/oxygen mixed gas inhalation improves disease severity and dyspnea in patients with Coronavirus disease 2019 in a recent multicenter, open-label clinical trial [J]. J Thorac Dis, 2020, 12(6) :3448-3452.

[3] GUAN W J, CHEN R C, ZHONG N S. Strategies for the prevention and management of coronavirus disease 2019 [J]. Eur Respir J, 2020, 55(4) :2000597.

[4] LI T T, YANG W C, WANG Y Z, et al. Effects of a high concentration of hydrogen on neurological function after traumatic brain injury in diabetic rats [J]. Brain Res, 2020, 1730 :146651.

[5] ALLADA R, BASS J. Circadian mechanisms in medicine [J]. N Engl J Med, 2021, 384(6) :550-561.

[6] ESPOSITO E, LI W, T MANDEVILLE E, et al. Potential circadian effects on translational failure for neuroprotection[J]. Nature, 2020, 582(7812) :395-398.

[7] LEDFORD H. Reversal of biological clock restores vision in old mice[J]. Nature, 2020, 588(7837) :209.

[8] GUAN D, XIONG Y, TRINH T M, et al. The hepatocyte clock and feeding control chronophysiology of multiple liver cell types[J]. Science, 2020, 369(6509) :1388-1394.

[9] DONG D, YANG D, LIN L, et al. Circadian rhythm in pharmacokinetics and its relevance to chronotherapy[J]. Biochem Pharmacol, 2020, 178 :114045.

[10] BOTEK M, KREJčí J, MCKUNE A J, et al. Hydrogen rich water improved ventilatory, perceptual and lactate responses to exercise [J]. Int J Sports Med, 2019, 40 (14) :879-885.

[11] 张淑娟, 黄从新, 赵庆彦, 等. 昼夜心房快速起搏对犬心房颤动诱发及自主神经重构的影响[J]. 中华心律失常学杂志, 2020(02) :160-165.

[12] CHI L, DU K, LIU D, et al. Electroacupuncture brain protection during ischemic stroke : A role for the parasympathetic nervous system [J]. J Cereb Blood Flow Metab, 2018, 38(3) :479-491.

[13] DING G, LI X, HOU X, et al. REV-ERB in GABAergic

neurons controls diurnal hepatic insulin sensitivity［J］. Nature,2021,592(7856):763-767.

［14］ AIELLO I,FEDELE M,ROMáN F,et al. Circadian disruption promotes tumor-immune microenvironment remodeling favoring tumor cell proliferation［J］. Sci Adv, 2020,6(42):eaaz4530.

［15］ SANCAR A,VAN GELDER R N. Clocks, cancer, and chronochemotherapy［J］. Science, 2021, 371 (6524): eabb0738.

［16］ 俞卫锋,王天龙,严敏. 精准麻醉:从理想走进现实［J］.中华麻醉学杂志,2017,37(05):516-519.

［17］ DOLE M,WILSON F R,FIFE W P. Hyperbaric hydrogen therapy:a possible treatment for cancer［J］. Science,1975,190(4210):152-154.

32 靶向钠离子通道的麻醉药研究进展

在麻醉药基础研究的领域中,选择合适的药物靶点成为麻醉药研发的核心思路,其中关于离子通道的研究报道数目更是逐年扩增的趋势。前几年因为传统生物技术及仪器设备的局限性,人们对于离子通道这种复杂构造的蛋白复合体认识较为匮乏,但是随着电子仪器设备以及分析工具的更新换代,离子通道的整体框架以及内部的精细结构正在被研究人员慢慢挖掘出来。

首先,研究麻醉药为什么离不开对离子通道的研究?原因在于如要实现神经系统正常的信息传递与调节控制的功能,其基本原理便是神经元上的兴奋或者抑制信号相互传递的过程,其基础物质结构便是离子通道,由各种离子通道的开启、闭合、备用三种状态间的相互切换从而衍生出各式各样的神经信号指令。

其次,为什么要对离子通道的研究要进入到更深层次的程度,比如原子水平上的精细结构,药物结合位点的复合体模型?首先,我们需要清楚对离子通道的深层次研究不是画蛇添足,而是进一步窥探麻醉药发挥功能的详细机制。我们要知道麻醉药虽说是临床手术的必备神器,但是麻醉药的副作用甚至是危害常常有着不低的风险,如非选择性的心律失常、腺体分泌失控,甚至精神昏迷、记忆功能受损、药物成瘾等。这些因素的产生便是麻醉药作用在非目标靶点的受体上或者作用靶点受体时发挥功能效应程度大小各异,从而产生出不良的临床效果。药物本身是没有自主靶向目标以及调控受体结合的能力的,若想实现麻醉药的特异选择性以及不同受体间的亲和力的目的,研究方向便指向更加精细化的结构水平上了,力从不同种类、不同亚型之间的蛋白结构差异中筛选出最佳的麻醉药,达成更加安全的麻醉效果。

一、钠离子通道的基本介绍

(一) 钠离子通道的分类

在一些神经性疾病以及心血管疾病发病过程中,其细胞膜上的钠离子通道功能紊乱是一个关键原因。关于钠离子通道是如何被激活的,研究人员根据钠离子通道门的控制机制将其划分为三大类:电压门控,酸质子门控,以及浓度门控的钠离子通道。电压门控钠离子通道的激活是经由细胞膜发生去极化的诱导条件而达成;酸质子门控是感知细胞周围环境中的 pH 变化条件而改变;浓度门控是受特定的配体浓度影响从而使得钠离子通道被激活打开。除了根据钠离子通道的门控性质来分类,从药理方面,根据其钠离子通道在对神经毒素——河鲀毒素(tetrodotoxin,TTX)作用的敏感程度可以分作 TTX 敏感型与 TTX 耐受型。在众多类型中,以电压门控型的钠离子通道研究更具有临床指导意义,这里以此为例进行展开。

(二) 钠离子通道的结构与功能

钠离子通道通常是由一个核心 α 亚基附加数个 β 亚基所组成的一个离子通道蛋白复合体。α 亚基作为核心组分,许多研究证明单独的 α 亚基具有通道活性,β 亚基作为辅助成分完成对离子通道精细的调控。参考图 32-1A 来看,α 亚基是由四个具有高度同源的重复单位头尾相连而成,其每个重复单位包含六次跨膜区域,在拓扑结构上相似度高。从众多已经解析的钠离子通道的结构中,通常从 N 端起始的前四个片段(黄色区)发挥电压感受器(voltaged-sensing domain,VSD)的功能,后两个片段(蓝色区)是作为连接重复单位形成离子通道空隙的桥梁,在胞内侧有一段高度保守的氨基酸残基序列——异亮氨酸-苯丙氨酸-甲硫氨酸-苏氨酸残基序列,处于第三个与第四个重复单元的胞内连接环上,起着对门控关闭失活的调节作用。

在图 32-1B 中显示了人属钠离子通道 1.7 号亚型(PDB:6J8I)的冷冻电镜蛋白结构,其分辨率达到了 3.2Å($1Å=1\times10^{-10}$m)水平,并从侧面图与俯视图两个角度展示。在哺乳动物属中,钠离子通道通常与多个 β 亚基进行组装,实现其对离子通道更加复杂而又精细的信号调控与传递,从而满足动物对神经与运动系统的更高标准。

(三) 钠离子通道的亚型与分布

实现钠离子通道功能的主要部分是 α 亚基,质量将近 260kDa,该蛋白主要是由 *SCN1A*、*SCN2A*、*SCN3A* 及 *SCN8A* 基因编码。依据 α 亚基的细微结构特点来对钠离子通道进

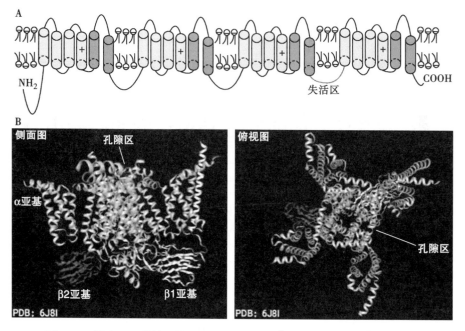

图 32-1　钠离子通道的拓扑结构示意图与 3.2Å 分辨率的 EM 电镜结构图

行亚型分类,到目前为止,共有九种亚型,并按照发现相应编码基因的顺序进行命名。亚型的表达具有组织细胞的特异性,从而使得麻醉药发挥效果时常伴有轻微或者严重的副作用,所以选择合适亚型至关重要。例如:在中枢神经系统通常分布的是钠离子通道 1.1 型(简写为 Nav1.1 型,下同)、Nav1.2 型、Nav1.3 型亚型;Nav1.4 型是在骨骼肌中表达的主要亚型;Nav1.5 亚型主要表达于心肌中,故 NaV1.4 和 NaV1.5 活性受损常常导致心力衰竭;Nav1.6 同时分布在中枢神经系统与外周神经系统中;而 Nav1.7、Nav1.8、Nav1.9 亚型主要存在于外周神经系统,其中在感觉神经元中表达十分普遍。众多亚型之中,因 Nav1.7 亚型大多数分布在嗅觉上皮、交感神经元和背根神经节感觉神经元中,这对局部疼痛痛觉的传递过程中起着关键作用,故而以此为药物靶点开发出的麻醉药有着更大的潜力。此外,这些钠离子通道亚型可以分为两组:即 Nav1.1、Nav1.2、Nav1.3、Nav1.4、Nav1.6 和 Nav1.7 是 TTX 敏感型,因为它们是 TTX 作用靶点并且受到较强的抑制效果。其 Nav1.5、Nav1.8 和 Nav1.9 是耐 TTX 的钠离子通道亚型,因为它们受到 TTX 的抑制效果较弱。这也佐证了一个事实,即针对离子通道的药物结合在不同亚型上的位点是不一样的,并且所发挥的作用效果各有差异。

二、靶向钠离子通道的麻醉药

目前用作钠离子通道抑制性的药物种类繁多,结构复杂,但其作用机制却是大同小异。其中具有研究价值的药物主要是分为两大类:一类是药物作为离子通道孔隙的封锁剂(channel pore blockers)来实现其抑制作用,采用的原理便是带有特殊基团的药物在结合钠离子通道蛋白的位点时"堵塞"其孔隙,阻止钠离子的流动,从而抑制了神经信号的传递。另一类则是门控修饰毒素(gating-modifier toxin,GMT),这种类型药物是通过与一个或多个 VSD 结合来变构调节离子通道的活性,结合后将其稳定到一个相对特定的构象状态。与孔隙封锁剂不一样的是 GMT 可实现钠离子通道的活性的下调或者上调,并且由于 GMT 的作用位点更加具有针对性,故此类药物往往表现出更好的亚型选择性,这两种药物都可以作为钠离子通道抑制剂阻断信号电流而被检测出来。这些药物的具体作用靶点可以参考图 32-2 的示意图,从胞外至胞内的俯视图视角展现出人属 Nav1.7 亚型离子通道的结构,为进一步研究不同麻醉药的作用位点,将其结构进行划分为多个孔隙结构域(pore domain,PD)与 VSD,将作用在相同位点的药物归类在一起,从而使得通道蛋白的空间结构与药物作用的结合部位之间建立起简单而又直观的联系。

(一)化学小分子通道阻滞剂

目前对钠离子通道研究最为详细的小分子阻滞剂就是 TTX,它作用的类型是离子通道的孔隙封锁剂,它原是从有毒动物(多数是河鲀,故又称作河鲀毒素)的毒液中提取出来的一种生物碱。TTX 是最早被研究的离子通道的阻滞剂,研究广泛且深入,所以一直被作为评估神经通道功能的重要药理的标准对照组,例如钠离子通道的药理性质分类就是依据其对 TTX 的敏感性情况。目前 TTX 以及其相关衍生物石房蛤毒素(saxitoxin,STX)也正在进行治疗癌症相关疼痛的Ⅲ期临床试验,为避免严重的系统性脱靶效应,最近的研究旨在验证 TTX、STX 能在神经痛模型中提供镇痛的同时改善其安全性。

为了提高麻醉药的选择性,研究人员将目光聚集在钠离子通道蛋白胞外侧的突出来的区域,在这个区域不同亚

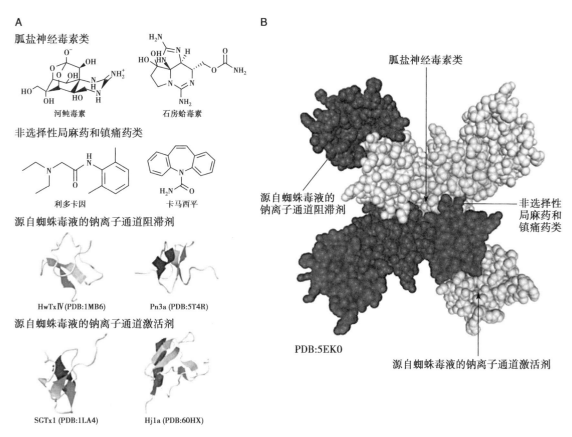

图 32-2 以 Nav1.7 亚型为靶点的相关神经毒素与药物的具体结合位点示意图

型显示出更多的特异性,是药物筛选的理想靶点,所以小分子结构中常常含有磺胺部分。在临床试验中,两种酰基磺胺类药物(GX-201,GX-585)显示出更好的镇痛效果,但是其与通道蛋白的解离速度缓慢并且这些磺胺类药物的高血浆蛋白结合率可能限制其镇痛效果。

(二)多肽类抑通道制剂

与小分子相比,肽和蛋白质类生物型麻醉药通常具有更高的亚型选择性和更低的脱靶效应。然而,它们也有潜在的缺点,比如生物膜通透性、药物免疫原性等。但总的来说,生物制剂在获得美国食品药品管理局(Food and Drug Administration,FDA)的批准方面具有更高的成功率。

目前 Nav1.7 最有效的抑制剂是来自蜘蛛毒液中的多肽,这些肽通常质量约为 4kDa,在结构上常呈现出一个抑制型的胱氨酸结,这种不稳定的折叠表现出了对溶剂、酸性 pH 和蛋白酶降解的抵抗力。其中来自狼蛛毒液的原型毒素 Ⅱ(protoxin Ⅱ,ProTx-Ⅱ)是典型的稳定 VSD 区域从而转移的电压依赖性负电位的多肽类抑制剂,它对 Nav1.7 亚型的选择性要比心脏上的 Nav1.5 亚型和骨骼肌的 Nav1.4 亚型高出至少 100 倍,然而临床试验表明给药途径将直接导致该类药物疗效的差异。最近,来自黑斑狼蛛毒液的多肽 Pn3a 被证明其对 Nav1.7 亚型的抑制效果比起关键的非靶通道亚型 Nav1.4、Nav1.5 和 Nav1.6 的选择性高出 100 倍。然而,类似于 ProTx-Ⅱ,Pn3a 在镇痛方面的疗效差异变化

较为明显,受限于其生物膜通透性及给药途径。此外 μ-芋螺毒素逐渐进入研究人员的视野中,μ-芋螺毒素是海锥螺毒液中的毒肽,类似于运动后阻滞剂,它们通常表现出较低的亚型选择性。并且 μ-芋螺毒素多是 Nav1.4 和 Nav1.5 的有效抑制剂,这也限制了它们的镇痛潜力。但是通过将 μ-芋螺毒素与蜘蛛毒衍生的 GMT 结合使用,可以提高镇痛麻醉的效用与选择性。通过对毒液肽类药物的实验研究,有一个不容忽视的问题摆在大家面前,即药物在体内的作用时长问题,多数肽类药物肾清除速度较快,半衰期短,为此需要对肽类药物进行适宜修饰,如糖基化、聚乙二醇化,或者附着生物大分子的方法。

(三)单克隆抗体通道阻滞剂

相比小分子、多肽类抑制剂,离子通道靶向单克隆抗体表现出更多理想的作用效果,由 FcRn 介导的循环代谢使得单克隆抗体抑制剂具有较长的半衰期,此外依然保持着高选择性、高亲和性以及更低的毒性。目前约有近 600 余种单克隆抗体正在进行临床试验,近 80 余种经美国 FDA 批准并上市,但是离子通道靶向单克隆抗体并没有在临床应用上推广起来,因为其高技术所带来的药物疗效并不值得高成本的代价,以至于在麻醉这一领域中其展现的优势并不突出。不过对于研究人员来说,离子通道靶向单克隆抗体在研发理想的药物的过程中有着不菲的潜力价值。

三、展望

当前的关于钠离子通道的研究主要是集中在 α 亚基上,表达纯化并分析研究的宿主细胞是经典的 HEK293 细胞、CHO 细胞或者爪蟾卵母细胞,以此建立起的实验体系,或多或少的忽视了 β 亚基参与的功能与影响。需要注意的一点是,β 亚基虽然在实验过程中表现得可有可无,但是在复杂的哺乳动物的神经系统中,β 亚基的存在不会只是一个简单的配件,所以后续的研究应该将其作为钠离子通道活性调控中的一个重点内容。

根据处于临床试验阶段的一些麻醉药的数据显示,不少新型药物表现出体外活性良好,体内活性极低,其药物浓度处于相当高的水平才发挥镇痛麻醉的效果。其中不少药物失去对通道亚型的选择性,并且半衰期缩短,血浆蛋白结合率较高及清除率高等多种临床应用问题,这反映了我们对离子通道的基础研究还不够明晰,不够全面。故应该继续深入对不同亚型通道的结构研究,药物-蛋白相互作用的关系研究以及合用配伍的临床试验研究,拓展研究方向,综合实验分析,试图构造出完整完善的用药方法体系。

目前基于钠离子通道基础研究的麻醉药研发是结构生物学与麻醉学科领域的交叉融合,进一步划分每类药物的具体使用情况以及严用用药指导,体现出的是对临床药物使用的科学化与规范化,以此建立起更加安全有效的用药标准体系。当然只有对生物分子基础构造的研究不断深入,对原理真相的不断探索,才有可能实现具有特异选择与安全高效性质的理想型麻醉药。

(付振霖)

参 考 文 献

[1] WAXMAN S G, DIB-HAJJ S D. The two sides of NaV1. 7:painful and painless channelopathies [J]. Neuron,2019,101(5):765-767.

[2] SOLE L,TAMKUN M M. Trafficking mechanisms underlying Nav channel subcellular localization in neurons[J]. Channels (Austin),2020,14(1):1-17.

[3] LI Z M,CHEN L X,LI H. Voltage-gated sodium channels and blockers:an overview and where will they go? [J]. Curr Med Sci,2019,39(6):863-873.

[4] LUIZ A P,MACDONALD D I,SANTANA-VARELA S,et al. Cold sensing by NaV1. 8-positive and NaV1. 8-negative sensory neurons[J]. Proc Natl Acad Sci U S A,2019,116 (9):3811-3816.

[5] CHOW C Y,CHIN Y K,WALKER A A,et al. Venom peptides with dual modulatory activity on the voltage-gated sodium channel NaV1. 1 provide novel leads for development of antiepileptic drugs[J]. ACS Pharmacol Transl Sci,2020,3(1):119-134.

[6] ISRAEL M R,TANAKA B S,CASTRO J,et al. NaV 1. 6 regulates excitability of mechanosensitive sensory neurons [J]. J Physiol,2019,597(14):3751-3768.

[7] BAKER M D,NASSAR M A. Painful and painless mutations of SCN9A and SCN11A voltage-gated sodium channels[J]. Pflugers Arch,2020,472(7):865-880.

[8] COLE B A,JOHNSON R M,DEJAKAISAYA H,et al. Structure-Based identification and characterization of inhibitors of the epilepsy-associated KNa1. 1(KCNT1) potassium channel[J]. iScience,2020,23(5):101100.

[9] JIANG D,SHI H,TONGGU L,et al. Structure of the cardiac sodium channel[J]. Cell,2020,180(1):122-134, e10.

[10] LIU J,TAN H,YANG W,et al. The voltage-gated sodium channel Nav1. 7 associated with endometrial cancer[J]. J Cancer,2019,10(20):4954-4960.

[11] NORENG S,LI T,PAYANDEH J. Structural pharmacology of voltage-gated sodium channels[J]. J Mol Biol, 2021:166967.

[12] WISEDCHAISRI G,TONGGU L,MCCORD E,et al. Resting-State structure and gating mechanism of a voltage-gated sodium channel[J]. Cell,2019,178(4):993-1003,e12.

[13] XIE J,KE M,XU L,et al. Structure of the human sodium leak channel NALCN in complex with FAM155A [J]. Nat Commun,2020,11(1):5831.

[14] DENOMME N,LUKOWSKI A L,HULL J M,et al. The voltage-gated sodium channel inhibitor, 4, 9-anhydrotetrodotoxin,blocks human Nav1. 1 in addition to Nav1. 6 [J]. Neurosci Lett,2020,724:134853.

[15] SULA A,HOLLINGWORTH D,NG L C T,et al. A tamoxifen receptor within a voltage-gated sodium channel [J]. Mol Cell,2021,81(6):1160-1169 e5.

[16] CASTRO J,MADDERN J,ERICKSON A,et al. Pharmacological modulation of voltage-gated sodium (NaV) channels alters nociception arising from the female reproductive tract[J]. Pain,2021,162(1):227-242.

[17] KERTH C M,HAUTVAST P,KORNER J,et al. Phosphorylation of a chronic pain mutation in the voltage-gated sodium channel Nav1. 7 increases voltage sensitivity [J]. J Biol Chem,2021,296:100227.

33 基于组学技术的红细胞贮存损伤相关代谢标志物研究进展

红细胞通过在胞质、脱落细胞核以及其他细胞器中填充高浓度的血红蛋白,以获取高能量的进化机制,在离体后不再有效,并随着体外贮存时间的增加,红细胞氧化、能量代谢物在胞质溶胶中堆积并相互作用,影响红细胞物理结构、化学成分,导致临床输血不良事件、术后并发症增加,如输血相关肺损伤、输血后免疫抑制、脓毒症,甚至可能会增加术后患者精神错乱等的概率。近年,组学技术的快速发展,从整体水平分析红细胞贮存损伤的研究逐渐增多,本文将针对贮存红细胞代谢标志物与输血结局存在潜在的负相关性进行综述。

一、红细胞的生理与代谢特点

红细胞进化过程中保持的特殊双凹圆盘状,能维持较大表面积和低代谢率,特殊的脂质双分子层半透膜选择性通过不同物质。红细胞在成熟过程中逐渐失去细胞核与细胞器,主要通过糖、铁、氨基酸和核苷酸代谢获取能量,其中最为重要的是葡萄糖代谢,且90%是通过无氧糖酵解途径产生腺苷三磷酸(ATP)供能,其余通过2,3-二磷酸甘油酸(2,3-DPG)支路来生成2,3-DPG,调节血红蛋白对氧的亲和力,以及磷酸戊糖途径生成还原型烟酰胺腺嘌呤二核苷酸(NADH),逆转红细胞内氧合血红蛋白自发氧化的甲基血红蛋白,来调控红细胞供氧功能,以及嘌呤补救途径合成嘌呤核苷,替代大规模通过非氧化阶段进入糖酵解途径,这些途径相互联系构成了一个完整的红细胞代谢体系,对于红细胞的体外保存具有重要意义。

二、组学

组学(omics)包括基因组学(genomics)、蛋白质组学(proteomics)、代谢组学(metabolomics)等,通过超高通量定量跟踪标记底物的实验研究,以其特有的特异性和敏感性从整体角度出发分析人类组织器官功能和代谢的状态。

代谢组学是针对生物体所有代谢物进行定量分析,寻找代谢物与生理、病理变化相对关系的研究方式,从生化活动的终端探究红细胞能量代谢和氧化损伤的变化,扩大对于代谢贮存损伤机制的理解,研究提示:红细胞贮存损伤速度可因供体而异,不同供血者的基因型、不同的饮食及环境因素将导致红细胞氧化还原、能量代谢标志物变化的异质性,如谷胱甘肽、ATP、次黄嘌呤、甲硫氨酸等,通过大规模的组学筛查有助于确定红细胞代谢的遗传基因因素。

三、红细胞代谢

(一)氨基酸代谢

氨基酸作为蛋白质的基本单位,参与红细胞代谢中的大多数反应,并与糖代谢、脂代谢等反应偶联,调控免疫反应。成熟红细胞的γ谷氨酰循环不完全,谷胱甘肽合成酶是储存过程中红细胞代谢年龄的一个关键标志,仅在红细胞贮存的第1阶段有活性,从第2阶段开始减少导致代谢产物5-氧脯氨酸累积,影响谷胱甘肽(GSH)稳态。谷胱甘肽还原酶、谷胱甘肽过氧化物酶(GPx)也参与调节细胞的氧化应激,谷胱甘肽还原酶的辅酶为磷酸戊糖旁路代谢提供NADPH,调节细胞膜物质代谢。贮存期间低温和氧化应激逐渐破坏GSH稳态,随着ATP的逐渐消耗而减少,GSH到第六周减少了27%,合成速度下降了45%。GSH、半胱氨酸还分别与腺苷二磷酸相关联,半胱氨酸与5-羟脯氨酸直接相关,乳酸和腺苷、丙氨酸,以及肌酸和丙氨酸存在间接相关性。S-腺苷基甲硫氨酸(SAM)是甲硫氨酸代谢的中间体,为红细胞提供半胱氨酸,用于GSH和烟酰胺腺嘌呤二核苷酸的从头合成,可作为次要标志物监测红细胞的代谢。研究者通过靶向代谢组学研究发现:GSH缺失会导致GPx失活,GPx作为一种自由基捕获酶,对自由基及衍生物具有极强的清除能力,具有降低脂质过氧化物的生成,预防氧化应激的能力是机体抗氧化监测指标之一。进一步化学蛋白组学筛选出GPx4分子,GPx4不仅通过阻止脂质过氧化,维持膜脂质双分子层稳态,同时也是调控红细胞铁死亡的关键因子,并有证据表明:GPx4可作为判断细胞铁死亡的参考标志物,随着贮存时间的延长,GPx4随之减少,膜脂质双分子层抗氧化能力降低,稳态失衡,这些加速了氧化损伤和诱发了免疫反应。

半胱氨酸作为 GSH 的前体，是细胞内重要的非酶类抗氧化物组成部分。半胱氨酸氧化可能是比脂质过氧化或蛋白质硝基化更敏感的氧化应激指标。半胱氨酸的巯基不可逆氧化，破坏了过氧化物酶的半胱氨酸氧化活性位点循环，抑制催化作用，半胱氨酸残基是血红蛋白 S-亚硝酰化和血红蛋白介导的一氧化氮信号转导所必需的残基，参与血红蛋白的氧化修饰，利用半胱氨酸残基分解过氧化物，硫氧还蛋白过氧化物酶 2（TPx2）与硫氧还蛋白（Trx）协同作用，能有效地清除细胞内源性 H_2O_2 及其他活性氧类物质对抗氧化应激，TPx2 缺乏会引起红细胞膜上蛋白质的半胱氨酸氧化、Band3 蛋白聚集，细胞内分子的变性，进而导致红细胞提前破坏。TPx2 缺陷的小鼠外周血中红细胞中异常形态细胞数量增加，活性氧族的含量也增加，甚至还有研究发现TPx2 与炎症诱导的氧化应激相关，因此可通过监测 TPx2来预测红细胞体外贮存的状态。

（二）铁代谢

血红蛋白四聚体中的每个 α 和 β 珠蛋白亚基都含有一种亚铁，生物进化过程中，失去线粒体的成熟红细胞为了增强抗氧化能力，通过高铁血红蛋白还原酶特异性地将血红蛋白铁保持在还原状态，即使在高氧浓度下也是如此，但是仍然有少量的血红蛋白会自发氧化，生成不稳定的高铁血红蛋白，其中的卟啉环可能会被红系血红素加氧酶-1（HO-1）分解代谢释放游离铁，并且与活性氧结合后，产生高度危险的羟基自由基，破坏血管，增加血管通透性，造成血管扩张。高铁血红蛋白降解产生的高铁血色素原，沉积于细胞膜脂质和骨架上，引起红细胞 Band3 蛋白聚集，招募IgG 和补体 C3，激活巨噬细胞识别、清除。有研究表明铁离子与腺苷二磷酸（ADP）、组氨酸、乙二胺四乙酸（EDTA）、柠檬酸盐等形成的螯合物能促进活性氧的形成作用，造成脂质过氧化现象，对膜脂和蛋白质造成继发性的氧化损伤。同样有研究发现，铁结合非转铁蛋白可介导血红蛋白氧化、红细胞包涵体和血红蛋白囊泡形成、溶血等，是导致老年人输血相关的不良现象发生的重要原因。通过蛋白组学证实：血红蛋白中检测到红细胞膜和囊泡内的羰基化蛋白，血红素铁参与调控与蛋白质氧化相关的气体运输、卸载等抗氧化作用。红细胞离体贮存 35d 后观察到循环铁代谢物，如非转铁蛋白结合铁（NTBI）非线性指数增加，催化了 ROS的产生，并促进了嗜铁细菌生长，这是与脓毒症或菌血症患者相关的考虑因素。

（三）一氧化氮代谢

一氧化氮（NO）与血红蛋白 β-93 位半胱氨酸相结合，在红细胞内以亚硝基化的半胱氨酸血红蛋白（SNO-Hb）和铁亚硝酰血红蛋白［Hb（FeⅡ）NO］的形式贮存，尽管 Hb 可以将血浆中存在的大量亚硝酸还原成 NO，红细胞内也有合成 NO 的替代途径，但贮存 3h 后 NO 含量就开始降低，1d后下降 70%，其后缓慢下降，至 21d 时无法检测。红细胞变形能力随着 NO 浓度降低而下降，不易通过微循环，导致局部组织氧供不足，毛细血管收缩，损伤血管内皮组织，从而使血小板异常聚集、并与血管内皮的黏附增加，促进凝血和血栓形成，影响了血红蛋白分子内某些氨基酸残基发生亚硝基化，影响 Band3 蛋白 N 末端与细胞膜内表面的血红蛋白结合，当微环境中 2,3-DPG、CO_2 等酸性物质增加时，血红蛋白氧释放能力降低，减弱波尔效应。由此可见，亚硝酸盐改善了"红细胞的贮存损伤"状况，从红细胞的硝酸还原酶活性中产生的分子 NO 可以与红细胞中储存的 GSH 相互作用产生亚硝基谷胱甘肽（GSNO），最终导致红细胞关键半胱氨酸部分的亚硝酰化，NO 还可以通过减轻膜脂质过氧化和蛋白质酪氨酸磷酸化，来减少缺氧引起的 RBC Band3蛋白的分子内交联，进而保护 Band3 蛋白的生理作用。另外 NO 结合血红蛋白形成高铁血红蛋白和硝酸盐，释放铁并导致脂质过氧化，结合核糖核苷酸还原酶的非血红素铁来抑制 DNA 合成。

（四）糖代谢

糖酵解是红细胞产能的唯一途径，通过代谢组学研究发现：贮存液中的葡萄糖在 42d 时减少一半，而代谢中间产物 6-磷酸己糖、1,6-二磷酸果糖、3-磷酸甘油醛在贮存前 2周增加，从第 14 天开始锐减；葡萄糖完成磷酸戊糖途径的氧化阶段后，进入嘌呤补救合成途径（PSP），贮存前期，腺嘌呤不断从上清液渗透到胞质，其磷酸化后的产物 ATP、ADP、AMP 和腺苷逐渐下降，乳酸水平不断增高，在贮存后期腺嘌呤也被消耗，腺苷三磷酸代谢产物次黄嘌呤（HX）和黄嘌呤显著增加，PSP 的激活又导致天冬氨酸的消耗和延胡索酸的积累。红细胞冷藏贮存期代谢产生的氧化脂质、嘌呤等，其与动物模型活体内输注红细胞所带来的不良反应直接相关，如输血相关的急性肺损伤。

红细胞的糖代谢途径调节中，甘油三酯磷酸脱氢酶（GAPDH）是一种进化上保守的酶，其活性位点上氧化还原敏感氨基酸残基 Cys152 和 His179 受到氧化损伤时，生化适应反应促进红细胞从无氧糖酵解到产生 NADPH 的戊糖磷酸途径（PPP）的代谢重编程，有助于突破糖酵解瓶颈，NADPH 不仅作为供氢体参与脂类代谢，还参与羟化反应，维持巯基酶的活性，生成还原型 GSH，对维持红细胞膜的完整性具有重要意义。然而最近有研究发现氧化的胞外GAPDH 可以发挥非糖化的兼职功能，通过清除循环中血细胞结合转铁蛋白的铁来参与铁的体内平衡代谢，以抵抗氧化应激损伤，然而这些代谢重新抢救机制似乎不足以完全对抗氧化损伤，在红细胞溶血的上清液中仍可检测到氧化功能受损的小分子代谢物（包括氧化脂质）。

（五）脂质氧化代谢

红细胞在贮存过程中，糖酵解减少、氧化应激增加导致产生的铁血红蛋白和羟基作为强有力的活性氧，启动脂质过氧化循环，严重地破坏细胞膜，产生具有生物活性的氧化不饱和脂肪酸。花生四烯酸（AA）作为亚油酸的代谢产物诱导氧化应激反应，刺激活性氧的产生，导致细胞膜破裂，释放血红素及铁离子，同时游离脂肪酸（FFA）还可诱导中性粒细胞释放超氧基,激活受体交互作用蛋白1(RIP1),同时抑制线粒体呼吸链中的复合酶Ⅰ和Ⅲ的活性,诱导生成大量的 ROS 攻击红细胞膜脂质,导致共轭二烯、丙二醛,以及其他短链的醛、酸随着贮存时间的延长而增加,使膜蛋白和磷脂交联,直接破坏质膜的磷脂双分子层结构和膜骨架蛋白,红细胞发生异形改变,导致细胞膜失去良好的流动性,脆性增加,溶血率增加。氧化应激程度逐渐加重促使甘油磷酰胆碱(GPC)显著增加,N-乙酰神经氨酸随细胞年龄的增长急剧下降,红细胞表面的负电荷减少,电泳迁移率下降,与带正电荷物质的结合力也下降,促使红细胞聚集,诱导红细胞形成缗线状红细胞簇,变形能力下降,半乳糖残基暴露出来,肝脏的 Kupffer 细胞和脾脏及外周的巨噬细胞表面的半乳糖残基受体能与其相互识别,使红细胞黏着在巨噬细胞表面并被吞噬。鼠模型研究提示:溶血脂质和单酰基甘油随着储存时间延长而增加,在脂质氧化前游离脂肪酸就从甘油磷脂中分解释放出来,并且两者存在明显的相关性,具有预测红细胞贮存损害的参考价值。

四、代谢组学在红细胞存储损伤研究中的应用

组学技术的引入,尤其是代谢组学在输血医学领域的应用,提高了我们对代谢储存损伤的动力学及其程度的理解,回顾性研究和临床试验研究表明下列4项是导致输血副作用的潜在促成因素:①体外贮存时间;②献血者对血液贮存损伤的遗传易感性;③输入贮存血液的单位数量;④献血者合并症(感染、糖尿病等)。甚至,还有研究小组已经确定不同遗传特性(如性别、血统、种族)不仅影响溶血倾向(自发或氧化和渗透损伤),而且还影响储存过程中的代谢变化。这些研究结果提示我们,是否可以引入个性化添加剂,让输血医学发展成为个性化医学领域的先驱学科?

红细胞贮存期间的小分子代谢物彼此之间存在代谢联系。例如:ATP、2,3-DPG 等高能磷酸盐化合物,不仅参与质子泵和谷胱甘肽合成,还涉及磷脂酰丝氨酸再循环、结构蛋白的磷酸化调节,以及最重要的血红蛋白-氧结合/卸载,以维持正常的能量代谢、内环境稳定、结构膜完整性和血红蛋白-氧结合动力学。过去的 100 年里,输血科学家设计了新的储存添加剂,以最大限度地减少储存引起的红细胞 ATP 和 2,3-DPG 的消耗。但是近来很多研究者利用稳定同位素标记示踪剂的方法揭示了,贮存环境的生化改变促使红细胞重新开始代谢编程及相关的动力学变化,最终确定了 3 个代谢阶段:第一阶段(贮存期的 1~10d),腺嘌呤代谢衰变开始;第二阶段(贮存期的 10~18d),核苷酸补救途径,代替磷酸戊糖途径,生成腺苷三磷酸,但是补救途经仍然导致腺嘌呤在第二阶段结束前就消耗完毕,且与储存时间相关,而与储存溶液中的浓度无关;第三阶段(贮存 18d后低温保存至 42d)中,通过戊糖磷酸途径的非氧化戊糖支路进入糖酵解,导致嘌呤降解产物的积累,如细胞外黄嘌呤和次黄嘌呤增加。

红细胞贮存后期,氨基酸反应产生的谷氨酸、丙氨酸和三羧酸循环代谢的中间产物,如苹果酸、延胡索酸、琥珀酸等在上清液中明显增高,以及其他与丝氨酸代谢相关的中间体,如甘氨酸、苏氨酸均相应增加。苹果酸在红细胞贮存的第二阶段被作为糖酵解途径中的替代途径,并与烟酰胺一起释放到细胞外环境中。同时还发现谷胱甘肽、5-氧脯氨酸也随贮存时间的延长,含量逐渐增加,因为成熟红细胞中缺乏羟脯氨酸氧化酶,红细胞代谢终末阶段出现在 γ 谷氨酰胺循环,5-氧脯氨酸也可作为氧化应激和谷胱甘肽动态平衡的标志物。

成熟的红细胞没有细胞器,但仍然保留有一些大分子机制,这些机制在生理或病理情况下至关重要。Bordbar A团队在研究红细胞代谢的系统生物学中发现:红细胞在贮存过程中的代谢变化,与其自身保持代谢平衡有关,且受到严格的与进化相关的保守酶活性的生化调控,且相互联系。核苷酸补救反应由核糖磷酸焦磷酸激酶和腺嘌呤磷酸核糖转移酶触发,导致腺苷二磷酸/腺苷三磷酸分解代谢增加,腺苷一磷酸(AMP)、腺苷酸琥珀酸裂解酶(ASL)、腺苷酸/腺苷三磷酸比率均增加,而天冬氨酸的消耗和延胡索酸的积累可能是由于 PSP 的激活来挽救嘌呤核苷酸脱氨基。

将来,输血医学、个体化医疗、临床生化研究都因"代谢联系"而有进一步的发展,今后也将成为我们新的关注方向。红细胞在面对不同的生理或病理情况下,代谢产物的相互联系也受到进一步的影响。例如:红细胞中的葡萄糖-6-磷酸脱氢酶缺乏是由特定的酶突变决定,会导致不同的代谢重新编程,此酶缺陷的供体血液会导致红细胞在贮存期间的结构、性能改变,影响受血者临床治疗效果。现已通过蛋白质组学证实发现:葡萄糖-6-磷酸脱氢酶缺乏的供体会出现与乳酸、丙氨酸代谢重新排列的连锁表型,通过细胞溶质中的二/三羧酸代谢酶,将柠檬酸盐代谢为苹果酸盐和乳酸盐。

五、红细胞代谢产物对机体免疫影响

早在 1981 年,Siegel 的团队在 *Lancet* 上提出了"红细胞免疫系统"的概念,认为红细胞通过免疫黏附来发挥其免疫作用。后续不同学者又展开了相应的研究证实红细胞上存在许多免疫相关分子,相互联系,共同行使免疫监视任务。现已证实:红细胞在体外贮存期间,代谢产物的积聚会导致不同程度的免疫相关物质的改变,输注长时间体外贮存的红细胞会诱发免疫抑制等问题。

体外贮存的红细胞上清液中,累积的前炎症脂质和生物应答调节剂(BRM),如细胞因子、趋化因子、生物活性脂质和代谢物,可激活先天免疫器官,产生更多活性氧,活性氧促进囊状微粒的溶解或脱落,释放游离血红蛋白、血红素和铁离子,还产生更多的活性氧,抑制了 NO 的固有免疫调节作用,导致炎症级联反应。

贮存红细胞浓缩上清液中，累积的红细胞衍生微粒（RMP）、髓过氧化物酶（MPO）激活中性粒细胞级联反应，启动多形核白细胞（PMN），导致输血相关性急性肺损伤（TRALI）等不良事件。中性粒细胞作为红细胞衍生的免疫调节分子的靶点，当暴露于溶血磷脂酰胆碱（LPC）时，激活NADPH氧化酶，诱发超氧阴离子生成，增强脂质介导的HX-XO产生的活性氧作用，增加黏附分子（CD11、CD16、CD11b）表达和N-甲酰-Met-Leu-Phe趋化性，诱发膜异质性和脱颗粒现象的"细胞呼吸爆发"，释放超氧化物，共同导致免疫功能受抑制，Williams和他的同事证明厌氧储存的红细胞改善了与失血性休克相关的全身代谢参数，并防止了促炎细胞因子的释放。

随着贮存时间的延长，红细胞PS外翻暴露显著增多，被巨噬细胞识别、吞噬的概率增加，释放的血红素通过各种途径影响机体免疫系统。血红素激活机体固有免疫系统，诱导蛋白激酶C和ROS的产生，加重氧化应激反应，诱导中性粒细胞迁移，调节磷脂酰肌醇3-激酶、NF-κB信号、抗凋亡基因的转录，直接抑制中性粒细胞凋亡。血红素在上皮细胞中通过诱导巨噬细胞产生促炎脂质介质白三烯B4（LTB4），释放促炎性细胞因子，或通过中心粒细胞弹性蛋白酶（NE）内的Toll样受体4（TLR4）激活巨噬细胞，减少巨噬细胞凋亡，诱发急性炎症反应；刺激效应蛋白MyD88和TLR4激活释放大量的白介素8（IL-8），趋化并激活中性粒细胞，协同促进中性粒细胞的溶酶体酶活化和吞噬作用，继而激发巨噬细胞极化。血红素在内皮细胞中可刺激炎症小体NLRP3活化诱导巨噬细胞产生大量IL-1β，共同导致炎症反应的发生。

贮存期增多的代谢物，如红细胞微泡（RBC-MV）可降低中性粒细胞激活阈值，并作为C5和C3转化酶发挥作用，独立于经典或替代途径激活补体放大促炎回路。Huber-Lang等在免疫复合物介导的肺损伤小鼠模型中也发现了凝血酶介导的C5裂解的证据，于是将体内凝血、补体激活和全身炎症联系起来，证明代谢产生的可溶性CD40配体（SCD40L）为T和B细胞活化和增殖的关键调节因子，介导更多淋巴细胞活化、内皮炎症和细胞因子产生。糖尿病患者，在血糖水平升高的情况下，红细胞被认为含有更多的晚期糖基化终产物（AGE），激活NF-κB途径，随后通过AGE受体（RAGE）相互作用于内皮细胞受体产生ROS，同时ROS又可增加糖基化终产物N-羧甲基赖氨酸（N-CML），通过小鼠模型显示，以RAGE依赖的方式暴露于N-CML化合物后，细胞内NF-κB活化和表面血管细胞黏附分子表达增加，促进内皮细胞活性氧生成和损伤，潜在的诱发了免疫相关疾病。

六、问题与展望

通过前期基于系统生物学的预测和新解决方案的组学研究来开发新的储存添加剂，为个体化血液贮存技术找到更多的理论依据，优化血液贮存条件，提高红细胞体外贮存质量和临床输血治疗效果。但是贮存红细胞体内代谢的研究较为缺乏，需要我们今后进一步深入探究。

（王欢）

参 考 文 献

[1] D ALESSANDRO A. Benford's law and metabolomics：A tale of numbers and blood[J]. Transfusion and Apheresis Science,2020,59(6):103019.

[2] SPIETH PM,H ZHANG. Storage injury and blood transfusions in trauma patients[J]. Current Opinion in Anaesthesiology,2018,31(2):234-237.

[3] D'ALESSANDRO A,ZIMRING J C,BUSCH M. Chronological storage age and metabolic age of stored red blood cells：are they the same？[J]. Transfusion,2019,21(3):139-140.

[4] PULLIAM K E,JOSEPH B,VEILE R A,et al. Expired but not yet dead：examining the red blood cell storage lesion in extended-storage whole blood[J]. Shock,2021,55(4):526-535.

[5] WITHER M,DZIECIATKOWSKA M,NEMKOV T,et al. Hemoglobin oxidation at functional amino acid residues during routine storage of red blood cells[J]. Transfusion,2016,56(2):421-426.

[6] YANG W S,SRIRAMARATNAM R,WELSCH M E,et al. Regulation of ferroptotic cancer cell death by GPX4[J]. Cell,2014,156(1/2):317-331.

[7] DE WOLSKI K. Metabolic pathways that correlate with post-transfusion circulation of stored murine red blood cells[J]. Haematologica,2016,101(5):578-586.

[8] KOCH C G. Real age：red blood cell aging during storage[J]. The Annals of thoracic surgery,2019,107(3):973-980.

[9] RAPIDO F,BRITTENHAM G M,BANDYOPADHYAY S,et al. Prolonged red cell storage before transfusion increases extravascular hemolysis[J]. J Clin Invest,2017,127:375-382.

[10] PAGLIA G. Biomarkers defining the metabolic age of red blood cells during cold storage[J]. Blood,2016,128(13):e43-50.

[11] D'ALESSANDRO A. Protect, repair, destroy or sacrifice：a role of oxidative stress biology in inter-donor variability of blood storage？[J]. Blood transfusion,2019,17(4):281-288.

[12] JAMSHIDI N. Metabolome Changes during in vivo red cell aging reveal disruption of key metabolic pathways[J]. iScience,2020,23(10):101630.

[13] RAPIDO F,BRITTENHAM G M,BANDYOPADHYAY

S,et al. Prolonged red cell storage before transfusion increases extravascular hemolysis[J]. J Clin Invest,2017,127(1):375-382.

[14] D'ALESSANDRO A,CULP-HILL R,REISZ J A,et al. Recipient epidemiology and donor evaluation Study-Ⅲ(REDS-Ⅲ). Heterogeneity of blood processing and storage additives in different centers impacts stored red blood cell metabolism as much as storage time:lessons from REDS Ⅲ-Omics[J]. Transfusion,2019,59(1):89-100.

[15] YOSHIDA T,PRUDENT M,D'ALESSANDRO A. Red blood cell storage lesion:causes and potential clinical consequences[J]. Blood Transfus,2019,17(1):27-52.

[16] PAGLIA G,Sigurjónsson Ó E,BORDBAR A,et al. Metabolic fate of adenine in red blood cells during storage in SAGM solution[J]. Transfusion,2016,56(10):2538-2547.

[17] BORDBAR A,JAMSHIDI N,PALSSON B O. iAB-RBC-283:A proteomically derived knowledge-base of erythrocyte metabolism that can be used to simulate its physio-logical and patho-physiological states[J]. BMC systems biology,2011,5(1):110.

[18] SIEGEL I,LIU T L,GLEICHER N. The red-cell immune system[J]. The lancet,1981,318(8246):556-559.

[19] SILLIMAN C C,KELHER M R,KHAN S Y,et al. Supernatants and lipids from stored red blood cells activate pulmonary microvascular endothelium through the BLT2 receptor and protein kinase C activation[J]. Transfusion,2017,57:2690-2700.

[20] XIE R,YANG Y,ZHU Y,et al. Microparticles in red cell concentrates prime polymorphonuclear neutrophils and cause acute lung injury in a two-event mouse model[J]. Int Immunopharmacol,2018,55:98-104.

[21] LANG E,POZDEEV V I,XU H C,et al. Storage of erythrocytes induces suicidal erythrocyte death[J]. Cell Physiol Biochem,2016,39(2):668-676.

[22] OH J Y,MARQUES M B,XU X,et al. Damage to red blood cells during whole blood storage[J]. J Trauma Acute Care Surg,2020,89(2):344-350.

34 铁死亡代谢途径及信号通路

细胞死亡是细胞周期中不可避免的重要环节,标志着细胞生命的结束。传统意义上,细胞死亡主要分为凋亡和坏死。近年来,随着人们对细胞死亡方式研究的不断深入,多种新型的细胞程序性死亡(regulated cell death,RCD)模式被发现,如铁死亡、自噬、焦亡和坏死性凋亡等,它们具有独特的生物学过程和病理生理特征。2012年,Dixon等首次发现并报道铁死亡——这是一种依赖铁离子的、脂质过氧化介导的非凋亡性细胞死亡方式。随着铁死亡相关研究的逐渐开展,一系列参与调节铁死亡的代谢途径和信号通路被发现,如细胞内铁离子的蓄积、谷胱甘肽过氧化物酶4(glutathione peroxidase 4,GPx4)的失活、谷胱甘肽(glutathione,GSH)的耗竭和脂质过氧化,这些都对铁死亡的发生和发展都起着至关重要的作用。最近越来越多的研究证明了铁死亡与肿瘤、炎症、神经系统疾病等多种病理生理过程密切相关,且在机体多种组织及器官中广泛存在。目前,铁死亡已成为探索细胞死亡方式及疾病发生发展机制的新热点。

一、铁死亡概述

作为一种新型的细胞死亡方式,铁死亡在形态学、生化特征上均不同于目前已知的细胞自噬、凋亡、坏死、焦亡。当细胞内铁离子稳态失调,引起脂质活性氧(reactive oxygen species,ROS)过度蓄积,一旦超过细胞自身的抗氧化能力就可使细胞的脂质、蛋白、核酸发生不可逆的损伤,从而引发铁死亡。铁死亡的细胞形态学特征主要表现为细胞膜完整,线粒体体积缩小,电子密度增加,线粒体嵴减少甚至消失,线粒体膜皱缩和外膜破裂,细胞核大小正常无染色质浓聚等特点。从细胞生化角度,铁死亡的细胞会出现还原性铁的激活、含多不饱和脂肪酸(polyunsaturated fatty acid,PUFA)的磷脂过氧化、脂质过氧化物降解功能丧失等特点。铁死亡的形态、生化特征与其他形式的细胞死亡之间均存在明显差异,作为一种新的细胞死亡方式,它的发现可能为研究许多疾病的发病机制和治疗策略提供新思路。

二、铁死亡与细胞内代谢

(一)铁代谢异常

铁是细胞发生脂质过氧化物积累和铁死亡所必需的金属元素,因此参与铁离子贮存、转运、结合及解离的相关蛋白对铁死亡均起一定的调节作用。生理情况下,细胞内的铁通过吸收和代谢保持相对平衡。膳食铁主要以 Fe^{3+} 的形式被肠上皮细胞吸收,在与转铁蛋白(transferrin,Tf)结合后通过细胞膜上的转铁蛋白受体(transferrin receptor,TfR)进入细胞内。随后,细胞内的 Fe^{3+} 被前列腺六段跨膜上皮抗原3(six-segment transmembrane epithelial antigen of the prostate 3,STEAP3)还原成为 Fe^{2+} 后,在二价金属转运体1(divalent metal transporter 1,DMT1)或锌铁调控蛋白家族8/14(Zrt-and Irt-like proteins 8 and 14,ZIP8/14)的介导下释放到胞质内不稳定铁池中。这些铁转运及代谢相关蛋白的异常表达或功能失调将会使细胞内铁离子浓度失衡,发生铁超载。此时细胞内产生的过量 Fe^{2+} 可以通过 Fenton 反应直接催化脂质 ROS 生成,造成细胞内的脂质 ROS 不断积累,从而引发铁死亡。近期也有研究发现,除了参与铁代谢过程的蛋白质外,具有铁调节作用的基因也可介导铁死亡。例如,敲除膜铁转运蛋白 FPN 基因的细胞通过抑制铁的代谢促进了 Erastin 诱导的铁死亡。相反,抑制编码铁代谢关键调节因子-铁反应元件结合蛋白2(recombinant iron responsive element binding protein 2,IREB2)则明显抑制了 Erastin 诱导的铁死亡。铁调节蛋白2(iron regulatory protein 2,IRP2)、血红素加氧酶1(heme oxygenase-1,HO-1)和线粒体 CDGSH 铁硫域1(recombinant human CDGSH iron sulfur domain 1,CISD1)均可通过控制细胞内游离铁水平介导铁死亡。

(二)氨基酸代谢异常

由氨基酸代谢异常导致的铁死亡主要与细胞内具有抗氧化作用的 GSH 含量改变有关,其中与 GSH 生物合成及降解相关的 GPx4、胱氨酸-谷氨酸反向转运体(cystine/glutamate antiporter system,System xc-)、转硫途径及一系列蛋白因子均可参与铁死亡的调节。

GSH 是铁死亡过程中氨基酸代谢的核心物质,由半胱氨酸、谷氨酸和甘氨酸合成。胱氨酸进入细胞后被还原成半胱氨酸,参与 GSH 的合成。在 GPx4 的催化下,GSH 可将有毒性的脂质过氧化物还原为无毒性的脂肪醇,故 GSH 是避免细胞发生铁死亡的重要保护性代谢物。此过程中以 GPx4 为关键酶,GSH 为还原剂,介导脂质过氧化物的还原反应,负性调控铁死亡。半胱氨酸是合成 GSH 的主要物质之一,在细胞内的来源主要有两条途径:一条是依赖 System xc- 途径;另一条是依赖转硫途径。这两条途径的受损会对铁死亡的发生发展具有一定的促进作用。

半胱氨酸是合成 GSH 的关键原料,其进入细胞的主要途径之一就是通过 System xc- 转入。System xc- 是一个由溶质载体家族 7 成员 11(solute carrier family 7 member 11,SLC7A11)和溶质载体家族 3 成员 2(solute carrier family 3 member 2,SLC3A2)两个亚基组成的转运体。System xc- 位于细胞膜上,可以 1:1 的比例将谷氨酸转运至胞外,同时将细胞外的胱氨酸转运至胞内。进入细胞内的胱氨酸被还原成半胱氨酸,参与 GSH 的合成。当 System xc- 功能受损,细胞内半胱氨酸不足,继而 GSH 合成受到影响,最终引发铁死亡。

GPx4 是机体内广泛存在的一种重要抗氧化酶,可以通过其酶活性削弱脂质过氧化物的毒性并保持细胞膜脂质双分子层的稳态,是抑制铁死亡的强效调节酶,它的活性或表达降低也可导致铁死亡。由于 GPx4 可以催化 GSH 将有毒的脂质过氧化物还原为无毒的脂肪醇,故 GPx4 在铁死亡过程中起到重要调节作用。过表达 GPx4 可抑制 ROS 的产生从而抑制脂质过氧化;相反,阻断 GPx4 可促进 ROS 积累从而引发铁死亡。尽管敲除 *GPx4* 基因还被发现可通过坏死、凋亡或焦亡的方式损害组织,但 GPx4 对于铁死亡的调节是必不可少的。

转硫途径是体内蛋氨酸合成半胱氨酸的重要途径,可以将蛋氨酸的硫原子转移到丝氨酸以产生半胱氨酸,是半胱氨酸匮乏时维持细胞生长的关键途径。半胱氨酸是细胞增殖过程中必不可少的一种非必需氨基酸,不仅可作为蛋白质合成的原料,也是参与 GSH 等抗氧化作用以防止细胞氧化损伤的关键底物。当半胱氨酸缺乏时,细胞除了通过 System xc- 获取半胱氨酸之外,还能通过转硫途径合成半胱氨酸,使细胞内 GSH 水平恢复,保护细胞免受氧化损伤。故上调转硫途径相关基因可抑制细胞铁死亡。

(三)脂质代谢异常

脂质在维持细胞形态和功能中发挥重要作用,包括生物膜的组成、能量的储存以及信号传递等。脂质代谢异常可引发铁死亡。研究表明,铁死亡是一类含 PUFA 的磷脂过度氧化所引起的细胞死亡,该类磷脂在细胞膜中大量存在。PUFA 是细胞膜的脂质双分子层结构的重要组成成分,也是细胞膜具有流动性和变形性的分子基础,但其所含的碳碳双键具有不稳定性,容易发生脂质过氧化,为铁死亡

的发生提供物质基础。Dixon 等在 2015 年通过单倍体细胞株筛选的方法找到在铁死亡通路中合成 PUFA 起关键作用的两种酶:长链脂酰辅酶 A 合成酶 4(acyl-CoA synthetase long chain family member 4,ACSL4)及与脂质重塑相关的溶血卵磷脂酰基转移酶 3(lysophospatidylcholine acyltransferase 3,LPCAT3)。当这两个酶的编码基因被敲除时,PUFA 的合成减少,铁死亡被抑制;相反,当有足够的花生四烯酸或其他 PUFA 存在时,铁死亡诱导剂更容易诱导细胞产生较多的脂质过氧化物,促进铁死亡的发生。

铁死亡的核心过程是 PUFA 积累和脂质过氧化致细胞内出现脂质过氧化产物堆积,细胞内的脂质过氧化分为两种,即酶促的脂质过氧化和非酶促的脂质过氧化。酶促的脂质过氧化是指在脂氧合酶(lipoxygenase,LOX)的催化下,游离的 PUFA 生成各种脂质过氧化氢的过程,减少 LOX 表达能有效改善由 Erastin 诱导的铁死亡。而非酶促的脂质过氧化又称为脂质的自氧化,是一种自由基介导的链式反应。持续的氧化反应以及 PUFA 的耗竭改变了细胞膜的流动性,使膜的通透性增加,最终导致细胞死亡。研究发现铁死亡与神经系统疾病密切相关,这与神经系统中 PUFA 含量较高有关,尤其是在亨廷顿病的研究中,人们发现铁离子抑制剂可以抑制表达亨廷顿蛋白的神经元死亡。

脂质 ROS 的积累是铁死亡发生的另一个重要原因。ROS 是一类部分还原的含氧分子,包括过氧化物、超氧阴离子和自由基,它们对维持细胞和组织的稳态至关重要。大多数与铁死亡相关的 ROS 来自 Fenton 和 Haber-Weiss 反应,随后它们与脂质膜上的 PUFA 相互作用并形成脂质ROS,当胞内大量脂质 ROS 积累就会引起细胞发生铁死亡。LOX 可能通过催化 PUFA 氧化成脂质过氧化氢并在胞质中存在大量铁离子的情况下形成有毒的脂质自由基,从而参与铁依赖的脂质 ROS 形成,最终引起细胞损伤。同时这些有毒的自由基可转移 PUFA 附近的质子,促进脂质氧化反应从而造成更严重的氧化性损伤。胞质 ROS 消除剂(N-乙酰半胱氨酸)和线粒体靶向抗氧化剂(MitoQ)都可以通过阻断 ROS 的产生来减轻 Erastin 及其类似物诱导的铁死亡。NADPH 作为一种重要的细胞内还原剂,也可通过消除脂质过氧化物(尤其是中枢神经系统中的脂质过氧化物)降低铁死亡的敏感性。

三、铁死亡相关的信号通路

(一)核转录因子红系 2 相关因子 2(Nrf2)

Nrf2 是细胞抗氧化反应的关键转录因子,也是细胞核中两个主要的铁死亡信号分子之一。生理情况下,Nrf2 与 Kelch 样 ECH 相关蛋白 1(Kelch-like ECH-associated protein 1,KEAP1)在细胞质中结合,此时处于未激活状态。细胞氧化应激后,铁死亡诱导剂抑制 KEAP1,使细胞内 Nrf2 和 KEAP1 相互分离,Nrf2 转移至细胞核,其下游抗氧化保护分子的转录被激活,而 KEAP1 被降解。Nrf2 的活化减少了

细胞铁的摄入，限制了 ROS 的产生，增强了细胞抗氧化能力。因此，Nrf2 能够抑制铁死亡的发生。此外，GSH 催化和调节依赖的亚基（GCLC/GCLM、谷胱甘肽合成酶（glutathione synthetase，GSS）和 SLC7A11）也是 Nrf2 的下游转录调节靶点。激活 KEAP1-Nrf2 信号通路能促进 System xc-和 GPx4 的表达，加快胱氨酸-谷氨酸的转运，从而清除积累的脂质过氧化物，抑制铁死亡的发生。

（二）p53 基因

细胞核中的另一个主要的铁死亡信号分子为 p53，它是一种抑癌基因，在氧化应激刺激下可被激活。最近研究发现 p53 通过转录或翻译后修饰机制在调控铁死亡中具有复杂的双重作用。一方面，p53 作为 SLC7A11 的转录抑制因子参与了铁死亡过程，由于 SLC7A11 是 System xc-的重要组成成分，因此 p53 的作用机制是通过下调 SLC7A11 从而抑制 System xc-摄取胱氨酸，致使胱氨酸依赖的 GPx 活性降低，进而降低了 GSH 的合成，使胞内活性铁堆积，引起细胞铁死亡。此外，也有研究证明 p53 可以通过增强谷氨酰胺酶2（glutaminase 2，GLS2）及亚精胺/精胺 N1-乙酰转移酶1（spermidine/spermine N1-acetyl transferase 1，SAT1）的表达来引发铁死亡。其中，GLS2 通过降低 GSH 和增加细胞ROS 水平来参与铁死亡的调节；SAT1 可促进 15-LOX（一种铁结合酶）的表达和激活来增强 PUFA 氧化和脂质过氧化从而参与铁死亡的调节。另外，有报道指出 p53 可通过直接抑制二肽基肽酶4（dipeptidyl peptidase-4，DPP4）的活性或促进细胞周期蛋白依赖性激酶抑制剂 1A（cyclin-dependent kinase inhibitor，CDKN1A）的表达来抑制铁死亡。

（三）热激蛋白（heat shock protein，HSP）

热激蛋白-β1（heat shock protein-β1，HSPB1）是癌细胞铁死亡的负性调节因子。Erastin 能刺激肿瘤细胞中热休克因子1（heat shock factor 1，HSF1）依赖的 HSPB1 的表达。下调 HSF1 和 HSPB1 可增强 Erastin 诱导的铁死亡，热休克预处理和 HSPB1 过表达则可抑制 Erastin 诱导的铁死亡。蛋白激酶 C 介导的 HSPB1 磷酸化通过减少铁超载引发的ROS 的产生来保护机体免受铁死亡损害。抑制 HSF1-HSPB1 通路和 HSPB1 磷酸化可增加 Erastin 在小鼠肿瘤模型中的抗癌活性。上述研究提示 HSPB1 在铁死亡中的重要作用。除了 HSPB1，定位于内质网上的热激蛋白 A5（heat shock protein A5，HSPA5）被证实可结合并稳定 GPx4，大大增强细胞的抗氧化能力，也可能对铁死亡起一定的负性调节作用。

（四）丝裂原激活的蛋白激酶（mitogen-activated protein kinase，MAPK）

研究发现 MAPK 通路可促进癌细胞发生 Erastin 诱导的铁死亡，在 RAS 突变的癌细胞中，阻断 MAPK 家族当中的 RAS、RAF、MEK、ERK 等，可抑制 Erastin 引起的铁死亡，但其具体机制尚不完全明确。

（五）电压依赖性阴离子通道（voltage-dependent anion channel，VDAC）

Yagoda 等在早期研究中发现 VDAC 是 Erastin 引起的铁死亡的直接作用靶点，Erastin 可结合于此靶点并调节物质运输。Erastin 处理含有致癌 RAS 基因的细胞可以通过氧化、非凋亡机制触发铁死亡。通过干扰 VDAC2 或 VDAC3 的表达会导致 Erastin 抵抗，这意味着这两种 VDAC 亚型均参与了 Erastin 介导的铁死亡。这些结果提示 VDAC 蛋白配体可选择性地诱导一些 RAS-RAF-MEK 通路激活突变的肿瘤细胞发生铁死亡。

（六）甲羟戊酸途径

Shimada 等发现甲羟戊酸途径的两个重要产物——异戊烯焦磷酸（isopentenyl pyrophosphate，IPP）和辅酶 Q10（coenzyme Q10，CoQ10）均可参与调节铁死亡。IPP 对胆固醇生物合成、硒代半胱氨酸转移酶的异戊烯基化和 CoQ10 的产生至关重要，其可通过调节硒代半胱氨酸 tRNA 的成熟来调节 GPx4 的合成。CoQ10 作为一种亲脂性自由基捕获抗氧化剂，可以被肉蔻酰化修饰的铁死亡抑制蛋白 1（ferroptosis suppressor protein 1，FSP1）抑制，从而使细胞抗氧化能力下降，脂质过氧化物增多，最终诱发铁死亡。研究发现，敲除 FSP1 基因的细胞更容易被诱导发生铁死亡，而这一过程可被过表达 FSP1 所抑制。

（七）血红素加氧酶1（HO-1）

HO-1 是一种催化血红素生成亚铁和胆绿素的酶，在铁死亡调控中起双重作用。一方面，HO-1 具有细胞保护作用，可作为抗炎、抗肿瘤、抗增殖、抗凋亡和抗氧化介质。过表达 HO-1 可减轻肾脏细胞的铁死亡，而敲除 HO-1 可增强 Erastin 诱导的细胞铁死亡。另一方面，HO-1 的过度激活也可以使细胞内积累大量 Fe^{2+}，促进 ROS 的生成，最终导致细胞铁死亡。HO-1 抑制剂锌原卟啉Ⅸ（zinc protoporphyrin-Ⅸ，ZnPP-Ⅸ）可阻止 Erastin 引发的癌细胞铁死亡，氯化血红素和 CO 释放分子可通过促进 HO-1 的表达并增强膜脂过氧化作用进而促进 Erastin 诱导的铁死亡。因此，HO-1 对铁死亡的调控具有双重作用。

（八）核受体活化辅助因子4（nuclear receptor coactivator 4，NCOA4）

有研究报道自噬亦可以通过影响铁离子代谢，进而调节细胞对铁死亡诱导剂的敏感性。Mancias 等发现 NCOA4——一种选择性转运受体，可特异性识别铁蛋白，并将其转运至溶酶体，溶酶体将其中的铁离子释放入细胞质变为游离铁同时生成氧自由基，而后通过 Fenton 反应引发氧化损伤。下调 NCOA4 基因或沉默自噬相关基因（autophagy-related gene，ATG），如 ATG3、ATG5、ATG7 和 ATG13 可通过减少铁蛋白降解、铁离子的积累及脂质过氧化来抑制铁死亡，反之则促进铁死亡。进一步的研究发现 ATG5-ATG7-NCOA4 自噬通路在铁死亡中发挥重要调节作用，其可能是铁死亡相关疾病的潜在治疗靶点。

四、结语和展望

铁死亡作为一种新型 RCD 模式，自被首次报道以来受到广泛关注。随着研究不断深入,研究人员发现铁死亡在多种病理生理过程中发挥重要作用,且其调控机制十分复杂。本文综述铁死亡的最新研究进展,发现除铁离子、氨基酸、脂质的代谢途径调控铁死亡外,多种信号调节因子如Nrf2、p53等也参与了铁死亡的调节。目前研究发现铁死亡在肿瘤、神经系统疾病等多个领域发挥重要作用,深入研究铁死亡的病理生理机制将为相关疾病治疗和预防提供新思路。

(徐文婷)

参 考 文 献

[1] DIXON S J,LEMBERG K M,LAMPRECHT M R,et al. Ferroptosis:an iron-dependent form of nonapoptotic cell death[J]. Cell,2012,149(5):1060-1072.

[2] DIXON S J,STOCKWELL B R. The role of iron and reactive oxygen species in cell death [J]. Nat Chem Biol, 2014,10(1):9-17.

[3] SHAH R,MARGISON K,PRATT D A. The potency of diarylamine radical-trapping antioxidants as inhibitors of ferroptosis underscores the role of autoxidation in the mechanism of cell death[J]. ACS Chem Biol,2017,12(10):2538-2545.

[4] AYALA A,MUNOZ M F,ARGUELLES S. Lipid peroxidation:production,metabolism,and signaling mechanisms of malondialdehyde and 4-hydroxy-2-nonenal[J]. Oxid Med Cell Longev,2014,2014:360438.

[5] CHANG L C,CHIANG S K,CHEN S E,et al. Heme oxygenase-1 mediates BAY 11-7085 induced ferroptosis[J]. Cancer Lett,2018,416:124-137.

[6] URSINI F,MAIORINO M,VALENTE M,et al. Purification from pig liver of a protein which protects liposomes and biomembranes from peroxidative degradation and exhibits glutathione peroxidase activity on phosphatidylcholine hydroperoxides[J]. Biochim Biophys Acta,1982,710(2):197-211.

[7] KOPPULA P,ZHANG Y,ZHUANG L,et al. Amino acid transporter SLC7A11/xCT at the crossroads of regulating redox homeostasis and nutrient dependency of cancer[J]. Cancer Commun (Lond),2018,38(1):12.

[8] YANG W S,SRIRAMARATNAM R,WELSCH M E,et al. Regulation of ferroptotic cancer cell death by GPx4[J]. Cell,2014,156(1/2):317-331.

[9] MCBEAN G J. The transsulfuration pathway:a source of cysteine for glutathione in astrocytes[J]. Amino Acids, 2012,42(1):199-205.

[10] KAGAN V E,MAO G,QU F,et al. Oxidized arachidonic and adrenic PEs navigate cells to ferroptosis[J]. Nat Chem Biol,2017,13(1):81-90.

[11] SUN X,NIU X,CHEN R,et al. Metallothionein-1G facilitates sorafenib resistance through inhibition of ferroptosis[J]. Hepatology,2016,64(2):488-500.

[12] JIANG L,KON N,LI T,et al. Ferroptosis as a p53-mediated activity during tumour suppression [J]. Nature, 2015,520(7545):57-62.

[13] KHOO K H,VERMA C S,LANE D P. Drugging the p53 pathway:understanding the route to clinical efficacy[J]. Nat Rev Drug Discov,2014,13(3):217-236.

[14] GREEN D R,KROEMER G. Cytoplasmic functions of the tumour suppressor p53 [J]. Nature, 2009, 458 (7242):1127-1130.

[15] SUN X,OU Z,XIE M,et al. HSPB1 as a novel regulator of ferroptotic cancer cell death[J]. Oncogene,2015,34(45):5617-5625.

[16] SHIMADA K,SKOUTA R,KAPLAN A,et al. Global survey of cell death mechanisms reveals metabolic regulation of ferroptosis[J]. Nat Chem Biol,2016,12(7):497-503.

[17] GAO M,MONIAN P,PAN Q,et al. Ferroptosis is an autophagic cell death process[J]. Cell Res,2016,26(9):1021-1032.

35 机械敏感性离子通道Piezo的结构及生物功能

机械力是生物体生命活动中普遍存在的一种物理刺激,其对痛觉、红细胞容积调控及神经细胞发育等多种生理过程至关重要。机械信号转导过程是上述生理过程的关键环节,这一转导过程可将细胞外部机械力刺激转换为细胞内部的生物化学信号。作为机械力信号转导过程中的关键传感器,机械敏感性离子通道广泛存在于从细菌到哺乳动物的多种生物体。而且大量的研究已经揭示了真核细胞中多种不同的离子通道可以感知各种形式的机械力。这些已经发现的机械敏感离子通道包括瞬时受体电位(transient receptor potential,TRP)通道和电压门控的 Na^+、K^+、Ca^{2+} 通道,其功能障碍可能与多种人类遗传疾病密切相关。值得注意的是,尽管在无脊椎动物中发现了多种机械敏感性离子通道,但它们在哺乳动物中缺乏同源性或缺失机械敏感功能。此外,大多数已经发现的机械敏感性离子通道(尤其是 TRP 通道)不仅可以被机械刺激激活,而且还能被化学物质、温度、渗透压和温度(>27~34℃)激活。因此,寻找真正的机械敏感性离子通道并探究其分子结构对于理解机械力信号转导过程至关重要。

Piezo 蛋白是 Coste 等于 2010 年在 *Science* 上首次发表的真正完全意义上的机械敏感性离子通道,其可以且仅可以被机械刺激直接激活而不需要其他蛋白的参与。Piezo 家族目前含有 Piezo1 和 Piezo2 两个成员,Piezo1 主要存在于肺、膀胱、皮肤等非神经组织中,Piezo2 主要存在感觉神经元中,如背根神经节(dorsal root ganglia,DRG)感觉神经元和梅克尔细胞。自 Piezo 蛋白家族被发现以来,人们为揭示其结构和生物学功能了做出了巨大的努力。例如,最近多篇文章报了 Piezo1 在低温电子显微镜(cryo-EM)下的分子结构。此外,Piezo 通道与多种病理和生理过程有关,包括红细胞体积调节、细胞分裂和先天免疫。Piezo 通道突变与多种遗传性人类疾病有关,如常染色体隐性先天淋巴发育不良、遗传性干瘪细胞增多症和肌萎缩伴围产期呼吸窘迫常染色体隐性综合征。鉴于 Piezo 蛋白在理解机械力信号转导过程中的重要性,本文重点介绍 Piezo 蛋白的结构、动力学特性和生物学功能,同时也简要综述 Piezo 基因突变导致的遗传性疾病。

一、Piezo 离子通道的结构

Piezo 蛋白是一类复杂的跨膜蛋白,每个亚基包含 2 500 多个氨基酸,预测跨膜 30~40 次,并且与已知的离子通道没有同源性。随后研究证实,Piezo1 蛋白能够以同源多聚体的形式构成机械敏感性通道的孔道组成成分。最新的低温电子显微镜研究表明,Piezo1 具有三叶片、螺旋桨形状的三聚体结构,包括一个中央帽,三个外周叶片状结构,三个胞内长梁,三个桥接叶片和中央帽结构,以及在这些特征结构之间的跨膜螺旋(transmembrane,TM)区域。

(一)前所未有的 38-TM

根据预测,Piezo1 蛋白拥有众多的 TM 区域,范围从 10~40 不等。最近发表的《高分辨率全长度小鼠 Piezo1(mPiezo1)结构》,确定 Piezo1 蛋白拥有 3 个亚基,每个亚基包含 38 个 TM 区域。TM37 和 TM38 这两个区域靠近蛋白结构的中心,分别被命名为内螺旋(IH)和外螺旋(OH)。其他 36 个 TM 区域(TM1~36)形成一个弯曲的叶片状结构,共有 9 个重复性的、以 4 次 TM 区为基础的结构单元串联而成,并把这一特征性的结构域,称为跨膜螺旋单元(transmembrane helical unit,THU)。

(二)帽状结构

Kamajaya 等构建了拓扑预测模型对 Piezo1 结构进行预测,发现 Piezo1 的 2 210~2 457 氨基酸形成了一个位于 C 端胞外区(C-terminal extracellular domain,CED)之后的胞外环。近期发现,删除 Piezo1 的 2 218~2 453 氨基酸残基可以诱发 Piezo1 蛋白的中央帽结构缺失,表明此区域形成了中央帽结构。进一步分析显示,中央帽结构由 CED 组成,其形式为三聚体复合物包围形成有开口的细胞外前庭区域。

(三)锚定区

连接了 OH-IH 与 CED 平面的发夹结构,称为锚。其可以顺时针将包含 OH-CED-IH 结构的区域从一个亚基移位到相邻的亚基。锚定结构是由三个螺旋(α1、α2、α3)组成。α1 螺旋和 α2 螺旋组成了一个倒 V 形结构,维持了中央离子导电孔的完整性。α3 螺旋与细胞膜平面平行,其通过富含赖氨酸的锚点-OH 与 OH 区域连接。位于 α3 螺旋的突变，包括 KKKK（K2182～K2185）、T2143、T2142（人类 Piezo1 中的 T2127）、R2514、E2523 和 E2522 均可导致严重疾病。此外，肌浆内质网 Ca^{2+}-ATP 酶（sarco/endoplasmic reticulum Ca^{2+}-ATPase，SERCA）2 是新型 Piezo1 互作蛋白，通过作用于锚定区域来抑制 Piezo1 蛋白。这些发现显示锚定区在 Piezo1 蛋白结构和功能上具有重要意义。

（四）长杆结构

在细胞膜内侧面，Piezo1 包含三个长度为 90Å 的长杆结构，它们与膜呈 30°角排列。这些长杆结构将远端桨叶区连接到中心孔道区部分。由 Piezo1 蛋白的 H1300-S1362 形成梁结构。其中细胞内的 THU7-8 环包含大约 390 个氨基酸，为长杆结构提供机械传动的结构基础。在功能上，这三个长杆结构不仅仅支撑着整个 TM 结构，而且还连接了 THUs 与中心的离子导电孔。删除形成长杆结构的 1 280～1 360 氨基可以导致 Piezo1 蛋白功能突变，这表明了长杆结构重要性。

（五）胞外扇叶区

在每一个亚基，外围的九个 THU 形成扇叶状结构，每个扇叶呈现顺时针旋转。当垂直于细胞膜观察，近端 TM25-TM36 和远端的 TM13-TM24 形成 100°角；当平行于细胞膜观察，近端 TM25-TM36 和远端的 TM13-TM24 形成 140°角。扇叶区的另一个重要特征是由 TM13、TM17、TM21、TM25 和 TM29 形成的 L 形螺旋结构。这两种已经识别的结构特征不仅有助于感知机械应力，而且非常适合感知局部膜曲率变化。有趣的是，外周的 TM13-TM24 位于高度弯曲的膜平面内，这表明压 Piezo1 通道可以使所在的局部质膜弯曲。这与以往的研究结果一致，即认为细胞膜的曲率和张力可以调节 Piezo1 通道的活性。

（六）离子通道孔

作为一个离子通道，Piezo1 蛋白有一个由 2 189～2 547 氨基酸组成的三聚体的中央离子通道孔，其中包含了最后两个 TM 区域。中央的离子孔通道由三部分组成：帽区域内的 EV、膜内的跨膜区域 MV 和细胞膜内面的 IV。EV 和 IV 各有一个位于膜上和膜下的开口，可以连通 MV。DEEED（2 393～2 397）位于 CED 组成的细胞外帽区域开口中，是一块带负电荷的残基，它可以确保有效的离子传导，并决定阳离子对阴离子的选择。此外，位于 CED 组成的 IV 上的两个临界酸性残基 E2495 和 E2496 可能决定了二价钙离子选择性、单一电导和孔隙堵塞。

二、Piezo 蛋白的功能

Piezo 蛋白在各种机械敏感细胞中广泛表达，并通过介导胞外 Ca^{2+} 内流，响应不同类型的机械外力，如流体流动、拉力、超声。最近大量研究聚焦于 Piezo 蛋白的生物学功能研究。这些研究证实了 Piezo 蛋白在生理和病理生理条件下的机械转导的关键作用。以下主要综述 Piezo 蛋白在不同组织细胞中的功能。

（一）Piezo 蛋白在内皮细胞形态发育中的作用

内皮细胞（endothelial cell，EC）是血管、淋巴管及心脏等组织器官的一部分，可以直接感受心血管的生理剪应力。Piezo 蛋白在各种各样的内皮细胞中大量表达。Piezo1 基因内皮细胞特异性敲除可以导致血管形成缺陷，进而导致妊娠中期的胎鼠在子宫内死亡。成年 Piezo1 基因内皮细胞特异性敲除小鼠主要表现出 Ca^{2+} 内流缺陷，伴有内皮细胞骨架重构。淋巴内皮细胞是淋巴管瓣主要成分之一，其形成也依赖于 Piezo1 蛋白。然而，研究报道 Piezo 基因缺失的患者可以存活，但伴有全身淋巴发育不良。这种矛盾结果可能是由于 Piezo1 基因突变患者可能存在一种未知的代偿机制。

Piezo1 蛋白对于血管重塑过程也必不可少。血管生成，即现有血管形成新的毛细血管，是胚胎发育、炎症、伤口愈合、组织修复和肿瘤生长的基本特征。Kang 等发现机械刺激激活 Piezo1 蛋白介导 Ca^{2+} 内流，从而激活基质金属蛋白酶-1 和基质金属蛋白酶-2，协同促进新生血管生成。此外，血管分叉处的扰动流可以通过 Piezo1 和 Gq/G11 依赖的方式导致整合素激活，从而导致黏着斑激酶依赖的核因子-κb 激活。内皮细胞特异性 Piezo1 基因敲除小鼠呈现出整合素激活降低，同时炎症信号转导和动脉粥样硬化进展增强。总之，这些最近发表的研究显示 Piezo1 蛋白对于内皮细胞重构、毛细血管网络形成和内皮炎症方面的具有重要意义。

（二）Piezo 蛋白在血管紧张度调节中的作用

血管张力和血压主要受血流张力诱发的血管舒张作用调节，而血管舒张作用是由一氧化氮（NO）等血管扩张因子介导的。研究发现，剪应力可以激活内皮细胞的 Piezo1 通道，并随后介导释放 ATP；细胞外 ATP 反过来刺激 G_q/G_{11} 偶联的 P_2Y_2 受体，进而激活剪切感应复合体（PECAM-1/VE-cadherin/VEGFR），通过 PI_3K-AKT 通路导致内皮型一氧化氮合酶（endothelial nitric oxide synthase，eNOS）ser1176 位点磷酸化，最终增加 NO 的形成。此外，剪切应力以 Piezo1 依赖的方式导致内皮细胞分泌肾上腺髓质素，从而激活 G-偶联内皮肾上腺髓质素受体。随后，升高的 cAMP 通过蛋白激酶 A（protein kinase A，PKA）促进 eNOS 的 ser633 位点的磷酸化，最终导致 NO 产生和血管舒张。同样，Piezo1 被证实对于子宫和肺内动脉的血管松弛必不可少。

与其血管扩张作用不同，Piezo1 通道似乎参与了肠系膜动脉内皮依赖性血管收缩，这与外周阻力和血压密切相关。从力学上讲，内皮细胞中的 Piezo1 蛋白可以对抗由内皮细胞超极化介导的内皮依赖松弛。Piezo1 基因内皮细胞特异性敲除的小鼠呈现出静止时血压正常，但在全身活动时血压升高。另外一个研究显示，Piezo1 基因内皮特异性敲除小鼠静在静止时血压升高。这个矛盾可能是由于小鼠基因背景差异所致。

总的来说，研究表明 Piezo1 通道参与血管张力调节，但这一过程比我们目前所理解的要复杂。因此,需要进一步的研究来阐明Piezo1通道在血管生物学中的作用。

(三) Piezo 在压力感受器反射中的作用

血压的短期稳定通常是由压力感受器反射调节的,其中压力感受器主要位于颈动脉窦和主动脉弓的动脉壁,可以对血压的波动迅速作出反应。Zeng等最近的研究发现Piezo1和Piezo2通道在结-岩穴-颈静脉-神经节复合体(NPJc)中均高表达,此处包含压力感受器神经元的细胞体。条件性敲除小鼠NPJc中的Piezo1和Piezo2可以完全破坏压力感受器反射功能和降主动脉神经活动,降低心率和血压,这与压力反射衰竭患者的临床表型一致。然而,在该区域单独敲除Piezo1或Piezo2都不能引起这种变化。利用光遗传学技术激活Piezo2正向感觉传入足以触发小鼠的压力感受器反射。虽然近期的研究表明,Piezo1和Piezo2都是压力反射转导的基础,然而这一过程的准确分子机制仍然有争议。

(四) Piezo1 在红细胞中的作用

红细胞作为血液的主要成分,在血流的各种外力作用下能够发生形态变形。这种能力对于红细胞的正常功能和血管生理病理至关重要。遗传性干瘪细胞增多症(hereditary xerocytosis,HX)是一种红细胞容量稳态的显性遗传性疾病。现已证实,其与人类多种Piezo1突变密切相关。此外,吗啡酚介导的斑马鱼的Piezo1敲除也破坏了红细胞体积稳态。这些结果提示Piezo1在红细胞功能中的潜在关键作用。

最近,实验证明Piezo1通过下游激活KCa3.1通道参与红细胞体积调节。此外,还有功能获得Piezo1-r2482h小鼠模型再现了HX的大部分特征,这为Piezo1在红细胞功能中的重要作用提供了同样令人信服的证据。有趣的是,Piezo1突变可以降低疟原虫感染,这与红细胞脱水症,包括HX可以抑制疟疾的现象是一致的。此外,研究证实Piezo1可以调节剪切力导致红细胞释放ATP。尽管Piezo1功能和在红细胞正常功能维持密切相关,但是Piezo1药物抑制剂对红细胞功能的影响尚未见报道。

(五) Piezo1/2 在胃肠道中的作用

人体的绝大多数血清素(如5-羟色胺,简称5-HT)是在机械力的作用下由胃肠道上皮细胞肠嗜铬细胞在内合成的,其是肠道中重要的旁分泌和神经递质分子。Wang等发现,Piezo2通道在人和小鼠肠嗜铬细胞中高度特异性富集,并可以调控5-HT的释放。在胃肠组织中,G细胞是一种特别重要的肠内分泌细胞群,它几乎只存在于胃窦部黏膜,可以产生促胃液素来控制胃肠活动。Lang等进一步研究发现,小鼠胃黏膜中绝大多数G细胞表达了Piezo1通道。这提示Piezo1通道可能在调节促胃液素分泌中发挥重要作用。Piezo1在促胃液素分泌中的具体作用需要进一步研究。

肠神经系统包括黏膜下神经丛和肌间神经丛,其对胃肠道区域分泌和吸收功能的自主调节至关重要。目前,多功能的机械敏感性肠神经元已被发现。研究发现,Piezo2在肠神经元体细胞中表达极为罕见,在少数神经元中可有表达,而Piezo1在豚鼠、小鼠和人的肠肌和黏膜下神经丛中均有表达。但是,令人惊讶的是,Piezo1的激活剂和抑制剂对机械敏感的肠神经元的机械转导过程没有显著影响,部分原因可能是药理学激活剂和抑制剂的脱靶作用。远期的工作是需要确定Piezo通道激活和肠神经元机械敏感性之间的直接联系。

(六) Piezo1/2 在关节中的作用

关节软骨是一种承重组织,可以促进活动关节的关节活动和最大限度地减少摩擦,其中软骨细胞是关节软骨唯一的细胞类型。研究已经证实,机械负荷在调节软骨细胞合成和生物合成活性中具有重要作用。几种Piezo2突变引起的关节挛缩疾病已经暗示Piezo2通道和关节软骨之间的重要联系。此外,在软骨细胞和膝关节软骨组织中均检测到Piezo1和Piezo2的稳定表达。具体来说,当软骨细胞中的Piezo1或Piezo2通道被分别敲除时,机械刺激导致的Ca^{2+}内流几乎被完全消除。这一结果表明,Piezo1和Piezo2共同参与软骨细胞的机械Ca^{2+}信号转导。此外,抑制Piezo1和Piezo2,可以破坏关节软骨细胞的机械反应,抑制机械损伤后软骨细胞的死亡,表明Piezo通道在损伤后软骨力学转导中发挥了重要作用。然而,Piezo1和Piezo2通道如何在分子水平上协同作用仍然不清楚。

(七) Piezo1 在肺部疾病中的作用

与血管内皮细胞相似,可以感受肺泡压力和静水压力的肺血管内皮细胞也高表达Piezo1通道蛋白。肺动脉毛细血管静水压升高(左心力衰竭、头部创伤或高海拔的一个特征)可以激活Piezo1,并通过促进内皮黏附连接蛋白-血管内皮钙黏蛋白、β-连环蛋白和p120-连环蛋白的降解导致肺血管通透性增高。然而,另一项研究发现Piezo1通道有助于改善肺微血管内皮屏障功能,减轻由肺过度膨胀引起的机械通气相关性肺损伤(VALI)。肺血管内皮细胞的Piezo1激活通过抑制Src诱导的血管内皮钙黏蛋白磷酸化,阻止肺泡拉伸对肺微血管内皮屏障的破坏。这两项研究结果相矛盾的原因还不清楚。

肺组织上皮细胞及其周围组织遭受生理呼吸和机械通气产生的机械拉伸。最近的一项研究表明,Piezo1在肺泡II型上皮细胞(AEC II)中高度表达。机械通气过程中机械拉伸引起的过度膨胀的肺泡激活了Piezo1,导致Ca^{2+}内流。随后,细胞内Ca^{2+}信号升高导致AEC凋亡,可能通过Bcl-2通路。此外,机械拉伸激活肺泡I型上皮细胞中的Piezo1通道,触发ATP释放和旁分泌刺激肺泡II型上皮细胞分泌表面活性剂,这对维持肺功能至关重要。

鉴于Piezo通道在肺部疾病中的重要性,我们有理由问哺乳动物Piezo是否在其他肺部疾病中发挥作用,如慢性阻塞性肺疾病、哮喘和机械拉伸诱导的肺纤维化。很明显,需要进一步的研究来更好地了解Piezo在肺部疾病中的作用。

三、总结与展望

毫无疑问，更深入地了解 Piezo 的结构、动力学特性和结构-功能关系，预示着机械转导相关病理和生理过程研究将进入一个新时代。然而，这也产生了许多新的问题，新的观点。例如，Piezo2 和 Piezo1 是否具有相似的结构和机械门控机制仍然是未知的。Piezo 家族蛋白的翻译后修饰是否可以调节其激活？Piezo 蛋白是治疗与 Piezo 突变相关的人类疾病的有效方法吗？Piezo 稳定其开放构象的方式也是未知的。未来要更全面地理解 Piezo 的结构-功能关系，还应以获取不同构象态的 Piezo 结构为方向，对结构导向的功能表征进行更深入的研究。

（方向志　尚游　姚尚龙）

参 考 文 献

[1] FERNANDEZ-SANCHEZ M E, BRUNET T, RöPER J C, et al. Mechanotransduction's impact on animal development, evolution, and tumorigenesis [J]. Annu Rev Cell Dev Biol, 2015, 31: 373-397.

[2] CHIGHIZOLA M, DINI T, LENARDI C, et al. Mechanotransduction in neuronal cell development and functioning [J]. Biophys Rev, 2019, 11(5): 701-702.

[3] COSTE B, MATHUR J, SCHMIDT M, et al. Piezo1 and Piezo2 are essential components of distinct mechanically activated cation channels [J]. Science, 2010, 330(6000): 55-60.

[4] GE J, LI W, ZHAO Q, et al. Architecture of the mammalian mechanosensitive Piezo1 channel [J]. Nature, 2015, 527(7576): 64-69.

[5] ZHAO Q, ZHOU H, CHI S, et al. Structure and mechanogating mechanism of the Piezo1 channel [J]. Nature, 2018, 554(7693): 487-492.

[6] RETAILLEAU K, DUPRAT F, ARHATTE M, et al. Piezo1 in smooth muscle cells Is involved in hypertension-dependent arterial remodeling [J]. Cell Rep, 2015, 13(6): 1161-1171.

[7] QIU Z, GUO J, KALA S, et al. The Mechanosensitive Ion channel Piezo1 significantly mediates in vitro ultrasonic stimulation of neurons [J]. iScience, 2019, 21: 448-457.

[8] DOUGUET D, PATEL A, XU A, et al. Piezo ion channels in cardiovascular mechanobiology [J]. Trends Pharmacol Sci, 2019, 40(12): 956-970.

[9] LI J, HOU B, TUMOVA S, et al. Piezo1 integration of vascular architecture with physiological force [J]. Nature, 2014, 515(7526): 279-282.

[10] CARMELIET P, JAIN R K. Angiogenesis in cancer and other diseases [J]. Nature, 2000, 407(6801): 249-257.

[11] KANG H, HONG Z, ZHONG M, et al. Piezo1 mediates angiogenesis through activation of MT1-MMP signaling [J]. Am J Physiol Cell Physiol, 2019, 316(1): C92-C103.

[12] ALBARRáN-JUáREZ J, IRING A, WANG S, et al. Piezo1 and G(q)/G(11) promote endothelial inflammation depending on flow pattern and integrin activation [J]. J Exp Med, 2018, 215(10): 2655-2672.

[13] BUSSE R, FLEMING I. Regulation of endothelium-derived vasoactive autacoid production by hemodynamic forces [J]. Trends Pharmacol Sci, 2003, 24(1): 24-29.

[14] WANG S, CHENNUPATI R, KAUR H, et al. Endothelial cation channel PIEZO1 controls blood pressure by mediating flow-induced ATP release [J]. J Clin Invest, 2016, 126(12): 4527-4536.

[15] IRING A, JIN Y J, ALBARRáN-JUáREZ J, et al. Shear stress-induced endothelial adrenomedullin signaling regulates vascular tone and blood pressure [J]. J Clin Invest, 2019, 129(7): 2775-2791.

[16] RODE B, SHI J, ENDESH N, et al. Piezo1 channels sense whole body physical activity to reset cardiovascular homeostasis and enhance performance [J]. Nat Commun, 2017, 8(1): 350.

[17] ZENG W Z, MARSHALL K L, MIN S, et al. PIEZOs mediate neuronal sensing of blood pressure and the baroreceptor reflex [J]. Science, 2018, 362(6413): 464-467.

[18] LEW V L, TIFFERT T. On the mechanism of human red blood cell longevity: Roles of calcium, the sodium pump, PIEZO1, and gardos channels [J]. Front Physiol, 2017, 8: 977.

[19] FAUCHERRE A, KISSA K, NARGEOT J, et al. Piezo1 plays a role in erythrocyte volume homeostasis [J]. Haematologica, 2014, 99(1): 70-75.

[20] MA S, CAHALAN S, LAMONTE G, et al. Common PIEZO1 allele in african populations causes RBC dehydration and attenuates plasmodium infection [J]. Cell, 2018, 173(2): 443-455. e12.

[21] CINAR E, ZHOU S, DECOURCEY J, et al. Piezo1 regulates mechanotransductive release of ATP from human RBCs [J]. Proc Natl Acad Sci U S A, 2015, 112(38): 11783-11788.

[22] LANG K, BREER H, FRICK C. Mechanosensitive ion channel Piezo1 is expressed in antral G cells of murine stomach [J]. Cell Tissue Res, 2018, 371(2): 251-260.

[23] MAZZUOLI-WEBER G, SCHEMANN M. Mechanosensitive enteric neurons in the guinea pig gastric corpus [J]. Front Cell Neurosci, 2015, 9: 430.

[24] ZHONG M, KOMAROVA Y, REHMAN J, et al. Mecha-

nosensing Piezo channels in tissue homeostasis including their role in lungs [J]. Pulm Circ, 2018, 8 (2): 2045894018767393.

[25] FRIEDRICH E E, HONG Z, XIONG S, et al. Endothelial cell Piezo1 mediates pressure-induced lung vascular hyperpermeability via disruption of adherens junctions[J]. Proc Natl Acad Sci U S A, 2019, 116 (26): 12980-12985.

[26] ZHONG M, WU W, KANG H, et al. Alveolar stretch activation of endothelial piezo1 protects adherens junctions and lung vascular barrier[J]. Am J Respir Cell Mol Biol, 2020, 62(2):168-177.

[27] MATTHAY M A, ZEMANS R L. The acute respiratory distress syndrome:pathogenesis and treatment[J]. Annu Rev Pathol,2011,6:147-163.

[28] LIANG G P, XU J, CAO L L, et al. Piezo1 induced apoptosis of type Ⅱ pneumocytes during ARDS[J]. Respir Res,2019,20(1):118.

[29] DIEM K, FAULER M, FOIS G, et al. Mechanical stretch activates piezo1 in caveolae of alveolar type Ⅰ cells to trigger ATP release and paracrine stimulation of surfactant secretion from alveolar type Ⅱ cells[J]. FASEB J, 2020,34(9):12785-12804.

36 右美托咪定镇静的脑电特征及机制研究进展

右美托咪定(dexmedetomidine)为美托咪定的活性右旋异构体,通过与 α_2-肾上腺素受体结合而起到抗交感、镇静和镇痛作用,可用于围手术期麻醉合并用药,使术中血流动力学更为稳定,苏醒期更为平稳,减少患者的躁动。上述优点使得右美托咪定在临床上的应用日益广泛。此外,与其他全身麻醉药不同,右美托咪定的一个显著优势是其所诱导的镇静反应,在脑电图上表现出与自然睡眠相似的特性,但右美托咪定镇静的具体神经机制尚未完全明确,本文主要针对右美托咪定镇静的脑电图特征及其机制研究进展进行综述。

一、右美托咪定镇静的脑电图特征

最近的研究发现,右美托咪定镇静的脑电图模式与自然睡眠中的非快速眼动睡眠(non-rapid eye movement sleep, NREM)阶段的脑电图相似。NREM睡眠可以分为4期:1期(N1期)为入睡期,脑电图特点为低幅 θ 波和 β 波;2期(N2期)为浅睡期,脑电图呈持续 0.5~1s 的睡眠纺锤波,及若干 κ-复合物波;3期(N3期)是中度睡眠期,脑电图中呈现高幅 δ 波;当 δ 波在脑电图中出现超过50%时,睡眠进入4期(N4期),即深度睡眠期,其中3期和4期称为慢波睡眠(slow wave sleep,SWS)。临床上右美托咪定的输注剂量较广($0.1~1\mu g \cdot kg^{-1} \cdot h^{-1}$),但不同剂量右美托咪定的脑电图特征并不相同,与NREM睡眠不同阶段的关系也不同。

(一) 低剂量右美托咪定镇静的脑电图特征

低剂量输注右美托咪定时,在 Huupponen 等以及 Akeju 等的研究中,脑电图表现出特征性的纺锤波样活动(为12~16Hz的振荡,持续1~2s)和慢波活动,被称为右美托咪定纺锤振荡。相较于清醒期,脑电时频分析结果显示在0~40Hz之间的大多数频率下,功率变化有统计学差异。在0~7.8Hz和11.5~16.6Hz频率下,脑电图功率增加有统计学意义,在 β/γ 频段内(21.2~40Hz),脑电图功率降低有统计学意义,且在 12.9Hz±0.7Hz 频率存在功率峰。脑电相干性常被用来研究不同脑区间的功能联系情况,相干性

高表明脑区间功能协调,同步性好。相较于清醒期,脑电相干分析结果显示低剂量输注右美托咪定时的特征性变化为相干性在1~15Hz范围内增加,0.1~1Hz范围内降低,且在2.4~18.8Hz范围内的相干性增加有统计学意义。同时,在13.4Hz±0.8Hz频率存在相干性峰,频率范围与功率峰接近,这表明右美托咪定镇静过程中纺锤波的最大功率和相干性出现在约13Hz,而这与睡眠纺锤波类似。睡眠纺锤波是一种持续时间短的振荡脑电图波形,其频率通常在高 α 和低 β 波段(11~14Hz),在N2睡眠期间密度最高,在N3期和N4期深度慢波睡眠期间密度较低。在 Huupponen 等的研究中,对睡眠纺锤波和低剂量右美托咪定镇静期间的纺锤波进行视觉分析和定量脑电图分析后,发现两者纺锤波的密度、振幅和频率等方面比较差异无统计学意义。因此,低剂量右美托咪定诱导的镇静状态下的脑电图活动类似于N2期睡眠,具有轻至中度的慢波活动和丰富的睡眠纺锤波活动。

(二) 高剂量右美托咪定镇静的脑电图特征

Purdon 等研究发现,当右美托咪定的输注速率增加时,相较于清醒期,频谱图和时域脑电图特征为纺锤波消失,慢 δ 振荡振幅增加。而这种慢 δ 波振荡的脑电图模式非常类似于N3期睡眠或慢波睡眠。Brown 等研究表明,睡眠状态下产生的慢波振荡与神经元活动短暂中断有关,而右美托咪定诱发的慢波振荡与自然睡眠非常相似,提示右美托咪定对神经元活动的抑制程度与自然睡眠相仿。这种相似性使得右美托咪定镇静很容易被唤醒。Ramaswamy 等采用大规模脑电数据驱动的方法和机器学习框架研究表明,右美托咪定诱导的深度镇静状态与N3期睡眠脑电图模式相似。但 Guldenmund 等研究显示,相较于N3睡眠期间,在右美托咪定深度镇静期间,丘脑与内侧前额叶、前扣带回皮质及中脑桥区域的功能连接更好的被保留,这可能解释了为什么大脑从右美托咪定镇静中苏醒时能快速恢复对外部刺激的定向反应,而大脑从N3睡眠中苏醒时可能恢复较慢。

低剂量右美托咪定镇静时,脑电特征为轻至中度的慢波活动和丰富的睡眠纺锤波活动,类似于N2期睡眠;而右美托咪定的剂量增大时纺锤波消失,慢 δ 振荡振幅增加,

与 N3 期睡眠脑电图模式相似。因此，右美托咪定镇静的脑电图特征与自然睡眠相似。有研究表明，右美托咪定镇静时未观察到与快速眼动睡眠（rapid eye movement sleep，REM）阶段相似的脑电图特征，提示右美托咪定镇静的脑电图特征与自然睡眠之间存在着差异，但可能与该研究样本量较少、观察时间较短有关。因此，需要进行大样本量和长时程的观察，来探究右美托咪定镇静和自然睡眠脑电图之间的联系与区别。

二、右美托咪定镇静的分子机制研究进展

在 Zhang 等的研究中，认为右美托咪定的镇静作用类似于自然睡眠，右美托咪定镇静 90min 引起的 c-fos 蛋白变化与 NREM 睡眠期间引起的 c-fos 蛋白变化相似，提示右美托咪定能够诱发一种类似于 NREM 睡眠的镇静状态，即体温降低、新皮质的慢波活动增强。先前的研究表明，通过激活脑桥蓝斑核（locus coeruleus，LC）中枢突触前和突触后 α_2 受体来影响内源性睡眠途径，是右美托咪定发挥镇静作用的主要机制。而在内源性睡眠途径中，MnPO 核团与 NREM 睡眠启动和维持有关；VLPO 核团则是主要的促睡眠核团，其睡眠促进神经元将抑制性投射发送到唤醒回路以诱导和维持睡眠。右美托咪定通过 α_2 受体选择性抑制 LC 的去甲肾上腺素能神经元，通过 Gi 偶联机制使细胞膜超极化，减少去甲肾上腺素（noradrenaline，NA）的释放，同时减少皮质兴奋核包括皮质、基底前脑（basal forebrain，BF）、丘脑和下丘脑视前区（preoptic area，POA）肾上腺素能神经元的激动，引起 VLPO 和 MnPO 处的睡眠活跃神经元的激活。VLPO 和 MnPO 睡眠活跃神经元具有 GABA 能，VLPO 神经元也生成并释放神经肽、丙甘肽，这两种神经递质均能抑制与大脑觉醒有关的脑区，包括背侧中缝核（dorsal raphe nucleus，DRN）、结节乳头核（tuberomammillary nucleus，TMN）、中脑导水管周围灰质（periaqueductal gray matter，PAG）、背外侧被盖核（lateral dorsal tegmental nucleus，LDTg）和脚桥被盖核（pedunculopontine tegmental nucleus，PPTg）的激活，从而抑制 DRN 释放 5-羟色胺（5-HT），TMN 释放组胺（His），PAG 释放多巴胺，LDTg 和 PPTg 释放乙酰胆碱（ACh），通过抑制促觉醒脑区的活动及促觉醒递质的释放，促进觉醒向睡眠转化来发挥镇静作用。此外，腹侧被盖区是上升觉醒系统的重要组成部分。根据 Qiu 等的研究，在抑制小鼠中脑腹侧被盖区（Ventral Tegmental Area，VTA）多巴胺能神经元后，右美托咪定的镇静深度加深。相反，在激活腹侧被盖区多巴胺能神经元激活后，右美托咪定的镇静深度减弱，说明右美托咪定也会通过抑制腹侧被盖区多巴胺能神经元来提高右美托咪定镇静时的觉醒阈值。

由此可见，右美托咪定可以通过减少脑桥中 LC 神经元的放电从而激活内源性促睡眠途径，诱发一种类似于 NREM 睡眠的镇静状态。但右美托咪定是否参与 NREM 睡眠中的全部通路尚不清楚，如外侧下丘脑（lateral hypothalamus，LH）中的 orexin 神经元，可以促进觉醒向睡眠转化，产生 NREM 睡眠，但右美托咪定是否能作用于 orexin 神经元目前尚无定论，因此需要进一步的研究去探讨右美托咪定镇静与睡眠机制之间的异同点。

三、临床意义

临床研究表明，SWS 睡眠可通过影响病理蛋白，如 α-突触核蛋白、Tau 蛋白和 β-淀粉样蛋白来影响神经认知功能。值得注意的是，N3 期睡眠与认知能力增强和突触可塑性有关。而在全身麻醉和手术期间，手术刺激和临床上绝大多数的全身麻醉药的作用会扰乱自然睡眠，造成睡眠障碍，从而导致谵妄（delirium）等神经认知功能障碍。

谵妄是一种急性脑功能障碍，其特征是注意力、意识和认知障碍，无法用既存的神经认知障碍来解释。右美托咪定作为麻醉辅助剂而广泛用于临床。最近的研究表明，术中使用右美托咪定可减少术后谵妄的发生。右美托咪定可使各种唤醒核的活动模式类似于自然睡眠，右美托咪定达到一定镇静状态时，其脑电图模式与 N3 期脑电图睡眠相似，右美托咪定通过改善患者睡眠可能是其降低谵妄等神经认知功能障碍发生的机制之一。

四、结语

综上所述，右美托咪定通过激活内源性促睡眠途径来发挥镇静作用，且低剂量右美托咪定诱导的脑电图模式类似 N2 期睡眠，高剂量与 N3 期睡眠脑电模式相似，但右美托咪定镇静的脑电特征及其机制与自然睡眠间的差异有待进一步研究。右美托咪定镇静与自然睡眠的相似性，可能是减少谵妄等神经认知功能障碍发生的机制之一，但其相关的神经生理学和分子学机制有待进一步研究明确。

（邓李云　李华　范舜钦　方坤　曹袁媛　王雷　顾尔伟　张雷）

参 考 文 献

[1] SOTTAS C E，ANDERSON B J. Dexmedetomidine：the new all-in-one drug in paediatric anaesthesia［J］. Curr Opin Anaesthesiol，2017，30（4）：441-451.

[2] KEATING G M. Dexmedetomidine：A Review of Its Use for Sedation in the Intensive Care Setting ［J］. Drugs，2015，75（10）：1119-1130.

[3] MANTZ J，JOSSERAND J，HAMADA S. Dexmedetomidine：new insights ［J］. Eur J Anaesthesiol，2011，28（1）：3-6.

[4] HUUPPONEN E，MAKSIMOW A，LAPINLAMPI P，et al. Electroencephalogram spindle activity during dexmedetomidine sedation and physiological sleep［J］. Acta Anaes-

thesiol Scand,2008,52(2):289-294.

[5] AKEJU O,PAVONE K J,WESTOVER M B,et al. A comparison of propofol-and dexmedetomidine-induced electroencephalogram dynamics using spectral and coherence analysis [J]. Anesthesiology,2014,121(5):978-989.

[6] AKEJU O,KIM S E,VAZQUEZ R,et al. Spatiotemporal dynamics of dexmedetomidine-induced electroencephalogram oscillations [J]. PLoS One,2016,11(10):e0163431.

[7] PURDON P L,SAMPSON A,PAVONE K J,et al. Clinical electroencephalography for anesthesiologists:Part I:background and basic signatures [J]. Anesthesiology,2015,123(4):937-960.

[8] BROWN E N,PURDON P L,VAN DORT C J. General anesthesia and altered states of arousal:a systems neuroscience analysis[J]. Annu Rev Neurosci,2011,34(1):601-628.

[9] RAMASWAMY S M,WEERINK M A S,STRUYS M,et al. Dexmedetomidine-induced deep sedation mimics nonrapid eye movement stage 3 sleep:large-scale validation using machine learning[J]. Sleep,2021,44(2):zsaa167.

[10] GULDENMUND P,VANHAUDENHUYSE A,SANDERS R D,et al. Brain functional connectivity differentiates dexmedetomidine from propofol and natural sleep[J]. Br J Anaesth,2017,119(4):674-684.

[11] 项晋昆,叶京英,曹鑫,等. 右美托咪定诱导睡眠与自然睡眠多道睡眠监测参数的对比研究[J]. 中华耳鼻咽喉头颈外科杂志,2019,54(6):405-409.

[12] ZHANG Z,FERRETTI V,GUNTAN I,et al. Neuronal ensembles sufficient for recovery sleep and the sedative actions of alpha2 adrenergic agonists[J]. Nat Neurosci,2015,18(4):553-561.

[13] WEERINK M A S,STRUYS M,HANNIVOORT LN et al. Clinical pharmacokinetics and pharmacodynamics of dexmedetomidine [J]. Clin Pharmacokinet,2017,56(8):893-913.

[14] WEBER F,DAN Y. Circuit-based interrogation of sleep control[J]. Nature,2016,538(7623):51-59.

[15] NELSON L E,LU J,GUO T,et al. The alpha2-adrenoceptor agonist dexmedetomidine converges on an endogenous sleep-promoting pathway to exert its sedative effects [J]. Anesthesiology,2003,98(2):428-436.

[16] SAPER C B,FULLER P M,PEDERSEN N P,et al. Sleep state switching [J]. Neuron,2010,68(6):1023-1042.

[17] ALAM M A,KUMAR S,MCGINTY D,et al. Neuronal activity in the preoptic hypothalamus during sleep deprivation and recovery sleep[J]. J Neurophysiol,2014,111

(2):287-299.

[18] SANDERS R D,MAZE M. Contribution of sedative-hypnotic agents to delirium via modulation of the sleep pathway[J]. Can J Anaesth,2011,58(2):149-156.

[19] LU J,GRECO M A,SHIROMANI P,et al. Effect of lesions of the ventrolateral preoptic nucleus on NREM and REM sleep[J]. J Neurosci,2000,20(10):3830-3842.

[20] SCAMMELL T E,ARRIGONI E,LIPTON J O. Neural circuitry of wakefulness and sleep[J]. Neuron,2017,93(4):747-765.

[21] WILLIAMS R H,CHEE M J,KROEGER D,et al. Optogenetic-mediated release of histamine reveals distal and autoregulatory mechanisms for controlling arousal[J]. J Neurosci,2014,34(17):6023-6029.

[22] QIU G,WU Y,YANG Z,et al. Dexmedetomidine activation of dopamine neurons in the ventral tegmental area attenuates the depth of sedation in mice[J]. Anesthesiology,2020,133(2):377-392.

[23] SHELTON K T,QU J,BILOTTA F,et al. Minimizing ICU neurological dysfunction with dexmedetomidine-induced sleep(MINDDS):protocol for a randomised,double-blind,parallel-arm,placebo-controlled trial [J]. BMJ Open,2018,8(4):e020316.

[24] PREHN-KRISTENSEN A,MUNZ M,GODER R,et al. Transcranial oscillatory direct current stimulation during sleep improves declarative memory consolidation in children with attention-deficit/hyperactivity disorder to a level comparable to healthy controls [J]. Brain Stimul,2014,7(6):793-799.

[25] HOLTH J K,FRITSCHI S K,WANG C,et al. The sleep-wake cycle regulates brain interstitial fluid tau in mice and CSF tau in humans[J]. Science,2019,363(6429):880-884.

[26] WANG H,ZHANG L,LUO Q,et al. Effect of sleep disorder on delirium in post-cardiac surgery patients[J]. Can J Neurol Sci,2020,47(5):627-633.

[27] MINER S E,PAHAL D,NICHOLS L,et al. Sleep disruption is associated with increased ventricular ectopy and cardiac arrest in hospitalized adults[J]. Sleep,2016,39(4):927-935.

[28] LI S,SONG B,LI Y,et al. Effects of intravenous anesthetics vs inhaled anesthetics on early postoperative sleep quality and complications of patients after laparoscopic surgery under general anesthesia [J]. Nat Sci Sleep,2021,13:375-382.

[29] MALDONADO J R. Neuropathogenesis of delirium:review of current etiologic theories and common pathways [J]. Am J Geriatr Psychiatry,2013,21(12):1190-

1222.

[30] PAL N, ABERNATHY J H, TAYLOR M A, et al. Dexmedetomidine, delirium, and adverse outcomes: analysis of the society of thoracic surgeons adult cardiac surgery database [J]. Ann Thorac Surg, 2021, 112 (6):

1886-1892.

[31] DJAIANI G, SILVERTON N, FEDORKO L, et al. Dexmedetomidine versus propofol sedation reduces delirium after cardiac surgery: A randomized controlled trial [J]. Anesthesiology, 2016, 124(2):362-368.

37 全身麻醉中脑电信号特征变化及机制研究进展

脑电图（electroencephalogram，EEG）监测是描绘大脑功能状态，反映意识活动水平的重要监测手段。目前临床上常见的麻醉深度监测体系，如脑电双频谱指数（bispectral index，BIS）、麻醉趋势指数（narcotrend index，NI）等，均是基于脑电信号非线性分析得出的拟合数值或分级，对控制麻醉深度及预防术中知晓具有重要意义。然而近年来，随着麻醉工作者对围手术期脑电监测的应用逐步成熟，同时关于全身麻醉药药物作用机制的认识也不断加深，BIS、NI等数字指标已难以满足对不同全身麻醉药作用下脑功能状态的精准衡量。因此，通过解析不同全身麻醉药作用下脑电信号的特征变化，寻找麻醉介导可逆性意识消失与恢复的脑电生物标志，已成为麻醉学领域亟待解决的关键科学问题。

一、不同类型全身麻醉药引起的脑电活动变化存在较大差异

BIS、NI等非线性拟合指数难以精准衡量不同麻醉药作用下的大脑意识状态，其根本原因是全身麻醉药作用机制的差异。从脑电信号的频谱分析中，我们得以将这种差异清晰划分，具体如下。

1. 丙泊酚　丙泊酚通过结合突触后的$GABA_A$受体，诱导氯离子内流，介导突触后神经元超极化，从而产生全脑抑制效应。脑电表现上，丙泊酚可导致β（14~30Hz）和α（8~14Hz）频率振荡，以及低频慢波（0~1Hz）和δ（1~4Hz）频率振荡增强，这分别与皮质-丘脑环路连接强度降低及皮质神经元超极化有关。在丙泊酚诱导意识丧失过程中，皮质脑电β和α频段逐渐从枕叶向额叶转移，而在意识恢复过程中逐渐回到枕叶。

2. 吸入麻醉药　吸入麻醉药的作用机制较为复杂，已被证实与$GABA_A$受体、双孔钾离子通道（two-pore-domain potassium channels，K2P）、超极化激活的环核苷酸门控（hyperpolarization-activated cyclic nucleotide-gated，HCN）通道及N-甲基-D-天冬氨酸（N-methyl-D-aspartate，NMDA）受体等均密切相关。在脑电表现上，七氟烷维持阶段可出现与丙泊酚类似的α波及慢波振荡，区别在于当七氟烷的浓度增加至1.0MAC或更高水平时，可诱发较强θ振荡，从而在0~14Hz范围内呈现均匀分布的振荡模式。在觉醒期，随着七氟烷浓度降低脑电θ振荡最先消失。异氟烷和地氟烷的麻醉脑电特征与七氟烷相似。

3. 氯胺酮　氯胺酮具有分离麻醉的特性，同时还具有显著的镇痛作用。小剂量氯胺酮能够产生抗抑郁和致精神作用，其作用机制及临床应用原则与丙泊酚、七氟烷等麻醉药存在较大区别。氯胺酮主要作用于NMDA受体，其中小剂量时优先拮抗γ-氨基丁酸（GABA）能神经元上的NMDA受体，继续加大剂量才可作用于兴奋性神经元的NMDA受体。单独亚麻醉剂量使用氯胺酮时，全脑α波功率谱密度降低，额-枕叶皮质脑电在α波频段功能连接强度亦显著降低，优势频段由清醒闭眼时的α波向θ波迁移，同时伴随25~32Hz的低γ波能量显著升高。当增加至麻醉剂量时，脑电α波强度随意识消失进一步降低，而额枕叶的θ波活动显著增强，同时出现低频波（δ波）及高频波（γ波）交替增强现象，即氯胺酮特征性"Gamma Burst"脑电活动。

4. 右美托咪定　右美托咪定是一种α_2肾上腺素受体激动剂，通过与蓝斑去甲肾上腺素能神经元上的α_2受体结合，引起蓝斑神经元超极化，使得睡眠相关脑区如下丘脑视前区去甲肾上腺素递质释放减少，进而激活从视前区到觉醒中心的抑制通路产生镇静效应。低剂量右美托咪定可诱导一定程度的镇静，使患者对最小的听觉或触觉刺激仍能做出反应，此时脑电图表现为慢δ波和纺锤波的组合。纺锤波表现为频率在12~14Hz之间，持续时间大于0.5s，幅值先增大后减小的特征性波形序列。

二、相位幅值耦合关系改变是麻醉介导意识转换的重要脑电特征

脑电的交叉频率耦合是指不同频率的脑电振荡波之间存在的交叉调制作用，从而对不同时空信息进行整合交流，在信息通信、促进突触可塑性方面有重要作用，其中相位-幅值耦合是最常见的类型，它是指高频节律的幅值（能量）

锁定在低频节律的相位上。相位幅值耦合被认为反映了大脑微观和宏观神经集合中的神经编码和信息处理，目前已被应用于意识状态的识别标记。

在丙泊酚诱导意识消失过程阶段，皮质环路中的 γ 和 β 功率显著高于基线水平。当丙泊酚剂量增加至意识消失后，脑电低频慢波和 α 波功率占比升高，枕叶和额叶 α 振荡的空间相干性分别呈现降低和增强的差异性转变。在这一过程中，慢波的相位与 α 波幅值之间的耦合关系从波谷最大模式向波峰最大模式变化，而波峰最大模式标志着患者处于无意识状态。大脑皮质和皮质下的结构在意识的维持中起着重要作用。牛津大学的 A. L. Green 研究发现丙泊酚诱导的意识丧失过程，伴随着包括前扣带皮质、丘脑感觉区和导水管周围灰质在内的皮质和皮质下区域的 α 功率增加和 γ 功率降低。患者在意识丧失期间前扣带皮质中 α-γ 相位幅值耦合增高，皮质不同位置间的 α 振荡相干性增高。此外，在应用七氟烷等吸入麻醉药诱导不同深度的麻醉状态下，脑电 δ 波和较高频率波（如 α 波等）之间的相位幅值耦合也表现出与深度同步的变化。

氯胺酮麻醉也会引起特征的相位幅值耦合关系改变。在使用麻醉剂量的氯胺酮后，大脑皮质功能连接从以 α 波连接占主导转向以 θ 波占主导，且顶枕叶 θ 振荡相位超前于额叶 θ 振荡，存在较大的空间分布差异，同时全脑整体的 δ-低 γ、θ-低 γ 的相位幅值耦合显著增强。θ 振荡、δ-γ 耦合与注意力、学习记忆等高级认知功能密切相关，因此当相位幅值耦合关系明显变化时可能导致信息处理的无序与混乱，以及神经网络信息分布不均衡，致使氯胺酮麻醉后额叶信号无法传递至顶枕叶，但这一过程可能与丙泊酚、七氟烷等其他麻醉药作用后导致的前馈过程被抑制不尽相同。在动物实验中给予极量氯胺酮时大脑可出现数分钟的等电位脑电，称为"K-hole"，目前认为氯胺酮成瘾患者所追求的濒死快感与这种独特的脑电表现相关。氯胺酮作为一种特殊的麻醉药将成为科学家们解密麻醉药作用与意识调节机制的重要窗口。

三、大尺度脑网络功能连接反映脑区间活动关联的整体水平

通过从时空维度重建多导脑电数据，量化大尺度脑网络功能连接性变化，是一种很有前景的用以探索麻醉-觉醒过程中大脑复杂动力学转化机制的重要技术方法。大脑皮质不同区域之间的功能连接强度对意识状态维持和麻醉-觉醒转换意义重大。通过加权相位滞后指数（weighted phase lag index，WPLi）评估成人患者围手术期大脑皮质连接可发现，在预充氧过程中皮质连接以额-顶叶 α 振荡占主导地位，麻醉诱导初始阶段伴随着前额-额叶和额-顶叶 δ 连接增加，在随后的麻醉手术中前额叶-额叶 θ 振荡连接和 α 振荡连接均逐步增加。而麻醉维持过程中，基于马尔可夫链分析对大脑功能连接状态的时间动力学变化进行解析

时可发现，即便是看似稳定的麻醉维持期，脑功能连接性亦在具有不同空间和振荡特性的神经生理状态之间来回迁移，表明从单一静态的视角来定义麻醉患者的意识水平存在局限。

相比于在脑电频谱特征中的差异，七氟烷与丙泊酚麻醉在脑功能网络连接的时空变化上较为相似。相比于苏醒期，七氟烷麻醉维持期额叶和中央顶叶电极之间的连接显著减少。麻醉状态下后扣带内侧与右侧额区和顶区的连接性降低，同时模块化有所增加，表明皮质脑功能网络在麻醉后分裂。此外，δ 振荡连接的复杂性降低。复杂性是衡量功能连接在大脑中分布密度的综合评估标准，复杂性的降低则意味脑区间功能联络更加分离。上述结果表明麻醉后大脑呈现出局部信息交流的效率提高，而脑区之间的信息整合功能受到抑制而产生孤岛化现象。

麻醉除引起皮质脑电特征性改变外，亦会对深部脑区局部场电位振荡产生影响，且存在较为明显的脑区特异性。丙泊酚麻醉可使宽频带振荡（12~100Hz）在感觉运动皮质功率增加，但在丘脑内却被抑制。此外，丙泊酚麻醉后丘脑和皮质的 8~12Hz 局部场电位功率增加，但是丘脑-皮质的相干性和方向性加权相位滞后指数（dWPLi）却在 α/低 β 频段显著降低。与此同时，丙泊酚麻醉破坏了丘脑的 α/低 β 振荡与皮质的高 γ（50~200Hz）振荡的相位幅值偶合，即丙泊酚麻醉后皮质、丘脑 α 振荡功率增加，但二者连接程度降低，进一步佐证"丘脑-皮质功能连接减弱介导麻醉所致意识消失"的理论观点。

四、小结

随着 BIS、Narcotrend 等麻醉深度监测产品的上市及广泛应用，科学化精准评估围手术期意识及脑功能状态有了更好的检测评估系统。然而遗憾的是，尽管麻醉药的使用已有 170 余年历史，我们至今未能阐明不同类型麻醉药的作用机制，以及引起意识消失与恢复的独立或共同过程。这不仅对于临床麻醉的药物选择及安全管理造成困扰，更为患者术后远期的功能康复埋下隐患。基于麻醉后脑电活动变化的解析，麻醉科医师能够从神经电活动的角度认识大脑在麻醉-觉醒意识转换中经历了哪些进程，这使得麻醉从经验化处置向科学化管理迈出坚实一步。然而，现有的麻醉深度监测体系依旧局限较大，我们仍需引入更为先进的分析方法，深入探索围手术期脑电活动规律，目标包括：①精准解析不同类型麻醉药的特异性作用靶点及特征性脑电活动；②探究不同类型麻醉药能引起可逆性意识消失与恢复的共同神经生物学基础；③挖掘特征性脑电信号对反映 POD、术后认知功能障碍（postoperative cognitive dysfunction，POCD）等围手术期脑功能并发症的应用价值及意义。最终构建更精准、更灵敏、更通用的麻醉监测新体系。

（赵广超　刘畑畑　张欣欣　杨谦梓　董海龙）

参 考 文 献

［1］ HEMMINGS H J，AKABAS M H，GOLDSTEIN P A，et al. Emerging molecular mechanisms of general anesthetic action［J］. Trends Pharmacol Sci，2005，26（10）：503-510.

［2］ PURDON P L，SAMPSON A，PAVONE K J，et al. Clinical electroencephalography for anesthesiologists：Part Ⅰ：background and basic signatures［J］. Anesthesiology，2015，123（4）：937-960.

［3］ CIMENSER A，PURDON P L，PIERCE E T，et al. Tracking brain states under general anesthesia by using global coherence analysis［J］. Proc Natl Acad Sci U S A，2011，108（21）：8832-8837.

［4］ AKEJU O，WESTOVER M B，PAVONE K J，et al. Effects of sevoflurane and propofol on frontal electroencephalogram power and coherence［J］. Anesthesiology，2014，121（5）：990-998.

［5］ VLISIDES P E，BEL-BAHAR T，NELSON A，et al. Subanaesthetic ketamine and altered states of consciousness in humans［J］. Br J Anaesth，2018，121（1）：249-259.

［6］ AKEJU O，SONG A H，HAMILOS A E，et al. Electroencephalogram signatures of ketamine anesthesia-induced unconsciousness［J］. Clin Neurophysiol，2016，127（6）：2414-2422.

［7］ MASHOUR G A. Network-Level mechanisms of ketamine anesthesia［J］. Anesthesiology，2016，125（5）：830.

［8］ 程宁，徐霞霞，李群，等. 神经振荡交叉节律耦合的生理学意义及在神经工程基础研究中的应用［J］. 纳米技术与精密工程，2015，13（05）：324-332.

［9］ PURDON P L，PIERCE E T，MUKAMEL E A，et al. Electroencephalogram signatures of loss and recovery of consciousness from propofol［J］. Proc Natl Acad Sci U S A，2013，110（12）：E1142-E1151.

［10］ HUANG Y，WU D，BAHURI N，et al. Spectral and phase-amplitude coupling signatures in human deep brain oscillations during propofol-induced anaesthesia［J］. Br J Anaesth，2018，121（1）：303-313.

［11］ CHAMADIA S，PEDEMONTE J C，HAHM E Y，et al. Delta oscillations phase limit neural activity during sevoflurane anesthesia［J］. Commun Biol，2019，2：415.

［12］ PAL D，SILVERSTEIN B H，SHARBA L，et al. Propofol，sevoflurane，and ketamine induce a reversible increase in delta-gamma and theta-gamma phase-amplitude coupling in frontal cortex of rat［J］. Front Syst Neurosci，2017，11：41.

［13］ NICOL A U，MORTON A J. Characteristic patterns of EEG oscillations in sheep（Ovis aries）induced by ketamine may explain the psychotropic efects seen in humans［J］. Sci Rep，2020 11；10（1）：9440.

［14］ VLISIDES P E，LI D，ZIERAU M，et al. Dynamic cortical connectivity during general anesthesia in surgical patients［J］. Anesthesiology，2019，130（6）：885-897.

［15］ PAPPAS I，CORNELISSEN L，MENON D K，et al. delta-Oscillation correlates of anesthesia-induced unconsciousness in large-scale brain networks of human infants［J］. Anesthesiology，2019，131（6）：1239-1253.

38 麻醉深度监测与围手术期患者手术后临床转归

合适的麻醉深度是指在可逆性意识消失的基础上,抑制手术等伤害性刺激引起的血压、心率的变化、体动反应和机体内分泌反应等。过深或过浅的麻醉都会对手术患者的临床预后造成不同程度的恶劣影响。麻醉过深可能会导致手术患者的呼吸循环功能受到不同程度的抑制,表现为术中可能会出现不同程度的低血压;术后可能会出现呼吸遗忘、呼吸抑制、苏醒延迟、术后谵妄等;情况严重的可能会给患者带来不可逆的损伤,甚至危及患者的生命安全。而过浅的麻醉一方面难以抑制手术等伤害性刺激所引起的机体应激性反应,导致围手术期出现循环的较大幅度的波动,容易发生心脑血管的不良事件;另一方面可能导致患者发生术中知晓,给患者生理和心理上造成不可磨灭的伤害性记忆,严重者可发生创伤后应激障碍综合征。因此,能够准确地判断麻醉的深度对于改善围手术期患者的临床转归具有重要意义。本文将从麻醉深度监测的技术进展、麻醉深度监测的影响因素、麻醉深度监测与术后转归等方面进行综述。

一、麻醉深度的监测

在乙醚麻醉时代,乙醚麻醉分期对临床麻醉深度监测具有显著的指导意义。临床医师通过观察患者的神志、肌肉松弛的情况、眼球运动、呼吸幅度和节律等来判断患者处于乙醚麻醉的阶段。文献研究发现,上述临床体征是麻醉深度监测的最基本方法。然而,现在临床麻醉中使用的强效吸入麻醉药、阿片类药物、肌肉松弛药和静脉麻醉药等让麻醉深度的监测变得更为复杂,结果存在较大的偏差。因此,众多用于麻醉深度监测设备应运而生。其中脑电双频谱指数(bispectral index,BIS)是第1个被美国食品药品管理局(Food and Drug Administration,FDA)批准用于临床麻醉深度监测的工具。此后诸如SEDLine、熵指数(Entropy)、Narcotrend和SNAP Ⅱ等麻醉深度监测设备相继应用于临床。这些监测设备都是基于对原始脑电图的采集、处理和分析,以此来判断患者所处的麻醉深度,指导临床麻醉科医师调整麻醉药以维持合适的麻醉深度,提高麻醉质量,改善

围手术期患者的舒适度,减少术中、术后麻醉相关并发症的发生。然而,临床中使用的麻醉药主要作用于大脑皮质和皮质下脑组织,但是目前使用的麻醉深度监测设备主要监测大脑皮质的脑电活动,因此目前尚缺乏明确的术中理想麻醉状态下麻醉深度监测的金标准。

二、影响脑电监测的因素

脑电双频谱指数的计算速度慢,不同的药物和个体,差异性较大,不能作为实时监控采用;易受电刀干扰,且难于监测有神经疾病或创伤患者的意识状态。麻醉药联合使用时,BIS阈值非独立存在。不同药物联合使用时,BIS值相同并不表示麻醉深度相同。不同患者在不同的麻醉阶段BIS值也会发生变化。BIS值与吸入麻醉药的血浆药物浓度之间具有相关性,相同的吸入浓度,不同吸入麻醉药对BIS有不同影响。丙泊酚是临床麻醉中较为理想的麻醉药,其与BIS相关性最佳。吸入麻醉药七氟烷和地氟烷的麻醉深度与BIS值相关性也较好,但是吸入麻醉药异氟烷、N_2O与BIS无相关性。瑞芬太尼是一类强镇痛药物,小剂量使用不影响BIS值。此外,Takizawa等发现麻黄碱会升高BIS值,去氧肾上腺素对BIS值无影响。Yue等发现轻度镇静时,罗库溴铵抑制BIS值;深度镇静时,罗库溴铵不影响BIS值。深麻醉(麻醉药过量)、低温过低(脑代谢降低)、缺氧、脑缺血(失血性休克、心力衰竭、外周血管扩张)等都可以产生低BIS值。健康和脑瘫儿童的BIS监测显示,无论清醒时、麻醉中,还是意识恢复时,脑瘫儿童的BIS水平始终较低。

三、麻醉深度监测与术中知晓

术中知晓是指患者在全身麻醉后可回忆术中所发生的事情,并告知有无疼痛情况,术后易产生创伤后应激障碍,引起回避反应、再体验及高警觉等情况,严重者将引起抑郁、焦虑、情感及性格改变,影响患者精神(心理)和情感健康。一项包含19 575例全身麻醉患者的随机、对照、前瞻

性、多中心研究结果显示,美国术中知晓的发生率为0.13%,麻醉深度的监测 BIS 值监测能有效降低术中知晓的发生率。Ekman 等针对 4 945 例全身麻醉患者进行的随机、对照研究结果表明,麻醉深度 BIS 值监测组的术中知晓发生率为 0.04%,显著低于对照组的 0.18%($P < 0.05$)。Myles 等对 2 463 例患者的随机、对照研究同样证实,麻醉深度 BIS 值监测能使全身麻醉术中知晓的发生率有效降低82%($P < 0.05$)。综上所述,麻醉深度 BIS 监测能有效降低术中知晓的发生。

四、麻醉深度监测与术后谵妄

Radtke 等针对 1 155 例患者的随机、对照研究结果显示,术中麻醉深度 BIS 值监测与术后谵妄的发生密切相关。根据 BIS 值监测指导临床麻醉能显著降低术后谵妄的发生率。多因素分析结果显示,术中深麻醉状态(BIS 值<20)是预测患者发生术谵妄的独立危险因素。

此外,部分研究发现,接受浅麻醉患者的术后认知功能障碍发生比例高于接受深麻醉患者。何花丽研究团队研究表明,较浅的麻醉深度会增加炎症因子释放,影响中枢神经系统神经递质及受体的生成、灭活过程,增加术后认知功能障碍(postoperative cognitive dysfunction,POCD)发生率。孔岚等发现 BIS 值为 30~39 时脑氧代谢率降低,有利于维持大脑氧供,减轻机体的应激反应,从而降低患者 POCD 的发生。沈岑根据麻醉深度将 80 例胃肠道恶性肿瘤手术的患者分成 A 组(41 例,术中 BIS 为 30~39)及 B 组(39 例,术中 BIS 为 50~59),比较两组患者术后认知障碍发生情况。结果发现,深度麻醉(BIS 为 30~39)能够降低 POCD 的发生。此外,该研究还发现发生 POCD 的患者的左侧、右侧及总海马体积均小于未发生 POCD 的患者($P < 0.05$),且出现不同程度白质病变。因此,术前 MRI 显示海马萎缩、白质出现病变的患者可能更容易发生 POCD,应该在术后早期对该类患者进行积极干预治疗,从而改善临床预后。

除了以 BIS 作为监测麻醉深度的指标以外,也有部分研究以 EEG 监测脑电波活动情况作为判断麻醉深度的方法。在 2018 年发表的包含 5 项随机对照研究(2 654 例患者)的一篇文献中,发现以 EEG 作为镇静深度监测指标指导实施麻醉可降低 POCD 的发生,但其中的具体机制尚不明确。然而,JAMA 杂志在 2019 年刊登的 Wildes T. S. 团队的临床随机对照试验结果却不支持以上结论。其研究结果显示,与常规监护相比,EEG 监测不会降低大手术老年患者术后谵妄的发生率,不支持 EEG 指导麻醉用于术后谵妄预防。

五、麻醉深度监测与早期临床预后

麻醉深度监测可以有效缩短患者术后复苏时间,加快手术室周转速度。Punjasawadwong 等针对 20 项随机对照

临床试验(包括 4 056 例患者)的 Meta 分析证实,在 BIS 监测麻醉深度的患者术后睁眼时间、气管拔管时间、定向力恢复时间、复苏室停留时间等较对照组明显缩短,并且对言语指令性反应显著改善。

麻醉深度监测指导临床麻醉与手术患者的临床远期预后具有显著的相关性。麻醉偏深源于过多麻醉药的摄入,麻醉药在产生中枢神经抑制效应的同时,也将对器官功能系统,包括循环和免疫系统等产生抑制性影响。这些抑制产生的结果,在很大程度上会影响患者的转归与预后。Temmothy 观察了 125 例患者,发现接受深麻醉患者术后30d 的伤口感染率增加显著。

Monk 等针对 1 064 例全身麻醉下行非心脏手术患者进行的随机、对照研究发现,麻醉深度过深(BIS 值<45)与患者术后 1 年病死率显著相关,且患者术后 1 年病死率随 BIS 值<45 持续时间的延长而升高($RR = 1.24$,$P < 0.05$)。Lindhoim 等针对 4 087 例行非心脏手术患者进行的对照研究结果显示,BIS 值<45 的持续时间不仅与手术患者的 1 年病死率有关($HR = 1.13$,$95\% CI$:$1.01 \sim 1.27$),而且与手术患者的 2 年病死率显著相关($HR = 1.18$,$95\% CI$:$1.08 \sim 1.29$)。Kertai 等针对行心脏手术患者的研究发现,术后 3 年的病死率约为 17.8%;BIS 值<45 的持续时间与手术患者的 3 年病死率显著相关($RR = 1.29$,$95\% CI$:$1.12 \sim 1.49$)。以上研究发现,累计低 BIS 值持续时间与术后病死率独立相关,术中 BIS 值低于 45 的累计时间每增加 1h 死亡风险率就增加 29%。Leslie 等通过对 2 463 例心源性或脑卒中死亡患者的研究发现,与全身麻醉过程中 BIS 值正常的患者相比,BIS 值<40 且持续时间>5min 的患者术后远期病死率($HR = 1.41$,$P < 0.05$)、术后心肌梗死发生率($HR = 1.94$,$P < 0.05$)、术后脑卒中发生率($HR = 3.23$,$P = 0.01$)均显著增加。

但也有不同的观点,一般认为相同麻醉剂量下,高危患者较健康患者产生较低的 BIS。Kertia 等主持的一项针对非心脏手术的对照研究却未发现 BIS 值<45 与患者的不良临床预后有关($HR = 1.03$,$P > 0.05$)。可能的解释是术前合并症是术后病死率的一个重要的独立危险因素。B-Unaware 研究发现 BIS<45 持续大于 4h 的患者中,83% 的患者术前有左室射血分数异常,67% 的患者合并有心血管疾病。而高血压和心脏病是与脑白质病变和脑萎缩存在相关性的两个最重要的因素。

柳叶刀刊发的澳大利亚和新西兰麻醉科医师学院临床研究网络、平衡麻醉研究组的一项全球多中心(含 7 个国家73 个医疗中心)临床研究,其对麻醉深度管理与重大手术后患者预后的关系进行了报道。此项大型多中心随机对照试验发现术中 BIS=50 组患者 1 年病死率为 6.5%,术中BIS=35 组患者 1 年病死率为 7.2%;研究结果表明,不同麻醉深度下接受手术的患者术后 1 年病死率和并发症发生率无明显差异,麻醉及手术的恢复质量和时程同样也不受麻醉深度的影响。综上研究我们认为麻醉深度与患者远期临

床预后之间的关系还有待深入的研究和探讨。

六、麻醉深度监测与术后认知功能紊乱

围手术期神经认知障碍（postoperative neurocognitive disorders，PND）临床表现为学习、记忆、注意力、执行能力及对信息的处理能力等方面的减退，主要发生于术后 1 周或出院后至术后 12 个月。目前的研究认为，脑电监测是否可减少 PND 发生的研究还存在争论。2013 年 Radtke 等将 1 277 例老年患者（60 岁以上）随机对照分为 BIS 指导麻醉组和非 BIS 指导麻醉组，结果发现以 BIS 作为镇静深度指导麻醉可降低术后谵妄（postoperative delirium，POD）的发生，但对 PND 的发生没有明显影响。2013 年 Chan 等团队将 921 例行非心脏手术的老年患者分为 BIS 监测组（BIS 值维持在 40～60）和对照组（监测 BIS，但未根据 BIS 值调整麻醉深度），结果表明，对照组 BIS 平均值较监测组 BIS 平均值低，BIS 监测不仅可以缩短麻醉恢复室驻留的时间，还能够降低术后 POD 和术后 3 个月 PND 的发生率。

七、脑电监测的爆发抑制

爆发抑制（burst suppression，BS）是大脑皮质电活动严重受抑制的表现，BS 是高振幅慢波（偶尔为尖波）与抑制性脑电活动交替出现的 EEG 模型。根据波幅将脑电波划为爆发波和抑制波，低于界值为抑制波，反之为爆发波，两者持续时间从几秒钟到几分钟不等。BS 易发生于高龄、男性或既往冠状动脉疾病病史的患者。另外，术中低体温、低氧、低钙的患者，缺氧、肝衰竭、脓毒症、低血糖等导致的昏迷患者也可发生。Soehle Martin 等发现 POD 患者术中维持更长时间的 BS 和更高的爆发抑制率（burst suppression ratio，BSR），研究认为术中 BS 持续时间和 BSR 可作为 POD 的预测因素。然而，术中 BS 能否保护认知功能仍存在争议。Spinelli 认为 BS 并不总是预示着不良预后，结构病变或缺氧造成的 BS 预后不良，而可逆的代谢或神经药物诱发的 BS 预后较好。

八、麻醉深度影响患者临床预后的机制

肿瘤坏死因子 α 及白细胞介素-6 在炎性反应及多器官功能障碍综合征中发挥了重要作用。深麻醉打乱了微循环平衡稳态并出现血液高凝状态。端粒体是蛋白亚基端粒酶逆转录酶，端粒酶活性或端粒长度的变化与神经退行性疾病之间存在相关性。外周血白细胞短端粒可能是轻度认知损害（MCI）发生的独立危险因素，并且随着端粒体长度（LTL）缩短，MCI 发生风险增加。

九、总结

术中深麻醉状态可能导致患者不良预后的发生，这可能仅仅揭示了一种临床现象，而并不能说明术中的深麻醉状态与患者的不良预后之间存在必然的因果关系。首先，上述部分临床研究采用回顾性分析，在病例的选择上存在偏倚，缺乏设计合理的大样本、随机、对照、前瞻性的研究。其次，患者术前的基础状态差，可以引起术中持续的低 BIS 值。与此同时，术前基础状态差的患者在术中更易发生不良事件。因此，术中持续的低 BIS 值可能并非由麻醉过深造成，而是由患者术前的基础状态差引起的。综上可见，麻醉深度监测对于患者长期预后的影响尚需进一步研究。

（杨瑞）

参 考 文 献

[1] TAKIZAWA D, TAKIZAWA E, MIYOSHI S, et al. The effect of ephedrine and phenylephrine on BIS values during propofol anaesthesia [J]. European journal of anaesthesiology, 2006, 23(8): 654-657.

[2] YUE H, HAN J, LIU L, et al. Effect of rocuronium on the bispectral index under anesthesia and tracheal intubation [J]. Exp Ther Med, 2016, 12(6): 3785-3789.

[3] SEBEL P S, BOWDLE T A, GHONEIM M M, et al. The incidence of awareness during anesthesia: a multicenter united states study [J]. Anesthesia and analgesia, 2004, 99(3): 833-839, table of contents.

[4] EKMAN A, LINDHOLM M L, LENNMARKEN C, et al. Reduction in the incidence of awareness using BIS monitoring [J]. Acta anaesthesiologica Scandinavica, 2004, 48(1): 20-26.

[5] MYLES P S, LESLIE K, MCNEIL J, et al. Bispectral index monitoring to prevent awareness during anaesthesia: the B-Aware randomised controlled trial [J]. The Lancet, 2004, 363(9423): 1757-1763.

[6] RADTKE F M, FRANCK M, LENDNER J, et al. Monitoring depth of anaesthesia in a randomized trial decreases the rate of postoperative delirium but not postoperative cognitive dysfunction [J]. British journal of anaesthesia, 2013, 110(Suppl 1): i98-105.

[7] 何花丽, 鲁小红, 赵晓娟. 不同深度麻醉对老年腹部手术患者术后认知功能障碍及炎症反应的影响 [J]. 新乡医学院学报, 2018, 35(03): 207-211.

[8] 孔岚, 章云飞. 不同麻醉深度对老年患者围手术期脑氧代谢及术后认知功能的影响 [J]. 实用医学杂志, 2018, 34(08): 1339-1342.

[9] 沈苓, 姚巧林. 不同麻醉深度下老年患者术后认知障碍发生情况及颅脑 MRI 改变分析 [J]. 中国 CT 和 MRI 杂志, 2021, 19(02): 41-43.

[10] MACKENZIE K K, BRITT-SPELLS A M, SANDS L P, et al. Processed electroencephalogram monitoring and postoperative delirium: a systematic review and meta-analysis

[J]. Anesthesiology,2018,129(3):417-427.

[11] WILDES T S,MICKLE A M,BEN ABDALLAH A,et al. Effect of electroencephalography-guided anesthetic administration on postoperative delirium among older adults undergoing major surgery: the ENGAGES randomized clinical trial[J]. Jama,2019,321(5):473-483.

[12] PUNJASAWADWONG Y, PHONGCHIEWBOON A, BUNCHUNGMONGKOL N. Bispectral index for improving anaesthetic delivery and postoperative recovery[J]. The Cochrane database of systematic reviews,2014,6: CD003843.

[13] SHORT T G,LESLIE K,CAMPBELL D, et al. A pilot study for a prospective,randomized,double-blind trial of the influence of anesthetic depth on long-term outcome [J]. Anesthesia and analgesia,2014,118(5):981-986.

[14] MONK T G,SAINI V,WELDON B C,et al. Anesthetic management and one-year mortality after noncardiac surgery[J]. Anesthesia and analgesia,2005,100(1):4-10.

[15] LINDHOLM M L,TRAFF S,GRANATH F,et al. Mortality within 2 years after surgery in relation to low intraoperative bispectral index values and preexisting malignant disease[J]. Anesthesia and analgesia, 2009, 108 (2): 508-512.

[16] KERTAI M D,PAL N,PALANCA B J,et al. Association of perioperative risk factors and cumulative duration of low bispectral index with intermediate-term mortality after cardiac surgery in the B-Unaware Trial[J]. Anesthe-

siology,2010,112(5):1116-1127.

[17] LESLIE K,MYLES P S,FORBES A,et al. The effect of bispectral index monitoring on long-term survival in the B-aware trial[J]. Anesthesia and analgesia, 2010, 110 (3):816-822.

[18] KERTAI M D,PALANCA B J,PAL N,et al. Bispectral index monitoring,duration of bispectral index below 45, patient risk factors,and intermediate-term mortality after noncardiac surgery in the B-Unaware Trial[J]. Anesthesiology,2011,114(3):545-556.

[19] SHORT T G,CAMPBELL D,FRAMPTON C,et al. Anaesthetic depth and complications after major surgery: an international, randomised controlled trial [J]. Lancet, 2019,394(10212):1907-1914.

[20] CHAN M T,CHENG B C,LEE T M,et al. BIS-guided anesthesia decreases postoperative delirium and cognitive decline [J]. Journal of neurosurgical anesthesiology, 2013,25(1):33-42.

[21] SOEHLE M,DITTMANN A,ELLERKMANN R K,et al. Intraoperative burst suppression is associated with postoperative delirium following cardiac surgery: a prospective,observational study[J]. BMC anesthesiology,2015, 15:61.

[22] SPINELLI E,PENNEY S,CARLINE S,et al. Burst suppression on EEg: not always an ominous sign[J]. Seizure,2017,51:190-192.

39 光电容积脉搏波及其特征参数用于全麻镇痛深度监测的研究进展

全身麻醉主要包括镇静、镇痛和肌肉松弛三大要素。理想的全身麻醉的目标就是使镇静、镇痛、肌肉松弛维持在恰当的水平。实现理想全身麻醉目标的前提是对这三大要素的精准监测。目前对镇静深度和肌松深度的监测已经有较理想的指标和方法，而全身麻醉镇痛深度的监测尚缺乏理想的指标和方法。麻醉学及相关学科的专家经过努力，已开发并运用一些用于监测镇痛深度的指标，包括：反映机体的自主神经反应的指标，如心率变异性（heart rate variability，HRV）；基于脑电信号的指标，如熵指数（Entropy index）[反应熵（response entropy，RE）和状态熵（state entropy，SE）之间的差异]、综合变异指数（composite variability index，CVI）、qNox 指数和脑电镇痛指数（pain rating index，PRi）；基于反射通路的指标，如瞳孔扩张反射（pupillary dilation reflex，PDR）等。但这些指标和参数在临床应用中还存在局限性，特异度和敏感度还不够高。

脉搏波是指血管的脉动变化，光电容积脉搏波（photoplethysmography，PPG）是利用光电传感器检测外周微血管的血液容积随心脏搏动而产生的脉动性变化，可较好地反映伤害性刺激及镇痛药物对心血管系统的影响，其振幅、脉率间期等特征参数表现出与镇痛深度存在相关性。本文系统复习了光电容积脉搏波及其特征参数在全身麻醉中用于监测镇痛深度的最新研究文献，对相关进展进行综述。

一、脉搏波的基本特点及其特征参数

（一）脉搏波的基本特点

脉搏波是指由于心脏周期性地收缩与舒张形成有节律的间歇性射血，引起血管内血液压力和血管管壁发生的脉动变化，主要分为压力脉搏波和容积脉搏波两种类型。压力脉搏波表示血管内血液压力的传输；容积脉搏波主要表示外周血管中微动脉、毛细血管和微静脉等微血管血液容积的脉动性变化。光电容积脉搏波（photoplethysmography，PPG）是根据外周微血管的血液容积随心脏搏动而产生的脉动性变化，通过光电容积描记法获得的周期性的波形。PPG 由上升支、下降支和重搏波组成：上升支表示心室快速

射血期，上升支的斜率和幅值反映了射血速度、心排血量及射血过程所受的阻力等状况；下降支包含心室射血后期和心室舒张期，下降支的形态反映外周阻力、血管弹性等生理状态；重搏波表示回流血在闭合的主动脉瓣处发生反射，形成一个短暂向上的小波。PPG 最近作为一种测量全身麻醉镇痛深度的方法引起了人们的兴趣。

（二）脉搏波的特征参数

脉搏波波幅（photoplethysmographic amplitude，PPGA）和下降支面积比（area difference ratio，ADR）都是基于 PPG 得来的指标，因其临床独特性而广泛用于临床。

1. 脉搏波波幅 PPGA　PPGA 是指 PPG 的波峰与基线的差值，即为图 39-1 中的 OP 之间的幅度差，已被用于监测术中镇痛深度。先前的研究表明，由外周血管收缩引起的 PPGA 的降低与全身麻醉期间的伤害性反应之间有着密切的联系，PPGA 被认为是全身麻醉期间由伤害性刺激引起的交感神经紧张度变化的最敏感生理标记。然而，PPGA 的实际应用受到缺乏特异性的限制，包括测量位置、探头的收缩力和低温，都会影响局部灌注继而影响其准确性。

2. 下降支面积比 ADR　ADR 是 PPG 中的一个参数，计算公式如图 39-1 所示。由脉搏波的产生和传播的机制

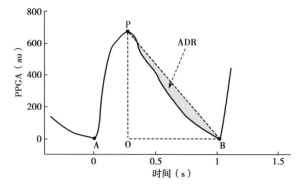

图 39-1　ADR 计算方法示意图
点 A，P 和 B 分别是脉冲的开始，峰值和结束位置；点 O 是点 P 在基线上的垂直投影。PPGA 以任意单位（au）显示。PPGA 为 P 点与 O 点之间的幅度差。面积差（灰色部分）是由直线 BP 和曲线 BP 包围部分的面积差。下降支面积比（ADR）是面积差与三角形面积 ΔBPO 之比。

可知,随着血管阻力和动脉弹性的生理变化,脉搏波波形特征变化首先反映在脉搏波波形面积的变化上。先前的研究表明,将 ADR 用于评估患者全麻状态下的应激反应,发现 ADR 明显优于传统的血压、心率等指标。在早期的研究中,我们发现 ADR 与 PPG 的轮廓相关,并且与外周阻力和总动脉顺应性的乘积有关。在全麻下,ADR 在响应痛觉方面比 PPGA 更好。ADR 亦可表示外周血管阻力及顺应性。Feng 的研究结果提示,子痫前期患者的 ADR 可能减少,这为未来利用 ADR 来预测子痫前期提供可能。

二、常用的脉搏波相关指标

临床上常用的与脉搏波相关的监测镇痛成分的指标包括镇痛与伤害性刺激指数(analgesia nociception index,ANI)、手术体积描记指数(the surgical plethysmographic index,SPI)、伤害性感受水平指数(nociception level index,NoL)。

(一) 镇痛与伤害性刺激指数 ANI

ANI 是用于评估镇痛深度的另一个参数,ANI 是根据基于标准心电图和 HRV 得出的结果,已被提议作为无创镇痛指南。ANI 根据副交感神经活动水平变化,数值从 0 到 100,其中 100 分表示最大副交感神经张力和低伤害感受水平,而 0 分表示最小副交感神经张力和高伤害感受水平,疼痛刺激将导致副交感神经张力的相对降低,从而导致 ANI 值的降低,当 ANI<50,说明镇痛不充分。

在挥发性和静脉麻醉中,ANI 值反映伤害感受水平的变化,比心率和血压等传统参数更敏感。在有意识的患者中,研究发现 ANI 值≥50 表示有足够的镇痛作用,相当于 NRS 疼痛评分≤3。因此,在麻醉患者中保持 ANI 值≥50 能确保有效的术中伤害性刺激获取,在麻醉后提供比单独临床判断更合适的镇痛。在全身麻醉过程中,相较于传统血流动力学监测,ANI 可以更敏感地反映成人及儿童在手术期间的伤害性感受变化。Boselli 等记录患者术后拔管即刻的 ANI 数值以及苏醒后的 VAS 疼痛评分,当 ANI<50 时,患者 VAS≥3 的敏感度和特异度均达到 86%,即可以较好地预测术后疼痛的发生。Daccache 等在全凭静脉麻醉中,用 ANI 指导调节镇痛药物的剂量,指出 ANI 有助于减少术中及术后镇痛药物的用量,且降低了术后疼痛的发生率。Upton 等则提出 ANI 并不能显著影响术中镇痛药物的用量,但是可有效降低术后的疼痛评分分值。然而,Szental 等得出了 ANI 指导术中镇痛既不能减少镇痛药物的用量,也不能减轻术后疼痛水平的结论。

可能使 ANI 值不可靠的因素包括催眠、非规则窦性心律、植入起搏器,以及抗毒蕈碱类药物、α_2 肾上腺素能受体激动剂、β_1 肾上腺素能受体拮抗剂和抗心律失常药物的使用,这些因素使 ANI 的特异度较低,在使用过程中存在一定的局限性。

(二) 手术体积描记指数 SPI

SPI 是基于血氧饱和探头采集的 PPG,通过计算标准化脉率间期和标准化脉搏波幅度得出的,SPI 的计算公式为:SPI=100−(0.67×标准化脉搏波振幅+0.33×标准化脉率间期),旨在通过指端动脉血容量波动性的变化客观评估患者的镇痛水平。SPI 的取值范围为 0~100,0 表示无痛,100 表示极度疼痛,伤害性刺激使 SPI 数值增加,一般数值大于 50 或短时间内波动幅度大于 10 则被认为是镇痛不足。

Bergmann 等进行的一项随机研究的结论是基于 SPI 调整全身麻醉可以减少剂量并缩短恢复时间。Huiku 等在一项类似的研究中证实,SPI 监测对麻醉药的使用剂量产生有益的影响,增加了患者的安全性和医疗服务质量。Won 等报告指出,在全身麻醉期间使用 SPI 监测可减少阿片类药物的消耗,改善血流动力学稳定性并减少术后恢复时间。Jain 等进行了类似的研究,该研究表明,当使用 SPI 滴定阿片类药物时,血流动力学不良事件的数量有统计学意义的降低($P<0.05$)。Chen 的一项试验结果表明,SPI 在评估伤害感受和伤害感受平衡方面的性能更高。Struys 等证明,与 SE,RE,HR 或 PPG 相比,SPI 似乎是衡量伤害感受和伤害感受平衡的更好指标。Won 等对 463 例患者的阿片类药物使用、拔管时间、术后疼痛评分、围手术期不良事件的发生等分析发现,使用 SPI 指导术中麻醉镇痛可降低术中镇痛药物的消耗、缩短拔管时间,但是对于术后疼痛管理和围手术期不良事件的发生并无改善作用。Park 等将研究拓展到了儿童群体,对比传统镇痛管理(血压、心率变化)与 SPI 镇痛管理的效果后指出:SPI 镇痛管理组不仅不能减少七氟烷在术中的用量,甚至提高了术后躁动评分、疼痛评分和阿片类药物的需求。此外,Ledowski 等对术中患者的 SPI 与术后 NRS 评分的关系,以及术后恢复室患者的 SPI 与 NRS 评分的关系进行比较并得出结论,无论是术中还是术后 SPI 都不具备良好的评估及预测术后疼痛的价值。

SPI 使用的局限性在于它可能受某些因素影响,如心脏起搏器,心律不齐及使用抗心律不齐药物,β_1 肾上腺素能受体拮抗剂和 α_2 肾上腺素能受体激动剂的使用。目前,关于 SPI 的研究虽然较多,但是其在麻醉术中取值范围不明确,以及术后疼痛管理效果不佳,这在一定程度上限制了 SPI 的应用前景。

(三) 伤害性感受水平指数 NoL

伤害感受的另一种较新颖的监测方法是 NoL。NoL 是将四个传感器集成在一个指夹中对信号进行采集,包括 HR、HRV、PPGA、皮肤电导水平、皮肤电导波动以及它们的时间导数,通过回归分析将这些参数整合为单一指标 NoL,取值范围为 0~100。

先前对少数患者进行的实验工作表明 NoL 指数优于每个单独的成分及成分的线性组合。Martini 的试验结果显示,NoL 是一种可靠的,测量中度和强烈的有害刺激的方法,在区分有害刺激和非有害刺激方面优于 HR 和 MAP,与

HR 和 MAP 相比，NoL 不受瑞芬太尼的血流动力学影响。但值得一提的是，NoL 与镇痛药物剂量的变化趋势并非完全一致，且 NoL 对于伤害性感受的敏感度和特异度不高。Meijer 的一项瑞芬太尼复合丙泊酚麻醉下行腹部手术的试验结果表明，与标准临床护理相比，NoL 指导镇痛组导致麻醉期间使用瑞芬太尼的次数减少了约 30%。在他的另一项芬太尼复合七氟烷麻醉下行腹部手术的研究中，对比了传统镇痛组和 NoL 指导镇痛组对于术后疼痛评分，结果发现 NoL 能明显降低术后疼痛评分。此外，Ledowski 等指出，术中 NOL 可预测术后急性疼痛，并说明了维持术中 NoL 分值处于 10～25 为宜。

NoL 是基于机器学习的多参数监测指标，目前已发表的研究中其临床特异度和灵敏度虽有提高，但与理想的麻醉镇痛深度监测仍有较大的差距。

三、总结与展望

全身麻醉过程中由于麻醉药使用不当造成的麻醉深度不足或过深都可能影响患者的预后，阿片类药物使用过量存在通气、误吸时间延长的风险，可能会对免疫功能产生负面影响。术中镇痛药剂量不足最明显的潜在后果是术后疼痛过度，而且可能会引起炎症，激素和免疫失衡。因此，个体化麻醉以减少全身麻醉期间麻醉药的过量和不足是现代麻醉科医师的追求。先前用于镇痛深度监测的指标如 HRV 和 PDR，其特异度和灵敏度都很低，RE 和 SE 之间存在差异，CVI、qNox 指数等指标在使用肌肉松弛药期间会受到干扰，这都限制了它们的临床使用。PPG 信号可较好地反映伤害性刺激及镇痛药物对心血管系统的影响，且采集便捷，全身麻醉手术的适用性强，关于其相关指标包括 PP-GA、ADR、ANI、SPI、NoL 的镇痛深度监测研究较为充足且能反映其真实的监测能力，但对术后疼痛的预测是否有效还尚待研究。

（李华　陈新忠）

参 考 文 献

［1］ LEDOWSKI T. Objective monitoring of nociception：a review of current commercial solutions［J］. Br J Anaesth，2019，123（2）：e312-e321.

［2］ GRUENEWALD M，ZHOU J，SCHLOEMERKEMPER N，et al. M-Entropy guidance vs standard practice during propofol-remifentanil anaesthesia：a randomised controlled trial［J］. Anaesthesia，2007，62（12）：1224-1229.

［3］ SAHINOVIC M M，ELEVELD D J，KALMAR A F，et al. Accuracy of the composite variability index as a measure of the balance between nociception and antinociception during anesthesia［J］. Anesth Analg，2014，119（2）：288-301.

［4］ ROGOBETE A F，BEDREAG O H，PAPURICA M，et al. Multiparametric monitoring of hypnosis and nociception-antinociception balance during general anesthesia-a new era in patient safety standards and healthcare management［J］. Medicina（Kaunas），2021，57（2）：132.

［5］ AN J X，WANG Y，COPE D K，et al. Quantitative evaluation of pain with pain index extracted from electroencephalogram［J］. Chin Med J（Engl），2017，130（16）：1926-1931.

［6］ SABOURDIN N，BARROIS J，LOUVET N，et al. Pupillometry-guided intraoperative remifentanil administration versus standard practice influences opioid use：a randomized study［J］. Anesthesiology，2017，127（2）：284-292.

［7］ HUIKU M，UUTELA K，VAN GILS M，et al. Assessment of surgical stress during general anaesthesia［J］. Br J Anaesth，2007，98（4）：447-455.

［8］ FENG Y，DRZYMALSKI D，ZHAO B，et al. Measurement of area difference ratio of Photoplethysmographic pulse wave in patients with pre-eclampsia［J］. BMC Pregnancy Childbirth，2018，18（1）：280.

［9］ KORHONEN I，YLI-HANKALA A. Photoplethysmography and nociception［J］. Acta Anaesthesiol Scand，2009，53（8）：975-985.

［10］ FENG Y，CHEN X，WANG X，et al. Area difference ratio for assessing nociceptive balance during laryngoscopy and intubation under intravenous anaesthesia：preliminary investigation of a novel photoplethysmographic variable［J］. Eur J Anaesthesiol，2015，32（1）：58-59.

［11］ JEANNE M，CLEMENT C，DE JONCKHEERE J，et al. Variations of the analgesia nociception index during general anaesthesia for laparoscopic abdominal surgery［J］. J Clin Monit Comput，2012，26（4）：289-294.

［12］ BOSELLI E，BOUVET L，BEGOU G，et al. Prediction of immediate postoperative pain using the analgesia/nociception index：a prospective observational study［J］. Br J Anaesth，2014，112（4）：715-721.

［13］ DACCACHE G，CASPERSEN E，PEGOIX M，et al. A targeted remifentanil administration protocol based on the analgesia nociception index during vascular surgery［J］. Anaesth Crit Care Pain Med，2017，36（4）：229-232.

［14］ UPTON H D，LUDBROOK G L，WING A，et al. Intraoperative "Analgesia Nociception Index"-Guided fentanyl administration during sevoflurane anesthesia in lumbar discectomy and laminectomy：a randomized clinical trial［J］. Anesth Analg，2017，125（1）：81-90.

［15］ SZENTAL J A，WEBB A，WEERARATNE C，et al. Postoperative pain after laparoscopic cholecystectomy is not reduced by intraoperative analgesia guided by analgesia nociception index［ANI（R）］monitoring：a randomized clinical trial[J]. Br J Anaesth,2015,114(4):640-645.

[16] BERGMANN I,GOHNER A,CROZIER T A,et al. Surgical pleth index-guided remifentanil administration reduces remifentanil and propofol consumption and shortens recovery times in outpatient anaesthesia[J]. Br J Anaesth,2013,110(4):622-628.

[17] KIM J H,JWA E K,CHOUNG Y,et al. Comparison of pupillometry with surgical pleth index monitoring on perioperative opioid consumption and nociception during propofol-remifentanil anesthesia:a prospective randomized controlled trial[J]. Anesth Analg,2020,131(5):1589-1598.

[18] JAIN N,GERA A,SHARMA B,et al. Comparison of surgical pleth index-guided analgesia using fentanyl versus conventional analgesia technique in laparoscopic cholecystectomy[J]. Minerva Anestesiologica,2019,85(4):358-365.

[19] FUNCKE S,SAUGEL B,KOCH C,et al. Individualized, perioperative,hemodynamic goal-directed therapy in major abdominal surgery(iPEGASUS trial):study protocol for a randomized controlled trial[J]. Trials,2018,19(1):273.

[20] CHEN X,THEE C,GRUENEWALD M,et al. Comparison of surgical stress index-guided analgesia with standard clinical practice during routine general anesthesia:a pilot study[J]. Anesthesiology,2010,112(5):1175-1183.

[21] STRUYS M M,VANPETEGHEM C,HUIKU M,et al. Changes in a surgical stress index in response to standardized pain stimuli during propofol-remifentanil infusion[J]. Br J Anaesth,2007,99(3):359-367.

[22] WON Y J,LIM B G,KIM Y S,et al. Usefulness of surgical pleth index-guided analgesia during general anesthesia:a systematic review and meta-analysis of randomized controlled trials[J]. J Int Med Res,2018,46(11):4386-4398.

[23] PARK J H,LIM B G,KIM H,et al. Comparison of surgical pleth index-guided analgesia with conventional analgesia practices in children a randomized controlled trial.[J]. Anesthesiology,2015,122(6):1280-1287.

[24] LEDOWSKI T,SCHNEIDER M,GRUENEWALD M,et al. Surgical pleth index:prospective validation of the score to predict moderate-to-severe postoperative pain[J]. Br J Anaesth,2019,123(2):e328-e332.

[25] EDRY R,RECEA V,DIKUST Y,et al. Preliminary intraoperative validation of the nociception level index:a noninvasive nociception monitor[J]. Anesthesiology,2016,125(1):193-203.

[26] MEIJER F S,MARTINI C H,BROENS S,et al. Nociception-guided versus standard care during remifentanil-propofol anesthesia:a randomized controlled trial[J]. Anesthesiology,2019,130(5):745-755.

[27] MEIJER F,HONING M,ROOR T,et al. Reduced postoperative pain using nociception level-guided fentanyl dosing during sevoflurane anaesthesia:a randomised controlled trial[J]. Br J Anaesth,2020,125(6):1070-1078.

[28] MORIKAWA Y. Characteristic pulse wave caused by organic nitrates[J]. Nature,1967,213(5078):841-842.

[29] ANDERSON T A. Heart rate variability:implications for perioperative anesthesia care[J]. Curr Opin Anaesthesiol,2017,30(6):691-697.

40 脑血流自动调节监测在围手术期的研究进展

脑血流自动调节(cerebral autoregulation,CA)机制可以在一定程度上防止血压波动引起的脑缺血或是脑过度灌注。但在血压剧烈波动时,这种调节往往会失衡。监测脑血流自动调节,可以了解其调节功能,并计算出调节范围,以便采取相应的脑灌注保护措施。目前各研究常用间接测量脑血流量变化的方式来进行脑血流自动调节监测,并取得了一定的成果,在围手术期应用方面展示出良好的前景。本文拟对近年围手术期脑血流自动调节监测的发展做一综述。

一、脑血流自动调节的概念

脑血流自动调节是人体固有的器官血流保护机制,在血压波动时脑血管可以通过自身的收缩与舒张来使脑血流量保持恒定,从而不受血压波动的影响。最早在20世纪中叶 Lassen 提出生理情况下,脑血流自动调节可作用的范围是平均动脉压在 50~150mmHg 之间,平均动脉压 50mmHg 和 150mmHg 分别为脑血流自动调节的下限和上限。当平均动脉压低于下限或是高于上限时,脑血流自动调节功能就会受到损害,此时脑血管无法通过进一步舒缩来维持脑血流量恒定,脑血流量便会随着血压的波动而波动,使脑器官面临缺血或是充血水肿的风险。

随着试验条件的改善,近年 Brady 的团队研究表明麻醉和手术状态下的患者自动调节下限在 40~90mmHg 之间。如果仍旧经验性地沿用平均动脉压 50mmHg 作为调节下限,部分调节下限高于 50mmHg 的患者脑血流自动调节可能失灵,最终面临脑缺血的风险。根据 Brown 等的最新研究结果,与传统的调控血压策略相比,控制心脏手术患者术中平均动脉压高于脑血流自动调节下限,能减少术后谵妄的发生。因此,个体化监测围手术期患者的脑血流自动调节上下限,将患者的血压控制在调节下限与上限之间,可以尽量保持脑血流自动调节功能完好,维持脑血流量恒定,有利于减少脑灌注受损所引起的中枢神经系统并发症。

二、脑血流自动调节的监测方法

既往为进行脑血流自动调节功能评估,有研究通过使用药物、改变体位、压迫下肢等方法使血流动力学改变,并同步观察脑血流量变化,以此评估脑血流自动调节功能。这种施加外部刺激的监测方式相对较快也较容易获得监测结果,对于健康志愿者较为实用。但对于围手术期患者,由于手术和麻醉的干扰已经使循环本身相对不稳定,在此基础上采用这类监测方法,不仅会人为增加器官灌注受损的风险,引发伦理问题,同时也不利于术中连续实时地监测。因此,在对围手术期患者的研究中,多利用血压自发性的波动变化与脑血流量变化的相关性来评价脑血流自动调节功能的强弱,测定自动调节的上下限。

目前在临床上,血压的测量方法已经相当成熟,但直接测量全脑血流量的方法还未见报道。因此,目前的研究多采用:①经颅多普勒超声监测大脑中动脉血流速度;②连续颅内压测定;③近红外光谱监测脑局部氧饱和度或脑血红蛋白浓度指数等替代指标的方法来间接反映脑血流量的变化。经过一段较长时间(通常是 30min 以上)的连续同步测量,计算出平均动脉压与替代指标之间的相关系数。一般而言,脑局部氧饱和度与平均动脉压的相关系数以脑血氧测定指数(cerebral oximetry index,COx)表示,脑总血红蛋白浓度指数与平均动脉压的相关系数以脑总血红蛋白反应指数(tissue hemoglobin reactivity index,THx)表示,大脑中动脉或椎动脉的血流速度与平均动脉压的相关系数以平均血流速度指数(mean velcocity index,Mx)表示,颅内压与平均动脉压的相关系数以压力反应指数(pressure activity index,PRx)表示。有研究分析了上述指标之间的相关性后发现,除了 THx 与 Mx 相关性不佳以外,THx 与 PRx、PRx 与 COx、Mx 与 COx 都有着良好的相关性。这也为临床上进行脑血流自动调节监测提供了多种选择。

计算出相关系数后,便可绘制出平均动脉压-相关系数图谱,如图 40-1 所示。通过相关系数的值就能判断自动调节功能的强弱。相关系数越接近 1,表明平均动脉压的变化与脑血流量变化的相关性越强,脑血流自动调节功能受损越严重。越接近 0,则表明平均动脉压的变化与脑血流量变化的相关性越弱,脑血流自动调节功能越完好。在测定自动调节上下限时,为这些相关系数设定一个阈值(通常是 0.3 或 0.4)。当血压自发性波动,平均动脉压从脑血流自动调节范围内降低至刚好达到或超越相关系数的阈值时,此时的平均动脉压被视为脑血流自动调节的下限。而平均动脉压从脑血流自动调节范围内升高至刚好达到或超越相关系数的阈值时,此时的平均动脉压被视为脑血流自动调节的上限,如图 40-1 所示。

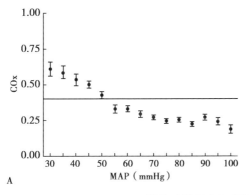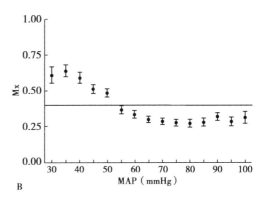

A. 平均动脉压-COx 图谱;B. 平均动脉压-Mx 图谱。

图 40-1 平均动脉压-相关系数图谱

事实上在实际临床应用方面,这三种脑血流自动调节监测技术各有优劣。首选连续颅内压测量通常需要进行有创操作,对于本身需要进行颅内压监测的脑外科患者而言较为实用。而近红外光谱和经颅多普勒超声监测则是无创的操作。同时,经颅多普勒超声能直接测出脑血管的血流速度,能更直观地反映脑血流量的变化。不仅如此,当患者的血流动力学发生变化时,经颅多普勒超声监测下的大脑中动脉的血流速度先于近红外光谱监测的脑氧饱和度产生变化。但经颅多普勒超声需要操作者具有一定的经验,且有些患者的颅骨骨窗难以显示可能会导致测量失败。而近红外光谱技术的操作则更为简便易行,同时测得的脑氧饱和度与脑总血红蛋白指数还能反映出脑氧供需平衡状态。因此在围手术期进行脑血流自动调节监测时,对于脑外科患者而言颅内压测定法是首选。对于其他类型的患者,无创的经颅多普勒超声和近红外光谱法则更为适宜。

三、脑血流自动调节监测在围手术期的研究进展

(一)在心脏手术中的应用

近年,脑血流自动调节监测在心脏手术中的研究应用也越来越多。有研究发现在体外循环期间,脑血流自动调节受损的患者相较未受损的患者发生脑卒中的概率更高,且自动调节受损的严重程度,术中平均动脉压低于自动调节下限的幅度和持续时间还与术后急性肾损伤,以及其他重要临床结局如机械肺通气>48h、使用正性肌力药物>24h或主动脉内球囊反搏装置置入,甚至病死率都有相关性;而平均动脉压高于自动调节范围上限的幅度和持续时间则与术后谵妄相关。

针对心脏手术术中的自动调节下限,Joshi 等对 225 例患者进行测定后发现调节下限的范围在 $43\sim90$ mmHg 之间,且与患者术前的基线血压、年龄等均无相关性。这也意味着在不进行脑血流自动调节监测的前提下,仅凭术前的临床资料很难做到准确估计患者的调节下限,也很难在术中进行精确地血压调控维持脑血流量恒定。因此,Brown 等采用了基于脑血流自动调节监测的个体化血压管理策略,即将术中平均动脉压控制在高于自动调节下限的水平上,结果发现与传统血压控制策略相比,术后谵妄的发生率降低了 45%($OR=0.55;95\%CI:0.31\sim0.97;P=0.04$)。

(二)在非心脏手术中的应用

在所有类型的非心脏手术中,脑血流自动调节监测在神经外科手术的围手术期研究应用最早。因为基于颅内压监测的 PRx 指标不仅能指示脑血流自动调节是否受损,有效预测颅脑外伤患者的术后并发症,同时也能指导神经外科手术术后颅内压的调控。在骨科手术方面,有研究表明肩关节手术沙滩椅体位的患者与侧卧位的患者术后认知功能虽然并无差异,但沙滩椅体位的患者有着更高的 COx 值,这也说明了体位对自动调节功能有一定影响。在机器人手术方面,Schramm 等的研究也表明在机器人辅助的前列腺手术中,倾斜45°的头低足高体位和气腹结合在一起也会损害自动调节功能,主要表现为指示脑血流自动功能强弱的 Mx 值会随着时间逐渐增加,而在体位复原后 Mx 则恢复至基线状态。因此,对于术中特殊体位的患者需进行更加细致的血压管理以保护脑血流自动调节功能。在肝移植手术方面,肝移植手术创伤大、失血多、循环波动大,极易引起组织器官缺血。有研究专门针对 9 例肝移植手术患者术中的脑血流自动调节进行监测后发现,在无肝期前期、再灌注期,甚至整个手术阶段中都有患者出现自动调节功能

受损,而且脑卒中、术后癫痫的发作均和自动功能受损有相关性。不仅如此,该研究还发现这些患者的 CA 范围下限为 40~85mmHg,这同心脏手术患者一样有着巨大的个体差异。

值得注意的是在预测术后并发症方面,在 11 项心脏手术中有 9 项研究都表明术中自动调节功能受损与术后不良结局有显著的相关性。而在非心脏手术中,Goettel 等对 82 例接受各种非心脏大手术的老年患者进行研究后发现,术中脑血流自动调节功能受损并不能预测术后 7d 内的早期认知功能障碍。因此,对于非心脏手术患者脑血流自动调节监测的预测价值,未来还需要更多的数据来提供更详细的参考。

四、脑血流自动调节监测的研究趋势

(一)统一脑血流自动调节受损的判定标准

前文已述,目前常用的反映自动调节功能的指标有 Mx、COx、THx、PRx 等。这些指标的值越接近 1 表明调节能力越弱,越接近 0 表明调节能力越强。但事实上这些指标为 0 的情况非常少,于是研究者们假设在 0~1 之间有一个阈值存在,一旦指标超过了阈值就表明自动调节功能受损,反之则表明自动调节功能尚完好。因此阈值的选择非常重要,它不仅能指示患者的自动调节功能是否受损,还能直接测定出自动调节范围的血压上下限。研究表明 Mx 的阈值可能是在 0.3~0.5 之间,Brown 等选择了 0.4 作为了 Mx 的阈值,并基于此制定了能减少术后谵妄发生的个体化血压管理策略。可以认为,Mx 的阈值设定为 0.4 是有效的。对于 COx 指标来说,大部分研究则采用了更为保守的 0.3。但有研究表明以 0.4 为 Mx 的阈值时所测定出的自动范围下限与 COx 大于 0.5 有关(P=0.022),也即 COx 的真实阈值可能大于 0.5。还有研究表明,Mx 增加至 0.45 时的平均动脉压所对应的平均 COx 为 0.38±0.27。此外,大于 0.36 的 COx 值具有 92% 的灵敏度和 63% 的特异度用于识别自动调节是否受损。对于 PRx 指标,选择 0.3 为阈值时有 80% 的敏感度和 79% 特异度来鉴别 CA 是否受损,选择 0.4 为阈值时则特异度提升至 90%。对于 THx 指标,有研究猜测其阈值至少为 0.3,而确切的阈值尚未有定论。事实上,在几乎所有的研究中,研究者们都承认关于这些指标的阈值设定都是有着公认的随意性的,大多数研究是相互借鉴而缺少严格的证据支持来核实这些阈值的精确性。因此为精确有效地进行脑血流自动调节监测,在未来的探索中需逐步统一规范阈值的设定。

(二)基于脑血流自动调节监测的血压管理策略

传统的血压管理策略一般采用以血压(包括平均动脉压、收缩压)的绝对值作为参考,比如维持平均动脉压大于 60mmHg,或是控制术中血压波动幅度不超过基线水平的 20% 等管理办法。而基于脑血流自动调节监测的血压监测策略的理念,则是控制血压在自动调节下限和上限之间,以

便最大程度维持自动调节功能完好,保证脑血流量稳定,减少因脑灌注受损引起的并发症。近年,Brown 等在心脏手术中首次使用了这种基于脑血流自动调节监测结果的个体化血压管理策略,维持 105 例试验组患者体外循环期间平均动脉压不低于脑血流自动调节下限,94 例对照组患者收缩压降低幅度不超过术前的 20% 来管理血压。结果发现,试验组术后发生术后谵妄的概率比对照组更低。这说明在围手术期脑保护方面,该策略具有明显优势。此外采用这种专门针对脑灌注保护的血压管理策略,可能也有利于肾脏灌注的保护。Ono 等发现术后急性肾损伤与术中平均动脉压低于自动调节范围下限的幅度和时间的乘积独立相关。这说明将术中平均动脉压维持在自动范围的下限之上,可能也有利于减轻发生术后急性肾损伤的风险。

除了将平均动脉压维持在自动调节下限之上的血压管理策略,有研究选取了术中 COx 最小时即自动调节功能最为完好时的平均动脉压作为"最佳血压",低于最佳血压时则定义为"低血压"。结果发现该定义下的"低血压"与脑特异性损伤生物标志物——神经胶质纤维酸性蛋白血浆水平存在相关性;而传统定义的低血压,包括收缩压降低幅度 >20%,相对基线降低 >30% 及收缩压 <100mmHg 均与之无关。这表明基于脑血流自动调节功能最完好时的血压管理策略在减少围手术期脑损伤方面具有一定的价值。总之,在围手术期脑保护方面,上述基于脑血流自动调节监测的两种血压管理策略已经显露出一定的优势,但未来还需要进一步的研究探索。

五、小结

围手术期脑血流自动调节受损与多种术后并发症之间都存在着重要的关联。在围手术期进行实时的脑血流自动调节监测,并根据监测结果维持血压在自动调节下限与上限之间,能最大程度保持脑血流自动调节功能完好,保证脑血流恒定。目前的研究已经初步证实,在心脏手术中采取基于脑血流自动调节监测结果的血压管理策略,对比传统的血压管理策略能有效减少术后中枢神经系统并发症。但此策略用于非心脏手术患者是否能同样改善临床结局,以及在减少其他系统并发症方面是否也优于传统的血压管理策略,则还需要进一步的证据支持。同时由于脑血流自动调节的监测方法多样,反映脑血流自动调节受损的指标也各有不同,规范统一脑血流自动调节受损的判定标准也是值得注意的问题。总的来说,脑血流自动调节监测在围手术期有着良好的应用前景,期待更多的临床研究对其价值进行更深入地探索,以便早日广泛应用于临床,为改善患者术后结局增添可能性。

(辜梦月 陈妍 杨纯勇 鲁开智)

参 考 文 献

[1] LASSEN N A. Cerebral blood flow and oxygen consump-

tion in man[J]. Physiol Rev,1959,39(2):183-238.

[2] BRADY K M,HUDSON A,HOOD R,et al. Personalizing the definition of hypotension to protect the brain[J]. Anesthesiology,2020,132(1):170-179.

[3] CHARLES H B,KARIN J,JING T,et al. Effect of targeting mean arterial pressure during cardiopulmonary bypass by monitoring cerebral autoregulation on postsurgical delirium among older patientsa nested randomized clinical trial[J]. JAMA Surgery,2019,154(9):819-826.

[4] 郑跃英,潘彩飞,祝胜美. 脑血流自动调节监测及其围手术期应用研究进展[J]. 浙江大学学报(医学版),2015,44(4):451-457.

[5] HIGHTON D,GHOSH A,TACHTSIDIS I,et al. Monitoring cerebral autoregulation after brain injury:multimodal assessment of cerebral slow-wave oscillations using near-infrared spectroscopy[J]. Anesthesia analgesia,2015,121(1):198-205.

[6] BRADY K,JOSHI B,ZWEIFEL C,et al. Real-time continuous monitoring of cerebral blood flow autoregulation using near-infrared spectroscopy in patients undergoing cardiopulmonary bypass[J]. Stroke,2010,41(9):1951-1956.

[7] ONO M,ARNAOUTAKIS G J,FINE DM,et al. Blood Pressure excursions below the cerebral autoregulation threshold during cardiac surgery are associated with acute kidney injury[J]. Critical care medicine,2013,41(2):464-471.

[8] ONO M,ZHENG Y,JOSHI B,et al. Validation of a standalone near-infrared spectroscopy system for monitoring cerebral autoregulation during cardiac surgery[J]. Anesth Analg,2013,116(1):198-204.

[9] CHAIX I,MANQUAT E,LIU N,et al. Impact of hypotension on cerebral perfusion during general anesthesia induction:a prospective observational study in adults[J]. Acta Anaesthesiol Scand,2020,64(5):592-601.

[10] JOSHI B,BRADY K,LEE J,et al. Impaired autoregulation of cerebral blood flow during rewarming from hypothermic cardiopulmonary bypass and its potential association with stroke[J]. Anesthesia and analgesia,2010,110(2):321-328.

[11] ONO M,JOSHI B,BRADY K,et al. Risks for impaired cerebral autoregulation during cardiopulmonary bypass and postoperative stroke[J]. Br J Anaesth,2012,109(3):391-398.

[12] ONO M,BRADY K,EASLEY R B,et al. Duration and magnitude of blood pressure below cerebral autoregulation threshold during cardiopulmonary bypass is associated with major morbidity and operative mortality[J]. The Journal of thoracic and cardiovascular surgery,2014,147(1):483-489.

[13] HORI D,BROWN C,ONO M,et al. Arterial pressure above the upper cerebral autoregulation limit during cardiopulmonary bypass is associated with postoperative delirium[J]. Br J Anaesth,2014,113(6):1009-1017.

[14] JOSHI B,ONO M,BROWN C,et al. Predicting the limits of cerebral autoregulation during cardiopulmonary bypass[J]. Anesth Analg,2012,114(3):503-510.

[15] CHEN J W. Commentary:Predictive and discriminative power of pressure reactivity indices in traumatic brain injury[J]. Neurosurgery,2020,87(4):E496.

[16] TIMOFEEV I,CZOSNYKA M,NORTJE J,et al. Effect of decompressive craniectomy on intracranial pressure and cerebrospinal compensation following traumatic brain injury[J]. J Neurosurg,2008,108(1):66-73.

[17] LAFLAM A,JOSHI B,BRADY K,et al. Shoulder surgery in the beach chair position is associated with diminished cerebral autoregulation but no differences in postoperative cognition or brain injury biomarker levels compared with supine positioning:the anesthesia patient safety foundation beach chair study[J]. Anesth Analg,2015,120(1):176-185.

[18] SCHRAMM P,TREIBER A H,BERRES M,et al. Time course of cerebrovascular autoregulation during extreme Trendelenburg position for robotic-assisted prostatic surgery[J]. Anaesthesia,2014,69(1):58-63.

[19] ZHENG Y,VILLAMAYOR A J,MERRITT W,et al. Continuous cerebral blood flow autoregulation monitoring in patients undergoing liver transplantation[J]. Neurocrit Care,2012,17(1):77-84.

[20] CALDAS J R,HAUNTON V J,PANERAI R B,et al. Cerebral autoregulation in cardiopulmonary bypass surgery:a systematic review[J]. Interact Cardiovasc Thorac Surg,2018,26(3):494-503.

[21] GOETTELN,BURKHART C S,ROSSI A,et al. Associations between impaired cerebral blood flow autoregulation,cerebral oxygenation,and biomarkers of brain injury and postoperative cognitive dysfunction in elderly patients after major noncardiac surgery[J]. Anesthesia and Analgesia,2017,124(3):934-942.

[22] LEE J K,KIBLER K K,BENNI P B,et al. Cerebrovascular reactivity measured by near-infrared spectroscopy[J]. Stroke,2009,40(5):1820-1826.

[23] HORI D,ONO M,RAPPOLD T E,et al. Hypotension after cardiac operations based on autoregulation monitoring leads to brain cellular injury[J]. The Annals of thoracic surgery,2015,100(2):487-493.

41 围手术期脑氧饱和度监测研究的新进展

维持患者围手术期脑氧供需平衡和保障脑组织新陈代谢是围手术期麻醉管理的核心工作之一。脑组织对缺氧环境比较敏感,短暂缺氧即可造成不可逆的中枢神经系统损伤。在重要的神经外科手术、大血管手术、急危重症患者抢救、心搏骤停后的心脑肺复苏治疗中,脑保护均非常重要。脑氧饱和度既可以通过手术钻孔直接在脑实质中测量,也能通过近红外光谱法(near infrared spectrometry,NIRS)无创评估。越来越多的证据表明近红外光谱法测量的脑血氧饱和度变化与围手术期并发症和死亡率的增加有关,因此该方法已在临床上得到越来越多应用。此外,避免大脑去饱和的目标导向策略可能有助于减少神经系统并发症,目前认为该技术还可用于评估脑血流的自动调节,从而协助动脉血压的个体化调节。

一、脑氧饱和度与围手术期神经认知障碍的关系

围手术期神经认知障碍(perioperative neurocognitive disorders,PND)是一种常见的术后并发症,包括术后谵妄、术后认知功能障碍(postoperative cognitive dysfunction,POCD)或神经认知恢复延迟。术中脑功能监测能否降低 PND 的发生率仍存在争议。

秦学伟等的回顾性研究报道了老年患者心脏手术麻醉中局部脑氧饱和度(regional cerebral oxygen saturation,rSO_2)对 POCD 的影响。研究分析了 rSO_2 基线值、术中 rSO_2 最低值与 POCD 发生率及病死率的关系,结果显示 rSO_2 变异度与神经元特异性烯醇化酶(neuron-specific enolase,NSE)变异度呈正相关,术中 rSO_2 的下降幅度可预测 POCD 的发生。该研究推荐 rSO_2 作为老年患者心脏手术的常规监测项目。梁月影等的研究证实了在全身麻醉下腰椎减压、植骨及融合术中行 rSO_2 监测对老年轻度认知损害患者术后发生 PND 的预测价值。该研究得出 rSO_2 的最大百分比下降率>13.74%可作为预测腰椎手术中老年轻度认知损害的老年患者发生 PND 的指标。Zhang Y 等研究了体外心肺转流(cardiopulmonary bypass,CPB)期间 rSO_2 变化与心脏瓣膜手术、患者术后神经认知恢复延迟之间的关系,该研究调查了 CPB 期间 rSO_2、脑电双频谱指数(bispectral index,BIS)、平均动脉压(mean arterial pressure,MAP)、体温和神经认知功能评分。结果显示术后神经认知恢复延迟的发生与 CPB 复温期 rSO_2 变化密切相关。Logistic 回归分析显示,术前心律失常、术后血清白蛋白水平降低、复温期 rSO_2 变化是术后神经认知恢复延迟的危险因素。王先学进一步探讨了 rSO_2 联合 BIS 监测在老年患者肠梗阻手术中与术后谵妄的影响,将患者分为两组:监测组患者根据 rSO_2 联合 BIS 监测数值指导麻醉管理;对照组仅记录 rSO_2 与 BIS 值。观察两组患者术后 1~7d 谵妄及不良反应的发生情况。结果显示 rSO_2 联合 BIS 监测指导麻醉管理能降低老年急诊肠梗阻患者术后谵妄发生率,减少患者术后恶心呕吐的发生,有利于患者术后恢复。表明 rSO_2 联合 BIS 监测能够在维持患者处于合适的麻醉深度的同时保证患者脑的有效灌注。崔凡等还探讨了老年患者在肺叶切除手术中单肺通气时 rSO_2、肌肉组织氧饱和度与 PND 发生率之间的关系。根据术后 3d 是否发生围手术期神经认知障碍分为 PND 组和非 PND 组。监测患者双侧大脑、肱二头肌和股四头肌的组织氧合情况。研究结果显示:两组发生心律失常、肺部感染、肺栓塞、急性肾功能不全、脓毒症、深静脉血栓形成发生率无显著性差异,但 PND 组术后住院时间明显长于非 PND 组;ASA(美国麻醉科医师协会)患者病情分级高和单肺通气时 rSO_2 降低是 PND 的独立危险因素;肌肉组织氧饱和度降低与 PND 无统计学相关性。

二、围手术期指导控制性降压的应用

传统控制性降压技术单纯监测血压并以血压稳定为安全目标,无法实时预测脑氧供需变化,有研究显示 rSO_2 监测可以指导控制性降压,并实时动态性反映降压过程中脑氧供需平衡情况,减少人为降压导致大脑缺血缺氧的风险。

闫龙剑等将全身麻醉下行鼻泪管手术的老年高血压患者分为 rSO_2 监测组和对照组,两组均维持 MAP≥基础值的70%,且 MAP≥55mmHg。当监测组 rSO_2<基础值的80%或

rSO_2 绝对值<50%，且持续时间大于10s时进行干预，使 rSO_2 恢复至不低于基础值的80%或绝对值>50%。对照组 rSO_2 监护仪施行遮盖处理。术后对患者进行POD评估。结果显示发生POD患者术中 rSO_2 最低值明显高于对照组，rSO_2 较基础值下降的最大百分比明显低于对照组，表明 rSO_2 监测下控制性降压能减少老年高血压患者鼻泪道手术后谵妄的发生，提高围手术期安全性。

王玲等评价 rSO_2 监测指导控制性降压对合并高血压的老年患者脊柱手术的出血量及术后康复的影响，同样分为对照组和监测组，结果显示监测组出血量，术毕尿量，术后低体温、谵妄、寒战及恶心呕吐发生率，PACU停留时间，术后引流量，进食时间及术后住院天数均明显小于对照组。进一步表明 rSO_2 监测指导控制性降压可以减少合并高血压的老年患者脊柱手术中出血量，减少术后相关并发症，加快术后康复。

三、围手术期肺保护通气策略中的应用

rSO_2 监测技术为患者实时监测脑组织的灌注水平提供了条件，并为保护性肺通气的临床研究提供了技术支持。

Liu H等开展前瞻性随机对照试验研究颅内肿瘤手术患者个体化PEEP通气能否有效地减少术后肺不张，提高 PaO_2/FiO_2 比值，且不降低 rSO_2。该研究分为对照组和个体化PEEP组。对照组不使用PEEP。PEEP组实施个体化PEEP通气策略。分别于诱导前、拔管后1h和24h测定 PaO_2/FiO_2 比值、肺超声评分（lung ultrasound score，LUS）和 rSO_2。结果显示拔管后1h，PEEP组 PaO_2/FiO_2 比值、rSO_2 显著高于C组，LUS显著低于对照组。该研究表明开颅术中个体化PEEP机械通气可减少肺不张，提高拔管后1h的 PaO_2/FiO_2 比值和 rSO_2。

Zhu L等探讨了允许性高碳酸血症（permissive hypercapnia，PHC）对心脏瓣膜置换术（cardiac valve replacement，CVR）患者术后 rSO_2 的影响，将CVR患者随机分为PHC通气组和常规通气组。H组采用PHC通气策略，该研究同样证实了允许性PHC能提高CVR患者的 rSO_2，增加脑血流量，改善脑氧供需平衡，对脑有保护作用。

Cui B等也探讨了对于体外循环下室间隔缺损（ventricular septal defect，VSD）修补术的儿科患者，允许性高碳酸血症是否具有类似的器官保护作用。将患者分为低 $PaCO_2$ 组和高 $PaCO_2$ 组。记录两组手术前后5个时间点的 rSO_2、脑血流速度（cerebral blood flow velocity，CBFV）和血流动力学指标，并对其围手术期数据进行分析。多个时间点高 $PaCO_2$ 组的 rSO_2 和平均CBFV均显著高于低 $PaCO_2$ 组。血流动力学数据显示两组间无显著差异。该研究证实了较高 $PaCO_2$ 水平可以减轻VSD婴儿患者的脑损伤、心脏损伤和炎症反应。

四、围手术期目标导向治疗中的应用

连续或持续血流动力学监测可以帮助我们评估心血管的动力学变化，推荐用于围手术期或重症监护治疗病房血流动力学不稳定的高危患者。旨在实现血流动力学变量具体目标值的治疗被称为目标导向治疗（goal-directed therapy，GDT），GDT可维持有效循环血容量、改善组织灌注、维持氧供和改善患者预后。

孙群群等开展前瞻性观察性研究探讨老年腰椎手术中目标导向液体治疗对患者组织氧代谢和 rSO_2 的影响，干预组以每搏量变异度（stroke volume variation，SVV）、心指数（cardiac index，CI）为容量指标行目标导向液体治疗，对照组行常规液体治疗。结果显示，与对照组比较，干预组氧摄取率、乳酸较低；rSO_2、中心静脉血氧饱和度较高。研究表明，目标导向液体治疗有利于降低老年腰椎手术患者氧摄取率，维持脑氧供需平衡，改善全身组织氧代谢和微循环。

韩冰莎等探讨 rSO_2 监测目标导向治疗在前循环急性缺血性脑卒中（acute ischemic stroke，AIS）机械取栓术后的应用价值。对照组实施常规神经重症监护治疗，观察组在对照组基础上予以 rSO_2 目标导向治疗。研究结果表明 rSO_2 监测目标导向治疗能有效缩短前循环AIS机械取栓术后的住院时间，降低并发症发生率和病死率，改善患者预后。

五、围手术期脑血流自动调节研究中的应用

手术中个体化监测脑血流自动调节（cerebral autoregulation，CA）的范围并进行血压管理的策略优于传统的血压管理策略，且前者能显著减少术后中枢神经系统并发症。但目前关于脑血流自动调节范围的相关影响因素的研究较少。

辜梦月等探讨了丙泊酚麻醉下的肝胆外科开腹手术中脑氧供需平衡和CA范围的影响因素。采集患者从入手术室至手术结束期间的 rSO_2、局部脑组织血红蛋白浓度指数（tissue hemoglobin concentration index，THI）、MAP、心脏指数及动脉血气分析指标。然后分别通过计算 rSO_2 与MAP的Pearson相关系数得到脑血氧测定指数（cerebral oximetry index，COx），计算THI与MAP的Pearson相关系数得到脑总血红蛋白反应指数（total hemoglobin reactivity index，THx）。根据COx和THx设立每位患者CA范围的上限和下限。筛选出 rSO_2、THI，以及由COx和THx所界定的CA范围上下限的影响因素。结果显示在丙泊酚麻醉下，脑氧供需平衡的影响因素有年龄、手术时长、总血红蛋白浓度；脑血流自动调节范围的影响因素有高血压病史、术中MAP、PaO_2。

六、结语

越来越多的证据表明，通过NIRS进行脑氧合监测是改

善围手术期患者护理有用的辅助手段。直接脑组织氧监测和颈静脉氧饱和度监测的侵入性技术（尽管可靠性有争议）可能对接受麻醉和神经疾病重症监护治疗的患者有所帮助，但在神经危急护理之外几乎不起作用。相比之下，通过 NIRS 技术测量 rSO_2 的优化性目标导向策略来避免脑氧供需不平衡，可以减少神经和围手术期并发症。这种技术目前广泛应用于评估脑血流的自动调节，有助于个体化动脉血压的管理，还可用于脑血流自动调节功能的床边诊断。

综上所述，脑氧饱和度监测能够及时、准确地反应患者脑组织中氧含量的平衡情况，及时发现术中脑出血状况，有助于麻醉计划的调整，具有较高的临床麻醉应用价值，值得广泛推广到临床应用中。

（彭滔滔　吴卓熙　李洪）

参 考 文 献

[1] 秦学伟,陈宣伶,姚兰.老年心脏手术患者术中加强脑氧饱和度监测对术后认知功能状态的预测价值[J].中华医学杂志,2021,101(5):345-349.

[2] 梁月影,王红艳,王海云,等.术中脑氧饱和度对轻度认知功能障碍老年患者术后神经认知功能障碍的预测价值[J].中华医学杂志,2020,100(41):3224-3229.

[3] ZHANG Y, DUAN B, WANG L, et al. Association between the variability of cerebral oxygen saturation during cardiopulmonary bypass and delayed postoperative neurocognitive recovery in cardiac valve surgical patients: A pilot study[J]. Int J Clin Pract, 2021, 75(1): e13651.

[4] 王先学,莫洪,潘道波,等.围麻醉期脑氧饱和度联合 BIS 监测对老年肠梗阻患者术后谵妄的影响[J].广东医学,2021,42(2):221-225.

[5] 崔凡,赵伟,穆东亮.组织氧饱和度与单肺通气患者术后认知功能障碍的关联[J].中华医学杂志,2020,100(41):3218-3223.

[6] 闫龙剑,李春伟,王冠男,等.脑氧饱和度监测下控制性降压对老年高血压患者术后谵妄的影响[J].临床麻醉学杂志,2020,36(9):857-860.

[7] 王玲,李晓征,于文刚,等.局部脑氧饱和度指导控制性降压对合并高血压的老年脊柱手术患者出血量及术后康复的影响[J].中华医学杂志,2020,100(41):3230-3234.

[8] LIU H, WU X, LI J, et al. Individualized PEEP ventilation between tumor resection and dural suture in craniotomy[J]. Clin Neurol Neurosurg, 2020, 196: 106027.

[9] ZHU L, SHI H, ZHU C, et al. Impact of permissive hypercapnia on regional cerebral oxygen saturation and postoperative cognitive function in patients undergoing cardiac valve replacement[J]. Ann Palliat Med, 2020, 9(6): 4066-4073.

[10] CUI B, OU-YANG C, XIE S, et al. Effects of different ventilation on cerebral oxygen saturation and cerebral blood flow before and after modified ultrafiltration in infants during ventricular septal defect repair[J]. Cardiol Young, 2021, 31(3): 371-376.

[11] 孙群群,赵晓英,程子健,等.目标导向液体治疗对老年腰椎手术患者氧代谢和局部脑氧饱和度的影响[J].安徽医学,2021,42(1):10-14.

[12] 韩冰莎,李娇,李翔,等.脑氧饱和度监测目标导向治疗在前循环急性缺血性脑卒中机械取栓术后管理的效果[J].中国临床神经外科杂志,2020,25(2):73-75.

[13] 辜梦月,陈妍,杨纯勇,等.丙泊酚麻醉下脑氧供需平衡及脑血流自动调节范围的影响因素[J].第三军医大学学报,2021,43(4):335-341.

42 胸科手术中NIRS脑血氧饱和度监测技术的应用

一、胸科手术围手术期神经系统并发症

围手术期脑卒中、缺氧缺血性脑病和围手术期神经认知障碍(perioperative neurocognitive disorders, PND)是最常见的围手术期神经系统并发症。目前尚无文献证实胸科手术,如肺叶切除术、食管癌根治术等可明显增加脑卒中风险。研究人员多聚焦于胸科手术与围手术期神经认知障碍的相关性。研究发现胸科手术单肺通气多存在脑氧饱和度下降,报道的发生率介于25%～82%。其中施行单肺通气的开胸手术与术中低脑氧饱和度发生率高度相关,而术中低脑氧饱和度与围手术期神经认知障碍密切相关。胸科手术脑氧饱和度降低的原因主要包括手术侧卧位叠加OLV的生理效应(包括肺血管阻力增加和肺动静脉分流增加),低氧性肺血管收缩(hypoxic pulmonary vasoconstriction, HPV),以及相关炎症通路的激活所致的肺泡收缩和缺氧。而脑氧利用率的增加,在全麻状态下不太可能发生,与心排血量或其他血流动力学变量之间也无明显相关性。

二、胸科手术单肺通气的基本介绍

单肺通气是指应用肺隔离技术仅对一侧肺通气的方法,广泛应用于开胸手术或胸腔镜手术,主要目的是隔离患侧肺,使手术区域肺萎陷,为外科手术创造良好的术野,同时减轻非切除部分肺的机械性损伤。有效的单肺通气是大部分胸科手术的必要条件,但是会对正常的生理机制产生严重干扰。即便存在低氧性肺血管收缩(HPV)等代偿性保护机制,但引起通气血流比例(V/Q)失调及肺内分流,导致氧分压的下降,甚至发生低氧血症,发生率为9%～27%。

单肺通气时影响V/Q失调的因素主要包括体位、全身麻醉、开胸以及HPV。首先,全麻后侧卧位时,肺血分布模式下肺占优势,但机械通气模式使得上肺通气比下肺好,即麻醉后侧卧位时上肺通气好但血流不足,V/Q上升;下肺通气不良但血流灌注良好,V/Q下降,肺通气血流比例的改变势必影响肺氧合。其次,开胸后单侧肺萎陷,萎陷肺的肺泡

通气面积骤减,但肺血流并未相应减少,造成开胸侧肺通气不足而血流灌注良好,V/Q下降;麻醉后非开胸侧肺受腹腔内容物、纵隔、重力的影响通气不良,而血液灌注相对较多,同样造成V/Q降低出现肺内分流,肺内分流使动脉血氧分压下降出现低氧血症。低氧性肺血管收缩是指肺泡氧分压下降后,机体自身肺血管收缩、肺血管阻力增加致使缺氧区域血流减少,血流向通气良好的区域分布,以缓解通气血流比例失调的一种代偿性保护机制。因此,单肺通气时HPV在减少萎陷肺血流中起了重要作用。然而,缺氧性肺血管收缩受到手术、患者情况、麻醉药等多方面因素影响。其中,充血性心力衰竭、二尖瓣疾病、急/慢性肺损伤等均可影响缺氧性肺血管收缩;钙离子通道阻滞剂,硝酸盐类,硝普钠,β_2受体激动剂如支气管扩张药、一氧化氮均可抑制低氧性肺血管收缩;吸入麻醉药也被证实会抑制低氧性肺血管收缩,从而加重机体的缺氧。

此外,单肺通气术中尚有引起低氧血症的其他原因,如中心供氧系统或麻醉机失灵是麻醉潜在危险。气管导管功能不良(主要是分泌物阻塞)及双腔管对位不良是普遍原因。另外,手术操作压迫、低血容量、心律失常等造成心排血量降低的循环因素或过度交感神经兴奋,高温,寒战等提高氧耗的因素都有可能造成术中低氧血症。

三、单肺通气对脑氧饱和度的影响

目前多项研究表明,脑氧饱和度下降的原因在很大程度上与围手术期低氧血症有关,并与术后认知功能有一定相关性。胸外科手术期间的低氧血症定义为:脉搏氧饱和度(SpO_2)下降低于85%～90%持续数分钟。也可以定义为当患者在吸入氧浓度(FiO_2)为1.0的条件下通气时,动脉血氧分压(PaO_2)小于60mmHg,其发生率低于4%。表42-1总结了胸外科手术单肺通气PaO_2下降的预测因素。目前常规的临床监测手段如血压、脉搏氧饱和度及血气分析等,并不能直接准确地反映脑内氧供和氧耗的情况,而脑氧饱和度的监测可以及时发现脑的缺血、缺氧性损伤导致的脑氧供需失衡。近红外光谱技术(near-infraredspectroscopy,

NIRS)监测局部脑氧饱和度(regional cerebral oxygen satura-tion,rSO₂)已成为监测脑氧供和氧耗变化的有效手段。目前已经广泛应用于各种手术,包括心脏手术、胸外科手术、神经外科手术、普外科手术、骨科手术及腹腔镜等手术以及心肺复苏过程中。

表 42-1　胸外科手术单肺通气中 PaO₂ 下降的预测因素

预测因素	机制
手术左、右侧	右侧手术(肺塌陷),左侧通气
肺功能(FEV₁ 比值)	FEV₁ 与 PaO₂ 呈负相关
术中 PaO₂ 低	术中侧卧位双肺通气时,FiO₂ 为 1.0%,PaO₂ 降低
肺灌注	术前 V/Q 扫描发现术侧肺通气与血流灌注比例高
体质量指数(BMI)	BMI>30kg/m²
对侧曾做过肺叶切除术	肺叶切除对肺功能的影响
患者的手术体位	重力所致的 V/Q 比例失调

如前所述,单肺通气时特殊的病理生理变化所导致的术中低氧血症,容易引起脑氧饱和度的降低,与早期认知恢复差、术后谵妄风险高、住院时间延长显著相关。表 42-2 总结了导致胸外科手术单肺通气中脑氧饱和度下降的潜在因素。主要集中于单肺通气(one lung ventilation,OLV)的生理效应及其增加围手术期低氧血症风险的倾向。此外,中心静脉压(CVP)的增加导致脑灌注压下降和脑血流量的改变,血流动力学的改变致心排血量的减少也是造成胸科手术单肺通气时脑氧饱和度下降的因素。关于丙泊酚静脉麻醉和七氟烷吸入麻醉对单肺通气期间局部脑氧饱和度的影响研究发现,静脉和吸入两种麻醉方式下患者均出现局部脑氧饱和度的降低,但两者之间无明显差异。

表 42-2　胸外科手术单肺通气中脑氧饱和度下降的潜在因素

单肺通气	侧卧位	低氧性肺血管收缩(HPV)
低氧血症	纵隔摆动	肺动静脉分流
	心排血量减少	CVP 增加(CPP 下降)

注:CVP—中心静脉压力;CPP—脑灌注压力。

研究发现,rSO₂ 降低的危险因素是年龄,体重和 ASA 分级,胸科手术单肺通气期间约 75% 的患者脑氧饱和度降低超过 10%,且该研究认为 rSO₂ 降低与术中心动过缓的出现有关。Hermerling 等对 20 例行单肺通气手术的患者进行脑氧饱和度监测,所有患者 rSO₂ 下降程度达 15%,其中 70% 患者 rSO₂ 下降超过 20%,与常规的临床监测指标无相关性。国内学者也发现老年食管癌患者在单肺通气期间

rSO₂ 均有下降,部分患者术中 rSO₂ 降幅超过 50%,这种降低与体位、常规临床监测指标之间无明显相关性。迄今为止,大部分研究认为脑氧饱和度降至基础值 20% 时,可认为患者发生了需要及时处理的低脑氧饱和度,术中 rSO₂ 波动在基础值的 10%~20% 能够减少术后并发症的发生。

四、单肺通气 rSO₂ 与 POCD

术后认知功能障碍(postoperative cognitive dysfunction,POCD)是患者在全身麻醉术后常见的神经系统并发症,表现为以记忆减退、个性改变或认知功能的衰退为特征的症状,持续数月至数年,多数患者的症状可逆,但少数患者可发展为永久性损害,严重影响患者生活质量。美国每年约有 2 600 人接受手术麻醉,患者出院时 POCD 的发病率可高达 40%。

POCD 的发病机制目前仍不清楚。最新研究证实 POCD 与术中脑的氧供与氧耗失衡密切相关,利用 NIRS 技术连续监测 rSO₂ 是监测脑氧供和氧耗变化的有效手段,提高 rSO₂ 有利于减少术后神经功能损害。多项研究表明,在胸科手术后早期 POCD 发生率较高,这与 OLV 期间 rSO₂ 低于 50%,或者降低大于基线值的 20% 有明显相关性。其中 Tang 等的研究显示,患者 OLV 期间 rSO₂ 下降程度与 POCD 存在正相关关系,具体取决暴露于低 rSO₂ 的时间。若术中脑氧饱和度低于基础值 65%,持续短时间(5min)患者发生 POCD 的风险翻倍。最新研究发现,胸科手术单肺通气中脑氧饱和度降低(定义为脑氧饱和度低于 65%,持续至少 3min)发生率为 51.3%;术中脑氧饱和度降低与更差的早期认知恢复、高风险的术后谵妄及住院时间延长显著相关。Suehiro 等研究发现,单肺通气期间,出现低脑血氧饱和度患者的术后简易智能精神状态检查量表(MMSE)评分显著低于脑氧饱和度正常的患者,且降低持续时间越长,评分下降程度越大。以往研究过程中发现了一个普遍的现象就是 rSO₂ 的变化并非伴随血流动力学参数和机械通气参数变化。综上,术中 rSO₂ 可作为 POCD 发病的重要预警指标,评估胸外科手术单肺通气期间脑氧饱和度降低与术后认知功能障碍的研究将具有重要的临床意义。一项关于多篇 rSO₂ 与临床不良结局的文献系统综述建议将 rSO₂ 下降超过基线值的 20% 作为预测 POCD 的预警指标,将 rSO₂ 下降超过基线值的 10% 作为治疗干预指标。但是术中脑氧饱和度的阈值、脑氧饱和度降低的程度和持续时间仍需在未来的研究中进一步确定。

五、肺保护性通气策略与脑氧饱和度

肺保护性通气策略(lung protective ventilation strategy,LPVS)的实质主要包括下述方面:首先,控制潮气量或平台压以防止吸气末肺容积过高,达到减少容积伤和气压伤的目的;其次,利用恰当、个体化的 PEEP 使更多肺泡维持开

放状态,以减少肺不张;再次,通过肺复张策略以改善局灶性肺不张,改善肺的顺应性;最后,控制 FiO_2 以避免氧化应激损伤。证据显示,术中使用肺保护性通气策略可以降低术后肺部并发症(postoperative pulmonary complication,PPC)的发生,有助于改善胸科手术单肺通气老年患者术后脑功能。但是采取肺保护性通气策略的单肺通气手术中仍有 PaO_2、rSO_2 下降的情况发生。最新研究发现采用 LPVS 进行胸腔镜单肺通气手术的老年患者,术中持续实时的脑氧饱和度监测,并以其为导向并采取积极的干预措施,对改善脑代谢、减少术后谵妄(postoperative delirium,POD)的发生有一定的临床意义。另有研究发现,有助于预防胸科手术单肺通气期间低脑氧饱和度发生率的处理措施尚包括足够的通气、合适的头部位置、增加吸入氧浓度、增加 $PaCO_2$、通过液体治疗或血管收缩药物维持足够的灌注压等。

综上所述,胸科手术单肺通气会严重干扰正常的生理机制,产生脑的氧供需失衡,导致 rSO_2 下降,并与 POCD 的发生发展显著相关。围手术期利用 NIRS 技术监测 rSO_2 能够无创、实时、连续地反映脑组织的氧合情况以及脑血流动力学的变化,进而可以积极地预防和处理脑氧饱和度降低,以降低 POCD 的发生率,改善患者预后,提高患者的生活质量,这具有重要的医学、社会和经济价值。因此胸科手术加速康复外科(enhancedrecoveryaftersurgery,ERAS)方案实施过程中可将 NIRS 监测 rSO_2 作为方案的组成部分。但是迄今为止,NIRS 技术监测 rSO_2 依旧无法做到临床应用的普及,其原因除了临床经济成本问题之外,另一个方面则是当前研究中对于低脑氧饱和度的准确定义、阈值的界定、神经并发症与脑氧饱和度的确切关系尚未完全明确。因此,NIRS 脑氧饱和度的监测要成为临床治疗的指导指标,尚有待今后设计科学严谨的前瞻性、大样本的临床随机对照试验进一步研究。

(刘美云)

参 考 文 献

[1] MAHAL I,DAVIE S N,GROCOTT H P. Cerebral oximetry and thoracic surgery[J]. Curr Opin Anaesthesiol, 2014,27(1):21-27.

[2] HEMMERLING T,BLUTEAU M,KAZAN R,et al. Significant decrease of cerebral oxygen saturation during single-lung ventilation measured using absolute oximetry[J]. British journal of anaesthesia,2008,101(6):870-875.

[3] TANG L,KAZAN R,TADDEI R,et al. Reduced cerebral oxygen saturation during thoracic surgery predicts early postoperative cognitive dysfunction[J]. Bja the British Journal of Anaesthesia,2012,108(4):623-629.

[4] SCHOEN J,MEYERROSE J,PAARMANN H,et al. Preoperative regional cerebral oxygen saturation is a predictor of postoperative delirium in on-pump cardiac surgery patients:a prospective observational trial[J]. Critical care

(London,England),2011,15(5):R218.

[5] WRIGHT C,GAISSERT H,GRAB J,et al. Predictors of prolonged length of stay after lobectomy for lung cancer:a Society of Thoracic Surgeons General Thoracic Surgery Database risk-adjustment model[J]. The Annals of thoracic surgery,2008,85(6):1857-1865.

[6] BRINKMAN R,AMADEO R,FUNK D,et al. Cerebral oxygen desaturation during one-lung ventilation:correlation with hemodynamic variables[J]. Can J Anaesth,2013,60(7):660-666.

[7] COHEN E. Management of one-lung ventilation[J]. Anesthesiology Clinics of North America,2001,19(3):475-495.

[8] 邓小明,姚尚龙,于布为,等. 现代麻醉学[M]. 4 版. 北京:人民卫生出版社,2014.

[9] 陈秉学,许梅曦,李伟. 胸科肿瘤麻醉学[M]. 郑州:郑州大学出版社,2002.

[10] CASATI A,FANELLI G,PIETROPAOLI P,et al. Continuous monitoring of cerebral oxygen saturation in elderly patients undergoing major abdominal surgery minimizes brain exposure to potential hypoxia[J]. Anesthesia & Analgesia,2005,101(3):740.

[11] INOUE S,NISHIMINE N,KITAGUCHI K,et al. Double lumen tube location predicts tube malposition and hypoxaemia during one lung ventilation[J]. British journal of anaesthesia,2004,92(2):195-201.

[12] CAMPOS J,FEIDER A. Hypoxia during one-lung ventilation-a review and update[J]. Journal of cardiothoracic and vascular anesthesia,2018,32(5):2330-2338.

[13] MAHAL I,DAVIE S N,GROCOTT H P. Cerebral oximetry and thoracic surgery[J]. Curr Opin Anaesthesiol, 2014,27(1):21-27.

[14] YAMADA N,NAGATA H,SATO Y,et al. Effects of propofol or sevoflurane on cerebral regional oxygen saturation(rSO_2) during one-lung ventilation[J]. Masui. The Japanese journal of anesthesiology,2008,57(11):1388-1397.

[15] BRINKMAN R,AMADEO R J J,FUNK D J,et al. Cerebral oxygen desaturation during one-lung ventilation:correlation with hemodynamic variables[J]. Can J Anaesth, 2013,60(7):660-666.

[16] HEMMERLING T M,BLUTEAU M C,KAZAN R,et al. Significant decrease of cerebral oxygen saturation during single-lung ventilation measured using absolute oximetry [J]. British Journal of Anaesthesia,2008,101(6):870-875.

[17] 丁超,孙莉,张燕. 老年食管癌患者全身麻醉术后认知功能障碍与术中脑氧饱和度变化的关系[J]. 中国

医刊,2012,47(3):47-49.

[18] HIGHTON D,ELWELL C,SMITH M. Noninvasive cerebral oximetry:Is there light at the end of the tunnel? [J]. Current Opinion in Anaesthesiology,2010,23(5):576-581.

[19] GREEN D. Role of Multimodal monitoring (MMM) in the perioperative period:improving outcomes in high risk surgical patients[M]. Berlin:Springer International Publishing,2016.

[20] LI X M,LI F,LIU Z K,et al. Investigation of one-lung ventilation postoperative cognitive dysfunction and regional cerebral oxygen saturation relations[J]. 浙江大学学报b辑(生物医学与生物技术)(英文版),2016,17(12):568-568.

[21] ROBERTS M L,LIN H M,TINUOYE E,et al. The association of cerebral desaturation during one-lung ventilation and postoperative recovery:a prospective observational cohort study [J]. J Cardiothorac Vasc Anesth,2021,35(2):542-550.

[22] SUEHIRO K,OKUTAI R. Duration of cerebral desaturation time during single-lung ventilation correlates with mini mental state examination score[J]. Journal of Anesthesia,2011,25(3):345-349.

[23] NIELSEN H B. Systematic review of near-infrared spectroscopy determined cerebral oxygenation during non-cardiac surgery[J]. Frontiers in Physiology,2014,5(93):93.

[24] 滕培兰,徐德荣,吕菲,等. 以脑氧饱和度为导向的肺保护性通气策略对老年患者胸腔镜肺癌根治术后谵妄的影响[J]. 临床麻醉学杂志,2020,36(10):1009-1012.

43 术中知晓与神经功能监测研究进展

术中知晓,确切的名称为全身麻醉下的手术中知晓,在《术中知晓预防与脑功能监测专家共识》(2014版)中,术中知晓被定义为全身麻醉下的患者在手术过程中出现了有意识的状态,并且术后可以回忆起术中发生的与手术相关联的事件。2014年,美国有线电视新闻网(Cable News Network,CNN)报道了十大令人震惊的医疗错误,手术中途苏醒就是其中之一,报道中称导致手术中途苏醒的原因是麻醉药剂量不足,该事件也引起了社会群众的广泛关注。

实际上,近年来国外报道的术中知晓平均发生率为0.1%~0.2%(美国发生率约为0.13%,欧洲发生率 > 0.2%)。国内一项多中心、大样本的调查显示术中知晓发生率高达0.41%,可疑术中知晓发生率为0.42%;儿童术中知晓的发生率在0.2%~1.2%,高于成人;高危人群如心脏手术、产科手术以及急诊手术和休克患者发生率可达1%。然而,在2013年英国一项纳入2 358 342例手术的调查研究中,术中知晓发生人数仅为153人,发生率为0.006 5%。综上,各国报道的术中知晓发生率差距巨大,这可能与用于术中知晓的诊断方法不同有关。

一、术中知晓的诊断

(一) 改良的 Brice 调查问卷

20世纪60年代,Hutchinson首先报道了术中知晓,Brice开启了研究术中知晓的新纪元,其确定术中知晓诊断除了听取患者陈述之外,还需要参与该患者麻醉和手术的医师核实。一般调查问卷时间点为术后第1天和1周左右的2个时间点,并且需要一个专家小组(1~3人)来鉴别知晓或可疑知晓。目前,国际上推荐使用改良的Brice调查问卷评估术中知晓(表43-1)。2013年George A Mashour等对两种术中知晓评估方法进行了比较研究,结果显示经改良的Brice调查问卷评估的术中知晓发生率为0.1%,而经质量保证方法检测到的术中知晓发生率仅为0.02%,因此推荐改良的Brice调查问卷作为术中知晓检测的首选方式。此外,研究者建议在确定术中知晓发生之后需要进行分级(表43-2)。

表43-1 Brice 调查问卷

What is the last thing you remembered before you went to sleep?
在你入睡之前所记忆的最后一件事是什么?
What is the first thing you remembered when you woke up?
在你醒来时所记忆的第一件事是什么?
Can you remember anything between these two periods?
你能记起在这期间所发生的任何事情吗?
Did you dream during your operation?
在手术中你做梦吗?
What was the worst thing about your operation?
对你而言手术过程中发生的最坏的事情是什么?

表43-2 密歇根知晓分级

等级	标准
0级	没有苏醒
1级	仅存在听觉
2级	触觉感知(如手术操作、气管插管)
3级	痛觉感知
4级	感知麻痹
5级	感知麻痹及疼痛

二、术中知晓的发生机制

尽管近年来不断有大型前瞻性研究对术中知晓的发生率、诊断、预防证据等进行探索,但是术中知晓的发生机制尚未明确,一些随机对照研究难以开展,病因及风险因素主要来自非对照试验和麻醉科医师的个人判断。在过去美国麻醉科医师协会(ASA)已结案的索赔医疗纠纷中,大多数病例并没有麻醉偏浅的征象。

意识和记忆是大脑两个互相关联但又相对独立的功能,患者在术中存在意识或能够按照要求完成指令性任务并不意味着其一定能在术后回忆起相关事件。例如在脊柱侧弯手术中实施术中唤醒,术中能够按指令完成动作的患者术后很少能回忆相关指令,术后知晓率仅为16.7%。记忆又分为外显记忆与内隐记忆,外显记忆指患者能够回忆起全麻期间发生的事情或事件,而内隐记忆指患者并不能够回忆起全身麻醉期间所发生的事情或事件,但某些术中发生的特定事件能够导致患者术后在操作能力或行为方面发生变化。内隐记忆的分析和鉴别非常困难,因此术中知晓主要依据患者的主诉进行诊断,一般包括听到语音、噪声,感到无法活动、无力、麻痹感,甚至疼痛,感到无助、焦虑、恐慌或濒死感等。

三、术中知晓的风险因素及后遗症

患者因素包括既往有术中知晓病史、对麻醉药产生获得性耐受、女性及儿童、气管插管困难者。手术因素包括心脏外科手术(患者心血管储备功能低下)、创伤外科手术以及产科手术等。麻醉因素包括以下要点:①全凭静脉麻醉(TIVA),应用吸入麻醉时,麻醉科医师可以根据呼出的麻醉药浓度进行实时吸入麻醉药剂量调整,而TIVA时不容易测量静脉麻醉药血药浓度,从而可能导致静脉麻醉药剂量不足;②使用神经肌肉阻滞剂,肌肉麻痹除去了患者知晓的生理学体征之一,即有意体动;③快诱导插管;④麻醉科医师对麻醉深度判断错误,如认为深麻醉不安全、给药系统出现错误、使用不恰当的麻醉方案等。

术中知晓的患者约33%~69%会出现心理症状,诱发焦虑、抑郁及反复噩梦;30%~50%术中知晓患者会出现创伤后应激障碍(post-traumatic stress disorder,PTSD)。术中知晓会引起医疗纠纷,导致社会问题,在ASA已结案的索赔医疗纠纷中(1999—2006年),术中知晓的投诉占总投诉比率的1.9%,平均赔偿金额为1.8万美元,最高为23万美元。

四、术中知晓与神经功能监测

为预防术中知晓发生,相关指南共识均推荐进行神经功能监测,其中ASA在2006年的指南中指出要对存在术中知晓危险因素的患者实施神经监测。英国国家卫生与保健评价研究院《关于特定患者使用基于脑电图的麻醉深度监测指南(2012版)》建议对术中知晓风险较高的患者,以及在典型或深度麻醉剂量下很可能出现血流动力学不稳定的患者,接受计划性TIVA技术的患者术中使用麻醉深度监测。中国《术中知晓预防与脑功能监测专家共识(2014版)》中建议进行准确的麻醉深度判断,评估有目的的体动和合理采用脑功能监测。

(一)麻醉深度监测

1. 脑电双频谱指数(BIS) 脑功能监测包括原始的脑电图监测以及加工的脑电图监测,如BIS、Narcotrend指数、诱发电位、熵指数等。2008年和2011年,Michael S Avidan教授在《新英格兰医学杂志》分别发表了两项大样本、前瞻性、对照研究结果。第一项单中心研究共纳入2000例手术患者,并随机分为呼气末麻醉药浓度(ETAG)导向麻醉组(当ETAG>1.3MAC或ETAG<0.7MAC时提示调整麻醉深度)与BIS导向麻醉组(当BIS>60或BIS<40时提示调整麻醉深度)。结果表明ETAG导向麻醉与BIS检测导向麻醉在术中知晓风险上无差异。该研究并未否认BIS监测对于高危患者术中知晓预防的积极意义,而是表明对于吸入麻醉而言,临床医师仅需要控制ETAG的MAC值在0.7~1.3之间,无需再进行BIS监测。

2014年发表于 *Cochrane Database of Systematic Reviews* 的一篇题为"Bispectral index for improving anaesthetic delivery and postoperative recovery"的综述对纳入的36项随机对照试验(RCT)进行了回顾性分析,研究表明BIS监测显著降低了术中知晓高风险患者的术中知晓发生率(*OR* = 0.24,95%*CI*:0.12~0.4),并且可以缩短患者术后麻醉恢复时间、拔管时间,以及在麻醉恢复室(PACU)的停留时间,促进患者术后恢复。2019年,该综述再次进行更新,这次共纳入了52项RCT,研究者重点比较了使用临床征象监测麻醉与BIS监测麻醉对术中知晓的预防作用。结果显示与临床征象监测麻醉相比,BIS指导下的麻醉可以显著降低全麻手术患者术中知晓的风险(*OR* = 0.36,95%*CI*:0.21~0.60),并且提高术后早期恢复时间。

2. Narcotrend指数 Narcotrend可以通过对原始脑电信号的计算获得分级和NT指数2个指标。分级分为A至F六个等级,表示从觉醒到深度麻醉、脑电爆发抑制期间脑电信号的连续性变化。其中C、D级别又分为0、1、2三个亚级别,B级、C级表示镇静、催眠,D级、E级表示麻醉,每个级别均对应一定的数值,从100到0定量反映意识的连续性变化。Narcotrend指数预测概率*PK*值变化范围为0.93~0.99。

3. 熵指数 熵指数是指通过采集不同频率的脑电和额肌电信号形成2个数值——状态熵与反应熵。2018年发表于《加拿大麻醉学杂志》的一项研究比较了对BIS与熵指数在七氟烷全麻过程中的监测与变化,结果显示即使患者未出现术中知晓且ETAG>0.7MAC,熵指数也可能出现高值,这称为测量的不一致现象,同时这一现象也提示在脑功能监测中,高测量数值并不代表一定会发生术中知晓。

4. 原始脑电图 尽管这些加工的脑电图产生的指标与麻醉深度相关性良好,但是通过这些指标,麻醉科医师对于麻醉药作用于大脑的机制了解有限。不同状态下的患者脑电图各具特征,清醒患者的脑电图特点为高频低幅,看起来密集而"模糊";催眠状态下(闭眼放松时)患者脑电图频率比清醒时低,表现为β和γ波,虽然没有纺锤波但是较慢波活动更快。显然,原始脑电图相较于加工后的脑电图监测能够反映更多的信息,但是原始脑电图的分析和解读需要麻醉科医师进行更多的学习,并且学习曲线更长,并没有普遍用于麻醉实践中。

5. 神经系统检查　使用丙泊酚进行全身麻醉诱导时，随着患者意识的消失，神经系统检查表现及脑电图检查表现如表43-3所示。

表43-3　丙泊酚全身麻醉过程中意识消失的表现

项目	表现
神经系统检查	停止向后计数并对语音命令无响应 头眼反射消失 角膜反射消失 呼吸暂停 肌张力下降
脑电图检查	镇静后，β 波出现（13～25Hz） 随着意识的消失，出现慢 δ 波（0.1～4Hz）与 α 波（8～12Hz） 爆发性抑制

五、术中知晓预防

麻醉是一项复杂的活动，单纯使用脑电监测来预防术中知晓远远不够，笔者推荐在麻醉过程中使用核查表来实现精准管理，包括在术前确认设备完好、药物剂量准确；使用肌肉松弛药期间避免减少麻醉药使用；保证呼气末麻醉药浓度不低于 0.5～0.7MAC，并且设置过低呼气末麻醉药浓度的报警；当血流动力学不稳定时，不要单纯减少麻醉药使得麻醉过浅，而是应当使用血管活性药物稳定血压；提倡用脑功能监测设备监测麻醉深度等。

（方攀攀　刘学胜）

参 考 文 献

[1] SEBEL P S, BOWDLE T A, GHONEIM M M, et al. The incidence of awareness during anesthesia: a multicenter United States study[J]. Anesth Analg, 2004, 99(3): 833-839.

[2] ERRANDO C L, SIGL J C, ROBLES M, et al. Awareness with recall during general anaesthesia: a prospective observational evaluation of 4001 patients[J]. Br J Anaesth, 2008, 101(2): 178-185.

[3] XU L, WU A S, YUE Y. The incidence of intra-operative awareness during general anesthesia in China: a multicenter observational study[J]. Acta Anaesthesiol Scand, 2009, 53(7): 873-882.

[4] DAVIDSON A J, SMITH K R, VAN OUD-ALBLAS H J B, et al. Awareness in children: a secondary analysis of five cohort studies[J]. Anaesthesia, 2011, 66(6): 446-454.

[5] AVIDAN M S, JACOBSOHN E, GLICK D, et al. Prevention of intraoperative awareness in a high-risk surgical population[J]. N Engl J Med, 2011, 365(7): 591-600.

[6] PANDIT J J, COOK T M, JONKER W R, et al. A national survey of anaesthetists (NAP5 Baseline) to estimate an annual incidence of accidental awareness during general anaesthesia in the UK[J]. Anaesthesia, 2013, 68: 343-353.

[7] MASHOUR G A, KENT C, PICTON P, et al. Assessment of intraoperative awareness with explicit recall: a comparison of 2 methods[J]. Anesth Analg, 2013, 116(4): 889-891.

[8] LEE U, KIM S, NOH GJ, et al. The directionality and functional organization of frontoparietal connectivity during consciousness and anesthesia in humans[J]. Conscious Cogn, 2009, 18(4): 1069-1078.

[9] MYLES P S, LESLIE K, MCNEIL J, et al. Chan MT: Bispectral index monitoring to prevent awareness during anaesthesia: The B-Aware randomised controlled trial[J]. Lancet, 2004, 363(9423): 1757-1763.

[10] AVIDAN M S, ZHANG L, BURNSIDE B A, et al. Anesthesia awareness and the bispectral index[J]. N Engl J Med, 2008, 358(11): 1097-1108.

[11] PUNJASAWADWONG Y, PHONGCHIEWBOON A, BUNCHUNGMONGKOL N. Bispectral index for improving anaesthetic delivery and postoperative recovery[J]. Cochrane Database Syst Rev, 2014, 2014(6): CD003843.

[12] LEWIS S R, PRITCHARD M W, FAWCETT L J, et al. Bispectral index for improving intraoperative awareness and early postoperative recovery in adults[J]. Cochrane Database Syst Rev, 2019, 9(9): CD003843.

[13] EPSTEIN R H, MAGA J M, MAHLA M E, et al. Prevalence of discordant elevations of state entropy and bispectral index in patients at amnestic sevoflurane concentrations: a historical cohort study[J]. Can J Anaesth, 2018, 65(5): 512-521.

[14] BENNETT C, VOSS L J, BARNARD J P, et al. Practical use of the raw electroencephalogram waveform during general anesthesia: the art and science[J]. Anesth Analg, 2009, 109(2): 539-550.

[15] RESHEF E R, SCHIFF N D, BROWN E N. A Neurologic examination for anesthesiologists: assessing arousal level during induction, maintenance, and emergence[J]. Anesthesiology, 2019, 130(3): 462-471.

44 围手术期血糖监测指标的研究进展

作为全球性公共健康问题之一，糖尿病及高血糖对人类生命健康的威胁不容忽视。据 2017 年国际糖尿病联合会统计，全球成人糖尿病患者人数为 4.63 亿，预计 2045 年将上升至近 7 亿。一项横断面调查研究显示，2017 年中国成人糖尿病患者人数已超过 1.2 亿。糖尿病及围手术期高血糖是导致患者不良手术结局的独立危险因素。多项研究表明，围手术期高血糖会增加关节置换术患者手术部位感染风险，延长非重症患者术后住院时间，增加大血管手术患者病死率。因此，糖尿病及高血糖患者的临床麻醉管理面临严峻挑战。

研究表明，准确评估患者术前血糖控制水平对不良手术结局具有较强预测作用，早在手术前 2 周即对糖尿病患者进行评估及治疗可改善术中和术后血糖并缩短住院时间。目前，临床上进行术前血糖评估的主要指标是糖化血红蛋白（HbA1c）和血浆葡萄糖水平。然而，血浆葡萄糖水平主要反映机体瞬时血糖值，变异性较大。HbA1c 虽能反映患者近 3 个月平均血糖水平，但不能反映术前短期的血糖波动。因而，探寻理想的术前血糖控制评估指标具有重要的临床价值。近年来，果糖胺（fructosamine，FA）、糖化白蛋白（glycosylated albumin，GA）和 1,5-脱水葡萄糖醇（1,5-anhydroglucitol，1,5-AG）等新指标问世，但目前多限于糖尿病患者的优化管理，围手术期应用价值仍待发掘。本文回顾传统的血糖监测指标，综述果糖胺、糖化白蛋白和 1,5-脱水葡萄糖醇作为新兴血糖指标在围手术期血糖管理中的最新进展。

一、血糖监测的传统指标

（一）糖化血红蛋白

HbA1c 是当前临床血糖控制评估的金标准。HbA1c 由红细胞内血红蛋白与葡萄糖结合产生，能反映机体过去 2~3 个月内的平均血糖水平，并且几乎不受血糖水平的短暂波动、应激和疾病的影响。HbA1c 是糖尿病相关慢性并发症的预后指标，可指导血糖管理方案的调整。但就围手术

期风险评估及术前准备而言，上述益处可能并不适用。既往研究提示，术前 HbA1c 升高可能与心胸外科、减重外科和骨科手术术后并发症发生率升高及不良预后相关，但尚缺乏确凿证据证明 HbA1c 与术后感染、伤口愈合不良等的相关性。此外，HbA1c 的准确性受异常红细胞和衍生红细胞的影响。红细胞寿命具有高度个体差异性，这亦会降低 HbA1c 的准确性。对患有慢性肾病、贫血、血红蛋白病和接受透析的患者，HbA1c 检测结果会受干扰，将低估患者的高血糖水平进而导致诊疗不足。

（二）血浆葡萄糖

通过测量末梢毛细血管血的葡萄糖浓度可得到血糖值。其便于测量，可提供即时血糖信息，因而常用作围手术期血糖指标。一般而言，餐前血糖 ≥7.8mmol/L 或随机血糖 ≥10.0mmol/L 是高血糖的参考阈值。围手术期血糖控制不佳与不良手术结局相关，但空腹血糖或随机血糖值仅能反映瞬时血糖，对血糖的快速波动或持续变化不敏感，假阴性率高。再者，无论患者是否患有糖尿病，在应激、代谢需求增加时血糖均会升高，假阳性率亦增高。因此，瞬时血糖值对术后感染、伤口不愈发生率是否有预测作用仍未有定论，故在围手术期血糖评估方面的特异性值得考虑。

二、血糖监测的新兴指标

（一）果糖胺

果糖胺由血浆蛋白通过非酶催化的糖化反应形成，可通过抽静脉血或毛细血管血来获取。果糖胺反映的是血浆糖化蛋白，而血浆蛋白的半衰期较短，因而与 HbA1c 相比，果糖胺能更好地反映近 2~3 周平均血糖水平。通常，血浆果糖胺 ≥270μmol/L 提示高血糖，该阈值与 HbA1c ≥6.5% 相对应。果糖胺可更好地反映患者术前近期血糖水平及波动，且与术前血糖水平存在良好的相关性，其在术前风险评估上或将优于 HbA1c。新近一项研究表明，术前果糖胺升高是全髋/膝关节置换术患者术后感染的独立危险因

素,且与患者再入院和再次手术风险相关。此外,在肾功能损害及血液透析患者的血糖评估上,果糖胺比 HbA1c 更准确,已被证实可用于预测血液透析患者感染率及住院时间。

(二)糖化白蛋白

白蛋白是血浆中含量最多的蛋白质,糖化白蛋白是由血清白蛋白经非酶催化的糖化反应形成。糖化白蛋白可通过抽静脉血或取毛细血管血测量,但尚无标准化的检测方法,因而其参考值的界定差异很大。与果糖胺类似,糖化白蛋白在机体高血糖时升高,可反映患者近 2~3 周的平均血糖水平,且不受红细胞寿命的影响。对慢性糖尿病肾病患者,由于肾性贫血及促红素治疗等干扰,HbA1c 不如糖化白蛋白准确。糖化白蛋白在高糖环境下可形成为糖基化终末产物,结合糖基化终末产物受体而引起氧化应激、炎症反应、损害血管内皮细胞功能等。糖化白蛋白水平与心血管事件所致再入院率密切相关,且糖化白蛋白水平每升高 5%,患者住院时长即延长 11%,进一步提示糖化白蛋白可能在动脉粥样硬化的发生中发挥作用。

糖化白蛋白在吸烟、肝硬化、高甘油三酯血症和高尿酸血症等血清蛋白代谢改变的情况下会受影响。糖尿病肾病患者如有大量蛋白尿排出也会对血清白蛋白含量产生影响,进而影响糖化白蛋白水平。因此,该指标在围手术期血糖评估的应用条件值得进一步探究。

(三)1,5-脱水葡萄糖醇

1,5-AG 是一种非代谢性的六碳单糖,存在于大多数食物中,一般以原型经肾脏排出体外,其血清水平取决于摄入量和肾排泄量的相对值。高血糖状态时,滤出液的葡萄糖竞争性抑制 1,5-AG 在肾小管的重吸收,导致 1,5-AG 随尿排泄增加,血清 1,5-AG 水平相应降低。因此,1,5-AG 水平的降低意味着高血糖,但低血糖时 1,5-AG 水平不会增高。在血糖浓度最高时,1,5-AG 与标准血糖测量值相关性最强。但是,非糖尿病患者群中 1,5-AG 与血糖的相关性较差,其临床应用可能局限于明显高血糖的人群。1,5-AG 还受饮食、营养状况和肾功能损害的影响,但具体干扰程度还需进一步研究来证实。

1,5-AG 可反映近 1~2 周的餐后血糖控制水平。1,5-AG 对血糖的异常波动敏感度高,在识别尚未达到糖尿病临床诊断标准但显著高血糖方面,1,5-AG 明显优于 HbA1c。另外,1,5-AG 的生成不涉及糖基化,不受糖化率异质性的影响。美国食品药品管理局(Food and Drug Administration,FDA)已批准 1,5-AG 用于短期血糖监测,但目标值尚未达成共识。此外,基于唾液和尿液 1,5-AG 水平的无创检测与其血清水平高度一致,我国一项有关唾液 1,5-AG 参考值范围的研究也已进行,通过液相色谱-质谱法测得我国成年正常糖代谢人群的唾液 1,5-AG 参考范围为 0.09~1.63mg/L,但尚需更大样本试验研究加以验证。

(四)其他

间断性高血糖往往比持续性高血糖的危害更大,因而减少血糖波动亦是重要的血糖控制目标。持续葡萄糖监测(continuous glucose monitoring,CGM)技术可提供连续全面的血糖信息,有助于了解患者血糖波动情况。基于 CGM 技术,葡萄糖在目标范围内时间(time in range,TIR)作为血糖评估指标兴起新浪潮。TIR 为 24h 内血浆葡萄糖在目标范围内(通常为 3.9~10.0mmol/L)的时间或其所占的百分比。对大多数糖尿病患者而言,TIR 的推荐控制目标值为>70%。TIR 也能发现低血糖的发生和血糖变异程度。一项纳入 9 028 例危重症患者的回顾性研究表明,TIR 越低,糖尿病患者死亡风险越大。因此,CGM 与 TIR 结合使用或将为围手术期血糖监测提供新方向。

三、小结

糖尿病发病率正逐年上升,糖尿病患者术后并发症的发生和住院时间延长可造成庞大的医疗负担。目前,尽管我们还未找到理想的血糖控制指标,但 FA、GA、1,5-AG 等新兴指标已体现出诸多益处:①上述新指标的半衰期更短,能反映血糖的短期变化,在时间窗上比现有指标更恰当,可更早发现血糖波动并控制;②对心血管事件、感染、再入院率及病死率等不良手术结局的发生具有较强的预测性;③在肾损伤和贫血等导致 HbA1c 受影响时,上述新指标的准确性更高;④对非糖尿病患者也适用,这有助于及早发现糖尿病前期状态,进而及时调整治疗方案。

上述新指标在围手术期血糖监测以及不良手术结局预测上具有广阔的应用潜能,伴随胰岛素泵和闭环血糖控制系统等新技术的不断涌现,或将进一步改善围手术期血糖控制。麻醉科医师、外科医师和内分泌医师应加强多学科协作,推动相关研究的不断深入,探索并完善新兴指标的应用条件,以期将之纳入临床常规,完善手术患者的术前血糖评估,识别高危患者并在术前予以优化,最终降低围手术期并发症的发生率。

(张笑婷　王少康　薄禄龙　邓小明)

参 考 文 献

[1] CHO N H,SHAW J E,KARURANGA S,et al. IDF diabetes atlas:Global estimates of diabetes prevalence for 2017 and projections for 2045[J]. Diabetes Res Clin Pract,2018,138:271-281.

[2] LI Y,TENG D,SHI X,et al. Prevalence of diabetes recorded in mainland China using 2018 diagnostic criteria from the american diabetes association:national cross sectional study[J]. BMJ,2020,369:m997.

[3] GOLTSMAN D,MORRISON K A,ASCHERMAN J A. Defining the association between diabetes and plastic surgery

outcomes:an analysis of nearly 40,000 patients[J]. Plast Reconstr Surg Glob Open,2017,5(8):e1461.

[4] BAMBA R,GUPTA V,SHACK R B,et al. Evaluation of diabetes mellitus as a risk factor for major complications in patients undergoing aesthetic surgery[J]. Aesthet Surg J,2016,36(5):598-608.

[5] SHOHAT N,MUHSEN K,GILAT R,et al. Inadequate glycemic control is associated with increased surgical site infection in total joint arthroplasty:a systematic review and meta-analysis[J]. J Arthroplasty,2018,33(7):2312-2321.

[6] ABLES A Z,BOUKNIGHT P J,BENDYK H,et al. Blood glucose control in noncritically ill patients is associated with a decreased length of stay,readmission rate,and hospital mortality[J]. J Healthc Qual,2016,38(6):e89-e96.

[7] LONG C A,FANG Z B,HU F Y,et al. Poor glycemic control is a strong predictor of postoperative morbidity and mortality in patients undergoing vascular surgery[J]. J Vasc Surg,2019,69(4):1219-1226.

[8] NAVARATNARAJAH M,REA R,EVANS R,et al. Effect of glycaemic control on complications following cardiac surgery:literature review[J]. J Cardiothorac Surg,2018,13(1):10.

[9] GARG R,SCHUMAN B,BADER A,et al. Effect of preoperative diabetes management on glycemic control and clinical outcomes after elective surgery[J]. Ann Surg,2018,267(5):858-862.

[10] SELVIN E,FRANCIS L M,BALLANTYNE C M,et al. Nontraditional markers of glycemia:associations with microvascular conditions[J]. Diabetes Care,2011,34(4):960-967.

[11] BLANKUSH J M,LEITMAN I M,SOLEIMAN A,et al. Association between elevated pre-operative glycosylated hemoglobin and post-operative infections after non-emergent surgery[J]. Ann Med Surg (Lond),2016,10:77-82.

[12] WONG J K L,KE Y,ONG Y J,et al. Impact of preoperative HbA1c on postoperative complications after elective major abdominal surgery:a systematic review protocol [J]. BMJ Open,2020,10(9):e039422.

[13] RUBINOW K B,HIRSCH I B. Reexamining metrics for glucose control [J]. JAMA, 2011, 305 (11): 1132-1133.

[14] COHEN R M,FRANCO R S,KHERA P K,et al. Red cell life span heterogeneity in hematologically normal people is sufficient to alter HbA1c[J]. Blood,2008,112

(10):4284-4291.

[15] KING J J,GOULET J L,PERKAL M F,et al. Glycemic control and infections in patients with diabetes undergoing noncardiac surgery[J]. Ann Surg,2011,253(1):158-165.

[16] ENDARA M,MASDEN D,GOLDSTEIN J,et al. The role of chronic and perioperative glucose management in high-risk surgical closures:a case for tighter glycemic control[J]. Plast Reconstr Surg, 2013, 132(4):996-1004.

[17] SELVIN E,RAWLINGS A M,GRAMS M,et al. Fructosamine and glycated albumin for risk stratification and prediction of incident diabetes and microvascular complications:a prospective cohort analysis of the atherosclerosis risk in communities (ARIC) study[J]. Lancet Diabetes Endocrinol,2014,2(4):279-288.

[18] POON A K,JURASCHEK S P,BALLANTYNE C M,et al. Comparative associations of diabetes risk factors with five measures of hyperglycemia[J]. BMJ open diabetes research & care,2014,2(1):e2.

[19] THEVER Y,TEO B J X,TAN H C A. Predictive value of common serum glycaemic markers on periprosthetic joint infection following total joint arthroplasty:A review of the literature[J]. J Orthop,2020,22:278-281.

[20] ZHENG C,MA W,WU C,et al. Glycated albumin in diabetic patients with chronic kidney disease[J]. Clinica Chimica Acta,2012,413(19):1555-1561.

[21] RONDEAU P,BOURDON E. The glycation of albumin:structural and functional impacts[J]. Biochimie,2011,93(4):645-658.

[22] INABA M,OKUNO S,KUMEDA Y,et al. Glycated albumin is a better glycemic indicator than glycated hemoglobin values in hemodialysis patients with diabetes:effect of anemia and erythropoietin injection[J]. Journal of the American Society of Nephrology,2007,18(3):896-903.

[23] MUREA M,MORAN T,RUSSELL G B,et al. Glycated albumin, not hemoglobin A1c, predicts cardiovascular hospitalization and length of stay in diabetic patients on dialysis[J]. American journal of nephrology, 2012, 36 (5):488-496.

[24] KOGA M,KASAYAMA S. Clinical impact of glycated albumin as another glycemic control marker[J]. Endocr J,2010,57(9):751-762.

[25] JURASCHEK S P,STEFFES M W,MILLER E R,et al. Alternative markers of hyperglycemia and risk of diabetes [J]. Diabetes Care,2012,35(11):2265-2270.

［26］ 菅朝慧,赵爱华,马晓静,等.血糖监测新指标:唾液1,5-脱水葡萄糖醇正常参考范围的研究[J].中华糖尿病杂志,2020,12(7):480-485.

［27］ ADVANI A. Positioning time in range in diabetes management[J]. Diabetologia,2020,63(2):242-252.

［28］ LANSPA M J,KRINSLEY J S,HERSH A M,et al. Percentage of time in range 70 to 139mg/dl is associated with reduced mortality among critically ill patients receiving IV insulin infusion[J]. Chest,2019,156(5):878-886.

45 黏弹性检测参数在产后出血救治中的研究进展

产后出血（postpartum hemorrhage，PPH）是全球孕产妇最常见的死亡原因。正确的手术控制、合理的血液制品输注及恰当的药物使用可改善出血和减少与出血相关的病死率。PPH 的治疗进展包括介入手术治疗、大量输血方案和止血药物的应用，以及黏弹性检测如血栓弹力图（thromboelastography，TEG）和旋转血栓弹性检测（rotational thromboelastometry，ROTEM）参数在 PPH 救治中的临床指导意义。PPH 的管理强调早期发现和及时治疗凝血紊乱。多项研究表明，纤维蛋白原的水平在 PPH 中下降较早且显著，早期使用纤维蛋白原替代疗法的研究逐渐增多。但目前对于纤维蛋白原在 PPH 中的应用并无明确的指导意见。本文就 PPH 期间的凝血检测参数在预判严重 PPH 以及在 PPH 发生后如何指导血液制品输注或用药方面的研究进展做一综述，并提出临床工作的相关建议，以期提升 PPH 产妇的预后。

一、凝血指标监测

妊娠早期血容量上升可出现稀释性贫血，晚期因各种凝血因子浓度的改变而使机体处于高凝状态，有助于减少孕妇分娩期间发生大出血的风险。如果妊娠期伴有基础疾病包括特发性血小板减少性紫癜、子痫前期、高脂血症、肝炎及肝硬化等，在分娩期凝血功能出现轻微的紊乱即可导致很多孕期并发症，尤其是 PPH。多项研究显示，在 PPH 的患者中，存在凝血功能障碍的比例占 25%～60%。相比之下，伴随出血的凝血物质消耗所引起的继发性凝血功能紊乱是加重 PPH 的严重程度并引起严重并发症的更重要因素。发生 PPH 时，血液丢失伴随着血小板、纤维蛋白原等促凝物质大量消耗，导致凝血功能低下而进一步加重 PPH，严重时将导致失血性休克、弥散性血管内凝血等严重并发症，危及产妇生命。

威胁产妇生命的严重 PPH 发展迅速，所以快速而准确地测定凝血指标对有效评估产妇凝血功能并采取有效手段十分重要。

（一）传统的凝血功能检测

传统的凝血功能检查包括活化部分凝血活酶时间（APTT）、凝血酶原时间（PT）、凝血酶时间（TT）、血浆 D-二聚体测定及纤维蛋白原定量等，但这些常规检查的特异性不强。PT 和 APTT 的中位值在大部分发生严重 PPH 的情况下仍处于正常范围，在失血量大于 1 500ml 的 PPH 情况下虽然有所升高（升高比例分别为：PT 12.5%，APTT 22%），但升高的值与失血量或者是否需要输注红细胞治疗几乎不相关。其次，PT、APTT 等指标发现异常时，PPH 往往已进入较为严重的阶段，此时相当一部分产妇已经接受了输血治疗或者有创治疗。由此可见测定 Hb、PT、APTT 的值对出血的预测性较差，与临床相关出血的相关性较弱，部分凝血检查正常的孕妇仍然在分娩时发生了伴随凝血功能紊乱的 PPH。另一方面，许多常规检查等待结果的时间较长限制了其在评估严重 PPH 时的运用。

回顾性分析发现，纤维蛋白原比其他凝血因子的异常变化出现得更早，是进展为严重 PPH、止血功能受损、大量输血需求，以及侵入性治疗最准确的风险标志。在 PPH 发作时血浆纤维蛋白原浓度<2g/L 可以预测出血严重程度，严重 PPH 的阳性预测值（positive predictive value，PPV）为 100%。但实验室用 Clauss 法测定纤维蛋白原含量所需的时间通常超过 45min，因此其测定结果无法实时指导决策，可能导致治疗的延迟或丧失最佳时机。

（二）黏弹性检测

黏弹性检测与传统血浆凝结试验相比具有多种潜在优势。黏弹性检测更加迅速，可以在 10～15min 内得到结果，并可用于对血小板的功能检测，同时也可检测纤维蛋白原活性和功能。

黏弹性测定仪（TEG/ROTEM）的即时检测（point of care test，POCT）可分析凝块的黏弹性强度，并提供有关凝血的实时信息。在大出血期间，POCT 凝血参数与常规凝血测定相关，可预测血纤维蛋白原减少和血小板减少症，并对凝血进行实时监测以指导治疗决策。对于 TEG 来讲通常有两种测试：①高岭土（K）测试，通过高岭土激活凝血系统提供全面的凝血评估；②功能性纤维蛋白原（FF）测试，在血小板聚集抑制后加入阿昔单抗（可视化凝血黏弹特性）。在存在凝血病的情况下，同时分析高岭土和 FF 参数用于区分低纤维蛋白原血症和血小板减少症。因此,TEG 参数可快速预测 PPH 期间的低纤维蛋白原血症和/或血小板减少症,也可预测严重的出血。在这些参数中,速度曲线派生参数 K-MRTGG(Kaolin-maximum rate of thrombus generation using G)和 FF-MRTGG(functional fibrinogen-maximum rate of thrombus generation using G)早于经典参数 K-MA 和 FF-MA 获得。

尽管尚缺乏将 TEG 或 ROTEM 指导的输血策略与标准实验室指标进行比较的大型试验,但在主要涉及心脏手术的 17 项试验的 Meta 分析中发现,TEG 或 ROTEM 可能会减少对血液制品的需求。在此分析中,TEG 或 ROTEM 显著降低了接受红细胞输注($RR = 0.86; 95\%CI: 0.79 \sim 0.94$)、

新鲜冰冻血浆输注($RR = 0.57; 95\%CI: 0.33 \sim 0.96$)和血小板输注($RR = 0.73; 95\%CI: 0.60 \sim 0.88$)患者的比例。

因为很少有用于 PPH 管理的 TEG/ROTEM 参数指导意见,在如何预防和管理严重 PPH 方面,美国加利福尼亚州的一个三级产科中心建立了用于 PPH 管理的特定 TEG 指导流程(图 45-1)。虽然尚未验证其算法的有效性,但积累的数据表明 TEG/ROTEM 参数指导重度 PPH 的治疗时,可减少出血相关的发病率。与标准的休克治疗包、大量输血策略相比,TEG/ROTEM 参数指导意见明显减少血液制品使用、输血相关的循环超负荷等不良反应。目前正逐步从经验性控制出血过渡到在 TEG/ROTEM 参数指导下进行治疗。

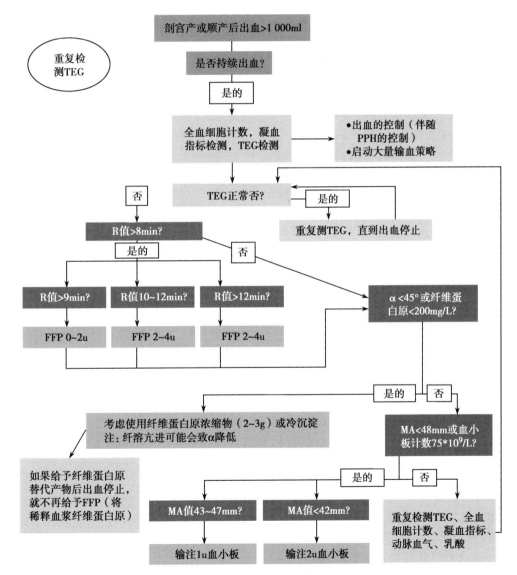

图 45-1　TEG 指导 PPH 管理流程

二、产后出血输注血液制品的管理

现阶段缺乏对 PPH 的凝血功能紊乱的检测及干预的完善指南,针对 PPH 的治疗主要依赖产科医师对出血量的

主观判断。随着纤维蛋白原在 PPH 的评估中价值的进一步明确,许多国家的医疗及研究机构在 PPH 的临床治疗中常规测定血浆纤维蛋白原,用于指导 PPH 的凝血功能管理,并报道了多种运用监测血浆纤维蛋白原有效评估以及治疗 PPH 的方法。与此同时,临床实践中处理大量 PPH

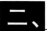

导致失血性休克时,监测与纠正凝血功能紊乱时最需要的干预手段。及时纠正凝血功能,能有效减少失血量,以及血制品的输注。

中华医学会妇产科学分会产科学组 2014 年制定的《产后出血预防与处理指南》中指出:产科大量输血在处理严重产后出血中的作用越来越受到重视,应用也越来越多,但目前并无统一的产科大量输血方案(massive transfusion protocol,MTP),按照国内外常用的推荐方案,建议红细胞∶血浆∶血小板以 1∶1∶1 的比例(如 10U 红细胞悬液+1 000ml 新鲜冰冻血浆+1U 机采血小板)输注。实际上这个比例是根据成人非产科严重创伤的协议推断出来的,不一定是 PPH 的最佳选择。PPH 不同于成人非产科大出血。首先,妊娠是一种高凝状态,可归因于纤维蛋白原水平从未妊娠时的 2~4g/L 上升到足月时的 4~6g/L,占血浆凝血因子总量(按重量计)的 85%~90%。虽然低水平的纤维蛋白原(约为 2g/L)是一个独立的危险因素和出血进展的主要预测因素,但据报道只有 23% 的 PPH>1 500ml 的妇女达到这个值。让所有 PPH 的产妇接受来自非妊娠献血者(纤维蛋白原水平约为 2g/L)的 FFP 输入,这远远低于妊娠血浆水平,可能会适得其反,导致血液稀释,反而进一步降低纤维蛋白原水平。其次,是不同病因所致的 PPH 纤维蛋白原下降的程度不同。子宫收缩乏力和创伤是大多数(80%)病例的原因,可在纤维蛋白原还未降低的情况下进行早期有效的产科干预,但是如果出血持续不减,过多给予液体后,稀释性凝血病发展为纤维蛋白原减少。

目前还没有产科 MTP 激活的临床预测工具。国内外关于产科 MTP 激活方法依赖于产科医师和麻醉科医师进行联合评估,包括失血的速度和程度、出血的病因、对控制出血的药物和手术干预的反应、出血和低灌注(包括心动过速、呼吸急促、低血压、精神状态改变和尿量减少)的临床特征、心血管支持程度及持续失血的可能性。尽管对于重度 PPH 的 RBC∶FFP∶PLT 的公式比值对产妇的益处尚不确定,但实验室和 TEG 参数仍可提供有价值的趋势数据来评估输血决策的有效性,在手术止血后确认适当的止血效果,并可能有助于识别或排除凝血病。

尚不清楚早期 FFP 输注是否可改善孕产妇预后。在一项观察性研究中,对 1 216 例持续性 PPH 患者 60min 内输注 FFP 与没有或以后输注 FFP 相比,其严重出血相关的发病率并无降低。在另一项观察性研究中,605 例中度至重度 PPH 和基于纤维蛋白的 ROTEM(fibri-basedROTEM,FIBTEM)A5>15mm 的产妇中限制使用 FFP 并未导致继发的持续性出血。此外,当输注血液制品时,大多数严重 PPH 的产妇通常还具有正常的凝血曲线和血小板计数。鉴于 FFP 的纤维蛋白原浓度(中位数浓度=2mg/ml;范围 0.8~3mg/ml)可能低于患者的血浆纤维蛋白原浓度,PPH 患者输注 FFP 可能反而降低了原有的血浆纤维蛋白原水平,并且在没有凝血功能检测的情况下进行经验性输血可能会导致血液和血浆产品的过度输血增加并发症的风险,例如输

血相关的循环超负荷和输血相关的肺损伤。

凝血障碍的存在和程度可根据 PPH 病因而有所不同。与其他 PPH 病因相比,观察数据表明,胎盘早剥的产妇在大规模输血过程中 PLT 下降最多,在严重 PPH 期间 PLT 输血率最高,并且 ROTEM FIBTEM A5 显著降低且外源性激活的 ROTEM(extrinsicactivation ROTEM,EXTEM)凝血时间延长。在此证据的基础上,应密切监测所有怀疑胎盘早剥患者,可能在分娩前后引起消耗性凝血病。一项针对 347 例中度至重度 PPH 产妇的回顾性研究报告指出,PLT 输注的总体发生率较低(3.4%),只有 2% 的产妇 PLT 计数低于 75×10⁹/L。在 PPH 发作之前或由于羊水栓塞或胎盘早剥引起的消耗性凝血病的血小板减少时,PLT 输注的可能性更高。产妇因子宫收缩乏力或外伤引起的少于 5 000ml 失血,其产后的 PLT 计数一般不低于 75×10⁹/L。因此,使用固定比率方法会使许多 PLT 计数高于阈值水平(75×10⁹/L)的产妇进行不必要的 PLT 输注。但在一项研究中,对 108 例接受大量输血的产妇的血液学指标进行了研究,结果显示,最低的 PLT 计数中位数为 68×10⁹/L。因此,Butwick 建议医师在严重 PPH 期间保持 PLT 计数大于 50×10⁹/L。

国际血栓形成和止血协会(ISTH)建议在管理 PPH 时使用冷沉淀(约 15g/L)或纤维蛋白原浓缩物(20g/L),以保持纤维蛋白原>2g/L。FFP 中的纤维蛋白原浓度要低得多(2g/L),其用于替代纤维蛋白原可能导致血液稀释,ISTH 建议输注 FFP 15ml/kg 作为目标,以维持活化部分凝血活酶时间/凝血酶原时间>1.5×正常值;严重血小板减少症是 PPH 常见的混合体疾病,除非血小板计数<75×10⁹/L,否则 ISTH 建议限制血小板输注。

三、纤维蛋白原在临床中的应用

纤维蛋白原替代疗法有两种形式,包括冷沉淀和纤维蛋白原浓缩物,两者均为血浆衍生产品。冷沉淀是新鲜冰冻血浆解冻后离心后产生白色絮状物,含有纤维蛋白原、Ⅷ因子、ⅩⅢ因子、血管性血友病因子、纤维连接蛋白等。冷沉淀的优点包括其广泛的用途;与纤维蛋白原浓缩物相比,易获得和成本较低。但由于冷沉淀制备过程中缺乏病毒灭活过程,有增加患者使用后病毒感染的风险。纤维蛋白原浓缩物经进一步处理,减少病毒传播的风险,因此其相对于冷沉淀的优势包括降低病毒转染的风险、瓶装纤维蛋白原浓度标准化以及较长的保质期。

在 PPH 的治疗方面,提升纤维蛋白原含量是治疗凝血功能紊乱的重要措施。目前对 PPH 凝血功能紊乱的治疗最重要的手段是输注新鲜冰冻血浆。然而,新鲜冰冻血浆存在的明显缺点限制了其治疗效果。其一,新鲜冰冻血浆中纤维蛋白原含量一般为 2g~4g/L,低于产妇正常血浆纤维蛋白原含量。其二,新鲜冰冻血浆使用前的准备时间过长,对于快速大量出血的产妇来说是十分不利的。研究表明针对低纤维蛋白原血症的待产妇使用纤维蛋白原浓缩物

置换提升至正常水平,可减少失血量,以及浓缩红细胞、血小板等血制品的输注。

虽然血浆纤维蛋白原有望成为指导冷沉淀、新鲜冰冻血浆等血液制品输注的标志物,但目前并没有研究确定在 PPH 进展至何种程度时应当输注纤维蛋白原浓缩物,盲目提升纤维蛋白原浓度可能会加重血液高凝状态并增加血栓形成的风险。一项由 Wikkelsø 等主持的研究发现,对产前纤维蛋白原正常(平均 4.5g/L)的产妇提前输注纤维蛋白原并不能降低 PPH 的发生概率。另一项研究结果提示,针对发生 PPH 且 FIBTEM<15mm 的产妇输注浓缩纤维蛋白原并不能改善预后。同时指出,纤维蛋白原浓度高于 2g/L 或 FIBTEM>12mm 的产妇不需要进行纤维蛋白原的置换。

在 PPH 期间确定是否以及何时使用血纤蛋白原浓缩物是很重要的。在产后出血的早期阶段,Clauss 法测定纤维蛋白原水平低于 2g/L 已被证明是进展为严重出血和血液需求量增加的重要危险因素。根据国际血栓形成和止血学会科学和标准化委员会、英国皇家妇产科医师学院及大不列颠和爱尔兰麻醉科医师协会的专家意见和指导方针,在活动性产科出血期间,即使 PT 和 APTT 指数正常,目标血纤维蛋白原水平也建议至少 2g/L。

有研究认为,纤维蛋白原浓缩物可作为活动性出血患者中纤维蛋白原水平小于 2g/L 和/或 TEGα 角小于 45° 的 PPH 的辅助治疗方法。当出现意外的 PPH 时,如果活动性出血患者的累积失血量估计为 1 000~1 500ml,则可以凭经验考虑使用纤维蛋白原浓缩物。如时间允许,最好在使用前通过 TEG 或 ROTEM 判断出是纤维蛋白原缺乏症或纤溶亢进,合理使用纤维蛋白原浓缩物。

四、氨甲环酸的使用

在过去的 20 年左右的时间里,人们已经认识到纤蛋白溶解亢进对出血的影响。CRASH-2 研究证明,氨甲环酸(TXA)是一种有效的纤维蛋白溶解抑制剂,创伤患者在 3h 内接受治疗,其出血相关的死亡减少了 21%($RR=0.79$;$95\% CI$:$0.64\sim0.97$),在 1h 内接受该治疗的患者减少 32%($RR=0.68$;$95\% CI$:$0.57\sim0.82$)。

最新证据表明,TXA 也是 PPH 的重要治疗辅助药。2017 年一项国际性、双盲、安慰剂对照的多中心研究,这项研究涉及 21 个国家/地区的近 200 家医院。对经阴道分娩后出血>500ml 或在剖宫产(Cesarean section,CS)术后出血>1 000ml 的 20 060 例 PPH 患者随机分组进行 1~2g 静脉注射 TXA 治疗和安慰剂治疗,评估早期使用 TXA 对 PPH 产妇死亡、子宫切除及其他相关结局的影响。主要发现表明,与安慰剂组相比,接受 TXA 治疗的女性因出血而死亡的风险有所降低(1.5% vs.1.9%;$RR=0.81$;$95\% CI$:$0.65\sim1.00$;$P=0.045$)。如果在胎儿娩出后 3h 内给予 TXA,治疗的益处似乎最强(TXA 组和安慰剂组中出血导致的死亡分别为 1.2% 和 1.7%)。作者认为 TXA 降低了因失血而死亡的风险。根据此试验结果,世界卫生组织建议,除常规护理外,所有在阴道或剖宫产后患有 PPH 的妇女应在分

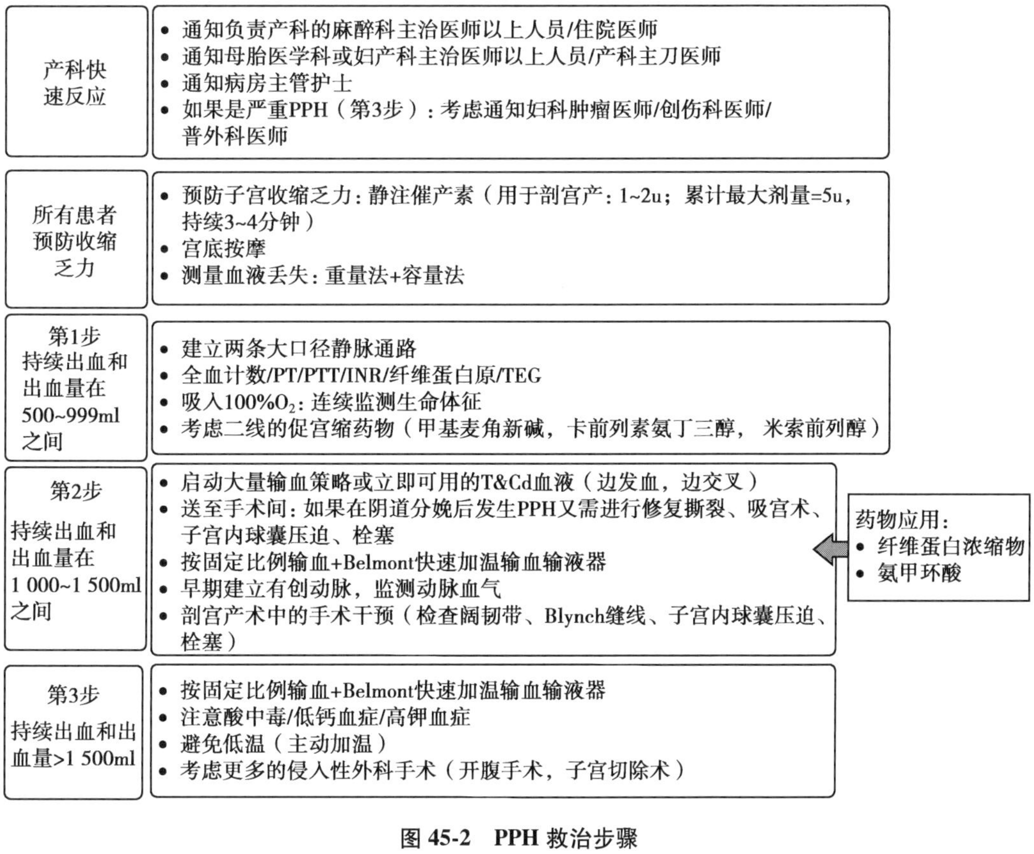

产科快速反应	• 通知负责产科的麻醉科主治医师以上人员/住院医师 • 通知母胎医学科或妇产科主治医师以上人员/产科主刀医师 • 通知病房主管护士 • 如果是严重PPH(第3步):考虑通知妇科肿瘤医师/创伤科医师/普外科医师
所有患者预防收缩乏力	• 预防子宫收缩乏力:静注催产素(用于剖宫产:1~2u;累计最大剂量=5u,持续3~4分钟) • 宫底按摩 • 测量血液丢失:重量法+容量法
第1步 持续出血和出血量在500~999ml之间	• 建立两条大口径静脉通路 • 全血计数/PT/PTT/INR/纤维蛋白原/TEG • 吸入100%O₂:连续监测生命体征 • 考虑二线的促宫缩药物(甲基麦角新碱,卡前列素氨丁三醇,米索前列醇)
第2步 持续出血和出血量在1 000~1 500ml之间	• 启动大量输血策略或立即可用的T&Cd血液(边发血,边交叉) • 送至手术间:如果在阴道分娩后发生PPH又需进行修复撕裂、吸宫术、子宫内球囊压迫、栓塞 • 按固定比例输血+Belmont快速加温输血输液器 • 早期建立有创动脉,监测动脉血气 • 剖宫产术中的手术干预(检查阔韧带、Blynch缝线、子宫内球囊压迫、栓塞)
第3步 持续出血和出血量>1 500ml	• 按固定比例输血+Belmont快速加温输血输液器 • 注意酸中毒/低钙血症/高钾血症 • 避免低温(主动加温) • 考虑更多的侵入性外科手术(开腹手术,子宫切除术)

药物应用:
• 纤维蛋白浓缩物
• 氨甲环酸

图 45-2 PPH 救治步骤

娩后3h内接受TXA治疗。但该研究结果发表后仍有一些质疑,将调查结果推广到医疗资源丰富的发达国家并不一定恰当。

目前缺乏有限的高质量数据来确定在阴道或剖宫产前预防TXA作为PPH预防的风险获益。在许多医疗机构中,已将TXA作为辅助而非强制性的药物治疗纳入了PPH治疗方案中(图45-2)。

五、总结

血浆纤维蛋白原与PPH的密切联系被揭示并得到深入的研究。PPH救治中强调了及时提供血液制品支持的重要性以及黏弹性监测仪的临床应用价值。血浆纤维蛋白原测定是一种潜在的可用于评估PPH的严重程度与预判严重PPH的发生的方式。其浓度低于3g/L预示着PPH的出血量有超过2 500ml的风险,而低于2g/L时严重PPH的阳性预测值达到100%。血浆纤维蛋白原是目前唯一地不受其他因素影响的生物标志物。可用于精确快速地预判严重PPH,并指导采取更加有效的治疗措施,或者转送至上级医院。最后,我们概述了在严重PPH的治疗中如何使用纤维蛋白原浓缩物和TXA。

POCT可以准确快速地测定血浆纤维蛋白原,有望成为一种快速而客观的评估出血量的方式,并指导冷沉淀、新鲜冰冻血浆等血液制品输注。然而,不同国家,人群种族不同,产妇生理状况等存在差异。血浆纤维蛋白原浓度对于PPH出血量等重要指标的精确评估,指导PPH时凝血功能的管理等实际应用还有待进一步的论证。

(张嘉琦 蒋一逍 刘宿)

参 考 文 献

[1] MCNAMARA H, MALLAIAH S. Managing coagulopathy following PPH[J]. Best Pract Res Clin Obstet Gynaecol, 2019,61:106-120.

[2] MAVRIDES E, ALLARD S, CHANDRAHARAN E, et al. Prevention and management of postpartum haemorrhage: green-top guideline No. 52[J]. BJOG, 2017, 124(5): e106-e149.

[3] MCLINTOCK C. Prevention and treatment of postpartum hemorrhage: focus on hematological aspects of management[J]. Hematology Am Soc Hematol Educ Program, 2020,2020(1):542-546.

[4] HALEEMA S, IAN R, BUKOLA F, et al. Effect of early tranexamic acid administration on mortality, hysterectomy, and other morbidities in women with postpartum haemorrhage(WOMAN): an international, randomised, double-blind, placebo-controlled trial [J]. Lancet, 2017, 389 (10084):2105-2116.

[5] SPASIANO A, MATELLON C, ORSO D, et al. Functional fibrinogen (FLEV-TEG) versus the clauss method in an obstetric population: a comparative study[J]. BMC Anesthesiology,2019,19(1):e2-e8.

[6] SNEGOVSKIKH D, SOUZA D, WALTON Z, et al. Point-of-care viscoelastic testing improves the outcome of pregnancies complicated by severe postpartum hemorrhage [J]. Journal of Clinical Anesthesia,2018,44:e50-e56.

[7] MATSUNAGA S, TAKAI Y, SEKI H. Fibrinogen for the management of critical obstetric hemorrhage. Obstet[J]. Gynaecol,2019,45(1):13-21.

[8] COLLINS P W, CANNINGS-JOHN R, BRUYNSEELS D, et al. Viscoelastometry guided fresh frozen plasma infusion for postpartum haemorrhage: OBS2, an observational study [J]. Br J Anaesth,2017,119(3):422-434.

[9] CUI C, MA S, QIAO R. Prenatal plasma fibrinogen level predicts postpartum hemorrhage of patients with HELLP syndrome[J]. Clin Appl Thromb Hemost, 2020, 26: e1-e6.

[10] GALLOS G, REDAI I, SMILEY R M. The role of the anesthesiologist in management of obstetric hemorrhage [J]. Semin Perinatol. 2009,33(2):116-123.

[11] ANGER H, DUROCHER J, DABASH R, et al. How well do postpartum blood loss and common definitions of postpartum hemorrhage correlate with postpartum anemia and fall in hemoglobin? [J]. PLoS One, 2019, 14 (8): e1001-e1006.

[12] DE LANGE N M, LANCÉ M D, DE GROOT R, et al. Obstetric hemorrhage and coagulation: an update. Thromboelastography, thromboelastometry, and conventional coagulation tests in the diagnosis and prediction of postpartum hemorrhage[J]. Obstet Gynecol Surv,2012,67(7): 426-435.

[13] ZAIDI A, KOHLI R, DARU J, et al. Early use of fibrinogen replacement therapy in postpartumhemorrhage-a systematic review[J]. Transfus Med Rev, 2020, 34(2): 101-107.

[14] ARNOLDS D E, SCAVONE B M. Thromboelastographic assessment of fibrinolytic activity in postpartum hemorrhage: a retrospective single-center observational study [J]. Anesth Analg,2020,131(5):1373-1379.

[15] BRENNER A, KER K, SHAKUR-STILL H, et al. Roberts I. Tranexamic acid for post-partum haemorrhage: what, who and when[J]. Best Pract Res Clin Obstet Gynaecol, 2019,61:66-74.

[16] COLLINS P W, BELL S F, DE LLOYD L, et al. Management of postpartum haemorrhage: from research into practice, a narrative review of the literature and the Cardiff experience[J]. Int J Obstet Anesth, 2019, 37:106-

117.

[17] Muñoz M, Peña-Rosas J P, Robinson S, et al. Patient blood management in obstetrics：management of anaemia and haematinic deficiencies in pregnancy and in the post-partum period：NATA consensus statement［J］.

Transfus Med,2018,28(1):22-39.

[18] AHMED S,HARRITY C,JOHNSON S,et al. The efficacy of fibrinogen concentrate compared with cryoprecipitate in major obstetric haemorrhage-an observational study［J］. Transfus Med,2012,22(5):344-349.

46 围手术期血栓弹力图应用的现状和前景

1948 年,德国科学家 Hartert 发明了一种通过采集全血样本测定凝血功能的方法,取名为"血栓弹力图(thromboelastogram,TEG)"并沿用至今。医学术语"血栓"特指血管内形成的血凝块,而 TEG 装置中的血凝块是在体外形成的,因此业界有人提出将"血栓弹力图"更名为"凝血弹力图",但目前尚有争议。TEG 可以快速、动态、准确地监测除血管内皮因素外的凝血全过程,反映血凝块形成的速率(纤维蛋白的形成速度)、血凝块的强度,以及血凝块的稳定性(血凝块溶解)。TEG 在围手术期广泛应用于指导成分输血,评估促凝/抗凝药物疗效,诊断原发/继发纤溶亢进和预防血栓栓塞发生。

一、TEG 监测凝血的理论基础

(一)血液的黏弹性测试

黏弹性(viscoelasticity)是非牛顿流体黏滞性及弹性的综合性质。血液是一种具有黏弹性特征的细胞悬浮液(溶胶)。具有弹性的红细胞约占血液总量的一半,心脏泵血过程中细胞间的相互作用、变形和聚集形成了血液的黏弹性。影响血液黏弹性的其他因素包括血浆的成分、黏度、温度、流速和剪切速率。当血液开始凝结时,其黏滞性变小,弹性变大。黏弹性测试主要测量流体从黏性状态到弹性状态的转变以及相关的剪应力大小。影响黏弹性测试的因素包括红细胞的聚集状态、红细胞的刚性、血细胞凝集的速度和纤维蛋白溶解系统活性的高低等。

(二)TEG 图形绘制原理

TEG 的图像是血栓弹力仪(图 46-1)描绘出的凝血动态过程曲线。用于评价凝血及纤溶系统的功能,反映患者实时的凝血情况。血栓弹力仪的主要部件包括恒温杯槽、金属探针、连接金属探针的扭力丝和机电传感器;耗材包括样品杯与配套的圆柱。实验时将样品杯卡在杯槽中,圆柱套在金属探针上,在杯壁与圆柱体之间加入血液标本,杯槽带动样品杯以一定的角速度做匀速转动,样品杯中液态的血液不能带动圆柱体。当血液开始凝固时,样品杯与圆柱体之间因纤维蛋白和血小板的黏附而产生阻力,样品杯旋

转通过圆柱体带动金属探针同时运动,纤维蛋白-血小板复合物的强度能影响探针运动的幅度;当血凝块回缩或溶解时,圆柱与杯壁间的阻力解除,样品杯的运动不再带动金属探针。通过机电磁传感换能器将探针的转动幅度变化过程描绘形成特有的 TEG 图形,可分为普通杯检测、肝素酶对比检测及血小板图检测。

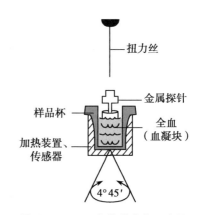

图 46-1 TEG 血栓弹力仪示意图

扭力丝

金属探针

样品杯

全血(血凝块)

加热装置、传感器

4°45′

将大约 0.36ml 血液放置在 37℃ 的样品杯中。扭力丝上的金属探针悬挂在血液中,样品杯以交替的方向旋转(旋转角度 4°45′,循环持续时间 10s)以模拟静脉流动。测量开始时,样品杯和金属探针之间没有扭矩,机器读数为零。当凝血发生时,样品杯和金属探针之间形成的纤维蛋白在针上产生旋转力,该旋转力通过扭力丝和电磁换能器测量,表现为图形偏离基线,直到达到最大值(最大凝块强度)。随着凝块溶解的开始,图形向基线收拢。

(三)TEG 图形分析的主要参数(图 46-2)

临床上主要通过 TEG 图形中的 R 时间,K 时间,α 值,MA 值和 LY30(EPL)等参数来描述评估血凝块的形成及溶解。

R 时间(凝血反应时间,以分钟为单位)是指血样开始检测到第一块纤维蛋白凝块形成(即曲线开口振幅达 2mm)之间的一段潜伏期,反映通过酶促凝血激活的初始纤维蛋白形成速率。

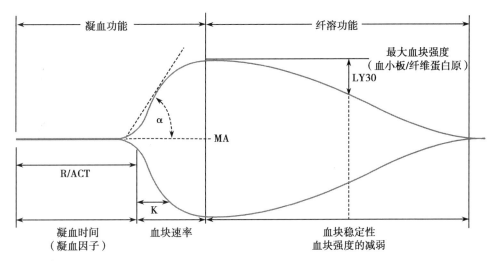

图 46-2 TEG 图形及主要参数

K 时间(血块成形时间,以分钟为单位)是指从测量 R 时间的时间起点(血凝块开始形成)至血凝块硬度达到某一固定水平(振幅=20mm)的时间,评估血凝块强度达到某一水平的速度,反映血块织网速度和凝血酶裂解可溶性纤维蛋白原的能力。

α 角(血凝速率,以度为单位)是以曲线开口为起点作曲线的切线与水平线的夹角,与 K 时间密切相关,主要受凝血酶生成速率的影响,评估纤维蛋白形成及相互联结(凝块加固)的速度,反映纤维蛋白原水平。

MA(最大振幅,以 mm 为单位)是曲线开口达到最大时曲线开口之间的最大幅度,反映纤维蛋白与血小板相互联结的纤维蛋白凝块的终强度,主要用以评估血小板功能/聚集。

LY30 测定的是 MA 出现后 30min 幅度下降的比例,反映血块溶解。

CI(凝血综合指数)为 R 时间,K 时间和 MA 值计算得出的结果(CI=−0.651R−0.377 2K+0.122 4MA−7.792 2),反映患者的总体凝血情况。

二、TEG 的围手术期应用

TEG 指导的个体化目标导向治疗在围手术期能简化对凝血功能障碍的诊断,指导成分输血,减少异体血液制品的用量、不良后果的发生率和创伤患者死亡率,业已普遍应用于心脏、普外科、骨科、产科、肝脏或肺移植等各类手术。经临床研究证实有效并推荐应用的范畴包括监测肝移植手术后凝血功能的恢复,诊断心脏手术凝血功能紊乱及肝素的活性,评估创伤患者术中凝血功能障碍发生率,预防大量失血输液输血后血液稀释所导致的稀释性凝血功能不全,以及肿瘤患者术中出血、凝血的监测。

(一) 围手术期 TEG 指导的输血

围手术期大量出血患者的麻醉管理包括明确控制出血源、恢复血容量和纠正任何相关的凝血功能障碍。在 TEG 应用于临床前,实时评估凝血功能并预测持续出血患者的成分输血要求对于麻醉科医师而言具有相当大的挑战性。与常规凝血试验相比,TEG 反映的是一个持续的过程,而不仅仅是反映凝血级联的个别步骤。此外,TEG 可以检测纤维蛋白溶解的时间和程度,这是标准凝血试验无法准确估计的。

最近的 Cochrane 系统综述分析了 17 项随机对照试验(RCT),这些试验评估了 TEG 指导的血液制品输注在成人和儿科患者中的应用,得出的结论大致认为 TEG 指导下的输血策略可以降低死亡率,减少血液制品的输注和预防输血相关不良事件的发生。多数研究报道 TEG 指导下的输血和非 TEG 指导下输血对再次手术率没有影响。少数研究报道 TEG 指导下的输血更有益,TEG 的使用减少了异体血液制品的用量,也减少了输注异体血液制品的患者数量。

在几项关于心脏手术围手术期出血管理的研究中,采用 TEG 指导的输血方案显著减少了围手术期的失血量,减少了不良出血事件的发生率以及异体红细胞和新鲜冷冻血浆的输血需求。而 TEG 指导的输血算法在减少异体血液制品输血需求的同时,也可能增加止血药物的使用。总体而言 TEG 指导的输血方案为心脏手术患者显著节约了输血成本。

尽管 TEG 指导的输血方案的有效性和获益率在所有研究中并未获得一致结论,但考虑其可能具有降低输血需求和节约血液制品的潜在益处,以及 TEG 检测本身对患者无害,欧洲麻醉学会《围手术期严重出血管理指南》已推行使用 TEG 指导的输血策略。

(二) 指导促/抗凝用药、评估疗效

TEG 检测可评估凝血全貌,综合诊断患者凝血变化和原因(包括低凝、高凝和纤溶亢进等),根据各项参数指导成分输血和相关药物使用。TEG 可以判断凝血相关药物如华法林、注射用重组人凝血因子Ⅶa、比伐卢定、t-PA、氨甲环酸等的疗效。普通杯检测的 R 时间为肝素酶对比检测的 1~2 倍提示肝素、低分子量肝素及类肝素的治疗有效,

主要用于判断肝素中和后的效果,以及有无肝素抵抗。

近年来氨甲环酸作为一种有效的止血药物在围手术期的使用明显增加,然而由于 TEG 只能提示明显的纤溶亢进,难以指导氨甲环酸的早期使用,因此在多数研究中氨甲环酸对减少失血和减少异体输血的影响并不明确。

直接口服抗凝剂(DOAC),以往也被称为新型口服抗凝剂(NOAC),是一组直接抑制凝血因子Ⅹa(利伐沙班、阿哌沙班、埃多沙班)或抑制凝血酶(达比加群)的抗凝剂。这些药物越来越多地用于长期抗凝治疗或预防深静脉血栓形成、肺栓塞及房颤的血栓预防。在使用这些药物的急性出血事件中,TEG 已被用于凝血病的辅助诊断。考虑到 TEG 与常规凝血试验相比生成结果的速度更快,其在 DOAC 相关急性出血中的应用前景是广阔的,但是相关的具体作用尚未在大规模临床试验中得到完全阐明。

(三)预防围手术期血栓形成

围手术期深静脉血栓形成和肺栓塞的发病率和病死率居高不下,有效预防静脉血栓至关重要。目前的预防方案包括使用普通肝素、低分子量肝素(LMWH)、间歇加压装置、弹力袜、早期下床活动和下腔静脉过滤器等。而围手术期的最佳预防方案是针对高危或存在潜在风险的患者进行及时有效的抗凝治疗。TEG 已被证明其不仅能够反映低凝血状态,而且能够突出与参数变化显著相关的高凝状态。

最近的一项研究表明围手术期血栓形成的发生率主要集中在 MA 指标增高(>68mm)的患者中。同样,MA 过高的患者围手术期心肌梗死的发生率也明显高于 MA 正常的患者。多变量分析结果表明 MA 增高在预测围手术期心肌梗死方面的有效性等同于 Goldman 评分。鉴于 MA 参数是 TEG 各指标中预测高凝相关血栓并发症的最佳指标,监测到 MA 增高趋势的患者应适当加大 LMWH 的剂量或给予抗血小板药。

有血栓栓塞风险的术后患者可受益于术前 TEG 指导的风险分层。一项前瞻性观察研究发现冠状动脉旁路移植术前通过 TEG 确定的高凝状态与术后血栓栓塞并发症及死亡的高风险密切相关。术前进行 TEG 评估可以检测出非心脏大手术术后血栓栓塞并发症风险增加的患者。其他患者群体(如肿瘤患者和创伤患者)的高凝状态和血栓栓塞事件发生率之间的关系尚不清楚。

(四)TEG 在特殊类型围手术期的应用

在脓毒症中,TEG 可明确提示凝血过程中导致器官系统功能障碍的主要因素。一项观察性研究表明,伴有弥散性血管内凝血(DIC)的脓毒症患者具有低凝状态,而不伴有 DIC 的脓毒症患者具有高凝状态。作者认为 TEG 可作为早期诊断试验,用于鉴别发生 DIC 高风险的脓毒症患者并对脓毒症患者进行风险分层。

体外膜氧合(ECMO)是一种替代肺气体交换和/或支持难治性肺或心力衰竭患者心脏功能的方法。ECMO 患者需要持续的全身肝素抗凝治疗,以避免管路凝血和机器故障。TEG 已在临床实践中作为监测 ECMO 患者抗凝状态

的一种方法。心室辅助装置(VAD)能支持终末期心力衰竭患者的心室功能,但也需要患者进行全身抗凝治疗。尽管 INR 在目标范围内,但血栓栓塞并发症仍常在这些患者中发生,TEG 也可能在监测这些患者的抗凝治疗中发挥作用。

三、TEG 技术的优势和不足

(一)TEG 技术的优势

临床实践中传统的标准凝血测定法包括凝血酶原时间(PT)、国际标准化比值(INR)、活化部分凝血酶原时间(PTT)、血小板计数(PLT)和纤维蛋白原(FIB),它们只能反映整个凝血过程的局部状况且通常不能提供关于危重凝血病和失血程度的充分信息。这些测定法可用于评估凝血因子固有缺陷患者的凝血状况,但不适用于急性大出血的患者。标准凝血测定法需要离心分离血浆进行测量,这一步骤需要至少 30~60min,但获得的结果不一定能够反映体内形成血凝块的能力。在急性大出血的情况下,目前除了血红蛋白值和血小板计数外,没有可靠的常规实验室测量指标来确定新鲜冰冻血浆和/或血小板输注的必要性。此外,这些测定法在预测血液成分输血需求方面通常不准确,不能准确反映体温过低和酸中毒患者的凝血功能。

TEG 能够连续动态地监测从凝血到纤溶整个过程中凝血因子、纤维蛋白原、血小板、纤溶系统和其他细胞成分之间的相互作用,其结果准确、操作简便且检测时间短,恰能有效弥补传统凝血检测的不足。与传统的凝血检测相比,TEG 有几个明显的优势,其结果以图形和各种测量数值的形式显示,并附以参考范围,有助于特定凝血病的快速诊断。在 TEG 的指导下,对围手术期出血的治疗可以比使用传统的标准凝血测定法提前 25min 左右开始。由于在等待检测结果同时,出血患者在多数情况下接受持续晶体和/或胶体输注,因此 TEG 指导的快速出/凝血治疗可能减少出血和稀释性凝血病的发生。TEG 操作过程可在 22~42℃ 区间的不同温度下进行,以证明酸中毒、高温或低温对凝血的影响。最重要的是,TEG 测试能够检测凝血的特定缺陷,如低纤维蛋白原血症、纤维蛋白溶解亢进、凝血因子缺乏和肝素效应。该检测用血量少且无需特殊处理,所有检测参数均为国际标准化参数且为定量数据,人为影响因素小,具有快速诊断的功能。

(二)TEG 技术的不足

虽然 TEG 可以快速诊断和治疗凝血问题,但仍有其局限性。首先,TEG 不能评估内皮对凝血的影响,因此它无法识别血管性血友病或影响内皮黏附相关疾病。且 TEG 主要使用激活凝血的试剂,对抗血小板药或其他种类的血小板抑制剂不敏感,因此无法检测出原发性止血障碍。因此,目前不建议使用 TEG 来替代血小板特异性检测(如 PFA-100)。TEG 的另一个问题是它可能会产生不一致或不可靠的结果。例如,血细胞比容(HCT)影响 TEG 的结果,这妨

碍了对贫血患者或存在导致 HCT 变化的其他情况的准确判断。临床上常观察到贫血患者的出血时间延长,但贫血患者的 TEG 参数反而提示高凝状态(增高的 MA 和 α 角)。这种差异可能是贫血时血液黏度和 HCT 降低,导致 TEG 出现高凝状态。为了阐明 HCT 导致体内、外凝血现象冲突的原因,需要进一步研究 TEG 在血液黏度改变的各种临床条件下的表现。此外,实验室分析发现 TEG 可能存在过早地估计第一次形成血凝块至 TEG 描记图振幅达 20mm 的时间(即 K 时间),这种被称为“过早分裂”的现象可能导致不准确的 α 角和置信区间。TEG 测量结果的可靠性可以因设备而异,因此需要根据特定设备的设置来解释检测结果。

此外,一些已发表的关于 TEG 的研究存在不良的研究设计和/或偏倚风险,如缺乏盲法和适当的对照、样本量相对较小,以及存在混杂变量等。尽管现有的系统综述中所有试验都支持使用 TEG 的益处,但仍须谨慎地解读这些结果,因为许多研究的置信区间不精确并且存在中度至高度的偏倚风险,仍需要更多大型多中心随机临床试验的证据来支持 TEG 在临床应用中的价值和优势。

四、总结和展望

出血和血栓形成的围手术期发病率和病死率均很高。目前诊断凝血病的方法有各种局限性,包括实验室检测时间长、缺乏凝血级联反应特异性指向以及缺乏指导血液制品输注的作用。TEG 为这些问题提供了有希望的解决方案,其检测时间更短,能够阶段性反映凝块形成和溶解,并从整体上评估患者的凝血能力。关于 TEG 临床疗效的系统综述分析的大多数试验是在心脏手术患者中进行的,其他小型研究囊括了脓毒症、产科出血、遗传性出血疾病、围手术期血栓栓塞症以及体外循环支持系统等。迄今为止还没有大规模的多中心临床试验,尽管已报道的研究大都属于 RCT 设计,但从方法论的角度来看仍存在偏差,且各研究结果报告不一致,尚无定论。

回顾近年来的相关文献,相较于经验判断或常规实验室检查而言,TEG 指导下的成分输血可减少同种异体血液产品的输血需求,规范止血药物的使用,并减少了不良出血事件的发生率。TEG 组的死亡率和成本效益似乎更低,但支持这些结果的现有数据尚不充分,亟待更多相关研究进一步阐明 TEG 对围手术期凝血障碍患者结局的影响,并指导其在不同手术和患者中的使用。

(李文迁 孟海兵)

参 考 文 献

[1] OTHMAN M, KAUR H. Thromboelastography (TEG) [J]. Methods Mol Biol,2017,1646:533-543.

[2] LONGSTAFFC. Measuring fibrinolysis:from research to routine diagnostic assays[J]. J Thromb Haemost,2018,16(4):652-662.

[3] SHEN L,TABAIE S,IVASCU N. Viscoelastic testing inside and beyond the operating room[J]. J Thorac Dis,2017,9(Suppl 4):S299-S308.

[4] KUIPER G J,VAN EGMOND L T,HENSKENS Y M,et al. Shifts of transfusion demand in cardiac surgery after implementation of rotational thromboelastometry-guided transfusion protocols:analysis of the HEROES-CS (hemostasis registry of patients in cardiac surgery) observational,prospective open cohort database[J]. J Cardiothorac Vasc Anesth,2019,33(2):307-317.

[5] ROULLET S,DE MAISTRE E,ICKX B,et al. Position of the french working group on perioperative haemostasis (GIHP) on viscoelastic tests:what role for which indication in bleeding situations? [J]. Anaesth Crit Care Pain Med,2019,38(5):539-548.

[6] SAYCE A C,NEAL M D,LEEPER C M. Viscoelastic monitoring in trauma resuscitation[J]. Transfusion,2020,60(Suppl 6):S33-S51.

[7] LEEPER C M,STROTMEYER S J,NEAL M D,et al. Window of opportunity to mitigate trauma-induced coagulopathy:fibrinolysis shutdown not prevalent until 1 hour post-injury[J]. Ann Surg,2019,270(3):528-534.

[8] KUMAR M,AHMAD J,MAIWALL R,et al. Thromboelastography-Guided blood component use in patients with cirrhosis with nonvariceal bleeding:a randomized controlled trial[J]. Hepatology,2020,71(1):235-246.

[9] NAKAJIMA T,KATO H,MATHIS B J,et al. TEG improves anticoagulation management during cardiopulmonary bypass complicated by antiphospholipid syndrome [J]. J Card Surg,2020,35(6):1354-1356.

[10] HARTMANN J,MURPHY M,DIAS J D. Viscoelastic hemostatic assays:moving from the laboratory to the site of care-a review of established and emerging technologies [J]. Diagnostics (Basel),2020,10(2):118.

[11] BAKER P,PLATTON S,GIBSON C,et al. Guidelines on the laboratory aspects of assays used in haemostasis and thrombosis[J]. Br J Haematol,2020,191(3):347-362.

[12] SOLOMON C,RANUCCI M,HOCHLEITNER G,et al. Assessing the methodology for calculating platelet contribution to clot strength (platelet component) in thromboelastometry and thrombelastography [J]. Anesth Analg,2015,121(4):868-878.

[13] WHITING D,DINARDO J A. TEG and ROTEM:technology and clinical applications [J]. Am J Hematol,2014,89(2):228-232.

[14] AGARWAL BI,WRIGHT G,GATT A,et al. Evaluation of coagulation abnormalities in acute liver failure[J]. J Hepatol,2012,57(4):780-786.

［15］ SCHMIDT A E,ISRAEL A K,REFAAI M A. The utility of thromboelastography to guide blood product transfusion［J］. Am J Clin Pathol,2019,152(4):407-422.

［16］ HOCHLEITNER G,SUTOR K,LEVETT C,et al. Revisiting hartert's 1962 calculation of the physical constants of thrombelastography［J］. Clin Appl Thromb Hemost,2017,23(3):201-210.

［17］ STRAVITZ R T,LISMAN T,LUKETIC V A,et al. Minimal effects of acute liver injury/acute liver failure on hemostasis as assessed by thromboelastography［J］. J Hepatol,2012,56(1):129-136.

［18］ PENG H T, NASCIMENTO B, BECKETT A. Thromboelastography and thromboelastometry in assessment of fibrinogen deficiency and prediction for transfusion requirement:a descriptive review［J］. Biomed Res Int,2018,2018:7020539.

［19］ TANTRY U S,BLIDEN K P,GURBEL P A. Overestimation of platelet aspirin resistance detection by thrombelastograph platelet mapping and validation by conventional aggregometry using arachidonic acid stimulation［J］. J Am Coll Cardiol,2005,46(9):1705-1709.

［20］ BAKSAAS-AASEN K,VAN DIEREN S,BALVERS K,et al. Data-driven development of ROTEM and TEG algorithms for the management of trauma hemorrhage:a prospective observational multicenter study［J］. Ann Surg,2019,270(6):1178-1185.

47 麻醉学领域重要临床研究进展

麻醉学作为一门快速发展的学科，近年来涌现了众多新知识、新理论、新技术和新方法。麻醉学所涉及的范畴不断拓展，内涵不断深入。本文着重于近两年内麻醉学领域的重要临床研究和相关指南，就术前、术中和术后三个阶段某些临床问题，予以提纲挈领的综述，希冀对本学科从业人员有所启发。

一、重视术前衰弱患者，强化预康复策略的应用

世界人口正在迅速老化，而老年患者接受手术的人数逐年增加，逾 50% 接受大手术的患者年龄 >65 岁，常合并心血管、神经系统等疾病。衰弱是指多器官系统的功能储备能力下降，个体脆弱性增加而抗应激能力减弱，以易产生不良影响为特征的一种多因素综合征。衰弱涉及基因损伤、细胞功能异常、自我修复能力下降，从而使患者全身多器官生理储备降低。当患者遭受应激事件时，容易发生跌倒、残障和功能不全，进而进一步加重其衰弱程度，形成恶性循环。

在接受手术治疗的患者中，衰弱与不良结局的风险增加相关，包括术后并发症、住院时间延长等。一项纳入 432 828 例非心脏手术患者的研究表明，有 36 579 例（8.5%）、9 113 例（2.1%）患者分别处于衰弱、非常衰弱状态。衰弱且接受最低风险外科手术（例如膀胱镜检查）的患者 30d 病死率为 1.55%，衰弱且接受中风险外科手术（例如腹腔镜胆囊切除术）的患者 30d 病死率为 5.13%。在非常衰弱的患者中，最低风险和中风险外科手术后 30d 病死率接近 19%，死亡风险在术后 90d、180d 仍较高。该研究提示，即便接受中低风险的手术操作，患者术前也应接受衰弱筛查和评估。

当前，术前检查和评估主要集中于识别危险因素，较少涉及术前器官功能储备的优化。近年来倡导的术前预康复策略，既包括有氧运动、耐力训练等运动锻炼，还强调热量平衡、补充维生素等营养干预，纠正贫血、控制血糖等医疗手段以及心理方面干预。因此，如能通过术前评估门诊设计符合个体化差异的术前预康复方案，不断加强多学科协作，将有助优化衰弱患者的术前状态，从而达到改善患者预后的目的。

麻醉科医师也应充分认识衰弱的危害，主动干预并通过督促患者运动、健康饮食等途径改善患者术前状态。随着对衰弱与预康复的重视，近一年内有多项研究发表。Berkel 等研究发现，运动预康复可降低结肠恶性肿瘤高危患者择期根治性手术的并发症发生率。Carli 等发现，与术后康复策略相比，多模式术前预康复并不显著降低结直肠外科衰弱患者术后并发症的发生率。Liu 等研究发现，术前两周多模式预康复可改善胸腔镜下肺叶切除术患者围手术期功能储备。在当前围手术期医学理念推广深入的过程中，麻醉科医师理应更加重视患者术前优化，积极开展相关的临床研究工作，为改善患者预后和功能恢复做出应有的贡献。

二、加强术中管理，调控器官功能

术中是麻醉科医师最有作为的阶段，加强对器官功能的调控，是保证手术麻醉管理平稳和术后康复的关键。其中，受关注较多的方面包括围手术期血压管理、通气策略及阿片类药物的使用。

目前，术中平均动脉压 <65mmHg 常被定义术中低血压，也是临床常用的干预阈值。低血压危害主要来自短时间的较低血压，而非较长时间的中等血压，临床重要的低血压不仅发生在术中，也发生在麻醉诱导与切皮之间。该时段低血压占整个麻醉期的 1/3，且与严重并发症独立相关。在非心脏手术的成年人中，术中平均动脉压 <60mmHg 与心肌损伤、急性肾损伤，甚至死亡相关。避免围手术期低血压对麻醉科医师而言是一个复杂的生理挑战。手术室与 ICU 中会常规频繁进行血压监测，但普通病房的血压监测仍然较少，容易遗漏大多术后低血压。

围手术期血压管理的最终目标是提供充分的器官灌注。临床上一般可用平均动脉压替代灌注压，即流入压，但应考虑特定器官的流出压（如颅内、腹腔内或胸腔内压）较

高时需要较高的灌注压。围手术期低血压原因多种多样，应尽可能识别并针对致病机制进行治疗，如减少扩血管性麻醉药，使用血管收缩药、正性肌力药，合理应用扩容剂（晶胶体或血制品）。尽管证据不强，但避免低血压不失为谨慎的措施。根据现有证据与病理生理，建议术中平均动脉压保持在 65mmHg 以上，而术后应更高一些。

肺保护性通气策略的围手术期应用愈发得到推广和普及。肺保护性通气策略的实质主要包括下述方面。第一，小潮气量或控制平台压以防止吸气末肺容积过高，从而减少容积伤和气压伤；第二，利用恰当、个体化 PEEP 使更多肺泡维持开放状态，以减少肺不张；第三，行肺复张策略以改善局灶性肺不张，提升肺顺应性；第四，控制吸入氧浓度以避免氧化应激损伤。因此，恰当合理地运用上述策略，将其整合至当今的 ERAS 方案，将有助于进一步降低肺部并发症高危患者的围手术期风险，助力患者术后康复和预后。

总结当前的临床证据，主要有如下相关推荐：①麻醉诱导前，应保持患者头高位（抬高≥30°），如沙滩椅位，避免仰卧平躺；②若无禁忌证，在自主呼吸消失前，予以无创正压通气或持续气道正压通气以减轻麻醉导致的呼吸改变；③呼吸机初始参数设置上，应保持潮气量≤6ml/kg（kg 为预计体重）、PEEP=5cmH$_2$O；④适当的 PEEP 和肺复张策略，可能改善术中呼吸功能并预防术后肺部并发症；⑤在肺复张策略实施前和过程中，应持续监测血流动力学和氧饱和度；⑥肺复张策略实施前，应确保血流动力学稳定；⑦若有禁忌证，应避免实施肺复张。

阿片类药物是全身麻醉和围手术期镇痛的重要组成部分。近年倡导无阿片类麻醉的热情越来越高。阿片类药物作为主要的镇痛药物，可减少诱导麻醉和维持期间对镇静催眠药的需要，有助于显著降低吸入麻醉药最低肺泡浓度。最初提倡的多模式镇痛是为充分控制术后疼痛和尽量减少个别药物的不良反应，但现在已经扩展到整个围手术期，包括术中阶段。

目前，已知的非阿片类镇痛策略包括使用对乙酰氨基酚、非甾体抗炎药或环氧合酶-2 特异性抑制剂、局部镇痛技术和非药物辅助剂。其他常用镇痛类药物包括类固醇、加巴喷丁类、利多卡因、氯胺酮、右美托咪定、镁剂和 β 受体拮抗剂等。无阿片类麻醉的范例包括施用几种非阿片类镇痛药，加上部分或全部上述镇痛辅助剂，以及各种组合输注右美托咪定、镁剂和 β 受体拮抗剂。相较于阿片类药物，无阿片类药物在围手术期镇痛中的使用仍有一些局限性，如存在"天花板"效应，安全系数小，术中以常规剂量输注，不能通过滴定的方式达到满意镇痛效果。临床上，无阿片药物麻醉似乎忽略了药物安全性以及其副作用。例如，氯胺酮易引起幻觉和噩梦，右美托咪定引起严重低血压与心动过缓、延长住院时间等，β 受体拮抗剂会增加脑卒中和低血压风险，镁剂会导致心律不齐并且增强神经肌肉阻滞作用从而造成肌松残余等。

三、加强疼痛管理，关注术后结局

一项纳入 360 例患者（包括整形外科，泌尿外科，结直肠、胰/胆、胸部及脊柱等相关科室）的研究，共统计发现五种不同的术后疼痛轨迹模式，分别对应不同程度的疼痛分组，各分组中包含了不同类型的人群。分别是年龄最低的重度疼痛组，其中 2/3 是女性，外科手术分布相对均匀，术后 7d 内阿片类药物的使用量和术中阿片类药物的需要量都较高；中至重度疼痛组中近 50% 为女性，1/3 的患者接受了结直肠手术；轻至中度疼痛组中男性大于 50%，超过 90% 的患者为白人，并且平均分布在四种外科手术：结直肠、骨科、胸/心血管和泌尿外科；轻度疼痛组患者年龄最大，男性占 3/4，术后 7d 内阿片类药物需求最低；与轻度疼痛组相似，疼痛减轻组近 70% 为男性，近 1/3 接受泌尿科手术。该研究纳入例数不多，但针对每例患者术后 7d 内的持续评估疼痛变化，完整勾勒了患者术后疼痛的轨迹，并归纳为五种不同的疼痛轨迹。女性和年轻患者更有可能处于稳定的中重度疼痛和重度疼痛组。重度疼痛组患者术前焦虑抑郁程度较高，疼痛行为及疼痛灾难化程度较高。此外，中至重度和重度疼痛组的患者术后需要更多的阿片类药物。这表明外科患者存在多种不同的急性术后疼痛轨迹，术后疼痛轨迹主要由患者因素决定，而非手术因素。

为减少阿片类药物的使用，加强术后镇痛，脂质体丁哌卡因自进入临床起就引起了极大期待。但是 Nasir Hussain 带领的团队分析了 9 项试验（619 例患者）发现，脂质体丁哌卡因仅提供了临床上不重要的益处。Brian M. Ilfeld 等分析 76 项研究后发现，与非包裹型丁哌卡因或罗哌卡因相比，仅 11% 研究（4/36）提示使用脂质体丁哌卡因用于手术部位浸润时主要结果有临床相关性、统计学存在显著改善。有 92% 的试验（11/12）表明，使用非包裹型丁哌卡因进行周围神经阻滞时的镇痛效果优于脂质体丁哌卡因用于手术部位浸润时应用。因此，多数证据并不支持在局部浸润或周围神经阻滞中使用脂质体丁哌卡因优于非脂质体丁哌卡因。

近一年有多项针对术后谵妄的研究报道。Shaefi 等在 *Anesthesiology* 发表的研究认为，术中氧浓度高低与老年心脏手术患者术后认知功能障碍无关。*JAMA* 关于认知预康复降低老年非心脏手术患者术后谵妄发生率的研究则发现，脑力训练等干预降低最低限度依从患者的谵妄风险。Momeni 等研究发现，在以丙泊酚为基础的镇静方案中加入小剂量右美托咪定，不能降低接受心脏手术的老年患者的院内谵妄风险。Turan 等发现，右美托咪定不能能减少心脏手术后房颤及谵妄的发生。相关 Meta 分析提示，EEG 指导下麻醉并不能有效预防术后谵妄。

2021 年 2 月，《改善围手术期脑健康：围手术期管理团队关键行动的专家共识》发表。该专家共识纳入 2010 年—2019 年的 8 项指南或共识，就谵妄和术后认知功能障碍的筛查、诊断、预防、缓解和治疗形成 6 方面建议，涵盖教育、认知和谵妄筛查、非药物干预、疼痛控制和避免使用抗精神病药物。改善围手术期脑健康应由包括麻醉科医师、外科医师、护士、药师和老年病专家组成的多学科团队，共同制定一个教育和培训方案，并且对有风险的患者采取经过验证的测试和评估术后认知功能障碍的其他风险因素等手段进行认知筛查。此外对于存在风险的老年手术患者，在接受急诊手术前应进行基线谵妄的筛查，并且所有患者离开恢复室前应进行谵妄筛查，随后 5d 内或出院前最好每日筛查两次。还提出了"有关实施多模式的非药物干预措施来预防谵妄；优化术后疼痛控制，最好采用最低水平镇静的多模式镇痛管理方案；避免将抗精神病药物和苯二氮䓬类药物作为谵妄治疗的一线药物，除非益处（如用于药物和酒精戒断管理）远超过已知风险"等方面的建议。

四、小结

分析近一年来麻醉学临床领域研究发现，重视衰弱并对衰弱老年患者的术前优化有助于改善围手术期预后。在围手术期管理上，阿片类药物仍是镇痛基石。应进一步加强围手术期血压管理，以改善脏器灌注及患者预后。加强围手术期肺保护性通气策略的应用，以减少术后肺部并发症。在术后镇痛上，患者术后疼痛轨迹各异，麻醉科医师应在规范镇痛的基础上重视个体化镇痛，提出符合个体化差异的镇痛方案。此外，目前并未发现脂质体丁哌卡因在临床使用方面优于常规局部麻醉药。术后谵妄的防治仍是本领域的研究热点，而改善术后脑健康的重点在于行动。总之，上述研究提示麻醉科医师应积极关注并寻找围手术期科研关注点，开展前瞻研究并对待解问题予以回答。

（周可倩　薄禄龙　邓小明）

参 考 文 献

［1］FOWLER A J, ABBOTT T E F, PROWLE J, et al. Age of patients undergoing surgery［J］. The British journal of surgery, 2019, 106(8): 1012-1018.

［2］HEWITT J, LONG S, CARTER B, et al. The prevalence of frailty and its association with clinical outcomes in general surgery: a systematic review and meta-analysis［J］. Age and ageing, 2018, 47(6): 793-800.

［3］SHINALL M C, ARYA S, YOUK A, et al. Association of preoperative patient frailty and operative stress with postoperative mortality［J］. JAMA surgery, 2020, 155(1): e194620.

［4］BERKEL A E M, BONGERS B C, KOTTE H, et al. Effects of community-based exercise prehabilitation for patients scheduled for colorectal surgery with high risk for postoperative complications: results of a randomized clinical trial［J］. Annals of surgery, 2021, Online ahead of print.

［5］CARLI F, BOUSQUET-DION G, AWASTHI R, et al. Effect of multimodal prehabilitation vs postoperative rehabilitation on 30-day postoperative complications for frail patients undergoing resection of colorectal cancer: a randomized clinical trial［J］. JAMA surgery, 2020, 155(3): 233-242.

［6］LIU Z, QIU T, PEI L, et al. Two-Week multimodal prehabilitation program improves perioperative functional capability in patients undergoing thoracoscopic lobectomy for lung cancer: a randomized controlled trial［J］. Anesthesia and analgesia, 2020, 131(3): 840-849.

［7］SESSLER D I, BLOOMSTONE J A, ARONSON S, et al. Perioperative quality initiative consensus statement on intraoperative blood pressure, risk and outcomes for elective surgery［J］. British journal of anaesthesia, 2019, 122(5): 563-574.

［8］SALMASI V, MAHESHWARI K, YANG D, et al. Relationship between intraoperative hypotension, defined by either reduction from baseline or absolute thresholds, and acute kidney and myocardial injury after noncardiac surgery: a retrospective cohort analysis［J］. Anesthesiology, 2017, 126(1): 47-65.

［9］YOUNG C C, HARRIS E M, VACCHIANO C, et al. Lung-protective ventilation for the surgical patient: international expert panel-based consensus recommendations［J］. British journal of anaesthesia, 2019, 123(6): 898-913.

［10］EGAN T D. Are opioids indispensable for general anaesthesia? ［J］. British journal of anaesthesia, 2019, 122(6): e127-e35.

［11］ALEXANDER J C, PATEL B, JOSHI G P. Perioperative use of opioids: current controversies and concerns［J］. Best practice & research Clinical anaesthesiology, 2019, 33(3): 341-351.

［12］SHANTHANNA H, LADHA K S, KEHLET H, et al. Perioperative opioid administration［J］. Anesthesiology, 2021, 134(4): 645-659.

［13］BELOEIL H, GAROT M, LEBUFFE G, et al. Balanced opioid-free anesthesia with dexmedetomidine versus balanced anesthesia with remifentanil for major or intermediate noncardiac surgery［J］. Anesthesiology, 2021, 134(4): 541-551.

［14］VASILOPOULOS T, WARDHAN R, RASHIDI P, et al. Patient and procedural determinants of postoperative pain trajectories［J］. Anesthesiology, 2021, 134(3): 421-434.

［15］HUSSAIN N, BRULL R, SHEEHY B, et al. Perineural liposomal bupivacaine is not superior to nonliposomal bupivacaine for peripheral nerve block analgesia［J］. Anesthesiology, 2021, 134(2): 147-164.

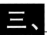
［16］ILFELD B M，EISENACH J C，GABRIEL R A. Clinical effectiveness of liposomal bupivacaine administered by infiltration or peripheral nerve block to treat postoperative pain［J］. Anesthesiology，2021，134（2）：283-344.

［17］SHAEFI S，SHANKAR P，MUELLER A L，et al. Intraoperative oxygen concentration and neurocognition after cardiac surgery［J］. Anesthesiology，2021，134（2）：189-201.

［18］HUMEIDAN M L，REYES J C，MAVAREZ-MARTINEZ A，et al. Effect of cognitive prehabilitation on the incidence of postoperative delirium among older adults undergoing major noncardiac surgery：the neurobics randomized clinical trial［J］. JAMA surgery，2021，156（2）：148-156.

［19］MOMENI M，KHALIFA C，LEMAIRE G，et al. Propofol plus low-dose dexmedetomidine infusion and postoperative delirium in older patients undergoing cardiac surgery［J］. British journal of anaesthesia，2021，126（3）：665-673.

［20］TURAN A，DUNCAN A，LEUNG S，et al. Dexmedetomidine for reduction of atrial fibrillation and delirium after cardiac surgery（DECADE）：a randomised placebo-controlled trial［J］. The Lancet，2020，396（10245）：177-185.

［21］SUN Y，YE F，WANG J，et al. Electroencephalography-Guided anesthetic delivery for preventing postoperative delirium in adults：an updated meta-analysis［J］. Anesthesia and analgesia，2020，131（3）：712-719.

［22］PEDEN C J，MILLER T R，DEINER S G，et al. Improving perioperative brain health：an expert consensus review of key actions for the perioperative care team［J］. British journal of anaesthesia，2021，126（2）：423-432.

48 改善围手术期脑健康:围手术期管理团队关键行动的专家共识解读

谵妄和术后认知功能障碍是 65 岁以上外科患者最常见的围手术期并发症。既往研究提示,谵妄显著升高患者病残率和病死率,延长住院时间并增加住院费用。尽管临床多已意识到改善患者围手术期脑健康的重要性,但未能有效地对患者进行术前认知障碍筛查,未对患者及家属进行充分的风险预警,未能采取有效的预防措施来降低围手术期神经认知障碍的发生率。美国麻醉科医师学会（American Society of Anesthesiologists, ASA）于 2016 年成立"脑健康倡议"特设委员会,致力于探索有效的围手术期脑保护措施来降低患者术后认知功能障碍的发生率。该委员会于 2018 年遴选并邀请 18 名学者组成国际专家组,应邀审阅已发表的有关围手术期谵妄和术后认知功能障碍的最佳实践声明和指南,旨在形成数条可迅速在临床实施的建议,以降低围手术期神经认知障碍的发生率。2021 年 2 月,《改善围手术期脑健康:围手术期管理团队关键行动的专家共识》在《英国麻醉学杂志》发表。本文对该专家共识的要点进行解读,以期为国内麻醉学及相关学科提供参考和借鉴。

一、专家共识的形成过程

专家组通过 PubMed 及谷歌学术网站检索发表于 2010 年至 2019 年 4 月期间的相关国际指南及最佳实践声明,在排除关注重症、肿瘤护理及围手术期脑卒中的相关文献后,最终纳入 8 篇文献共 88 条最佳实践声明或推荐内容（表 48-1）。专家组专注于谵妄和术后认知功能障碍的筛查、诊断、预防、缓解和治疗,经过五轮调研、投票和讨论,基于"明智选择（choosing wisely）"的倡议,以浓缩形成 5~7 条建议,并建立一份可被广泛实施的简洁行动清单。2020 年 2 月,委员会就该专家共识达成一致,最终形成 6 条声明,涵盖教育、认知评估、谵妄筛查、非药物干预、疼痛控制和避免抗精神病药。

表 48-1　围手术期脑健康国际专家组审阅的相关指南及最佳实践声明

指南或最佳实践声明的名称	发布机构	发布时间/年
谵妄的风险降低与管理:国家临床指南	苏格兰校际指南网络	2019
术后脑健康最佳实践:来自第五次国际围手术期神经毒性研讨会的推荐	美国麻醉科医师协会	2018
基于证据和共识的术后谵妄防治管理指南	欧洲麻醉学会	2017
优化老年患者围手术期管理的最佳实践指南	美国老年医学会,美国外科医师学院	2016
谵妄的临床管理标准	澳大利亚医疗安全与质量委员会	2016
老年患者术后谵妄的临床实践指南	美国老年医学会	2015
优化老年外科患者术前评估的最佳实践指南	美国老年医学会,美国外科医师学院	2012
谵妄的临床指南:诊断、预防与管理	英国国家临床指南中心	2010

二、专家共识的内容

（一）教育和培训

由包括(但不限于)麻醉科医师、外科医师、护士、药师和老年病学专家组成的多学科团队,共同制定教育和培训方案。其内容包括:①识别谵妄和其他围手术期神经认知障碍的危险因素;②与患者及其家属讨论谵妄的风险、减少谵妄发生的策略、影响思维和记忆延迟恢复至基线水平的潜在因素;③谵妄患者的处理。

教育和培训可降低院内谵妄的发生率。患者和家属通常希望了解脑健康的风险,并获得应对围手术期神经认知障碍的策略。为保证其有效性,教育和培训应涵盖谵妄筛查、谵妄风险因素、谵妄识别、非药物和药物预防与管理的所有方面。有效的教育应包括领导力培训,并获得相关学科支持,并能有效互动。

(二) 认知评估

对有谵妄和其他围手术期神经认知障碍风险的患者,应进行下述认知评估:①使用经过验证的评估工具来评估认知的基线水平;②评估围手术期神经认知障碍发生的其他风险因素。

使用简单的评估工具识别术前危险因素,可预测老年手术患者的术后并发症,提高围手术期团队对神经认知障碍的警觉,从而改变某些临床行为。尽管神经认知障碍比围手术期心肌梗死等并发症常见,但少有麻醉科医师与患者和家属进行筛查、记录或讨论。因此,将简单常规的基线筛查纳入术前评估是可行的,无需额外资源即可完成。在繁忙的术前准备环境中,评估工具的选择应考虑其实施的简便性。MiniCog 是一种简单有效的术前评估工具,美国外科医师学院和美国老年医学会的最佳实践指南,强烈建议将其作为首选工具。

(三) 谵妄筛查

通过使用有效的筛查工具,对下述患者进行筛查:存在谵妄风险的老年手术患者,在接受急诊手术前应进行谵妄筛查;所有患者离开术后恢复室前应进行谵妄筛查,随后5d 内或出院前最好每日筛查两次。

推荐常用的谵妄筛查工具包括 4 项谵妄快速诊断方案(4AT)、意识模糊评估法(CAM)和 3min 意识状态评估法(3D-CAM)。相较于 CAM,4AT 的优势在于不需要任何培训,可快速应用并评估。评估频率应考虑患者风险和临床实际,建议只对急诊手术患者进行术前筛查。此类患者是谵妄高危人群,可能已存在生理功能紊乱。在理想情况下,所有患者都应在术前和术后进行谵妄筛查。相关调查表明,美国麻醉科医师对术后患者进行谵妄筛查的比例低于 10%,故此共识采取更务实的做法,首先鼓励在高危人群进行谵妄筛查。

(四) 非药物干预

与医院其他医护人员和家属合作,实施多模式的非药物干预措施来预防谵妄。由多学科团队制定针对高危手术患者整个住院期间的干预方案,以达到预防谵妄的目的。

预防谵妄的非药物干预措施包括活动、定向力、物理治疗、沟通和全面的老年病评估。可操作的做法包括:①术后立即归还认知辅助设备(眼镜、假牙、助听器等),并通过保持安静、管控灯光和使用耳塞来保护患者的睡眠-觉醒周期;②鼓励亲属和朋友在场,或利用志愿者探访以增强社会互动。亲属可在指导下帮助完成部分护理工作;④可使用检查表促进非药物干预的实施,以降低谵妄风险;⑤在医院层面,减少不必要的转科或转床,减少噪声,保证睡眠卫生

和优化营养,也有助于谵妄的预防。

(五) 疼痛控制

与外科医师和其他临床医师合作,优化患者的术后镇痛,最好采用最低水平镇静的多模式镇痛管理方案。

充分的术后镇痛与谵妄的降低密切相关。老年患者对阿片类药物敏感,术前谵妄风险高且术后明显疼痛并接受大剂量阿片类药物的患者,谵妄发生率高达 72%。在术后镇痛方面,应避免使用哌替啶。吗啡、芬太尼和羟考酮的使用与谵妄无特异相关性。最重要的是,阿片类药物应滴定至最低有效剂量,以控制疼痛并尽量减少副作用。应尽可能采用多模式镇痛管理方案,包括常规使用对乙酰氨基酚、NSAIDs(若无禁忌证)及局部麻醉药阻滞和浸润。如患者能自行滴定药物,可使用患者自控镇痛。谵妄并非使用患者自控镇痛的禁忌证。老年患者使用加巴喷丁类药物前,应考虑其益处与潜在风险。新近一项纳入 281 项研究共24 682 例患者的 Meta 分析和系统综述表明,使用加巴喷丁类药物不能显著改善术后急慢性疼痛,但会增加头晕和视觉障碍的发生率。

(六) 抗精神病药和抗焦虑药

除非益处(如用于药物和酒精戒断管理)远超已知风险,抑或存在谵妄对患者或工作人员造成伤害的风险,应避免将抗精神病药物和苯二氮䓬类药物作为治疗谵妄的一线药物。谵妄患者的一线管理方案中,临床医师应设法让家属参与,提供必要的听觉和视觉辅助,尽量减少疼痛,并在使用药物前寻找和治疗其他原因导致的患者不适。在患者整个住院期间,所有医护人员应熟悉这一管理方案。

对患者进行术前评估时应详细了解其用药史,并应考虑减少潜在导致谵妄的苯二氮䓬类药物等的服用。处理谵妄时,应迅速排除缺氧、低血压、低血糖或脓毒症等威胁生命的原因。该共识未详细列出治疗谵妄的具体药物及方案,但指出氟哌啶醇或第二代抗精神病类药不作为治疗谵妄的常规用药。

三、该专家共识的临床意义

全世界每年有超过 2.3 亿患者接受外科手术,外科患者术后谵妄的发生率为 3.6%~28.3%。术后谵妄显著延长患者住院时间,增加医疗费用,并与术后短期及远期死亡率呈正相关,给患者和社会带来巨大负担。积极预防和正确处理能有效降低谵妄和术后认知功能障碍的发生率及持续时间,也是改善围手术期脑健康的重要内容之一。

美国麻醉科医师学会"脑健康倡议"特设委员会遴选并邀请 18 名专家组成的国际专家组,通过系统评价有关围手术期谵妄和术后认知功能障碍的最佳实践声明和指南,共形成围手术期管理团队关键行动的 6 条专家共识内容。该专家共识聚焦"脑健康"这一议题,形成了可供临床快速实施的行动策略,但未对选择何种麻醉方案、是否监测麻醉深度等方面着墨,缘何如此?专家组指出,尽管临床已重视

谵妄这一问题且有相关指南，但未能得到良好的执行。此外，谵妄不能仅是麻醉科医师关心的临床问题，还需要院内多学科团队协作和应对。鉴于麻醉科医师是围手术期管理团队的关键成员，有义务充分发挥领导力并解决该问题。因此，这6条专家共识内容，并不需要更多的额外设备或药物，且易于临床执行。

该专家共识成稿后，该领域内又有数项指南发表。例如，美国加速康复学会和围手术期质量协会于2020年联合发布《预防术后谵妄的共识声明》《脑电图神经监测在围手术期应用的共识声明》。该专家共识未能对其他语种的指南进行评价。例如，中华医学会麻醉学分会等机构于2019年发布《中国老年患者围手术期脑健康多学科专家共识》。

针对谵妄和术后认知功能障碍，仍有大量问题值得深入研究和探讨。例如，术前认知功能受损与患者预后的关系是什么？基于临床前研究所观察到的认知受损或障碍的相关机制能否在患者中得到验证？能否发现并应用可有效预测谵妄及术后认知功能障碍的生物标志物？如何通过非侵入性手段（如EEG、fMRI）或易获得的样本（如血液、唾液、尿液）来构建监测手段或生物标志物？有无可有效降低谵妄和术后认知功能障碍的麻醉和围手术期管理方案？有无有效预防和治疗术后谵妄的集束化管理策略？

总之，通过加强多学科团队协作，麻醉科医师将更好地参与患者围手术期管理，能及早评估患者的各类风险，甚至基于术前预康复策略等对患者治疗进行优化，进一步改善麻醉和术中过程的管理，为不断降低麻醉和手术相关并发症做出贡献。本专家共识所指出的谵妄和术后认知功能障碍，正是麻醉科医师所面临的一个工作切入点，也亟需在围手术期认知功能的评估、干预等方面进行更多的深入探索和研究，以形成可遵循的临床路径和指南，为改善患者预后做出应有的努力。

（王薇　王昌理　陶天柱　薄禄龙　卞金俊　邓小明）

参 考 文 献

[1] INOUYE S K, WESTENDORP R G, SACZYNSKI J S. Delirium in elderly people [J]. Lancet, 2014, 383 (9920): 911-922.

[2] 于洋, 谢仲淙, 熊利泽. 美国麻醉科医师学会探索学科的发展理念："脑健康倡议"的产生及推行 [J]. 中华麻醉学杂志, 2017, 37 (04): 385-386.

[3] PEDEN C J, MILLER T R, DEINER S G, et al. Improving perioperative brain health: an expert consensus review of key actions for the perioperative care team [J]. Br J Anaesth, 2021, 126 (2): 423-432.

[4] DAVIS D, SEARLE S D, TSUI A. The scottish intercollegiate guidelines network: risk reduction and management of delirium [J]. Age Ageing, 2019, 48 (4): 485-488.

[5] BERGER M, SCHENNING K J, BROWN C H T, et al. Best practices for postoperative brain health: recommendations from the fifth international perioperative neurotoxicity working group [J]. Anesth Analg, 2018, 127 (6): 1406-1413.

[6] ALDECOA C, BETTELLI G, BILOTTA F, et al. European society of anaesthesiology evidence-based and consensus-based guideline on postoperative delirium [J]. Eur J Anaesthesiol, 2017, 34 (4): 192-214.

[7] MOHANTY S, ROSENTHAL R A, RUSSELL M M, et al. Optimal perioperative management of the geriatric patient: a best practices guideline from the american college of surgeons nsqip and the american geriatrics society [J]. J Am Coll Surg, 2016, 222 (5): 930-947.

[8] AMERICAN GERIATRICS SOCIETY EXPERT PANEL ON POSTOPERATIVE DELIRIUM IN OLDER A. American Geriatrics Society abstracted clinical practice guideline for postoperative delirium in older adults [J]. J Am Geriatr Soc, 2015, 63 (1): 142-150.

[9] CHOW W B, ROSENTHAL R A, MERKOW R P, et al. Optimal preoperative assessment of the geriatric surgical patient: a best practices guideline from the american college of surgeons national surgical quality improvement program and the american geriatrics society [J]. J Am Coll Surg, 2012, 215 (4): 453-466.

[10] Delirium: evidence update april 2012: a summary of selected new evidence relevant to NICE clinical guideline 103 'Delirium: diagnosis, prevention and management' (2010) [M]. London: National Institute for Health and Care Excellence (UK), 2012.

[11] DEINER S, FLEISHER L A, LEUNG J M, et al. Adherence to recommended practices for perioperative anesthesia care for older adults among US anesthesiologists: results from the ASA committee on geriatric anesthesia perioperative brain health initiative ASA member survey [J]. Perioper Med (Lond), 2020, 9: 6.

[12] LEUNG J M, SANDS L P, LIM E, et al. Does preoperative risk for delirium moderate the effects of postoperative pain and opiate use on postoperative delirium? [J]. Am J Geriatr Psychiatry, 2013, 21 (10): 946-956.

[13] VERRET M, LAUZIER F, ZARYCHANSKI R, et al. Perioperative use of gabapentinoids for the management of postoperative acute pain: a systematic review and meta-analysis [J]. Anesthesiology, 2020, 133 (2): 265-279.

[14] HUGHES C G, BONCYK C S, CULLEY D J, et al. American society for enhanced recovery and perioperative quality initiative joint consensus statement on postoperative delirium prevention [J]. Anesth Analg, 2020, 130 (6): 1572-1590.

[15] CHAN M T V, HEDRICK T L, EGAN T D, et al. Ameri-

can society for enhanced recovery and perioperative quality initiative joint consensus statement on the role of neuromonitoring in perioperative outcomes: electroencephalography[J]. Anesth Analg, 2020, 130(5): 1278-1291.

[16] 王天龙,王东信.中国老年患者围手术期脑健康多学科专家共识(一)[J].中华医学杂志,2019,99(27):2084-2110.

[17] MAHANNA-GABRIELLI E, SCHENNING K J, ERIKSSON L I, et al. State of the clinical science of periopera-tive brain health: report from the american society of anesthesiologists brain health initiative summit 2018[J]. Br J Anaesth, 2019, 123(4): 464-478.

[18] CURTIS M S, FORMAN N A, DONOVAN A L, et al. Postoperative delirium: why, what, and how to confront it at your institution[J]. Curr Opin Anaesthesiol, 2020, 33(5): 668-673.

[19] 王天龙,王东信.围手术期脑状态的多学科调控是老年患者围手术期脑健康的关键[J].中华医学杂志,2019,99(27):2081-2083.

49 虚拟现实技术在麻醉中的新进展

虚拟现实(virtual reality,VR)是由美国 VPL 公司创建人拉尼尔(Jaron Lanier)在 20 世纪发展起来的一项全新的实用技术,VR 技术是一种可以创建和体验虚拟世界的计算机仿真系统,从而使用户沉浸到该环境中。这项技术通常包括一个音频系统(耳机或头戴式耳机),一个视觉系统(头戴式显示器)和一个集成装置(运动跟踪系统)。通过向人类感官提供多种刺激,虚拟现实系统能够让用户在虚拟世界中获得身临其境的体验和存在。这些现象是现实中的各种物体,通过三维模型表现出来。因为这些现象不是我们直接所看到的,而是通过计算机技术模拟出来的现实中的世界,故称为虚拟现实。

VR 技术在多个领域受到了越来越多的认可,用户可以在虚拟现实世界体验到最真实的感受,其模拟环境的真实性与现实世界难辨真假,让人有种身临其境的感觉。同时,虚拟现实具有一切人类所拥有的感知功能,比如听觉、视觉、触觉、味觉、嗅觉等感知系统,并且它具有超强的仿真系统,真正实现了人机交互,使人在操作过程中,可以进行操作并且得到反馈。正是虚拟现实技术的真实性、多感知性、交互性等特征使它受到了广泛的应用。

VR 在医学方面的应用具有十分重要的意义。医疗有很强的临床转化能力,未来 VR 最大的应用领域极有可能是医疗领域。VR 可以让患者体验计算机生成的环境,取代正常的视觉和听觉线索。由于人脑处理来自多个刺激的感觉输入的能力有限,VR 环境中的强烈存在可能会引导注意力远离疼痛或焦虑。我们相信 VR 等技术会对人类的健康产生积极影响。2000 年,首次使用了 VR 技术进行烧伤换药镇痛的过程。目前 VR 疗法在各种临床环境中的应用已得到充分证明,如物理康复,急性和慢性疼痛的治疗,克服恐惧症、焦虑症和创伤后应激障碍(post-traumatic stress disorder,PTSD),区域麻醉中辅助镇静镇痛等。除此以外,VR 还可以应用于临床教学。在过去几十年里,虚拟现实和仿真技术已经在医疗教育培训领域得到了广泛运用。在麻醉教学中,VR 技术可以作为区域麻醉训练模拟器和气道训练模拟器。本文就 VR 技术在麻醉中的新进展进行总结和展望。

一、VR 在临床麻醉患者中的应用

(一) VR 技术帮助患者缓解术前焦虑

焦虑可以定义为恐惧、紧张或不安的情绪,通常在手术前出现。术前焦虑与术后急性和慢性疼痛、术后镇痛的增加及术后恶心呕吐有关。它对术后恢复也有重大影响,包括更长的术后住院时间,甚至认知和行为影响。此外,与男性相比,女性术前焦虑水平更高。因此,VR 非药理学方法正逐渐流行起来,以改善患者的整体手术体验。

研究发现,接受 VR 治疗的患者疼痛评分和焦虑减轻,伤口愈合更快,慢性疼痛强度降低以及其他神经康复方面的改进。虽然虚拟现实存在背后确切的神经生物学机制理论尚不清楚,但一般认为 VR 是一种分散注意力的行为,它通过同时参与不同的感官并在虚拟环境中诱导存在感,从而转移人们对痛苦刺激和刺激导致的其他负面情绪,如压力和焦虑。在沉浸式和互动式虚拟环境中利用注意力分散调节伤害性刺激,从而减少疼痛体验。在视觉和听觉上将用户与实际环境隔离开来,从而从痛苦的世界中解脱出来。虚拟现实可以作为临床环境中的一种非药物干预,调节情感、基于情感的认知和注意过程。

另外,在小儿麻醉中,VR 技术也被证实可以减少术前焦虑。如麻醉前利用 VR 技术对手术室进行游览可以为儿童提供真实的体验。某项研究中,VR 组采用了 4min 的视频,视频内容为著名的卡通形象小企鹅 Pororo 参观手术室并解释了手术麻醉的过程。结果发现 VR 组儿童的改良的耶鲁术前焦虑量表(m-YPAS)得分明显低于对照组。麻醉期间 VR 组的诱导顺应性检查表(induced compliance checklist,ICC)和程序行为评分量表(program behavior rating scale,PBRS)得分低于对照组。说明使用 VR 技术引导手术室游览可显著减少儿童在麻醉诱导过程中的焦虑并提高依从性。

(二) VR 联合区域阻滞具有镇静或镇痛作用

区域麻醉避免了与全身麻醉有关的潜在风险和不利因素。区域麻醉技术,尤其是周围神经阻滞对于门诊手术的发展必不可少。然而，患者清醒状态下在手术室听到看到的事物，可能使患者感到极大的焦虑和不适，有可能导致区域麻醉技术不满意甚至失败。研究证明，分散注意力的工具可以减少焦虑症发生，减轻疼痛程度并提高患者的满意度。VR 就是有效的转移方法之一。

在区域麻醉联合使用 Oculus Rift 虚拟现实作为辅助镇静镇痛治疗的研究表明，VR 技术有望成为区域神经阻滞辅助镇静工具。另外，Mark 等的研究也发现，在区域麻醉联合 VR 技术时，患者自控镇静使用丙泊酚剂量显著降低。此研究旨在解决近期研究的局限性，通过将 VR 技术与患者自控镇静（patient-controlled sedation，PCS）结合起来以更好地评估 VR 技术的镇静作用。从理论上讲，患者自控镇静将最大限度地减少麻醉科医师实施镇静时所产生的偏见。VR 技术可以降低患者的镇静需求、降低患者的焦虑感、并能保持同等或更高的患者满意度。VR 的使用广受好评，几乎所有使用患者均对 VR 技术表示满意，并发表了许多积极的建议和改进。

Camille 等研究了 VR 技术用作区域麻醉的辅助手段时对患者满意度的影响。结果表明实施 VR 分心方案是对周围神经区域麻醉的有效补充，可以有效提高患者的满意度，并减少围手术期的焦虑。

尽管 VR 商业化方面已做了进一步的努力，但现在还缺乏高质量的有效证据。这些研究还存在一定的局限性，主要原因在于研究数量少、人口异质和偏差控制少，还有许多其他局限性可能影响了对任何治疗效果的检测。神经阻滞麻醉过程中，麻醉科医师使用其他镇静药物（如咪达唑仑和芬太尼）的方式有所不同。虽然研究在咪达唑仑和芬太尼的总使用量上没有显著差异，但是它们对患者自控镇静的影响很难量化。未来的研究应旨在规范患者自控镇静以外的镇静药物的使用，以最大程度地减少麻醉科医师在实践中的变异性，以及对主要结果可能造成的混淆。当然，在繁忙的手术室中实施 VR 不会造成太大困难，这是可行的。与此同时，需要注意的是，由于 VR 属于新干预技术，大部分研究都是小样本量，必须注意不要过度解释初步发现，并要警惕可能存在的偏见。围手术期有很多因素会影响 VR 的镇静作用，包括围手术期辅助镇静镇痛药物的使用、手术类型和患者术前不同程度的焦虑感。

总而言之，VR 技术用作区域麻醉的辅助手段时，具有减轻焦虑的作用和镇静作用。

（三）VR 技术用于急性疼痛和慢性疼痛管理

目前，将 VR 技术用于疼痛管理还处于研究的早期阶段。临床上应用 VR 技术的常用范围为手术后和烧伤创伤患者的换药、术中疼痛管理、分娩镇痛以及多种类型的慢性疼痛。VR 减轻疼痛和减轻焦虑的机制与人类有限的注意能力有关。疼痛会引起患者注意，通过与 VR 交互，可以转移患者一部分注意力，传入的疼痛信号将会减弱。伤害感受器感受到疼痛刺激后，通过 Ad 纤维和 C 纤维上传到中枢神经系统。许多止痛药的原理就是中断 C 纤维传入通路，从而

破坏人类感受疼痛的方式。VR 并不会中断疼痛信号，而是通过转移注意力、情感、专注力、记忆力和其他感官直接或间接地影响疼痛的感知和信号转导。一项对使用 VR 的健康患者进行磁共振成像的研究显示，患者在遭受疼痛刺激（足部热疼痛刺激器）时使用 VR，在大脑的 5 个区域中，与疼痛相关的大脑活动减少了 50% 以上。另一项研究显示 VR 与阿片类药物的联合应用可进一步减轻疼痛信号。

在 VR 技术用于急性疼痛管理的研究中，Chan 等的研究表明，在鞘内麻醉或周围神经区域阻滞行下肢关节置换术时，VR 技术分散了患者注意力，降低了丙泊酚镇静药物的剂量。另一项研究是 Frey 等成功地将 VR 技术用于分娩镇痛第一产程。目前，VR 技术最常见的应用是伤口敷料的更换。研究表明，VR 技术可以减轻疼痛并减少阿片类药物相关的不良影响。

使用这种新技术进行镇痛已产生令人鼓舞的结果，但是就现有研究的结果来看，可能存在一定的偏差。这些偏差包括 VR 硬件设备的异构性、多种类型的 VR 软件使患者体验到不同程度的沉浸感、存在感、互动性、缺乏双盲法、VR 疗法疗程时间的差异、招募患者群体的异质性。Walker 等的膀胱镜检查和 Furman 等的口腔外科操作治疗发现 VR 技术并没有减轻患者疼痛评分。这两项研究都是在不进行镇静的清醒手术中利用 VR 技术来分散患者注意力。但是，这两项研究缺乏效果可能是由于使用了老式的产品，缺少沉浸式虚拟现实设置，所以都不能有效转移患者注意力。此外，这两项研究围手术期未使用静脉镇静药物，而是单纯地将 VR 技术用做抗焦虑作用，但是两个研究的主要指标却为疼痛评分，混淆了镇静和镇痛概念的不同。以后应该侧重于做高质量的研究，首先要解决方法学问题，随机分组、双盲法、减少偏差是必要的。研究的主要指标可以为：镇静药物的使用量、VR 技术使用前后的焦虑量表对比、患者满意度问卷调查等。

VR 技术在慢性疼痛管理研究方面同样也受到了方法学的影响。慢性疼痛就其本质而言，与急性疼痛具有截然不同的病理生理特性，VR 技术应用最适合痛苦但短暂的急性疼痛。有研究表明，VR 提供的认知行为疗法比分心疗法更适合于慢性疼痛。

在 VR 技术应用于疼痛管理结果阴性的研究中，可能与使用了低保真、非交互性、无效性 VR 技术有关。如果 VR 技术不能让患者有身临其境的感觉，那么 VR 技术带来的益处就会大大降低。虚拟现实的这三个属性都会影响收益的大小。与较低的保真度相比，保真度更高的软件可以提供更好的镇痛效果；在虚拟现实环境中进行交互的参与者比那些被动观看的参与者具有更好的镇痛效果；最后，虚拟现实的沉浸程度比传统的二维电视屏幕提供的相同内容更有效。

二、VR 在麻醉教学中的应用

在过去几十年里，VR 技术已经在医学教育培训领域得

到了运用。麻醉操作模拟器对于住院医师培训和专科医师培训是非常有价值的。通过视觉模拟与力反馈技术相结合，麻醉科医师可以在操作过程中得到视觉和身体的反馈。对于麻醉科医师来说，VR技术都是进行临床教育和培训的一种性价比高、安全有效的方式。VR技术比普通视频和书本更具沉浸感，麻醉科医师可以在更接近真实的环境中学习相关知识和技术。在VR训练中，麻醉科医师可以在没有任何风险的情况下进行一次操作难度极高的麻醉过程，这对于那些不常见的麻醉疑难病例非常有意义。

（一）基于VR技术的区域神经阻滞训练模拟器

在过去的四十年中，区域神经阻滞在临床麻醉中应用越来越广泛，其具有很多优点，可以减轻患者术后疼痛，提前术后早期下床活动，缩短住院时间，降低住院费用。但是，区域神经阻滞需要麻醉科规培医师具备良好的理论、实践能力，以使学员对执行区域神经阻滞充满信心，并能将并发症降至最低。目前的区域神经阻滞的培训方法包括尸体、视频教学、超声引导和简单的虚拟患者模型处理。在医学教学中使用VR模拟器可以创造一个具有标准化和可再现场景的现实环境，并且不会对患者造成危害。1969年推出了首款麻醉模拟器SIM1，开发了不同系统的高保真模拟器。先进的交互式VR是克服这些限制的一种潜在的有价值的方法，其中包括允许动态视图更改和空间关系精确训练的灵活环境的优点。从技术上讲，VR模拟器（VRsimulator，VRS）未来可以加强考虑患者个体之间的解剖差异性。O. Grottke等的研究开发了基于VR技术的腹股沟区域模拟器，用于训练具有解剖差异性的周围神经阻滞，提供了解剖学上的多样性。

（二）基于虚拟现实的气道训练模拟器

基于模拟的训练已广泛用于纤维支气管镜插管的训练中，并已证明是有效的。VRS技术模拟训练依赖于高保真解剖模拟的使用。但是，目前由于高保真VR价格昂贵，并没有在临床广泛使用，目前多采用高保真人体模型来进行教学。

有研究比较了这两种方式用于纤维支气管镜插管训练，通过生成学习曲线，两组学员在光纤支气管镜操作中都可以达到学习曲线的平稳阶段，并且都可以达到模拟的教学目标。学习曲线表明，使用VR技术比使用人体模型能够更早地实现教学目标中的学习，这意味着VRS技术的教学效率更高。光纤插管教学的目标不仅包括插管速度、还包括准确性、无伤害性。在培训过程中反复调整最佳视图的精细操作技能，培训结束时大多数规培学员提高了操纵纤维支气管镜的准确性。在麻醉诱导过程中，由于患者未保留自主呼吸，快速而成功的光纤插管可减少发生低氧血症的发生率，这是患者安全的关键因素。人体模型和VR技术都是光纤操作的有效学习方式，经过充分认真练习后可以达到相似的效果。VR技术可以提高教学效率，但是VRS技术在临床的使用更加昂贵。在临床实践过程中，可以考虑时间投入和设备成本之间的平衡。

三、展望

在实施VR技术时，尽量选择合适的患者，例如较年轻的患者、术前焦虑程度高的患者，以及由于手术定位或其他因素而在手术过程中预计有明显不适的患者，会获得较好的VR治疗的益处。同时需要制定更多个性化且引人入胜的内容，以使患者在整个过程中都能与VR保持联系。VR技术是一项令人兴奋的新型非药物疗法，可以广泛用于麻醉临床实践和麻醉教学系统中。VR有望成为管理患者疼痛和缓解焦虑的有效干预手段，可以缓解小儿和成年人术前焦虑，减轻疼痛评分，提高患者满意度。未来VR也可以用于无痛胃肠镜诊疗麻醉、神经阻滞、小儿疝修补术、乳腺癌焦虑患者。针对VR的临床益处，可能需要进一步更大样本量的研究，同时还要控制混杂因素，例如患者的不同手术体位、围手术期镇静镇痛药物的使用、患者的不同焦虑程度等。随着科技的快速发展，高保真度和交互式虚拟现实系统的成本已经下降，现在可以作为消费零售产品购买，未来的研究应有助于确定其在麻醉疼痛领域的应用和有效性。总之，使用VR需要通过更强证据的研究来证实其益处。

（卢桠楠　刘婷　许冬妮　曹铭辉）

参 考 文 献

[1] BEKELIS K,CALNAN D,SIMMONS N,et al. Effect of an immersive preoperative virtual reality experience on patient reported outcomes:a randomized controlled trial[J]. Ann Surg,2017,265(6):1068-1073.

[2] HOFFMAN H G,DOCTOR J N,PATTERSON D R,et al. Virtual reality as an adjunctive pain control during burn wound care in adolescent patients[J]. Pain,2000,85(1-2):305-309.

[3] ARANE K,BEHBOUDI A,GOLDMAN R D. Virtual reality for pain and anxiety management in children[J]. Can Fam Physician,2017,63(12):932-934.

[4] BUSHNELL M C,CEKO M,LOW L A. Cognitive and emotional control of pain and its disruption in chronic pain[J]. Nat Rev Neurosci,2013,14(7):502-511.

[5] RYU J H,PARK S J,PARK J W,et al. Randomized clinical trial of immersive virtual reality tour of the operating theatre in children before anaesthesia[J]. Br J Surg,2017,104(12):1628-1633.

[6] RYU J H,PARK J W,NAHM F S,et al. The Effect of gamification through a virtual reality on preoperative anxiety in pediatric patients undergoing general anesthesia:a prospective,randomized,and controlled trial[J]. J Clin Med,2018,7(9):284.

[7] ALATERRE C,DUCEAU B,SUNG TSAI E,et al. Virtual

reality for peripheral regional anesthesia（VR-PERLA Study）［J］. J Clin Med,2020,9(1):215.

［8］ CHUAN A,ZHOU J J,HOU R M,et al. Virtual reality for acute and chronic pain management in adult patients: a narrative review［J］. Anaesthesia,2021,76(5):695-704.

［9］ GOLD J I,BELMONT K A,THOMAS D A. The neurobiology of virtual reality pain attenuation［J］. Cyberpsychol Behav,2007,10(4):536-544.

［10］ HOFFMAN H G,RICHARDS T L,CODA B,et al. Modulation of thermal pain-related brain activity with virtual reality: evidence from fMRI［J］. Neuroreport,2004,15(8):1245-1248.

［11］ CHAN P Y,SCHARF S. Virtual reality as an adjunctive nonpharmacological sedative during orthopedic surgery under regional anesthesia: a pilot and feasibility study［J］. Anesth Analg,2017,125(4):1200-1202.

［12］ FREY D P,BAUER M E,BELL C L,et al. Virtual reality analgesia in labor: the VRAIL pilot study-a preliminary randomized controlled trial suggesting benefit of immersive virtual reality analgesia in unmedicated laboring women［J］. Anesth Analg,2019,128(6):e93-e96.

［13］ WALKER M R,KALLINGAL G J,MUSSER J E,et al. Treatment efficacy of virtual reality distraction in the reduction of pain and anxiety during cystoscopy［J］. Mil Med,2014,179(8):891-896.

［14］ FURMAN E,JASINEVICIUS T R,BISSADA N F,et al. Virtual reality distraction for pain control during periodontal scaling and root planing procedures［J］. J Am Dent Assoc,2009,140(12):1508-1516.

［15］ HOFFMAN H G,SHARAR S R,CODA B,et al. Manipulating presence influences the magnitude of virtual reality analgesia［J］. Pain,2004,111(1-2):162-168.

［16］ WENDER R,HOFFMAN H G,HUNNER H H,et al. Interactivity influences the magnitude of virtual reality analgesia［J］. J Cyber Ther Rehabil,2009,2(1):27-33.

［17］ NILSSON S,FINNSTROM B,KOKINSKY E,et al. The use of virtual reality for needle-related procedural pain and distress in children and adolescents in a paediatric oncology unit［J］. Eur J Oncol Nurs,2009,13(2):102-109.

［18］ EVANS H,STEELE S M,NIELSEN K C,et al. Peripheral nerve blocks and continuous catheter techniques［J］. Anesthesiol Clin North Am,2005,23(1):141-162.

［19］ BROKING K,WAURICK R. How to teach regional anesthesia［J］. Curr Opin Anaesthesiol,2006,19(5):526-530.

［20］ CUMIN D,MERRY A F. Simulators for use in anaesthesia［J］. Anaesthesia,2007,62(2):151-162.

［21］ GROTTKE O,NTOUBA A,ULLRICH S,et al. Virtual reality-based simulator for training in regional anaesthesia［J］. Br J Anaesth,2009,103(4):594-600.

［22］ KENNEDY C C,MALDONADO F,COOK D A. Simulation-based bronchoscopy training: systematic review and meta-analysis［J］. Chest,2013,144(1):183-192.

［23］ JIANG B,JU H,ZHAO Y,et al. Comparison of the efficacy and efficiency of the use of virtual reality simulation with high-fidelity mannequins for simulation-based training of fiberoptic bronchoscope manipulation［J］. Simul Healthc,2018,13(2):83-87.

50 人工智能技术在麻醉学领域的应用进展

现代医学技术日新月异,科技和临床实践相结合以促进医疗的精准化和舒适化成为医学学科发展的趋势。其中人工智能技术备受关注,该领域有多重分支如机器学习、自然语言处理、混合现实、数据挖掘等,且已在多个医学领域得到应用。而人工智能(artificial intelligence,AI)技术和麻醉领域的结合也是一个值得探索的课题,例如:如何准确地进行麻醉评估与监测?如何给予患者合适的镇痛方案?如何进行精准的有创操作?人工智能技术为这些问题的解决提供了新思路。本文结合近年来的研究对人工智能技术在麻醉学领域内的应用现状做一综述。

一、AI 在麻醉深度监测中的应用

在手术过程中,维持良好的麻醉深度至关重要。人工智能技术的应用主要体现在脑电双频谱指数(BIS)、脑电图信号、听觉诱发电位等。术中对患者进行脑电监测,可获得连续的波形信号,这其中包含了的多种指标,如不同频率的波形、总功率、熵等。基于脑电图信号的子参数,使用非线性函数的多元统计模型对这些信号进行数字化处理,得到一个数字指标,即 BIS。该指数简单直观,且和患者的麻醉深度具有较好的相关性。一般认为,BIS 值在 80~100 为清醒状态,60~80 为镇静状态,40~60 为麻醉抑制状态,低于 40 提示深度麻醉状态。

使用人工智能技术监测麻醉深度有多重优势:①由电极片采集的原始脑电图形杂乱无章,大多数医师没有时间或能力来解释原始数据。但利用机器学习的方法,正适合解析这些复杂的数据,通过特定的算法,将各种指标汇总成一个数值,便于指导临床实践。②可在一定程度上降低术中知晓发生率,但是相关证据并不精确。Sharon R Lewis 等对 52 项有关 BIS 监测麻醉深度的研究进行分析(其中 2 项为准 RCT,其余为 RCT 研究),发现在与临床体征(血压、心率等)相比时,BIS 引导的麻醉可能会降低全麻情况下患者术中知晓风险并促进早期恢复。但没有发现 BIS 引导的麻醉与呼气末麻醉气体(end-tidal anesthetic gas,ETAG)浓度引导的麻醉之间存在差异的证据。③可避免麻醉过深,促进术后的快速恢复。有研究显示,深度麻醉(低 BIS)与患者远期死亡率之间存在显著关联(RR=1.22),且在接受心脏手术的患者中,这种联系非常明显(RR=1.30)。WU Shaochun 等对过去 26 项研究进行 Meta 分析发现:在缩短拔管,睁眼和定向的时间方面,使用 Bis 监测优于非 Bis 监测(通过临床体征监测等)。这可能是由于使用 BIS 监测可避免麻醉科医师术中过度使用药物,减少药物蓄积,有助于患者从麻醉中恢复、降低医疗成本、加快手术室的周转。但是监测组之间在术后恶心呕吐(postoperative nausea and vomiting,PONV)、低氧血症、口服液体摄入时间和 PACU 停留时间方面无显著差异。

二、AI 在有创操作中的应用

气管插管、动静脉穿刺、神经阻滞是临床麻醉中常见和重要的操作,人工智能技术的使用在促进操作的精准化方面具有广阔前景。

如何快速建立人工气道一直是麻醉、急诊以及 ICU 等科室医师关注的重要问题。虚拟现实技术可根据患者 CT、MRI 等影像学资料,重建出气管,支气管和肺部的解剖模型,再使用头戴式立体眼镜将患者的气道结构清晰的展现在医师眼前。使用 3D 打印技术可将气道及气管导管模型打印出来,更加直观的评估插管的可行性及导管和气道的贴合程度,有利于为患者制订个性化插管方案。另有多项研究表明,使用虚拟现实柔性纤维支气管镜模拟器训练麻醉科医师更有利于他们掌握这项技术并提升教学的满意度。

传统的动静脉穿刺置管术和神经阻滞技术需麻醉科医师根据体表解剖标志来确定穿刺点位置,这些操作需要麻醉科医师具备丰富的临床经验及扎实的解剖学知识,即使如此其失败率也高达 6%~10%。若将模型重建技术和机器学习方法相结合,不仅能模拟出重要的解剖标志,便于穿刺操作,也把测试结果与患者病史、相似病例及治疗数据相结合进行自动化分析,可以极大地降低操作风险,提高诊断质量,便于麻醉科医师制定合理的穿刺方案,减少并发症。

由于操作不依赖于麻醉科医师的主观判断和患者配合,拓展了区域神经阻滞的应用范围,也可实现对昏迷、镇静患者的神经阻滞。

三、AI 在术中管理中的应用

麻醉科医师在术中要密切关注患者的生命体征并及时调整药物使用。"麻醉机器人"通过收集大数据信息,依托临床麻醉信息化系统、神经功能测量技术、药代动力学系统模型,结合患者术中各项生命体征的变化,实时监测患者的麻醉、镇痛、肌肉松弛程度,并通过闭环控制系统智能反馈给药。闭环控制系统的有效性已被证实。Liu 等比较了164 例计划接受择期手术的患者采用闭环控制给药(83 例)或手动给药(81 例)的麻醉效果,结果显示闭环组丙泊酚用量较低(1.4mg/kg ± 0.5mg/kg vs. 1.8mg/kg ± 0.6mg/kg;$P<0.0001$),麻醉维持充分的比例(即 BIS 值在 40~60 之间)闭环组显著高于对照组(89.0% vs. 70.21%;$P<0.0001$)。从丙泊酚停药到拔管时间闭环组较短(74min vs. 107min,$P<0.017$)。但是术中躯体活动和血流动力学不稳定的发生率两组相似。使用 AI 技术也可预测某些不良事件如低血压、失血、脓毒症等,以及指导呼吸机使用。

四、AI 在术后疼痛管理中的应用

手术后,患者腹部伤口、腹腔引流管及手术内部创面都可引起疼痛。若使用机器学习算法,在术前预测患者对术后镇痛的需求及相关并发症风险,可降低医疗成本,提升患者的满意度,做到精准医疗。Patrick Tighe 等对在门诊接受前交叉韧带重建手术的 349 例患者进行研究,记录其常规术前检查数据,然后开发了基于逻辑回归、贝叶斯网络、多层感知器、支持向量机(support vector machine,SVM)和交互决策树算法的机器学习分类器,以预测哪些患者需要术后进行股神经阻滞。结果表明,与传统的统计方法相比,机器学习分类器在分析医学数据集时预测能力更好。Hsin-Yun Wu 等使用机器学习算法中的支持向量机来预测骨科手术患者接受硬膜外自控镇痛发生呕吐的风险,并与基于同一数据库的使用逻辑回归(logisticregression,LR)获得的结果比较,两组的 ROC 曲线下面积分别为:SVM 组 0.929;LR 组为 0.761。这说明,SVM 在识别术后恶心呕吐(PONV)方面提供了更高的准确性。

五、前景展望

人工智能技术已在多领域内展现出极高的应用价值,我们相信随着这一技术的不断完善,在机器学习算法、可视化操作等方面会更贴近临床实际,进一步推动麻醉学科向精准医学发展,为患者带来更多福音。

(裴帅杰 夏海发 姚尚龙)

参 考 文 献

[1] DEO R C. Machine learning in medicine[J]. Circulation, 2015,132(20):1920-1930.

[2] JIANG Y,YANG M,WANG S,et al. Emerging role of deep learning-based artificial intelligence in tumor pathology[J]. Cancer communications(London,England), 2020,40(4):154-166.

[3] TING D S W,PASQUALE L R,PENG L,et al. Artificial intelligence and deep learning in ophthalmology[J]. The British journal of ophthalmology,2019,103(2):167-175.

[4] VAMATHEVAN J,CLARK D,CZODROWSKI P,et al. Applications of machine learning in drug discovery and development[J]. Nature reviews Drug discovery,2019,18 (6):463-477.

[5] SHAW A D,MCEVOY M D. Patient safety and the risk of i. v. fluid therapy in perioperative medicine:importance of host susceptibility and exposure dose[J]. British journal of anaesthesia,2016,117(4):419-421.

[6] KEHLET H. Enhanced recovery after surgery(ERAS): good for now,but what about the future?[J]. Canadian journal of anaesthesia,2015,62(2):99-104.

[7] WHITE M C,BARKI B J,LERMA S A,et al. A prospective observational study of anesthesia-related adverse events and postoperative complications occurring during a surgical mission in madagascar[J]. Anesthesia and analgesia,2018,127(2):506-512.

[8] MYLES P S,LESLIE K,MCNEIL J,et al. Bispectral index monitoring to prevent awareness during anaesthesia:the B-Aware randomised controlled trial[J]. Lancet(London, England),2004,363(9423):1757-1763.

[9] IRONFIELD C M,DAVIDSON A J. AEP-monitor/2 derived,composite auditory evoked potential index(AAI-1.6) and bispectral index as predictors of sevoflurane concentration in children[J]. Paediatric anaesthesia,2007,17(5): 452-459.

[10] HAJAT Z,AHMAD N,ANDRZEJOWSKI J. The role and limitations of EEG-based depth of anaesthesia monitoring in theatres and intensive care[J]. Anaesthesia,2017,72 (Suppl 1):38-47.

[11] LEWIS S R,PRITCHARD M W,FAWCETT L J,et al. Bispectral index for improving intraoperative awareness and early postoperative recovery in adults[J]. The Cochrane database of systematic reviews,2019,9(9):Cd003843.

[12] LIU Y H,QIU D J,JIA L,et al. Depth of anesthesia measured by bispectral index and postoperative mortality:a meta-analysis of observational studies[J]. Journal of clinical anesthesia,2019,56:119-25.

［13］ CHIANG M H，WU S C，HSU S W，et al. Bispectral index and non-bispectral index anesthetic protocols on postoperative recovery outcomes［J］. Minerva anestesiologica，2018，84（2）：216-228.

［14］ BRANDT S P，WALSH E C，CORNELISSEN L，et al. Case studies using the electroencephalogram to monitor anesthesia-induced brain states in children［J］. Anesthesia and analgesia，2020，131（4）：1043-1056.

［15］ PURDON P L，SAMPSON A，PAVONE K J，et al. Clinical electroencephalography for anesthesiologists：part Ⅰ：background and basic signatures［J］. Anesthesiology，2015，123（4）：937-960.

［16］ LAW J A，BROEMLING N，COOPER R M，et al. The difficult airway with recommendations for management--part 2--the anticipated difficult airway［J］. Canadian journal of anaesthesia，2013，60（11）：1119-1138.

［17］ ARTIME C A，ROY S，HAGBERG C A. The difficult airway［J］. Otolaryngologic Clinics of North America，2019，52（6）：1115-1125.

［18］ KLOESEL B，JUHNKE B，IRVINE L，et al. Computer-generated three-dimensional airway models as a decision-support tool for preoperative evaluation and procedure-planning in pediatric anesthesiology［J］. Journal of medical systems，2021，45（2）：21.

［19］ WONG D T，MEHTA A，SINGH K P，et al. The effect of virtual reality bronchoscopy simulator training on performance of bronchoscopic-guided intubation in patients：A randomised controlled trial［J］. European journal of anaesthesiology，2019，36（3）：227-233.

［20］ NILSSON P M，RUSSELL L，RINGSTED C，et al. Simulation-based training in flexible fibreoptic intubation：a randomised study［J］. European journal of anaesthesiology，2015，32（9）：609-614.

［21］ BRASS P，HELLMICH M，KOLODZIEJ L，et al. Ultrasound guidance versus anatomical landmarks for internal jugular vein catheterization［J］. The Cochrane database of systematic reviews，2015，1（1）：Cd006962.

［22］ SINHA S K，ABRAMS J H，BARNETT J T，et al. Decreasing the local anesthetic volume from 20 to 10ml for ultrasound-guided interscalene block at the cricoid level does not reduce the incidence of hemidiaphragmatic paresis［J］. Regional anesthesia and pain medicine，2011，36（1）：17-20.

［23］ BURCKETT-ST LAURENT D，CHAN V，CHIN K J. Refining the ultrasound-guided interscalene brachial plexus block：the superior trunk approach［J］. Canadian journal of anaesthesia，2014，61（12）：1098-1102.

［24］ DAOUD M I，SHTAIYAT A，ZAYADEEN A R，et al. Accurate needle localization using two-dimensional power doppler and b-mode ultrasound image analyses：a feasibility study［J］. Sensors（Basel，Switzerland），2018，18（10）：3475.

［25］ LIU N，CHAZOT T，GENTY A，et al. Titration of propofol for anesthetic induction and maintenance guided by the bispectral index：closed-loop versus manual control：a prospective，randomized，multicenter study［J］. Anesthesiology，2006，104（4）：686-695.

［26］ LI Y J，ZHANG L G，ZHI H Y，et al. A better method for the dynamic，precise estimating of blood/haemoglobin loss based on deep learning of artificial intelligence［J］. Annals of translational medicine，2020，8（19）：1219.

［27］ TIGHE P，LADUZENSKI S，EDWARDS D，et al. Use of machine learning theory to predict the need for femoral nerve block following ACL repair［J］. Pain medicine（Malden，Mass），2011，12（10）：1566-1575.

［28］ WU H Y，GONG C A，LIN S P，et al. Predicting postoperative vomiting among orthopedic patients receiving patient-controlled epidural analgesia using SVM and LR［J］. Scientific reports，2016，6：27041.

［29］ HASHIMOTO D A，WITKOWSKI E，GAO L，et al. Artificial intelligence in anesthesiology：current techniques，clinical applications，and limitations［J］. Anesthesiology，2020，132（2）：379-394.

［30］ BRONSERT M，SINGH A B，HENDERSON W G，et al. Identification of postoperative complications using electronic health record data and machine learning［J］. American journal of surgery，2020，220（1）：114-119.

51 人工智能技术在ERAS中的应用

加速康复外科（enhanced recovery after surgery，ERAS）是在一系列循证医学证据的发展和支持下，采取多学科合作模式下的优化围手术期处理措施与流程，加速术后患者康复。大量的临床证据表明ERAS的实施可以减少住院时间，并改善各种手术患者预后。胃肠外科、心胸外科、骨科、泌尿外科、妇产科等诸外科专业领域得到广泛推广。ERAS概念不是单单强调手术时间的缩短，而是一系列围手术期措施的合理应用，更强调的是麻醉方法、镇痛技术、微创外科等一系列有效措施的组合产生的协同作用。旨在将麻醉学、疼痛控制及外科手术方式等方面的新技术与传统术后护理方法改进相结合，降低术后应激反应、并发症的发生率及病死率，缩短住院时间并且减少了住院费用。然而，正是由于涉及的干预措施（包括术前、术中、术后）众多，而且在临床工作中，手术患者在围手术期不同阶段的依从性不同，同一科室内的措施之间及不同科室之间的措施可能存在相互明显的关联影响且明显影响临床结局，所以具体实施方案的选择及效果评价仍然存在挑战，如何制定个性化ERAS方案值得深入研究。在以人工智能为焦点的研究热潮中，人工智能与ERAS相关研究同样也面临着机遇和挑战，本文就人工智能技术在ERAS中的应用前景进行了综述。

一、人工智能的概念

人工智能（artificial intelligence，AI）旨在对人的智能加以模拟与拓展，制造出全新的模拟人的智能进行反应的机器，其主要涉及音频识别与语言处理、机器人以及专家系统等，目前人工智能在中国的各个行业迅速发展，不断地影响着人们的生活方式。在医学领域，人工智能可以帮助优化卫生系统的工作流程，提高工作效率；帮助医师快速准确地识别影像资料，提高诊断效率；帮助患者更好的管理个人健康信息；等等。可以说人工智能逐渐的在改变传统的医疗模式。

二、人工智能技术在ERAS理念的具体应用

（一）术前

人工智能技术可以用于开发可靠的预测工具。ERAS的基本目标是维持一种尽可能接近"正常"的生理状态，尽量减少手术应激反应的影响，而手术作为伤害刺激必然会引起患者不同程度的心理和生理反应。因此，入院后需要对患者进行全面系统的评估，针对患者的身体和心理特点，制定个性化ERAS措施。然而，在临床实践中，医师往往由于患者围手术期没有出现重大术后并发症，而忽视了ERAS策略，这可能会导致住院时间延长。即使是在已建立的ERAS路径的医疗中心，将ERAS方案纳入常规临床实践仍面临挑战。如果能预测早期康复阶段的患者状态，那么就可以更容易帮助医师选择ERAS治疗途径。由于ERAS多因素的特性，试图在手术的ERAS计划中确定预测结果的因素是具有挑战性的。ERAS的不同干预因素及其结果之间的非线性相互作用，使我们很难确定哪些因素对ERAS的结局影响最大。由于医师很难了解每一个单独因素的相互作用，导致既往临床医师使用基于多变量分析或逻辑回归预测临床结果的过程复杂且敏感度低。如何评估措施以及哪些措施的组合具有临床意义是困扰临床医师的难题。

随着新一代人工智能技术的发展，机器学习的方法已广泛应用于临床领域来预测患者预后，可以克服以上局限性。文献报道，人工神经网络（artificialneuralnetwork，ANN）可以用于开发预测工具，辅助临床医师的临床决策。Francis等针对275例腹腔镜手术患者采取ERAS措施，利用人工神经网络预测在腹腔镜手术后住院时间延长和再次入院，促进结肠直肠癌手术后的恢复。研究表明，神经网络作为一种简单而智能的系统来预测ERAS的临床结果。除此之外，人工智能技术已被成功地用于外科手术的其他方面，并被用于评估各种问题，如阑尾炎的诊断和预测癌症患者的生存时间等。Paola Berchialla等在贝叶斯网络模型中整合来自临床、功能和解剖风险标记的预后信息，以预测不良

心血管事件的发生,具有优于或比得上随机森林分类树分析、人工神经网络和支持向量机的识别能力。M Berkan Sesen 等研究了贝叶斯网络在肺癌治疗中的临床决策支持,在生存估计及治疗推荐方面有较好的效果。因此,对于术前患者的合并症,利用人工智能技术进行病情评估,制定个性化 ERAS 方案具有重要的应用前景。

(二)术中

利用人工智能技术优化术中管理,减轻患者术中应激反应,减少麻醉药的用量。

1. 麻醉方式 全身麻醉、区域阻滞及两者的联合使用等均为 ERAS 理念下可选的麻醉方式,既能满足镇静、镇痛、提供良好的手术条件等基本要求,亦能有效减少手术应激。对于全身麻醉,如何精准地使用麻醉药,减少术中用药是 ERAS 理念的核心。麻醉深度监测是优化术中麻醉管理的常用方法。

"麻醉深度"的定义在不断地演变,其内涵的变化主要围绕着所用麻醉和药物对人体作用的知识体来改变。脑电双频谱指数(bispectral index,BIS)综合了脑电图中频率、功率、位相及谐波等特性,包含了原始脑电图信息,能迅速反映大脑皮质功能状况,评估意识状态和镇静深度敏感、准确的客观指标,被普遍认为可以防止术中知晓,影响术后转归。也有学者认为 BIS 不能很好地反映麻醉药的效应浓度,尤其在诱导和苏醒时。Sadrawi 等基于人工神经网络通过多种生命体征计算麻醉深度。研究采用前馈神经网络模型,采集 63 例患者数据:17 例患者数据作为训练数据集,46 例患者数据作为测试数据集,将预处理脑电图与多种生命体征相结合,建立一种新的麻醉深度指标来预测麻醉水平。研究结果表明该指标比 BIS 误差小,预测精度高。George 等基于麻醉科医师经验,通过人工神经网络对脑电图信号的样本熵分析来模拟患者的意识水平,利用 BIS 传感器记录的脑电图信号测量 BIS 指数,详细记录任何与麻醉深度相关的临床事件和体征(包括麻醉操作、生命体征、患者是否体动等等)。根据这些记录和临床经验,麻醉科医师判断麻醉深度并给出分值,然后通过神经网络分析脑电图信号熵值,结合麻醉科医师经验构建患者麻醉深度模型。结果表明,该系统不仅具有与 BIS 指标相似的特点,而且更接近于麻醉科医师的经验,可以反映患者的意识水平和麻醉深度。

2. 麻醉药 人工智能在麻醉药理学方面也有很好的应用。传统的药代动力学(pharmacokinetic,PK)-药效学(pharmacodynamic,PD)模型需要一个 PK-PD 中介物。而深度学习模型通过计算机计算中介物,并且只在前馈神经网络 PD 部分有协变量输入。通过神经网络建立了丙泊酚和瑞芬太尼的深度学习模型,用于预测麻醉过程中的双谱指数。通过对长短期记忆和前馈神经网络进行排序,建立了与丙泊酚和瑞芬太尼相互作用的关联 PD 模型。模型的输入是丙泊酚和瑞芬太尼的输注信息,以及诸如年龄、性别、体重和身高等协变量,输出是双谱指数。研究认为深度学习模型和反应曲面模型相比,麻醉诱导、维持和恢复期间的性能误差显著较小,在靶控输注丙泊酚和瑞芬太尼期间,深度学习模型预测的双谱指数比传统模型更准确。麻醉药理学中的深度学习方法具有良好的性能和可扩展性。

3. 微创手术 微创外科尤其是腔镜技术的发展,减小了手术创伤,缩短了手术时间,最大限度地降低了手术刺激造成的机体应激反应。因此,微创手术明显更适合 ERAS 麻醉理念,微创技术与 ERAS 的联合应用,必将促进患者快速康复利益的最大化。

由 AI 控制的机器人系统通常用于工业装配和许多生物医学实验室。然而自主机器人在医疗干预中的发展和采用速度要慢得多。几十年来,机器人外科手术一直是机器人辅助外科手术的代名词,机器人辅助外科手术系统可以使手术过程更加方便,使手术动作比人手所能做到的更流畅,但仍然需要外科医师进行控制。例如达芬奇外科系统,外科医师通过控制台操作机器人。尽管目前并没有实现系统自主化,但进一步缩短了手术时间,减少了手术应激,更利于患者术后康复。缝合是外科手术中最常见的步骤,在实验室环境下,最近开发的自主打结机器人(用于缝合的自主机器人系统)对肠吻合术的缝合质量优于外科医师。该系统采用自主缝合算法和全视三维近红外荧光成像系统对猪进行活体开放手术。与手工缝合、腹腔镜和机器人辅助的达芬奇手术系统相比,自主系统具有更好的缝合效果,更高的吻合质量(通过吻合口漏出的压力来衡量),并且需要从组织中取出针的次数更少。随着编程、图像引导和远程操作手术机器人的不断发展,更多的机器人辅助或自动化干预方法有望纳入外科实践。

总的来说,AI 系统可以帮助麻醉科医师优化术中管理,促进术中危重事件的早期识别,并协助麻醉科医师的术中干预,促进患者术后早期恢复。

(三)术后

优化疼痛管理。疼痛是术后最常见的症状,疼痛引起的应激反应影响多个脏器和系统,严重影响患者术后的康复。因此有效的疼痛管理是 ERAS 理念的重要部分。集信息化、智能化、大数据为一体的无线镇痛泵系统已经应用于临床,为临床医师提供了急慢性疼痛 PCA 治疗的系统解决方案,优化了患者术后管理。该系统可以实时远程监控镇痛患者的基本情况、镇痛信息,医师可以随时查看评价信息,提高了患者安全。系统还可以对堵塞、镇痛不足等情况进行智能处理,提高工作效率。以全智能镇痛泵与无线镇痛管理系统结合为基础,结合大数据及云计算技术,共同组成智能镇痛平台,建立数据库并运用大数据技术进行分析、统计,为疼痛治疗工作质量的持续改进提供依据,提高患者满意度,提升临床科研水平。

对于患者而言,系统可以提供更加便捷的自控镇痛服务,患者可以根据自我感觉(如恶心、呕吐、嗜睡)夹闭管夹,需要镇痛时重新打开,全程无需通知医护人员处理。系统也可以通过可穿戴设备推测疼痛情况。现代可穿戴设备可以记录大量的生物医学信号,包括心率、声音、震颤和肢体运动。这些生物信号可以用于推断镇痛效果及患者术后的健康状况。比如,通过可穿戴设备记录的心率和皮肤温度数据,可以早期检测应激反应。在可穿戴设备中加入光体积描记传感器,可以监测呼吸抑制。可穿戴传感器还可以检测和量化术后活动情况,鼓励患者早期下床活动。

三、小结与展望

ERAS通过对围手术期多项处理方法的改良、优化及重新选择达到缩短住院时间、降低手术应激反应,从根本上维护脏器功能,减少手术并发症,促进患者快速康复的最终目标。目前广泛地应用于临床各领域。循证医学证据已经证实了快速康复措施的可行性。随着人工智能技术的发展,使得围手术期理念的全局性得到进一步更新,但是值得注意的是ERAS是一个多学科协作的过程,不仅包括外科医师、麻醉科医师、护士,也包括患者及家属的积极参与,因而ERAS措施较为复杂、与许多常规方法仍存在一定的争议,推广过程中尚面临许多问题与困惑。尽管实践证明加速康复外科疗效显著,但通常这些措施多来自专家共识意见、观察队列研究和随机对照试验,然后根据传统的统计方法评价其治疗的效果和风险之间的权重,进行推荐等级分类,仍存在一定的主观性。实施过程中的依从性对临床效果的影响也没有引起足够的重视。因此,在围手术期管理中如何优化ERAS措施,如何更好决策值得深入研究。贝叶斯网络在ERAS围手术期决策的应用,可以发现贝叶斯网络在分类、识别及预测等方面优于传统的统计学方法,能够协助医师对患者做出判断,进行决策,加强对患者的管理,可能是开展相关研究的切入点。

总之,人工智能算法促进了ERAS理念的进一步更新,麻醉科医师应主动探索智能化的ERAS管理策略,促进围手术期患者的早日康复。

(杨智勇　易斌　鲁开智)

参 考 文 献

[1] LJUNGQVIST O,SCOTT M,FEARON K C. Enhanced recovery after surgery:a review[J]. JAMA Surg,2017,152(3):292-298.

[2] GRAMLICH L M,SHEPPARD C E,WASYLAK T,et al. Implementation of enhanced recovery after surgery:a strategy to transform surgical care across a health system[J]. Implement Sci,2017,12(1):67.

[3] YU K H,BEAM A L,KOHANE I S. Artificial intelligence in healthcare[J]. Nat Biomed Eng,2018,2(10):719-731.

[4] ALTMAN A D,HELPMAN L,MCGEE J,et al. Enhanced recovery after surgery:implementing a new standard of surgical care[J]. CMAJ,2019,191(17):E469-E475.

[5] LYON A,SOLOMON M J,HARRISON J D. A qualitative study assessing the barriers to implementation of enhanced recovery after surgery[J]. World J Surg,2014,38(6):1374-1380.

[6] FRANCIS N K,LUTHER A ALLANBY L,et al. The use of artificial neural networks to predict delayed discharge and readmission in enhanced recovery following laparoscopic colorectal cancer surgery[J]. Tech Coloproctol,2015,19(7):419-428.

[7] TSAI J T,HOU M F,CHEN Y M,et al. Predicting quality of life after breast cancer surgery using ANNbased models:performance comparison with MR[J]. Support Care Cancer,2013,21(5):1341-1350.

[8] BERCHIALLA P,FOLTRAN F,BIGI R,et al. Integrating stress-related ventricular functional and angiographic data in preventive cardiology:a unified approach implementing a Bayesian network[J]. J Eval Clin Pract,2012,18(3):637-643.

[9] Sesen M B,NicholsonA E,Banares-Alcantara R,et al. Bayesian networks for clinical decision support in lung cancer care[J]. PLoS One,2013,8(12):e82349.

[10] LIN Y J,WANG Y C,HUANG C H,et al. Target-controlled propofol infusion with or without bispectral index monitoring of sedation during advanced gastrointestinal endoscopy[J]. J Gastroenterol Hepatol,2020,35(7):1189-1195.

[11] SADRAW M,FANS Z,ABBOD M F,et al. Computational depth of anesthesia via multiple vital signs based on artificial neural networks[J]. Biomed Res Int,2015,2015:536863.

[12] JIANG G J,FAN S Z,ABBOD M F,et al. Sample entropy analysis of EEG signals via artificial neural networks to model patients' consciousness level based on anesthesiologists experience[J]. Biomed Res Int,2015,2015:343478.

[13] SHORT T G,HANNAM J A,LAURENT S,et al. Refining target-controlled infusion:an assessment of pharmacodynamic target-controlled infusion of propofol and remifentanil using a response surface model of their combined effects on bispectral index[J]. Anesth Analg,2016,122(1):90-97.

[14] LEE H C,RYU H G,CHUNG E J,et al. Prediction of bispectral index during target-controlled infusion of propofol and remifentanil:a deep learning approach[J]. Anesthesiology,2018,128(3):492-501.

[15] MAGHELI A,KNOLL N,LEIN M,et al. Impact of fast—track postoperative care on intestinal function,pain,and length of hospital stay after laparoscopic radical prosta-

tectomy[J]. J Endourol,2011,25(7):1143-1147.

[16] WHEELER M J. Overview on robotics in the laboratory [J]. ANN Clin Biochem,2007,44(Pt 3):209-218.

[17] MOUSTRIS G P,HIRIDIS S C,DELIPARASCHOS K M,et al. Evolution of autonomous and semi-autonomous robotic surgical systems:a review of the literature[J]. Int J Med Robot,2011,7(4):375-392.

[18] SHADEMAN A,DECKER R S,OPFERMANN J D,et al. Supervised autonomous robotic soft tissue surgery [J]. Sci Transl Med,2016,8(337):337-364.

[19] 曹汉忠,刘存明,鲍红光,等.无线镇痛泵系统临床应用效果观察[J].国际麻醉学与复苏杂志,2010,31(2):127-130.

[20] LI X,DUNN J,SALINS D,et al. Digital health:tracking physiomes and activity using wearable biosensors reveals useful health-related information[J]. PLoS Biol,2017,15(1):e2001402.

[21] MAJUMDER S,MONDAL T,DEEN M J. Wearable sensors for remote health monitoring[J]. Sensors(Basel),2017,17(1):130.

52 ERAS新进展与临床实践

加速康复外科(enhanced recovery after surgery, ERAS)是一项多模式、跨学科围手术期治疗方案,包括一系列基于循证医学证据的优化干预措施,旨在优化患者预后、减少术后并发症发生率、缩短住院时间和节约医疗成本。ERAS的核心在于评估、优化患者术前状态,降低围手术期风险,维持术后生理功能,加快术后康复进程。基于以上目标,ERAS在不同领域的应用包括术前、术中、术后三个阶段的管理。

ERAS理念自2007年引入中国以来发展迅速,如今已在诸多外科领域得到实践。随着这一概念被越来越多的学科与医护人员所接受,相关指南与研究也在不断更新,围手术期管理与干预措施也逐渐精细化、个体化,取得了阶段性成果。

一、术前预康复——从术后干预向术前预防转变

(一) 术前贫血与预康复

贫血不仅是围手术期输血的重要预测因素,也是围手术期发病率和死亡率的独立危险因素,包括急性肾损伤和心血管事件,与不良预后关系密切。贫血是基于实验室检查的临床诊断,也是一类"临床综合征"。血红蛋白(hemoglobin, Hb)是目前常用的评估血容量状态的指标,根据世界卫生组织标准,贫血的定义为:成年非怀孕女性 Hb<120g/L,成年男性 Hb<130g/L。目前,很多医院的术前评估常在术前1~2d进行,而造血治疗过程往往需要更长的时间,所以建议将术前贫血筛查与干预提前至术前3~4周。如果患者术前诊断为贫血,且治疗时间窗较短,则建议推迟出血量大的择期手术以提供充分的造血治疗。

在术前贫血管理中,对贫血病因的诊断尤为重要。在外科患者中,发生贫血可能是由于失血、红细胞生成受损、血液稀释等。临床工作中,可以通过检测血清铁、血清铁蛋白(serum ferritin, SF)、转铁蛋白饱和度、总铁结合力(total iron-binding capacity, TIBC)和网织红细胞血红蛋白含量(reticulocyte hemoglobin content, CHr)评估铁的状态、储备与合成能力,从而有助于区分贫血的类型。

针对缺铁性贫血(iron deficiency anemia, IDA)患者,血清铁、铁蛋白、CHr水平降低,理论上应该接受补铁治疗。如果患者铁储备正常,则需要考虑其他因素,包括叶酸及维生素 B_{12} 缺乏、溶血及肾脏疾病等。炎症性贫血(anemia of inflammation, AI),在住院及慢性病患者中十分常见,发生率仅次于IDA。炎症性贫血可发生于恶性肿瘤、慢性感染、自身免疫性疾病、严重的急性感染、肥胖、肾功能衰竭等疾病。炎症性贫血的发病是多因素参与的复杂过程,主要与免疫系统激活、铁稳态的失衡有关。针对炎症性贫血的诊断尚无金标准,此类患者多表现为贫血伴有铁代谢异常、炎症因子水平升高。炎症性贫血的最佳治疗方法是治愈基础的炎症性疾病,早期合理治疗可明显提高患者生活质量。其他治疗手段包括口服铁制剂、注射红细胞生成刺激素及输血治疗。

(二) 疼痛与预康复

疼痛刺激可以影响患者生理与心理状态,术前对患者进行疼痛方面的评估与干预,有效实行预防性镇痛,有利于减少术后镇痛药剂量,避免过度应用阿片类药物所引起的不良反应,也是术前预康复的重要环节。

麻醉科医师在进行术前访视中,需要关注患者有无慢性疼痛及镇痛药物的使用,这有利于指导和优化围手术期疼痛管理方案。个体化的术前疼痛宣教对于患者术后恢复也起到了重要的作用,宣教内容应至少包括:术前长期服用疼痛治疗药物的调整;报告和评估疼痛的正确方法;药物和非药物镇痛措施;纠正对于疼痛和镇痛药物的误解,鼓励患者参与疼痛管理方案决策。此外,准确的疼痛评估是疼痛管理的基础,术前疼痛评估内容应包括鉴别疼痛病因、明确疼痛性质和强度、对机体生理和生活质量的影响、监测和评价治疗效果。

多模式镇痛是指联合应用作用于疼痛传导通路中不同靶点及不同作用机制的镇痛药物或镇痛方法,以获得相加或协同的镇痛效果,减少药物剂量,降低相关不良反应,达到最大效应/风险比。预防性镇痛是指在整个围手术期采用多模式镇痛方法,阻断伤害性刺激信号的传递,增强术后

镇痛疗效,减少术后镇痛药物使用,防止中枢和外周神经敏化,降低远期慢性疼痛的发生。Nir 研究团队发现,术前使用非甾体抗炎药,术后镇痛药吗啡消耗量显著减少($NSAIDs:95\%CI,-0.61\sim-0.14$;31 项研究),其中 COX-2 抑制剂作用最明显($95\%CI:-0.95\sim-0.33$;13 项研究)。杨舒怡等国内研究团队也通过临床试验证明预防性给予 $NSAID_s$ 药物可以降低妇科内镜手术患者术后疼痛强度并缩短术后疼痛进程,有利于患者术后恢复。除了药物干预外,术前进行针对性区域神经阻滞也是预防性镇痛的有效措施之一。有学者发现,在入院后行超声引导下髂筋膜阻滞可显著降低高龄髋部骨折患者术后心肺脑严重并发症发生率和死亡率,改善患者术后转归。

(三) 衰弱与预康复

衰弱状态是因生理储备下降而出现抗应激能力减退的非特异性状态,涉及多系统的生理学变化,包括神经肌肉系统、代谢及免疫系统改变,这种状态增加了死亡、失能、谵妄及跌倒等负性事件的风险。目前有很多证据证实,手术患者术前的衰弱状态与术后不良事件明显相关,如术后死亡率及并发症发生率增加、住院时间延长。发表在 JAMA Surgery 的一篇研究表明,术前呈衰弱状态的患者在术后 3d 内的死亡风险远高于非衰弱患者($RR=35.58,95\%CI:29.78\sim40.1$)。Hall 等研究证实接受干预的衰弱患者在术后 1 个月、6 个月和 1 年的病死率有了显著改善,其中术后 1 年的病死率从 34.5% 下降到 11.7%。所以,术前对手术患者(尤其是高龄患者)的衰弱状态进行评估并进行有效干预十分必要。

虽然目前有各种不同的衰弱评估工具,但还没有统一的金标准。Fried 于 2001 年首先提出通过临床表型(衰弱表型)定义衰弱,从生理层面界定衰弱,是其他评估标准的基础。近期有研究发现,多维衰弱状态评分(multidimensional frailty score,MFS)、ASA 分级、步速及握力都能预测术后并发症的发生率,但与其他风险分层指标相比,MFS 是术后并发症和 6 个月病死率的最佳评估工具。

针对衰弱的预防策略包括:积极的生活方式,科学的饮食,适量、规律的运动,良好的心态,有效控制慢病和老年综合征。美国及欧洲老年医学专家提出了 4 种非药物治疗方法有效治疗或延缓衰弱的进展,包括热量和蛋白质的营养支持、维生素 D 摄入、减少多重用药及体育锻炼。

(四) 术前锻炼与预康复

术前运动功能锻炼是术前预康复的重要一环。有研究显示,围手术期患者的体力活动减少是导致术后不良预后的独立危险因素之一。术前对患者进行活动耐量的评估,制定术前锻炼计划,提高术前功能储备,有助于减少术后并发症发生率,促进术后康复。

术前运动功能锻炼包括整体运动功能锻炼与局部功能锻炼,前者可以通过有氧运动、抗阻训练、灵活性训练等,提高手术患者整体肌肉骨骼系统功能和心肺功能,减少术后并发症发生率,缩短住院时间。而局部功能锻炼则是针对受外科疾病影响最大的特定区域进行训练。以行全膝关节置换术的患者为例,此类患者康复是一个较为艰难、复杂的过程,既要早期活动以防膝关节僵直和神经根粘连,又要关注膝关节的愈合功能。有研究表明,接受全膝关节置换术的患者术前进行股四头肌锻炼、关节活动锻炼及踝泵功能锻炼,能减轻术后疼痛,改善肌肉、骨骼系统状态,对于术后早期的康复有明显正面效果。

针对行胸外科手术以及合并呼吸系统疾病的患者,术前呼吸功能锻炼至关重要。术前患者在家中、病房或康复训练中心均可以进行提高呼吸肌力和运动耐力的训练,包括腹式呼吸、深呼吸、有氧耐力训练等,从而改善吸气肌的耐力、功能活动性,减少术后疼痛评分,改善生活质量。

(五) 精神评估与预康复

围手术期患者,尤其是老年患者的认知功能受损会增加术后并发症和病死率的风险,谵妄、痴呆和抑郁是评估认知功能时的重要考虑因素,且术前评估的结果可以作为术后认知功能评估的基线值。

谵妄指一种意识混乱和注意力不集中的急性状态,可能伴随着意识水平的改变和思维的紊乱。谵妄是老年人的严重并发症,会增加术后并发症、住院时间延长、功能独立性丧失、认知功能减退和死亡。术后谵妄也被认为是老年患者最常见的术后并发症之一,发生率约为 5%~50%。通过评估易感因素和诱发因素的数量可以确定患谵妄的风险,针对危险因素的治疗可以减少谵妄的发生和严重程度。

术前存在焦虑、抑郁症状的患者发生术后功能恢复不良的发生率增加,更易发展成术后谵妄,而且谵妄的持续时间更长。术前可以使用患者健康问卷抑郁症状群量表(patient health questionnaire,PHQ-9)、汉密尔顿抑郁量表(Hamilton depression rating scale,HAMD)及汉密尔顿焦虑量表(Hamilton anxiety rating scale,HAMA)进行筛查与评估,如有必要,可以请精神科医师会诊协助诊治。

(六) 炎症管理与预康复

麻醉手术过程中,创伤及疼痛等伤害性刺激上传至中枢神经系统,会激发快反应系统和慢反应系统(神经内分泌反应),有可能造成心、肺、肾、肠道等器官损伤。炎症因子的过度释放,会导致术后谵妄、术后认知功能障碍、慢性疼痛,甚至肿瘤转移加速等发生。因此围手术期应进行有效的抗炎管理,以减轻脏器功能的损害,防止机体内环境紊乱,促进术后快速康复。

术前炎症管理可以通过药物进行预干预。有研究团队证实,术前糖皮质激素的使用可以减少术后的吗啡用量,缩短出院时间,而且安全性也较高。所以,术前实行抗炎措施有助于术后康复,在激素使用安全性的前提下可以考虑术前用药的可能性。乌司他丁作为一种高效广谱的蛋白酶抑制剂,具有拮抗胰蛋白酶、水解蛋白酶等细胞毒性蛋白酶的作用,还可抑制炎性反应、中性粒细胞浸润及释放。当机体处于炎性疾病状态时,体内的乌司他丁会被严重消耗,此时提供适量的外源性乌司他丁可以保护机体免遭炎性介质的损害。目前已有多名学者通过研究证实,术前使用 5 000~10 000IU/kg 的乌司他丁可以降低下肢关节置换术炎症因子水平,降低患者术后 48h 认知功能评分,改善术后认知功能,还可以降低患者术后肺部感染的发生率。

二、围手术期抗应激管理是 ERAS 最核心要素

围手术期应激是导致机体内环境发生改变的重要因素,这些应激事件包括术前过长时间禁饮禁食、术前焦虑、术前灌肠处理、麻醉操作、手术创伤及疼痛等,有效管控上述应激事件是维持机体内环境稳定的基础,也是 ERAS 管理中的最核心要素。

当患者遭遇围手术期应激事件后,机体会以快反应系统和慢反应系统激活表现出来。快反应系统是以大脑蓝斑核团介导的儿茶酚胺系统激活为特征,心率增快和血压升高为表现的生理反应,失衡的血流动力学状态若没有得到及时处理,可诱发急性心血管系统并发症,增加患者围手术期死亡率。此外,由于全身小动脉收缩可导致组织氧供需失衡,血乳酸水平升高,表现为代谢性酸中毒。如果快反应系统没有得到有效管控,会继发慢反应系统的激活,慢反应系统激活主要是以下丘脑-垂体-肾上腺轴激活为特征,其中最主要的表现为胰岛素抵抗。人体靶器官、组织或细胞(如骨骼肌、肝和脂肪)表现出对胰岛素的敏感性和反应性降低,以短暂性及可逆性的高糖血症为主要特征,又称为应激性高糖血症。

应激性高糖血症对机体术后转归的影响需要引起麻醉及外科医师的重视。有近期的研究显示,非心脏手术患者术后出现高糖血症的发生率为 20%~40%,心脏手术术后高达 80%,并且应激性高糖血症的出现常常伴随着围手术期死亡率升高、术后伤口感染风险增加以及住院时间延长。Hopkins 等针对围手术期患者实施术后标准化血糖控制管理,将术后伤口感染发生率降低 55%。

针对如何实施有效的围手术期血糖管理,术前需要对患者病史及实验室检查进行筛查,对于合并糖尿病或者糖耐量受损患者,需要通过空腹及餐后血糖水平、糖化血红蛋白等指标,评估患者血糖控制状态。此外,术前口服碳水化合物饮料(preoperative oral carbohydrates,POC)可以降低术后应激性高糖血症的发生率,减少院内感染,同时还可以降低术中血管活性药物的用量。术中管理方面,建议对患者进行间断血糖监测,这样有助于麻醉科医师了解机体内环境状态,判断是否存在过度应激反应。右美托咪定作为 α_2 肾上腺素能受体激动剂,因其具有抑制应激反应、全身性炎症反应及疼痛反应的特点,在术中应用可以维持血糖稳定,降低应激性血糖升高。术后需要常规对老年、危重症及合并糖尿病患者的血糖水平进行监测,并根据检测结果进行及时干预。

尽管抗应激管理是 ERAS 管理的核心环节,对围手术

期机体应激的监测与调控还需要进一步研究与突破。随着技术的更新与进步,可供临床使用的基于脑电图的伤害敏感指数监测为术中精准的抗应激管理提供了有效方法。针对术中监测脏器损害敏感指标方面,麻醉科医师可以通过术中检测脑利尿钠肽前体(NT-proBNP)、心肌肌钙蛋白 I(cTnI)、D-二聚体(D-Dimer)、C 反应蛋白(CRP)等标志物,早期预测可能正在发生的脏器功能损害,为及时发现、调控应激措施及麻醉方案以避免术后严重脏器并发症的发生提供了可能性。

三、预防术后肠梗阻有利于术后肠功能恢复

术后肠梗阻(postoperative ileus,POI)是一种外科常见的术后并发症,主要通过神经反射与炎症刺激引起消化道功能障碍,由于不能经口进食,会使机体营养不足、肠屏障受损、肠道细菌内毒素移位、全身炎性反应加重,甚至引起肠源性感染及多器官功能衰竭。患者术后不适,以及术后长时间不能离床活动,会增加坠积性肺炎、深静脉血栓形成风险,严重影响患者的治疗效果以及远期预后。POI 是一种不良的应激反应,常见于接受腹部手术患者。有研究表明 POI 的发生率为 10%~30%,由于患者排气时间及术后进食时间延长,影响患者肠功能恢复,从而导致住院时间增加。所以,围手术期采取相应措施预防术后肠麻痹、改善患者胃肠功能是 ERAS 方案中的重点内容。

在麻醉镇痛药物选择上,尽可能做到"低阿片化"甚至"无阿片化",可以联合 NSAIDs 和局部麻醉药局部麻醉药,践行"多模式镇痛"理念。麻醉方式上,可以根据手术类型采用复合麻醉,如全身麻醉联合硬膜外麻醉或神经阻滞麻醉,这样可以减少全身麻醉药的用量,显著减轻由于激活中枢和肠内 μ 受体而产生的胃肠道不良反应。有研究表明,NSAIDs 通过抑制中枢和外周环氧合酶及前列腺素合成,在围手术期可有效减少阿片类药物的使用,可明显加快胃肠功能的恢复。在非药物预防措施方面,POC 是临床正在逐渐推广的术前预康复措施之一,不但能够显著改善术前禁食、禁饮引起的不良反应,还可以促进机体合成代谢、缓解负氮平衡,改善术后胰岛素抵抗。有研究表明,POC 组的结直肠癌患者术后排气、排便时间早于禁食组,且内毒素水平较低。因此,POC 不仅能够消除患者主观不适感,还有益于肠道黏膜屏障功能的恢复。有一纳入 43 项研究,共 3 110 例患者的 Meta 分析指出,低浓度和高浓度的 POC 分别能够缩短术后平均住院日约 0.4d(95% CI:0.03~0.70)和 0.2d(95% CI:0.04~0.40)。其他措施方面,Atkinson 等研究表明口香糖与正常饮食对肠梗阻作用无明显差异,所以通过咀嚼口香糖预防 POI 有待进一步讨论与研究。

四、EARS 评估与上报系统的建立

ERAS 方案的实施需要多学科团队的协调,包括术前

宣教、术中管理及术后康复重建的整个诊疗护理过程。评估对 ERAS 要素的执行情况是 ERAS 的基本环节之一，ERAS 评估及上报内容应包括围手术期所有 ERAS 相关的诊疗措施，应尽可能全面且客观，从而可以评估各个 ERAS 要素对结果的影响。如果评估内容欠缺合规性，这可能最终导致错误的研究结论。

ERAS 评估系统（ERAS interactive audit system，EIAS）是基于网络的数据输入与数据分析的系统，可以用于监督 ERAS 方案的实施以及执行依从性的评估。Bisch 团队根据阿尔伯塔省健康服务机构的 ERAS 实施方案，对妇科肿瘤患者所实施的术前、术中及术后 20 项措施进行评估和系统上报，发现术前（占患者 85.7%）和术中（占患者 80.0%）ERAS 要素的平均依从性最高；术后 ERAS 要素的依从性从此前患者的 37.5% 提高到实施后的 62.5%（$P<0.0001$）。由此可见，在 ERAS 实施方案中加入评估核查上报机制，有助于增加 ERAS 的执行依从性，EIAS 的建立有着深远的意义。

（冯帅　王天龙）

参 考 文 献

[1] KARKOUTI K，WIJEYSUNDERA D N，BEATTIE W S，et al. Risk associated with preoperative anemia in cardiac surgery：a multicenter cohort study[J]. Circulation，2008，117（4）：478-484.

[2] LU M，SING D C，KUO A C，et al. Preoperative anemia independently predicts 30-day complications after aseptic and septic revision total joint arthroplasty[J]. J Arthroplasty，2017，32（9S）：S197-S201.

[3] SHANDER A，GOODNOUGH L T，JAVIDROOZI M，et al. Iron deficiency anemia--bridging the knowledge and practice gap[J]. Transfus Med Rev，2014，28（3）：156-166.

[4] URRECHAGA E，HOFFMANN J，BERNAL A，et al. Reticulocyte hemoglobin content（MCHr）in the assessment of iron deficient erythropoiesis in inflammatory bowel disease[J]. Dig Liver Dis，2018，50（11）：1178-1182.

[5] MORETTI D，GOEDE J S，ZEDER C，et al. Oral iron supplements increase hepcidin and decrease iron absorption from daily or twice-daily doses in iron-depleted young women[J]. Blood，2015，126（17）：1981-1989.

[6] FALZONE E，HOFFMANN C，KEITA H. Postoperative analgesia in elderly patients[J]. Drugs Aging，2013，30（2）：81-90.

[7] 中华医学会麻醉学分会：成人手术后疼痛处理专家共识[J]. 临床麻醉学杂志，2017，33（9）：911-917.

[8] NIR R R，NAHMAN-AVERBUCH H，MOONT R，et al. Preoperative preemptive drug administration for acute postoperative pain：a systematic review and meta-analysis [J]. Eur J Pain，2016，20（7）：1025-1043.

[9] YANG S，XIAO W，WANG S，et al. Parecoxib shortens the duration of acute postoperative pain after laparoscopic-assisted vaginal hysterectomy[J]. Front Pharmacol，2019，10：689.

[10] MA Y，WU J，XUE J，et al. Ultrasound-guided continuous fascia iliaca compartment block for pre-operative pain control in very elderly patients with hip fracture：a randomized controlled trial[J]. Exp Ther Med，2018，16（3）：1944-1952.

[11] MCISAAC D I，BRYSON G L，VAN WALRAVEN C. Association of frailty and 1-year postoperative mortality following major elective noncardiac surgery：a population-based cohort study[J]. JAMA Surg，2016，151（6）：538-545.

[12] HALL D E，ARYA S，SCHMID K K，et al. Association of a frailty screening initiative with postoperative survival at 30，180，and 365 days[J]. JAMA Surg，2017，152（3）：233-240.

[13] DONOGHUE T J. Assessing frailty and its implications on anesthesia care and postoperative outcomes in surgical patients[J]. AANA J，2019，87（2）：152-159.

[14] CHOI J Y，KIM K I，CHOI Y，et al. Comparison of multidimensional frailty score，grip strength，and gait speed in older surgical patients[J]. J Cachexia Sarcopenia Muscle，2020，11（2）：432-440.

[15] SNOWDEN C P，PRENTIS J，JACQUES B，et al. Cardiorespiratory fitness predicts mortality and hospital length of stay after major elective surgery in older people[J]. Ann Surg，2013，257（6）：999-1004.

[16] RIPOLLES-MELCHOR J，CARLI F，COCA-MARTINEZ M，et al. Committed to be fit. The value of preoperative care in the perioperative medicine era [J]. Minerva Anestesiol，2018，84（5）：615-625.

[17] WALLIS J A，TAYLOR N F. Pre-operative interventions（non-surgical and non-pharmacological）for patients with hip or knee osteoarthritis awaiting joint replacement surgery--a systematic review and meta-analysis[J]. Osteoarthritis Cartilage，2011，19（12）：1381-1395.

[18] LAI Y，HUANG J，YANG M，et al. Seven-day intensive preoperative rehabilitation for elderly patients with lung cancer：a randomized controlled trial[J]. J Surg Res，2017，209：30-36.

[19] AMERICAN GERIATRICS SOCIETY EXPERT PANEL ON POSTOPERATIVE DELIRIUM IN OLDER A. Postoperative delirium in older adults：best practice statement from the american geriatrics society[J]. J Am Coll Surg，2015，220（2）：136-148. e1.

[20] 王天龙，王东信. 中国老年患者围手术期脑健康多学

科专家共识(二)[J].中华医学杂志,2019,99(29):
2252-2269.

[21] DE LA MOTTE L,KEHLET H,VOGT K,et al. Preoperative methylprednisolone enhances recovery after endovascular aortic repair:a randomized,double-blind,placebo-controlled clinical trial[J]. Ann Surg, 2014, 260 (3):540-548.

[22] 武姗姗,逯素芬,朱文超.术前应用乌司他丁对择期下肢关节置换术患者血清炎性因子和术后谵妄的影响[J].国际麻醉学与复苏,2017,38(5):404-408.

[23] 古学东,陈亮,吴畏.术前应用乌司他丁对下肢关节置换术后肺部感染及炎性因子的影响[J].中华医院感染学杂志,2019,29(15):2334-2338.

[24] TOHYA A,KOHJITANI A,OHNO S,et al. Effects of glucose-insulin infusion during major oral and maxillofacial surgery on postoperative complications and outcomes [J]. JA Clin Rep,2018,4(1):9.

[25] PALERMO N E,GIANCHANDANI R Y,MCDONNELL M E,et al. Stress hyperglycemia during surgery and anesthesia:pathogenesis and clinical implications[J]. Curr Diab Rep,2016,16(3):33.

[26] DUGGAN E W,CARLSON K,UMPIERREZ G E. Perioperative hyperglycemia management:an update[J]. Anesthesiology,2017,126(3):547-560.

[27] HOPKINS L,BROWN-BRODERICK J,HEARN J,et al. Implementation of a referral to discharge glycemic control initiative for reduction of surgical site infections in gynecologic oncology patients[J]. Gynecol Oncol,2017, 146(2):228-233.

[28] LIU M,WU H,YANG D,et al. Effects of small-dose remifentanil combined with index of consciousness monitoring on gastroscopic polypectomy:a prospective, ran-

domized, single-blinded trial[J]. Trials, 2018, 19 (1):392.

[29] HARNSBERGER C R,MAYKEL J A,ALAVI K. Postoperative ileus[J]. Clin Colon Rectal Surg,2019,32(3): 166-170.

[30] KHAN J S,MARGARIDO C,DEVEREAUX P J,et al. Preoperative celecoxib in noncardiac surgery:a systematic review and meta-analysis of randomised controlled trials[J]. Eur J Anaesthesiol,2016,33(3):204-214.

[31] 周龙翔,饶雷平,徐军.结直肠癌患者术前口服葡萄糖溶液对术后早期及肠黏膜屏障功能的影响分析 [J].中华普外科手术学杂志(电子版),2017,11 (03):206-209.

[32] AMER M A,SMITH M D,HERBISON G P,et al. Network meta-analysis of the effect of preoperative carbohydrate loading on recovery after elective surgery[J]. Br J Surg,2017,104(3):187-197.

[33] ATKINSON C,PENFOLD C M,NESS A R,et al. Randomized clinical trial of postoperative chewing gum versus standard care after colorectal resection[J]. Br J Surg,2016,103(8):962-970.

[34] NELSON G,BAKKUM-GAMEZ J,KALOGERA E,et al. Guidelines for perioperative care in gynecologic/oncology:enhanced recovery after surgery(ERAS) society recommendations-2019 update[J]. Int J Gynecol Cancer, 2019,29(4):651-668.

[35] BISCH S P,WELLS T,GRAMLICH L,et al. Enhanced recovery after surgery(ERAS) in gynecologic oncology: system-wide implementation and audit leads to improved value and patient outcomes[J]. Gynecol Oncol,2018, 151(1):117-123.

53 吸入麻醉药与肿瘤转移复发

麻醉药对肿瘤患者预后的影响受到广泛关注。吸入麻醉药具有效能强、可控性好等特点，是目前临床常用的全身麻醉药。越来越多的研究提示，吸入麻醉药可以通过影响肿瘤细胞本身以及肿瘤免疫功能，对肿瘤细胞的生物学行为及肿瘤患者的预后产生影响。本文就吸入麻醉药对肿瘤复发转移的影响做一概述。

一、术后肿瘤复发的机制

恶性肿瘤术后复发的机制复杂且不完全清楚。在对原发肿瘤进行预期的治愈性手术切除后，恶性肿瘤可能在许多部位复发，其机制可能为以下几种可能。

（一）残余细胞的增殖，肿瘤切除部位局部复发

手术创伤会引起局部和全身性的细胞和体液炎症的级联反应，炎症反应能促进循环肿瘤细胞定位并支持其存活和生长。

（二）肿瘤细胞在手术前或手术期间释放到淋巴系统引起淋巴结转移

在肿瘤的发生发展中，可能有肿瘤细胞在早期就离开肿瘤的原发部位，形成临床上难以检测的微小转移病灶。通常情况下，微小转移病灶的肿瘤细胞在增殖和凋亡之间保持着平衡的"休眠状态"。而与手术创伤相关的局部和全身性炎症能释放其生长的潜力，打破该"休眠状态"，促进微小转移病灶的发展。

（三）手术前或手术过程中释放的循环肿瘤细胞（circulating tumor cell，CTC）所致的远端器官转移

炎症因子如 IL-1 和 TNF-α 可以激活循环肿瘤细胞的黏附；手术引起腹膜间皮细胞的回缩和分离，使细胞外基质（extracellular matrix，ECM）暴露并与肿瘤细胞发生相互作用。

（四）体腔内播散，如腹膜扩散

癌细胞存在于复杂的组织微环境中，包括周围非癌症基质细胞、免疫系统细胞、细胞外基质、趋化因子、细胞因子和无数其他因素的相互作用。手术引起炎症、组织缺氧、血管生成、手术应激反应和免疫抑制，引起"上皮-间充质转换"的过程，使上皮癌细胞形成促进细胞运动的间充质表型，从而形成转移潜能，促进残留癌细胞的进展、增殖和扩散。

手术创伤会引起局部和全身性的细胞和体液炎症的级联反应，炎症反应能促进循环肿瘤细胞定位并支持其存活和生长。炎症因子如 IL-1 和 TNF-α 可以激活循环肿瘤细胞的黏附。手术引起腹膜间皮细胞的回缩和分离，使 ECM 暴露并与肿瘤细胞发生相互作用。研究表明，通过抑制 $\alpha2$ 整合素阻断肿瘤细胞和 ECM 的相互作用，能显著降低手术引起的小鼠肿瘤肝脏转移。

NK 细胞和巨噬细胞在消除循环肿瘤细胞和预防转移形成中发挥关键作用，而手术能减轻 NK 细胞及巨噬细胞的功能。手术创伤引起中性粒细胞募集，进一步促进循环肿瘤细胞的定位和生长。中性粒细胞可形成中性粒细胞外诱捕网（neutrophil extracellular traps，NETs），NETs 中网格状的 DNA 可以捕获循环中的肿瘤细胞，DNA 网中的炎症因子可以促进肿瘤细胞的生长。在肝脏转移的结直肠癌手术患者中，血清中形成的 NETs 越多，复发的风险越高。

二、吸入麻醉药对肿瘤细胞的影响

吸入麻醉药可影响免疫系统，进而影响肿瘤细胞的增殖和复发。吸入麻醉药通过许多细胞靶点调节免疫反应，包括 γ-氨基丁酸、甘氨酸、乙酰胆碱和免疫细胞上的 5-羟色胺受体，如中性粒细胞、巨噬细胞和 NK 细胞。围手术期 NK 细胞的缺乏可导致患者术后并发症及病死率增加，吸入麻醉药不仅可引起外周循环中 NK 细胞数量减少，而且还可通过上调 HIF-1 的方式抑制 IFN 诱导的 NK 细胞毒性反应效应。研究发现，吸入麻醉药可刺激癌细胞活性和抑制 NK 细胞活性。有研究发现，异氟烷、七氟烷可抑制 NK 细胞活性促进卵巢癌细胞 SKOV3 的转移。

吸入麻醉药可能对癌细胞本身产生直接影响。研究发现，七氟烷可能增加乳腺癌细胞的增殖和迁移。一项研究表明，七氟烷暴露可刺激肾癌细胞的活力和迁移，但同时抑制非小细胞肺癌的活性。缺氧是中、晚期恶性肿瘤的普遍特征，这与血管微环境异常造成血液供应不足有关。缺氧

可以稳定 HIF 的表达,HIF 作为一个转录因子可以协调细胞的适应能力,促进细胞的存活。大多数 HIF 靶基因都促进肿瘤的恶性潜能,包括促进血管新生、细胞代谢、增殖、组织重塑及细胞转移。血管生成调节因子 HIF-1α 可促进恶性肿瘤的复发。异氟烷、七氟烷等吸入麻醉药可以通过激活细胞内 PI$_3$K-Akt-mTOR 信号通路,促进 HIF 的合成、入核,以及其下游靶基因的转录活性,进而促进包括肾癌细胞在内的多种肿瘤细胞生长及恶性潜能。异氟烷可增加 HIF 在肾癌和前列腺癌细胞中的表达,促进癌细胞迁移和增殖。

吸入麻醉药对肿瘤细胞的作用存在争议。研究发现,七氟烷可抑制非小细胞肺癌细胞 A549 增殖并促进凋亡,同时通过 P38 MAPK 通路抑制非小细胞肺癌细胞的侵袭能力,七氟烷预处理通过抑制基质金属蛋白酶-9 导致结直肠癌细胞的侵袭减少。

三、吸入麻醉药对肿瘤患者的影响

有研究表明,吸入麻醉药可抑制自然杀伤细胞活性并促进肿瘤转移。与吸入麻醉药相比,丙泊酚全静脉麻醉可以改善肿瘤患者手术后的长期预后。然而,这一研究结果目前仍存在争议。吸入麻醉药对肿瘤患者的影响,文献报道存在相互矛盾结果。

一项纳入 19 项回顾性观察的研究,比较了基于丙泊酚的全凭静脉麻醉(total intravenous anesthesia,TIVA)和使用挥发性麻醉药的全身麻醉对长期癌症患者远期生存情况的影响。研究发现,使用吸入麻醉药的患者总体存活率低于使用丙泊酚 TIVA 的患者。

有研究对 11 395 例肿瘤切除术患者远期生存率进行了回顾性研究,根据麻醉方式的不同分为吸入组和 TIVA 组。最后吸入组纳入 3 316 例,TIVA 组 3 714 例,经过倾向评分匹配后,各组 2 607 例。结果发现,吸入组病死率 22.8%,高于 TIVA 组 15.6%。

Kanako Makito 等从日本诊断程序组合数据库中对 2010 年 7 月—2018 年 3 月期间行食管切除术、胃切除术、肝切除术、胆囊切除术、胰腺切除术、结肠切除术和直肠肿瘤手术患者进行了回顾性队列研究,评估了吸入麻醉和全凭静脉麻醉对消化道肿瘤手术患者预后的影响。研究选择了 255 330 例接受了肿瘤手术的患者,其中排除了 52 209 例多次麻醉的患者、5 905 例诊断为良性肿瘤或潜在恶性肿瘤的患者、227 例接受椎管内麻醉的患者,以及 686 例接受氧化亚氮但无吸入麻醉药的患者,最终纳入 196 303 例患者,分为使用地氟烷、七氟烷或异氟烷伴或不伴氧化亚氮的吸入麻醉组(n = 166 966)和基于丙泊酚的全凭静脉麻醉组(n = 29 337)。结果发现,TIVA 和吸入麻醉之间的总生存率无显著差异,无复发生存率差异很小。

有研究对某教学医院 2005 年 1 月—2013 年 12 月曾行乳腺癌手术患者的电子病历进行了回顾,根据术中麻醉方式的不同分为静脉组(采用 TCI 丙泊酚和瑞芬太尼静脉麻醉)和吸入组(吸入恩氟烷、异氟烷、七氟烷或地氟烷麻醉),采用倾向评分匹配解释基线特征差异,建立 Kaplan-Meier 生存曲线,评估麻醉方式对无复发生存和总生存的影响。结果对 5 331 例数据进行最终分析(静脉组 n = 3 085;吸入组 n = 2 246)。倾向评分匹配后,每组仍有 1 766 例患者。Kaplan-Meier 生存曲线显示,两组患者无复发生存率和总生存率无显著差异,静脉组 5 年无复发生存率为 93.2%,吸入组 5 年无复发生存率为 93.8%。吸入麻醉药对乳腺癌无复发生存率和总生存率无显著影响。

一项纳入 1 548 例非小细胞肺癌患者的研究,比较了 TIVA 与吸入麻醉药对非小细胞肺癌根治性切除术后无复发生存率和总生存率的影响。根据入组标准及排除标准最终共有 943 例非小细胞肺癌患者完成了随访,其中 TIVA 组 749 例,吸入组 194 例。结果发现,吸入麻醉药和以丙泊酚为基础的 TIVA 在非小细胞肺癌手术后的长期预后方面无统计学差异。

四、结语

肿瘤患者的围手术期管理是一个多因素共同作用的复杂过程,术后患者的远期预后与肿瘤的特点、治疗手段及围手术期管理等多种因素有关。吸入麻醉药是否可以通过影响肿瘤细胞本身以及肿瘤免疫功能,从而对肿瘤患者的预后产生影响,需要更加全面的、深入的研究。

(雍芳芳　李超　贾慧群)

参 考 文 献

[1] HILLER J G,PERRY N J,POULOGIANNIS G,et al. Perioperative events influence cancer recurrence risk after surgery[J]. Nature Reviews Clinical Oncology,2018,15(4):205-218.

[2] LAMOUILLE S,XU J,DERYNCK R. Molecular mechanisms of epithelial-mesenchymal transition[J]. Nature Reviews Molecular Cell Biology,2014,15(3):178-196.

[3] YUKI K,ECKENHOFF R G. Mechanisms of the immunological effects of volatile anesthetics:a review[J]. Anesthesia and Analgesia,2016,123(2):326-335.

[4] XU Y J,LI S Y,CHENG Q,et al. Effects of anaesthesia on proliferation,invasion and apoptosis of LoVo colon cancer cells in vitro[J]. Anaesthesia,2016,71(2):147-154.

[5] OH C S,LEE J,YOON T G,et al. Effect of equipotent doses of propofol versus sevoflurane anesthesia on regulatory T cells after breast cancer surgery[J]. Anesthesiology,2018,129(5):921-931.

[6] BUCKLEY A,MCQUAID S,JOHNSON P,et al. Effect of anaesthetic technique on the natural killer cell antitumour activity of serum from women undergoing breast

cancer surgery:a pilot study[J]. British Journal of Anaesthesia,2014,113(suppl 1):i56-i62.

［7］ JAURA A I,FLOOD G,GALLAGHER H C,et al. Differential effects of serum from patients administered distinct anaesthetic techniques on apoptosis in breast cancer cells in vitro:a pilot study[J]. British Journal of Anaesthesia, 2014,113(suppl 1):i63-i67.

［8］ ECIMOVIC P,MCHUGH B,MURRAY D,et al. Effects of sevoflurane on breast cancer cell function in vitro［J］. Anticancer Research,2013,33(10):4255-4260.

［9］ CIECHANOWICZ S,ZHAO H,CHEN Q,et al. Differential effects of sevoflurane on the metastatic potential and chemosensitivity of non-small-cell lung adenocarcinoma and renal cell carcinoma in vitro［J］. British Journal of Anaesthesia,2018,120(2):368-375.

［10］ MA D,LIM T,XU J,et al. Xenon preconditioning protects against renal ischemic-reperfusion injury via HIF-1α activation［J］. Journal of the American Society of Nephrology,2009,20(4):713-720.

［11］ BENZONANA L L,PERRY N J S,WATTS H R,et al. Isoflurane, a commonly used volatile anesthetic, enhances renal cancer growth and malignant potential via the hypoxia-inducible factor cellular signaling pathway in vitro［J］. Anesthesiology,2013,119(3):593-605.

［12］ HUANG H,BENZONANA L L,ZHAO H,et al. Prostate cancer cell malignancy via modulation of HIF-1 α pathway with isoflurane and propofol alone and in combination［J］. British Journal of Cancer, 2014, 111 (7):

1338-1349.

［13］ MÜLLER-EDENBORN B,ROTH-Z'GRAGGEN B,BARTNICKA K,et al. Volatile anesthetics reduce invasion of colorectal cancer cells through down-regulation of matrix metalloproteinase-9［J］. The Journal of the American Society of Anesthesiologists,2012,117(2):293-301.

［14］ CHANG C Y,WU M Y,CHIEN Y J,et al. Anesthesia and long-term oncological outcomes:a systematic review and meta-analysis［J］. Anesthesia & Analgesia, 2021, 132(3):623-634.

［15］ WIGMORE T J,MOHAMMED K,JHANJI S. Long-term survival for patients undergoing volatile versus IV anesthesia for cancer surgery:a retrospective analysis［J］. Anesthesiology,2016,124(1):69-79.

［16］ MAKITO K,MATSUI H,FUSHIMI K,et al. Volatile versus total intravenous anesthesia for cancer prognosis in patients having digestive cancer surgery A nationwide retrospective cohort study［J］. Anesthesiology,2020,133 (4):764-773.

［17］ YOO S,LEE H B,HAN W,et al. Total intravenous anesthesia versus inhalation anesthesia for breast cancer surgery:a retrospective cohort study［J］. Anesthesiology, 2019,130(1):31-40.

［18］ OH T K,KIM K,JHEON S,et al. Long-term oncologic outcomes for patients undergoing volatile versus intravenous anesthesia for non-small cell lung cancer surgery:a retrospective propensity matching analysis［J］. Cancer Control,2018,25(1):1073274818775360.

54 双腔支气管插管插入深度影响因素及公式探讨

目前胸外科手术麻醉常采用单肺通气技术,目的是避免术侧肺膨胀,为手术提供良好的视野,同时使健侧肺和术侧肺实现隔离,防止术侧肺的分泌物或血液进入健侧肺而影响通气,或造成交叉感染。临床上普遍应用双腔支气管导管(double lumen endobronchial tube,DLT)插管实现单肺通气技术。DLT 的准确定位是实现单肺通气的必要条件,但 DLT 管径粗、长度长、可塑性差等特点,使其定位困难,管端易错位。DLT 位置过浅达不到肺隔离的效果,还可能堵塞对侧支气管开口;过深则影响通气导致缺氧。因此,准确的导管深度定位方法极其重要。如果能在麻醉插入双腔管前就可预知插入深度,则可避免盲目性并提高插管的成功率。长期以来学者对双腔支气管插管的深度做出了许多不同层面的研究,但其影响因素较多,各种定位方法繁简不一,准确性参差不齐。本文将对有关 DLT 的插管深度的研究做以下综述。笔者认为支气管插管的最佳深度为充气的蓝色支气管套囊上缘刚好位于隆突之下,最佳深度最终需要纤维支气管镜(fiberoptic bronchoscope,FOB)确认。

一、影响 DLT 插管深度的因素

(一)呼吸道影响因素

口腔解剖形态,如上颌、下颌解剖差异会对插管深度产生影响。若按照气管尖端至上门牙水平的导管刻度记为插管深度,则上述解剖的差异将会对插管深度产生影响,导致插管过深或过浅。牙颌和颅面存在着人种、地理环境的差异,例如黑人较白人和黄种人有较多的颌部前突,黄种人上下中齿唇倾较白人明显。我国不同地域人群在面部特征上也有所差异。因此,对不同的种族、地区患者仅采用身高等体表标志推算出的回归方程式有较大的差别。气管长度对 DLT 插管深度的影响最为直接,排除上呼吸道解剖的差异,通过肺部 CT 测量气管长度指导插管深度是有意义的,临床上应用价值大。

(二)身高、体表特征影响因素

已有大量文献表明身高是影响插管深度的最有意义的影响因素。Sato 认为不同年龄组或不同性别组,身高与插管深度的回归公式不相同,不能互相套用。关于插管深度和身高或体表标志相关性的探讨将在下一部分详细介绍。以一个或多个变量对支气管插管深度的相关性研究得出的结果都是近似值,不同人群样本会有不同的结果。根据合适的公式来指导插管临床可操作性强,但有的公式复杂不便记忆,临床使用较少。

(三)体位的影响

Weiss 等的研究表明,同一患者不同体位将会对插管深度产生影响,头部屈曲时导管伸进,过深会浅出。头部左右旋转也会对插管深度产生影响,头部向右旋转时导管浅出。侯会文等的研究表明侧卧位无论是左侧卧位还是右侧卧位,都会使 DLT 导管移位,主要是深度变浅。因此插管后,体位变动后必须再次确认插管深度;或者平卧位气管插管后可以使支气管套囊上缘在气管隆嵴水平下 1cm,防止体位变动后导管脱出。也可以在条件许可的情况下,模拟手术体位所需头颈部位置进行插管定位,以减少体位变动造成的插管深度的改变。然而,大多数关于 DLT 插管深度和身高或体表标志的回归方程式的研究,都是在平卧插管体位下得到的,而胸科手术常常需要侧卧位,多数公式未考虑体位变动对插管深度的影响。

(四)其他

此外,手术中操作、胸廓形态、疾病、导管的大小、操作者主观因素等也会影响插管深度。

二、关于 DLT 插管插入深度公式探讨

传统 DLT 插管插入深度的定位方法中,听诊法是常用的定位方法,但是容易导致插入过深;吸痰管定位法易导致插管过浅。近年来相继研究出新的定位方法,如超声监测、阻力变化检测、肺顺应性监测法、支气管套囊压力监测法、发射学定位法、呼气末二氧化碳监测分压和气道峰压监测等方法,但这些方法由于价格昂贵、操作复杂、准确性不高等特点,应用并不广泛。国外有通过超声波检测肺部和膈肌的活动征象,或者通过听诊法与超声相结合来判断支气管导管的位置和梗阻情况,准确率明显提高,但是同时受设

备的获得和性能,以及使用人员对数据的解读能力的限制等,实用性往往不高。FOB 定位是双腔支气管导管插管定位的金标准,但其需要特殊的设备及较高的技术要求,基层医院不一定配备。

大量研究证实身高被认为是影响插管最具有意义的因素之一。传统通过身高预测 DLT 插管深度的方法由 Brodsky 在 1991 年提出:身高 170cm 的患者,DLT 插管深度为 29cm,身高每增加或减少 10cm,插管深度相应增加或减少 1cm,并证实了其准确性($P \leqslant 0.000\,1$)。直到 21 世纪,时鹏等的研究结果显示传统法预测的左侧 DLT 插管深度,在男性和女性患者中较纤维支气管镜直视下确定的插管深度浅,多数患者需要重新调整导管位置。Lin 等的研究也证实了这种方法预测插管深度不准确,在实际工作中应用价值不高,只作为初步评估插管深度的一种手段,同时表明身高和 DLT 插管深度具有显著关联性并得到的回归方程:左侧 DLT 插管深度(cm)= 0.197 7×H−4.242,指导临床 DLT 插管。2016 年,Lin、WL 对四位研究者的关于左侧 DLT 插管深度与身高的关系的回归公式的准确性进行检验:Brodsky 的男性插管深度(cm)= 0.11×身高(cm)+10.53,女性插管深度(cm)= 0.11×身高(cm)+10.94;Bahk 的插管深度 = 0.15×身高(cm)+ 3.96;Chow 的插管深度 = 0.148×身高(cm)+3.8;Takita 的插管深度 = 0.1×身高(cm)+12.5。最终得出线性回归公式:0.197 7×身高(cm)−4.242 3 最为准确的结论。直到 2020 年,Eldawlatly 得出了 DLT 插管深度 = 0.25×$H^{0.916}$ 的预测公式,但证实仅 70% 的患者无须再次调整插管深度,准确性不高。这些研究人群是欧美人,亚洲人相对欧美人身材较为矮小,并且上述国外回归方程不一定适合国人的要求。国内研究中,2002 年欧阳葆怡也得出了 DLT 插管深度和身高的回归方程式:男性左 DLT 插管深度(cm)= 0.15×身高(m)+4.87;男性右 DLT 插管深度(cm)= 0.20×身高(m)−2.61;女性左 DLT 插管深度(cm)= 0.13×身高(m)+7.93;女性右 DLT 插管深度(cm)= 0.18×身高(m)−0.12。刘蔚然在 2007 年通过研究得出 DLT 插管深度(Y)和患者身高(H)的回归方程式:Y = 11.67+0.12×H,r = 0.537 7。

也有研究测量其他体表标志与插管深度的关系。2002 年,Chow 等对 121 名人体的身高和 X 线胸片锁骨支气管隆突的距离与纤维支气管镜定位深度进行回归分析得出回归方程:Y = 6+0.75×锁骨至隆突距离 + 0.112×身高(r = 0.61)。Jang 在 2017 年等通过环状软骨到胸骨上切迹的表面距离以及从胸骨上切迹到胸骨柄的表面距离分析与气管中段水平的关系,进而预测 DLT 插管深度,但是没有对具体相关性做出线性回归分析。国内研究中,20 世纪,贵阳市肺科医院优选出一组与实插深度无显著差异、相关系数最大的体表经线为插管深度预测值。即上门齿以下 DLT 插管深度(cm)≈上门齿水平延长线至耳垂尖垂直长度+耳垂尖至胸骨角中线最高点直线长度(测量值与实插值 P>0.05,r = 0.929)的预测方法。该方法经在该院及贵州多家

医院临床证实,插管一次全位率达 94%。2013 年,黄平等对 36 例男性身高、左锁骨中线、上锁骨中点与肋弓下缘的距离(锁肋距)与支气管插管深度进行相关性分析,得出回归方程:Y = 7.53+0.33×锁肋距+0.07×身高(r = 0.678)。颜景佳等在 2015 年通过大样本的研究证实甲状软骨水平至剑突距离(X)与 DLT 插管深度(Y)高度相关,得出改良简化公式:①$Y_{MR} = X_{MR}+2.8$;②$Y_{FR} = 0.95X_{FR}+2.8$;③$Y_{ML} = X_{ML}+2.1$;④$Y_{FL} = 0.97X_{FL}+2.1$(MR:男性右侧 DLT;FR:女性右侧 DLT;ML:男性左侧 DLT;FL:女性左侧 DLT),并通过大样本的前瞻性研究加以验证,准确率达 95.5%。到了 2019 年,时鹏分析身高(H)、环甲膜-胸骨角上切迹(L)的距离与左侧 DLT 插管深度(Y)的相关性,得出相应的线性回归方程:Y = 8.127+0.087×H+0.559×L,与以往研究的不同在于,本研究将身高与体表标志同时作为自变量,分析得出二者与左侧 DLT 插管深度的线性回归方程。某些临床实测深度体表标志引导 DLT 定位具有方便快捷、可操作性强等优点,已被用于临床工作中。

三、小结

支气管导管插管深度有多方面因素的影响,应综合考虑。传统的插管定位方法已被逐渐淘汰,身高或体表标志的相关性方程式具有方便快捷、临床可操作性强的优点,但是某一统计公式往往只适用某一地域人群,采用不恰当的方程式将导致插管失败。FOB 仍然是证实插管深度的金标准,但只适合有配备的医院。其他非可视化的插管方法设备、技术要求较高,临床应用不广泛。

(黄琦萍 颜景佳)

参 考 文 献

[1] BYUN S H,KANG S H,KIM J H,et al. Comparison of a tube-holder(rescuefix)versus tape-tying for minimizing double-lumen tube displacement during lateral positioning in thoracic surgery:a prospective,randomized controlled study[J]. Medicine,2016,95(31):e4486.

[2] 廖大为.纤维支气管镜在双腔支气管导管插管中的应用观察分析[J].家庭保健,2020,16:144.

[3] 刘亚华,张冰,钟唯一.双腔支气管导管插管三种定位方法的比较[J].新疆医科大学学报,2008,31(8):1035-1036.

[4] 时鹏,刘世庆,吴秀英.左侧双腔支气管导管插管深度与特定体表标志的相关性[J].中国医科大学学报,2019,48(3):83-87.

[5] 黄平,陈冰勇,罗珂,等.左侧支气管插管深度与体表标志的多重线性回归分析[J].广西医学,2012,34(12):1648-1651.

[6] 颜景佳,孙加晓,黄燕芳,等.支气管导管插管深度与特定体表标志之间关系的临床应用研究[J].临床麻

醉学杂志,2015,31(10):969-972.

[7] 欧阳葆怡,温晓晖,梁丽霞.双腔支气管导管插管深度与身高的关系[J].临床麻醉学杂志,2002,18(7):348-350.

[8] ŠUSTIĆ A,PROTIĆ A,CICVARIĆ T,et al. The addition of a brief ultrasound examination to clinical assessment increases the ability to confirm placement of double-lumen endotracheal tubes[J]. Journal of Clinical Anesthesia, 2010,22(4):246-249.

[9] ELDAWLATLY A,ALQATARI A,KANCHI N,et al. Insertion depth of left-sided double-lumen endobroncheal tube:a new predictive formula[J]. Saudi Journal of Anaesthesia,2019,13(3):227-230.

[10] CHOW M Y H,GOH M H,TI L K. Predicting the depth of insertion of left-sided double-lumen endobronchial tubes[J]. Journal of Cardiothoracic and Vascular Anes-

thesia,2002,16(4):456-458.

[11] ELDAWLATLY A A,TAHAN M R E,KANCHI N U,et al. Efficacy of height-based formula to predict insertion depth of left-sided double lumen tube:a prospective observational study[J]. Anaesthesia and Intensive Care, 2020,48(5):354-357.

[12] LIN W L,CHERNG C H. Predicting optimal insertion depth of a left-sided double-lumen endobronchial tube [J]. Journal of Cardiothoracic and Vascular Anesthesia, 2016,30(4):942-946.

[13] 杨定东,王绍林,张晶晶,等.超声检查在左侧双腔支气管导管定位中的临床应用[J].皖南医学院学报, 2016,35(4):381-383.

[14] 刘蔚然,高鲁渤.双腔支气管导管插入的适宜深度与体表标志的关系[J].天津医科大学学报,2007,13(3):445-446.

55 经鼻高流量湿化氧疗在围手术期中的应用进展

经鼻高流量湿化氧疗(high-flow nasal cannula oxygen therapy,HFNC)作为一种新的呼吸支持技术最早成功应用于新生儿和儿童以替代经鼻持续气道正压通气(CPAP)治疗,近年来开始大量应用于成人。HFNC是一种新的高流量系统,它是通过高流量鼻塞持续为患者提供可以调控并相对恒定吸入氧浓度(21%~100%)、温度(31~37℃)和湿度的高流量(8~80L/min)吸入气体的氧疗方式。HFNC已经成为呼吸支持领域的研究热点,大量研究已初步显示了它在多种临床情况中的潜在优势。目前认为HFNC应用效果最佳的临床情况包括低氧性和/或高碳酸性急性呼吸衰竭(acute respiratory failure,ARF)、气管插管前及后应用、急性心力衰竭、辅助支气管镜检查等方面。近年来HFNC开始应用于麻醉诱导、清醒气管插管和上气道手术中(图55-1),它已成为麻醉科医师的一项有前途的新技术。本文就HFNC在围手术期的应用进展做一简介。

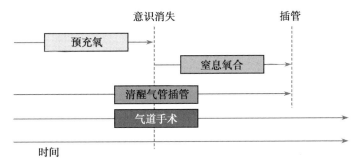

图 55-1　HFNC 临床应用的最新领域(包括在麻醉诱导和术中的应用)

一、经鼻高流量吸氧的装置

HFNC主要由空氧混合器、加温加湿装置、高流量鼻塞及连接呼吸管路等部分组成。空氧混合器可用来调节氧气的浓度和流量,可以有不同的种类和型号,以提供准确的氧流量,目前部分机型可达到70L/min的最大流量。HFNC的氧浓度同样可以通过空氧混合器进行精确调控,可以提供21%~100%的FiO_2。加温加湿装置的作用是将空氧混合后的气体进行加温湿化。加温湿化装置有两种类型,一种类型是加热器,通过加热底盘和湿化罐连接一根带有温控加热导丝的管路,对吸入气体进行加温加湿,使得吸入气体达到充分的湿化和温化。另一种类型则是加热板加热系统。高流量鼻塞是HFNC和患者的连接装置,是专为高流量吸氧设计的。其尖端呈斜面型的出口,质地柔软,用一个具有弹性可调节的过耳头带固定于患者面部(图55-2)。

二、HFNC 主要生理效应

HFNC是一个开放的系统,通过加热管道和鼻塞提供经过湿化温化的精确氧浓度的高流量气体,其本身并不提供潮气量和呼吸频率。HFNC通过鼻腔界面传递时,会在呼吸系统中产生许多生理变化。HFNC产生的主要生理效应总结在表55-1、图55-3和图55-4中。

表 55-1　HFNC 主要生理效应

生理效应	影响
维持黏液纤毛装置功能	优化呼吸上皮功能
	改善黏液纤毛转运
生理无效腔冲刷效应	减少解剖无效腔
	二氧化碳冲刷和储氧功能
肺力学改善效应	减少呼吸做功
	增加肺顺应性
	改善气体交换
	改善通气均匀性

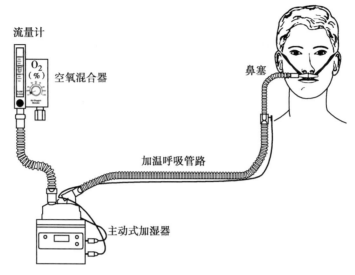

图 55-2　HFNC 装置示意图

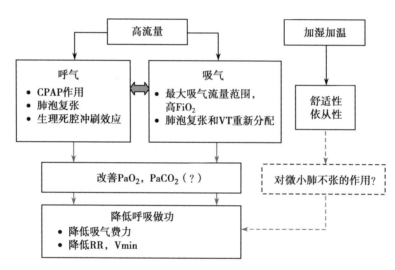

图 55-3　HFNC 治疗的生理效应

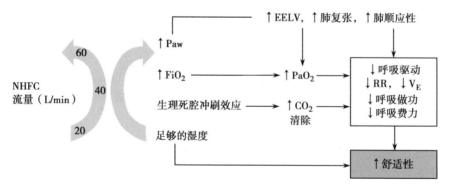

图 55-4　HFNC 的生理效应和流量可能影响的示意图

气道压力和 FiO_2 增加通过不同的机制改善氧合作用,较高流量可能是最佳选择。在较低流量可能获得多数生理无效腔冲刷效应(增加 CO_2 清除,降低呼吸驱动,呼吸频率和呼吸费力)。所有这些生理效应可能解释呼吸衰竭患者的舒适性改善以及结局的改善。

Paw—气道压力;FiO_2—吸入氧浓度;EELV—呼气末肺容积;RR—呼吸频率;V_E—每分钟通气量。

（一）维持黏液纤毛装置的功能

从气管到终末细支气管存在着黏液纤毛装置，包括上皮细胞的纤毛、黏膜细胞、黏膜下腺体以及覆盖在上皮表面的液体层。纤毛细胞的功能是将分泌物推向喉部，分泌细胞产生的黏液具有湿润和阻挡粉尘等入侵的作用。气道内的黏液与纤毛上皮细胞的纤毛协同活动，它是呼吸系统的重要防御机制之一。呼吸上皮功能在核心体温和100%相对湿度时效能最强，并且对呼吸道温度和压力的变化高度敏感。极端湿度或呼吸道温度降至核心体温以下会改变呼吸道分泌物的黏度，促使支气管收缩，降低纤毛摆动频率并减慢黏液纤毛清除速度。传统的面罩或鼻导管等吸氧方式常发生这些变化。在这种情况下，凉爽、干燥的气体会改变呼吸道黏液的物理和生化特性，可能引起支气管收缩，特别是气道高敏患者（如哮喘和COPD）。黏液纤毛清除能力受损会使肺顺应性降低，呼吸道阻力增加和呼吸功增加，并与黏液堵塞、肺泡减少和感染的风险增加有关。对于COPD或支气管扩张患者，有效的黏液纤毛清除特别重要。在这些患者中，慢性黏液分泌过多易导致反复呼吸道感染和慢性细菌定植，与肺功能下降相关，并增加住院风险。Hasani等通过放射性气溶胶肺沉积和清除研究表明，阻塞性气道疾病患者吸入完全饱和并调节至37℃的空气后，气管支气管分泌物清除率明显增加。HFNC提供相对恒湿、恒温的高流量空氧混合气体，符合人体正常生理状态下呼吸道的气体温度和湿度，降低医用干冷气体对上下呼吸道黏液纤毛装置功能和黏膜的影响，改善呼吸道黏液纤毛装置的功能。研究发现，使用HFNC患者舒适性更好，并且湿化气体更能维持体外培养人呼吸道上皮细胞的结构和功能，降低炎症反应的发生。HFNC可以提供最适宜的温度和湿度，避免气道干燥，减少炎症反应，有助于稀释痰液和排痰，修复和维持人呼吸道上皮细胞和纤毛的结构和功能，提高患者的舒适度，降低下呼吸道感染的发生率。

（二）生理无效腔冲刷效应

HFNC最高流量可达到70L/min，与吸气峰流速基本相同。在呼气末，咽腔内存在高CO_2低O_2气体，高流量的新鲜气体通过冲洗咽部生理无效腔，使得吸气末咽部生理无效腔内气体被换为经过温化湿化的高O_2无CO_2气体，在下一次吸气过程中，吸入气体中含有更多的O_2和更少的CO_2，改善肺泡通气，促进CO_2排出。Moller等使用简单管道模型和在健康志愿者CT扫描图像的基础上，模拟具有解剖学代表性的上气道模型来研究HFNC是否能达到清除无效腔CO_2的作用，结果显示CO_2的清除率与HFNC流量大小呈正相关，且管道模型的清除速度稍快于解剖模型。从而证实HFNC具有冲刷无效腔，促进CO_2排出这一生理学作用。

（三）肺力学改善效应

HFNC与无创通气（noninvasive ventilation，NIV）、持续气道正压通气（continuous positive airway pressure，CPAP）及有创机械通气不同，它是一个开放系统，设备与患者之间没有环路，气体可能从口腔漏气。尽管HFNC是一个开放系统，但HFNC输送高流量气流，必然产生一定水平的CPAP，对改善或维持上气道开放、对抗周围气道陷闭、扩张肺泡内径或防治肺陷闭皆有一定作用，有利于呼气末肺泡复张和气血交换。Corley等应用电阻抗断层扫描（EIT）技术测定心脏手术后肺容积的研究发现，HFNC可促进呼气末肺容积增加，提示HFNC通过高流量产生的CPAP作用促进肺的复张。研究显示HFNC流量为35L/min时，闭口时咽腔CPAP为$3cmH_2O$，而张口呼吸时为$1cmH_2O$，HFNC流量每增加10L/min，患者咽腔CPAP就增加$0.5\sim1cmH_2O$。HFNC流量增加到60L/min时，口腔闭合条件下，女性受试者的咽腔压可达到约$8.7cmH_2O$左右，男性咽腔压约$5.4cmH_2O$；张口呼吸情况下女性咽腔压约为$3.1cmH_2O$，男性咽腔压约为$2.6cmH_2O$左右。由于大量漏气，张口呼吸必然导致CPAP明显下降。由于HFNC能产生一定的CPAP效应，加上黏液纤毛装置功能的维持、生理无效腔冲刷效应和稳定的FiO_2，HFNC可能有以下肺力学改善作用。

1. 降低患者上气道阻力和呼吸功　鼻腔侧壁提供较大的表面积以接触吸入气体，对吸入气体进行温化和湿化。在吸入气体过程中，吸入气体的阻力主要来源于鼻腔与吸入气体，以及吸入气体之间的摩擦，约占总气道阻力的50%。鼻腔在呼吸过程中的扩大与缩小会影响气道阻力。HFNC通过给予大于或等于吸气峰流速的温湿化气体流量，使得鼻咽部在吸气过程中无须扩张以对气体进行温湿化，从而降低了吸气阻力，减少患者的呼吸功。研究证实在低氧性ARF，与面罩吸氧比较，HFNC能改善肺的顺应性并减轻吸气费力和减少呼吸做功。Pisani等在COPD患者中发现，与基础值比较，HFNC能降低内源性呼气末正压（PEEPi），减轻吸气费力和减少呼吸做功，提示HFNC输送的正压也足以抵消COPD过度膨胀所施加的阈值负荷。

2. 改善肺活量和通气　Fraser等研究发现在健康志愿者、COPD稳定期和肺纤维化患者以及ICU患者中，与传统的低流量吸氧和面罩吸氧比较，HFNC能降低呼吸频率，稳定或增加潮气量以及改善气促症状。Mauri等研究证实HFNC还可以改善通气均匀性（应用电阻抗断层摄影方法测定）和氧合功能。

有趣的是，经气管切开应用HFNC，即有创机械通气脱机过程中应用HFNC时，呼吸频率、气体交换、呼吸功或神经呼吸驱动等相关指标与常规氧疗方法比较没有差异，提示HFNC有益生理效应主要是通过改变上呼吸道介导的。

三、HFNC 的临床应用

（一）低氧性急性呼吸衰竭

多项研究表明，HFNC在改善动脉氧合和患者舒适度，降低呼吸频率，减轻呼吸急促和呼吸窘迫的临床症状方面优于常规氧疗方式。研究发现HFNC在轻中度低氧性ARF的治疗中有效。Roca等首先在20例ICU低氧性ARF成人患者中，通过 SaO_2 和 PaO_2、呼吸频率、气促程度和舒适度评估，发现与常规面罩氧疗（$FiO_2 \geqslant 50\%$）比较，HFNC 使患者的氧合得到明显的改善。Sztrymf 等报道 20 例轻中度 ARF 患者，使用面罩吸氧 15L/min，呼吸频率为 28 次/min，SpO_2 是 93%，使用 HFNC 后，呼吸频率下降到 24.5 次/min，SpO_2 上升到 98.5%。该作者在另外一项前瞻性单中心研究中，对 38 例 ICU 低氧性 ARF 患者使用 HFNC 治疗后，发现患者的呼吸频率减慢，气促减轻，呼吸困难评分指数降低，氧合明显改善。在该研究中，最终 6 例患者需要气管插管机械通气，HFNC 可以避免部分患者气管插管，成功率达 70%。Parke 等研究发现，对轻中度 ARF 患者使用 HFNC 和面罩吸氧治疗，HFNC 组 29 例患者中最终有 3 例（约 10%）需要气管插管，面罩组 27 例患者中有 8 例（约 30%）需要进行气管插管。Rello 等对 35 例因甲型 H1N1 流感导致严重急性呼吸道感染的 ICU 患者 HFNC 的治疗效果进行了评价，在常规氧疗失败的 30 例患者中，10 例需要立即气管插管，而 20 例接受 HFNC 治疗的患者，有 9 例获得成功（45%）。在新型冠状病毒肺炎重型和危重型患者的治疗过程中，HFNC 同样发挥了重要作用。王毅等报道在 15 例重症新型冠状病毒肺炎患者中，5 例在入院后给予鼻导管或面罩吸氧，10 例给予 HFNC 治疗，转入 ICU 后，3 例患者需立即气管插管有创通气，另 12 例需要 HFNC 与无创呼吸机交替治疗，7 例患者好转后继续行 HFNC 治疗，提示 HFNC 在重症新型冠状病毒肺炎治疗中占有重要位置。

（二）高碳酸血症性呼吸衰竭

Braunlich 等进行了 HFNC 在健康志愿者、COPD 患者及特发性肺纤维化（IPF）患者的比较研究。结果显示：COPD 和 IPF 患者的潮气量增加，而健康志愿者的潮气量下降；呼吸频率和每分钟通气量在三组均出现下降。Hasani 等研究证明，只要 3h/d，连续 7d 的湿化和温化治疗，可以显著增加肺纤毛黏液系统的清除功能。Rea 等对 COPD 患者使用 HFNC 进行了 12 个月的长期湿化温化治疗（1~2h/d）。结果显示：长时间的湿化可以显著减少 COPD 急性加重天数，延长急性加重的间隔，减少急性加重的频次，提高患者的生活质量。最近，Yang 等为了评价 HFNC 在 COPD 急性加重患者中的安全性，在一项系统回顾和 Meta 分析中共纳入 7 项 RCT 和 1 项观察性研究，发现与 NIV 比较，接受 HFNC 的患者的气管插管风险和死亡风险无明显不同，提示 HFNC 不增加 COPD 急性加重的插管和死亡风险。

（三）气管拔管后应用

近年来研究发现使用 HFNC 缓解气管拔管后的呼吸窘迫。Moccaldo 等研究证实，相对于可调式通气面罩，使用 HFNC 后呼吸频率、氧合、呼吸困难指数和舒适度均有显著改善，并且大大地降低了再插管率。Lee 等研究证实与常规氧疗相比，HFNC 能改善小儿术后肺超声评分和减少术后肺不张的发生。Chaudhuri 等的一项 Meta 分析共纳入 11 个 RCT，共 2 201 例患者，发现与常规氧疗比较，术后立即行 HFNC 治疗能使术后再插管率降低和呼吸支持升级减少，而与 NIV 无明显差异。

（四）急性心源性肺水肿

通过产生较低的胸腔内正压，降低心脏后负荷而使氧合作用得到改善，因此 HFNC 也可能对急性心源性肺水肿有益。有研究发现，对于经过 NIV 治疗稳定后的心力衰竭的患者，再使用 HFNC，发现呼吸困难程度明显减轻，呼吸急促症状改善，血氧饱和度提高。

（五）术后低氧血症

研究证明，在 ICU 或术后麻醉后监护病房患者 HFNC 治疗非常有效。显然，对于低氧性急性呼吸衰竭患者，HFNC 可增强氧合作用，并有助于避免 ICU 拔管后再次插管的需要。一项 Meta 分析报告说，术后使用 HFNC 可缩短成年患者的住院时间。在这项 Meta 分析报告之后，另一项研究证实，在合并呼吸系统疾病的心脏手术患者中，术后应用 HFNC 可以缩短住院时间和降低重新入住 ICU 的发生率。

四、HFNC 在临床麻醉中的应用

（一）HFNC 在麻醉诱导中的应用

1. 预充氧（preoxygenation） 麻醉诱导时，患者处于仰卧位，在呼吸肌麻痹状态和麻醉药直接作用下，通气不足或呼吸暂停并复合功能余气量（functional residual capacity，FRC）减少时，可迅速发展为低氧血症。预充氧是一个给氧去氮的过程，它能延长从呼吸暂停到出现低氧血症的时间。它通过提高功能余气量（FRC）的氧含量，增加机体的氧储备，以维持气管插管时窒息状态血氧饱和度的稳定。对于麻醉诱导后不能进行面罩通气或面罩通气困难者，以及预期气管插管困难者或 FRC 较小的患者（如肥胖患者或孕妇），充分的预充氧是必不可少的。因此预充氧技术的目的是提高气管插管患者的安全性。完成预充氧的方法主要包括潮气量通气法和使用肺活量呼吸来快速达到充分预充氧两种。近年来研究证明应用 HFNC 预充氧与通过面罩进行潮气量预充氧一样有效。Ng 等在 48 例神经外科成年患者中，比较了 HFNC（氧流量 50L/min）和面罩（氧流量 10L/min）之间增加 PaO_2 的效果，结果在预充氧 5min 后，HFNC 病例 PaO_2 的中位数（471mmHg）明显高于面罩充氧病例（357mmHg），但在麻醉诱导后，HFNC 组的 PaO_2 明显降低，而呼吸囊面罩通气的面罩组则无明显变化。这表明，在麻醉诱导前，HFNC 在保证高水平 PaO_2 方面较面罩充氧更加有效，但在维持高水平 PaO_2 方面，HFNC 不如面罩通气。Badiger 等在 50 例预期困难气道而进行清醒纤维支气管镜引导气管插管的患者中应用 HFNC，发现氧合血红蛋白去饱和事件发生较少，提示 HFNC 能改善氧合，提高患者的耐受性和手术的安全性。最近一项系统回顾和 Meta 分析研究了一般人群围气管插管期使用 HFNC 的文献，共纳入 10 项 RCT，共 1 017 例患者。结果表明：使用 HFNC 预充氧/气管插管后测得的窒息时间和 PaO_2 与常规氧疗相似，在插管期低氧血症、严重并发症或 28d 病死率方面，HFNC 并无优势。

2. 窒息氧合(apneic oxygenation) 在全身麻醉时，气管插管成功前患者都要不可避免地经历一段窒息时间，尤其是出现插管困难时随着窒息时间延长，严重甚至致命的低氧血症发生率相应增加。安全窒息时间指患者没有呼吸或通气时，SpO_2 下降至 90% 前维持的时间，插管的过程即是对患者安全窒息时间的有效利用。窒息氧合是一种生理现象，是指人体没有呼吸运动时，经气道给予高浓度、高流量的氧，促进肺泡中氧的交换，对窒息患者进行被动的氧合、延长安全窒息时间的方法。可以通过鼻导管或通过鼻腔或口腔将导管插入咽腔(咽部给氧)，以最高 15L/min 的速度输送氧气。研究表明这些技术可有效地延缓病态肥胖患者和紧急气管插管过程中的氧合血红蛋白的去饱和情况。最近报道经鼻高流量加温加湿化快速给氧装置(transnasal humidified rapid-insufflation ventilatory exchange, THRIVE)，即 HFNC 用于窒息氧合。THRIVE 在预期困难气道和心肺功能不全成人患者中同样延长了全身麻醉诱导后的安全窒息时间。研究证实在小儿中，与面罩通气比较，HFNC 能使安全窒息时间(SpO_2 达到 92% 所需的时间) 延长两倍以上。Stolady 等在分娩产妇中也得到了相仿的结果。Patel 等研究显示对于行下咽或喉气管手术的困难气道患者，使用 THRIVE 后所有患者在窒息过程中 SpO_2 都未低于 90%。Mir 等将行急诊手术，需快速序贯诱导的患者随机分为 THRIVE 组和传统面罩通气组，两组患者插管后血气分析差异无统计学意义，但 THRIVE 组安全窒息时间明显长于传统面罩通气组。最近，Spence 等的一项系统回顾和 Meta 分析纳入 8 项 RCT，共 2 314 例患者，发现与常规充氧对照组比较，HFNC 组术中氧合血红蛋白去饱和发生率较低，最低 SpO_2 较高，诱导时安全窒息时间更长，而 $FetCO_2$ 两组无明显不同。

使用 HFNC，在喉镜窥视或纤维支气管镜检查时或在声门上气道置入过程中，无须移除鼻导管，这可以使氧合作用的稳定性增加。并且，发生与装置的不正确定位相关问题的可能性很小。这样可以防止临床医师由于氧合血红蛋白去饱和的发生而过早放弃正在进行的插管尝试，并为他们留出足够的时间使他们专注于进行气管插管和所需的任何操作。此外，当需要额外的面罩通气时，用于 HFNC 的鼻塞不会干扰面罩通气的应用。由于与标准预充氧技术相比，对已知或预期困难气道的患者，HFNC 具有更大的优势而没有任何副作用。

3. 快速序贯麻醉诱导(rapidsequential induction of anesthesia) 快速序贯诱导是常用于有胃液反流及胃内容物误吸等高发风险的常规静脉麻醉诱导。其目的是尽可能缩短从意识消失到气管插管的间隔。适用于非困难气道的饱胃和急诊患者，也适用于面罩通气困难但气管插管不困难的患者。研究证实 HFNC 无论在手术室内还是在手术室外的

快速序贯麻醉诱导中都可能具有潜在作用。Lodenius 等在一项包括 80 例接受快速序贯麻醉诱导的成人研究中，比较了 HFNC(流量 70L/min) 和面罩充氧(流量 10L/min) 的氧合效果，结果两者气管插管后 1min 的最低 SpO_2 相仿，但面罩组有 7 例患者(18%) SpO_2 降至 96% 以下；而 HFNC 组没有，无一例患者发生并发症，如胃内容物反流，HFNC(中位数:116s) 和面罩组(中位数:109s) 的安全窒息时间无明显差异。Mir 等在一项包括 40 例施行急诊手术接受快速序贯诱导的成人患者的研究中，比较了 HFNC(流量 70L/min) 和面罩充氧(流量 12L/min) 的效果，结果所有患者均顺利成功气管插管，两组的 PaO_2 无明显差异，但 HFNC 组(平均 248s) 的气管插管时间明显长于面罩组(平均 123s)。

因此，在麻醉诱导气管插管过程中，HFNC 是优于常规氧合技术的一项先进方法。对于特殊人群，如肥胖，孕妇或需要快速麻醉诱导者，HFNC 能延缓低氧血症的发生。

(二) HFNC 在清醒气管插管中的应用

清醒气管插管是另一种建立有效安全气道的技术，HFNC 可能很有价值。清醒气管插管具有能保留咽喉部肌张力和上呼吸道通畅，保留自主呼吸，能快速进行神经系统功能检查，以及气道保护性反射存在，避免发生误吸等优势。总的来说，当已预见面罩通气困难和插管困难时，患者清醒保留自主呼吸是气道管理最安全的方法。但由于潜在的气道疾病、肥胖症或因过度镇静或局部表面麻醉引起突然性完全性气道阻塞，行清醒气管插管的患者有发生氧合血红蛋白去饱和的风险。在清醒纤维支气管镜引导气管插管过程中使用 HFNC 提供充氧作用具有理论上的优势。Badiger 等在一项包括 50 例成年患者的观察性研究中，在清醒纤维支气管镜引导气管插管过程中使用 HFNC，流量为 50~70L/min，结果显示 HFNC 将 SpO_2 从基础值的 98%(83% ~ 100%) 增加到 100%(93% ~ 100%)，并且在此过程中，没有患者低于基础 SpO_2。HFNC 也成功地用于继发感染性急性白血病上呼吸道阻塞的镇静患者的气管切开手术中。

(三) HFNC 在气道手术中的应用

上呼吸道手术在手术过程中通常需要反复进行气管插管和拔管，以便进入手术区域进行所需的操作。因此，有必要使用特殊的方法延长安全窒息时间和预防低氧血症来减轻应激状态。有几种技术，如经气管或经声门喷射通气，使用小号气管导管控制机械通气以及间歇性呼吸暂停通气，用于气道手术的充氧。但这些方法中，喷射通气产生气压伤的风险较高。因此，选择喷射通气的可能性较小。理想的方法可能是无管技术，该方法可实现手术视野的最佳化并能防止与导管相关性气道损伤。研究证实 HFNC 对气道手术是一种革命性的氧合技术，在喉显微外科手术中它可以替代气管导管的应用。一项系统回顾，比较术中采用 HFNC 与常规氧疗对非插管手术患者氧合情况的影响，纳入 5 个术中使用 HFNC 的研究，共 2 203 例患者，发现与常规氧疗比较，术中使用 HFNC 的患者 SpO_2 下降风险显著降

低,且术中最低 SpO_2 更高。此外,研究证实在施行胃食管镜检查和治疗的患者中应用 HFNC 能降低麻醉和操作过程中低氧血症的发生率,从而使施行这种检查的患者更加安全。

综上所述,HFNC 作为一种有前途的新型呼吸支持技术,可以使手术患者在围手术期更加安全。尽管有越来越多的证据支持在围手术期使用 HFNC,但仍需要大规模临床研究,进一步明确在围手术期中 HFNC 作为呼吸支持手段的地位。

（胡兴国　沙季港　孔明健）

参 考 文 献

[1] D'CRUZ R F,HART N,KALTSAKAS G. High-flow therapy:physiological effects and clinical applications [J]. Breathe(Sheff),2020,16(4):200224.

[2] ABDELMALAK B B,DOYLE D J. Recent trends in airway management[J]. F1000Res,2020,9:355.

[3] SPICUZZA L,SCHISANO M. High-flownasalcannulaoxygen therapy as an emerging option for respiratory failure:the present and the future[J]. Ther Adv Chronic Dis,2020,11:2040622320920106.

[4] MACIEJEWSKI D. Highflowoxygen therapy in intensive care and anaesthesiology[J]. Anaesthesiol Intensive Ther,2019,51(1):41-50.

[5] KIM H J,ASAI T. High-flownasaloxygenation for anesthetic management[J]. Korean J Anesthesiol,2019,72(6):527-547.

[6] NISHIMURA M. High-flownasalcannulaoxygen therapy devices[J]. Respir Care,2019,64(6):735-742.

[7] LODESERTO F J,LETTICH T M,REZAIE S R. Highflownasalcannula:mechanisms of action and adult and pediatric indications[J]. Cureus,2018,10(11):e3639.

[8] GLEASON J M,CHRISTIAN B R,BARTON E D. Nasalcannula apneic oxygenation prevents desaturation during endotracheal intubation:an integrative literature review[J]. West J Emerg Med,2018,19(2):403-411.

[9] HELVIZ Y,EINAV S. A Systematic review of the high-flownasalcannula for adult patients[J]. Crit Care,2018,22(1):71.

[10] Hernández G,ROCA O,COLINAS L. High-flownasalcannula support therapy:new insights and improving performance[J]. Crit Care,2017,21(1):62.

[11] ZHANG J,LIN L,PAN K,et al. High-flow nasal cannula therapy for adult patients[J]. J Int Med Res,2016,44(6):1200-1211.

[12] NISHIMURA M. High-flownasalcannulaoxygen therapy in adults:physiological benefits,indication,clinical benefits,and adverse effects[J]. Respir Care,2016,61(4):529-541.

[13] NISHIMURA M. High-flownasalcannulaoxygen therapy in adults[J]. J Intensive Care,2015,3(1):15.

[14] RICARD J D,ROCA O,LEMIALE V,et al. Use of nasal high flow oxygen during acute respiratory failure[J]. Intensive Care Med,2020,46(12):2238-2247.

[15] RENDA T,CORRADO A,ISKANDAR G,et al. High-flow nasal oxygen therapy in intensive care and anaesthesia[J]. Br J Anaesth,2018,120(1):18-27.

[16] CORTEGIANI A,ACCURSO G,MERCADANTE S,et al. High flow nasal therapy in perioperative medicine:from operating room to general ward[J]. BMC Anesthesiol,2018,18(1):166.

[17] LUMB A B,THOMAS C R. High-flow nasal therapy-modelling the mechanism[J]. Anaesthesia,2019,74(4):420-423.

[18] LYONS C,CALLAGHAN M. Uses and mechanisms of apnoeic oxygenation:a narrative review[J]. Anaesthesia,2019,74(4):497-507.

[19] STOLADY D,LAVIOLA M,PILLAI A,et al. Effect of variable pre-oxygenation endpoints on safe apnoea time using high flow nasal oxygen for women in labour:a modelling investigation[J]. Br J Anaesth,2021,126(4):889-895.

[20] SPENCE E A,RAJALEELAN W,WONG J,et al. The Effectiveness of high-flow nasal oxygen during the intraoperative period:a systematic review and meta-analysis[J]. Anesth Analg,2020,131(4):1102-1110.

[21] RIVA T,MEYER J,THEILER L,et al. Measurement of airway pressure during high-flow nasal therapy in apnoeic oxygenation:a randomised controlled crossover trial[J]. Anaesthesia,2021,76(1):27-35.

[22] CHAUDHURI D,GRANTON D,WANG D X,et al. High-flow nasal cannula in the immediate postoperative period:a systematic review and meta-analysis[J]. Chest,2020,158(5):1934-1946.

[23] MAZZEFFI M A,PETRICK K M,MAGDER L,et al. High-flow nasal cannula oxygen in patients having anesthesia for advanced esophagogastroduodenoscopy:HI-FLOW-ENDO,a randomized clinical trial[J]. Anesth Analg,2021,132(3):743-751.

[24] SPICUZZA L,SCHISANO M. High-flownasalcannulaoxygentherapy as an emergingoption for respiratoryfailure:the present and the future[J]. Ther Adv Chronic Dis,2020,11:2040622320920106.

[25] ELSE S D N,KOVATSIS P G. A Narrative review of oxygenation during pediatric intubation and airway procedures[J]. Anesth Analg,2020,130(4):831-840.

[26] FRAT J P,COUDROY R,MARJANOVIC N,et al. High-flow nasal oxygen therapy and noninvasive ventilation in the management of acute hypoxemic respiratory failure [J]. Ann Transl Med,2017,5(14):297.

[27] SINGH A,KHANNA P,SARKAR S. High-flow nasal cannula,a boon or a b Bane for COVID-19 patients? an evidence-based review[J]. Curr Anesthesiol Rep,2021, 1-6.

[28] YANG P L,YU J Q,CHEN H B. High-flow nasal cannula for acute exacerbation of chronic obstructive pulmonary disease:a systematic review and meta-analysis[J]. Heart Lung,2021,50(2):252-261.

[29] EINAV S,LAKBAR I,LEONE M. Non-invasive respiratory support for management of the perioperative patient: a narrative review[J]. Adv Ther,2021,38(4): 1746-1756.

[30] 倪忠,秦浩,李洁,等. 新型冠状病毒肺炎患者经鼻高流量氧疗使用管理专家共识[J]. 中国呼吸与危重监护杂志,2020,19(2):110-115.

[31] 王毅,刘东,王昱. 经鼻高流量氧疗治疗重症新型冠状病毒肺炎的体会[J]. 中国急救医学,2020,40(9): 896-899.

[32] 中华医学会呼吸病学分会呼吸危重症医学学组,中国医师协会呼吸医师分会危重症医学工作委员会. 成人经鼻高流量湿化氧疗临床规范应用专家共识[J]. 中华结核和呼吸杂志,2019,42(2):83-91.

56 经鼻高流量氧疗在围手术期中的应用进展

保证通气、维持氧合是围手术期管理关注的重点。而面罩、声门上通气道、气管导管、喷射通气等是围手术期维持患者氧合的常用工具。近年来研究发现经鼻高流量氧疗（high flow nasal oxygen therapy，HFNO）同样可以在一定时间内维持患者氧合应用于围手术期。HFNO 是一种将经加湿加热的气体通过特殊鼻塞从鼻腔输送到下气道的技术。它可输送 100% 相对湿度的气体，且吸入的高流量湿化空气可以单独或与氧气混合使用，产生人为设定的从 0.21 到 1.00 变化的稳定的吸入氧浓度（fraction of inspiration O_2，FiO_2）。其作为一种无创呼吸支持技术，起初用于严重上气道梗阻的患儿，现已广泛应用于各年龄组段的患者。自从 Patel 等报道 HFNO 可延长麻醉患者的呼吸暂停时间以来，已成功应用于多种围手术期场合，如预充氧、清醒插管及使用窒息氧合技术的"无管麻醉"等。在临床实践过程中，其使用技术及命名也是多样化的，如经鼻湿化快速喷射通气交换（transnasal humidified rapid insufflation ventilatory exchange，THRIVE）、鼻腔高流量（nasal high flow，NHF）、静脉麻醉加经鼻高流量氧疗下的自主呼吸（spontaneous respiration using intravenous anesthesia and high-flow nasal oxygen，STRIVE Hi）等。本文根据相关文献综述 HFNO 在围手术期的应用。

一、经鼻高流量氧疗的组成及其生理学效应

HFNO 系统由气体混合、气体加温加湿和气体输送等模块组成，包括空氧混合器、加温加湿系统、专用的呼吸回路、与患者相连接的特殊鼻塞导管等。这种鼻导管具有低阻力特性，有助于输送精确的氧浓度。通常情况下，鼻导管直径与患者鼻孔的比值不超过 0.5~0.8，允许有微小的泄漏，这使得 HFNO 系统成为一个开放系统。但 HFNO 作为一种独立装置，其本身没有配备回路断开报警器及气体压力监测仪，因此并不能确保患者安全，使用时需加强监护。与面罩给氧相比，HFNO 可解放医务人员双手，具有低侵入性、更好耐受性与简便性等优势，如保持者清醒状态，可允许患者进食、交流和自由咳嗽咳痰。与其他无创通气策略相比，HFNO 可提供高达 80L/min 甚至更高的气流和高达 1.0 的吸入氧浓度，可以更好地满足患者的吸气需求。以下几种生理效应解释了 HFNO 维持及改善患者氧合的机制。

（一）无效腔冲洗

由于输入气流流速与患者吸气流速相当甚至更高，可减少或消除空气夹带的发生，HFNO 系统能够输送稳定的 FiO_2 并帮助冲洗鼻咽部无效腔，减少二氧化碳重复吸入。无效腔量减少进而容许更大比例的氧气参与肺泡气体交换，使得呼吸效率提高。

（二）呼气末正压效应

患者呼气时产生的低水平正压有助于减少气道塌陷以改善气道通畅性。气道正压增强了呼吸系统的压力梯度，有利于氧气从咽部向肺泡移动，增加呼气末肺容积，促进塌陷肺泡的复张，从而改善通气。这种呼气末正压的大小是有限的，每 10L/min 流量约产生 $1cmH_2O$ 的压力值。全麻状态下，闭口时气道压随流速增加呈非线性增加，但即使在流速为 80L/min 时，气道压力仍小于 $10cmH_2O$，低于气囊-面罩通气时的压力，并且远低于食管上括约肌的开放压力。而张嘴时所产生的压力可以忽略不计。研究表明，在喉镜检查中即便气体流量高达 120L/min，中位气道压力也仅为 $1cmH_2O$。无论是否产生气道正压，患者氧合获益均已被证实。但是，目前尚不清楚气道压力对窒息期间二氧化碳清除的影响。

（三）加温加湿气体效应

干冷气体刺激支气管收缩，使进入气道的气体量减少，且可使已受损的呼吸系统进一步恶化。相反，37℃、100% 相对湿度的气体可保护气道防御功能，减少鼻黏膜出血，有助于维持气道黏膜纤毛清除功能。在这些条件下，分泌物黏滞度降低，便于排痰。在 HFNO 应用过程中，参数个体化设定与患者舒适度联系密切。有报道称，HFNO 设定温度对急性低氧型呼吸衰竭患者的舒适度有显著影响：在等流量的情况下，较低的温度（31℃）可能更舒适。高流量并不会降低患者的舒适度。在不同的情况下，它可以改善较严

重的低氧血症患者的舒适度。

（四）减少呼吸功

HFNO 所提供的温湿气流代替了气道湿化作用，继而降低患者在气体调节方面的代谢需求，减少患者热量和水分的丢失。据报道，应用 HFNO 后吸气期的电活动和膈肌收缩减少。在吸气阶段，温湿气体可抑制支气管运动反应，高流量气流可辅助患者吸气从而降低吸气阻力。而呼气时，患者面对单向高流量气流呼气，呼气阻力大，呼吸频率降低，可在较低的分钟通气量下维持气体交换。这使得患者在实现相同肺泡通气的同时减少呼吸功。研究显示，睡眠时使用 HFNO 潮气量减少但呼吸频率不变，可能有助于防止睡眠时呼吸负荷增加的患者发生呼吸衰竭。

二、经鼻高流量氧疗在围手术期的应用

（一）插管前预充氧

预充氧是麻醉诱导前必不可少的步骤，有效的预充氧可通过替换功能余气量中的氮气而增加患者体内的氧气储备，延长安全窒息时间。推荐的做法有平静呼吸 100% 氧气 3min 或连续 4 次以上的深呼吸或直到呼气末氧浓度（fractional concentration of oxygen in end-tidal gas, $FetO_2$）达到 90%。近期，一项多中心随机对照研究结果显示，在预充氧、麻醉诱导和气管插管期间使用 HFNO 对于没有主要合并症的患者是安全的，特别是对于那些预计不存在插管困难的患者。有人曾对这种高流量可能致使患者胃胀气提出了疑虑，事实上，如前所述，应用 HFNO 产生的正压值有限。即便在最大流量也仅约 $8cmH_2O$。而实际上在无创通气过程中，胃胀气与超过 $25cmH_2O$ 的高压相关。McLellan 等研究发现受试者自主呼吸下，无论是在基线还是在用 HFNO 治疗（流速 70L/min，30min）后，均未发现有胃胀气。这一发现能否推广到麻醉患者，尚需进一步研究。

Simon 等选取了 40 例低氧性呼吸衰竭的危重患者进行研究，在连续监测下，气囊阀面罩组在插管前呼吸暂停期间 SpO_2 明显下降，而 HFNO 组未见此现象。据报道，在麻醉诱导期间，与常规氧合相比，HFNO 为病态肥胖患者提供了更长的安全呼吸暂停时间和更高的最低 SpO_2。

Hanouz 及其同事在健康志愿者中的研究发现，通过 $FetO_2$ 评估，HFNO 预充氧的效果低于面罩预充氧的效果。Au 等在研究中指出，90% 的产妇在标准流量面罩下达到 $FetO_2 \geq 90\%$ 的有效时间间隔为 3.6min，但 HFNO 组即使在 8min 后也无法估计。Tan 等对 73 例足月孕妇的研究也表明，采用 HFNO 进行预充氧是不够的。此项研究中，超过 50% 的女性相比于面罩更耐受鼻导管，这种技术对于经历气道黏膜生理性变化的孕妇似乎是可以接受的。最近，有学者对使用 HFNO 预充氧时是否应将预充氧到 $FetO_2$ 值 ≥ 0.9 作为先决条件提出了质疑。他们认为 HFNO 的使用最大限度地将氧气送入肺部并冲刷无效腔样气体，这与上呼吸道"夹板效应"和减少相关分流相结合，可以极大程度上改善氧合。有趣的是，预充氧目标终点降低（如 $FetO_2 \geq 0.8$），安全窒息时间也随之缩短。

（二）人工气道的建立

一项多中心随机对照试验表明，在给低氧血症患者的插管过程中，HFNO 可以保持在原位，而不限制气管导管插入声门。其作为预充氧设备在防止插管过程中去饱和方面并不比高浓度吸氧面罩更有效，但提供了与之类似的最低氧饱和度。HFNO 的给氧特点可能于已知或未知插管困难患者有益。在清醒纤维支气管镜插管过程中，Badiger 等评估了 50 例预期困难气道患者，发现 HFNO 使用安全，耐受性好，无低氧血症或高碳酸血症发生。在模拟困难插管的情况下，喉镜检查过程中使用常规鼻氧（10L/min）或高流量鼻氧（120L/min）进行供氧，两组患者的安全窒息持续时间相似，血气结果无差异。虽然大多数显示插管时氧合改善，但尚无研究报道更有意义的结果如首次尝试插管成功率或对死亡率的影响。

（三）消化内镜、宫腔镜等短小手术

使用静脉镇静时，由于麻醉药可引起呼吸抑制，即便麻醉深度为轻至中度，患者仍有发生上气道梗阻的风险。HFNO 的出现降低了术中需深度镇静患者的缺氧风险。一项大样本 RCT 发现，HFNO 可降低食管、胃、十二指肠镜检查期间低氧血症的发生率。值得注意的是，该研究中 HFNO 加重了慢性肺疾病患者的高碳酸血症。Cha 在一项研究中指出，与使用传统低流量鼻导管氧疗的初步研究相比，镇静下使用 HFNO 行内镜逆行胰胆管造影术（endoscopic retrograde cholangiopancreatography, ERCP）期间氧饱和度下降率较低。Kim 等的研究也表明，HFNO 在 ERCP 过程中提供了充分的氧供，且不会造成手术中断。研究发现，与面罩吸氧比较，HFNO 可明显改善宫腔镜手术静脉麻醉引起呼吸抑制导致的低氧血症。

（四）气道相关手术

优化手术野的同时为患者提供充足的氧合是气道手术中围手术期管理的一项挑战。使用 HFNO 的"无管麻醉"可减少气管导管对手术野的干扰也为供氧措施带来新选择。Service 等一项前瞻性研究表明，HFNO 在支气管镜检查中是安全有效的。Douglas 等研究发现，与标准的氧疗相比，HFNO 并没有减少支气管镜检查期间患者出现去饱的比例。Riddell 等在 50 例患者（平均年龄 71.1 岁，58% 的男性）的研究中发现，使用 HFNO 可以让高危患者在深度镇静中安全地接受下咽部手术。Booth 等回顾性分析了 30 例择期行喉气管手术的成年患者，在他们的研究中，使用 HFNO 期间没有患者在 FiO_2 为 1.0 时出现氧饱和度低于 90%，但在为避免气道着火，将 FiO_2 调节至 0.3 以行激光手术的患者中发现，有 3 例出现可控的氧饱和度低于 90%。Ji 等报告 HFNO 是一种有效可行的麻醉选择，适用于广泛的气道手术类型，包括诊断性显微喉镜、气管皮瘘切除、球囊扩张、声门上成形术、喉裂修复、注射喉成形术、乳头状瘤切除术和声门下囊肿切除。

一项病例系列分析发现在没有气管插管的情况下，HFNO 可在呼吸暂停期间提供令人满意的气体交换。长时间使用 HFNO 进行"无管麻醉"，保留自主通气似乎优于窒息氧合，因为前者可以增强 CO_2 的消除。但是，窒息氧合诱导更快且可为外科医师提供良好、稳定的手术视野。遗憾的是，该技术可能受到二氧化碳积累和相关的严重呼吸性酸中毒的限制。在一项评估 HFNO 在气道手术中 CO_2 积累速度的研究中，作者发现窒息过程中 CO_2 的积累速度是自主通气的两倍以上。即便在同一研究中，累计速率也可有两倍之别（范围为 $0.13 \sim 0.35kPa/min$）。目前正在进行一项随机对照试验来评估不同的 HFNO 流量对 CO_2 清除的影响（NCT03478774）。

（五）拔管及术后支持

1. 麻醉后监测治疗室　基于 HFNO 的多种生理效应，麻醉苏醒期患者使用 HFNO 似乎益处颇多，例如加速患者从全麻状态中恢复，但是尚无研究证实。该领域的可用数据仍然稀少。为减少喉痉挛和不良心血管事件的发生，宜在深麻醉下拔管的患者（如气道高反应患者），拔管后使用 HFNO 能否降低与上气道张力减低相关的低氧血症发生率似乎也是个有趣的出发点。

2. 重症监护治疗病房　由于 HFNO 的易操作性，可用于拔管后即刻提供氧合。使用 HFNO 拔管的研究数据多采集自重症监护治疗病房，通常作为拔管后呼吸衰竭的预防而非治疗。研究表明，与常规氧疗相比，危重症成人拔管后使用 HFNO 减少了再插管需要和拔管后呼吸衰竭的发生，但对死亡率无影响。Chaudhuri 等发现，心胸外科和腹部大手术术后使用 HFNO 与较低的再插管率和呼吸支持升级降低相关。一项随机对照试验结果显示，预防性的术后经鼻高流量氧疗相较于标准氧疗，可减少住院时间和重症监护治疗病房的再入院时间。Zochios 等建议，已有呼吸系统疾病行心脏手术的患者在气管拔管后常规使用 HFNO。需要注意的是，使用 HFNO 延迟拔管后再插管可能带来更为严重的后果。

三、围手术期其他应用

据报道，HFNO 可用于治疗围手术期相关并发症如吸入性肺炎、术后颅内气肿、术后肺不张复发等。HFNO 使用期间有发生颅腔积气、眼眶气肿和皮下气肿以及新生儿气胸的可能，多发生在儿科患者，临床应用时应注意气体流量的控制。

Banik 等报道 HFNO 成功用于超级肥胖和高危阻塞性睡眠呼吸暂停患者的清醒开颅手术。Sago 等在探讨 HFNO 系统能否预防静脉镇静（intravenous sedation，IVS）下牙科患者缺氧时将 30 位患者随机分为三组，即鼻导管供氧 5L/min（NC5 组）、HFNO 系统供氧 30L/min、HFNO 系统供氧 50L/min，发现与 NC5 组相比，HFNO 系统改善了患者的动脉血氧分压和二氧化碳分压。这可能使肥胖、慢性非阻塞

性疾病患者受益。一项非气管插管胸腔镜手术研究显示，术前使用 HFNO 的患者 PaO_2 明显高于使用氧气面罩的患者（平均 416.0mmHg vs. 265.9mmHg，$P<0.01$）。在单肺通气期间，HFNO 组的 PaO_2 仍显著高于氧气面罩组（平均 207.0mmHg vs. 127.8mmHg，$P=0.01$）。

此外，COVID-19 大流行期间，基于 HFNO 能够减少有创通气的需要、缓解医疗压力等益处考虑，医疗人员日趋重视和关注 HFNO 用于 COVID-19 患者。HFNO 用于气管插管前后目前尚有争议。对于 COVID-19 高危低氧血症患者，建议在喉镜检查和气管插管时使用 HFNO 进行窒息氧合。有人对高流量在感染性颗粒气雾化及其传播方面提出担忧，然而目前并没有令人信服的证据表明 HFNO 可使医护人员感染 COVID-19 的风险增加。但在实施产生气溶胶高风险操作（如气管插管、拔管或气管切开术）期间，在监督下穿个人防护装备仍然是避免医护人员交叉感染的关键步骤。建议在获得更多信息之前，结合临床医师为每位患者确定的风险收益比来使用 HFNO。

四、未来方向

目前仍没有足够的证据表明 HFNO 如何影响呼吸暂停期间的二氧化碳清除。结合不同流速和时间设计的研究可能有助于解决这一问题。这将使 HFNO 更好地应用于窒息氧合技术。在众多 HFNO 预充氧试验中，已预见困难气道是常见的排除因素。虽然多中心随机对照试验提供了高水平的说服力，但评估 HFNO 用于困难气道高风险患者的研究无疑是极具挑战性的。此外，专门针对 HFNO 设定（包括温度和流量以及氧浓度）对患者耐受性和有效性影响的研究仍然很少，不同类型患者的适用模式设定也不清楚。

五、总结

HFNO 作为一种新型无创通气策略，尽管在围手术期，如麻醉预充氧、气管插管、共气道手术、拔管及术后支持等方面均有其自身优势，但目前 HFNO 的运用仍是一个不断探索的阶段。需要进一步研究其设定（包括温度、流量及氧浓度）、受益人群、成本效益及使用时机等，使 HFNO 在围手术期的运用更具安全性及实用价值。

（王姝晨　王勇　马武华）

参 考 文 献

[1] HUMPHREYS S, SCHIBLER A. Nasal high-flow oxygen in pediatric anesthesia and airway management[J]. Paediatr Anaesth, 2020, 30(3):339-346.

[2] PATEL A, NOURAEI S A R. Transnasal humidified rapid-insufflation ventilatory exchange(THRIVE):a physiological method of increasing apnoea time in patients with difficult airways[J]. Anaesthesia, 2014, 70(3):323-329.

［3］ SIMON M,WACHS C,BRAUNE S,et al. High-flow nasal cannula versus bag-valve-mask for preoxygenation before intubation in subjects with hypoxemic respiratory failure ［J］. Respiratory Care,2016,61（9）:1160-1167.

［4］ BADIGER S,JOHN M,FEARNLEY R A,et al. Optimizing oxygenation and intubation conditions during awake fibre-optic intubation using a high-flow nasal oxygen-delivery system［J］. British Journal of Anaesthesia,2015,115（4）:629-632.

［5］ LYONS C,CALLAGHAN M. Apnoeic oxygenation with high-flow nasal oxygen for laryngeal surgery:a case series ［J］. Anaesthesia,2017,72（11）:1379-1387.

［6］ SERVICE J A,BAIN J S,GARDNER C P,et al. Prospective experience of high-flow nasal oxygen during bronchoscopy in 182 patients:a feasibility study［J］. J Bronchology Interv Pulmonol,2019,26（1）:66-70.

［7］ WONG D T,DALLAIRE A,SINGH K P,et al. High-flow nasal oxygen improves safe apnea time in morbidly obese patients undergoing general anesthesia:a randomized controlled trial ［J］. Anesth Analg, 2019, 129（4）: 1130-1136.

［8］ MUNDEL T,FENG S,TATKOV S,et al. Mechanisms of nasal high flow on ventilation during wakefulness and sleep ［J］. J Appl Physiol（1985）, 2013, 114（8）: 1058-1065.

［9］ SAGO T,HARANO N,CHOGYOJI Y,et al. A nasal high-flow system prevents hypoxia in dental patients under intravenous sedation［J］. Journal of Oral and Maxillofacial Surgery,2015,73（6）:1058-1064.

［10］ BOOTH AW G,VIDHANI K,LEE P K,et al. Spontaneous respiration using intravenous anaesthesia and hi-flow nasal oxygen（STRIVE Hi）maintains oxygenation and airway patency during management of the obstructed airway:an observational study［J］,Br J Anaesth,2017,118（3）:444-451.

［11］ RIVA T,MEYER J,THEILER L,et al. Measurement of airway pressure during high-flow nasal therapy in apnoeic oxygenation:a randomised controlled crossover trial ［J］. Anaesthesia,2021,76（1）:27-35.

［12］ LYONS C,CALLAGHAN M. The use of high-flow nasal oxygen in COVID-19［J］. Anaesthesia, 2020, 75（7）: 843-847.

［13］ CRIMI C,NOTO A,CORTEGIANI A,et al. High flow nasal therapy use in patients with acute exacerbation of COPD and bronchiectasis:a feasibility study［J］. COPD: Journal of Chronic Obstructive Pulmonary Disease, 2020,17（2）:184-190.

［14］ KOTWINSKI D,PATON L,LANGFORD R. The role of high flow nasal oxygen therapy in anaesthesia［J］. Br J Hosp Med（Lond）,2018,79（11）:620-627.

［15］ VOURC'H M,ASFAR P,VOLTEAU C,et al. High-flow nasal cannula oxygen during endotracheal intubation in hypoxemic patients:a randomized controlled clinical trial ［J］. Intensive Care Med,2015,41（9）:1538-1548.

［16］ TANNA S,SAHA S. Can high-flow nasal oxygen redefine our end-point for pre-oxygenation? ［J］. Anaesthesia, 2019,74（12）:1620.

［17］ ZOCHIOS V,COLLIER T,BLAUDSZUN G,et al. The effect of high-flow nasal oxygen on hospital length of stay in cardiac surgical patients at high risk for respiratory complications:a randomised controlled trial［J］. Anaesthesia,2018,73（12）:1478-1488.

［18］ PHAM T M,O'MALLEY L,MAYFIELD S,et al. The effect of high flow nasal cannula therapy on the work of breathing in infants with bronchiolitis［J］. Pediatr Pulmonol,2015,50（7）:713-720.

［19］ SPENCE E A,RAJALEELAN W,WONG J,et al. The effectiveness of high-flow nasal oxygen during the intraoperative period:a systematic review and meta-analysis ［J］. Anesth Analg,2020,131（4）:1102-1110.

［20］ HAMP T,PRAGER G,BARON-STEFANIAK J,et al. Duration of safe apnea in patients with morbid obesity during passive oxygenation using high-flow nasal insufflation versus regular flow nasal insufflation,a randomized trial［J］. Surgery for Obesity and Related Diseases, 2020,17（2）:347-355.

［21］ TAN P C F,MILLAY O J,LEETON L,et al. High-flow humidified nasal preoxygenation in pregnant women:a prospective observational study ［J］. British Journal of Anaesthesia,2019,122（1）:86-91.

［22］ MAURI T,GALAZZI A,BINDA F,et al. Impact of flow and temperature on patient comfort during respiratory support by high-flow nasal cannula［J］. Crit Care,2018, 22（1）:120.

［23］ LAI C J,YEH K C,WANG M L,et al. Heated humidified high-flow nasal oxygen prevents intraoperative body temperature decrease in non-intubated thoracoscopy［J］. Journal of Anesthesia,2018,32（6）:872-879.

［24］ HANOUZ J L,LHERMITTE D,GéRARD J L,et al. Comparison of pre-oxygenation using spontaneous breathing through face mask and high-flow nasal oxygen［J］. European Journal of Anaesthesiology, 2019, 36（5）: 335-341.

［25］ TREMEY B,SQUARA P,DE LABARRE H,et al. Hands-free induction of general anesthesia:a randomised pilot study comparing usual care and high-flow nasal oxygen

［J］. Minerva Anestesiol,2020,86(11):1135-1142.

［26］ PIOSIK Z M,DIRKS J,RASMUSSEN L S,et al. Exploring the limits of prolonged apnoea with high-flow nasal oxygen:an observational study［J］. Anaesthesia,2021,76(6):798-804.

［27］ MCLELLAN E,LAM K,BEHRINGER E, et al. High-flow nasal oxygen does not increase the volume of gastric secretions during spontaneous ventilation［J］. British Journal of Anaesthesia,2020,125(1):e75-e80.

［28］ AU K,SHIPPAM W,TAYLOR J,et al. Determining the effective pre-oxygenation interval in obstetric patients using high-flow nasal oxygen and standard flow rate facemask:a biased-coin up-down sequential allocation trial［J］. Anaesthesia,2020,75(5):609-616.

［29］ MAZZEFFI M A,PETRICK K M,MAGDER L,et al. High-flow nasal cannula oxygen in patients having anesthesia for advanced esophagogastroduodenoscopy:HI-FLOW-ENDO,a randomized clinical trial［J］. Anesth Analg,2021,132(3):743-751.

［30］ RIDDELL Z,PRESSLER N,SIAU K,et al. Feasibility of high-flow nasal oxygen therapy and two-stage sedation during endoscopic hypopharyngeal therapy［J］. JGH Open,2020,4(4):743-748.

［31］ CHA B,LEE M,PARK J,et al. Clinical efficacy of high-flow nasal oxygen in patients undergoing ERCP under sedation［J］. Scientific reports,2021,11(1):350.

［32］ KIM S H,BANG S,LEE K Y,et al. Comparison of high flow nasal oxygen and conventional nasal cannula during gastrointestinal endoscopic sedation in the prone position:a randomized trial［J］. Can J Anaesth,2021,68(4):460-466.

［33］ LISHENG Z,ZHAOXIA L. Use of nasal high-flow oxygen in non-intubated hysteroscopic surgery［J］. Electronic Journal of Clinical Medical Literature,2020,7(30):78.

［34］ DOUGLAS N,NG I,NAZEEM F, et al. A randomised controlled trial comparing high-flow nasal oxygen with standard management for conscious sedation during bronchoscopy［J］. Anaesthesia,2018,73(2):169-176.

［35］ JI J Y,KIM E H,LEE J H,et al. Pediatric airway surgery under spontaneous respiration using high-flow nasal oxygen［J］. Int J Pediatr Otorhinolaryngol,2020,134:110042.

［36］ BOOTH A W G,VIDHANI K,LEE P K,et al. The effect of high-flow nasal oxygen on carbon dioxide accumulation in apneic or spontaneously breathing adults during airway surgery［J］. Anesthesia & Analgesia,2021,133(1):133-141,Publish Ahead of Print.

［37］ GRANTON D,CHAUDHURI D,WANG D,et al. High-flow nasal cannula compared with conventional oxygen therapy or noninvasive ventilation immediately postextubation:a systematic review and meta-analysis［J］. Crit Care Med,2020,48(11):e1129-e1136.

［38］ CHAUDHURI D,GRANTON D,WANG D X,et al. High-flow nasal cannula in the immediate postoperative period:a systematic review and meta-analysis［J］. Chest,2020,158(5):1934-1946.

［39］ MEERAN KUNJU S A,RAPCHUK I L. Role of high flow nasal oxygen in the management of a case of anaesthesia related aspiration pneumonia［J］. Journal of Clinical Anesthesia,2017,38:72-73.

［40］ SIEGEL J L,HAMPTON K,RABINSTEIN A A,et al. Oxygen therapy with high-flow nasal cannula as an effective treatment for perioperative pneumocephalus:case illustrations and pathophysiological review［J］. Neurocritical Care,2017,29(3):366-373.

［41］ SUZUKI Y,TAKASAKI Y. Respiratory support with nasal high-flow therapy helps to prevent recurrence of postoperative atelectasis:a case report［J］. Journal of Intensive Care,2014,2(1):3.

［42］ BANIK S,PARRENT A G,NOPPENS R R. Awake craniotomy in a super obese patient using high flow nasal cannula oxygen therapy(HFNC)［J］. Der Anaesthesist,2019,68(11):780-783.

［43］ WANG M L,HUNG M H,CHEN J S,et al. Nasal high-flow oxygen therapy improves arterial oxygenation during one-lung ventilation in non-intubated thoracoscopic surgery［J］. Eur J Cardiothorac Surg, 2018, 53(5):1001-1006.

［44］ WEI H,JIANG B,BEHRINGER E C,et al. Controversies in airway management of COVID-19 patients:updated information and international expert consensus recommendations［J］. British Journal of Anaesthesia,2021,126(2):361-366.

57 阿芬太尼的临床药理特性及其麻醉应用进展

缓解疼痛最经典有效的是阿片类药物,阿芬太尼作为阿片类药物的一种,其药理学特点相较于其他阿片药物有着起效快、作用时间短、副作用小等特点,临床上应用于各种麻醉方案参与手术及操作。目前,阿芬太尼的应用更倾向于短小操作、日间手术、保留自主呼吸以及门诊诊疗的麻醉。阿芬太尼作为芬太尼家族较早应用的药物,国外已广泛应用,镇痛效果明确,但是国内近期才成功研制和上市,其应用时间和范围均存在不同程度的限制。本文就阿芬太尼的临床药理学特点和在国内外麻醉中的应用进展做一综述,以期为临床合理用药提供理论参考。

一、阿芬太尼的临床药理学特点

(一) 阿芬太尼的药动学和药效学

阿芬太尼 1976 年由 Janssen 等在英国合成,主要作用于 μ 阿片受体,为短效镇痛药,镇痛强度为吗啡的 15 倍。生理 pH 条件下,阿芬太尼非离子化程度较高,易透过血脑屏障,因此起效较快,血浆与效应室浓度可迅速达到平衡,效应室浓度约 1.4min 达到峰值,维持 10~15min。血浆蛋白结合率 90%,分布容积小,消除半衰期短,符合三室模型。主要由肝脏内肝细胞色素 P450 3A3/4 酶(CYP3A3/4)完成代谢,其代谢产物无阿片类药物活性,以原型经尿排泄小于 1%,肝硬化的患者清除率明显低于常人。停止输注阿芬太尼后,人体内的血药浓度快速下降,未观察到第 2 个血药浓度峰值的出现,停药后血药浓度-时间曲线呈指数衰减,提示阿芬太尼的消除过程符合一级消除动力学。阿芬太尼还有着与瑞芬太尼类似的特点,就是长时间输注半衰期稳定,不会导致蓄积和清除减慢,持续输注半衰期约 48min,可控性较好,是靶控输注的理想选择。

(二) 镇静镇痛作用

阿芬太尼不仅镇痛效果强还有一定的镇静作用,可用于重症监护治疗病房患者的长期镇静镇痛,作为首选镇痛药物之一。在急诊室中维持中度镇静的效果与丙泊酚相当,且对成人呼吸频率和呼吸系统恶性事件发生率的没有显著影响。另外阿芬太尼无痛觉敏化,围手术期镇痛效果好,且在动物研究中显示阿芬太尼与丙泊酚联合使用可产生协同的抗伤害作用,对急性痛可能具有潜在的治疗价值。

(三) 对心血管功能的影响

阿芬太尼对心血管的作用与芬太尼相似,均可降低循环阻力、心肌耗氧、心率和心脏指数;当与其他静脉麻醉药合用时,对心血管生理的影响可以产生协同作用,血管活性药可缓解阿芬太尼的心血管负面影响,阿托品可改善其引起的心动过缓。阿芬太尼还可减轻心肌缺血再灌注损伤,促进缺血再灌注期间心肌功能的恢复,可改善老年非心脏手术患者围手术期心肌缺血和心律失常,这表明阿芬太尼用于心脏患者的手术麻醉可能具有一定的优越性。

(四) 对呼吸功能的影响

阿片类药物主要通过 μ_2 受体参与呼吸抑制效应,阿芬太尼对呼吸的影响较其他阿片类药物较小,呼吸抑制程度较轻,对呼吸功能的抑制呈剂量依赖性。在 40~80ng/ml 时便能产生很好的镇痛作用,在达到 50~100ng/ml 才会影响呼吸,只有超过 300ng/ml 才会导致呼吸停止。也就是说常规的镇痛治疗剂量,一般不会影响呼吸,更不会导致呼吸暂停。对于大剂量阿芬太尼引起的呼吸抑制可用纳洛酮进行拮抗,故安全性高。另外阿芬太尼没有气管收缩作用,相较于其他芬太尼类的药物,呛咳的发生率较低。

二、阿芬太尼的临床应用

阿芬太尼可用于镇静、镇痛、全身麻醉诱导和麻醉维持等诸多方面,目前阿芬太尼的应用更加倾向于短小操作、日间手术、保留自主呼吸以及门诊诊疗的麻醉。可通过多种途径给药以完成临床麻醉需要,如静脉、硬膜外、蛛网膜下腔、鼻内给药,其中以静脉给药方式为临床常见。阿芬太尼的用量根据手术时间确定,手术时间为 10~30min、31~60min 及大于 60min,静脉注射量分别为 20~40μg/kg、40~80μg/kg、80~150μg/kg。当剂量≥120μg/kg 时,可引起睡眠和镇痛,可改为每分钟 1μg/kg;对 10min 内完成的手术,静脉注射 7~15μg/kg;超过 10min 的手术,可每隔 10~15min 或酌情给药 7~15μg/kg。对保留自主呼吸者,起始静脉注射 500μg 或 8~20μg/kg,以后追加 250μg 或 3~5μg/kg;有辅助呼吸的成人或儿童,给 30~50μg/kg,可追加 15μg/kg。

(一)全麻诱导及术中维持

阿芬太尼起效快,可用于快诱导麻醉,同时长时间输注半衰期稳定,术中亦可以持续泵注,在全身麻醉诱导和维持的过程中均发挥着重要的作用。快诱导麻醉中,阿芬太尼 55μg/kg 复合硫喷妥钠 4mg/kg 和罗库溴铵 0.6mg/kg 麻醉,可以有效抑制大部分健康成人的自主神经反应,提供比较满意的插管条件。Meta 分析显示阿芬太尼与瑞芬太尼一样可用于剖宫产全身麻醉诱导而不影响新生儿 5min 时的 Apgar 评分且对气道干预无差异。全身麻醉腹腔镜胆囊切除手术中使用阿芬太尼维持镇痛,虽然患者意识清醒时间和自主呼吸恢复时间要长于瑞芬太尼,但是术后并发症发生率较低,镇痛维持时间较长。

(二)神经外科手术麻醉

理想的神经外科手术麻醉除了要求麻醉诱导迅速平稳,术中镇静镇痛充分,血流动力学稳定之外,还要求对颅内压、脑代谢和脑血流自动调节功能干扰小。阿片类药物镇静镇痛效果明显,且对脑生理调节无明显负面影响,是神经外科手术麻醉的良好选择。阿芬太尼非离子化程度高,易透过血脑屏障,起效快速,对循环呼吸影响作用小。将阿芬太尼应用于开颅动脉瘤夹闭手术,发现阿芬太尼和右美托咪定均能保持稳定的术后恢复期血流动力学,更优的术后镇静,且不延长术后拔管时间,但右美托咪定对于呼吸的影响更轻微。

(三)骨科手术麻醉

骨科手术通常伴随着剧烈的疼痛,单凭一种镇痛方式可能效果不是特别理想。因而,临床上常选择全身麻醉联合神经阻滞以提供完善的镇痛。丙泊酚复合阿芬太尼麻醉的同时联合周围神经阻滞如股骨和股外侧皮神经阻滞,在髋部骨折术中可以提供满意的镇静镇痛。当神经阻滞效果不佳或者失败时,可用 30μg/kg 的阿芬太尼和 2mg/kg 的丙泊酚转为全身麻醉,必要时加用瑞芬太尼以提供满意镇痛。

(四)儿科手术麻醉

阿芬太尼应用于儿童,抑制不良反应效果呈剂量相关性,阿芬太尼 25μg/kg 用于儿科手术可抑制小儿插管引起的血流动力学反应。儿童术后躁动若处理不当可能会危及患儿安全,而吸入麻醉是诱发儿童术后躁动的一个重要因素,有证据表明阿芬太尼可以抑制七氟烷吸入麻醉儿童术后躁动,加速术后康复。瞳孔疼痛指数可以帮助评估儿童术中镇痛水平,在全身麻醉条件下,有助于在伤害性刺激之前调整阿片类药物的用量。

(五)术后镇痛

术后疼痛若早期不能充分控制很可能会发展成神经病理性疼痛或混合性疼痛为主的慢性术后疼痛或者持续术后疼痛,疼痛会给患者带来焦虑、失眠等问题,不利于患者术后恢复。因此,完善的术后镇痛是必要的。阿芬太尼用于

术后镇痛较早,Kwon 等研究发现阿芬太尼可安全用于腹腔镜胆囊术后自控镇痛,其镇痛效果和不良反应发生情况与羟考酮相似,两药均可提供满意镇痛。

(六)用于门诊手术及检查

随着医学技术的发展,越来越多的手术已经可以在门诊开展。阿芬太尼起效快、作用时间短、副作用小,比较契合门诊手术及检查的特点。近年来,阿芬太尼的应用更加倾向于短小操作、日间手术、保留自主呼吸以及门诊诊疗的麻醉。

1. 用于消化内镜麻醉　消化内镜作为一种快速、有效的胃肠道检查方法在临床工作中已广泛开展。随着社会经济的发展和对医疗就诊体验的高要求,无痛胃肠镜越来越被患者所接受。阿片类药物和镇静药物联合使用是一种安全有效的麻醉方案,可以使胃肠镜检查达到轻至中度镇静水平。阿芬太尼应用于无痛胃肠镜可提供满意的镇痛,还可减少静脉麻醉药用量,苏醒更快,术后不良反应较少。临床观察发现丙泊酚复合芬太尼或阿芬太尼与单纯应用丙泊酚相比,呼吸暂停和疼痛报告发生率及药物消耗均降低。丙泊酚复合阿芬太尼对认知功能的负面影响要小于单独应用丙泊酚或丙泊酚联合应用芬太尼。对于特殊患者如病态肥胖的患者,在进行消化内镜检查时,丙泊酚复合阿芬太尼或氯胺酮均能提供适当的镇静镇痛作用,但使用丙泊酚复合氯胺酮时丙泊酚的消耗量较高,因此更推荐丙泊酚和阿芬太尼的组合。为了进一步追求门诊麻醉的安全性和精准性,有研究者在胃肠镜麻醉中应用脑电双频谱指数(bispectral index,BIS)监测镇静深度,发现进行 BIS 监测的阿芬太尼复合 TCI 丙泊酚的平均输注速率低于不进行 BIS 监测的 TCI 丙泊酚输注,严密监护下的麻醉有利于提高门诊麻醉的安全性和精准性。

2. 用于妇科门诊手术麻醉　无痛技术用于妇科门诊诊疗,一方面减少了由于宫腔内操作导致的疼痛,消除了患者的紧张情绪,另一方面减小了操作难度,提供了良好的诊疗条件,使越来越多的患者受益。不少研究表明阿芬太尼在妇科门诊中应用,其镇痛效果安全可靠。有研究将阿芬太尼用于绝经妇女取环术,对比研究了丙泊酚复合阿芬太尼、芬太尼,以及单独应用丙泊酚的麻醉效果和安全性。发现阿芬太尼复合丙泊酚用于绝经妇女取环无呼吸暂停及循环抑制,安全系数更高,且清醒时间更短,更适合门诊短小手术的麻醉。阿芬太尼复合丙泊酚用于无痛人流术效果优于芬太尼复合丙泊酚,阿芬太尼组起效时间、意识恢复时间、清醒时间,均明显短于芬太尼组,且丙泊酚用量减少。阿芬太尼 10μg/ml 较 5μg/ml 更适用于无痛人流术。阿芬太尼复合丙泊酚尽管麻醉效果好,但是对呼吸的影响还是不能忽视,有研究指出妇科门诊手术丙泊酚加阿芬太尼虽然有利于手术顺利完成但是会影响呼吸功能,需要额外的呼吸支持措施。因此,患者在进行手术与麻醉时需提供严密周全的监护。

3. 用于支气管镜麻醉无痛支气管镜检查是近年来应

用于临床的一种呼吸内镜新技术。临床观察表明，该技术安全、有效、无痛苦，不仅克服了患者在传统支气管镜检查术前常有的恐惧不安，以及术中可能出现的剧烈咳嗽、血压升高、心脏病发作及脑卒中等并发症，而且使原来局部麻醉条件下无法进行的介入治疗得以实施。支气管镜镇静镇痛方案有很多，观察发现单独使用局部麻醉药如利多卡因，或利多卡因与右美托咪定或阿芬太尼联合使用，这三种方案的镇静程度、安全性之间没有显著的差异，但在某些情况下，某种方法可能会更合适。因此应该根据患者情况制订更全面，更详细的方案。阿芬太尼复合丙泊酚作为支气管镜检查的另一种方案，使用时会对患者产生协同镇静作用。其协同效应呈剂量依赖性，$5\mu g/kg$ 阿芬太尼复合丙泊酚较 $2.5\mu g/kg$ 阿芬太尼复合丙泊酚组诱导时间显著缩短，但低氧的发生率显著增加，因此用于联合镇痛镇静时需要注意阿芬太尼的使用剂量。应用麻醉深度监测能够减少麻醉深度过深或过浅带来的对循环和呼吸的影响，BIS 引导下的丙泊酚复合阿芬太尼用于柔性支气管镜检查，可提供充分的镇静从而提高患者的耐受性，减少手术干扰加快恢复。

（七）对术后转归的影响

阿芬太尼对患者术后转归也有着一定的益处。术后恶心呕吐是一项极其不舒适的体验，阿芬太尼相较于瑞芬太尼和舒芬太尼术后恶心呕吐发生率低，对于存在高危因素的患者，在满足手术条件和安全性的情况下阿芬太尼或许是更好的选择。一项随机对照试验 Meta 分析认为，儿童手术七氟烷麻醉下静脉加用阿芬太尼可以降低术后苏醒期躁动的发生率。Doğanay 等观察到丙泊酚联合阿芬太尼用于儿童结肠镜检查，术后测得的数字符号替换测试得分较高（$P=0.004$），认为对术后认知影响小。当使用丙泊酚和吸入麻醉药进行麻醉维持时，与使用瑞芬太尼相比，使用阿芬太尼等其他阿片类药物与术后寒战发生率降低显著相关。

三、总结与展望

阿芬太尼为芬太尼的衍生物，药用其盐酸盐，作为芬太尼家族较早应用的镇痛药物，可有效抑制各种伤害性刺激如气管插管、心脏手术等引起的应激反应，具有起效迅速、代谢迅速、镇痛和抗焦虑效应，还有容易滴定至所需水平、苏醒迅速、安全性出色等特点，在各种手术和需要镇痛镇静操作的应用中有着广阔的前景。目前，阿芬太尼的应用更加倾向于短小操作、日间手术、保留自主呼吸以及门诊手术的麻醉。然而由于国内新近开始应用，相对而言，其临床应用及相关研究的时间有限，相关的临床经验与研究资料较少，确切的麻醉效果和临床应用价值仍有待于进一步验证。

（王金伙　郭建荣）

参 考 文 献

[1] SERVIN F S, BILLARD V. Remifentanil and other opioids [J]. Handbook of experimental pharmacology, 2008 (182):283-311.

[2] 杨小娟,吴超然. 全麻患者静脉输注国产阿芬太尼的药代动力学[J]. 中华麻醉学杂志, 2016, 36（3）: 335-338.

[3] MINER J R, DRIVER B E, MOORE J C, et al. Randomized clinical trial of propofol versus alfentanil for moderate procedural sedation in the emergency department[J]. The American journal of emergency medicine, 2017, 35(10): 1451-1456.

[4] SCHIFFTNER C, SCHULTEIS G, WALLACE M S. Effect of intravenous alfentanil on nonpainful thermally induced hyperalgesia in healthy volunteers[J]. Journal of clinical pharmacology, 2017, 57(9):1207-1214.

[5] JIA N, ZUO X, GUO C, et al. Synergistic antinociceptive effects of alfentanil and propofol in the formalin test[J]. Molecular medicine reports, 2017, 15(4):1893-1899.

[6] SCHOLZ J, STEINFATH M, SCHULZ M. Clinical pharmacokinetics of alfentanil, fentanyl and sufentanil. An update [J]. Clinical pharmacokinetics, 1996, 31(4):275-292.

[7] CHO H B, KWAK H J, PARK S Y, et al. Comparison of the incidence and severity of cough after alfentanil and remifentanil injection[J]. Acta anaesthesiologica Scandinavica, 2010, 54(6):717-720.

[8] ABOU-ARAB M H, ROSTRUP M, HEIER T. Dose requirements of alfentanil to eliminate autonomic responses during rapid-sequence induction with thiopental 4mg/kg and rocuronium 0. 6mg/kg[J]. Journal of clinical anesthesia, 2016, 35:465-474.

[9] WHITE L D, HODSDON A, AN G H, et al. Induction opioids for caesarean section under general anaesthesia: a systematic review and meta-analysis of randomised controlled trials[J]. International journal of obstetric anesthesia, 2019, 40:4-13.

[10] 崔亚军,焦涛. 腹腔镜胆囊切除术中瑞芬太尼与阿芬太尼的全身麻醉效果比较[J]. 吉林医学, 2018(3): 420-422.

[11] WIENER J, MCINTYRE A, JANZEN S, et al. Opioids and cerebral physiology in the acute management of traumatic brain injury: a systematic review[J]. Brain injury, 2019, 33(5):559-566.

[12] 伍志超,王涵,包晓航. 右美托咪定和阿芬太尼对开颅动脉瘤夹闭术后恢复期的影响[J]. 四川医学, 2017, 7:805-808.

[13] JOHNSTON D F, STAFFORD M, MCKINNEY M, et al. Peripheral nerve blocks with sedation using propofol and alfentanil target-controlled infusion for hip fracture surgery: a review of 6 years in use[J]. Journal of clinical anesthesia, 2016, 29:33-39.

［14］ MOURA E C,DE OLIVEIRA HONDA C A,BRINGEL R C,et al. Minimum effective concentration of bupivacaine in ultrasound-guided femoral nerve block after arthroscopic knee meniscectomy:a randomized,double-blind, controlled trial［J］. Pain physician, 2016, 19（1）: E79-E86.

［15］ NAZIR M,SALIM B,KHAN F A. Pharmacological agents for reducing the haemodynamic response to tracheal intubation in paediatric patients:a systematic review［J］. Anaesthesia and intensive care,2016,44（6）:681-691.

［16］ TAN Y,SHI Y,DING H,et al. mu-Opioid agonists for preventing emergence agitation under sevoflurane anesthesia in children:a meta-analysis of randomized controlled trials［J］. Paediatric anaesthesia,2016,26（2）: 139-150.

［17］ SABOURDIN N,DIARRA C,WOLK R,et al. Pupillary pain index changes after a standardized bolus of alfentanil under sevoflurane anesthesia:first evaluation of a new pupillometric index to assess the level of analgesia during general anesthesia［J］. Anesthesia and analgesia, 2019,128（3）:467-474.

［18］ KWON Y S,JANG J S,LEE N R,et al. A Comparison of oxycodone and alfentanil in intravenous patient-controlled analgesia with a time-scheduled decremental infusion after laparoscopic cholecystectomy［J］. Pain research & management,2016,2016:7868152.

［19］ COMMITTEE A S O P,EARLY D S,LIGHTDALE J R, et al. Guidelines for sedation and anesthesia in GI endoscopy［J］. Gastrointestinal endoscopy, 2018, 87（2）: 327-337.

［20］ DOGANAY G,EKMEKCI P,KAZBEK B K,et al. Effects of alfentanil or fentanyl added to propofol for sedation in colonoscopy on cognitive functions:randomized controlled trial［J］. The Turkish journal of gastroenterology, 2017,28（6）:453-459.

［21］ KILIC E,DEMIRIZ B,ISIKAY N,et al. Alfentanil versus ketamine combined with propofol for sedation during upper gastrointestinal system endoscopy in morbidly obese patients［J］. Saudi medical journal,2016,37（11）:1191-1195.

［22］ LIN Y J,WANG Y C,HUANG H H,et al. Target-controlled propofol infusion with or without bispectral index monitoring of sedation during advanced gastrointestinal endoscopy［J］. Journal of gastroenterology and hepatology,2020,35（7）:1189-1195.

［23］ 彭霄艳,帅训军,艾登斌,等. 阿芬太尼复合丙泊酚用于绝经妇女取环术［J］. 中南药学,2014（2）:185-186,192.

［24］ NILSSON A,NILSSON L,USTAAL E,et al. Alfentanil and patient-controlled propofol sedation-facilitate gynaecological outpatient surgery with increased risk of respiratory events［J］. Acta anaesthesiologica Scandinavica, 2012,56（9）:1123-1129.

［25］ RIACHY M,KHAYAT G,IBRAHIM I,et al. A randomized double-blind controlled trial comparing three sedation regimens during flexible bronchoscopy:dexmedetomidine,alfentanil and lidocaine［J］. The clinical respiratory journal,2018,12（4）:1407-1415.

［26］ HSIEH C H,LIN T Y,WANG T Y,et al. The safety and efficacy of alfentanil-based induction in bronchoscopy sedation:a randomized,double-blind,controlled trial［J］. Medicine,2016,95（43）:e5101.

［27］ LO Y L,LIN T Y,FANG Y F,et al. Feasibility of bispectral index-guided propofol infusion for flexible bronchoscopy sedation:a randomized controlled trial［J］. PloS one,2011,6（11）:e27769.

［28］ DINGES H C,OTTO S,STAY D K,et al. Side effect rates of opioids in equianalgesic doses via intravenous patient-controlled analgesia:a systematic review and network meta-analysis［J］. Anesthesia and analgesia,2019, 129（4）:1153-1162.

［29］ HOSHIJIMA H,TAKEUCHI R,KURATANI N,et al. Incidence of postoperative shivering comparing remifentanil with other opioids:a meta-analysis［J］. Journal of clinical anesthesia,2016,32:300-312.

58 关于舒更葡糖钠心率减慢的研究进展及思考

肌肉松弛药是全身麻醉中常用的辅助药物,肌肉松弛药可能导致术中知晓及术后肌肉松弛药残留。肌松残余的危害主要包括:呼吸肌无力肺泡有效通气量不足,导致低氧血症和高碳酸血症;无法排除呼吸道中的分泌物;严重者可能需再次气管内插管,甚至危及患者生命。肌松拮抗可避免此类事件的发生,既往使用新斯的明作为肌肉松弛拮抗剂,但是新斯的明起效慢且具有封顶效应,对深度肌肉松弛无效且可能引起胆碱能危象及心律失常。舒更葡糖钠作为一种新型的非去极化甾体类肌松药拮抗剂于2017年在我国批准上市,通过包裹罗库溴铵或维库溴铵形成复合物起到快速逆转神经肌肉阻滞的作用,从而达到肌肉松弛恢复的效果。舒更葡糖钠的相关临床研究均显示其不良反应大多是较为轻微和具有自限性的,但也在不良反应中观察到在给药后几分钟内出现心动过缓的报道。尽管舒更葡糖钠心动过缓的发生率约为1%,显著低于新斯的明,但在国外还是有少量案例的报道。现对相关报道进行综述,并对相关事件进行思考与探讨。

一、舒更葡糖钠引发心动过缓事件回顾

舒更葡糖钠在我国批准的适应证为:①在成人中拮抗罗库溴铵或维库溴铵诱导的神经肌肉阻滞;②在2~17岁的儿童和青少年中,仅用于常规拮抗罗库溴铵的神经肌肉阻滞。推荐用法为单剂量静脉快速注射给药,在四个成串刺激(train of four stimulation,TOF)恢复至T2重现时,推荐2mg/kg进行拮抗。在PTC计数为1~2时,推荐4mg/kg进行拮抗。16mg/kg用于紧急快速逆转1.2mg/kg罗库溴铵的适应证在我国并未获批。在1~3期的临床研究中,对2 914例2mg/kg、4mg/kg和16mg/kg的舒更葡糖钠组和544例安慰剂组进行比较,舒更葡糖钠最常见的不良反应为呕吐、恶心、头痛。低血压在2mg/kg组为4%,4mg/kg组为5%,16mg/kg组为13%。在这个队列研究中,心动过缓在2mg/kg组为1%,4mg/kg组为1%,16mg/kg组为5%。此外,还有一些案例报道在使用舒更葡糖钠后出现心动过缓,甚至出现心搏骤停。

既往有报道严重的心力衰竭可能与舒更葡糖钠介导的过敏反应有关,但仅有1例报告推测可能与过敏相关。该病例为老年男性患者,术前合并阵发性房颤,且术前服用β受体拮抗剂比索洛尔,在使用舒更葡糖钠6min之后出现严重低血压,心电图ST段压低并出现多态性室性早搏,14min后,患者全身躯干和下肢出现潮红,并进展成心搏骤停,经过10min的心肺复苏和激素抗过敏等治疗,患者心率恢复至110次/min,收缩压达到70mmHg,并在1h后恢复意识。3h后测得血清胰蛋白酶水平升高至9.6μg/L(正常范围1.2~5.7μg/L),随后逐渐降低。10周后对该患者进行了皮肤过敏测试,患者对舒更葡糖钠过敏呈阳性反应,作者根据临床表现、血液监测和皮肤过敏反应推测可能是舒更葡糖钠引起的严重过敏反应导致的心动过缓和心搏骤停,术前β受体拮抗剂的服用加剧了对血压和心率稳定性的影响。

另一例老年男性患者术前有不典型不规律胸痛病史,心电图和超声心动图未见明显异常,给予舒更葡糖钠2min后,心电图突然出现室性早搏二联律(VPC),心率降至40/min以下,血压降低至60mmHg;抢救成功后返回ICU测得肌红蛋白水平升高至309.9ng/ml,肌酸激酶同工酶(CK-MB)和肌钙蛋白水平正常。术后第1天,CK-MB和肌钙蛋白水平升至15.6和8.21ng/ml。行冠状动脉造影显示右冠状动脉及左回旋动脉狭窄样病变,分别阻断了40%和50%的血流。麦角胺试验观察到有冠状动脉痉挛。患者被诊断为变异性心绞痛,作者推测舒更葡糖钠与冠状动脉痉挛相关。

另一例老年女性患者,既往无高血压和心脏疾病病史,也无药物过敏史。在全身麻醉下行腹部手术,在给予舒更葡糖钠4min后出现Ⅲ度房室传导阻滞,使用阿托品0.5mg后心电图出现宽大的QRS波群,给予0.1mg肾上腺素后才恢复窦性心率。这个案例与心动过缓无关,但Ⅲ度房室传导阻滞与心动过缓是否为同一机制所引起目前还不清楚。案例中还有2例为内镜手术,患者均无明显心脏疾病病史,两例病例除了一样使用了舒更葡糖钠,还有都是使用CO_2进行内镜操作,而腔镜注入CO_2的过程中气体刺激到迷走

神经也可引起心动过缓,术中血气分析也观察到轻微的高碳酸血症,但两者的关系也不能确定。

二、环糊精的特性和心动过缓的潜在机制

舒更葡糖钠是特异性拮抗甾体类肌肉松弛药的 γ-环糊精。γ-环糊精是由 8 个葡萄糖分子组成的环状低聚糖化合物,由亲脂核心和亲水外端组成的圆柱体。舒更葡糖钠通过亲脂核心来包裹甾体类肌肉松弛药,如罗库溴铵、维库溴铵和泮库溴铵,其中与罗库溴铵亲和力最强。类固醇激素由于其不含季铵类离子,因此舒更葡糖钠对其亲和力较低,相关研究也显示舒更葡糖钠虽可轻微增加内源性类固醇激素水平,但并不引起相关的副作用。尽管儿茶酚胺没有甾环,而由一个苯环和两个羟基组成,但儿茶酚胺与环糊精之间的相互作用也有报道。多巴胺与 β-环糊精结合能力最强,然后是 α-环糊精和 γ-环糊精。类似地,肾上腺素和去甲肾上腺素也可以与环糊精相结合,β-环糊精结合能力大于 α-环糊精。肾上腺素和去甲肾上腺素与 γ-环糊精的结合能力尚有报道,我们假设它们能够像多巴胺一样与 γ-环糊精相结合,因为多巴胺的分子结构与肾上腺素和去甲肾上腺素相似。因此,我们推测舒更葡糖钠可能包裹内源性的儿茶酚胺。从临床研究看,相较于 2mg/kg 和 4mg/kg 组,心动过缓和低血压在 16mg/kg 组更多见,提示舒更葡糖钠可能减少儿茶酚胺水平,特别是在高剂量时。我们知道,手术是可导致体内儿茶酚胺水平升高的。当然,舒更葡糖钠与儿茶酚胺结合能力的检测还需要进一步的研究加以验证。

三、舒更葡糖钠在心脏疾病患者中的应用及与新斯的明心脏安全性的比较

新斯的明是传统的肌松拮抗药,为合成的抗胆碱酯酶药,能可逆性的抑制胆碱酯酶的活性,使乙酰胆碱在神经接头处浓度增高,从而取代突触后膜上的非去极化肌松药,促使肌力恢复。但同时,新斯的明还可兴奋毒蕈碱样受体,引起心率减慢。有研究比较了新斯的明与舒更葡糖钠对心率减慢的影响,例如 2017 年的一项系统评价旨在评价舒更葡糖钠与新斯的明在成人中逆转非去极化肌松药诱导的神经肌肉阻滞的有效性和安全性。在心动过缓的分析上纳入 11 项 RCT 研究,共 1 218 例患者,其中 6 项合并使用阿托品,5 项合并使用格隆溴铵。结果显示与新斯的明相比,舒更葡糖钠能减少 84% 的心动过缓的风险($RR=0.16$,95% $CI:0.07\sim0.34$,GRADE:中等)。舒更葡糖钠能特异性与罗库溴铵或维库溴铵紧密结合成复合物阻碍其在神经接头处的功能,影响甾体类肌肉松弛药再分布,加速甾体类肌肉松弛药与烟碱样乙酰胆碱受体分解,拮抗不同深度的神经肌

肉阻滞,整个过程不涉及神经肌肉接头处的受体和酶,无胆碱酶抑制剂导致其他组织 M、N 受体激动所引起的心血管系统、呼吸系统等不良反应。

在健康志愿者当中,舒更葡糖钠对血压、心率等血流动力学无显著的影响。一项旨在评估心血管疾病患者行非心脏手术使用舒更葡糖钠安全性的随机、安慰剂对照研究,共纳入 116 例患者(ASA 分级 Ⅱ~Ⅲ级),随机分为舒更葡糖钠 2mg/kg 组($n=38$),舒更葡糖钠 4mg/kg 组($n=38$)和安慰剂组($n=40$),结果显示在给药 10min 后,所有组的心率和血压相对稳定,2mg/kg 舒更葡糖钠组心率在给药后 2min 和 5min 时心率显著低于安慰剂组($P<0.05$),所有舒更葡糖钠组在 30min 时心率高于安慰剂组。给药后 30min 时,舒更葡糖钠组心率均显著高于安慰剂组。平均血压在给药后 10min 内,在舒更葡糖钠组升高更为显著,在 30min 评估时,安慰剂组没有升高。给药后 30min 时,舒更葡糖钠组的平均血压也显著高于安慰剂组。各组间 QT 间期差异无显著性;其中有 3 例 QT 间期延长研究人员认为是轻度延长无临床意义。说明 2mg/kg 和 4mg/kg 的舒更葡糖钠用于心血管病非心脏手术的成年患者是安全有效的。

那么用于儿童,舒更葡糖钠的心脏安全性怎么样呢? 一项前瞻性多中心研究纳入 18 岁以下接受舒更葡糖钠治疗的患儿,给予舒更葡糖钠后,在最初的 15min,每分钟均记录心率,在接下来的时间每 5min 记录一次心率,持续 15min 或直到患者从手术室转出。心动过缓定义为低于同年龄段 5% 的心率。研究共有 221 例儿童,18 例(约 8%;95% $CI:5\%\sim13\%$)出现心动过缓,发生于舒更葡糖钠给药后 2min。在发生心动过缓的患者中,18 例患儿中有 7 例(约 38%)患有先天性心脏病。心动过缓无须特殊处理,血压变化也没有显著临床意义。在双变量分析中,舒更葡糖钠的剂量与心动过缓不相关。在多变量分析中,心脏合并症和男性与心动过缓呈显著正相关。说明舒更葡糖钠在儿童中应用也是安全有效的,对心率和血压并无显著影响。

四、关于舒更葡糖钠心脏安全性的思考

从当前报道的案例来看,仍有一些问题需要考虑。①舒更葡糖钠引起的心动过缓多为欧洲人群,鲜有亚洲人群的报道,且多出现在老年男性,不清楚是否有人群的差异,中国上市后的安全性数据仍有待进一步完善。②目前报道的个案经处理后均能恢复正常,未有明显后遗症(除 1 例晚期肿瘤患者出现死亡),从既往的临床研究和其他国家的上市后研究来看,舒更葡糖钠在适应证和推荐剂量下仍较为安全,但在使用时仍须严密观察患者血流动力学变化。③案例报道有心动过缓对阿托品不敏感的患者,建议在阿托品使用无效的情况下,尽快使用小剂量肾上腺素。④由于舒更葡糖钠导致心动过缓的机制和关系仍不明确,如发生类似事件建议应及时如实上报。⑤尽管有散在的心

动过缓的案例报道,但从现有的临床研究和 Meta 分析数据来看,舒更葡糖钠心脏安全性仍高于新斯的明,且拮抗过程不会像新斯的明一样作用到其他 M 受体和 N 受体,造成心脏、呼吸等系统的不良影响。对于复苏时有肌松残余的患者,如无明显禁忌还是应依据指南共识使用舒更葡糖钠进行拮抗。

五、结论

舒更葡糖钠是一种快速、有效、安全的高选择性甾体类肌肉松弛药拮抗剂,尽管有散在的心动过缓的案例的报道,但在重视的同时不应反应过度。首先,上市前和上市后的临床研究以及系统评价都展示了舒更葡糖钠较好的心脏安全性,且无论是有效性还是安全性均显著优于传统拮抗药物新斯的明。其次,作为一个新上市的药物,目前引起心动过缓的案例相关性和机制均不明,在我国缺乏相应的安全性数据,仍需进一步完善相关研究。最后,在临床上,使用舒更葡糖钠后仍需严密观察患者血流动力学变化,如发生心动过缓,建议尽早使用小剂量肾上腺素,同时注意加强不良反应的上报。

(黄丽萍　易明亮)

参 考 文 献

[1] 吴新民. 麻醉过程中使用肌松药及其拮抗剂的必要性[J]. 临床药物治疗杂志,2019,19(6):32-43.

[2] WOO T,KIM K S,SHIM Y H,et al. Sugammadex versus neostigmine reversal of moderate rocuronium-induced neuromuscular blockade in Korean patients[J]. Korean J Anesthiol,2013,65(6):501-507.

[3] TOBIAS J D. Current evidence for the use of sugammadex in children[J]. Paediatr Anaesth,2017,27(7):118-125.

[4] Merck Sharp-Dohme Corporation. sugammadex advisory committee briefing document [EB/OL]. (2015-11-06)[2018-02-08]. https://www. fdanews. com/ext/resources/files/11-15/110615-merck. pdf.

[5] MURAT B,ABDULLAH D,AKCAN A,et al. Sugammadex associated persistent bradycardia[J]. In ternational Journal of Medical Science and Public Health,2013,3(3):372-374.

[6] IKUE S,YOSHIMUNE O,MUNEAKI S. Transient third-degree AV block following sugammadex[J]. J Anesth,2015,29(4):641.

[7] OBARA S,KUROSAWA S,JUN H,et al. Cardiac arrest following anaphylaxis induced by sugammadex in a regional hospital[J]. Journal of Clinical Anesthesia,2018,44:62-63.

[8] ADELE K,AYMEN N,JOSEPH D T. Bradycardia in a pe-diatric heart transplant recipient:is it the sugammadex[J]. J Pediatr Pharmacol Ther,2017,22(5):378-381.

[9] KO M J,KIM Y H,KANG E,et al. Cardiac arrest after sugammadex administration in a patient with variant angina:a case report[J]. Korean J Anesthesiol,2016,69(5):514-517.

[10] SANOJA I A,TOTH K S. Profound bradycardia and cardiac arrest after sugammadex administration in a previously healthy patient:a case report[J]. A A Pract,2019,12(1):22-24.

[11] CATARINA O,CATARINA M,VANIA S,et al. Severe bradycardia and asystole associated with sugammadex:case report[J]. Rev Bras Anestesiol,2019,69(2):218-221.

[12] BHAVANI S S. Severe bradycardia and asystoleafter sugammadex[J]. British Journal of Anaesthesia,2018,121(1):95-96.

[13] 刘妹女,陈克研,张铁铮. 甾体类药物拮抗剂布瑞亭临床应用的研究进展[J]. 国际麻醉学与复苏杂志,2015,36(1):57-64.

[14] BALDO B A,MCDONNELLL N J,PHAM,N H. The cyclodextrin sugammadex and anaphylaxis to rocuronium:is rocuronium still potentially allergenic in the inclusion complex form? [J]. Mini Rcv Med Chem,2012,12(8):701-712.

[15] TSUR A,KALANSKY A. Hypersensitivity associated with sugammadex administration:a systematic review[J]. Anaesthesia,2014,69(11):1251-1257.

[16] GUNDUZ G G,OZER A B,Demirel I,et al. The effect of sugammadex on steroid hormones:a randomized clinical study[J]. J Clin Anesth,2016,34:62-67.

[17] RAJENDIRAN N,MOHANDOSS T,THULASIDASAN J. Excimer emission in norepinephrine and epinephrine drugs with alpha-and beta-cyclodextrins:spectral and molecular modeling studies [J]. J Fluoresc,2014,24(4):1003-1014.

[18] BOM A,BRADLEY M,CAMERON K,et al. A novel concept of reversing neuromuscular block:chemical encapsulation of rocuronium bromide by a cyclodextrin-based synthetic host [J]. Angewandte Chemie International Edition,2002,41(2):266-270.

[19] NAGUIB M. Selective reversal of muscle relaxation in general anesthesia:focus on sugammadex[J]. Drug Des Devel Ther,2009,21(3):119-129.

[20] VEGARD D,PHILIPPE E P,MARKUA W H,et al. Safety and effiicacy of sugammadex for the reversal of rocuronium-induced neuromuscular blockade in cardiac patients un-

dergoing noncardiac surgery[J]. European Journal of Anaesthesiology,2009,26(10):874-884.

[21] ALSUHEBANI M,SIMS T,HANSEN J K,et al. Heart rate changes folloeing the administration of sugammadex in children:a prospective, observational syudy[J]. J Anesth,2020,34(2):238-242.

[22] HRISTOVSKA A M,DUCH P,ALLINGSTRUP M,et al. Efficacy and safety of sugammadex versus neostigmine in reversing neuromuscular blockade in adults[J]. Cochrane Database Syst Rev,2017,8(8):CD012763.

59 舒更葡糖钠与胆碱酯酶抑制剂逆转腹腔镜手术肌松作用的研究进展

腹腔镜手术的顺利进行需要实施全身麻醉,即充分的镇静、镇痛、肌肉松弛,控制应激反应。通常认为中度神经肌肉阻滞(简称"中度肌松")通常可为大多数外科手术提供足够的肌肉松弛,但是在某些精细化手术或对肌松要求比较高的手术(如腹腔镜手术),可能需要深度神经肌肉阻滞(简称"深度肌松")。通过建立 CO_2 人工气腹结合日益清晰的内镜技术可为腹腔镜手术创造良好的手术条件和手术视野,但实施起来腹内高压会引发一系列不良后果。首先,腹内高压也许会抑制腹腔内脏的血液灌流,导致脏器缺血,在大型手术中这一影响尤其明显,当腹腔内压(intraperitoneal pressure,IAP)升高致使腹腔内脏器血流受阻、组织灌注不足临界点时,就可能形成腹腔间室综合征(ACS),从而影响患者围手术期安全。其次,腹内高压也可能导致静脉回流障碍,回心血量显著减少,从而带来心血管风险。当 IAP 在 10~15mmHg 范围时,胸腔内压力以及右房压的增高,使回心血量减少,心排血量减少;若 IAP 继续增加,体循环压力增加,心排血量进一步下降,平均动脉压下降。腹内高压还伴随高碳酸血症和呼吸性酸中毒、气体栓塞、皮下气肿和气胸风险,以及增加术后疼痛发生率。因此,欧洲内镜外科学会的专家小组建议使用允许充分暴露手术视野的最低气腹压力,而不是使用常规气腹压力。但如何弥补低气腹压下手术视野不佳的问题呢?目前主流观点是提倡在腹腔镜手术中使用深度肌松联合低气腹压。在腹腔镜手术中使用深度肌松可使膈肌和腹壁肌肉更好地松弛,在满足手术条件的前提下降低气腹压力、增加腹腔容积而扩大操作视野、减少术后疼痛及改善患者预后。

深度肌松意味着术中要使用大剂量的肌肉松弛药(简称"肌松药"),因此在腹腔镜手术中尤其强调术后肌松作用的逆转。但是常规肌肉松弛药拮抗剂(简称"肌松拮抗药")——乙酰胆碱酯酶抑制剂(acetylcholinesterase inhibitor,AChEI)对逆转深度肌松的作用有限,且用量大未必能完全逆转,同时还存在药物本身的不良反应,因此多年来一直饱受争议。如何在手术结束时快速可靠地逆转神经肌肉阻滞,以增强患者的安全性和舒适性,减少患者在手术室和麻醉后监测治疗室(postanesthesia care unit,PACU)中停留

的时间,这值得进一步思考。肌松监测仪和新型肌松拮抗药——舒更葡糖钠的问世及发展,可以大大减少深度肌松及肌松残余而带来的不良事件。

本文通过对文献资料的系统归纳和总结,对舒更葡糖钠与胆碱酯酶抑制剂的作用机制及其在腹腔镜手术中逆转罗库溴铵肌松作用的临床研究进展进行综述。

一、肌松拮抗药

(一)全身麻醉术后肌松残余

全身麻醉术后肌松残余(residual neuromuscular block,rNMB)是在全身麻醉手术后肌肉松弛药在患者体内残留,而导致的一系列的不良反应。目前,临床测试是评估肌松残余的最常用方法,包括抬头 5s、抬腿 5s、伸舌、握力、咳嗽、吞咽、潮气量、吸气负压等,但这些评估都需要患者的配合,主观性大。肌松监测技术的发展为肌松残余提供了量化指标,根据其检测原理分为机械法、肌电法、加速度法和肌音法,临床上多用加速度测定仪测定肌松的起效、维持和消退。早在 1970 年尺神经四个成串刺激比值(train of four stimulation ratio,TOFr,T4/T1)就被引入临床来监测神经肌肉功能。目前麻醉科医师普遍将 TOFr<0.9 视为肌松残余的判断标准,将 TOFr≥0.9 视为肌松恢复的判断标准。

肌松残余可以引起一系列的生理功能紊乱和术后并发症。这可能导致患者在麻醉恢复期出现咽反射减弱、吞咽功能障碍、呼吸道梗阻、乏力、复视,增加反流误吸、低氧血症、高碳酸血症发生率,甚至有死亡风险。尤其是呼吸相关肌群的无力为引起术后呼吸功能损害和增加术后并发症的高危因素,对术后患者的恢复时间和预后影响较大。

当所有神经-肌肉接头后膜受体阻断超过 75% 时,肌纤维颤搐的张力才会出现减弱。当 TOFr 恢复至接近 1 时,大多数受体仍与肌松药结合,因此在临床实践中,肌松拮抗药的应用显得尤为必要。目前,临床应用较广的肌松拮抗药主要是胆碱酯酶拮抗剂——新斯的明,另有新型甾体类拮抗剂——舒更葡糖钠的逐渐发展(图 59-1)。有研究表明,肌松拮抗有助于降低术后 24h 呼吸系统并发症的发生风

险,但不合理使用肌松拮抗药亦可引起呼吸系统并发症。预防术后肌松残余的发生除了合理规范地使用肌松拮抗药

外还需做好肌松监测。研究表明,术中对肌松进行监测可以减少术后在PACU的肌松残余的发生率。

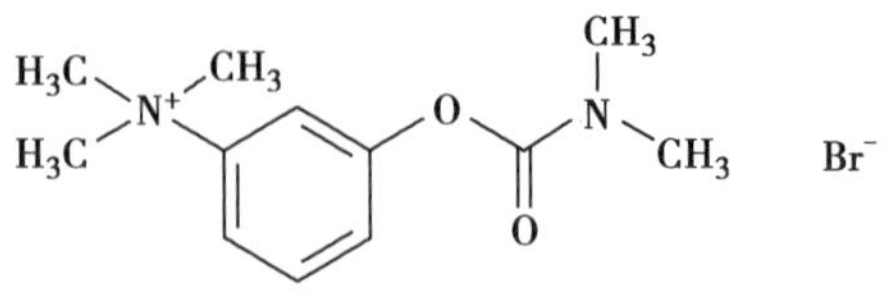

新斯的明分子式:$C_{12}H_{19}BrN_2O_2$

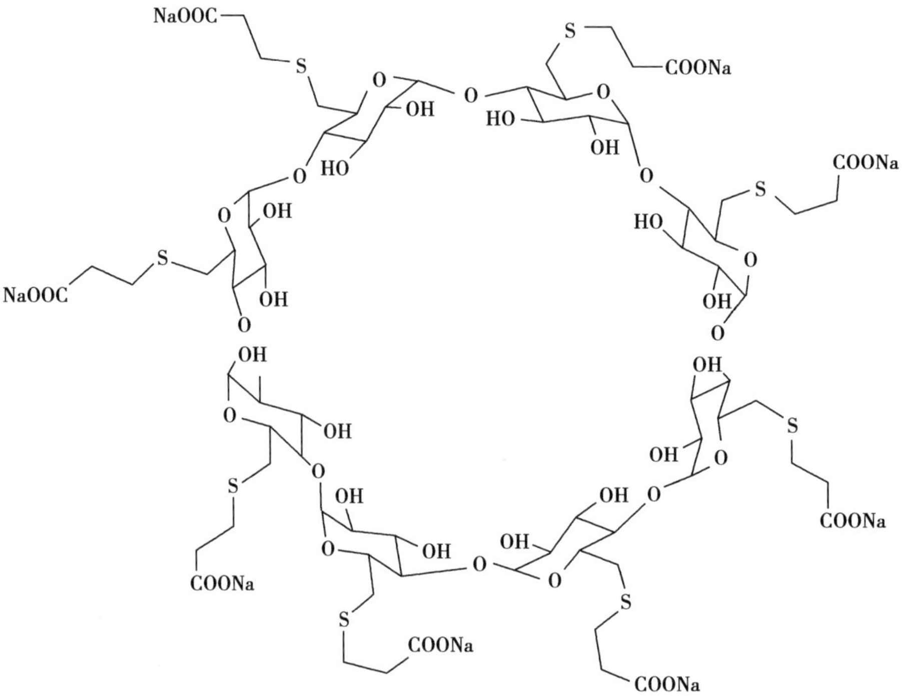

舒更葡糖钠分子式:$C_{72}H_{104}O_{48}S_8Na_8$

图59-1 新斯的明和舒更葡糖钠分子结构图

(二)胆碱酯酶抑制剂

AChEI通过使神经-肌肉接头中的乙酰胆碱酯酶(acetylcholinesterase,AChE)失活而间接起作用。乙酰胆碱浓度急剧增加,可与肌松药竞争突触后膜上的烟碱受体(N2受体)。在临床上最常用的AChEI是新斯的明,$0.04\sim0.07mg/kg$新斯的明可在1min内生效,通过肝脏代谢,在24h内大约80%的药物从尿中排泄,其中50%是原型。但新斯的明在注射后10min左右才出现峰值效应,其作用时间仅为$20\sim30min$。此外,AChEI不能应用于逆转T2恢复前的肌松,此时如果提前给予新斯的明,其恢复时间基本等于肌松自然恢复至T1~T4都出现的时间再加上此时给予新斯的明到完全恢复的总时间。另外,新斯的明具有天花板效应,即封顶效应。如果新斯的明已达到最大剂量但效果仍不令人满意,则额外增加剂量并不能进一步拮抗肌松药的残留阻滞作用,而且会出现大剂量新斯的明引起的肌松效应及可能出现的胆碱能危象。有证据证明其封顶剂量

接近于临床剂量。临床上推荐剂量为$0.04\sim0.08mg/kg$,最大量为5.00mg。

AChEI可通过影响以乙酰胆碱作为神经递质的自主神经系统而引起全身毒蕈碱样副作用,如心动过缓、QT间期延长、术后恶心呕吐(postoperative nausea and vomiting,PONV)和支气管痉挛等。因此常常联合应用抗胆碱能药物(如阿托品或格隆溴铵)来减少其全身毒蕈碱样副作用。而且由于AChEI本身不能使肌松药失活或分解,可能会发生术后肌松残余或再箭毒化的不良事件。尽管使用定性肌松监测和其拮抗剂新斯的明,术后拔管时肌松残余的发生率仍然高达63.5%。

由于AChEI的局限性和术后肌松残余引起的不良事件,研究者们一直在寻求一种理想的肌松拮抗药,于是舒更葡糖钠应运而生。

(三)舒更葡糖钠

舒更葡糖钠(sugammadex sodium)是由默沙东制药公

司开发的第一种甾体类肌松药选择性拮抗剂。它于 2008 年首次在瑞典上市，用于逆转罗库溴铵或维库溴铵引起的肌肉松弛。默沙东制药公司分别于 2010 年和 2015 年向日本和美国提交申请，并于 2015 年 12 月 15 日获得美国食品药品管理局（Food and Drug Administration，FDA）的批准上市。我国国家食品药品监督管理总局（CFDA）于 2017 年 4 月 26 日批准舒更葡糖钠在中国上市。

舒更葡糖钠是一种由亲水核心和亲脂外端组成的 γ-环糊精，通过亲脂内心环糊精能包裹游离在血浆中的肌松药分子，以 1∶1 形成无活性的复合物，增加游离肌松药在组织区室和血浆区室的浓度差，因此可以回收组织中的肌松药，以拮抗其在神经肌肉接头处的作用。它直接去除体内游离的肌松药，而不是间接地提高胆碱能系统的活性，所以不需要用抗胆碱能药协同处理。舒更葡糖钠在体内极少代谢，大部分以复合物原形经肾脏清除，清除率相当于正常的肾小球滤过率，可迅速从体内清除。

舒更葡糖钠有拮抗作用的选择性，它只可以有效地拮抗甾体类肌松药，对非甾体类肌松药和琥珀胆碱无拮抗作用。Zwiers 等研究测定其与罗库溴铵的亲和力最强，是维库溴铵的 3.1 倍，是泮库溴铵的 6.8 倍。在 0.1～16.0mg/kg 范围内，舒更葡糖钠的药效与剂量呈线性相关。理论上，舒更葡糖钠能将肌松药游离血浆浓度降低至零，能拮抗任何程度的肌松。在临床上，需要根据所使用的肌松药和进行拮抗时的肌松程度使用不同剂量舒更葡糖钠拮抗肌松。关于拮抗罗库溴铵诱导的肌松，有文献报道，在即刻静脉注射 1.2mg/kg 罗库溴铵后，使用 16mg/kg 舒更葡糖钠可以使 TOFr 在 1.5min 左右恢复至 0.9；在强直刺激后计数（post-tetanic count，PTC）为 1～2 时，使用 4mg/kg 舒更葡糖钠可以使 TOFr 在 3min 左右恢复至 0.9；在 T2 刚开始恢复时，使用 2mg/kg 舒更葡糖钠可以使 TOFr 在 2min 左右恢复至 0.9。小剂量舒更葡糖钠（0.22mg/kg），能够使 TOFr 在 2min 左右自 0.5 恢复至 0.9 或更高。

《2017 版肌肉松弛药合理应用的专家共识》指出，舒更葡糖钠的临床应用能够显著降低 rNMB 的发生率，提高肌松药临床应用的安全性，进而提高麻醉质量。在儿童、成人、老年人，以及肾衰、肺部或心脏疾病患者中，舒更葡糖钠的耐受性良好。然而，过敏反应一直是舒更葡糖钠广泛临床应用的主要障碍之一，舒更葡糖钠也因过敏反应问题三度被美国 FDA 否决。这种不良反应一般会在使用舒更葡糖钠后的 5min 内发生，可能危及生命，表现为皮疹、低血压、心动过速或 SpO_2 降低。与过敏反应有关的剂量为 1.8～32.0mg/kg，并且在高剂量时更频繁发生。其过敏反应发生率虽低，但是具有剂量依赖性，因此减少舒更葡糖钠的剂量可能是麻醉科医师的可行选择，这可以减少麻醉科医师对过敏反应的担忧。

另外，舒更葡糖钠的高昂价格阻碍了它的常规使用。国外有报道在无限制地使用舒更葡糖钠后，肌松药和肌松拮抗药的成本从每例 42 美元增加到 127 美元。在许多医疗机构中需要限制昂贵药品的使用，很多麻醉科医师为了减少患者的负担不得不减少舒更葡糖钠的使用。

二、胆碱酯酶抑制剂与舒更葡糖钠的比较

（一）肌松恢复时间

TOFr≥0.9 是肌松恢复的标准，普遍认为手术结束后肌松恢复至 TOFr≥0.9 可以拔除气管导管。因此在比较 AChEI 与舒更葡糖钠的肌松恢复时间时，临床研究均观察了从使用肌松拮抗药至 TOFr 恢复至 0.9 的时间。

在腹腔镜胆囊切除术或阑尾切除术中，Geldner 等发现患者对舒更葡糖钠逆转罗库溴铵的肌松作用耐受良好且更为迅速。对照组在 T2 恢复时（中度肌松）使用新斯的明使 TOFr 恢复至 0.9，试验组在 PTC 为 1～2（深度肌松）时使用舒更葡糖钠，结果发现试验组患者恢复速度比对照组快 3.4 倍。因此，他们认为舒更葡糖钠可以在手术结束时快速地逆转深度肌松。Laurie 等的研究结果与之相似，舒更葡糖钠组在腹腔镜子宫切除术中维持中度或深度肌松，术后使用舒更葡糖钠 2～4mg/kg 逆转罗库溴铵的肌松作用，其出手术室的时间比新斯的明组（在术中维持中度甚至更浅的肌松，术后使用新斯的明 0.05mg/kg 和格隆溴铵）更快，且更具可预测性。王瑞娟等观察了舒更葡糖钠与新斯的明逆转罗库溴铵肌松作用的效果和对血流动力学的影响。在其设计方案中，行腹腔镜辅助肠道肿瘤根治术的患者在术中肌松深度一直维持在 PTC 为 1 或 2，当 T2 出现时，两组分别静脉注射舒更葡糖钠 2mg/kg 或新斯的明 0.04mg/kg+阿托品 0.02mg/kg。结果发现舒更葡糖钠组的肌松恢复时间（1.9min±0.6min）明显快于新斯的明组（17.8min±7.5min），且新斯的明组给药后 1min、5min 的平均动脉压和心率明显高于给药前 1min 和舒更葡糖钠组。这是新斯的明联合抗胆碱能药阿托品以对抗其全身毒蕈碱样副作用，并且阿托品的起效时间快于新斯的明所导致。

在随机对照试验和临床实践中，在不同肌松水平甚至是深度肌松时，舒更葡糖钠都能比新斯的明更快地逆转神经肌肉阻滞。然而，不是每位患者使用舒更葡糖钠都能像所期望的那样快。当使用舒更葡糖钠逆转深度肌松时，有文献提供的逆转时间最长为 20min。此外，不适当的舒更葡糖钠应用剂量（即低于推荐剂量）可能导致不确定的效果。因此，使用舒更葡糖钠这一高效的肌松逆转药并不意味着不需要正确的临床观察或使用肌松监测仪来监测每位患者的神经肌肉阻滞的各个阶段。

（二）胃肠动力

恢复正常的肠蠕动功能和预防术后肠梗阻对于患者术后的早期恢复至关重要。加速康复外科（enhanced recovery after surgery，ERAS）将预防肠梗阻视为一个重要问题，并开展了一系列研究以评估其预防机制，包括咀嚼口香糖、早期肠内营养和腹腔镜手术。关于肠蠕动，AChEI 可以提高其

运动能力,而抗胆碱能药则降低其运动能力。此外,新斯的明的半衰期(50~90min)短于阿托品(约2h),因此在围手术期间联合应用两种药物对胃肠动力的影响是不可预测的。舒更葡糖钠没有毒蕈碱样副作用,因此不需要与抗胆碱能药联合使用。但是,甾体激素可以与舒更葡糖钠结合影响胃肠动力。孕激素可促进胃排空,雌激素可抑制胃排空。与罗库溴铵相比,孕激素和雌激素与舒更葡糖钠的亲和力分别为2%和22%。由于舒更葡糖钠与雌激素的亲和力更高,可以预测舒更葡糖钠将增加胃排空。并且这种效果至少持续8h,因为舒更葡糖钠在8h内通过肾脏排泄。

结直肠手术后肠梗阻是一种常见的并发症,八分之一的术后患者出现肠梗阻,这也是导致延迟出院的主要原因。一篇回顾性研究报道称,舒更葡糖钠组结直肠癌根治术的患者延迟出院的发生率较低。延迟出院的原因有所不同,AChEI组的主要原因是肠梗阻(90%),而舒更葡糖钠组因肠梗阻引起的出院延迟率低得多(39.1%)。Jihyun等发现,在腹腔镜胆囊切除术中使用舒更葡糖钠作为肌松拮抗药可使术后首次肛门排气的时间提前。因此,他们认为使用舒更葡糖钠对术后胃肠动力恢复有积极作用,可以实现更快的术后营养,减少便秘和术后肠梗阻等胃肠道并发症,缩短住院时间,进而促进ERAS。

(三)术后疼痛

Castro等在腹腔镜袖状胃切除术中发现,使用舒更葡糖钠的病态肥胖患者在PACU中的疼痛减轻。根据这一研究结果,理论上能减少这类患者用于缓解术后疼痛的阿片类药物使用量,这就避免了阿片类药物对呼吸道和胃肠道的不利药理学影响,也使得舒更葡糖钠组患者在PACU停留的时间更短。与其相反的是,在另一项研究中,腹腔镜胃癌手术后接受舒更葡糖钠逆转肌松的患者术后前3d的镇痛需求增加,且术后2~3d的疼痛数字评分(numerical rating scale,NRS)略高于新斯的明组,但其住院时间较短,并且术后并发症发生的风险要低得多。造成这种差异的原因可能是舒更葡糖钠组的低压气腹减少了腹腔镜手术后在PACU的即时疼痛,而舒更葡糖钠组术后更加良好的腹壁紧张度则加重了回至病房时的疼痛。但是若想验证这一猜想则需要更严谨的研究来控制更多的混杂因素,如术中阿片类药物用量、气腹压力、手术类型等。

(四)术后恶心呕吐

PONV是术后患者最不愉快的经历之一,常导致术后满意度低。PONV风险增加分为三类:手术相关因素、麻醉相关因素和患者特定因素。与手术相关的因素包括腹腔镜手术和时长大于1h的手术。与麻醉有关的因素包括使用一氧化二氮、挥发性麻醉药、大剂量的阿片类药物和大剂量的新斯的明。患者特定的因素包括女性、年龄小于50岁、不吸烟,以及晕车或PONV病史。

肠道操作和气腹是导致腹腔镜手术患者PONV风险增加的原因。针对不同受体或机制的多模式止吐药的使用已成为腹腔镜手术的护理标准,但应尽可能强调预防。预防

PONV比发生PONV后的治疗更为有效。PONV可能会增加住院时间、延长恢复时间并增加医疗费用。由于腹腔镜手术和常规使用肌松药已使PONV的风险增加,因此应该探讨肌松拮抗药对PONV的影响。

不同的肌松拮抗药对PONV的影响机制尚不明确。AChEI可作用于大脑催吐中枢和胃肠道的胆碱能受体,增加食管压力、肠道分泌物和运动,从而增加PONV的发生率。已证实≥2.5mg的新斯的明增加了PONV的发生率。但没有足够的证据表明新斯的明可导致临床意义上的PONV的风险增加。舒更葡糖钠具有各种副作用,包括轻度头痛、恶心,注射部位发生静脉炎,以及感觉寒冷、口干、疲劳和口腔不适,最常见是恶心。

Castro等发现,使用舒更葡糖钠逆转肌松的患者在PACU中的疼痛减轻。而恶心和呕吐与疼痛和不适有关,这也可以解释为什么新斯的明组PONV发生率更高。值得注意的是,他们的研究设计使用哌替啶或吗啡进行术后镇痛缓解,这两药也可能是PONV的发生原因。在另一篇文献中,研究者比较了舒更葡糖钠和新斯的明对行腹腔镜胆囊切除术患者PONV的影响,发现舒更葡糖钠似乎可有效降低PONV的发生率,减轻恶心的严重程度,减少恶心和呕吐的患者人数以及止吐药的使用量,但是两组间统计学差异并不显著。相似地,Paech等也没有发现证据表明舒更葡糖钠逆转肌松可减少术后早期恶心和呕吐,但口干、复视等症状较少见,且镇静程度较浅。

(五)呼吸功能

全身麻醉下行腹腔镜手术与许多并发症的发生有关,包括呼吸衰竭、意外进入重症监护治疗病房(intensive care unit,ICU)、住院时间延长和死亡率增加。该类手术对深度神经肌肉阻滞的需求可能会导致术后肌松残余,从而导致严重的呼吸系统疾病和晚期术后并发症。

在Tiberiu Ezri等发表的回顾性研究中,行腹腔镜袖状胃切除术的患者术后分别使用舒更葡糖钠和新斯的明逆转肌松,比较两组患者术后肌松残余和呼吸系统并发症的发生率,发现舒更葡糖钠与新斯的明相比无显著差异。其团队后期的另外一项随机对照临床试验也对这两种肌松拮抗药进行了比较。结果发现,舒更葡糖钠组在拮抗肌松前虽然肌松程度更深(TOF计数较低),但术后血氧饱和度更高,然而这种差异的临床意义值得怀疑。因为两组患者均无术后并发症,也没有进入ICU的计划。从样本量有限的单一研究中推断出的各种指标的微弱差异是不合理的。事实上,在任何引用的研究中,临床结果或不良事件的发生率没有显著差异,这与"证据"显示没有益处更为一致。

(六)经济效益

意大利的一项回顾性分析比较了舒更葡糖钠(2mg/kg)和新斯的明(新斯的明0.05mg/kg+阿托品0.01mg/kg)用于腹腔镜袖状胃切除术患者肌松逆转的成本效益。结果显示,舒更葡糖钠组(50例患者)的人均肌松拮抗药费用为146.7欧元,新斯的明组(49例患者)为3.6欧元。在手术

室中舒更葡糖钠组每个患者平均节省 23.3min，总节省时间为 19.4h，这段时间可以用来完成另外 12 例腹腔镜袖状胃切除术。按每例手术可获得 5 681 欧元的报销收益计算，新增保险报销收益为 68 172 欧元，扣除舒更葡糖钠成本后，所有患者的总净获益为 59 077 欧元，平均投入产出比为 6.5，具有成本效益优势。

Laurie 等发现舒更葡糖钠具有更好的可预测性和更短的恢复时间，这可以提高人员流动速度，同时尽可能遵守手术日程。但是，提高手术效率所节省的时间的经济价值仍不清楚，这取决于员工执行其他生产活动的能力以及手术室负责人积极调整人员以适应手术需要的能力。与手术室一样，PACU 是患者流动的瓶颈。由于护士和麻醉科医师的工资（例如更高的加班费）、入室或出室的延迟，尤其是下午或晚上，都可能影响 PACU 的费用，应尽可能地加以限制。肌松监测仪与舒更葡糖钠的联合使用可以降低术后肌松残余的发生率，减少患者在手术室和 PACU 中花费的时间，从而降低相关成本。在 Laurie 等的研究结果中，等待新斯的明逆转所花费的总额外时间（220min）可以补偿每位患者一瓶舒更葡糖钠的费用。然而，使用舒更葡糖钠逆转深度肌松阻滞的经济效益取决于多种因素，其中包括手术条件、手术中节省的时间以及药物的收费对象（例如卫生保健系统、医院、科室或患者）。进一步的研究应该确定这种策略在每个医疗保健系统的具体条件、医院成本和具体外科手术中的经济效益。

（七）胆碱酯酶抑制剂与舒更葡糖钠的联合应用

自从舒更葡糖钠应用于临床以来，有关舒更葡糖钠和 AChEI（如新斯的明）之间比较的报道层出不穷。近几年来，国外已有研究者尝试将舒更葡糖钠和新斯的明联合使用，而国内尚无类似的研究报道。因为两类肌松拮抗药具有不同的作用机制，预期联合使用可减少舒更葡糖钠的剂量和总成本。但这些研究都没有应用到腹腔镜手术中，忽略了深度肌松在腹腔镜手术中应用的优势。

在 Kakinuma 等的研究中，使用罗库溴铵 0.6mg/kg 诱导深度肌松后 5min，在对照组和试验组中分别静脉注射舒更葡糖钠 1mg/kg 或舒更葡糖钠 0.5mg/kg+新斯的明 0.04mg/kg。结果发现，对照组 TOFr 恢复到 0.9 的时间为 29.9min±7.5min，试验组为 18.8min±8.9min。因此他们认为联合用药比单用舒更葡糖钠更有效。然而，鉴于使用低剂量的舒更葡糖钠逆转深度肌松，两组患者的 TOFr 恢复至 0.9 的时间并不短，所以此研究结果难以推广到临床麻醉中。Cheong 等的研究指出联合用药有其优缺点。考虑到舒更葡糖钠的剂量和成本，对于逆转罗库溴铵诱导的中度肌松，舒更葡糖钠 1mg/kg 和新斯的明 0.05mg/kg 的组合可以替代舒更葡糖钠 2mg/kg。但是，新斯的明可能会增加全身毒蕈碱副作用的发生率，例如心动过缓、低血压和 PONV。尽管在其研究中副作用并不严重且易于控制，但如果不考虑舒更葡糖钠较高的成本和过敏反应的可能性，则单独使用舒更葡糖钠可能会更有益。一项非劣效性试验得

出了类似的结论，舒更葡糖钠 2mg/kg 联合新斯的明 0.05mg/kg 逆转深度肌松（TOFr=0）的疗效不逊于单独使用舒更葡糖钠 4mg/kg，两组患者在 5min 内 TOFr 恢复到 0.9 的百分比相似。另外，在 PACU 中两组患者均未发现肌松残余的情况，但在联合治疗组中发现了适度和短暂的心率加快。

三、小结

深度肌松在腹腔镜手术中具有显著优势，可在满足手术条件的前提下降低气腹压力，减少术后疼痛，但术后肌松残余是实施深度肌松后伴随的主要风险。传统的肌松拮抗药——AChEI 无法彻底逆转深度肌松。大量的临床研究发现，新型甾体类肌松药选择性拮抗剂——舒更葡糖钠可精准、快速地逆转深度和中度肌松，促进全身麻醉手术患者恢复自主呼吸和肢体活动能力，减少术后肌松残余发生率，改善术后转归。这极大地推动了在腹腔镜手术中实施深度肌松联合低气腹压技术的开展，进一步改善患者预后。联合使用舒更葡糖钠和新斯的明或许能够减少舒更葡糖钠的使用剂量，降低医疗费用，但还需要更多临床研究来证实。总而言之，相信舒更葡糖钠的使用将会使我国的外科手术患者进一步获益。

（边琳娣　周盈丰　李军）

参 考 文 献

[1] BRUINTJES M H, VAN HELDEN E V, BRAAT A E, et al. Deep neuromuscular block to optimize surgical space conditions during laparoscopic surgery: a systematic review and meta-analysis [J]. Br J Anaesth, 2017, 118 (6): 834-842.

[2] ÖZDEMIR-VAN BRUNSCHOT D M D, BRAAT A E, VAN DER JAGT M, et al. Deep neuromuscular blockade improves surgical conditions during low-pressure pneumoperitoneum laparoscopic donor nephrectomy [J]. Surg Endosc, 2018, 32 (1): 245-251.

[3] BAETE S, VERCRUYSSE G, VANDER LAENEN M, et al. The effect of deep versus moderate neuromuscular block on surgical conditions and postoperative respiratory function in bariatric laparoscopic surgery: a randomized, double blind clinical trial [J]. Anesth Analg, 2017, 124 (5): 1469-1475.

[4] MADSEN M V, ISTRE O, STAEHR-RYE A K, et al. Post-operative shoulder pain after laparoscopic hysterectomy with deep neuromuscular blockade and low-pressure pneumoperitoneum: a randomised controlled trial [J]. Eur J Anaesthesiol, 2016, 33 (5): 341-347.

[5] 陈虹宇，李永忠，梁彪. 术后残余神经肌肉阻滞的研究进展 [J]. 中国现代医生，2016，54 (6): 160-164.

［6］ GELDNER G，NISKANEN M，LAURILA P，et al. A randomised controlled trial comparing sugammadex and neostigmine at different depths of neuromuscular blockade in patients undergoing laparoscopic surgery［J］. Anaesthesia，2012，67（9）：991-998.

［7］ FORTIER L P，MCKEEN D，TURNER K，et al. The RECITE study：a canadian prospective，multicenter study of the incidence and severity of residual neuromuscular blockade［J］. Anesth Analg，2015，121（2）：366-372.

［8］ 余承晏，薛庆生，于布为. 新型肌肉松弛药拮抗剂布瑞亭的临床研究进展［J］. 上海医学，2018，41（3）：185-189.

［9］ ZWIERS A，VAN DEN HEUVEL M，SMEETS J，et al. Assessment of the potential for displacement interactions with sugammadex：a pharmacokinetic-pharmacodynamic modelling approach［J］. Clin Drug Investig，2011，31（2）：101-111.

［10］ VARELA N，LOBATO F. Sugammadex and pregnancy，is it safe？［J］. J Clin Anesth，2015，27（2）：183-184.

［11］ 吴新民. 2017 版肌肉松弛药合理应用的专家共识［M］. 北京：人民卫生出版社，2018.

［12］ PUTZ L，DRANSART C，JAMART J，et al. Operating room discharge after deep neuromuscular block reversed with sugammadex compared with shallow block reversed with neostigmine：a randomized controlled trial［J］. J Clin Anesth，2016，35：107-113.

［13］ 王瑞娟，张子银，梁雨晴. 舒更葡糖钠与新斯的明逆转肠道肿瘤术罗库溴铵肌松作用的临床研究［J］. 现代消化及介入诊疗，2019，24（6）：659-662.

［14］ CHAE Y J，JOE H B，OH J，et al. Thirty-Day Postoperative outcomes following sugammadex use in colorectal surgery patients：retrospective Study［J］. J Clin Med，2019，8（1）：97.

［15］ AN J，NOH H，KIM E，et al. Neuromuscular blockade reversal with sugammadex versus pyridostigmine/glycopyrrolate in laparoscopic cholecystectomy：a randomized trial of Effects on postoperative gastrointestinal motility［J］. Korean J Anesthesiol，2020，73：137-144.

［16］ CASTRO D S，LEãO P，BORGES S，et al. Sugammadex reduces postoperative pain after laparoscopic bariatric surgery：a randomized trial［J］. Surg Laparosc Endosc Percutan Tech，2014，24（5）：420-423.

［17］ OH T K，JI E，NA H S. The effect of neuromuscular reversal agent on postoperative pain after laparoscopic gastric cancer surgery：comparison between the neostigmine and sugammadex［J］. Medicine（Baltimore），2019，98：e16142.

［18］ TAS TUNA A，PALABIYIK O，ORHAN M，et al. Does sugammadex administration affect postoperative nausea and vomiting after laparoscopic cholecystectomy：a prospective，double-blind，randomized study［J］. Surg Laparosc Endosc Percutan Tech，2017，27（4）：237-240.

［19］ PAECH M J，KAYE R，BABER C，et al. Recovery characteristics of patients receiving either sugammadex or neostigmine and glycopyrrolate for reversal of neuromuscular block：a randomised controlled trial［J］. Anaesthesia，2018，73（3）：340-347.

［20］ EZRI T，EVRON S，PETROV I，et al. Residual curarization and postoperative respiratory complications following laparoscopic sleeve gastrectomy. the effect of reversal agents：sugammadex vs. neostigmine［J］. J Crit Care Med（Targu Mures），2015，1（2）：61-67.

［21］ EVRON S，ABELANSKY Y，EZRI T，et al. Respiratory events with sugammadex vs. neostigmine following laparoscopic sleeve gastrectomy：a prospective pilot study assessing neuromuscular reversal strategies［J］. Rom J Anaesth Intensive Care，2017，24（2）：111-114.

［22］ DE ROBERTIS E，ZITO MARINOSCI G，ROMANO G M，et al. The use of sugammadex for bariatric surgery：analysis of recovery time from neuromuscular blockade and possible economic impact［J］. Clinicoecon Outcomes Res，2016，8：317-322.

［23］ KAKINUMA A，NAGATANI H，YASUDA A，et al. Combined use of sugammadex and neostigmine for the reversal of rocuronium-induced profound neuromuscular blockade［J］. J Anesthe Clinic Res，2013，4：7.

［24］ CHEONG S H，KI S，LEE J，et al. The combination of sugammadex and neostigmine can reduce the dosage of sugammadex during recovery from the moderate neuromuscular blockade［J］. Korean J Anesthesiol，2015，68（6）：547-555.

［25］ AOUAD M T，ALFAHEL W S，KADDOUM R N，et al. Half dose sugammadex combined with neostigmine is non-inferior to full dose sugammadex for reversal of rocuronium-induced deep neuromuscular blockade：a cost-saving strategy［J］. BMC Anesthesiol，2017，17（1）：57.

60 吸烟和戒烟对人群总体健康和手术患者早期康复的影响

吸烟是术中及术后并发症的危险因素,会增加院内发病率及死亡率,增加手术失血量,增加住院费用等。吸烟者围手术期更容易发生肺炎、气管插管意外和机械通气,发生心搏骤停、心肌梗死或脑卒中的风险也更高。与不吸烟者相比,吸烟者术后肺部并发症(postoperative pulmonary complications,PPCs)的发生率及药物相关性强化治疗的发生率也更高。尽管外科技术和药物治疗取得了快速进步,但肺癌的预后仍然很差,五年生存率不到15%。研究表明,在手术前至少8周戒烟可能更有益,而不是在手术前立即戒烟。

一、吸烟对患者的影响

(一) 吸烟与肺癌

在全球范围内,肺癌是男性最常见的癌症和癌症死亡的主要原因,是女性第三大常见癌症(仅次于乳腺癌和结直肠癌)和第二大癌症死亡原因(仅次于乳腺癌)。根据国际癌症研究机构(International Agency for Research on Cancer,IARC)发布的数据,2020年全球新发肺癌220万例(占11.1%),仅略次于乳腺癌,因肺癌死亡180万例,是死亡人数最多的癌症;同年我国肺癌新发病例、死亡病例分别为82万例、71万例,均占癌症的首位。研究发现虽然基因、年龄、性别、种族、环境污染、职业暴露和已有的肺部疾病是发生肺癌的重要因素,但最大风险仍是吸烟。吸烟是已知的肺癌的主要危险因素,因此肺癌的流行趋势及其变化在很大程度上反映了吸烟的过去趋势。吸烟状态(即当前吸烟、以前吸烟和从未吸烟)、剂量、持续时间、开始吸烟时的年龄是吸烟与癌症关系的关键方面。此外,焦油含量与癌症风险也呈线性关系。1986年IARC发表的关于"吸烟"的专题论文提供了充分的证据,证明吸烟与肺癌、鼻窦癌、鼻咽癌、胃癌、肝癌、肾癌(肾细胞癌)、宫颈癌、食管癌以及骨髓性白血病之间存在因果关系。任何形式的吸烟包括雪茄、烟斗和接触烟雾的二手吸烟者,同样会增加患肺癌和上消化道癌症的风险。一项对50项接触烟雾的二手吸烟者的研究进行的Meta分析显示,暴露于环境中的烟草烟雾与肺癌风险之间存在一致且具有统计学意义的关联。

(二) 吸烟与并发症

吸烟是慢性阻塞性肺疾病、哮喘和肺癌的危险因素,可能是严重的围手术期并发症的原因。有研究对736例接受大手术全身麻醉的成人患者进行了队列研究,根据患者术前48h内的吸烟史和尿可替宁浓度进行分类,主要结果为围手术期呼吸相关并发症和术后第3天并发症的发生率,结果发现吸烟与发生围手术期呼吸道并发症的风险增加显著相关($RR=4.40;95\%CI:2.20\sim8.80$),因此研究者认为主动暴露和被动暴露于香烟烟雾中都增加了术后并发症的风险。

吸烟可增加男性不育的风险,降低性功能、精子浓度及活性。这是由于一些与氧化应激和男性不育发病相关的金属微量营养素,包括砷、镉和铅,在烟草燃烧的过程中经常被吸入。尽管精液量、浓度和运动量没有显著差异,但这些金属具有致突变性,增加了男性不育的风险。有研究对来自五个独立研究中心的2 500多名男性进行的Meta分析发现,与从未吸烟的人相比,吸烟者的精子浓度显著降低。怀孕期间吸烟和接触烟雾与一系列包括早产在内的不良后果有关。此外,如果在怀孕期间吸烟,早产婴儿出现支气管肺发育不良和哮喘等并发症的风险也更高。另外有研究纳入143例多指畸形儿和286例无遗传疾病的对照儿,评估孕妇孕期主动吸烟和被动吸烟与多指畸形儿生育的关系,结果显示孕妇孕期主动吸烟和被动吸烟与多指畸形儿的生育风险增加有关(主动吸烟:$OR=4.74,95\%CI:1.43\sim15.65,P=0.011$;被动吸烟:$OR=2.42,95\%CI:1.32\sim4.44,P=0.004$),排除混杂因素后,妊娠期吸烟对多指畸形仍有显著影响(主动吸烟:$OR=7.27,95\%CI:1.72\sim30.72,P=0.007$;被动吸烟:$OR=2.41,95\%CI:1.11\sim5.23,P=0.026$)。因此研究者提出孕期主动吸烟和被动吸烟是新生儿多指畸形的危险因素。

吸烟与心脑血管疾病的风险增加有关,包括冠心病、缺血性心脏病、动脉粥样硬化、外周血管疾病、心肌梗死和脑卒中等。吸烟是男性和女性患冠心病的一个主要原因,吸烟和脑血管疾病之间也有正相关关系。此外,吸烟是导致动脉粥样硬化性外周动脉疾病的最重要的危险因素。戒烟者的冠状动脉和脑血管疾病的发病率在戒烟后持续下降，这进一步说明了吸烟是这些病变的危险因素。

（三）吸烟与术后转归

减少围手术期并发症，促进疾病康复是目前临床上积极倡导的临床实践，在影响术后恢复的危险因素中，大量的证据证实了长期吸烟将会影响患者预后。有研究以阐明吸烟和尼古丁如何影响伤口愈合过程为目的，发现吸烟可降低组织氧合和需氧菌代谢，炎症愈合反应因炎症细胞趋化反应、迁移功能和氧化杀菌机制的减弱而减弱，吸烟对组织微环境的影响是短暂的，但对炎症和修复细胞功能的影响是长期的，会导致伤口愈合延迟。

最近有研究发现烟草烟雾可导致各种组织效应，可能对耳科手术产生不利影响。该研究中吸烟组与不吸烟组相比，颞肌筋膜鼓室成形术效果较差，在软骨鼓室成形术中，吸烟者的移植物掺入率可能接近不吸烟者。在普通外科手术中，研究者利用美国外科医师学院国家外科质量改进计划数据库，对矫形外科和普外科手术中，吸烟及术后30d并发症进行调查。研究者从2005年到2014年调查了294 903例患者，普通外科手术吸烟者比普通外科手术不吸烟者更容易合并浅表手术部位感染、肺栓塞和心肌梗死（$P < 0.02$），所有吸烟者均出现伤口裂开或深部手术感染或再手术（$P \leqslant 0.01$）。

二、戒烟对患者的影响

戒烟和有氧运动都能增进健康。尽管吸烟者可能会担心戒烟会降低他们的生活质量，但研究表明戒烟可提高生活质量。最近的一项研究表明，与自身基线相比，戒烟者的健康相关生活质量在1年和3年期间都有所改善，而持续吸烟者的生活质量则有所下降。此外，尽管戒烟者和持续吸烟者的总生活质量在1年和3年期间相对于基线都有所下降，但戒烟者得下降幅度明显较小。戒烟能迅速恢复组织氧合和新陈代谢，炎症细胞反应在4周内部分逆转，与吸烟相比会促进伤口愈合及减少术后并发症。有研究也发现戒烟治疗对药物使用效果往往有积极的影响，应毫不犹豫地向使用药物和正在接受药物治疗的吸烟者提供戒烟建议。吸烟是导致头颈部鳞状细胞癌的主要原因，但许多确诊的患者仍继续吸烟，这对治疗和康复有不利影响，并导致复发和发生第二种癌症的风险增加，有证据表明，戒烟可以带来更好的治疗结果和降低复发风险。另外戒烟者的冠状动脉和脑血管疾病的发病率在戒烟后持续下降。戒烟对改善肺癌患者的预后也非常重要，研究表明，在手术前至少8周戒烟，而不是在手术前立即戒烟可能更有益。

三、吸烟和戒烟对外周血全血细胞计数的影响

外周血全血细胞中WBC、中性粒细胞、淋巴细胞及血小板等水平通常可以反映出患者机体健康状态，炎症细胞水平则在一定程度上可反映出肺癌患者术后的预后及转归，由于香烟中含有能使人上瘾的尼古丁，吸烟可影响周围血清标志物水平，包括增加白细胞WBC和CRP水平，降低白蛋白水平，激活体内的中性粒细胞，从而进一步促进体内炎症反应。流行病学显示约15%~20%的肿瘤患者存在潜在的炎症。分子生物学研究证实了肿瘤微环境存在中性粒细胞、淋巴细胞、白细胞等。早在1863年，德国医学家Rudolf Virchow也提出了炎症和肿瘤之间的联系，长期慢性炎症反应促进了肿瘤的发生，用炎症标志物作为肿瘤预后指标也是基于Rudolf Virchow关于慢性炎症与恶性肿瘤发展关系的初步理论，体内NLR和PLR升高，白蛋白水平降低，都是肺癌患者总体生存较差的预测因子。最近的研究也表明，术前CRP水平、NLR与术后总体生存和肿瘤复发风险有关。术前外周血WBC、NLR、PLR也是用于评估全身炎症反应及包括胃癌、结肠癌和肺癌在内的各种恶性肿瘤的预后因素。

有研究者纳入了104 607名年龄在20~100岁之间，来自哥本哈根的普通人群，采集的信息包括血细胞指数、吸烟习惯等，其中有41 759人已戒烟，17 852人持续吸烟，观察分析发现与从不吸烟的人相比，既往吸烟者和持续吸烟者，WBC最多增加19%，血小板最多增加4.7%，红细胞指数最多增加2.3%，WBC和血小板计数与戒烟者的戒烟时间有关，研究者认为吸烟导致血液WBC、中性粒细胞、淋巴细胞、单核细胞、血细胞比容、血红蛋白和平均红细胞体积增加。日本的一项比较慢性阻塞性肺疾病（chronic obstructive pulmonary disease，COPD）患者、非COPD吸烟对照组和非COPD非吸烟对照组，肺和全身细胞中炎症介质的释放情况的研究，观察包括外周血单核细胞、肿瘤坏死因子和白介素水平，结果证实了COPD是一种涉及气道和全身炎症的多组分疾病。与从不吸烟者相比，吸烟者的WBC计数更高，这已得到充分的证明。针对吸烟与WBC变化之间的纵向关系有一项研究发现，对于改变了吸烟习惯的人来说，WBC计数的变化主要发生在吸烟量变化后的前6个月，在恢复吸烟的戒烟者中，WBC计数的增加程度取决于吸烟的数量。

香烟中的尼古丁诱导冠状动脉内凝块形成，减弱血管活性，损伤内皮功能，参与炎症过程，炎症过程则激活血液循环中的WBC、血小板等。有研究观察到每天吸烟超过10支人的血红蛋白浓度和血细胞比容显著增加。一些科学家认为吸烟者血液中血红蛋白水平的增加可能是由于一氧化碳与血红蛋白结合形成一种没有携氧能力的非活性形式的血红蛋白有关。碳氧血红蛋白也会导致血红蛋白向组织输送氧气的能力降低，为了补偿氧气输送能力的下降，吸烟者比不吸烟者需保持更高的血红蛋白水平。血红蛋白水平的增加改变了血管的通透性和脂质的积累，造成内皮下水肿，可能导致组织发生缺氧改变。Malenica等的研究也证实了吸烟者和从不吸烟者的红细胞总数几乎相等，男性吸烟者

的红细胞值明显高于女性吸烟者。吸烟者的血红蛋白值都明显高于从不吸烟者。吸烟与细胞计数差异的关系研究中,Schwartz 等将年龄、种族、性别和肥胖的多重回归调整后发现,烟龄、戒烟后的年数和目前每天吸烟的数量都是绝对中性粒细胞计数和绝对淋巴细胞计数的独立预测因子,每天吸烟的数量是预测绝对单核细胞计数和绝对嗜酸性粒细胞计数的唯一吸烟变量。

目前已有很多研究证实了 NLR、PLR 和血小板指数对某些疾病的诊断、预后和严重程度具有重要意义,但针对这些指标与吸烟状况关系的研究极少,有研究者比较了吸烟者和非吸烟者的全血细胞计数和血小板指数与吸烟状态和吸烟时间的关系,收集了 18~60 岁健康男性和女性进行常规体检的资料,将受试者分为吸烟者和非吸烟者两组,其结果发现吸烟者 NLR 比例明显高于非吸烟者($P<0.05$),吸烟者按吸烟习惯分组,吸烟者的吸烟包数/年与 NLR、吸烟包数/年与血小板计数呈线性正相关($P<0.05$),因此研究者认为吸烟者 NLR 随年龄增加而增加,而 PLR 不受影响。

四、术前吸烟和戒烟时间对男性肺癌患者外周血炎性相关指标影响的回顾性研究

（一）研究方法

本回顾性队列研究在四川大学华西医院进行,收集对象为 2014 年 1 月至 2017 年 1 月在四川大学华西医院行肺癌手术的男性患者。所有患者均采用第 8 版国际肺癌分类方法进行再分。信息从四川大学华西医院电子病例系统(HIS 系统)和四川大学华西医院检验科信息系统(LIS 系统)中收集。收集的信息包括年龄、性别、吸烟史、戒烟史、组织学病理分期、手术前 3 天内全血细胞计数(CBC)、手术时间和任何原因的院内死亡。纳入标准:①2014 年 1 月至 2017 年 1 月在四川大学华西医院接受肺癌手术的男性患者;②年龄大于等于 18 岁;③ASA 分级Ⅰ~Ⅱ级。排除标准:①术前接受过肺癌治疗(包括术前放疗、化疗、靶向治

疗);②术前有肺部或其他系统感染;③没有明确描述吸烟史及戒烟史;④患有哮喘、COPD、支气管扩张;⑤术中患者死亡。

通过查阅相关文献从不吸烟定义为:一生中吸烟少于 100 支。持续吸烟者:在入院时仍然吸烟的人。戒烟者:一生吸烟超过 100 支,但入院时不吸烟的人。根据是否吸过烟将患者分为两组:吸烟组和从不吸烟组。吸烟组根据戒烟时间的不同将患者分为六个亚组:持续吸烟组(A 组),戒烟时间≥10 年组(B 组),5 年≤戒烟时间<10 年组(C 组),1 年≤戒烟时间<5 年组(D 组),6 周≤戒烟时间<1 年组(E 组),戒烟时间<6 周组(F 组),从不吸烟组记为 G 组。观察指标:术前外周血 WBC、NLR、PLR 及白蛋白水平。

（二）研究结果

研究共回顾了 1 002 例肺癌患者的病历资料。排除了吸烟史或戒烟史不详的 173 例,排除了术前接受过肺癌治疗(包括术前放疗、化疗、靶向治疗)者 92 例,排除了患有哮喘、COPD、支气管扩张和肺部及其他系统感染者 100 例,最终纳入研究分析为 637 例。根据是否吸过烟将患者分为两组:吸烟组 549 例,从不吸烟组(G 组)88 例;吸烟组根据戒烟时间的不同将患者分为六个亚组:A 组 177 例、B 组 55 例、C 组 34 例、D 组 86 例、E 组 107 例、F 组 90 例。

回顾性分析 637 例男性肺癌手术病例,年龄分布为 18~83 岁,平均年龄 59 岁±10 岁,BMI 为 23.04kg/m² ± 2.90kg/m²。在所有病例中,持续吸烟者占 27.8%（$n=$ 177),戒烟者 58.4%($n=372$),从不吸烟者占 13.8%($n=$ 88)。最常见的手术方式是肺叶切除术(92.8%),其次是肺段切除/楔形切除术(6.6%),最少见的是袖式成型术(0.6%)。根据第 8 版国际肺癌分类系统进行再分:Ⅰ期肺癌占 18.8%,Ⅱ期 30.8%,Ⅲ期占 45.1%,Ⅳ期占 5.3%,各期肺癌差异无统计学意义($P=0.098$)。A 组、B 组、C组、D 组、E 组、F 组、G 组间的年龄差异有统计学意义($F=6.814,P<0.001$),B 组年龄最大为 65 岁±11 岁。所有参与者的基线特征如表 60-1 所示。

表 60-1 患者基线特征

| 指标 | 持续吸烟者(A 组)($n=177$) | 曾吸烟者($n=372$) | | | | | 从不吸烟者(G 组)($n=88$) | F/χ^2 | P 值 |
		CeT>10 年(B 组)($n=55$)	5 年<CeT≤10 年(C 组)($n=34$)	1 年<CeT≤5 年(D 组)($n=86$)	5 年<CeT≤10 年(E 组)($n=107$)	CeT>10 年(F 组)($n=90$)			
平均年龄/岁(SD)	57.9(8.0)	64.8(10.7)	63.7(7.2)	60.7(8.4)	58.1(8.5)	59.9(8.6)	57.7(13.3)	4.5	0.000
体质量指数/kg·m⁻²(SD)	22.7(3.3)	23.2(2.7)	24.1(2.3)	23.1(2.9)	22.9(2.9)	22.9(2.9)	23.5(2.6)	1.0	0.537
第八版国际肺癌分期[n(%)]								26.1	0.098
Ⅰ	32%(18.1)	13%(23.6)	17.6%(6)	20.9%(18)	13.1%(14)	20.0%(18)	21.6%(19)		
Ⅱ	26%(46)	16.4%(9)	35.3%(12)	36%(31)	38.3%(41)	35.6%(32)	28.4%(25)		

续表

指标	持续吸烟者（A组）（$n=177$）	曾吸烟者（$n=372$）					从不吸烟者（G组）（$n=88$）	F/χ^2	P值
		CeT>10年（B组）（$n=55$）	5年<CeT≤10年（C组）（$n=34$）	1年<CeT≤5年（D组）（$n=86$）	5年<CeT≤10年（E组）（$n=107$）	CeT>10年（F组）（$n=90$）			
Ⅲ	52.5%（93）	58.2%（32）	38.2%（13）	38.4%（33）	39.3%（42）	40.0%（36）	43.2%（38）		
Ⅳ	3.4%（6）	1.8%（1）	8.8%（3）	4.7%（4）	9.3%（10）	4.4%（4）	6.8%（6）		
手术方式[n（%）]								9.9	0.626
肺叶切除	93.2%（165）	85.5%（47）	91.2%（31）	91.9%（79）	95.3%（102）	94.4%（85）	93.2%（82）		
肺段或楔形切除	5.6%（10）	12.7%（7）	8.8%（3）	8.1%（7）	4.7%（5）	4.4%（4）	6.8%（6）		
袖式成型术	1.1%（1）	1.8%（1）	0.0%	0.0%	0.0%	1.1%（1）	0.0%		

持续吸烟组、不同戒烟时间的各组及从未吸烟组间外周血 WBC 均数及白蛋白水平有显著性差异（$F=5.275$，$P<0.001$；$F=2.470$，$P=0.023$）。持续吸烟组血 WBC 计数（7.7×10^9/L）显著高于已戒烟组（7.0×10^9/L）及从不吸烟组（5.9×10^9/L）（$t=-2.145$，$P=0.010$；$t=-6.073$，$P<0.010$）。术前持续吸烟组外周血白蛋白水平（41.1g/L）显著低于术前已戒烟组（42.1g/L）及从不吸烟组（43.2g/L）（$t=2.323$，$P=0.028$；$t=3.995$，$P=0.001$）。术前持续吸烟

组外周血 NLR 水平高于与已戒烟组及从不吸烟组（3.7 vs. 3.1，$t=-1.836$，$P=0.027$；3.7 vs. 2.8，$t=-2.889$，$P=0.010$）。戒烟组内不同戒烟时间五个亚组的 WBC、白蛋白和 NLR 值差异无统计学意义（表 60-2 和表 60-3）。

（三）研究结论

吸烟升高肺癌患者手术前外周血炎性相关指标，戒烟有助于降低其水平，但戒烟时间长短在其中可能并不产生影响。因此，应随时鼓励肺癌患者戒烟。

表 60-2 吸烟状态和主要结局指标之间的关系

肺癌患者结局指标	持续吸烟者与曾吸烟者（$n=549$）	从不吸烟者（$n=88$）	$\chi^2/t/F$	P值
WBC/（$\times10^9$/L）（SD）	7.2（2.9）	5.9（1.4）	4.28	0.000
白蛋白（g·L^{-1}）（SD）	41.7（4.4）	43.2（3.5）	−2.88	0.004
PLR（SD）	138.7（76.3）	132.3（55.5）	0.754	0.451
NLR（SD）	3.3（2.7）	2.8（1.1）	1.809	0.071

表 60-3 吸烟及戒烟状态与血清标志物的关系

	持续吸烟者（A组）	曾吸烟者					从不吸烟者（G组）	χ^2/F	P值
		CeT≥10年（B组）	10年>CeT≥5年（C组）	5年>CeT≥1年（D组）	1年>CeT≥6周（E组）	CeT<6周（F组）			
WBC/（$\times10^9$/L）（SD）	7.7（3.4）	6.8（2.6）	6.8（2.8）	6.6（2.0）	7.1（3.1）	7.5（2.5）	5.9（1.4）	5.275	0.000
白蛋白（g·L^{-1}）（SD）	41.7（4.4）	42.2（4.0）	43.9（3.1）	41.6（4.1）	41.7（5.4）	41.4（3.9）	43.3（3.3）	2.470	0.023
PLR（SD）	146.5（89.9）	144.7（73.5）	147.4（78.6）	138.8（71.3）	136.9（75.2）	117.4（45.4）	132.6（55.7）	1.709	0.116
NLR（SD）	3.7（3.9）	3.3（1.8）	3.2（1.7）	3.1（1.6）	3.2（2.5）	2.9（1.5）	2.8（1.1）	1.697	0.119

五、择期手术术前戒烟时机的选择

目前临床上要求患者术前戒烟已经是最基本要求，通常患者会在相对短的时间内安排择期手术，临床医师面对长期吸烟患者，甚至是主动寻求戒烟帮助的患者，往往无法确定应该在择期手术前多久进行戒烟，因此不同的医师对戒烟时间也有不同的要求，目前临床上存在争议主要是术前8周以内戒烟，还是8周以上的戒烟时间，甚至更长时间的戒烟，因此术前戒烟时间长短一直是临床上探索的问题。以8周作为术前戒烟时间的建议来自伦敦卫生监测中心的一份有影响力的指导文件，其指出"戒烟时间应在择期手术前至少8周开始实施，以最大限度地减少近期戒烟者肺部并发症增加的风险"。英国的国家健康与临床卓越研究所召开的专家会议也曾指出，应当鼓励患者在戒烟8周以后进行择期手术。有研究者也发现戒烟时间在8周以上的患者与戒烟时间在8周以下及持续吸烟者比较，其术后肺部并发症的发生率下降，因此越早戒烟对患者的预后越好。但很多患者在接受初次就诊到进行择期手术时并未达到8周的时间，在实际临床中，戒烟大于8周后再进行择期手术较为困难。鉴于临床实际情况，因此我们考虑择期手术前8周内戒烟与术后并发症是否有关呢？Myers等研究者试图通过系统回顾和Meta分析来解决择期手术前戒烟时机的影响问题。其最终纳入了9项临床研究，报告了889名吸烟者（448名8周以内戒烟者和441名持续吸烟者）总共377组事件的数据，与持续吸烟者相比，其戒烟后无任何有害的影响。Meta分析显示，择期手术前8周内戒烟与所有现有研究（$RR=0.78$；$95\%CI$：$0.57\sim1.07$）、高质量评分的3项研究（$RR=0.57$；$95\%CI$：$0.16\sim2.01$）和专门评估肺部并发症的4项研究（$RR=1.18$；$95\%CI$：$0.95\sim1.46$）的总体术后并发症的增加或减少无关。因此现有数据也表明，在手术前8周以内戒烟是否会增加术后并发症的担忧是没有依据的。相信在未来更大规模的研究将有助于得出更有力的结论，但目前仍无有力的证据能够表明在择期手术前多久戒烟更为合适，因此择期手术患者应该在初次就诊后尽早戒烟，戒烟时间8周以上更为理想。

六、总结

吸烟对患者的影响及手术预后的影响虽然是一个陈旧性的话题，无论主动吸烟还是被动接受二手烟雾，都对机体产生了极大的影响，随着时间的推移，机体的多器官功能状态发生改变。目前针对此领域也已经有大量的回顾性及大样本RCT研究评估吸烟对患者各方面的影响，但研究层面及研究深度仍大多数停留在个体水平，吸烟对不同器官及组织影响的机制更需要深入的探讨。

戒烟作为一个公众话题，一直是社会公共卫生及研究者探讨的领域，烟草致上瘾性的特征给成功戒烟带来了巨大的挑战，烟草内多种成分导致体内生化指标发生变化，这种变化反应到器官水平增加了相应疾病的发生于发张。现如今如何有效地促进吸烟者戒烟，减少吸烟对患者的影响。如何能够有效地逆转吸烟所致的机体病理改变，进而极大地促进患者机体康复，都将是未来需要深入研究的方向。

（徐龙明　左云霞）

参 考 文 献

[1] MAO, YOUSHENG, YANG, et al. Epidemiology of lung cancer[J]. Surgical Oncology Clinics of North America, 2016, 25(3): 439-445.

[2] DE GROOT P, MUNDEN R F. Lung cancer epidemiology, risk factors, and prevention[J]. Radiologic Clinics of North America[J], 2012, 50(5): 863-876.

[3] SASCO A J, SECRETAN M B, STRAIF K. Tobacco smoking and cancer: a brief review of recent epidemiological evidence[J]. Lung Cancer, 2004, 45(Suppl 2): S3-S9.

[4] PERRIOT J, UNDERNER M, PEIFFER G, et al. Helping smoking cessation in COPD, asthma, lung cancer, operated smokers[J]. Revue De Pneumologie Clinique, 2018, 74(3): 170-180.

[5] LEE A, CHUI P T, CHIU C H, et al. Risk of perioperative respiratory complications and postoperative morbidity in a cohort of adults exposed to passive smoking[J]. Annals of Surgery, 2015, 261(2): 297-303.

[6] SANSONE A, DI DATO C, DE ANGELIS C, et al. Smoke, alcohol and drug addiction and male fertility[J]. Reproductive Biology and Endocrinology, 2018, 16(1): 3.

[7] JURASOVIC J, CVITKOVIC P, PIZENT A, et al. Semen quality and reproductive endocrine function with regard to blood cadmium in Croatian male subjects[J]. Biometals, 2004, 17(6): 735-743.

[8] RAMLAU-HANSEN C H, THULSTRUP A M, AGGERHOLM A S, et al. Is smoking a risk factor for decreased semen quality? A cross-sectional analysis[J]. Hum Reprod, 2007, 22(1): 188-196.

[9] WAGIJO M A, SHEIKH A, DUIJTS L, et al. Reducing tobacco smoking and smoke exposure to prevent preterm birth and its complications[J]. Paediatric Respiratory Reviews, 2017, 22: 3-10.

[10] SHI J, TIAN Y, LEI Y, et al. Active and passive maternal smoking during pregnancy and risk of having a child with polydactyly: a case-control study[J]. Zhonghua Liu Xing

Bing Xue Za Zhi,2018,39(11):1482-1485.

[11] BLIDBERG K,PALMBERG L,DAHLEN B,et al. Increased neutrophil migration in smokers with or without chronic obstructive pulmonary disease[J]. Respirology 2012,17: 854-860.

[12] BOLEGO,C. Smoking and gender [J]. Cardiovascular Research,2002,53(3):568-576.

[13] BABAYAN,RICHARD K. Wound healing and infection in surgery: the pathophysiological impact of smoking, smoking cessation, and nicotine replacement therapy: a systematic review[J]. The Journal of Urology,2012,188 (6):2243-2244.

[14] GOLUB J S,SAMY R N. Preventing or reducing smoking-related complications in otologic and neurotologic surgery[J]. Current Opinion in Otolaryngology & Head and Neck Surgery,2015,23(5):334-340.

[15] FU R H,TOYODA Y,LI L,et al. Smoking and postoperative complications in plastic and general surgical procedures: a propensity score-matched analysis of 294,903 patients from the national surgical quality improvement program database from 2005 to 2014[J]. Plastic and Reconstructive Surgery,2018,142(6):1633-1643.

[16] ERIKA,LITVIN,BLOOM,et al. Quality of life after quitting smoking and initiating aerobic exercise[J]. Psychology,health & medicine,2017,22(9):1127-1135.

[17] HAASOVA M,WARREN F C,USSHER M,et al. The acute effects of physical activity on cigarette cravings: exploration of potential moderators,mediators and physical activity attributes using individual participant data(IPD) meta-analyses[J]. Psychopharmacology,2014,231(7): 1267-1275.

[18] MøLLER A,VILLEBRO N. Interventions for preoperative smoking cessation[J]. Cochrane Database of Systematic Reviews,2007,20:CD002294.

[19] PERES F S,BARRETO S M,CAMELO L V,et al. Time from smoking cessation and inflammatory markers: new evidence from a cross-sectional analysis of elsa-brasil [J]. Nicotine Tob Res,2017,19:852-858.

[20] MINAMI S,OGATA Y,IHARA S, et al. Pretreatment glasgow prognostic score and prognostic nutritional index predict overall survival of patients with advanced small cell lung cancer[J]. Lung Cancer(Auckl),2017,8: 249-257.

[21] PROCTOR M J,MCMILLAN D C,MORRISON D S,et al. A derived neutrophil to lymphocyte ratio predicts survival in patients with cancer[J]. Br J Cancer,2012,107 (4):695-699.

[22] MCKELVEY K,THRUL J,RAMO D. Impact of quitting smoking and smoking cessation treatment on substance use outcomes: an updated and narrative review[J]. Addictive Behaviors,2017,65:161-170.

[23] ABDELRAHIM A,BALMER C,JONES J,et al. Considerations for a head and neck smoking cessation support programme: a qualitative study of the challenges in quitting smoking after treatment for head and neck cancer [J]. European journal of oncology nursing, 2018, 35: 54-61.

[24] PEDERSEN K M,ÇOLAK Y, ELLERVIK C, et al. Smoking and increased white and red blood cells: a mendelian randomization approach in the copenhagen general population study [J]. Arteriosclerosis, thrombosis, and vascular biology,2019,39(5):965-977.

[25] TOMOYUKI H,TOMOTAKA K,TAKASHI K,et al. Responsiveness of blood and sputum inflammatory cells in Japanese COPD patients, non-COPD smoking controls, and non-COPD nonsmoking controls [J]. International Journal of Chronic Obstructive Pulmonary Disease, 2016,11:295-303.

[26] SUNYER J,MUñOZ A,PENG Y,et al. Longitudinal relation between smoking and white blood cells[J]. American journal of epidemiology,1996,144(8):734-741.

[27] GOSSETT L K,JOHNSON H M,PIPER M E,et al. Smoking intensity and lipoprotein abnormalities in active smokers [J]. Journal of clinical lipidology,2009,3(6):372-378.

[28] WHITEHEAD T P,ROBINSON D,ALLAWAY S L,et al. The effects of cigarette smoking and alcohol consumption on blood hemoglobin, erythrocytes and leukocytes: a dose related study on male subjects[J]. Clinical and laboratory hematology,1995,17(2):131-138.

[29] AITCHISON R,RUSSELL N. Smoking-a major cause of polycythaemia[J]. Journal of the Royal Society of Medicine,1988,81(2):89-91.

[30] MALENICA M,PRNJAVORAC B,BEGO T,et al. Effect of cigarette smoking on haematological parameters in healthy population[J]. Medical Archives,2017,71(2): 132-136.

[31] SCHWARTZ J,WEISS S T. Cigarette smoking and peripheral blood leukocyte differentials[J]. Annals of Epidemiology,1994,4(3):236-242.

[32] TULGAR Y K,CAKAR S,TULGAR S,et al. The effect of smoking on neutrophil/lymphocyte and platelet/lymphocyte ratio and platelet indices: a retrospective study [J]. European review for medical and pharmacological sciences,2016,20(14):3112-3118.

[33] THEADOM A,CROPLEY M. Effects of preoperative smoking cessation on the incidence and risk of intraoperative and postoperative complications in adult smokers:a systematic review[J]. Tobacco control,2006,15(5):352-358.

[34] MYERS K,HAJEK P,HINDS C,et al. Stopping smoking shortly before surgery and postoperative complications:a systematic review and meta-analysis[J]. Archives of Internal Medicine,2011,171(11):983-989.

61 深度肌松应用于腹腔镜手术的利弊与展望

腹腔镜手术是一种广泛使用的微创手术方式,它具有创伤小,瘢痕小,术后粘连发生率低、明显减轻伤口疼痛、降低患者住院时间等优势。因此,腹腔镜手术是未来手术方式发展的必然趋势。但在腹腔镜手术中二氧化碳人工气腹是保证良好的手术空间的基本条件,已知气腹会对患者的各方面生理功能产生不利影响:①二氧化碳升高导致高碳酸血症,引起内环境紊乱;②气腹的压迫导致呼吸受限及膈肌上移,潮气量减少,气道阻力增高,肺泡功能余气量减少,降低肺顺应性和心排血量;③腹腔镜手术因头低位联合气腹双重作用,会造成患者颅内压升高,大脑灌注压降低。

近年来,深度肌松不仅可以改善手术条件,还可以降低腹内压力,减轻术后疼痛等优点。本文就深度肌松在腹腔镜手术中的应用进行综述,旨在客观评价深度肌松的利弊并对其发展进行展望。

一、深度肌松的定义

肌松监测仪是通过刺激外围神经引起患者的肌肉颤搐来观察肌松药效的一种仪器,应用于外科手术麻醉过程中,可以连续监测肌肉松弛程度的改变,反应肌肉松弛药作用消失过程,正确指导应用肌松药的专用医学设备。浅度肌松是指四个成串刺激(train of four stimulation,TOF)计数为4,中度肌松(或适度肌松)其 TOF 计数为1~3,深度肌松是强直刺激后单刺激计数(post tetanic count stimulation,PTC)不大于2,极深肌松 PTC=0,目前多采用中度肌松和深度肌松进行临床对比研究。

二、深度肌松在腹腔镜手术中的优势

(一)改善手术条件

目前,大多数手术野的质量使用 Leden 外科评分量表(L-SRS)进行评分,这是一个从1(极差条件)到5(最佳条件)的5分量表。也有研究通过测量骶岬到穿刺器的距离来判断深度肌松是否扩大手术空间。

腹腔镜手术主要是通过升高气腹压力来保证良好的手

术空间,良好的手术条件可以减少术中并发症,一定程度缩短手术时间。更多的神经肌肉阻滞药引起的深度肌松,可以增强腹腔视野来改善手术条件。一项 Meta 分析表明,深度肌松可以改善腹腔镜手术中的手术空间条件,并有利于低压气腹的使用。Philippe E 等研究发现,深度肌松在腹腔镜手术中具有明显优势,能明显改善手术条件,显著提高了手术野评分,并使完全防止不可接受的手术条件成为可能。在不同手术类型中,深度肌松表现出不同的优势。例如,在颅脑手术中,Bo Young Kim 等发现深度肌松改善未破裂脑动脉瘤的血管造影图像质量。在耳鼻喉科手术中,Kim H. J. 等研究表明,深度肌松可以改善喉显微手术的手术条件。在妇科手术中,深度肌松联合 8mmHg 气腹可防止腹腔镜下子宫切除术中腹部突然收缩。在肥胖患者减肥手术中,深度肌松可以改善病态肥胖患者胃旁路手术的手术条件,并指出较差的手术条件与较高的手术并发症发生率相关。目前评判手术条件多采用主观判断来评估,因此,深度肌松是否能改善手术条件还存在一些争议,有待进一步研究确定。

(二)降低气腹压力

腹腔镜手术需要更大的空间来维持满意的手术视野,一般的操作是通过增加气腹压力来达到手术条件,过高的气腹压力会对患者心肺功能造成影响。但是一味追求低气腹压力将会损害工作空间和手术野,导致手术时间延长。Xu X 等研究发现深度肌松可以解决这一矛盾,并促进低气腹压力的使用。在腹腔镜手术中,与传统的中度神经肌肉阻滞相比,深度肌松有几个好处,在能够满足手术条件的情况下,更大地降低腹内压,获得更少的术后疼痛和更快的肠道功能恢复。有研究表明,采用深度肌松技术的患者最终吸入压力为 7.7mmHg,中度肌松患者为 9.1mmHg,由此可见,深度肌松可以降低腹内压。在低气腹压腹腔镜胆囊切除术中,深度肌松与手术空间条件相关,比适度肌肉放松略好。有研究发现,大剂量罗库溴铵诱导的深度肌松有助于进行腹腔镜胆囊切除术,其腹内压(IAP)值更低,缩短了手术时间,减轻了 PONV 和疼痛。Van Wijk R. M. 等研究表明,与无神经肌肉阻滞相比,深度肌松患者的腹内压力降低了近25%，年轻人和女性患者似乎从深度肌松减少 IAP 获益更多。与此同时，O. Díaz-Cambronero 等研究发现，在接受腹腔镜结直肠手术的患者中，与标准气腹压策略相比，个体化气腹压策略恢复更快，术中并发症更少，炎症更少。个体化气腹压策略包括改良患者体位、深度肌松和以维持可接受工作空间的最低腹内压（IAP）为目标。M. V. Madsen 等认为，在不影响手术条件的情况下，采用深度肌松技术将气腹压力降低约 3~5mmHg（整个过程中深度肌松压力的范围在 7~11mmHg），共同的目标是在最好的条件下进行安全和快速的手术。总的来说，通过采用深度肌松技术来降低气腹压力的效果是值得肯定的。

（三）改善呼吸力学

术中气腹会压迫膈肌，进一步压迫肺组织，导致机械通气障碍，增加术后肺部并发症。因此，对术中机械通气所致肺损伤的潜在危害的担忧，推动了术中肺保护的大量研究。有研究表明，在脊柱手术中，深度肌松相比无神经肌肉阻滞，深度肌松在机械通气过程中降低了气道压力，包括吸入峰值气道压力和平台气道压力。同时，Javier Casanova 等研究发现，在肺切除术中，单肺通气时深度肌松与中度肌松的比较，深度肌松可减轻单肺通气时不良的肺力学。Kim Ji Eun 等认为，深度肌松联合低压气腹与中度肌松联合高压气腹相比，可显著降低气道峰压（Ppeak）、气道平台压（Pplat）和驱动气道压力（Pdriving），从而可能抑制呼吸机肺损伤相关的炎症反应。深度肌松改善呼吸力学将降低腹腔镜手术的术后肺部并发症，这对本身存在肺部疾病患者来说意义重大，这一点是值得被认可的，但是目前相关研究还比较少，期待更多研究发表。

（四）减轻术后疼痛

腹腔镜手术由于二氧化碳气腹引起腹膜、腹肌和膈肌的牵拉刺激是术后腹腔内疼痛和肩部疼痛的重要因素。有研究表明与中度神经肌肉阻滞相比，深度肌松可以改善某些患者的预后，如术后疼痛和改善手术评分。一项 Meta 分析表明，深度肌松可以降低 PACU 术后疼痛评分。深度肌松和低压气腹（8mmHg）比中度神经肌肉阻滞和标准压力气腹（12mmHg）降低了腹腔镜子宫切除术后肩痛的发生率。Bruintjes M 等研究表明，在腹腔镜供体肾切除术中低压气腹（7mmHg）降低了术后疼痛评分，他们猜测对这一发现的一种可能的解释是使用深度肌松通过增加腹壁肌肉组织的顺应性来降低与气腹相关的疼痛评分。

术后疼痛有多方面因素影响，患者自身对疼痛程度的耐受也有一定关系，因此对于深度肌松减轻术后疼痛的说法存在一定争议，但是大多数倾向于深度肌松联合低气腹压力时可以改善术后肩部疼痛。

（五）降低应激反应

腹部压力的增加可以导致细胞因子和氧自由基的释放增加。深度肌松作用能够减小腹腔内压力，减轻腹腔镜手术的应激反应。陈美贤等研究发现，跟中度神经肌肉阻滞组相比，深度肌松组 T2、T3 时刻的乳酸和血糖值较低，表明深度肌松方案可能更有利于减少有害应激。最新研究表明在全髋关节置换术中，与围手术期并发症相关的炎症可能与全髋关节置换术中神经肌肉阻滞的深度有关，接受深度肌松的住院患者的血清 IL-6 水平较低。机体的应激反应大多数跟机体本身相关，炎症因子水平跟手术方式、麻醉药也存在一定的相关性，因此，深度肌松对应激反应的影响有待进一步研究。

（六）改善心功能

在腹腔镜手术中的气腹压力可产生心脏抑制，至少在腹腔注入气体早期，每搏输出量和心排血量减少，这对射血分数低的高危心脏病患者是难以耐受的。因此，对于严重心功能障碍的病态肥胖患者不提倡腹腔注入大量二氧化碳来维持手术空间。有研究表明，与中度神经肌肉阻滞相比，深度肌松能最大程度地减少与高腹内压力相关的心功能障碍，并降低术后疼痛强度、肩痛发生率和镇痛药消耗量。在腹腔镜手术中，心脏反应可能会受到患者的健康状况、术中体位或麻醉类型的影响，这对实验的数据会造成一定干扰。因此，深度肌松是否能改善心功能的研究还需要进一步研究。

（七）减少术中出血

术中大量出血将会导致体内有效循环血量减少、组织缺氧，引起代谢性酸中毒反应，最终导致微循环障碍、凝血功能紊乱，严重导致重要生命脏器和细胞代谢障碍，影响患者麻醉后苏醒及术后恢复质量。Woon-Seok Kang 等研究发现，深度肌松可减少脊柱手术患者的术中出血。与中度神经肌肉阻滞相比，深度肌松与背部肌更大的放松和术中吸气峰值更低有关。术中出血量不仅跟手术部位暴露程度有密切关系，还跟手术部位粘连、术中血压、凝血功能等各方面因素相关。因此，对于深度肌松是否能减少术中出血量有待进一步研究。

三、深度肌松的局限性

目前，深度肌松技术在临床常应用还比较局限，争议性也比较大。使用深度肌松可能与并发症发生相关，包括逆转时间过长、疾病复发，以及神经肌肉阻滞不能完全恢复损害呼吸和上气道功能等。对于深度肌松是否能改善手术条件还存在一定争议。一项 Meta 分析表明，使用不同的量表和评估区间，手术条件的比较结果各不相同。不仅如此，还有人认为深度肌松并不能改善手术条件。Carl M 等研究表明，深度肌松在腹腔镜腹疝修补术中引入套管针行没有改变手术视野评分。在妇科腹腔镜手术中，强烈的神经肌肉阻滞既不增加腹壁长度，也不增加手术条件的质量。有研究表明，在前外侧微创入路髋关节置换术中，深度神经肌肉阻滞（neuromuscularblockade，NMB）与中度 NMB 相比，并没有显著改善手术条件，在此类手术中不支持常规使用深层神经肌肉阻滞。

此外，有研究发现，深度肌松并不能改善术后疼痛。

Wendell H 等发现,在机器人前列腺切除术中,神经肌肉阻滞的深度似乎对术后肩部疼痛或充气压力没有显著影响。同时,Byung-Moon Choi 等研究发现,深度肌松引起的腹壁顺应性增加似乎并不能减轻术后疼痛,在接受选择性腹腔镜胃切除术的患者中,与中度神经肌肉阻滞相比,深度肌松并没有显著降低在 PACU 中使用羟考酮的最小有效镇痛剂量。

针对术后恢复质量,Hyun J. Kim 等研究发现,机器人胃切除术后的恢复质量与中度神经肌肉阻滞相似;对于体质量指数正常的住院患者,在机器人胃切除术中,深度肌松可能是不必要的。一项 Meta 分析提出,低 IAP+深 NMB 是否能减少腹腔镜手术后的术中并发症,提高恢复质量或两者兼有,还有待进一步研究。

对于深度肌松是否能降低应激反应,Bon-Wook Koo 等研究发现,通过检测 IL-6 和其他介质(包括 TNF-α、IL-1β、IL-8 和 CRP)的水平,没有发现深度肌松降低应激反应的证据。

深度肌松是在大量使用罗库溴铵来实现的,舒更葡糖钠的出现使得此类研究能进一步的发展。但是目前还没有足够的证据证明腹腔镜手术常规使用深度肌松和大剂量舒更葡糖钠导致相关费用增加是合理的。总之,有研究认为,在允许所有患者按需注射罗库溴铵的情况下,持续输注罗库溴铵用于深度肌松并不能改善手术条件。按需注射罗库溴铵,导致同样可接受的手术条件,过度使用肌肉松弛药物增加患者费用,如舒更葡糖钠格昂贵。

四、关于深度肌松的展望

虽然深度肌松在腹腔镜手术中的影响仍然存在争议,但是大部分专家学者认为深度肌松在临床应用中是有意义的,并达成以下比较一致的共识:①腹部手术;②肥胖患者;③深度肌松维持到手术结束在临床方面可能是有益的,能使患者术中无体动或更好的手术条件;④建议定量监测和逆转药物可用性;⑤推荐麻醉科医师和外科医师的联合方案。舒更葡糖钠的出现使得深度肌松的研究得以发展,但是舒更葡糖钠昂贵的价格在一定程度上限制了深度肌松的进一步研究。目前来看,关于使用深度肌松技术导致的相关并发症的研究尚少,期待更多关于此类的研究发表,同时期待更权威的专家共识公布。

(张静　舒仕瑜)

参 考 文 献

[1] 赵歆,高鸿,王竹梅,等.妇科腹腔镜手术二氧化碳气腹合并体位改变对心脏电生理稳定性的影响[J].实用医学杂志,2017,33(9):1461-1463.

[2] COUTO M,COUTO J G,NUNES C S,et al. Systematic review on rocuronium continuous infusion for deep neuromuscular blockade[J]. Current Reviews in Clinical and Experimental Pharmacology Formerly Current Clinical Pharmacology,2021,16(1):64-72.

[3] TORENSMA B,MARTINI C H,BOON M,et al. Deep neuromuscular block improves surgical conditions during bariatric surgery and reduces postoperative pain:a randomized double blind controlled trial[J]. PLoS ONE,2016,11(12):e0167907.

[4] MADSEN M V,GÄTKE M R,SPRINGBORG H H,et al. Optimising abdominal space with deep neuromuscular blockade in gynaecologic laparoscopy-a randomised,blinded crossover study[J]. Acta Anaesthesiologica Scandinavica,2015,59(4):441-447.

[5] BRUINTJES M H,VAN HELDEN E V,BRAAT A E,et al. Deep neuromuscular block to optimize surgical space conditions during laparoscopic surgery:a systematic review and meta-analysis[J]. British Journal of Anaesthesia,2017,118(6):834-842.

[6] DUBOIS P E,PUTZ L,JAMART J,et al. Deep neuromuscular block improves surgical conditions during laparoscopic hysterectomy:a randomised controlled trial[J]. European Journal of Anaesthesiology,2014,31(8):430-436.

[7] KIM B Y,CHUNG S H,PARK S J,et al. Deep neuromuscular block improves angiographic image quality during endovascular coiling of unruptured cerebral aneurysm:a randomized clinical trial[J]. Journal of Neurointerventional Surgery,2020,12(11):1137-1141.

[8] KIM H J,LEE K,PARK W K,et al. Deep neuromuscular block improves the surgical conditions for laryngeal microsurgery[J]. British Journal of Anaesthesia,2015,115(6):867-872.

[9] MADSEN M V,ISTRE O,SPRINGBORG H H,et al. Deep neuromuscular blockade and low insufflation pressure during laparoscopic hysterectomy[J]. Danish Medical Journal,2017,64(5):A5364.

[10] FUCHS-BUDER T,SCHMARTZ D,BAUMANN C,et al. Deep neuromuscular blockade improves surgical conditions during gastric bypass surgery for morbid obesity:a randomised controlled trial[J]. European Journal of Anaesthesiology,2019,36(7):486-493.

[11] XU X,GONG Y,ZHANG Y,et al. Effect of pneumoperitoneum pressure and the depth of neuromuscular block on renal function in patients with diabetes undergoing laparoscopic pelvic surgery:study protocol for a double-blinded 2×2 factorial randomized controlled trial[J]. Trials,2020,21(1):585.

[12] KIM M H,LEE K Y,LEE K Y,et al. Maintaining optimal surgical conditions with low insufflation pressures is

possible with Deep Neuromuscular Blockade During laparoscopic colorectal surgery：a prospective，randomized，double-blind，parallel-group clinical trial［J］. Medicine，2016，95（9）：e2920.

［13］ ÖZDEMIR-VAN BRUNSCHOT D M D, BRAAT A E, VAN DER JAGT M F P, et al. Deep neuromuscular blockade improves surgical conditions during low-pressure pneumoperitoneum laparoscopic donor nephrectomy［J］. Surgical endoscopy，2018，32（1）：245-251.

［14］ STAEHR-RYE A K，RASMUSSEN L S，ROSENBERG J，et al. Surgical space conditions during low-pressure laparoscopic cholecystectomy with deep versus moderate neuromuscular blockade：a randomized clinical study［J］. Anesthesia & Analgesia，2014，119（5）：1084-1092.

［15］ TURHANOĞLU S，TUNÇ M，OKŞAR M，et al. Perioperative effects of induction with high-dose rocuronium during laparoscopic cholecystectomy［J］. Turkish Journal of Anaesthesiology and Reanimation，2020，48（3）：188-195.

［16］ VAN WIJK R M，WATTS R W，LEDOWSKI T，et al. Deep neuromuscular block reduces intra-abdominal pressure requirements during laparoscopic cholecystectomy：a prospective observational study［J］. Acta Anaesthesiologica Scandinavica，2015，59（4）：434-440.

［17］ DÍAZ-CAMBRONERO O, MAZZINARI G, FLOR LORENTE B, et al. Effect of an individualized versus standard pneumoperitoneum pressure strategy on postoperative recovery：a randomized clinical trial in laparoscopic colorectal surgery［J］. Journal of British Surgery，2020，107（12）：1605-1614.

［18］ MADSEN M V，STAEHR-RYE A K，CLAUDIUS C，et al. Is deep neuromuscular blockade beneficial in laparoscopic surgery? Yes，probably［J］. Acta Anaesthesiologica Scandinavica，2016，60（6）：710-716.

［19］ OH S K，KWON W K，PARK S，et al. Comparison of operating conditions，postoperative pain and recovery，and overall satisfaction of surgeons with deep vs. no neuromuscular blockade for spinal surgery under general anesthesia：a prospective randomized controlled trial［J］. Journal of Clinical Medicine，2019，8（4）：498.

［20］ CASANOVA J，PIÑEIRO P，DE LA GALA F，et al. Deep versus moderate neuromuscular block during one-lung ventilation in lung resection surgery［J］. Revista Brasileira De Anestesiologia，2017，67（3）：288-293.

［21］ KIM J E，MIN S K，HA E，et al. Effects of deep neuromuscular block with low-pressure pneumoperitoneum on respiratory mechanics and biotrauma in a steep trendelenburg position［J］. Scientific Reports，2021，11：1935.

［22］ SEO I Y，OH T H，LEE C. Is the amount of carbon dioxide gas used in urologic laparoscopic surgeries associated with postoperative pain? ［J］. Investigative and Clinical Urology，2020，61（3）：284-290.

［23］ 潘柏言. 不同肌松程度在腹腔镜结直肠手术中的可行性与有效性［D］. 中国医科大学，2018.

［24］ RAVAL A D，DESHPANDE S，RABAR S，et al. Does deep neuromuscular blockade during laparoscopy procedures change patient，surgical，and healthcare resource outcomes? A systematic review and meta-analysis of randomized controlled trials［J］. PLoS ONE，2020，15（4）：e0231452.

［25］ MADSEN M V，ISTRE O，STAEHR-RYE A K，et al. Postoperative shoulder pain after laparoscopic hysterectomy with deep neuromuscular blockade and low-pressure pneumoperitoneum：a randomised controlled trial［J］. European Journal of Anaesthesiology，2016，33（5）：341-347.

［26］ BRUINTJES M H D，BRAAT A E，DAHAN A，et al. Effectiveness of deep versus moderate muscle relaxation during laparoscopic donor nephrectomy in enhancing postoperative recovery：study protocol for a randomized controlled study［J］. Trials，2017，18（1）：99.

［27］ 陈美贤，杨雪莹，廖朝霞，等. "深肌松"在肥胖患者行机器人辅助腹腔镜下根治性前列腺癌切除术中的应用观察［J］. 岭南现代临床外科，2020，20（4）：468-471.

［28］ OH C S，LIM H Y，JEON H J，et al. Effect of deep neuromuscular blockade on serum cytokines and postoperative delirium in elderly patients undergoing total hip replacement：A prospective single-blind randomised controlled trial［J］. European Journal of Anaesthesiology，2021，38：S58-S66.

［29］ CARRON M，GASPARETTO M，VINDIGNI V，et al. Laparoscopic surgery in a morbidly obese，high-risk cardiac patient：the benefits of deep neuromuscular block and sugammadex［J］. British Journal of Anaesthesia，2014，113（1）：186-187.

［30］ KANG W S，OH C S，RHEE K Y，et al. Deep neuromuscular blockade during spinal surgery reduces intra-operative blood loss：a randomised clinical trial［J］. European Journal of Anaesthesiology，2020，37（3）：187-195.

［31］ PARK S K，SON Y G，YOO S，et al. Deep vs. moderate neuromuscular blockade during laparoscopic surgery：a systematic review and meta-analysis［J］. European Journal of Anaesthesiology，2018，35（11）：867-875.

［32］ SÖDERSTRÖM C M，MEDICI R B，ASSADZADEH S，et

al. Deep neuromuscular blockade and surgical conditions during laparoscopic ventral hernia repair: a randomised, blinded study[J]. European Journal of Anaesthesiology, 2018,35(11):876-882.

[33] SOLTESZ S,MATHES A,ANAPOLSKI M,et al. Depth of neuromuscular block is not associated with abdominal wall distention or surgical conditions during gynecologic laparoscopic operations. a prospective trial[J]. Journal of Clinical Medicine,2020,9(4):1078.

[34] CURRY C,STEEN K,CRAIG W,et al. Does deep neuromuscular blockade improve operating conditions during minimally invasive anterolateral total hip replacements? A randomized controlled trial [J]. Cureus, 2020, 12(9):e10328.

[35] WILLIAMS W H,CATA J P,LASALA J D,et al. Effect of reversal of deep neuromuscular block with sugammadex or moderate block by neostigmine on shoulder pain in elderly patients undergoing robotic prostatectomy[J]. British Journal of Anaesthesia,2020,124(2):164-172.

[36] CHOI B M,KI S H,LEE Y H,et al. Effects of depth of neuromuscular block on postoperative pain during laparoscopic gastrectomy: a randomised controlled trial[J]. European Journal of Anaesthesiology, 2019, 36 (11): 863-870.

[37] KIM H J,LEE K Y,KIM M H,et al. Effects of deep vs moderate neuromuscular block on the quality of recovery after robotic gastrectomy [J]. Acta Anaesthesiologica Scandinavica,2019,63(3):306-313.

[38] WEI Y,LI J,SUN F,et al. Low intra-abdominal pressure and deep neuromuscular blockade laparoscopic surgery and surgical space conditions: a meta-analysis[J]. Medicine,2020,99(9):e19323.

[39] KOO B W,OH A Y,RYU J H,et al. Effects of deep neuromuscular blockade on the stress response during laparoscopic gastrectomy randomized controlled trials[J]. Scientific Reports,2019,9:12411.

[40] KOPMAN A F,NAGUIB M. Is deep neuromuscular block beneficial in laparoscopic surgery? No,probably not[J]. Acta Anaesthesiologica Scandinavica, 2016, 60 (6): 717-722.

[41] VEELO D P,GISBERTZ S S,BINNEKADE J M,et al. On-demand versus continuous rocuronium infusion for deep neuromuscular relaxation in patients undergoing thoraco-laparoscopic esophagectomy: a randomized-controlled clinical trial(DEPTH)[J]. Canadian Journal of Anesthesia,2019,66(9):1062-1074.

[42] ERRANDO-OYONARTE C L, MORENO-SANZ C, VILA-CARAL P, et al. Recommendations on the use of deep neuromuscular blockade by anaesthesiologists and surgeons. AQUILES (Anestesia QUIrúrgica Para Lograr Eficiencia Y Seguridad)consensus[J]. Revista Española de Anestesiología y Reanimación,2017,64(2):95-104.

62 加快罗库溴铵诱导起效时间方法的最新研究进展

琥珀胆碱为去极化神经肌肉阻滞剂，因其起效速度快，曾被认为是行气管插管时诱导肌肉松弛的首选药。然而，它的一些严重副作用，如高钾血症、高颅压、高眼压症、恶性高热、心搏骤停等限制了其在临床更加广泛的应用。罗库溴铵作为诱导起效时间仅次于琥珀胆碱的非去极化神经肌肉阻滞剂，因其对心血管影响小，代谢产物无蓄积等优点，被认为是取代琥珀胆碱用于快速诱导插管时的首选肌松药。然而，在临床应用中，罗库溴铵诱导时的起效时间仍然要慢于琥珀胆碱，这对于一些需要紧急气道管理的急诊手术或危重抢救患者是危险的。为了改善罗库溴铵的这一缺点，使其更加可控地应用于临床，近年来在临床实践中陆续出现了联合用药法、盐水推注法等多种药理学或非药理学技术来加快其诱导时的起效时间，并达到了预期的效果。本文将近年来在临床上使用的加快罗库溴铵诱导时起效时间的方法，包括联合用药法、预注法、盐水冲洗法等方法进行综述。

一、药理学方法

（一）药物干预法

1. 硫酸镁 硫酸镁作为一种辅助药物在多模式麻醉和疼痛医学中被广泛应用，它能增强非去极化肌松药的作用，导致神经肌肉阻滞的增强。在 Kim 等进行的研究中，将 50mg/kg 硫酸镁在麻醉诱导前 10min 注入，与生理盐水组对比使用硫酸镁组的罗库溴铵起效时间（生理盐水组＝2.5min，硫酸镁组＝1.6min）缩短了 37%，持续时间（生理盐水组＝33min，硫酸镁组＝42min）增加了 27%。Queiroz 等的研究中输注 60mg/kg 硫酸镁组与生理盐水组比较得出与上述研究一致的结论，硫酸镁组的罗库溴铵中位持续时间为 40.8min，起效时间为 1.3min。盐水组的罗库溴铵中位持续时间为 28min，起效时间为 1.6min。同时 Queiroz 等还测量了在给予硫酸镁溶液之前两组血清镁离子的浓度，研究发现两组之间的差异没有统计学意义，均为 2.0mmol/L。但是，当给予预处理组后硫酸镁组血清镁离子浓度显著升高至 4.3mmol/L，而盐水组为 2.1mmol/L。通过增加血清中

镁离子浓度可以使罗库溴铵的起效时间缩短，持续时间延长，说明镁离子可能参与了罗库溴铵的神经肌肉阻滞作用。其可能涉及的机制是镁离子通过抑制电压依赖性钙通道减少突触前乙酰胆碱的释放，来降低神经肌肉接头的冲动传导，并使突触后膜反应性降低和轴突兴奋阈值增高，以此来达到对神经肌肉功能的影响。

为了验证镁离子在老年人群中是否同样能够加速罗库溴铵的起效时间，Rotava 等进行了一项关于老年人群的实验。研究发现硫酸镁组的起效时间为 2.4min，持续时间为 69min，而生理盐水组的起效时间为 3.1min，持续时间为 59min，此结果与前述两项研究结论相符。但是所有数据均较上述两项研究增加，其可能的原因是该研究对象为老年人群，平均年龄为 68 岁，而上述两项研究的人群平均年龄分别为 38.6 岁和 39 岁，老年人较年轻人代谢减慢。在 Adamus 等的研究中也证实了老年组罗库溴铵起效时间和持续时间均较年轻组延长。出现这种情况的原因可能是由于老年人的心排血量和肌肉血流量减少，药物运送到作用部位需要更长的时间。因此对于一些需要全身麻醉的患者，麻醉科医师在术前访视的时候应该更加关注血清镁离子水平，以防止在使用肌松药时因血清镁离子水平过高导致的肌松残余或二次阻滞。此外，高镁血症可导致肌无力和深肌腱反射减弱或消失，这可能与麻醉结束后患者出现肌松恢复延迟相关，麻醉科医师对此应予以重视。

2. 麻黄碱 麻黄碱作为一种拟肾上腺素药，能直接激动肾上腺素受体，对 α 和 β 受体均有激动作用，临床麻醉中常用它来提升血压。韩等的一项研究中表明，分别于麻醉诱导应用罗库溴铵前 4min、30s 时静脉注射 70μg/kg，并与给生理盐水的对照组相比，提前 4min 给麻黄碱组的罗库溴铵起效时间为 64s，明显短于对照组的 80s，使罗库溴铵的起效时间缩短了约 20%；提前 30s 给麻黄碱组的起效时间为 72s，与对照组相比没有统计学差异。然而三组间的罗库溴铵持续时间没有统计学差异。Weiss 等的研究表明，心排血量的增加减少了吲哚菁绿在体内的转运时间，同时增加了清除率。同时 Kuipers 等通过使用再循环模型来研究罗库溴铵与心排血量的关系，发现心排血量会影响到罗库

溴铵在患者体内的药代动力学,与罗库溴铵的快速组织清除率、慢速组织清除以及平均转运时间均相关。因此,该研究结果提示诱导前4min给麻黄碱加快罗库溴铵起效时间的原因可能是在麻黄碱注射4min后心排血量达到峰值,能够快速地将罗库溴铵输送到作用部位。虽然给麻黄碱会使插管后的血压心率轻度升高,但都在安全可控的范围内。此外,有研究表明静脉注射110μg/kg的麻黄碱预处理可以明显升高血压和心率,而30μg/kg的麻黄碱预处理却未能改善插管条件。因此,提前4min静脉注射70μg/kg麻黄碱预处理既能加快罗库溴铵的起效时间又可以使麻黄碱对循环的影响降到最低。

3. 尼卡地平 尼卡地平是一类二氢吡啶类钙通道阻滞剂,起效快,持续时间短,副作用小,经常用于麻醉患者术中的血压管理。在Lee等的一项研究中,将20μg/kg尼卡地平、0.5mg/kg的艾司洛尔和生理盐水分成三个实验组,在麻醉诱导前1min每组分别静脉推注尼卡地平、艾司洛尔和生理盐水,研究发现生理盐水组和尼卡地平组的插管条件和肌松程度评分均优于艾司洛尔组。而罗库溴铵的平均起效时间在尼卡地平组最短(80.6s),在艾司洛尔组最长(136.7s),生理盐水组居中(112.1s)。与艾司洛尔组和盐水组相比,尼卡地平组在插管后平均动脉压升高不明显。在Lee等的研究中得到了同样的结论,20μg/kg尼卡地平组的平均起效时间为141.2s±59.0s,生理盐水组的平均起效时间是204.0s±107.2s。从上述研究结果可以发现,静脉注射尼卡地平预处理可以在减弱气管插管时心血管反应的同时,加快罗库溴铵的起效时间。此外,先前研究表明,钙通道阻滞剂预处理可能影响神经肌肉功能,减少突触前膜乙酰胆碱释放,抑制肌膜或肌质网,以及减少乙酰胆碱的突触后功能,进而缩短罗库溴铵的起效时间。钙通道阻滞剂预处理改善插管条件的机制可能是钙通道阻滞剂对气管和支气管平滑肌均具有松弛作用,导致气管插管时气道阻力降低。综合上述研究结果,尼卡地平预处理不仅加速了罗库溴铵的起效时间,而且增加了诱导的平稳性,为未来罗库溴铵在临床更广泛的应用提供新思路,但其相关机制仍有待进一步研究。

4. 丙泊酚输注速度 丙泊酚作为一种广泛使用的麻醉诱导剂,它可能会导致血压显著下降,其降压作用主要是由于血管扩张和负性肌力作用。在Lin等研究中探讨了丙泊酚输注速度对罗库溴铵起效时间的影响,通过丙泊酚输注速度分为480mg/min、240mg/min、120mg/min三组,罗库溴铵起效时间在480mg/min组(177.0s±17.6s)明显高于240mg/min组(121.3s±18.3s)和120mg/min组(118.3s±12.3s)。在丙泊酚以480mg/min组的输注速度进行全身麻醉诱导,且罗库溴铵起效后观察到心排血量降低幅度为21.6%±4.6%,而在以240mg/min速度输注时心排血量降低幅度为11.6%±4.5%,120mg/min速度输注时心排血量降低幅度为9.8%±4.6%,480mg/min组的心排血量降低幅度明显大于其他两组。这些研究结果表明罗库溴铵的起效

时间可能与心排血量有关,快速给予丙泊酚可能会显著降低心排血量,并导致罗库溴铵起效时间显著延长。因此,该研究结果提示麻醉科医师,在使用罗库溴铵进行快速顺序诱导时,为了加快罗库溴铵的起效时间应该避免快速输注丙泊酚。

5. 瑞芬太尼和丙泊酚的给药顺序 瑞芬太尼和丙泊酚通过靶控输注(target controlled infusion,TCI)预给药和共同给药是当前全身麻醉诱导最常用方法之一。在NA.H.S等的一项研究中探讨了,瑞芬太尼(英文简称"Remi")和丙泊酚(英文简称"Pro")给药的先后顺序对罗库溴铵(英文简称"Rocu")起效时间的影响。在Remi-Pro-Rocu组中,罗库溴铵的起效时间比Pro-Rocu-Remi组显著延迟(中位数:130s vs. 90s)。同时在注射罗库溴铵时,Remi-Pro-Rocu组的平均动脉压(MAP)、心率(HR)、心排血量(CO)显著低于Pro-Rocu-Remi组。提前给予瑞芬太尼导致罗库溴铵起效时间延长的可能原因是瑞芬太尼降低了心排血量,可能与前述麻黄碱缩短罗库溴铵起效时间的机制相同。因此,该研究结果显示,按照Pro-Rocu-Remi的方案给药比按照Remi-Pro-Rocu的方案给药罗库溴铵的起效时间加快,但此方案可能会引起丙泊酚注射痛。

6. 预注法 预注法指的是先预注小剂量的非去极化肌松药,在几分钟后给予剩余剂量。当使用预注法加快神经肌肉阻滞时,初始剂量不应该超过药物ED$_{95}$的10%。在Rao等的研究中,预注0.06mg/kg罗库溴铵组的气管插管时间显著快于预注生理盐水组(50.67s±7.39s vs. 94.00s±11.62s),该结果提示预注小剂量罗库溴铵可显著加速其起效时间。而在Shashank等的研究中比较了三种肌松药(罗库溴铵、维库溴铵、阿曲库铵)作为"预处理"药物对罗库溴铵插管的影响。从罗库溴铵注射结束后60s尝试气管插管均可达到满意的插管条件。其可能的机制是,小剂量的非去极化肌松药预先占领神经肌肉接头的大量乙酰胆碱受体,当再给予剩余量肌松药时会迅速阻断其他乙酰胆碱受体,从而发挥加速肌松药起效时间的作用。预注法对患者的身体条件和监测技术要求较高,预注剂量过小有可能达不到加快肌松药起效时间的目的,预注剂量过大可能会影响患者的呼吸功能,增强应激反应,甚至发生误吸等风险。因此,在临床应用此方法加速罗库溴铵起效时间时应谨慎。

(二)非药理学方法

1. 盐水冲洗法 将药物从外周静脉输送到作用部位所用的时间可能会影响药物起效时间。在已有的研究中表明,肌松药的起效时间部分取决于循环时间和肌肉血流量等因素。Iwasaki等研究了不同给药途径对维库溴铵起效时间的影响,该研究发现通过肺动脉给药组(58.0s±19.5s)维库溴铵的起效时间明显快于右心房组(71.5s±17.1s)和手臂外周静脉组(82.4s±18.0s)。这项研究表明了维库溴铵的给药途径影响了肌松药的起效时间,并且中心静脉给药比外周静脉给药起效时间快。其潜在原因可能是中心静

脉给药使得药物更快地到达作用部位,且更快达到血浆峰值浓度。然而,由于经中心静脉给药临床并未普及,临床实践中仍然以经外周静脉给药途径为主。如何通过外周静脉给药使药物快速到达作用部位是未来研究的方向。

Nitahara 等的研究探讨了上述问题,在给维库溴铵后快速追加 20ml 生理盐水并抬高手臂可以缩短维库溴铵的起效时间。冲盐水组的维库溴铵起效时间是 104.6s,对照组为 128.3s。Ishigaki 等进行的一项研究发现,罗库溴铵注射后立即推注 20ml 生理盐水可以使罗库溴铵的起效时间缩短 15s,冲盐水组为 73s±21s,对照组为 87s±22s。此外,该研究还发现盐水推注后罗库溴铵的总恢复时间(冲盐水组为 63.8s±17.2s,对照组为 54.4s±16.0s)明显延长。其潜在的机制包括,一方面大量的生理盐水和手臂抬高可以使药物更快地从外周静脉输送到作用部位,缩短了输送时间,使罗库溴铵更快地与作用部位结合使其起效时间加快;另一方面可能是在快速追加生理盐水后导致心脏前负荷增加,心排血量增加,进而加速罗库溴铵的起效时间。盐水冲洗法不仅缩短了药物向作用部位的转运时间,还可能增加了药物浓度峰值,在效应部位较高的血浆峰值浓度可能延长恢复期。然而,上述研究对于加速起效时间的理想生理盐水量和上臂抬高的具体高度尚未阐述。Yamaguchi 等发现,在高效使用造影剂进行动态计算机断层扫描所需的盐水冲洗量的试验中,通过比较测量和模拟的主动脉 CT 值的时间进程,估算出包括肘前静脉和锁骨下静脉在内的静脉段的体积约为 18ml,该结果可能是前述两项研究中 20ml 生理盐水使用量的科学依据。然而,目前对于上臂的抬高具体高度仍未有较好的研究,这可能是未来研究的方向。

二、总结与展望

综上所述,通过近些年临床工作者和科研工作者的不断努力,先后开创了一系列方法和理论来加快罗库溴铵诱导时的起效时间,拓展了罗库溴铵临床应用条件和方式。但这些方法具有相应的优缺点,在临床实践中仍需要根据临床实际情况谨慎选择应用。

(朱宏宇 赵帅 陈向东)

参 考 文 献

[1] LEVINE M,BROWN D. Succinylcholine-induced hyperkalemia in a patient with multiple sclerosis[J]. Emerg Med, 2012,43(2):279-282.

[2] HOPKINS P M,GUPTA P K,BILMEN J G. Malignant hyperthermia[J]. Handb Clin Neurol,2018,157:645-661.

[3] TRAN D,NEWTON E K,MOUNT V,et al. Rocuronium vs. succinylcholine for rapid sequence intubation:a cochrane systematic review[J]. Anaesthesia,2017,72(6):765-777.

[4] CZARNETZKI C,LYSAKOWSKI C,ELIA N,et al. Time course of rocuronium-induced neuromuscular block after pre-treatment with magnesium sulphate:a randomised study[J]. Acta Anaesthesiol Scand,2010,54(3):299-306.

[5] KIM M H,OH A Y,JEON Y T,et al. A randomised controlled trial comparing rocuronium priming,magnesium pre-treatment and a combination of the two methods[J]. Anaesthesia,2012,67(7):748-754.

[6] QUEIROZ R M A,VERCOSA N,FILHO P,et al. Effect of pretreatment with magnesium sulphate on the duration of intense and deep neuromuscular blockade with rocuronium:a randomised controlled trial[J]. Eur Anaesthesiol, 2019,36(7):502-508.

[7] DUBE L,J C GRANRY. The therapeutic use of magnesium in anesthesiology,intensive care and emergency medicine:a review[J]. Can Anaesth,2003,50(7):732-746.

[8] ROTAVA P,CAVALCANTI I L,BARRUCAND L,et al. Effects of magnesium sulphate on the pharmacodynamics of rocuronium in patients aged 60years and older:a randomised trial[J]. Eur Anaesthesiol,2013,30(10):599-604.

[9] ADAMUS M,HRABALEK L,WANEK T,et al. Influence of age and gender on the pharmacodynamic parameters of rocuronium during total intravenous anesthesia[J]. Biomed Pap Med Fac Univ Palacky Olomouc Czech Repub, 2011,155(4):347-353.

[10] CHAPPELL D,HELF A,GAYER J,et al. Antihypotensive drugs in cesarean sections:Treatment of arterial hypotension with ephedrine,phenylephrine and akrinor(R)(cafedrine/theodrenaline)during cesarean sections with spinal anesthesia[J]. Anaesthesist,2019,68(4):228-238.

[11] HAN D W,CHUN D H,KWEON T D,et al. Significance of the injection timing of ephedrine to reduce the onset time of rocuronium[J]. Anaesthesia,2008,63(8):856-860.

[12] WEISS M,REEKERS M,VUYK J,et al. Circulatory model of vascular and interstitial distribution kinetics of rocuronium:a population analysis in patients[J]. Pharmacokinet Pharmacodyn,2011,38(2):165-178.

[13] KUIPERS J A,BOER F,OLOFSEN E,et al. Recirculatory pharmacokinetics and pharmacodynamics of rocuronium in patients:the influence of cardiac output[J]. Anesthesiology,2001,94(1):47-55.

[14] KIM K S,CHEONG M A,JEON J W,et al. The dose effect of ephedrine on the onset time of vecuronium[J].

Anesth Analg,2003,96(4):1042-1046.

[15] LEE J H,KIM Y,LEE K H,et al. The effects of nicardipine or esmolol on the onset time of rocuronium and intubation conditions during rapid sequence induction: a randomized double-blind trial[J]. Anesth,2015,29(3): 403-408.

[16] LEE S Y,KIM Y H,KO Y K,et al. Effects of nicardipine on the onset time and intubation conditions of rocuronium-induced neuromuscular blockade[J]. Clin Anesth, 2016,32:112-118.

[17] TAKIGUCHI M,T TAKAYA. Potentiation of neuromuscular blockade by calcium channel blockers[J]. Tokai Exp Clin Med,1994,19(3/4/5/6):131-137.

[18] BIKHAZI G B,LEUNG I,FLORES C,et al. Potentiation of neuromuscular blocking agents by calcium channel blockers in rats[J]. Anesth Analg,1988,67(1):1-8.

[19] YANG H S,SONG B G,KIM J Y,et al. Impact of propofol anesthesia induction on cardiac function in low-risk patients as measured by intraoperative doppler tissue imaging[J]. Am Soc Echocardiogr,2013,26(7):727-735.

[20] LIN C S,CHEN C C,HSU Y W. Effect of the infusion rate of propofol on the onset time of rocuronium[J]. Chin Med Assoc,2019,82(9):714-718.

[21] AHN J H,KIM D,CHUNG I S,et al. Pre-administration of remifentanil in target-controlled propofol and remifentanil anesthesia prolongs anesthesia induction in neurosurgical patients: a double-blind randomized controlled trial[J]. Medicine(Baltimore),2019,98(3):e14144.

[22] NA H S,HWANG J W,PARK S H,et al. Drug-administration sequence of target-controlled propofol and remifentanil influences the onset of rocuronium. A double-blind,randomized trial[J]. Acta Anaesthesiol Scand, 2012,56(5):558-564.

[23] XING J,LIANG L,ZHOU S,et al. Intravenous lidocaine alleviates the pain of propofol injection by local anesthetic and central analgesic effects[J]. Pain Med,2018,19 (3):598-607.

[24] KOPMAN A F,N A KHAN,G G Neuman,et al. Precurarization and priming: a theoretical analysis of safety and timing[J]. Anesth Analg,2001,93(5):1253-1256.

[25] RAO M H,A VENKATRAMAN,R MALLLESWARI,et al. Comparison of intubating conditions between rocuronium with priming and without priming: randomized and double-blind study[J]. Indian Anaesth,2011,55(5): 494-498.

[26] SHASHANK D,N R SINGH,L K SINGH,et al. Effects of pretreatment with different neuromuscular blocking agents on facilitation of intubation with rocuronium: a prospective randomized comparative study[J]. Indian Anaesth,2014,58(3):303-308.

[27] KOPMAN A F,N A KHAN,G G NEUMAN,et al. Precurarization and priming: a theoretical analysis of safety and timing[J]. Anesth Analg,2001,93(5):1253-1256.

[28] TAKAYA T,H KATO,M TAKIGUCHI,et al. Optimum priming dose of vecuronium for tracheal intubation[J]. Anesth,1996,10(4):244-247.

[29] DONATI F. Onset of action of relaxants[J]. Can J Anaesth,1988,35(3):S52-S58.

[30] IWASAKI H,IGARASHI M,KAWANA S,et al. Accelerated onset of vecuronium neuromuscular block with pulmonary arterial administration[J]. Can Anaesth,1994, 41(12):1178-1180.

[31] NITAHARA K,SUGI Y,SHIGEMATSU K,et al. Effect of bolus injection of 20ml saline with arm elevation on the onset time of vecuronium administered via a peripheral vein: a randomised controlled trial[J]. Anaesthesia, 2013,68(9):904-907.

[32] ISHIGAKI S,K MASUI,T KAZAMA,et al. Saline flush after rocuronium bolus reduces onset time and prolongs duration of effect: a randomized clinical trial[J]. Anesth Analg,2016,122(3):706-711.

[33] YAMAGUCHI I,KIDOYA E,SUZUKI M,et al. Evaluation of required saline volume in dynamic contrast-enhanced computed tomography using saline flush technique[J]. Comput Med Imaging Graph,2009,33(1): 23-28.

63 右美托咪定用于特殊人群中的研究进展

右美托咪定(dexmedetomidine, DEX)作为一种高选择性 α_2 受体激动剂,可通过激动脑干蓝斑产生镇静作用,通过作用于脊髓后角 α_2 受体,抑制疼痛信号的传导,产生镇痛效果。DEX 可以抑制神经前膜对儿茶酚胺类的释放,抑制交感活动,可降低肾上腺素、去甲肾上腺素、皮质醇和血糖浓度,稳定血流动力学,降低手术应激反应。DEX 静脉注射起效快,主要经肝脏代谢,作用时间短,其分布半衰期约 6min,消除半衰期约 2h,不产生呼吸抑制,不良反应少。因此已经被广泛应用于临床麻醉中,起到镇静、镇痛等作用外,还可以对认知功能障碍、烦躁、瞻望以及痛觉敏化等术后并发症有较好的消除作用。在临床上与全身麻醉药合用,产生协同作用,减少麻醉药用量,降低其不良反应发生率。随着医疗技术的提高和麻醉科医师对 DEX 药理性质的深入研究,其适应证也在不断扩大:从全身麻醉诱导到术中维持;从抑制清醒患者有创操作时的应激反应到门诊手术的使用;从一般群体扩展到肥胖、老年、小儿及产妇等特殊群体。已有研究表明年龄、性别、体重等因素都可能对药物特性产生一定影响,不同群体间 DEX 的使用应有所不同,尤其是在特殊人群中,本文就 DEX 在肥胖、老年、小儿及产妇等特殊人群中应用的特点及关注点做一综述。

一、右美托咪定在肥胖患者中的应用

(一)肥胖患者药代动力学变化

世界卫生组织(WHO)定义为肥胖是体质量指数(body mass index, BMI)≥30kg/㎡,是一个重要的卫生健康问题。近几十年来,随着经济发展、饮食结构的改变,全球肥胖人数不断增加,截至 2016 年底,中国已超过美国,成为全球肥胖人数最多的国家。肥胖本身属于一种代谢性疾病,可引起全身多种并发疾病,包括骨关节炎或退行性病变、糖尿病、高血压、哮喘、睡眠呼吸暂停综合征等。肥胖几乎影响到全身各个系统,导致药物代谢发生变化,并可能对麻醉药的使用有重大影响。

肥胖患者需要考虑多种麻醉药的药效与药代动力学的改变,心排血量的增加、局部血流的变化及脂肪组织与瘦体

组织的增多均会影响麻醉药特性。Tufanog-ullan 等研究中指出,在腹腔镜减肥手术中使用 DEX 能减少围手术期阿片类药物的用量,减轻舒芬太尼导致的呼吸道抑制和低氧血症等不良事件的发生,还可降低术后谵妄、躁动、恶心呕吐的发生率,缩短在麻醉恢复室的停留时间。任晓丽等研究表明,右美托咪定在不同肥胖患者体内药物动力学特性不相同,但随患者肥胖程度的增加,药物的峰值浓度增加,分布容积增大,且药物消除半衰期相对延长。

(二)肥胖患者右美托咪定的用药方式

药物的临床研究往往是在正常体重患者中进行,药品说明书上的药物应用剂量均按照总体重(total body weight, TBW)进行计算,与正常体重的患者相比,肥胖患者需要更多的 DEX 来达到指定的目标浓度,这会增加肥胖患者药物过量的风险。

随着肥胖患者 TBW 增加,瘦体重(lean body weight, LBW)也发生变化,但没有呈线性关系,而 LBW 与心排血量成比例。肥胖患者瘦体重增加仅占多余体重的 20% ~ 40%,脂肪组织的增加比瘦体重的增加要多。与年龄、性别和身高相同的正常体重患者相比,肥胖患者瘦体重和脂肪组织绝对值增加,而肌肉组织和身体水分的比例却降低,而且肝功能和蛋白结合力下降,因而对于脂溶性高的静脉全身麻醉药,理想体重不适于肥胖患者的用药剂量计算。因此,肥胖患者按 LBW 计算给药剂量更为合理。虽然脂肪组织是 DEX 等脂溶性药物的主要储藏场所,但肝肾功正常的肥胖患者中清除率与代谢的增加与 LBW 更相关,清除率的改变将影响药物的维持方案。Colla 等研究指出临床上可以根据 LBW 公式计算的肥胖患者 DEX 用药量。另外,从 Minto 的药动学参数的计算公式可以发现 LBM 主要影响了 DEX 的中央室分布(V1)和清除,也就表明 DEX 的负荷量及维持量都与 LBM 有关。

二、右美托咪定对老年患者的应用

(一)右美托咪定在老年患者中的药理特性

随着经济的发展,人们健康意识有所提高,人口平均年

龄逐年上升,导致了老年人口数量增多。在如今医疗水平和监护设备不断发展和完善的情况下,外科手术的应用范围越来越广泛。此过程中麻醉发挥重要的作用,所以应针对性地分析麻醉手术风险因素,以个体化差异进行风险评估,提升围手术期安全性和有效性。老年患者受到年龄增长的影响,器官功能退化,导致耐受力下降,围手术期会出现一些风险,所以麻醉面临着新的挑战。因此,对于老年患者麻醉过程中,麻醉药及麻醉方式的选择值得更加关注。老年人实际年龄与生理衰老并不绝对相关,因此老年患者之间的药代动力学及药效学有很大差异,DEX 应该个体化用药。DEX 因其具有无呼吸抑制、不良反应少、无肝肾毒性及无药物蓄积等优点,在老年患者的麻醉中具有一定的优势之处。

(二)右美托咪定对老年患者术后认知功能的影响

随着老龄人口的增多,老年患者麻醉及手术的比例逐渐增加,术后谵妄及术后认知功能障碍得到了更多人的关注。

术后认知功能障碍(postoperative cognitive dysfunction, POCD)是术后最常见中枢神经系统并发症之一,主要表现为记忆力减退、思维和定向力障碍,增加患者痴呆发生率,严重影响患者日常生活,还会增加病死率。POCD 的病因及发病机制尚不清楚,可诱发 POCD 独立因素包括麻醉药和手术创伤等。Zhu SH 等研究的 313 例年龄>65 岁的髋关节置换患者术后 7d POCD 发生率为 27.3%。已有研究表明右美托咪定可以明显降低患者术后 POCD 的发生率。大多数研究仅限于基础实验,DEX 在人体脑保护作用的有效性及其具体机制还不十分明确,仍需在今后的临床工作中进行更深入的研究和探讨。Jian Zhang 等通过动物实验证实,大鼠脾切除术后早期出现认知功能障,经 DEX 输注后认知功能障碍得到改善。由此可见,DEX 通过激活胆碱能抗炎通路,抑制炎症反应和神经元细胞凋亡,起脑保护作用,而改善术后认知功能障碍。张海山等研究也表明 DEX 组术后谵妄发生率低,认知功能恢复较快。DEX 可降低术后躁动,血流动力学平稳,不延长拔管时间,并且不引起呼吸抑制。

三、右美托咪定在小儿中的应用

(一)右美托咪定对小儿的药理作用

由于小儿在接受检查和操作时,不能配合或出现哭闹抵抗等行为,导致检查和操作很难完成,也有可能导致小儿生理和心理的改变。小儿神经系统发育不完善,呼吸中枢对阿片类药物敏感度较高,加上小儿呼吸肌肌力差,呼吸抑制的发生较成人显著,需要引起麻醉科医师的关注。DEX 是常用于小儿镇静的药物,但其用量及药动学与成年人存在许多差别。DEX 以滴鼻和口服的形式给药,既可以缓解患儿在静脉注射和肌内注射时的紧张、焦虑情绪,又能减轻患儿哭闹引起的腹胀、屏气等不良反应。近年来对接受心

脏手术患者中使用 DEX 越来越受欢迎,且 DEX 的接受心脏手术的成年患者的病死率和主要发病率得到改善。但是,成人与小儿患者在生理上有很大不同。小儿先天性心脏病患者人群是一个非常不同的群体,由于缺陷的严重程度、患者的年龄不同,以及其他合并症的可能性,此类患者使用 DEX 存在很多未知数。Linares Segovi 等选择 108 例 2~12 岁的小儿患者进行研究,指出在儿科患者的麻醉前用药中,鼻内给予 DEX 可作为有用的用药方式,且血流动力学稳定、无呼吸抑制,用药量较少。DEX 还可能增加了麻醉的深度,从而减少了气道反射。

(二)右美托咪定对小儿苏醒期躁动的影响

苏醒期谵妄定义为全身麻醉苏醒期的认知功能障碍导致出现幻觉、意识混乱、恐惧和哭闹等。苏醒期谵妄与术前的焦虑和恐惧、与父母分离、麻醉药的使用、疼痛等多种因素有关。据统计分析接受全身麻醉手术的患儿发生苏醒期谵妄的概率为 12%~18%,其中七氟烷引起谵妄、躁动的概率为 10%~80%。苏醒期谵妄会使孩子对周围环境感到陌生、影响精神状态、心理创伤等。目前出现这一现象的原因尚不明确,但既往研究曾提出术后疼痛可导致苏醒期躁动的发生。2016 年发表的一项 Meta 分析中指出阿片类药物可降低儿童七氟烷麻醉苏醒期躁动的发生率,也证实了疼痛对小儿躁动的影响。但长效阿片类药物可能会产生苏醒延迟,苏醒后呼吸抑制及过度镇静等问题。目前,DEX 在小儿中主要用于术前用药、镇静、镇痛、苏醒期谵妄躁动、辅助检查和重症监护治疗病房等。应用七氟烷的小儿患者于麻醉诱导后给予 DEX,DEX 组患儿术后躁动的发生率均低于对照组。Zhang 等选择接受 CT 或 MRI 检查的儿童鼻内滴 DEX,发现 DEX 延长了苏醒时间,但减少了苏醒期谵妄躁动的发生,提供了更有效的镇静作用和更高的安全性。

四、右美托咪定在产科麻醉中的应用

近年来,随着现代医学不断地发展,分娩镇痛在临床上已广泛使用。分娩时疼痛不仅会给产妇带来巨大的身心痛苦,同时分娩过程中的一系列压力反应也会产生负面影响。因此,产妇在分娩过程中需要适当的镇痛药来减少应激反应的发生。产妇属于特殊人群,因此在围手术期麻醉方式的选择及麻醉药使用非常关键。椎管内麻醉是剖宫产术、分娩镇痛中最理想的麻醉选择。DEX 作为产科麻醉的新型药物,具有镇静、镇痛、抗焦虑、抑制应激反应和抗交感活性等特性,不仅在剖宫产术中及术后镇痛效果明显,还可获得满意的镇静效果,避免患者紧张和焦虑,增强患者舒适度,预防手术刺激、术中牵拉引起的恶心呕吐、术后寒战等不良事件的发生。但近期研究表明,在椎管内麻醉中应用 DEX 与局部麻醉药,可延长椎管内麻醉和术后镇痛时间,从而减少术后镇痛药的需求。同时可减少局部麻醉药的总剂量,降低相关副作用的发生。Tan 等选择 60 例行剖宫产术的健康产妇椎管内应用 DEX 联合罗哌卡因或单纯罗哌

卡因,研究发现两组患者感觉阻滞或运动阻滞的起效时间以及低血压、心动过缓、恶心和呕吐、镇静和瘙痒的发生率无明显差异。但椎管内注射5mg右美托咪定可使罗哌卡因的有效剂量ED_{50}降低约18%。此外,Liu等也发现椎管内注射DEX可使丁哌卡因的效率提高24%,没有发现任何神经功能受损表现。结果还表明,感觉阻滞和镇痛的持续时间延长,并且减少了舒芬太尼的使用量。

五、小结与展望

本文综述了DEX在肥胖、老年病、小儿及产妇中的应用,通过文献查阅及临床研究发现该药物在临床中,DEX辅助全身麻醉时静脉及吸入全身麻醉药总量均明显减少,同时减少其他镇静药物的使用种类及阿片类药物的使用剂量。因此,DEX能够改善患者术后认知功能障碍,抑制应激反应,无呼吸抑制,不良反应少,维持血流动力学稳定。虽然DEX有其独特优势,但在特殊人群的应用中仍存在认识不足,更多的临床应用还有待进一步挖掘。肥胖、老年、小儿是临床麻醉中最常见的特殊人群,与此人群相关的外科手术占据了相当大的比例。然而,这些群体对麻醉及手术的耐受力较差,且麻醉科医师对这些群体的个性化麻醉管理还不够深入。进一步了解他们的生理及病理改变,研究这些特殊群体的药物代谢特点及药效学变化,掌握DEX在特殊人群应用的优缺点,将为麻醉合理用药及精准用药提供参考。

(阿依妮娅孜·艾麦提 瞿莉 徐桂萍)

参 考 文 献

[1] WANG K,WU M,XU J,et al. Effects of dexmedetomidine on perioperative stress, inflammation, and immune function: systematic review and meta-analysis[J]. British journal of anaesthesia,2019,123(6):777-794.

[2] TASSOUDIS V,IEROPOULOS H,KARANIKOLAS M,et al. Bronchospasm in obese patients undergoing elective laparoscopic surgery under general anesthesia[J]. SpringerPlus,2016,5:435.

[3] 蔺娜,任晓莉. 右美托咪定在不同肥胖程度患者体内的药代动力学特点比较[J]. 黑龙江医药,2017(4):836-838.

[4] CORTINEZ L I,DE LA FUENTE N,ELEVELD D J,et al. Performance of propofol target-controlled infusion models in the obese: pharmacokinetic and pharmacodynamic analysis[J]. Anesthesia and analgesia,2014,119(2):302-310.

[5] LA COLLA L,ALBERTIN A,LA COLLA G,et al. Predictive performance of the 'Minto' remifentanil pharmacokinetic parameter set in morbidly obese patients ensuing from a new method for calculating lean body mass[J].

[6] 彭春潮,吴婧文,光文辉,等. 右美托咪定复合罗哌卡因行外周神经阻滞麻醉在老年股骨近端骨折患者中的应用[J]. 中国老年学杂志,2020(22):4771-4774.

[7] FEINKOHL I,WINTERER G,PISCHON T. Hypertension and risk of post-operative cognitive dysfunction(pocd): a systematic review and meta-analysis[J]. Clinical practice and epidemiology in mental health:CP & EMH,2017,13:27-42.

[8] ZHU S H,JI M H,GAO D P,et al. Association between perioperative blood transfusion and early postoperative cognitive dysfunction in aged patients following total hip replacement surgery[J]. Upsala journal of medical sciences,2014,119(3):262-267.

[9] ZHANG J,YU Y,MIAO S,et al. Effects of peri-operative intravenous administration of dexmedetomidine on emergence agitation after general anesthesia in adults: a meta-analysis of randomized controlled trials[J]. Drug design, development and therapy,2019,13:2853-2864.

[10] 张海山,屈凤,杜梅青,等. 右美托咪定对全麻老年患者术后认知功能障碍的影响[J]. 中华麻醉学杂志,2014(6):670-673.

[11] 杨振东,吴岩,刘燕飞,等. 右美托咪定复合丙泊酚在小儿磁共振检查镇静中的应用观察[J]. 国际麻醉学与复苏杂志,2021(1):34-37.

[12] MILLER J W,BALYAN R,DONG M,et al. Does intranasal dexmedetomidine provide adequate plasma concentrations for sedation in children: a pharmacokinetic study[J]. British journal of anaesthesia,2018,120(5):1056-1065.

[13] SCHWARTZ L I,TWITE M,GULACK B,et al. The perioperative use of dexmedetomidine in pediatric patients with congenital heart disease: an analysis from the congenital cardiac anesthesia society-society of thoracic surgeons congenital heart disease database[J]. Anesthesia and analgesia,2016,123(3):715-721.

[14] HINO M,MIHARA T,MIYAZAKI S,et al. Development and validation of a risk scale for emergence agitation after general anesthesia in children: a prospective observational study[J]. Anesthesia and analgesia,2017,125(2):550-555.

[15] LIU Y,KANG D L,NA H Y,et al. Consequence of dexmedetomidine on emergence delirium following sevoflurane anesthesia in children with cerebral palsy[J]. International journal of clinical and experimental medicine,2015,8(9):16238-16244.

[16] TAN Y,SHI Y,DING H,et al. mu-Opioid agonists for preventing emergence agitation under sevoflurane anes-

Clinical pharmacokinetics,2010,49(2):131-139.

thesia in children: a meta-analysis of randomized controlled trials[J]. Paediatric anaesthesia, 2016, 26(2): 139-150.

[17] LUNDBLAD M, MARHOFER D, EKSBORG S, et al. Dexmedetomidine as adjunct to ilioinguinal/iliohypogastric nerve blocks for pediatric inguinal hernia repair: an exploratory randomized controlled trial [J]. Paediatric anaesthesia, 2015, 25(9): 897-905.

[18] HAUBER J A, DAVIS P J, BENDEL L P, et al. Dexmedetomidine as a rapid bolus for treatment and prophylactic prevention of emergence agitation in anesthetized children[J]. Anesthesia and analgesia, 2015, 121(5): 1308-1315.

[19] TANG Y, YANG M, FU F, et al. Comparison of the ED50 of intrathecal hyperbaric ropivacaine co-administered with or without intrathecal dexmedetomidine for cesarean section: A prospective, double-blinded, randomized dose-response trial using up-down sequential allocation method[J]. Journal of clinical anesthesia, 2020, 62: 109725.

[20] LIU L, QIAN J, SHEN B, et al. Intrathecal dexmedetomidine can decrease the 95% effective dose of bupivacaine in spinal anesthesia for cesarean section: a prospective, double-blinded, randomized study [J]. Medicine, 2019, 98(9): e14666.

64 术后认知功能障碍的防治进展

随着医疗技术的不断发展，越来越多的患者选择通过手术来抗击疾病。在中国，每年有超过6 000万的患者接受手术治疗。手术总量的增加，使得发生术后认知功能障碍（postoperative cognitive dysfunction, POCD）的概率增高，文献报道POCD的发生率在10%～54%之间波动。轻度POCD患者可有数周或数月的认知能力下降，重度POCD患者则会出现持续的认知功能障碍，造成再次住院、医疗费用增加等，给患者及家属带来极大的不便及经济负担。2018年6月—11月在6本国际知名杂志上陆续刊载了一篇同样的论文，该论文由各国麻醉学及神经学专家建议将POCD更名为围手术期神经认知障碍（perioperative neurocognitive disorders, PND）。但因PND涉及范围较广，其研究尚未得到广泛认同，且未与文献描述保持一致，故本节继续沿用原命名POCD。随着全球人口老龄化速度加快，以及新型冠状病毒肺炎感染后创伤应激障碍等问题的出现，将有更多的老年及创伤应激障碍患者接受手术，POCD的发生率将持续增加。现有的临床治疗方法有限，因此迫切需要对POCD进行系统的研究，探索可靠的防治方法。本文就目前防治POCD的现状措施及近两年的防治技术进行总结，以期为深入研究及临床诊疗提供参考。

一、POCD的综合防治措施

POCD是术后常见的并发症之一，它不同于术后谵妄（postoperative delirium, POD），后者发生在术后0～7d或者出院前，易诱发患者的长期认知功能障碍；Daiello LA等认为POD和POCD具有共同的危险因素，但它们之间的关系尚未完全确立。Goldberg TE等发现无论是手术还是非手术患者，POD都与长期认知能力下降显著相关。目前临床研究POD的防治措施相对较多，研究发现这些措施应用于POCD也是有效的。越来越多的证据表明，POCD的危险因素很多，如年龄、ASA分级、应激反应、教育水平、麻醉方式及药物、手术类型与大小、手术延迟、术中出血和输血、术后疼痛等。但麻醉与手术是否会造成持续的认知功能障碍，尚未确定。随着医学技术的发展，POCD造成的医学及社会问题日趋严重，尤其是老年患者，术后在记忆、注意力、语言理解和社会融入等方面都可能存在问题，并与随后阿尔茨海默病的发病率增加显著相关。疾病防治，重在预防，虽然许多POCD预防措施已经被多次推荐，但直到近期才开始被广泛应用于临床实践。以下将从术前、术中、术后三个关键阶段，分别以医师、护士、患者及家属三方实施主体的角度详细总结POCD防治措施。

（一）术前防治措施

目前很多学科指南都建议在术前进行简单的认知筛查，以识别有POCD风险的患者，减少POCD的发生率。

1. 医师在术前防治POCD中的作用

（1）认知筛查：术前对患者的认知筛查及个性化评估，可用于预测POCD发病率，对于存在术前认知功能障碍的患者，应进一步评估其日常生活能力和精神行为症状，必要时行神经心理测验、实验室检查及影像学检查。

（2）麻醉科医师：要提高对POCD高危患者的识别和重视，术前访视时应与患者及家属进行充分的沟通，向家属讲明术后可能发生精神方面的改变，解释相关风险及防治措施，尽量避免患者及家属的负面情绪，如紧张、焦虑、抑郁等，加强术前心理支持。

（3）外科医师：应尽可能调整好患者的全身状况，如高血压的控制、贫血的纠正以及患者精神状况的调整等，对POCD高危患者术前应仔细准备有计划的手术方案，告知患者手术时请亲属和知己参与，避免不必要地推迟手术。如果患者基础情况差，及时请相关科室会诊、及时指导治疗。

（4）药物预防：研究发现，术前应用他汀类药物、抗氧化应激类药物、钙通道阻滞剂（如尼莫地平）、胰蛋白酶抑制剂（如乌司他丁）等可在POCD的防治中起到积极作用。Wang等报道术前口服益生菌可预防老年患者非心脏手术后的认知功能损害。

2. 护士在术前防治POCD中的作用

（1）术前健康宣教：高质量的宣教，能有效降低术后并发症发生率，使患者对疾病认知情况有所改善。

（2）禁食禁饮指导：较为宽松的指导方案可有效减少

患者饥饿感,提高患者舒适度。

（3）尿管安置:术前不常规安置尿管,于麻醉后放置尿管,避免清醒状态下置管所引起的不适,减轻术前应激反应。

（4）术前访视:可普及手术相关知识及注意事项,减轻患者术前紧张情绪,并鼓励患者佩戴眼镜、助听器和假牙,直到麻醉诱导。

3. 患者及家属在术前防治 POCD 中的作用

（1）营养状况:术前患者的身体调理,对术后结局的影响也被证明是至关重要的。

家属陪伴:家庭成员的陪同参与,可能会使患者在陌生的医院环境中感受到更强的安全感和舒适感,增强患者承受手术压力的能力,促进术后恢复。

（3）睡眠情况:保证充足的睡眠,建立良好的睡眠周期,必要时可以通过药物干预。

（二）术中防治措施

术中重视脑保护是一个新的预防途径,有效的术中管理能提供可靠的脑保护。目前研究主要集中在术中麻醉药使用、麻醉深度监测、脑血流灌注等。

1. 医师在术中防治 POCD 中的作用

（1）手术时间:Syn NL 等研究发现接受腹腔镜治疗的老年患者(大于 65 岁)平均预期寿命更长,与开腹手术相比,腹腔镜手术失血更少,住院时间更短,生存率更高。因此,外科医师可以尽量采取微创术式减少创伤及应激,缩短手术时间,减少持续麻醉的时间,降低术后并发症,从而减少 POCD 发生。

（2）合理用药:临床研究发现丙泊酚、右美托咪定相对于吸入麻醉药对认知功能影响更小。术中使用可能具有神经保护效应的麻醉药如利多卡因,麻醉维持方式如联合外周神经阻滞、椎管内阻滞,或将有效防治 POCD,减轻炎症和应激反应,麻醉效果更好。

（3）麻醉深度:术中维持适当的麻醉深度,减少应激反应,避免缺血缺氧;同时应用 BIS 监测麻醉深度,避免麻醉过深可降低高危患者 POCD 发生率。

（4）呼吸及循环管理:中国老年患者围手术期脑健康多学科专家共识建议采用肺保护通气策略,避免过度通气,维持 $PaCO_2$ 在 35～45mmHg;避免低氧血症,维持 SpO_2 不低于 90%;老年患者围手术期血压波动范围不应超过术前基线血压的 20%;危重患者血红蛋白水平应尽可能维持 100g/L 以上。

2. 护士在术中防治 POCD 中的作用 大多数麻醉药可抑制体温调节,导致患者体温降低,手术室护士术中需提高环境温度,采用保温毯综合保温,尽量减少患者皮肤暴露,加温静脉和冲洗溶液,术中常规监测体温,维持体温不低于 36℃。

3. 患者及家属在术中防治 POCD 中的作用 良好的心态有利于降低 POCD 发生率。术中,接受全身麻醉的患者在麻醉科医师的管理下度过麻醉状态,等待苏醒;接受局部麻醉的患者在医师、护士的精心照料下完成手术;家人、朋友在手术室外等待,也会让患者更加安心。

（三）术后防治措施

由于没有针对 POCD 的特效治疗方案,故术后预防及早期识别 POCD 至关重要。

1. 医师在术后防治 POCD 中的作用

（1）术后用药:采用多模式镇痛、减少阿片类药物使用量、预防感染、尽早下地活动、避免低蛋白血症及贫血等措施都可有效减少 POCD 的发生。Gan JH 等研究发现羟考酮应用于老年患者全髋关节置换术术后自控静脉镇痛可降低 POCD 发生率,改善术后认知功能,减少不良反应。Cui Y 等研究发现右美托咪啶可预防和治疗 POCD,但还需进行多中心随机对照试验来进一步验证。

（2）术后随访:有利于早期识别 POCD,及时治疗。

2. 护士在术后防治 POCD 中的作用

（1）术后护理:病房护士对患者继续进行必要的监测,鼓励患者进行床上康复训练,协助患者早期下床活动,制定个体化计划。

（2）早期识别:病房护士的护理过程中,进行认知功能评估,早期识别 POCD。

（3）术后随访:手术室护士术后访视患者,有利于 POCD 的早期识别及治疗。

3. 患者及家属在术后防治 POCD 中的作用

（1）适当活动:适度的体育锻炼和参与社会活动对改善 POCD 具有积极作用。

（2）家人陪伴:按时为患者按摩肢体,优化家庭环境等,可以降低 POCD 发生率。

二、防治 POCD 的新技术、新方法

由于药物治疗对 POCD 效果有限,故研究重点应转移到开发预防策略上。现将近两年防治 POCD 的主要新技术概述如下:

1. 认知训练(cognitive training,CT) O'Gara BP 等设计的认知训练是在一个名为"Lumosity"的应用软件中进行。该软件的多款游戏能提供记忆、注意力、解决问题、灵活性和处理速度等多个方面的认知训练,每个程序都会自动调整后续级别的难度,以保持认知挑战和享受之间的平衡。O'Gara BP 等认为用于术前阶段的认知训练可能会改善和提升 POCD 患者的认知储备,其主要局限是患者的依从性和总体训练时间因患者和围手术期情况的不同而有很大差异,限制了对其潜在疗效的观察。

2. 个性化家庭参与式医院老年患者生活计划(Tailored, Family-Involved Hospital Elder Life Program, t-HELP) Yue JR 研究团队报道了 t-HELP 干预在华西医院的成功实施。它包括 3 个共性方案和 8 个个性方案:共性方案包括定向沟通、认知治疗和早期活动,用于所有干预组患者;个性方案只对存在风险因素的患者实施,风险因素通过每天

评估获得,具体措施如疼痛管理、睡眠促进、营养支持(注意防止误吸)、液体补充(注意预防便秘)、听力/视力改善、防止缺氧、导尿管相关尿路感染预防和药物使用管理等。这些方案显著降低了 POD 的发生率,能有效改善患者出院时和出院后 30d 的身体和认知功能。虽然 t-HELP 是针对 POD 患者,但将其应用于 POCD 患者可能也是有效的。该计划基于我国国情,用患者家属替代原方案中的志愿者执行预防措施,良好的临床效果说明了家庭参与的重要性。

3. 环境强化(environmental enrichment,EE) Yeung SC 等在医疗保健环境中引入音乐、虚拟现实、教育信息、移动应用程序或自然元素等,可能会改善患者的手术体验,减少 POCD 的发生。EE 是一种易于实施的以患者为中心的方法,减轻手术患者的疼痛和焦虑,创造一个类似家的康复环境,提高生活质量。EE 便于实施,医院能以较小成本在临床实践中应用,防治 POCD。

4. 老年患者的围手术期处理(perioperative management of elderly patients,PriME) Aceto P 等建立的 PriME 旨在为老年外科患者的护理制定建议,它是由麻醉科医师、外科医师和老年医学科医师组成的 14 人专家工作组,为接受择期手术的住院老年患者(≥65 岁)在术前、术中和术后护理提供建议。采用改进的德尔菲法达成共识,并使用美国预防服务工作组的标准对建议的强度和证据质量进行评级,共提出 81 项建议,包括 30 项术前评估与护理、19 项术中管理以及 32 项术后护理。这些建议有助于老年外科患者的多学科管理,根据需要整合麻醉科医师、外科医师和其他科室专家的专业知识。借鉴 PriME,可为预防 POCD 提供思路。

5. 音乐疗法 Gökçek E 和 Kaydu A 发现佩戴耳机防止患者听到手术室内的声音,患者会感到舒适。在整个手术过程中,音乐组患者根据自己的喜好通过 MP3 收听各种音乐,直到麻醉开始。麻醉科医师为没有特定偏好的患者选择古典音乐。音乐疗法可以有效地减少麻醉前患者的焦虑,降低 POCD 发生率,且操作简单易于实施。

6. 多闭环麻醉管理 Joosten A 等使用三个独立控制器自动完成麻醉给药、输液、通气等,其效果优于手动控制,可降低 POCD 的发生。该设计的主要局限是无法确定每个控制器对认知得分的相对贡献。虽然麻醉是否会引起 POCD 尚不确定,但改善麻醉管理有助于降低 POCD 发生率。

7. 认知辅助工具的使用 Koers L 等将认知辅助作为一种防止人为错误的工具,将对病房内病情恶化的外科患者管理中关键步骤的遗漏从 33% 减少到 10%。在临床实践中,病情恶化患者的诊疗中,认知辅助工具的使用优势就被体现出来。我们可以进一步研究识别和定位认知辅助工具的使用障碍,以及如何在临床实践中优化使用。

8. 电子健康服务 Zhou KN 等研究在早期康复过程中使用基于微信的多模式护理方案的乳腺癌患者,发现这些患者的术后生活质量有显著改善。研究结果说明该方案对此类患者的术后康复是一种有效的干预,那么对 POCD 患者也可能有效,这将为电子健康服务在临床护理中的应用提供依据。

9. 身心疗法(mind-body therapies,MBTs) Garland EL 等的研究结果表明,MBTs 与疼痛的改善和阿片类药物剂量的小幅减少有关,并可能有益于使用阿片类药物相关症状的治疗,如阿片类药物的渴求和滥用。阿片类药物的使用是造成 POCD 的因素之一,而 MBTs 正在成为解决阿片类药物危机的潜在方法。因此,MBTs 可能有助于通过减少阿片类药物的使用量,从而降低 POCD 发生率。

10. 针灸疗法 Ho YS 等发现术前针灸可以降低 POCD 的发生率,降低全身炎症,但其可操作性受到伦理学限制,不易实施。

11. 降压药 Hughes D 等牵头的国际研究小组支持控制血压可减少痴呆或认知功能障碍的观点。研究发现,与对照组相比,服用降压药控制血压的人群发生痴呆或认知功能障碍的风险显著降低了 7%。此外,一些流行病学研究提示,中年时期的高血压可能与认知功能障碍相关性更高。因此,尽早重视血压管理可能对认知获益更明显。

三、总结与展望

近年来,尽管麻醉与手术的安全性大大提高,但患者 POCD 的发生率未显著降低,仍需引起广泛重视。术后引发的 POCD 对患者产生极大影响,可持续存在数天至数月,严重损害患者健康及生活质量,增加社会负担。因 POCD 的发病机制尚不明确,且目前没有特效治疗 POCD 的药物,故 POCD 的预防价值更大。同时,应加强对 POCD 发病机制及治疗手段的研究,以期找到应对 POCD 更有效的药物和方法。

综上所述,虽然新技术实行起来较困难,但它们具有创新性且风险较小,并有可能使手术患者更完全地康复。这为防治 POCD 提供了新的思路,给相关研究带来了新的启示。因此,有必要对这一领域进行更多研究,以期完善并形成可供临床推广的稳定方案。

(熊升华 邱燕 王儒蓉)

参 考 文 献

[1] LI Y J,CHEN D T,WANG H B,et al. Intravenous versus volatile anesthetic effects on postoperative cognition in elderly patients undergoing laparoscopic abdominal surgery [J]. Anesthesiology,2021,134(3):381-394.

[2] FEINKOHL I,WINTERER G,SPIES C D,et al. Cognitive reserve and the risk of postoperative cognitive dysfunction [J]. Deutsches Ärzteblatt International,2017,114(7):110-117.

[3] DAIELLO L A,RACINE A M,GOU R Y,et al. Postoperative delirium and postoperative cognitive dysfunction:overlap and divergence[J]. Anesthesiology,2019,131(3):477-491.

[4] EVERED L,SILBERT B,KNOPMAN D S,et al. Recommendations for the nomenclature of cognitive change associated with anaesthesia and surgery-2018[J]. Anesthesiology,2018,129(5):872-879.

[5] GOLDBERG T E,CHEN C,WANG Y J,et al. Association of delirium with long-term cognitive decline:a meta-analysis[J]. JAMA Neurology,2020,77(11):1-9.

[6] HUANG H M,LIN F,CEN L,et al. Cancer-related anemia is a risk factor for medium-term postoperative cognitive dysfunction in laparoscopic surgery patients:an observational prospective study[J]. Neural Plasticity,2020,2020:4847520.

[7] HUGHES C G,PATEL M B,JACKSON J C,et al. Surgery and anesthesia exposure is not a risk factor for cognitive impairment after major noncardiac surgery and critical illness[J]. Annals of Surgery,2017,265(6):1126-1133.

[8] WANG P,VELAGAPUDI R,KONG C C,et al. Neurovascular and immune mechanisms that regulate postoperative delirium superimposed on dementia[J]. Alzheimer's Dement,2020,16(5):734-749.

[9] ACETO P,INCALZI R A,BETTELLI G,et al. Perioperative management of elderly patients(PriME):recommendations from an Italian intersociety consensus[J]. Aging Clinical and Experimental Research,2020,32(9):1647-1673.

[10] WANG P Z,YIN X L,CHEN G,et al. Perioperative probiotic treatment decreased the incidence of postoperative cognitive impairment in elderly patients following noncardiac surgery:a randomised double-blind and placebo-controlled trial[J]. Clinical Nutrition,2020,40(1):64-71.

[11] INOUYE S K,WESTENDORP R,SACZYNSKI J S. Delirium in elderly people[J]. Lancet,2014,383(9920):911-922.

[12] SYN N L,KABIR T,KOH Y X,et al. Survival advantage of laparoscopic versus open resection for colorectal liver metastases:a meta-analysis of individual patient data from randomized trials and propensity-score matched studies[J]. ANNALS OF SURGERY,2020,272(2):253-265.

[13] CUI Y,LI G,CAO R,et al. The effect of perioperative anesthetics for prevention of postoperative delirium on general anesthesia:a network meta-analysis[J]. Journal of Clinical Anesthesia,2020,59:89-98.

[14] 中华医学会麻醉学分会老年人麻醉学组,国家老年疾病临床医学研究中心中华医学会精神病学分会,国家睡眠研究中心,等. 中国老年患者围手术期脑健康多学科专家共识(二)[J]. 中华医学杂志,2019,99(29):2252-2269.

[15] GAN J H,TU Q,MIAO S,et al. Effects of oxycodone applied for patient-controlled analgesia on postoperative cognitive function in elderly patients undergoing total hip arthroplasty:a randomized controlled clinical trial[J]. Aging Clinical and Experimental Research,2020,32(2):329-337.

[16] O'GARA B P,MUELLER A,GASANGWA D,et al. Prevention of early postoperative decline:a randomized,controlled feasibility trial of perioperative cognitive training[J]. Anesthesia & Analgesia,2020,130(3):586-595.

[17] WANG Y Y,YUE J R,XIE D M,et al. Effect of the tailored,family-involved hospital elder life program on postoperative delirium and function in older adults:a randomized clinical trial[J]. JAMA Internal Medicine,2020,180(1):17-25.

[18] YEUNG S C,IRWIN M G,CHEUNG C W,et al. Environmental enrichment in postoperative pain and surgical care:potential synergism with the enhanced recovery after surgery pathway[J]. Annals of Surgery,2021,273(1):86-95.

[19] GöKçEK E,KAYDU A. The effects of music therapy in patients undergoing septorhinoplasty surgery under general anesthesia[J]. Brazilian Journal of OTORHINOLARYNGOLOGY,2020,86(4):419-426.

[20] JOOSTEN A,RINEHART J,BARDAJI A,et al. Anesthetic management using multiple closed-loop systems and delayed neurocognitive recovery[J]. Anesthesiology,2020,132(2):253-266.

[21] KOERS L,HAPEREN M V,MEIJER C,et al. Effect of cognitive aids on adherence to best practice in the treatment of deteriorating surgical patients:a randomized clinical trial in a simulation setting[J]. JAMA Surgery,2019,155(1):e194704.

[22] ZHOU K,WANG W,ZHAO W Q,et al. Benefits of a WeChat-based multimodal nursing program on early rehabilitation in postoperative women with breast cancer:a clinical randomized controlled trial[J]. Int J Nurs Stud,2020,106:103565.

[23] GARLAND E L,BRINTZ C E,HANLEY A W,et al. Mind-body therapies for opioid-treated pain:a systematic review and meta-analysis[J]. JAMA Internal Medicine,

2019,180(1):91-105.

[24] HO Y S,ZHAO F Y,YEUNG W F,et al. Application of acupuncture to attenuate immune responses and oxidative stress in postoperative cognitive dysfunction:what do we know so far? [J]. Oxidative Medicine and Cellular Lon-gevity,2020,2020:9641904.

[25] HUGHES D,JUDGE C,MURPHY R,et al. Association of blood pressure lowering with incident dementia or cog-nitive impairment:a systematic review and meta-analysis [J]. JAMA,2020,323(19):1934-1944.

65 成人静脉-动脉体外膜氧合撤机研究最新进展

静脉-动脉体外膜氧合(venous-arterial extracorporeal membrane oxygenation, VA-ECMO)也称为体外生命支持(extracorporeal life support, ECLS),提供心脏和呼吸辅助支持。VA-ECMO 是吸引中央静脉系统缺氧血,通过膜肺氧合,将含氧血返回到动脉系统。VA-ECMO 已成为诸多医学中心为循环衰竭,伴有或不伴有呼吸衰竭的患者提供临时心肺支持的首选设备之一。主要适应证为心源性休克、心搏骤停、难治性室性心动过速、左心室辅助装置(left ventricular assist device, LVAD)支持、右心室(right ventricle, RV)衰竭、脱离体外循环失败、长时间体外心肺复苏(external cardiopulmonary resuscitation, ECPR)以及 VA-ECMO 的院前应用。VA-ECMO 的基本原理是作为一种过渡治疗用于恢复心肺功能,临时或持久的机械循环支持,或心脏替代治疗(即全人工心脏或心脏移植)。关于撤除 VA-ECMO 机器的标准化策略的研究是有限的。这篇文章主要探讨 VA-ECMO 撤机的相关问题的研究和最新进展,指导临床制定撤机方案和具体实施方法。

一、VA-ECMO 患者的短期预后

根据体外生命支持组织(Extracorporeal Life Support Organization, ELSO)的报告,成人患者 VA-ECMO 出院后总生存率为 41%。急性重症心肌炎、伴 RV 衰竭的肺栓塞,以及心脏移植后的心源性休克患者,接受 VA-ECMO 支持治疗,出院生存率可达 80%。经皮冠状动脉介入治疗的心源性休克合并急性心肌梗死患者的生存率高达 70%。此外,VA-ECMO 越来越多地用于 ECPR,为未能实现持续自主循环恢复(restoration of spontaneous circulation, ROSC)的患者提供循环支持。但发生院外心搏骤停的 ECPR 患者,生存率在 8%~29% 之间。结合既往研究发现,VA-ECMO 支持治疗的预后较差,住院死亡率高达 60%。

为了更好地评估 VA-ECMO 支持的效果并改进临床决策过程,基于 ECMO 应用可能产生的不良结果相关独立风险因素,已开发了一系列风险评分,如 VA-ECMO 后生存率评分(SAVE)或接受 VA-ECMO 支持的心肌梗死患者心源性休克结局的预测评分。研究显示,老年、女性、体质量指数以及疾病严重程度,包括血清乳酸水平升高,肝、肾功能或中枢神经系统功能障碍,较长的机械通气时间和凝血酶原活性降低等是不良预后的独立预测因素。

二、VA-ECMO 成功撤机的预测因素

(一)病因

在诸多病因中,急性重症心肌炎或心脏移植后原发性移植物衰竭的患者会有较好的短期疗效。后者也是 ELSO 报道中患者生存的独立预测因素。在接受 ECPR 的患者中,年龄较小、非停搏的初始心律、有目击的心搏骤停和血压的早期恢复是成功撤机、存活以及神经系统良好结局的预测因素。

(二)脉压

Aissaoui 等研究者率先将脉压作为与撤机成功相关的重要临床因素,这与 Pappalardo 和 Park 等的观察性研究一致。后两者发现,在 VA-ECMO 实施后的最初 6h 内,较高的平均脉压差是成功撤机和生存的独立预测因素。

(三)超声心动图

超声心动图参数在早期的 VA-ECMO 支持作为可能的预测因素。主动脉速度-时间积分(aortic velocity time integral, VTI)、左心室射血分数(left ventricular ejection fraction, LVEF)和二尖瓣环侧壁收缩期峰值的高值与成功撤机相关。系统地研究 RV 超声心动图参数对撤机成功和患者生存的影响的研究仍然非常少见。Huang 等最近在一项小型队列研究中表明,三维超声心动图衍生的右心室射血分数(RVEF)>24.6% 与 VA-ECMO 患者较高的撤机成功率和较低的 30d 死亡率相关。

(四)正性肌力药物

通过药理学支持血流动力学的应用程度和效果存在争议。总体而言,在撤机时小剂量应用的儿茶酚胺,反映内在心肌功能的改善,并与临床结局改善有关。

（五）生物标志物

Luyt 等首次研究心脏生物标志物在预测 VA-ECMO 心脏恢复和撤机成功率方面的应用。他们的前瞻性、观察性、单中心研究包括 41 例接受 VA-ECMO 支持的顽固性心源性休克患者，并以 N-末端脑利尿钠肽（N-terminal brain na-triuretic peptide，NT-BNP）、肌钙蛋白 I、脑利尿钠肽前体（pro-BNP）、肾上腺髓质素前体和肽素浓度作为预测参数。然而，在成功撤机和未成功撤机的患者中，这些生物标志物在第一周并没有差别。因此，这些心脏生物标志物的早期测量值可能不能作为撤机成功的预测因素。通过观察 VA-ECMO 开始启动后 6h 和 12h 内乳酸的动态变化，Li 等证明早期乳酸趋势是成功撤机的预测因素。

三、撤机尝试的基本要求

无论哪种适应证应用 VA-ECMO 支持，最初的撤机试验都不应该尝试得太早（例如前 48h 内）。应该在患者从接受 VA-ECMO 支持时的潜在病因迅速恢复后才开始考虑撤机过程，并且需要对终末器官损害的可逆性和患者总体预后评估做出精细决策。持续的治疗和撤机应仅限于预后良好的患者。在整个撤机过程之前和过程中，包括重症医学科医师、外科医师、心脏病学专家、患者和亲属在内的定期多学科讨论是很重要的。最佳的撤机策略必须基于患者的意愿以及原发病因的医疗治疗策略。

心肌梗死后休克、严重心肌炎、感染性心肌病、心律失常所致心肌病或急性心肌梗死患者行 VA-ECMO 治疗的持续时间必须与心肌恢复状态相适应。在心肌梗死中，应适当评估冬眠心肌状态。在无儿茶酚胺或低剂量儿茶酚胺的情况下，MAP 应维持为 60mmHg，并且在开始撤机前动脉波形至少保持 24h 的搏动性。如果是血流动力学不稳定，高水平机械通气且没有下调的可能，大剂量使用儿茶酚胺，或为了维持足够的循环而不断需求高容量状态和血液制品，则反对撤机尝试。

除了心肌恢复，终末器官功能的恢复，尤其是肝功能的恢复至关重要。在尝试撤机之前，肝功能应基本恢复，否则继发性死亡率仍然很高，这与肾功能相反。诸多研究认为，肾功能完全恢复是没有必要的，但恢复阈值没有明确定义。例如，急性肾小管坏死的恢复可能需要数周时间，而持续无尿并不反映器官灌注的不足。在这种情况下，撤机过程中将需要血液过滤支持。此外，呼吸功能需要充分恢复。首先，肺功能不应受到严重损害，肺水肿应减少到最低限度。$PaO_2/FiO_2 \geq 200mmHg$，体外循环输送的氧浓度 ≤25%，呼吸机循环输送的氧浓度 ≤60%，这些对于撤机试验是合理的。而且这些测量应在 VA-ECMO 血流量为 1.5L/min，气流量为 1L/min 的条件下实施。值得注意的是，如果患者心肌达到了足够的恢复，但存在持续性肺损害，则应考虑转行静脉-静脉体外膜氧合（venous-venous extracorporeal mem-brane oxygenation，VV-ECMO）。

四、VA-ECMO 撤机策略

已经有多种不同的撤机流程被提出，但是支持特定策略的研究是有限的或完全缺失的。然而，一个标准化的流程来优化撤机过程是无可争议的。最早的撤机流程之一是 Aissaoui 等制定的，如图 65-1 所示。

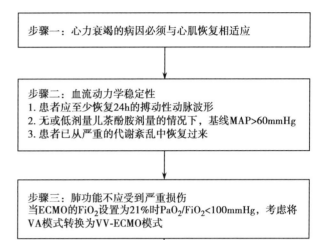

图 65-1 Aissaoui 等提出的 VA-ECMO 的标准化撤机方案

MAP—平均动脉压；PaO_2—动脉血氧分压；FiO_2—吸入氧浓度；LVEF—左室射血分数；VTI—速度-时间积分；TD-Sa—二尖瓣侧收缩速度峰值；CI—心脏指数；PCWP—肺毛细血管楔形压力；CVP—中心静脉压；RV—右心室。

如上所述，许多有希望的撤机尝试的要求已纳入此流程。首先，在撤机过程的开始，临床医师应检查心力衰竭的病因是否与心肌恢复相一致。其次，必须评估血流动力学的稳定性（即搏动性动脉波形应恢复至少 24h，MAP＞60mmHg，并且患者主要的代谢紊乱恢复至少 24h）。再次，肺功能不应受到严重损害（即 $PaO_2/FiO_2 \geq 200mmHg$）。最后，患者必须能通过完整的撤机试验，以及血流动力学和超声心动图评估，如 LVEF、二尖瓣外侧环收缩期峰流速、LV 流速（主动脉 VTI）、RV 直径必须测量。与此同时，VA-EC-MO 流量逐渐下降到基础值的 66% 及 33%，并最终降至 1~

1.5L/min 至少 15min。Aissaoui 等建议使用经胸超声心动图代替经食管超声心动图。如这四个步骤已成功完成，而且在最小的 VA-ECMO 流量支持下满足以下要求：LVEF≥20%~25%，主动脉 VTI≥10cm，二尖瓣外侧环收缩期峰流速≥6cm/s，则可以考虑撤离 ECMO。

Keebler 等提出了另一种撤机流程，该流程需肺动脉导管监测，如图 65-2 所示。在被认为已经准备撤机的患者中（即通过 ECMO 支持治疗充分恢复终末器官功能），泵流量应每分钟降低 0.5~1L，直到≤1.5L/min。通过增加前负荷，从而能评估心脏恢复情况。作者根据目前可用的数据要求确定以下目标值：中心静脉压（CVP）≤15mmHg，平均肺动脉压（mPAP）：中心静脉压（CVP）≥1.5，MAP≥65mmHg，脉压≥30mmHg，LVEF≥25%，无相关的左室/右室扩张，无淤滞/烟雾，主动脉 VTI>10cm。如果结果令人满意，作者建议在手术室进行最后的撤机，混合静脉血氧饱和度（SvO₂）>60%，心脏指数（CI）≥2.2，一方面可以进行控制性拔管，另一方面必要时可以进行 VA-ECMO 支持的控制性再插管和复拔。如果在医疗优化和终末器官功能恢复的情况下仍无法实现心脏恢复，则应考虑使用持久的机械循环支持，但仅限于极少数病例。Eckman 等的撤机策略与 Keebler 等的理论基本一致，并使用相同的超声心动图和血流动力学参数，可以参考图 65-3。值得注意的是，后者强调，必须特别注意撤机期间的抗凝，例如在流速≤2L/min 时应维持治疗性抗凝，因为随着较低的环路流速，血栓形成的风险增加。

Cavarocchi 等开发的撤机方案基于一种用于持续血流

动力学监测的微型经食管超声心动图探头，称为血流动力学经食管超声心动图（hTEE），评估 ECMO 撤机期间的心室功能和容积状态以及血流动力学（图 65-4）。在开始撤机之前，患者应该是血容量正常和无发热，胸部 X 线片应该清晰，终末器官损伤应该得到解决。撤机试验本身包括四个阶段：第一阶段，必须根据 VA-ECMO 全流量支持评估基线 LV 和 RV 功能；第二阶段，ECMO 流量从全流量到半流量以 0.5L/min 的幅度逐渐降低，hTEE 在每一步至少半小时后评估 LV 和 RV 功能，如果发生左室或右室扩张，VA-ECMO 支持恢复到全流量，并停止撤机；第三阶段，将 VA-ECMO 流量逐渐降至基线的 66%、33%，然后降至 1.2~1.5L/min 的过程中评价血流动力学与 hTEE，确保患者耐受这个过程；第四阶段，在使用正性肌力药物（如多巴酚丁胺或米力农），最小流量（1~1.5L/min）支持至少 1h（米力农为数小时）后评估双心室功能和血流动力学。在双心室恢复的情况下，可以考虑对患者进行明确的 VA-ECMO 撤除。如果左室功能不全持续存在，但右室功能在肌力支持下得到恢复或改善，则应考虑放置左室反搏装置。相反，如果 RV 功能障碍持续存在，但 LV 功能恢复，则应评估外部 RVAD 放置。最后，如果仍然存在双心室功能障碍，则必须与重症医学科医师、外科医师、心脏病学专家和家庭成员讨论重复评估、全人工心脏植入和临终关怀等问题。值得注意的是，该研究不建议在接受 VA-ECMO 支持的患者中使用 Swan-Ganz 导管，原因是导管的移动或空气进入 ECMO 系统可能会引起安全问题，以及 ECMO 静脉套管抽吸导致 Swan-Ganz 参数的不可靠性。

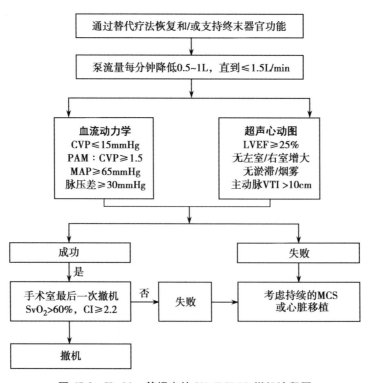

图 65-2　Keebler 等提出的 VA-ECMO 撤机流程图
mPAP—平均肺动脉压；SvO₂—混合静脉血氧饱和度；MCS—机械循环支持。

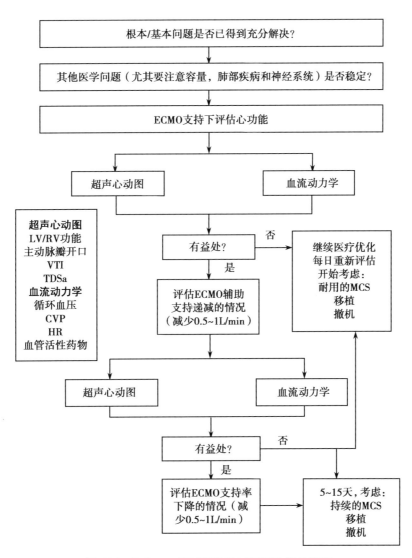

图 65-3　Eckman 等制定的 VA-ECMO 撤机流程
LV—左心室。

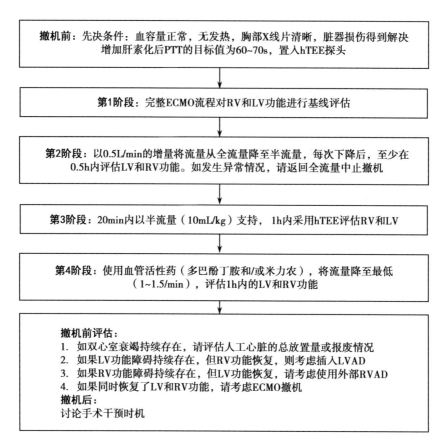

图 65-4　根据 Cavarocchi 等制定的 VA-ECMO 撤机标准化流程
LVAD—左心室辅助装置;RVAD—右心室辅助。

Ling 等提出的成人 VA-ECMO 撤机标准方案,最初是基于 Westrope 等报道的新生儿呼吸衰竭 ECMO 撤机技术(图 65-5)——泵控逆行关闭试验(PCRTO)。泵的速度以可控的方式逐渐降低,直到回路血流逆行,以确保充分的 RV 灌注和适当的 RV 功能评估。在 PCRTO 期间执行以下步骤:首先,初始注射肝素 15～20U/kg 后 ACT 的维持目标为 220～250s,然后夹闭并断开远端肢体灌注导管,将低流量下的血栓形成风险降至最低;其次,降低泵速,直到达到 0.5～1.0L/min 的逆向回路血流,随后关闭气流。由于该环路变成了动静脉短路,旋转的泵头发挥了阻抗的作用,防止了 PCRTO 期间体循环阻力的显著下降。如果 1h 后符合下列血流动力学和超声心动图标准,则认为患者已准备好拔管:MAP≥60mmHg,血管升压素-正性肌力剂当量(VIE)≤30[计算公式:VIE=多巴胺×1+多巴酚丁胺×1+肾上腺素×100+去甲肾上腺素×100+异丙肾上腺素×100+左西孟旦×15(单位均为 $\mu g \cdot kg^{-1} \cdot min^{-1}$)],碱剩余<7,FiO$_2$≤60%,SaO$_2$≥90%。

Santise 等针对心脏移植术后移植物衰竭制订了一种特殊的 VA-ECMO 撤机方案(图 65-6)。如果完全支持的 LVEF 达到 40%,则考虑对患者进行撤机试验。开始时,将支持流量减少到理论流量的 50%,持续约 10min。如果 LVEF 变差、二尖瓣反流或左室扩张等情况未发生,进一步

减少 ECMO 流量到 25%,持续约 5min。如果超声心动图没有显示任何心脏窘迫,可以开始每天减少 VA-ECMO 支持和至少每天一次 TEE 评估的撤机流程。在第一次降至 75% 流量支持 24h 后,如果患者状态稳定(即低乳酸和低利尿,LVEF>40%,经 TEE 证实二尖瓣反流或左室扩张无加重),24h 内将支持流量进一步减少至 50%。如果患者仍然被认为是稳定的,则送至手术室。在这里,VA-ECMO 支持保持在 25% 的水平大约 1h,如果 TEE 确认功能良好,则停止 ECMO,并可以拔除导管。

最后,一些研究发现了左西孟旦可以增加撤机试验成功的机会,并讨论了左西孟旦在撤机策略中所起的作用(图 65-7)。左西莫旦作为一种具有收缩和血管舒张作用的钙敏化剂,在停止输注后 24～48h,血流动力学反应最大,但由于其活性代谢物,其作用可持续 7～9d。Affronti 等研究了左西孟旦的使用是否改善了 6 例心源性休克患者的撤机结果,这些患者在计划撤机前 24h 接受了左西孟旦的治疗。在他们的病例中,左西孟旦预处理似乎有助于 VA-EC-MO 的撤机,减少了对大剂量正性肌力药物的需要。Distel-maier 等也发现左西孟旦对心血管手术后行 VA-ECMO 治疗的患者的生存率产生有益影响。然而,这些研究结果都是基于小的患者队列研究,需要进一步前瞻性随机试验来研究左西孟旦在 VA-ECMO 治疗的作用。

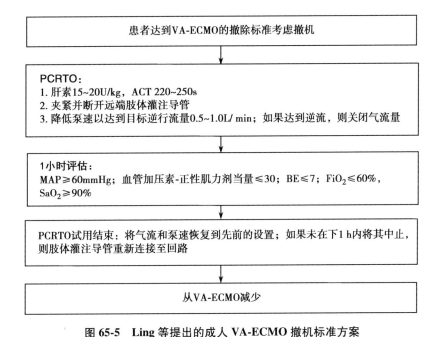

患者达到VA-ECMO的撤除标准考虑撤机

PCRTO：
1. 肝素15~20U/kg，ACT 220~250s
2. 夹紧并断开远端肢体灌注导管
3. 降低泵速以达到目标逆行流量0.5~1.0L/min；如果达到逆流，则关闭气流量

1小时评估：
MAP≥60mmHg；血管加压素-正性肌力剂当量≤30；BE≤7；FiO_2≤60%，SaO_2≥90%

PCRTO试用结束：将气流和泵速恢复到先前的设置；如果未在下1h内将其中止，则肢体灌注导管重新连接至回路

从VA-ECMO减少

图 65-5 Ling 等提出的成人 VA-ECMO 撤机标准方案

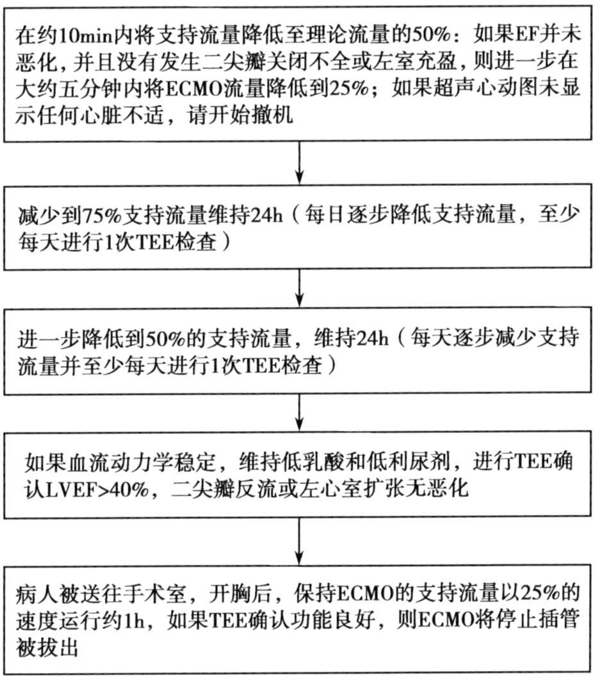

在约10min内将支持流量降低至理论流量的50%：如果EF并未恶化，并且没有发生二尖瓣关闭不全或左室充盈，则进一步在大约五分钟内将ECMO流量降低到25%；如果超声心动图未显示任何心脏不适，请开始撤机

减少到75%支持流量维持24h（每日逐步降低支持流量，至少每天进行1次TEE检查）

进一步降低到50%的支持流量，维持24h（每天逐步减少支持流量并至少每天进行1次TEE检查）

如果血流动力学稳定，维持低乳酸和低利尿剂，进行TEE确认LVEF>40%，二尖瓣反流或左心室扩张无恶化

病人被送往手术室，开胸后，保持ECMO的支持流量以25%的速度运行约1h，如果TEE确认功能良好，则ECMO将停止插管被拔出

图 65-6 Santise 等针对心脏移植术后移植物衰竭制订了一种特殊的 VA-ECMO 撤机方案

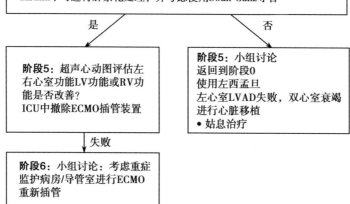

阶段0：在休克过程中：VA-ECMO以最低流量运行，MAP>65mmHg且乳酸<2mmol/L，＋/−多巴酚丁胺，低压通气

阶段1：脉压>20mmHg，MAP>65mmHg，$ScvO_2$>60%（Hb>9g/dl，SaO_2>90%，乳酸<2mmol/L，去甲肾上腺素/肾上腺素<0.5mg/h，败血症消失，如果可能，防止体液平衡失调以防止肺部充血

阶段2：每3~6h增量降低泵流量0.5~1L/min，直至1.5L/min并在减少支持的情况下重新评估第1阶段和第2阶段

阶段3：不应严重损害肺功能，如果将ECMO的FiO_2设置为30%和1.5L/min时PaO_2/FiO_2<100mmHg，请考虑将患者从VA模式过渡到VV-ECMO模式

阶段4：第1阶段和第2阶段参数的12~24h稳定性以及ECMO流量在2L/min下可进行肝素化处理，并考虑使用Swan-Ganz导管

是   否

阶段5：超声心动图评估左右心室功能LV功能或RV功能是否改善？ICU中撤除ECMO插管装置

阶段5：小组讨论
返回到阶段0
使用左西孟旦
左心室LVAD失败，双心室衰竭进行心脏移植
• 姑息治疗

失败

阶段6：小组讨论：考虑重症监护病房/导管室进行ECMO重新插管

图65-7 慕尼黑大学医院心脏ICU进行VA-ECMO撤除策略

在评估VA-ECMO患者的预后，一定要区别撤机和存活这两个概念。根据最新定义，将VA-ECMO成功撤机定义为30d内不需要进一步的机械循环支持。然而，此临床观点较为主观，例如从VA-ECMO成功撤机的难治性心源性休克患者的比例为31%~76%之间，这取决于基础病因。但通过临床证据发现，从VA-ECMO撤机的患者中有20%~65%由于心肌恢复不足、原发性或继发性多器官功能衰竭、神经系统损害和其他并发症而无法存活到出院。

五、撤机患者预后差的相关因素

（一）心源性休克

对撤机患者预后的阴性预测因子的研究主要参考了VA-ECMO适应证的选择。对于心源性休克，下列情况已被确定为撤机后死亡的独立危险因素：高龄，既往心肌梗死、糖尿病、肾功能衰竭和要求连续性肾脏替代治疗，血清胆碱酯酶增高，高血乳酸、平均动脉压（MAP）低，急性心肌梗死血管重建失败，VA-ECMO支持延迟，VA-ECMO撤机时低

氧，格拉斯哥昏迷评分低等。此外，Chommeloux等最近发现，在24h内无法快速恢复微循环，与VA-ECMO患者的死亡有关，表明难治性心源性休克患者受到严重损害。

（二）心脏术后休克

对于接受VA-ECMO治疗的心脏术后休克患者，老年、女性、糖尿病、术前肾功能不全、肥胖、血清丁酰胆碱酯酶、平均乳酸浓度和乳酸清除率是与不良结局相关的因素。

（三）体外循环心肺复苏术

对于基础有糖尿病的ECPR患者，肥胖、肝肾功能受损、高乳酸水平、心脏术后停搏、心肺复苏持续期间、入院到VA-ECMO置管时间是撤机后死亡的危险因素。Aisaoui等注意到，根据VA-ECMO的指征，这些预测指标反映了置管时多器官功能衰竭的严重程度和进展，应在第一次撤机前进行评估。

六、小结

接受VA-ECMO治疗的患者在临床实践中仍然难以避

免极高的死亡率。VA-ECMO 治疗对死亡率本身的益处尚未得到证实,随机临床试验刚开始解决这个问题。基于机构标准和个人经验的撤机策略并没有包括在以前或最近的试验研究中。成功的撤机是生存的先决条件。对不同的撤机流程进行讨论后,没有一个具有明显的优越性。因此,依然需要临床研究数据,但这在未来几年内将无法获得。因此,有经验的 VA-ECMO 中心应该制定标准的撤机流程和共识记录。

(芦树军 李晓丹 李津源 翁亦齐 喻文立)

参 考 文 献

[1] RAO P, KHALPEY Z, SMITH R, et al. Venoarterial extracorporeal membrane oxygenation for cardiogenic shock and cardiac arrest [J]. Circ Heart Fail, 2018, 11 (9):e004905.

[2] RAJAN S, WISSENBERG M, FolkeF, et al. Association of bystander cardiopulmonary resuscitation and survival according to ambulance response times after out-of-hospital cardiac arrest [J]. Circulation, 2016, 134 (25): 2095-2104.

[3] GUGLIN M, ZUCKER M J, BAZAN V M, et al. Venoarterial ECMO for adults: JACC scientific expert panel[J]. J Am Coll Cardiol, 2019, 73(6):698-716.

[4] NAPP L C, KUHN C, BAUERSACHS J. ECMO in cardiac arrest and cardiogenic shock[J]. Herz, 2017, 42(1): 27-44.

[5] CAVAROCCHI N C, PITCHER H T, YANG Q, et al. Weaning of extracorporeal membrane oxygenation using continuous hemodynamic transesophageal echocardiography[J]. J Thorac Cardiovasc Surg, 2013, 146(6): 1474-1479.

[6] PAPPALARDO F, PIERI M, ARNAEZ-CORADA B, et al. Timing and strategy for weaning from venoarterial ECMO are complex issues[J]. J Cardiothorac Vasc Anesth, 2015, 29(4):906-911.

[7] AISSAOUI N, LUYT C E, LEPRINCE P, et al. Predictors of successful extracorporeal membrane oxygenation (ECMO) weaning after assistance for refractory cardiogenic shock[J]. Intensive Care Med, 2011, 37(11):1738-1745.

[8] AISSAOUI N, EI-BANAYOSY A, COMBES A. How to wean apatient from veno-arterial extracorporeal membrane oxygenation [J]. Intensive Care Med, 2015, 41(5): 902-905.

[9] THIAGARAJAN R R, BARBARO R P, RYCUS P Y, et al. Extracorporeal life support organization registry international report 2016[J]. ASAIO J, 2017, 63(1):60-67.

[10] ECKMAN P M, KATZ J N, EI-BANAYOSY A, et al. Veno-arterial extracorporeal membrane oxygenation for cardiogenic shock: an introduction for the busy clinician [J]. Circulation, 2019, 140(24):2019-2037.

[11] CORSI F, LEBRETON G, BRECHOT N, et al. Life-threatening massive pulmonary embolism rescued by venoarterial-extracorporeal membrane oxygenation [J]. Crit Care, 2017, 21(1):76.

[12] GEORGE B, PARAZINO M, OMAR H R, et al. A retrospective comparison of survivors and non-survivors of massive pulmonary embolism receiving veno-arterial extracorporeal membrane oxygenation support[J]. Resuscitation, 2018, 122:1-5.

[13] SCHMIDT M, BURRELL A, ROBERTS L, et al. Predicting survival after ECMO for refractory cardiogenic shock: the survival after veno-arterial-ECMO (SAVE)-score[J]. Eur. Heart J, 2015, 36(33):2246-2256.

[14] SHEU J J, TSAI T H, LEE F Y, et al. Early extracorporeal membrane oxygenator-assisted primary percutaneous coronary intervention improved 30-day clinical outcomes in patients with ST-segment elevation myocardial infarction complicated with profound cardiogenic shock[J]. Crit Care Med, 2010, 38(9):1810-1817.

[15] TSAO N W, SHIH C M, YEH J S, et al. Extracorporeal membrane oxygenation-assisted primary percutaneous coronary intervention may improve survival of patients with acute myocardial infarction complicated by profound cardiogenic shock[J]. J Crit Care, 2012, 27(5):530. e1-11.

[16] CHEN Y S, LIN J W, YU H Y, et al. Cardiopulmonary resuscitation with assisted extracorporeal life-support versus conventional cardiopulmonary resuscitation in adults with in-hospital cardiac arrest: an observational study and propensity analysis[J]. Lancet, 2008, 372(9638): 554-561.

[17] ORTEGA-DEBALLON I, HORNBY L, SHEMIE S D, et al. Extracorporeal resuscitation for refractory out-of-hospital cardiac arrest in adults: a systematic review of international practices and outcomes [J]. Resuscitation, 2016, 101:12-20.

[18] KEEBLER M E, HADDAD E V, CHOI C W, et al. Veno-arterial extracorporeal membrane oxygenation in cardiogenic shock [J]. JACC Heart Fail, 2018, 6(6): 503-516.

[19] MULLER G, FLECHER E, LEBRETON G, et al. The ENCOURAGE mortality risk score and analysis of long-term outcomes after VA-ECMO for acute myocardial infarction with cardiogenic shock[J]. Intensive Care Med, 2016, 42(3):370-378.

[20] SMEDIRA N G, MOAZAMI N, GOLDING C M, et al.

Clinical experience with 202 adults receiving extracorporeal membrane oxygenation for cardiac failure: survival at five years[J]. J Thorac Cardiovasc Surg,2001,122(1): 92-102.

[21] ORTUNO S,DELMAS C,DIEHL J L,et al. Weaning fromveno-arterialextra-corporeal membrane oxygenation: whichstrategytouse?[J]. Ann Cardiothorac Surg,2019, 8(1):E1-E8.

[22] CHEN Y S,CHAO A,YU H Y,et al. Analysis and results of prolonged resuscitation in cardiac arrest patients rescued by extracorporeal membrane oxygenation[J]. J Am Coll Cardiol,2003,41(2):197-203.

[23] ASO S,MATSUI H,FUSHIMI K,et al. In-hospital mortality and successful weaning from venoarterial extracorporeal membrane oxygenation:Analysis of 5,263 patients using a national inpatient database in Japan[J]. Crit Care,2016,20:80.

[24] RASTAN A J,DEGE A,MOHR M,et al. Early and late outcomes of 517 consecutive adult patients treated with extracorporeal membrane oxygenation for refractory postcardiotomy cardiogenic shock[J]. J Thorac Cardiovasc Surg,2010,139(2):302-311. e1.

[25] SERTIC F,CHAVEZ L,DIAGNE D,et al. Predictors of in-hospital mortality and midterm outcomes of patients successfully weaned from venoarterial extracorporeal membrane oxygenation[J]. J Thorac Cardiovasc Surg, 2021,161(2):666-678. e3.

[26] CHOMMELOUX J,MONTERO S,FRANCHINEAU G,et al. Microcirculation evolution in patients on venoarterial extracorporeal membrane oxygenation for refractory cardiogenic shock[J]. Crit Care Med, 2020, 48 (1): e9-e17.

[27] LI C L,WANG H,JIA M,et al. The early dynamic behavior of lactate is linked to mortality in postcardiotomy patients with extracorporeal membrane oxygenation support:a retrospective observational study[J]. J Thorac Cardiovasc Surg,2015,149(5):1445-1450.

[28] HUANG K C,LIN L Y,CHEN Y S,et al. Three-dimensional echocardiography-derived right ventricular ejection fraction correlates with success of decannulation and prognosis in patients stabilized by venoarterial extracorporeal life support[J]. J Am Soc Echocardiogr,2018,31(2):169-179.

[29] LUYT C E,LANDIVIER A,LEPRINCE P,et al. Usefulness of cardiac biomarkers to predict cardiac recovery in patients on extracorporeal membrane oxygenation support for refractory cardiogenic shock[J]. J Crit Care,2012,27(5):524. e7-14.

[30] CARROLL B J,SHAH R V,MURTHY V,et al. Clinical features and outcomes in adults with cardiogenic shock supported by extracorporeal membrane oxygenation[J]. Am J Cardiol,2015,116(10):1624-1630.

[31] DURINKA J B,BOGAR L J,HIROSE H,et al. End-organ recovery is key to success for extracorporeal membrane oxygenation as a bridge to implantable left ventricular assist device[J]. ASAIO J,2014,60(2):189-192.

[32] ABRAMS D,GARAN A R,ABDELBARY A,et al. Position paper for the organization of ECMO programs for cardiac failure in adults[J]. Intensive Care Med,2018, 44(6):717-729.

[33] ZWISCHENBERGER J B,PITCHER H T. Extracorporeal membrane oxygenation management:techniques to liberate from extracorporeal membrane oxygenation and manage post-intensive care unit issues[J]. Crit Care Clin,2017,33(4):843-853.

[34] ROTH C,SCHRUTKA L,BINDER C,et al. Liver function predicts survival in patients undergoing extracorporeal membrane oxygenation following cardiovascular surgery[J]. Crit Care,2016,20:57.

[35] SCHMIDT M,PELLEGRINO V,COMBES A,et al. Mechanical ventilation during extracorporeal membrane oxygenation[J]. Crit Care,2014,18(1):203.

[36] DISTELMAIER K,ROTH C,SCHRUTKA L,et al. Beneficial effects of levosimendan on survival in patients undergoing extracorporeal membrane oxygenation after cardiovascular surgery[J]. Br J Anaesth,2016,117(1):52-58.

[37] LUSEBRINK E,STREMMEL C,STARK K,et al. Percutaneous decannulation instead of surgical removal for weaning after venoarterial extracorporeal membrane oxygenation—a crossed perclose proglide closure device technique using a hemostasis valve y connector[J]. Crit Care Explor,2019,1(6):e0018.

[38] MERKLE J,AZIZOV F,FATULLAYEV J,et al. Monitoring of adult patient on venoarterial extracorporeal membrane oxygenation in intensive care medicine[J]. J Thorac Dis,2019,11(Suppl 6):S946-S956.

[39] BHATIA M,KATZ J N. Contemporary Comprehensive Monitoring of veno-arterial extracorporeal membrane oxygenation patients[J]. Can J Cardiol, 2020, 36 (2): 291-299.

66 清醒开颅手术中麻醉唤醒技术的研究进展

清醒开颅手术(awake craniotomy,AC)是神经外科手术干预的金标准,需要在语言中枢附近切除病理组织。这项技术最初用于切除癫痫病灶,之后也用于切除涉及功能区的肿瘤。AC术中应实时脑电图定位,监测神经功能、语言功能等,患者一般生存预后良好。其主要目的是实现最大范围的病灶切除,降低术后新的神经功能损伤的发生率。麻醉管理质量是AC成功的关键,随着麻醉管理技术的巨大发展,AC已成为常见的功能神经外科手术方法。然而麻醉唤醒技术仍有待深入研究,本文目的主要是总结AC术中麻醉唤醒技术的临床进展,为麻醉唤醒技术更深入的研究奠定良好基础。本文主要从AC术前准备、术中管理及术后随访等几方面加以综述。

一、AC术前准备

首先需要对患者进行术前评估,包括生理状态、精神因素以及气道等方面的评估。对于年龄小无法配合或具有严重的心血管疾病,有药物和酒精滥用史、精神疾病史,沟通障碍、严重的语言障碍、严重肥胖伴阻塞性睡眠呼吸暂停或不愿进行清醒开颅手术的患者将无法实施AC手术。只有神清合作,能够正常交流配合的患者才可以考虑实施AC手术。手术团队包括神经外科医师、麻醉科医师以及心理医师,与患者的沟通和彼此逐渐建立起来的信任感尤为重要。术前麻醉科医师要对患者进行细致访视:首先,要让患者熟悉手术步骤,消除紧张情绪;其次,指导患者术中在语言或运动测试中密切配合和治疗沟通等。术前神经心理测试以及对神经系统的检查应常规进行,这不但能够确认患者实施AC术的资格,更有助于神经系统结局的评估。术前语言测试至关重要,有助于在术中测试中识别语言功能是否恶化从而确定手术切除范围,也让患者为术中语言测试做好准备。

二、AC术中管理

AC手术的顺利完成而不出现严重功能区并发症,离不开术中精准的麻醉管理。麻醉的挑战是在语言测试阶段保持患者的平静、舒适和合作。麻醉科医师不但要熟悉AC术中每一步手术操作,更要掌握神经麻醉的基本原理和特殊的技术策略,包括不同的麻醉唤醒技术、先进的气道管理、专业的镇静镇痛方案和熟练的血流动力学管理等。

(一) 麻醉唤醒技术种类

麻醉唤醒技术主要包括睡眠-觉醒-睡眠(sleeping-awake-sleeping,SAS)、监测麻醉管理(monitored anaesthesia care,MAC)及醒-醒-醒(awake-awake-awake,AAA)技术等。SAS在脑功能区定位之前和之后都使用全身麻醉,此方法的支持者更喜欢使用相对高剂量的麻醉药来达到深度镇静和机械通气,用气管导管或声门上气道(supraglottic airway,SGA)装置管理气道,且多采用喉罩。这种麻醉技术的主要目的是为患者在清醒前提供更好的舒适度,可靠地保护患者免受疼痛、低通气和术后清醒期的回忆,并能够通过过度通气较好地控制脑肿胀,以及防止患者体动。MAC又称"有意识镇静",患者的焦虑和疼痛得到控制,同时患者能够在不使用侵入性气道装置的情况下服从命令,并且能保护气道,它能使患者对触觉或语言刺激做出有目的的反应,在维持自主呼吸的情况下,用氧气面罩、鼻导管等保持气道安全。AAA技术仅包括切口局部浸润或区域麻醉,并辅以静脉镇痛,但应避免镇静剂麻醉。

不同的麻醉技术对AC的影响各有利弊。在一项基于64例病历回顾性分析中,SAS和MAC技术对于患者的影响和手术效果差异更显著。在MAC组中,癫痫、躁动和主诉疼痛的发生率更高,也会出现$PaCO_2$升高及缺氧。因此,MAC组的脑水肿发生率也较高;而高血压发作在SAS组更常见。还有学者认为对于既往没有合并症和失语症的患者,喉罩(Laryngeal Mask Airway,LMA)(SAS技术)进行深度镇静和气道保护是一种更安全,更可靠的AC麻醉方法,尤其是在实施AC的早期阶段;而在经验丰富的医学中心,MAC技术可以减少手术时间,对患者的安全性和舒适度没有任何损失。MAC或SAS技术对高危患者的益处仍有争议。因此目前对于AC的最佳麻醉管理方案仍未达成共识。SAS技术提供了更好的气道控制和深度镇静,让患者体验较少的焦虑。在清醒期前拆除气道装置有时会对气道产生刺激和咳嗽,从而增加颅内压。SAS 技术的全身麻醉阶段使用的一些药物会导致苏醒时间较慢,对术中监测皮质功能有一定影响。MAC 技术需要持续维持最佳镇静,过度镇静会导致患者的不合作、缺氧、高碳酸血症或呼吸抑制,而镇静镇痛不足则会导致患者极度焦虑和疼痛。

(二)镇静镇痛方案

AC 麻醉药的选择取决于脑皮质功能区定位和术中皮质脑电图监测。目前,有许多不同的药物可以提供足够的镇痛和镇静,以及最小限度地干扰脑电皮质监测,并允许在需要意识时迅速恢复。AC 术中常用的镇静镇痛药主要包括右美托咪定、丙泊酚、瑞芬太尼、舒芬太尼等。在进行皮质脑电图监测的患者中不应使用苯二氮䓬类药物。右美托咪定具有镇静、抗焦虑和镇痛作用,不引起呼吸抑制,也不会明显影响 EEG 的术中监测和定位。右美托咪定可应用于 MAC 和 SAS 技术,也成功地用于 11 岁小儿 AC 术。在 SAS 技术清醒阶段,停用丙泊酚和芬太尼后,右美托咪定也被成功使用。有文献认为在 AC 术中,右美托咪定镇静与丙泊酚相比具有非劣性,并注意到右美托咪定组呼吸和血流动力学并发症的发生率较低,但较丙泊酚组更易出现术中癫痫发作。此药建议适度的输注速度是 $0.1 \sim 0.3\mu g/(kg \cdot h)$。丙泊酚降低脑代谢率,具有镇静、抗惊厥和止吐作用。二十多年来,丙泊酚和瑞芬太尼的联合镇静一直是 AC 术中清醒前阶段的标准镇静方法。有学者应用丙泊酚和阿片类药物联合应用于 AC 术,观察丙泊酚和阿片类药物在不同手术阶段浓度变化来指导麻醉深度,以达到精准化麻醉管理,避免镇静镇痛过度。脑电图监测之前应该降低或停止丙泊酚的输注量,以免因为出现高频和高振幅 beta 活动为特征的脑电图残留痕迹而干扰脑电图监测。使用瑞芬太尼 $0.10 \sim 0.05\mu g/(kg \cdot min)$ 输注,其快速起效和短效作用利于镇静深度的滴定。其他阿片类药物,如芬太尼、阿芬太尼和舒芬太尼也可以应用于 AC 术。如果使用了麻醉药品,止吐药应作为常规用药,例如昂丹司琼、地塞米松、或者两者联合应用。

1. SAS 技术 麻醉药包括丙泊酚、瑞芬太尼、右美托咪定、咪达唑仑等,辅以止吐及抗应激药物的应用。通常第一阶段的睡眠多采用丙泊酚和瑞芬太尼或芬太尼等复合的全凭静脉麻醉。一旦硬脑膜打开,大脑暴露,丙泊酚、瑞芬太尼或右美托咪定终止或减少输注,以允许患者苏醒和移除气道装置。在 SAS 技术清醒阶段,停用丙泊酚和芬太尼后,右美托咪定也可继续使用。第二睡眠阶段可以镇静麻醉保持自主呼吸,也可再次诱导给药行气管插管或喉罩控制通气直至术毕。

2. MAC 技术 麻醉药包括芬太尼、瑞芬太尼、丙泊酚、咪达唑仑和右美托咪定的所有可能组合。在清醒阶段也可以继续小剂量泵入丙泊酚和瑞芬太尼进行有意识镇静。有文献显示,在 AC 术中右美托咪定输注剂量 $0.2 \sim 0.5\mu g/(kg \cdot h)$ 时,对皮质脑电图的描记(electrocorticography,

ECoG)干扰最小。这项技术需要持续保持最佳的镇静状态,镇静过度会导致患者不配合、缺氧、高碳酸血症或呼吸抑制,而镇静不足会导致极度焦虑和疼痛。

3. AAA 技术 应用适当浓度的利多卡因或罗哌卡因切口局部浸润或区域麻醉,如头皮区域神经阻滞,并辅以静脉镇痛,避免镇静剂麻醉。局部麻醉药注射时要密切关注血药浓度可能出现的急性升高或毒性反应。主麻医师在术前访视期间让患者树立强大信心,在术中不断指导患者,与患者保持密切沟通。术中可以小剂量泵入瑞芬太尼进行辅助镇痛。

(三)气道管理

AC 术麻醉安全管理的先决条件是具备先进的气道管理专业知识。术前应进行气道评估并制定择期或紧急气道管理方案。接受 AC 术的患者可应用各种气道保护装置。气管导管、声门上气道(supraglottic airway,SGA)装置、面罩、鼻导管、鼻咽通气道等多种气道管理技术均可用于 AC 睡眠期。SGA 是最常见的选择。使用喉罩在自主呼吸的患者进行开颅技术已经得到了广泛共识。这种方法优点是无须喉镜和头部伸展,呛咳发生率较低。Proseal 喉罩易定位并可以进行控制通气,避免气道阻塞,能更舒适地过渡到清醒状态。虽然鼻咽导管被推荐用于改善术中通气,但它们有导致鼻内出血的风险,并可能干扰手术视野。

用于管理清醒的非插管患者的气道时,必须确保充足的氧供和避免二氧化碳蓄积(以避免高碳酸血症对脑血流和 pH 的影响),同时也要防止误吸。术中气道并发症常见呼吸抑制或暂停、气道梗阻、喉痉挛和呛咳等。在睡眠和清醒过渡期间易出现的喉痉挛和咳嗽可能导致手术出血、颅内压升高,或者由于头部已经固定而造成损伤。因此对严重的呼吸并发症要给予足够的关注。出现气道并发症时,呼吸参数表现为呼气末 CO_2 分压升高,呼吸频率下降,血氧饱和度下降。当动脉血氧饱和度下降到 70% 时会导致心肌缺血。因此,任何手术阶段或紧急情况下都可能需要气道管理的工具,致使术前应仔细评估气道和慎重选择患者,提前准备好 SGA 装置和插管喉镜尤为重要。在肥胖和呼吸睡眠暂停患者中,使用鼻导管和面罩很难保证气道安全和 $FetCO_2$ 正常。在清醒麻醉下行肿瘤切除的患者比全身麻醉患者需要更大的开颅手术,这可能与较高的 $PaCO_2$ 水平有关,因为脑肿胀增加,开颅边缘受到压迫;而当患者无法进行机械通气时,AC 手术便不能通过过度通气来改善脑水肿。深度镇静和高碳酸血症时可以手动支持通气。双侧鼻咽气道通过双腔管接头连接到麻醉回路,可以提供睡眠和清醒之间的平稳过渡,减少因打鼾引起的上呼吸道阻塞和手术野产生的震动,麻醉回路可持续施加正压。

SAS 技术的气道维护均使用 SGA 或气管内插管固定,通气模式采用控制通气。MAC 或 AAA 技术多使用鼻咽通气道、口咽通气道、面罩等 SGA 装置保护气道通畅,通气模式维持自主呼吸,这减少了气道刺激引起并发症的风险。

（四）术中并发症

1. 血流动力学的紊乱　患者焦虑、疲惫、疼痛、抗应激不足或呼吸抑制引起高碳酸血症均可以导致血压升高、心率增快，是 AC 术中最常见的并发症。随着病因的消除以及麻醉科医师和患者及术者沟通的顺畅，能够改善血流动力学的紊乱，使之趋于稳定。

2. 神经系统的影响

（1）癫痫发作：这是 AC 期间的主要不良事件。欧洲临床调查回顾性地收集了 823 例术中脑电图的数据，发现 AC 术中癫痫发作的频率为 2.9%~54% 不等。术中癫痫发作大部分由皮质电刺激引起，刺激停止后便自行终止，不能终止的发作可以用无菌冰盐水或乳酸林格液冲洗脑部；持续性癫痫发作可通过小剂量苯二氮䓬类药物或丙泊酚来治疗，很少需要停止 AC。如果要进行皮质脑电图检查，应选择丙泊酚而不用咪达唑仑。抗惊厥药物预防术中惊厥的有效性仍值得怀疑，有综述显示预防没有任何好处。有数据支持左乙拉西坦在预防癫痫中的优势，如果患者没有服用过抗癫痫药物，单次静脉注射 500mg 左乙拉西坦可以降低癫痫发作的风险。然而，没有足够的资料推荐它在 AC 术中常规使用。广泛性癫痫应紧急治疗，以防止对患者的伤害和气道梗阻。气道控制可通过 GA 诱导抑制癫痫发作。年轻患者、低级别胶质瘤和术前有癫痫发作史的患者术中癫痫的发生率较高。

（2）脑肿胀：由气道阻塞、低通气和高碳酸血症引起。此时应减弱镇静作用，要求患者深呼吸，加快呼吸频率。可能需要面罩、SGA 辅助通气或气管插管过度通气。通过调整位置，头部上升 30°，确保颈部静脉不会扭曲影响静脉回流；或通过高渗溶液如甘露醇溶液输注降低脑水肿。如果患者不合作，可改为 GA 控制通气。

3. 恶心呕吐　由于阿片类药物、焦虑和手术刺激（如牵拉硬脑膜和血管），恶心的发生率可达 4%。恶心呕吐时可严重增加颅内压，甚至导致颅内出血；另外呕吐还存在脱水的风险。避免术中恶心呕吐是 AC 手术顺利进行的重要

因素。右美托咪定和丙泊酚可以协同止吐。应用低剂量氟哌利多或昂丹司琼，联合使用昂丹司琼和地塞米松或甲氧氯普胺也能预防恶心呕吐的发生。

4. AC 的失败　可能取决于所使用的麻醉唤醒技术，如 MAC 或 SAS，主要因为患者的病情（如癫痫发作、语言障碍、嗜睡、躁动或身体并发症）无法实现足够的清醒脑电监测或定位。对围手术期接受苯妥英钠治疗的患者需要谨慎，因为它可能增加唤醒过程中沟通失败的风险。

（五）麻醉深度的监测

在 AC 术中尤其使用 SAS 技术时，由于个体间差异较大，建议对麻醉深度进行监测，如脑电双频谱指数（bispectral index，BIS）监测，有学者研究意识的恢复发生在 BIS 为 77±7 时，以及我们将开展应用 SedLine 大脑功能监测仪和意识伤害指数监测仪，进一步指导麻醉的合理用药，掌握患者的意识状态，镇静、镇痛深度，实现麻醉的高质量、精准化管理。

三、术后随访

长期随访表明 AC 术显著降低了神经系统恶化的风险。术后 MRI、语言和神经心理测试需常规进行，有助于神经系统结局的评估。

四、小结

AC 对于神经外科邻近语言区病灶切除是金标准，而麻醉唤醒技术管理质量是此类手术成功的保障。虽然最佳麻醉方案仍存在争议，但多学科团队的合作，良好的气道管理、镇静镇痛方案的设计，以及较高处理术中不良事件的能力可以保证几乎所有患者在术中都能顺利进行皮质脑电图定位。MAC、AAA 和 SAS 技术都为 AC 术提供了安全有效的麻醉管理（表 66-1）。对于躯体或神经系统疾病高危患者，探讨 AC 术最佳麻醉方案仍是未来研究的主要任务。

表 66-1　神经外科术中唤醒患者临床麻醉管理路径

唤醒患者的选择	1. 唤醒麻醉开颅手术适应证
	2. 唤醒麻醉开颅手术禁忌证
术前评估	1. 气道评估：判断是否为困难气道
	2. 癫痫患者：了解患者癫痫发作频率和程度
	3. 恶心、呕吐：了解患者既往麻醉史及是否患有晕动病
	4. ICP 评估：颅内病变对 ICP 的影响
	5. 出血风险：了解是否服用过抗血小板药物以及既往是否有出血病史
	6. 患者与外科及麻醉科医师充分建立信任关系
	7. 术前用药及用药史

续表

术中管理	手术体位	1. 患者舒适
		2. 保持呼吸道通畅,多处于侧卧位或半侧卧位
		3. 保证患者视野开阔
		4. 确保术中神经监测时患者面向麻醉科医师
		5. 注意加温毯的应用和体位保护
	术中监测	1. 常规心电图、血压、脉搏氧饱和度(SpO_2)呼吸频率监测
		2. 呼气末 CO_2 浓度($FetCO_2$)及体温监测
		3. 尿量监测
		4. 麻醉深度的监测（BIS 或 SedLine 监测）
	麻醉方式的选择	1. 监测麻醉管理技术
		2. 睡眠-清醒-睡眠技术
		3. 醒-醒-醒技术
	术中可能出现的并发症	1. 麻醉唤醒期躁动
		2. 急性气道阻塞
		3. 高血压与心动过速
		4. 癫痫发作
		5. 恶心与呕吐
		6. 颅内压升高
		7. 低温与寒战
		8. 术中麻醉唤醒后的心理障碍
	并发症预防措施	1. 术前与患者充分沟通
		2. 术中保持呼吸道通畅
		3. 保持手术室环境舒适安静
		4. 术中给予适当镇静药
		5. 术中有效镇痛
		6. 抗癫痫药应服用至术前一日晚
		7. 术前预防性应用止吐药
		8. 术中针对脑水肿予以高渗性利尿药和肾上腺皮质激素
		9. 术中保暖
	唤醒技术操作关键步骤	1. 维持患者生命体征的稳定
		2. 围手术期充分镇痛
		3. 麻醉至清醒状态平稳过渡
		4. 配合电生理监测
	唤醒麻醉需达到目标	1. 保障患者合作
		2. 维持患者内稳态稳定
术后随访	1. 术后有无心理障碍	
	2. 术后有无不良反应发生	

（阚敏慧　李京生　郎宇　范隆　葛明非　冯鲲鹏　聂超然　王天龙）

参 考 文 献

［1］ JULY J，MANNINEN P，LAI J，et al. The history of awake craniotomy for brain tumor and its spread into Asia［J］. Surg Neurol，2009，71（5）：621-624.

［2］ LIOU J Y，WANG H Y，TSOU M Y，et al. Opioid and propofol pharmacodynamics modeling during brain mapping in awake craniotomy［J］. J Chin Med Assoc，2019，82（5）：390-395.

［3］ STEVANOVIC A，ROSSAINT R，VELDEMAN M，et al. Anaesthesia management for awake craniotomy：systematic review and meta-analysis［J］. PLoS One，2016，11（5）：e0156448.

［4］ ESEONU C I，REFAEY K，GARCIA O，et al. Awake craniotomy anesthesia：a comparison of the monitored anesthesia care and asleep-awake-asleep techniques［J］. World Neurosurg，2017，104：679-686.

［5］ DILMEN O K，AKCIL E F，OGUZ A，et al. Comparison of conscious sedation and asleep-awake-asleep techniques for awake craniotomy［J］. J Clin Neurosci，2017，35：30-34.

［6］ KULIKOV A，LUBNIN A. Anesthesia for awake craniotomy［J］. Curr Opin Anaesthesiol，2018，31（5）：506-510.

［7］ ANDREA P，STEFANO B，ANDREA M，et al. Awake craniotomy anesthetic management using dexmedetomidine，propofol，and remifentanil［J］. Drug Des Devel Ther，2017，11：593-598.

［8］ SHESHADRI V，CHANDRAMOULI B A. Pediatric awake craniotomy for seizure focus resection with dexmedetomidine sedation-a case report［J］. J Clin Anesth，2016，32：199-202.

［9］ MOLINA E S，SCHIPMANN S，MUELLER I，et al. Conscious sedation with dexmedetomidine compared with asleep-awake-asleep craniotomies in glioma surgery：an analysis of 180 patients［J］. J Neurosurg，2018，129（5）：1223-1230.

［10］ MEZIANE M，ELKOUNDI A，AHTIL R，et al. Anaesthetic management for awake craniotomy in brain glioma resection：initial experience in military hospital mohamed V of rabat［J］. Pan Afr Med J，2017，27：156.

［11］ SAITO T，TAMURA M，CHERNOV M F，et al. Neurophysiological monitoring and awake craniotomy for resection of intracranial gliomas［J］. Prog Neurol Surg，2018，30：117-158.

［12］ SOUTER M J，ROZET I，OJEMANN J G，et al. Dexmedetomidine sedation during awake craniotomy for seizure resection：effects on electrocorticography［J］. J Neurosurg Anesthesiol，2007，19（1）：38-44.

［13］ SPENA G，SCHUCHT P，SEIDEL K，et al. Brain tumors in eloquent areas：a European multicenter survey of intraoperative mapping techniques，intraoperative seizures occurrence，and antiepileptic drug prophylaxis［J］. Neurosurg Rev，2017，40（2）：287-298.

［14］ MENG L，MCDONAGH D L，BERGER M S，et al. Anesthesia for awake craniotomy：a how-to guide for the occasional practitioner［J］. Can J Anaesth，2017，64（5）：517-529.

［15］ CHANDRA V，ROCK A K，OPALAK C，et al. A systematic review of perioperative seizure prophylaxis during brain tumor resection：the case for a multicenter randomized clinical trial［J］. Neurosurg Focus，2017，43（5）：E18.

［16］ POURZITAKI C，TSAOUSI G，APOSTOLIDOU E，et al. Efficacy and safety of prophylactic levetiracetam in supratentorial brain tumour surgery：a systematic review and meta-analysis［J］. Br J Clin Pharmacol，2016，82（1）：315-325.

［17］ AKAY A，ISLEKEL S. Awake craniotomy procedure：its effects on neurological morbidity and recommendations［J］. Turk Neurosurg，2018，28（2）：186-192.

［18］ OZLU O. Anaesthesiologist′s Approach to awake craniotomy［J］. Turk J Anaesthesiol Reanim，2018，46（4）：250-256.

［19］ SOEHLE M，WOLF C F，PRISTON M J，et al. Comparison of propofol pharmacokinetic and pharmacodynamic models for awake craniotomy：A prospective observational study［J］. Eur J Anaesthesiol，2015，32（8）：527-534.

［20］ SOEHLE M，WOLF C F，PRISTON M J，et al. Propofol pharmacodynamics and bispectral index during key moments of awake craniotomy［J］. J Neurosurg Anesthesiol，2018，30（1）：32-38.

［21］ 王天龙，王国林，王保国，等. 神经外科术中唤醒麻醉专家共识（2014）. 中华医学会麻醉学分会. 2014.

67 非心脏手术围手术期心肌损伤研究进展

虽然医学技术不断进步、监测手段不断完善,心肌损伤仍是导致围手术期死亡的主要原因之一。即使近年来非心脏手术后心脏相关的死亡率有所下降,但是发生心肌损伤的患者围手术期死亡率依然明显高于非心肌损伤患者,这类患者术后30d、1年,甚至1年以上的死亡率也高于非心肌损伤患者。本文将对非心脏手术后心肌损伤(myocardial injury after noncardiac surgery,MINS)定义、诊断、危险因素、干预措施进行综述。

一、MINS 定义和机制

MINS是指非心脏手术期间以及术后30d内发生的由缺血导致的心肌损伤,表现为肌钙蛋白升高,伴有或不伴有缺血特征(缺血相关症状、心电图改变),且无论是否满足心肌梗死的诊断标准。普遍认为MINS的机制是由血流动力学不稳定导致的心肌氧供需失衡,如低血压、急性失血等,并且不包括由非缺血性病因引起的心肌损伤(如心房纤颤、肺栓塞、脓毒症、心脏电复律后损伤、颅脑创伤)。

二、MINS 诊断标准

目前仍然没有指南推荐MINS诊断标准,不同的研究中使用和确定的诊断标准也未完全统一。2014年美国心脏病学会、美国心脏协会、欧洲心脏病学会、欧洲麻醉学会指南推荐对高危患者进行术前肌钙蛋白检测;加拿大心血管协会推荐对高风险患者术后2~3d进行常规肌钙蛋白检测。VISION研究发现缺血导致的cTnT峰值≥30ng/L,或者高敏肌钙蛋白T(high-sensitivity troponin T,hs-TnT)值在20~65ng/L范围且绝对值升高大于5ng/L,均与术后30d死亡率相关;并且,87.1%心肌损伤发生在术后2d以内。该研究将缺血相关的术后hs-TnT绝对值升高>15ng/L或者≥14ng/L作为诊断标准。此外,术后cTnI≥0.04mg/L或者超过正常值上限的99%用于诊断MINS。术前NT-proBNP测值与术后30d血管源性死亡和心肌损伤相关,在使用修订心脏风险指数(revised cardiac risk index,RCRI)评估的基础上,提高非心脏手术心脏风险预测能,MAY等提出虽然microRNA在发生急性冠脉综合征后和非心脏手术后均升高,但是升高原因是肾上腺素能应激和钙调节障碍,并不是因为缺血。

三、MINS 发生率

Puelacher等发现围手术期心肌缺血的发生率是16%,其中仅6%有典型胸痛,18%伴随缺血症状,29%满足急性心肌梗死诊断标准。系统评价和Meta分析结果显示MINS整体发生率是17.9%,其中17项总共包含107 164例患者的研究对不同手术类型MINS发生率进行比较,急诊手术MINS发生率32.7%,血管手术MINS发生率20.1%,关节手术MINS发生率18.0%,普通外科手术MINS发生率25.9%。VanZyl等提出伴随一种及以上心脏高危因素接受下肢关节置换手术的患者中,42%的患者hs-TnT>15ng/L,其中合并缺血性心脏病、肾脏疾病、年龄>65岁、心房纤颤的患者更可能发生肌钙蛋白升高,而且术前合并高血压病史的患者发生肌钙蛋白阳性率更高。因此,不同的研究、不同的诊断标准、纳入人群的差异,MINS的发生率不等。

四、MINS 危险因素

(一) 年龄、性别

Meta分析结果显示发生MINS的患者年龄大于未发生MINS患者(70.4岁 vs. 62.2岁,$P<0.001$),并且男性患者MINS发生率高于女性(17.7% vs.16.2%,$P=0.002$)。接受下肢膝关节和髋关节成形手术合并心脏危险因素的患者中,年龄>65岁的患者MINS发生率更高($OR=6.3$;95%CI:3.0~13.0)。年龄≥45岁合并冠状动脉疾病、脑卒中或者外周血管疾病患者围手术期MINS发生率也更高。

(二) 心血管高危因素

合并缺血性心脏病、肾脏疾病、年龄>65岁或者心房纤颤的患者接受下肢关节置换术后hs-TnT升高的发生率更高。多因素回归分析显示伴有心血管高危因素(年龄≥45

岁合并冠状动脉疾病、脑卒中、外周动脉疾病或者年龄≥65岁)接受膀胱肿瘤根治手术的患者中 E/E 率(舒张早期二尖瓣血流速度与舒张早期二尖瓣环运动速度比值)、术中大容量输血(≥4 单位红细胞)(注:该处单位为欧美单位)与 MINS 有关。一项观察性研究发现左心室舒张功能不全与老年患者(>60 岁)MINS 独立相关(OR = 3.029;95%CI:1.341~6.840;P = 0.008)。术前具有较高体质量指数(≥25kg/m²)患者发生 MINS 后 1 年的死亡率低于正常体质量指数(18.5~25.0kg/m²)患者。吸烟和不同手术类型是胸科手术围手术期心肌损伤的独立危险因素。因此,年龄≥65 岁以及年龄≥45 岁且合并心血管高危因素(特别是已知心血管疾病)是发生 MINS 的高危因素。

(三)血压

年龄≥60 岁接受血管手术的患者术中血压低于诱导前 40%并且暴露时间超过 30min,其术后心肌损伤发生率升高。另外一项回顾性研究发现术中平均动脉压绝对值低于 65mmHg,或者平均动脉压相对值低于术前 20%和心肌损伤有关,并且心肌损伤发生率与低血压暴露时间有关。术后心肌损伤因素的研究发现,患者术中暴露低血压的持续时间、时间加权平均值在是否发生心肌损伤患者中没有差异,但是发生心肌损伤患者术后 24h 内暴露于低血压的持续时间、时间加权平均值更高。

(四)心率

麻醉诱导前静息心率升高与术后 MINS 有关,但是降低术前心率是否能减少围手术期心肌缺血事件尚待进一步研究。对 VISON 研究进行进一步分析发现,术中心动过速和低血压均与 MINS 相关,但是最低收缩压低于 100mmHg 合并最大心率大于 100 次/min 与 MINS 相关性大于只存在收缩压低于 100mmHg 的相关性,另外回顾性队列研究结果显示,术中心动过速和 MINS 发生率并没有相关性,但是连续心率监测发现低风险患者围手术期迷走神经功能降低和 MINS 发生相关。

(五)贫血

一项回顾性研究发现术前贫血(男性 Hb<130g/L,女性 Hb<120g/L)和 MINS 发生率有关(14.5% vs. 21.0%,P<0.001),并且中-重度贫血 MINS 发生率高于轻度贫血(18.6% vs. 28.6%,P<0.001)。合并心血管高危因素接受膀胱肿瘤根治手术,术中输注红细胞≥4 单位患者(注:该处单位为欧美单位),MINS 发生率增加。另外一项回顾性研究分析 4 480 例年龄 45 岁以上、在克利夫兰诊所接受结直肠手术患者,发现血红蛋白每降低 10g/L,MINS 发生风险增加 29%,其中血红蛋白低于 80g/L 患者 MINS 发生率显著高于血红蛋白大于 130g/L 患者(0% vs. 8.5%)。

(六)体温

Steven 等的随机对照研究表明,在合并冠状动脉疾病或者冠脉疾病高危因素患者接受普外、胸科、血管手术,术后低体温组(35.4℃ ± 0.1℃)比正常体温组(36.7℃ ± 0.1℃)患者有更高的心脏事件(不稳定型心绞痛、心肌缺血、心搏骤停、心肌梗死)发生率(6.3% vs. 1.4%,P = 0.02)。Schacham YN 等进行的大样本回顾性队列研究发现轻微低体温即最终食管温度 36~37℃和术后 7d MINS 及死亡率并没有相关性。

(七)麻醉管理方式

研究发现接受非心脏手术之前已经发生心肌损伤的患者,术中使用七氟烷比使用丙泊酚其术后 30d 死亡率更低。另外一项观察性研究排除术前存在心肌损伤或术中经历心肺复苏的患者,发现吸入麻醉和全凭静脉麻醉后 MINS 发生率类似。还有研究发现,存在术前心血管危险因素且未确诊阻塞性睡眠呼吸暂停患者接受全身麻醉行择期手术,其术后 30d 心血管和肺部并发症发生率是 30.1%,并且 STOP-BANG≥5 分(≥3 分是阻塞性睡眠呼吸暂停高危人群)患者 MINS 发生率是 16.8%。但是另一项观察性研究却发现,阻塞性睡眠呼吸暂停高风险患者在椎管内麻醉下接受下肢关节手术,其术后 MINS 发生率仅为 1.2%。虽然后一项研究 MINS 发生率低的原因极大可能是患者本身未合并心血管事件高危因素,但是两项研究中患者接受的麻醉方式并不完全相同。虽然心肌氧供需失衡是导致 MINS 的原因,但是并未发现术中使用不同氧气浓度(80% vs. 30%)术后心肌损伤、心搏骤停以及术后 30d 死亡率有差异。

(八)手术类型

急诊手术 MINS 发生率高于非急诊手术,并且不同手术类型发生率也不相同,血管外科整体发生率是 20.1%,腹主动脉瘤开腹修复手术后 MINS 发生率是 47%,关节外科发生率是 18.0%~42.5%,普外科手术发生率是 25.9%,伴随心血管高危因素患者胸科手术后 MINS 发生率是 27.3%,伴随高危因素的患者接受膀胱癌根治手术 MINS 发生率是 14.1%。还有研究发现对不同时间段接受外科手术患者 MINS 发生率无明显差异(15.8% vs. 16.4%,P = 0.94)但是进行 1 年的随访发现,下午接受手术患者急性心肌梗死发生率较高(1.2% vs. 4.1%,P = 0.03)。

(九)术后疼痛

术后疼痛增加交感神经活性、加快心率、升高血压、增加心肌做功和氧耗,大样本的回顾性研究发现,急性疼痛评分和术后 72h 的 MINS 发生率相关,时间加权平均疼痛评分每增加一分,MINS 发生的概率增加 22%。

五、围手术期干预措施

(一)药物管理

MANAGE 研究发现,发生 MINS 的患者 35d 内每日两次口服达比加群 110mg 抗凝治疗可以降低主要血管并发症(血管性死亡、非致命性心肌梗死、非出血性脑卒中、截肢、有症状的静脉血栓栓塞)发生率,并且不增加心肌梗死的发生率。但是也有 RCT 研究表明,未曾服用过他汀类的患者围手术期使用阿托伐他汀并不减少心血管并发症。另外一项大样本的观察性研究发现,出院时即开始口服他汀可以降低发生 MINS 患者的长期死亡率。所以他汀类药物和 MINS 发生率以及发生 MINS 后长期死亡率的关系需要更大样本的 RCT 研究来证实。术前使用 β 受体阻滞剂虽然可以减少心肌损伤发生率,但是可能导致低血压而增加脑卒中和死亡发生率。文献推荐发生 MINS 患者启动小剂量的阿司匹林和他汀治疗;此外,该类患者合并高血压和心动过速可以考虑给予 β 受体阻滞剂,对合并高血压但无心动过速患者推荐使用 ACEI 类药物。但是大样本的观察性研究发现,非心脏手术前 24h 停用 ACEI/ARB 药物比未停用该类药物的患者发生全因死亡、脑卒中、心肌损伤、术中低血压的复合指标概率更低(12.0% vs.12.9%, $P = 0.01$)。Meta 分析结果显示和安慰剂相比,术中使用右美托咪定并没有减少围手术期全因死亡率、心肌梗死和心肌缺血率。在一项接受主要是血管外科手术后患者的观察性研究中,术后肌钙蛋白升高患者接受至少一种药物治疗(抗血小板药、他汀、β 受体阻滞剂、ACEI),1 年内主要心血管事件(心肌梗死、冠状动脉血管重建、需要住院治疗的肺水肿)发生率与无心肌损伤患者相似。

(二)冠状动脉再血管化

观察性研究结果显示仅有 8% 发生 MINS 的患者和 21% 围手术期心肌梗死的患者进行了冠状动脉造影检查。围手术期心肌梗死后进行冠状动脉造影检查比单纯药物治疗有更低的院内死亡率(8.9% vs.18.1%)。但是,冠状动脉造影给外科手术后带来更高的出血风险(8.1% vs.5.3%),并且围手术期心肌梗死患者进行冠状动脉再血管化治疗后出血会增加死亡风险($HR = 2.31$; $95\% CI$: $1.61 \sim 3.32$)。所以基于目前的研究,发生 MINS 后是否进行冠状动脉干预应该从患者的风险和获益的角度进行综合考虑。

六、总结

MINS 不仅发病率高,而且与围手术期、术后长期发病率和死亡率相关,这种相关性在合并心血管高危因素的患者中更加明显。大多数 MINS 缺乏临床症状和体征,目前主要的诊断方式是心肌标记物如肌钙蛋白,推荐在高危患者围手术期进行肌钙蛋白监测。高龄、男性、心血管危险因素(如肾功能不全、糖尿病)、脑卒中、已知心血管疾病(如外周血管疾病、冠状动脉疾病)急诊手术是 MINS 独立预测因子。多数研究中已经发现术中低血压及暴露于低血压的时间和 MINS 有关。对于围手术期心率、贫血、术中体温和不同的麻醉管理方式与 MINS 的关系,不同的研究结果并非完全一致。大量观察性研究发现围手术期使用他汀类药物可能降低 MINS 发生率,并降低发生 MINS 后患者的死亡率。另外术前 24h 停用 ACEI/ARB 和 MINS 关系尚不明确,抗凝剂、抗血小板药物和 β 受体拮抗剂等药物的使用需综合评估患者的风险和获益。

(何雪梅 王儒蓉)

参 考 文 献

[1] SMILOWITZ N R, REDEL-TRAUB G, HAUSVATER A, et al. Myocardial injury after noncardiac surgery: a systematic review and meta-analysis [J]. Cardiology in review, 2019,27(6):267-273.

[2] DEVEREAUX P J, SZCZEKLIK W. Myocardial injury after non-cardiac surgery: diagnosis and management [J]. European Heart Journal, 2020,41(32):3083-3091.

[3] SHARMA V, SESSLER D I, HAUSENLOY D J. The role of routine postoperative troponin measurement in the diagnosis and management of myocardial injury after non-cardiac surgery [J]. Anaesthesia, 2021,76(1):11-14.

[4] TURAN A, COHEN B, RIVAS E, et al. Association between postoperative haemoglobin and myocardial injury after noncardiac surgery: a retrospective cohort analysis [J]. British Journal of Anaesthesia, 2021, 126 (1): 94-101.

[5] BOTTO F, ALONSO-COELLO P, CHAN M T V, et al. Myocardial injury after noncardiac surgery: a large, international, prospective cohort study establishing diagnostic criteria, characteristics, predictors, and 30-day outcomes [J]. Anesthesiology, 2014,120(3):564-578.

[6] PUELACHER C, LURATI BUSE G, SEEBERGER D, et al. Perioperative myocardial injury after noncardiac surgery: incidence, mortality, and characterization [J]. Circulation, 2018,137(12):1221-1232.

[7] VAN ZYL R D, BURGER M C, JORDAAN J D. Prevalence of a postoperative troponin leak in patients with cardiac risk factors undergoing knee and hip arthroplasty in a South African population [J]. South African Medical Journal, 2020,110(4):320-326.

[8] MAY S M, REYES A, MARTIR G, et al. Acquired loss of cardiac vagal activity is associated with myocardial injury in patients undergoing noncardiac surgery: prospective observational mechanistic cohort study [J]. British Journal of Anaesthesia, 2019,123(6):758-767.

[9] DE LAVALLAZ J F, PUELACHER C, BUSE G L, et al. Daytime variation of perioperative myocardial injury in non-cardiac surgery and effect on outcome [J]. Heart, 2019,105(11):826-833.

[10] YU J, LIM B, LEE Y, et al. Risk factors and outcomes of myocardial injury after non-cardiac surgery in high-risk patients who underwent radical cystectomy [J]. Medicine (Baltimore), 2020:e22893-e22893.

[11] DEVEREAUX P J, SZCZEKLIK W. Myocardial injury after non-cardiac surgery: diagnosis and management [J]. European Heart Journal, 2020,41(32):3083-3091.

［12］ KWON J H,PARK J,LEE S H,et al. Effects of volatile versus total intravenous anesthesia on occurrence of myocardial injury after non-cardiac surgery［J］. Journal of Clinical Medicine,2019,8(11):1999.

［13］ DUCEPPE E,PATEL A,CHAN M T V,et al. Preoperative N-terminal pro-B-type natriuretic peptide and cardiovascular events after noncardiac surgery:a cohort study ［J］. Annals of Internal Medicine, 2020, 172 (2): 96-104.

［14］ MAY S M,ABBOTT T E F,DEL ARROYO A G,et al. MicroRNA signatures of perioperative myocardial injury after elective noncardiac surgery:a prospective observational mechanistic cohort study［J］. British Journal of Anaesthesia,2020,125(5):661-671.

［15］ PUELACHER C,LURATI BUSE G,SEEBERGER D,et al. Perioperative myocardial injury after noncardiac surgery:incidence,mortality,and characterization［J］. Circulation,2018,137(12):1221-1232.

［16］ TODA H,NAKAMURA K,NAKAGAWA K,et al. Diastolic dysfunction is a risk of perioperative myocardial injury assessed by high-sensitivity cardiac troponin T in elderly patients undergoing non-cardiac surgery［J］. Circulation Journal,2018,82(3):775-782.

［17］ LEE S H,YANG K,PARK J,et al. Association between high body mass index and mortality following myocardial injury after noncardiac surgery［J］. Anesthesia & Analgesia,2021,132(4):960-968.

［18］ VAN WAES J A R,VAN KLEI W A,WIJEYSUNDERA D N,et al. Association between intraoperative hypotension and myocardial injury after vascular surgery［J］. Anesthesiology,2016,124(1):35-44.

［19］ SALMASI V,MAHESHWARI K,YANG D,et al. Relationship between intraoperative hypotension,defined by either reduction from baseline or absolute thresholds,and acute kidney and myocardial injury after noncardiac surgery:a retrospective cohort analysis［J］. Anesthesiology, 2017,126(1):47-65.

［20］ LIEM V G B,HOEKS S E,MOL K H J M,et al. Postoperative hypotension after noncardiac surgery and the association with myocardial injury ［J］. Anesthesiology, 2020,133(3):510-522.

［21］ ABBOTT T E F,ACKLAND G L,ARCHBOLD R A,et al. Preoperative heart rate and myocardial injury after non-cardiac surgery:results of a predefined secondary analysis of the VISION study［J］. British Journal of Anaesthesia,2016,117(2):172-181.

［22］ ABBOTT T E F,PEARSE R M,ARCHBOLD R A,et al. A prospective international multicentre cohort study of intraoperative heart rate and systolic blood pressure and myocardial injury after noncardiac surgery:results of the VISION study［J］. Anesthesia & analgesia, 2018, 126 (6):1936-1945.

［23］ RUETZLER K,YILMAZ H O,TURAN A,et al. Intra-operative tachycardia is not associated with a composite of myocardial injury and mortality after noncardiac surgery: a retrospective cohort analysis［J］. European Journal of Anaesthesiology,2019,36(2):105-113.

［24］ KWON J H, PARK J, LEE S H, et al. Pre-operative anaemia and myocardial injury after noncardiac surgery: A retrospective study［J］. European Journal of Anaesthesiology,2021,38(6):582-590.

［25］ FRANK S M,FLEISHER L A,BRESLOW M J,et al. Perioperative maintenance of normothermia reduces the incidence of morbid cardiac events:a randomized clinical trial［J］. JAMA,1997,277(14):1127-1134.

［26］ SCHACHAM Y N,COHEN B,BAJRACHARYA G R,et al. Mild perioperative hypothermia and myocardial injury:a retrospective cohort analysis［J］. Anesthesia & Analgesia,2018,127(6):1335-1341.

［27］ PARK J,LEE S H,LEE J H,et al. Volatile versus total intravenous anesthesia for 30-day mortality following non-cardiac surgery in patients with preoperative myocardial injury［J］. PLoS One,2020,15(9):e0238661.

［28］ CHAN M T V,WANG C Y,SEET E,et al. Association of unrecognized obstructive sleep apnea with postoperative cardiovascular events in patients undergoing major noncardiac surgery［J］. JAMA,2019,321(18):1788-1798.

［29］ LEE S,ALLEN A J H,MORLEY E,et al. Perioperative myocardial injury risk after elective knee and hip arthroplasty in patients with a high risk of obstructive sleep apnea［J］. Sleep and Breathing,2021,25(1):513-515.

［30］ RUETZLER K,COHEN B,LEUNG S,et al. Supplemental intraoperative oxygen does not promote acute kidney injury or cardiovascular complications after noncardiac surgery:subanalysis of an alternating intervention trial ［J］. Anesthesia & Analgesia,2020,130(4):933-940.

［31］ ALI Z A,CALLAGHAN C J,ALI A A,et al. Perioperative myocardial injury after elective open abdominal aortic aneurysm repair predicts outcome［J］. European Journal of Vascular and Endovascular Surgery,2008,35(4): 413-419.

［32］ GONZÁLEZ-TALLADA A,BORRELL-VEGA J,CORONADO C,et al. Myocardial injury after noncardiac surgery:incidence,predictive factors,and outcome in high-risk patients undergoing thoracic surgery:an observational study［J］. Journal of Cardiothoracic and Vascular Anesthesia,2020,34(2):426-432.

[33] TURAN A, LEUNG S, BAJRACHARYA G R, et al. Acute postoperative pain is associated with myocardial injury after noncardiac surgery[J]. Anesthesia & Analgesia,2020,131(3):822-829.

[34] ÁLVAREZ-GARCÍA J,DE NADAL M,POPOVA E. Myocardial injury after noncardiac surgery. Could dabigatran be a first step in its management? [J]. Revista Española de Cardiología,2019,72(10):803-805.

[35] DEVEREAUX P J, DUCEPPE E, GUYATT G, et al. Dabigatran in patients with myocardial injury after noncardiac surgery (MANAGE): an international, randomised,placebo-controlled trial[J]. The Lancet,2018,391 (10137):2325-2334.

[36] BERWANGER O,E SILVA P G M B,BARBOSA R R, et al. Atorvastatin for high-risk statin-naïve patients undergoing noncardiac surgery:the lowering the risk of operative complications using atorvastatin loading dose (LOAD) randomized trial[J]. American Heart Journal, 2017,184:88-96.

[37] PARK J, KIM J, LEE S H, et al. Postoperative statin treatment may be associated with improved mortality in patients with myocardial injury after noncardiac surgery [J]. Scientific Reports,2020,10(1):11616.

[38] WONG S S C,IRWIN M G. Peri-operative cardiac protection for non-cardiac surgery[J]. Anaesthesia, 2016, 71:29-39.

[39] ROSHANOV P S, ROCHWERG B, PATEL A, et al. Withholding versus continuing angiotensin-converting enzyme inhibitors or angiotensin Ⅱ receptor blockers before noncardiac surgery: an analysis of the vascular events in noncardiac surgery patients cohort evaluation prospective cohort[J]. Anesthesiology, 2017, 126(1): 16-27.

[40] JIN S,ZHOU X. Influence of dexmedetomidine on cardiac complications in non-cardiac surgery:a meta-analysis of randomized trials[J]. International Journal of Clinical Pharmacy,2017,39(4):629-640.

[41] FOUCRIER A, RODSETH R, AISSAOUI M, et al. The long-term impact of early cardiovascular therapy intensification for postoperative troponin elevation after major vascular surgery[J]. Anesthesia & Analgesia,2014,119 (5):1053-1063.

[42] SMILOWITZ N R,GUPTA N,GUO Y,et al. Perioperative acute myocardial infarction associated with non-cardiac surgery[J]. European Heart Journal, 2017, 38 (31):2409-2417.

68 冠心病患者非心脏手术的风险评估与围手术期管理

围手术期心血管并发症是导致非心脏手术患者病残和死亡的重要原因,尤其是冠心病(coronary heart disease,CAD)患者。术前心脏风险评估有助于筛查易损患者并采取适当的预防措施,但过度评估可能导致资源利用不当和手术延误。目前由于相互矛盾的数据,对冠心病患者最有益的围手术期策略仍存在一些不确定性。抗血栓药物的使用是缺血性事件二级预防的基石,但这会大大增加出血风险。接受冠状动脉支架置入术的患者中有5%~25%在术后2年内需要进行非心脏手术,因此手术是过早停止双抗治疗的最常见原因。围手术期抗血小板治疗的管理,需要同时评估与临床和手术因素有关的个体血栓形成和出血风险,这造成在临床实践中反复出现决策困境。目前指南并没有提供关于这一主题的详细建议,对这些患者的最佳治疗方法尚待确定。

本文旨在综述接受非心脏手术的冠心病患者从心脏术前评估到围手术期治疗管理的各个方面,包括个体危险分层、术中措施、围手术期心脏监测和预防心血管事件的干预措施。该文还讨论了影响该患者人群的各种血栓形成和出血的危险因素,以及口服抗血栓药物和静脉桥接药物的使用,并概述了当前指南和该领域未来研究的方向。

一、背景

全世界每年进行超过3亿次外科手术,围手术期心血管并发症是巨大的医疗负担。外科手术中很大一部分是在已确诊冠状动脉疾病的患者中进行的,尤其是那些有经皮冠状动脉介入治疗(percutaneous transluminal coronary intervention,PCI)史的患者,其围手术期不良心脏事件的风险可能更高。

非心脏手术期间心肌缺血的病理生理机制与现有的限流性冠状动脉狭窄背景下的氧供需失衡或易碎的动脉粥样硬化斑块破裂有关,这两种机制都使冠心病患者倾向于不良心脏事件的高风险。手术过程引起的促炎和高凝状态,以及因出血和麻醉引起的血流动力学紊乱,都是围手术期心肌缺血的重要触发因素。

此外,尽管与外科手术相关的出血风险通常会阻碍围手术期抗血栓治疗的使用,但在许多情况下,出血本身是缺血的促发因素。这种多因素病因学解释了为何冠心病患者术前心脏风险评估和围手术期管理是一个复杂主题且需要多学科合作。

二、术前心脏风险评估

心脏并发症的风险取决于患者相关因素之间的相互作用,如临床和基础疾病情况,以及手术的紧迫性、类型、侵入性和手术持续时间。准确的术前心脏风险评估不仅有助于确定手术的适当性,而且可指导预防策略和围手术期监测措施。风险指数、心脏生物标志物和术前心脏检查都是有效的风险评估工具。然而,由于心脏病的复杂性,一般建议采用多学科的方法来评估心脏病。

三、手术风险分类

术前评估最常用的风险指数是修订心脏风险指数(revised cardiac risk index,RCRI)(也称为"Lee指数")和两个美国国家外科质量改进计划(NSQIP)风险计算器。RCRI是Goldman指数的改进版,于1999年设计用于预测术后心肌梗死、肺水肿、心室颤动或心搏骤停和完全性心脏传导阻滞的风险。RCRI考虑了六个变量(手术类型、缺血性心脏病史、脑血管病史、心力衰竭病史、术前胰岛素治疗史和术前肌酐水平>2mg/dl)并且在过去的二十年中得到了广泛验证。NSQIP前瞻性注册表用于创建两个新的风险指数。2011年发布的Gupta心肌梗死或心搏骤停模型源自2007年NSQIP数据集,并在2008年的数据集中得到验证,该数据集均包含来自超过20万例患者的信息。在MICA模型中,被确定为围手术期心肌梗死或心搏骤停预测因素的五个变量是:手术类型、功能状态、肌酐水平>1.5mg/dl、ASA分级和高龄。研究结果表明,该风险模型比RCRI具有更高的预测准确性。欧洲心脏病学会和欧洲麻醉学会指南根据术后30d不良心脏事件估计围手术期风险,为不同类型的外科手术提供了一个三级分类系统（其中低风险<1%，中间风险1%~5%，高风险>5%）。一项研究的结果证实了这个分类系统广泛地反映了不良结果的预期发生率，从而巩固了其在术前风险评估方案中的应用。心脏风险评估的后续步骤取决于从上述指标得出的风险估计值以及手术的紧迫性。对于急诊手术，该指南指出：立即进行手术的益处通常大于放弃额外评估的风险。然而，在择期手术以及时间紧张的情况下，是否需要额外的心脏评估则取决于患者的心血管风险。临床表现提示心肌缺血或急性冠脉综合征（acute coronary syndrome，ACS）的患者，必须在接受外科手术之前由心脏病专家及时评估以获得最佳治疗方案。此外，该指南还建议，对于围手术期心脏不良事件风险较低（<1%）的患者，考虑到降低风险的策略不可能进一步改善其手术结果，一般情况下可以在不进行额外检查的情况下进行手术。相反，对于中高风险人群（≥1%），医师必须决定额外的心血管评估是否会改变他们的围手术期治疗方案。

（一）心电图

如果术后心电图发现异常，则术前的基线心电图（ECG）特别有用。然而，对于已知无心血管疾病病史且计划进行低危手术的无症状患者，获得术前心电图是没有帮助的。虽然某些心电图异常与术后缺血事件有关，但这些异常并不能提供超出常见心血管危险因素的预测价值。术前心电图更适合患有已知心血管疾病的患者或准备接受高风险手术的无症状患者。

（二）功能储备

功能储备的测定是心脏风险评估中另一个重要步骤。功能储备以代谢当量（metabolic equivalent，MET）表示，其中1MET定义为基础代谢率，相当于3.5ml/（kg·min）的氧气摄取量。可以通过向患者询问一些与日常活动表现相关的简单问题或使用标准化的问卷（例如杜克活动状态指数DASI）来估算功能状态。功能状态的常见参考点包括：进食能力、穿衣或使用浴室的能力（1MET）；步行一段台阶或上坡（4MET）；在住所周围做繁重家务或移动家具（4~10MET）；剧烈的体力活动和运动（>10MET）。MET值<4表示功能状态低下，与术后不良心脏事件的发生率增加有关。MET研究将医师对择期非心脏手术患者的功能状态进行主观评估的预后准确性与以下三种替代方法进行了比较：DASI问卷、心肺运动测试和血清NT-proBNP浓度。比较发现，主观评估既不能准确识别出心肺功能不佳的患者，也不能预测术后不良事件，而DASI评分与术后30d内死亡或心肌梗死的主要预后显著相关。

（三）无创压力测试

有几种用于无创压力测试的方法，其中大多数结合了心肌缺血和客观评估功能的信息能力。运动能力有限的患者可以通过运动或药物诱发压力。现有关于跑步机或自行车测功机和心肺功能测试围手术期价值的研究很少，一些研究表明，患者整体的适应能力可预测术后心血管结局或

改善已经从临床评估中得出的风险预测。影像负荷测试，即负荷超声心动图、心肌灌注显像和心脏MRI，可提供关于左心室功能和结构异常的准确信息，以及应激性心肌缺血是否存在及其程度，可能有助于术前评估高危或已确诊冠心病的患者。欧洲和美国的非心脏手术指南均建议，如果报告的功能状态为中等或更高（≥4MET），则应放弃应激测试。欧洲指南建议，对有两个或多个临床危险因素且功能状态较弱（<4MET）的接受高风险手术的患者，使用影像负荷测试。同样，美国指南指出，如果试验结果可能影响围手术期管理，那么药物负荷试验对风险高、功能低下或未知的患者是合理的。

（四）心脏生物标志物

围手术期测量的心脏生物标志物包括因容量超负荷引起的心肌拉伸标志物（例如血清BNP和NT-proBNP水平）和心肌组织损伤标志物（例如血清心肌钙蛋白水平）。一些Meta分析发现，术前BNP和NT-proBNP水平是非心脏手术后30d不良心血管事件发生率的独立预测因子。在目前的实践中，对于有心脏并发症高风险的患者，可以考虑对心脏生物标志物进行术前评估。

（五）冠状动脉CT血管造影术

冠状动脉CT血管造影（CT angiography，CTA）是一种无创且相对易于使用的成像方式，可提供有关冠状动脉解剖结构的详细形态学信息，这使其成为接受重大非心脏手术并伴有冠心病风险的患者的一种很有前景的筛查工具。鉴于冠状动脉CTA能够排除可疑的梗阻性CAD，术前冠状动脉CTA评估可能有助于避免不必要的药理学治疗和有创操作。在一项单中心研究中，冠状动脉CTA评估显著提高了RCRI对围手术期心脏风险评估的预测价值。尤其是冠状动脉CTA可以识别没有明显临床表现的血管狭窄患者。而在另一个多中心研究中，术前冠状动脉CTA改善了那些经历了围手术期不良心脏事件的患者的风险评估，但与单纯使用RCRI相比，那些没有发生不良事件的患者的风险被不恰当地高估了。因此，冠状动脉CTA在术前风险评估中的应用需要更多的证据才能做出明确的建议。

（六）冠状脉脉造影

不建议对计划进行非心脏手术的患者进行有创操作评估冠状动脉解剖，以进行围手术期风险分层。进行有创冠状动脉造影的指征与非手术环境下的指征相同。尽管如此，欧洲指南也指出，对于心脏状况稳定、接受非紧急颈动脉内膜切除术的患者，可以考虑术前冠状动脉造影。这项建议是根据一项随机试验的结果制定的，该试验是在未进行冠状动脉内膜切除术的已知CAD患者中进行的，该研究调查了术前系统性冠状动脉造影的结果以及随后临床显示的冠状动脉血运重建。术前进行系统性冠状动脉造影的患者术后心肌缺血事件数，以及与冠状动脉造影和支架置入术相关的并发症发生率显著低于未行系统性冠状动脉造影的患者（0% vs. 4%，$P=0.01$）。然而，考虑到治疗效果的大小以及随机化过程可能受到影响，该试验的结果可能是有

问题的。

四、围手术期预防策略

（一）术中措施

鉴于围手术期心肌缺血的主要机制是氧供需失衡，预防缺血事件高风险患者心肌缺血的主要目标是：通过适当的冠脉灌注压力维持适当的心肌供氧，并最大程度地减少心肌需氧量（如通过心率控制）。在一项涉及超过15 000例接受非心脏手术的患者的大型前瞻性队列研究中，术中心动过速（心率 > 100 次/min）和低血压（收缩压 < 100mmHg）均与术后心肌缺血有关。重要的是，不仅是绝对值，患者血流动力学变化的总体持续时间都是影响心脏不良事件发生的风险。由于可接受的阈值水平主要取决于临床情况，目前尚未就术中心率和血压的危机阈值达成共识。2019 年的一份专家意见表明，在非心脏手术期间应避免收缩压<100mmHg 和平均动脉压<60~70mmHg。相比之下，一项针对 298 例接受大型非心脏手术的患者的多中心随机试验显示，针对个体化血压目标的策略在降低术后器官功能障碍的风险方面优于标准化管理。此外，有人提出术中高血压会通过增加心脏充盈压和心室壁压力来促进心肌缺血，但支持这种关联的临床证据有限。术后低血压和高血压也被认为比以前报道的要普遍得多。为此，设计一种机器学习衍生的自动预警系统，该系统可以在发生低血压之前就对其进行预测，这可能有助于防止进行非心脏手术的患者发生有害的血流动力学波动。

常用麻醉药最常见的心血管作用是降低全身血管阻力。吸入麻醉药等通过多种机制降低交感神经张力，这些机制最终导致血管舒张并可能导致低血压。静脉麻醉药（如丙泊酚）也可引起剂量依赖性血管舒张并降低全身血压水平。尽管有相关研究，但没有确凿的证据表明使用何种麻醉药来预防心血管不良反应。因此，指南建议麻醉药的选择应基于预防心肌缺血以外的因素。

（二）心肌缺血的监测

大多数缺血性并发症发生在手术后 48h 内，并且通常无症状，因此鼓励对心血管高风险患者进行仔细的临床评估并密切监测心电图及心脏生物标志物。但是，术后常规心脏生物标志物检测的价值仍存在争议。VISION 研究旨在评估两个独立队列中术后肌钙蛋白升高的预后重要性，这两个独立的队列包括 36 000 多例接受非心脏手术的患者。其研究结果显示，非心脏手术后肌钙蛋白水平升高的患者比例高达 18%，无论是否同时存在心肌缺血特征，通过标准或高灵敏度测定法测量的峰值均可以预测 30d 死亡率。非心脏手术后心肌损伤的病理生理机制仍不清楚，但对围手术期心肌梗死进行调查的研究结果表明，氧供需不平衡导致的局部缺血是造成此类事件的主要原因。无论如何，术后心肌损伤的预后结局似乎与已确定的心肌梗死诊断相似，符合额外的缺血标。

早诊断与早治疗是救治疾病的普遍原则，生物学标记物的即时检测（point of care testing，POCT）十分重要。POCT 的特点包括仪器小型化、操作简单化、结果报告即时化、不受时间与地点限制等。目前，临床使用较多的心血管生物标志物包括：反映心肌功能的肌钙蛋白、肌酸激酶同工酶、肌红蛋白、心脏型脂肪酸结合蛋白等；反映心脏功能的脑利尿钠肽（BNP）或 N-末端脑利尿钠肽前体（NT-proBNP）等；反映心血管炎症状态的 C 反应蛋白、白细胞介素 6 等；以及反映机体血小板功能与凝血机制的 D-二聚体、纤维蛋白原等。其中，肌钙蛋白、BNP/NT-proBNP 符合反映心肌损伤和心脏功能的理想标记物特点，其 POCT 具有突出的急症救治意义。

通常认为，能反映急性心肌损伤或功能变化的理想标记物应具备下述特点：①高度的心肌特异性；②高度的灵敏性，即在心肌损伤或功能受累异常后很快释放到血循环中并可被检测到，同时在血循环中的持续时间即窗口期足够长；③血循环中的心肌损伤或功能异常标志物浓度与损伤程度或功能异常程度有一定关系；④检测方法简便，速度快；⑤其应用价值已获临床证实。前述标记物中，cTnT、BNP/NT-proBNP 符合反映心肌损伤和心脏功能的理想标记物特点，其 POCT 具有突出的急症救治意义。

术后血清 BNP 水平升高也与病残和死亡的风险增加相关，但尚未将此生物标志物的测量方法纳入常规临床实践中。正在进行的研究将有助于确定不同心脏生物标志物在围手术期风险分层和及早发现可预防的心血管并发症方面的临床应用。

（三）药理学策略

常见的是抗血栓治疗。许多接受非心脏手术的老年患者被要求接受长期抗血小板治疗（最常见的是阿司匹林），用于心血管事件的二级预防。POISE-2 试验是最大的随机安慰剂对照研究，对 10 010 例年龄≥45 岁且患有心血管疾病或有心血管并发症风险的患者（定义为存在三个或更多风险标准）进行非心脏手术围手术期常规阿司匹林给药策略的研究。该试验排除了手术前<6 周接受裸金属支架（BMS）或手术前<1 年接受药物洗脱支架（DES）的患者。阿司匹林组（7.0%）和安慰剂组（7.1%）在 30d 的死亡或非致死性心肌梗死的主要复合结果无明显差异。但是，与安慰剂相比，阿司匹林的使用在手术后 7d 内增加了大出血的风险。这项试验提供了重要的证据，反对围手术期开始或继续使用阿司匹林治疗心血管疾病患者或有心血管疾病风险的患者。尽管如此，如果血栓形成风险超过围手术期出血风险，抗血栓治疗可能仍然适用于这些患者。来自POISE-2 研究的亚组分析涉及 470 例在非心脏手术前>1 年植入冠状动脉支架的患者，发现围手术期阿司匹林治疗显著降低了死亡或非致命性心肌梗死的风险。相比之下，一项临床试验比较了 291 例已接受抗血小板治疗二级预防的患者在中危或高危非心脏手术前维持或中断阿司匹林治疗的效果，发现两种策略之间血栓形成或出血事件的发生率无差异。虽然观察数据表明阿司匹林用于治疗围手术期心肌梗死的潜在生存获益，但迄今为止尚无随机试验评估该治疗策略。此外，鉴于只有少数术后血清肌钙蛋白水平升高的患者出现缺血性症状或诊断出心肌梗死，这些患者的最佳治疗策略仍是争论的焦点，仍需要更多研究来确定围手术期心肌缺血的检测和药物治疗的最佳方法。

（四）其他疗法

他汀类药物、β受体阻滞剂和肾素-血管紧张素-醛固酮系统抑制剂［血管紧张素转换酶抑制剂（ACEI）或血管紧张素受体阻滞剂（ARB）］是预防心血管事件的基石。围手术期是否停止或继续使用任何心血管药物应根据心脏风险与手术风险综合决定。POISE 试验中的研究者纳入 8 351 例计划进行非心脏手术的患有 CAD 或有 CAD 风险的患者，并将他们随机分配至琥珀酸美托洛尔组或安慰剂组。结果表明美托洛尔治疗与减少心肌梗死有关，但也增加死亡率，增加脑卒中和临床低血压发生率。随后的 Meta 分析中也报告了与 β 受体阻滞剂相关的脑卒中发生率和病死率增加。根据目前的证据，尚不清楚在非心脏手术患者中使用 β 受体阻滞剂作为预防剂的益处。指南鼓励已经接受长期治疗的患者围手术期继续进行 β 受体阻滞剂治疗，对于计划进行高风险手术的初次接受治疗的患者可以考虑开始使用。

他汀类药物对稳定斑块、减少炎症、恢复内皮功能和减少血栓形成具有有利作用，因此在心血管疾病的二级预防中起着明确的作用。欧洲和美国指南建议对于已经接受慢性治疗的患者围手术期继续使用他汀类药物。他汀类药物的多效性和降低胆固醇的作用在围手术期可能是保护性的，尤其是在接受血管手术的患者中。因此，指南建议应考虑在接受血管手术的先前未经治疗的患者中开始使用他汀类药物。

鉴于多项研究显示围手术期低血压的风险增加，并且对心血管结局和死亡率的影响各不相同，因此尚不清楚在非心脏手术时是否应继续围手术期使用 ACEI 和 ARB 类药。鉴于现有证据质量低下，不同指南在非心脏外科手术中使用 ACEI 或 ARB 类药的建议不一致。2017 年加拿大指南建议，接受慢性治疗的患者在非心脏手术前 24h 停用 ACEI 或 ARB 类药。目前正在进行一项大型的多中心随机对照试验，将阐明这一主题。

五、干预策略

CAD 的存在与围手术期不良心脏事件的风险增加有关。对 11 项评估非心脏手术前冠状动脉 CTA 的研究进行的 Meta 分析显示，发生围手术期不良心脏事件的风险随着 CAD 严重程度增加而逐渐增加。尽管如此，手术前冠状动脉血运重建似乎并未改善围手术期结局。对于病情稳定患者和无症状患者，非心脏手术前不建议常规的预防性冠状动脉血运重建。但是，在进行术前血运重建的临床情况下，

鉴于有证据表明无聚合物和耐用聚合物 DES 支架的安全性和有效性，仅需 1 个月的双重抗血小板治疗，因此应首选新一代 DES 支架。

（一）血小板功能评价

血小板功能测试可以评估治疗中血小板对刺激性激动剂的反应程度。在有效抑制血小板的情况下，血小板反应性通常被称为低；如果血小板反应性较正常状态基本保持不变，则称为高反应性。当前有各种各样的血小板功能测定，每种都有特定的临床应用。在外科手术中，如果由于出血原因需要在术前暂停抗血小板治疗，则需要足够的时间来恢复血小板功能以保证足够的止血能力。同时，在等待手术时患者长时间暴露于血小板高反应性可能会增加血栓形成等并发症的风险，尤其对于有双联抗血小板治疗（dual antiplatelet therapy，DAPT）适应证的患者。一些学会已经发布了关于术前抗血小板停药的标准时间表建议，这基本上取决于药物类型和手术类型。但是，这种"一刀切"的方法没有考虑到抗血小板药物停药后药效学反应性（尤其是氯吡格雷）和血小板功能恢复的个体间差异。为此，进行实时的血小板功能监测可能有助于确定可以在恢复血小板反应性后立即安全进行手术的患者。血小板功能测试的另一个潜在作用是指导与心脏手术相关凝血障碍相关的围手术期出血的处理。根据血小板反应性的客观评估得出的个体化术前等待期，而不是标准的预先指定的等待期，可以更好地预测出血并指导非心脏手术患者的手术时机。

1. 冠状动脉支架与非心脏手术　在接受冠状动脉支架置入术的患者中，高达 25% 的患者在接下来 2 年内需要行非心脏手术。有证据表明，在所有拟行手术患者中，那些有冠状动脉支架的患者围手术期发生缺血和出血并发症的概率更高。在 PCI 早期的病例系列，记录了在放置支架后数周内接受非心脏手术的患者的灾难性结局，其中大多数被认为与支架血栓形成有关。支架血栓形成是一种罕见的但危及生命的 PCI 并发症，并涉及在先前已植入支架的部位血管突然闭塞，这可能导致急性心肌梗死甚至死亡，病死率高达 45%。支架血栓形成的致病机制是多因素的，取决于患者相关因素、设备相关因素和手术相关因素。在过去 15 年中，新的支架类型引入，血运重建技术的进步以及 DAPT 的广泛采用，已导致支架血栓形成的发生率大大降低。因此，PCI 后的非心脏手术已变得更加安全可行，但血栓形成风险仍然存在。实际上，冠状动脉病变和氧供不均被证明是与非心脏手术有关的大部分心肌梗死的原因。在这种情况下，近期冠状动脉支架植入患者的抗血小板治疗管理具有重要的预后作用，并面临许多重要挑战。对近期接受 PCI 手术的患者血栓形成和出血风险的错误认识可能导致抗凝血酶药物的不当使用，可能引发而非预防围手术期并发症。因此，定义继续或不使用抗血小板治疗的风险-效益权衡需要了解外科手术中血栓形成和出血风险的关键决定因素。

（二）血栓形成风险的决定因素

一些众所周知的血栓事件预测因子包括患者相关的临床和血管造影特征以及 PCI 相关特征，与接受手术的个体相关。

1. 临床特征　在接受非心脏手术的患者中，先前有冠状动脉支架置入手术史本身就意味着年龄较大、病情较重，其心血管相关疾病的患病率较高。与普通人群一样，近期心肌梗死病史是手术患者心脏不良事件的最有力预测因素之一，其他预后变量包括高龄和基础疾病，如心力衰竭、糖尿病和慢性肾病等。

ACS 包括一系列与动脉粥样硬化斑块不稳定和凝血通路长期激活相关的病理事件。急性冠脉综合征患者的心血管风险增加，即使在成功地血管重建后，心血管风险仍比慢性冠脉综合征患者高。因此，指南建议 ACS 患者使用一个更密集的抗血小板方案。因此，需要暂时中断抗血小板治疗的主要外科手术可能会导致炎症和血栓前状态升高，从而增加心血管并发症的风险，尤其是在近期患急性冠脉综合征的患者中。

2. 血管造影特征　CAD 的解剖学范围和复杂性与 PCI 后发生心血管事件的风险相关，在指导治疗策略中至关重要。冠状动脉 CTA 显示有高危易损斑块的患者更容易发生 ACS。因此，使用无创成像技术评估冠状动脉斑块负荷和成分可以提供手术患者血栓形成风险的进一步信息。

3. 从 PCI 到手术时间　从支架置入到非心脏手术之间的时间段被广泛报道为预后不良的最重要的决定因素之一。多项研究强调了围手术期不良心脏事件的发生风险与 PCI 术后时间之间的反比关系。观察数据表明，当在支架置入后 4~6 周内进行手术时，血栓并发症的风险最高。虽然血栓形成的风险随着时间的推移逐渐减弱，但在 PCI 术后至少 6 个月内，甚至 2~3 年内，血栓形成的风险可能会持续升高。事实上，即使在没有外科手术的情况下，PCI 术后的最初阶段，包括支架血栓在内的不良事件的风险仍然存在。为了解决这一研究设计的局限性，一项大型队列研究将 2 年内接受非心脏手术的患者与仅接受冠状动脉支架置入术的患者进行了配对。尽管两组在 PCI 术后早期发生的不良心脏事件的发生率均较高，但如果在 PCI 后的前 6 周内进行手术，非心脏手术会带来不良心脏事件的发生率增加的风险，并在 6 个月后稳定下来。

根据欧洲指南，如果在整个围手术期都能维持阿司匹林治疗，PCI 术后 1 个月后，无论支架类型如何，都可以进行需要停用 P2Y12 抑制剂的择期手术。但对于有高血栓风险的 ACS 患者，择期手术可能会推迟 6 个月。相反，美国指南根据置入的支架类型提供时间表建议。停用 DAPT 的择期手术最好在 DES 置入后 6 个月内进行，但如果延迟手术的风险大于支架血栓形成的风险，可以考虑在 3~6 个月内进行手术。对于置入 BMS 的患者，PCI 术后 1 个月可以安全地进行手术。

4. 支架类型　开发 DES 支架是为了解决与 BMS 支架相关的高再狭窄率和重复血管重建。然而，DES 支架维持管腔通畅的抗增殖机制要求 DAPT 的持续时间更长。如上所述，美国指南建议 PCI 术后的手术时机应根据支架类型而定，但支持这一建议的证据不足。一些研究未能证明支架类型与术后结果之间的任何关系。相比之下，意大利的一个多中心注册研究记录了手术时机和支架类型与术后缺血事件之间的重要相互作用。与 BMS 支架相比，新一代 DES 支架在 PCI 术后 0~6 个月进行手术时似乎更安全，而旧一代 BMS 支架在所有时间点的预后都较差。

在当前临床实践中，支架的选择主要受患者特征和其他情况的影响。因此，尚不清楚支架类型是血栓形成事件的主要原因还是仅仅是危险标志。除支架类型外，其他与 PCI 相关的因素可能对手术后患者的预后产生更大影响，尤其是因为新一代 DES 支架在短期的 DAPT 治疗后被证明是安全的。关于 PCI 复杂性，病变和手术特点增加早期和晚期支架血栓形成的风险，以及多血管 PCI、支架总长度和分叉病变的双支架治疗等用于定义 PCI 的复杂性。靶病变复杂的解剖结构与围手术期心脏不良事件的高发生率有关。鉴于临床试验的事后分析已经证明了将复杂 PCI 患者的 DAPT 持续时间延长至至少 12 个月的潜在益处，因此需要早期中断 DAPT 的非心脏外科手术值得谨慎。

六、出血风险的决定因素

手术患者出血风险的特征取决于两个因素：特定手术的出血并发症的预期风险以及存在增加出血倾向的基线临床状况。

（一）手术相关因素

与特定手术类型相关的出血风险取决于潜在的失血量以及实现局部止血的预期难度。值得注意的是，在某些外科手术中，止血不良可能影响患者预后，尽管出血的预估量不大。根据这些原则，一个多学科的专家合作为不同外科专业的各种干预措施提供了一个实用的出血风险分类。然而，这种系统化分级手术风险的正式尝试仅适用于有限数量的手术。在无数种可能的临床情况下，无数潜在的干预措施和技术使单一而又全面的分类难以实现。影响围手术期出血风险的另一个关键方面与手术发生的环境有关。如果需要中断 DAPT 治疗，择期手术的实施则需要安排足够的时间来进行个体风险的仔细评估，并使血小板功能恢复，而不可延期的手术可引起更高的出血并发症风险。

（二）患者相关因素

手术前的出血风险评估包括获得先前出血事件的信息、出血前的临床和基础疾病情况，以及可能干扰凝血活动的任何药物。在患有遗传性或获得性出血疾病（例如血友病、血小板缺陷或血管性血友病）的患者中，越来越需要关注围手术期的止血治疗。尽管如此，只要有一个最佳的手术计划和明智地使用止血剂和血液制品，大多数手术都可以安全地进行。慢性肾脏病或肝病患者也可能出现出血异常,这是凝血级联改变、血小板和血管壁功能障碍以及抗血栓药物清除率降低等多因素造成的。尽管对接受手术患者的研究主要集中在那些有严重和终末期疾病的患者身上,但研究结果清楚地表明出血并发症过多则生存率降低。贫血和血小板减少症,无论是以前诊断出来的还是术前检查确定的,通常与高龄和多个合并症相一致,因此是死亡率和围手术期输血需求的有力预测因素。

七、围手术期抗血小板处理

过早停用 DAPT 是支架血栓形成的一个无可争议的预测因素,但抗血小板治疗停药对非心脏手术患者的影响一直存在争议。围手术期抗血小板治疗的大多数数据来自小型观察性研究,这些研究受到暴露于非随机变量的限制。此外,所有此类研究都是针对实际接受手术的患者进行的。因此,排除因 DAPT 中断但在预定程序之前因不良事件而取消手术的患者会引入重要的选择偏见。

迄今为止,指导支架置入患者围手术期抗血小板治疗的现有证据仍存在争议。大量研究尚未证明不良心脏事件与手术时抗血小板治疗之间有任何显著相关性。相反,其他研究表明,在近期冠状动脉支架置入术患者中,中断 DAPT 会增加不良后果的风险,尤其是在 PCI 术后早期(阿司匹林和噻吩吡啶治疗)以及术前 5d 以上中断 DAPT 的患者中。关于手术出血风险,抗血小板治疗的因果关系更直观,证据也更一致。总的来说,在解释观察数据时,应将抗血小板治疗视为感知的血栓形成和出血风险的标志物,而不应视为作用调节剂。在获得能够说明围手术期抗血小板治疗在冠状动脉支架患者中作用的随机试验数据之前,需要大量的前瞻性研究来描述当前的现实并确定该公共卫生问题的负担。

根据当前指南,抗血小板治疗的围手术期管理需要心脏病学专家、外科医师和其他围手术期专家(例如麻醉科医师)进行多学科讨论,以评估血栓形成和出血风险之间的权衡。值得注意的是,许多危险因素与出血和血栓形成有关,因为这两种情况经常并存。更复杂的是,经历围手术期出血事件的患者血栓形成事件的风险更高。这种复杂的难题反映在血栓形成和出血预防策略之间的微妙平衡上。但由于缺乏确凿的证据来支持具体的建议,当前指南仅提供了有限的见解和一般指导。为解决这一知识鸿沟,来自不同国家相关学会的许多专家协作组已经发布了实用建议,根据血栓形成事件的预测个体风险和出血并发症的预期风险,标准化不同手术环境下的抗血小板管理。

总的来说,大多数外科手术都可以在接受阿司匹林治疗的患者中安全地进行,但与出血并发症风险非常高的手术无关。对于近期因支架置入或 ACS 而出现 DAPT 适应证的患者,如果择期手术需要中止 P2Y12 抑制剂治疗,则应始终考虑将手术推迟至建议的 DAPT 疗程之后,并权衡这种延迟的可能影响。如果手术是时间敏感性的,并且不能

推迟到建议的时间线以后,如果需要中断 DAPT,则应考虑与静脉内抗血小板药物桥接。

在非心脏手术之前终止抗血小板治疗的最佳持续时间对应于最小时间间隔,该最小时间间隔可以抵消与抗血小板作用相关的出血风险。应根据手术日期明智地停止口服 P2Y12 抑制剂。停用 P2Y12 抑制剂后非心脏手术的最小延迟时间是:氯吡格雷 5d、替卡格雷 3d、普拉格雷 7d。但是,根据不同的国家和专业准则,这些时间范围会有所不同,建议的 P2Y12 抑制剂停药期应在手术前 7~10d。如果还需要中断阿司匹林,则其不可逆的抗血小板作用的清除需要 7~10d(相当于血小板的平均寿命)才能使循环的血小板完全周转。尽管如此,获得足够的止血能力并不需要完全恢复被阿司匹林抑制的血小板功能。因此,对于大多数主要的有创性手术,在手术前 3~5d 停用阿司匹林可能就足够了。

手术后一旦止血,应尽快以负荷剂量重新开始口服 P2Y12 抑制剂(最佳于 48h 内)。在出血并发症风险高的患者中,应优先使用氯吡格雷而不是更有效的药物。如果术后胃肠功能受损,例如在接受腹部手术的患者中可以使用静脉输注抗血小板药物直至恢复。

八、紧急或限期手术

(一)血小板功能恢复

如果接受抗血小板治疗的患者需要紧急或限期手术,则可以尝试通过输注血小板来恢复血小板功能。只有在血中不再检测到口服抗血小板药的活性代谢产物后才应进行血小板输注,以避免抑制新输注的血小板。特别应避免在最后一次服用噻吩吡啶的 4~6h 或服用替卡格雷后的 10~12h 内输注血小板。但是,这些时间限制可能会限制血小板输注的可行性,尤其是在需要立即中和引起过多出血的抗血小板作用的情况下。

(二)桥接方案

桥接抗血小板疗法涉及从口服抗血小板方案到静脉抗血小板方案的暂时转变。考虑使用静脉注射剂的原因是它的抗血小板作用迅速起效和抵消。该策略可能在接受 DAPT 的非延期手术的患者中有用,因为他们停药或继续进行抗血小板治疗会导致血栓性或出血性并发症的高风险。值得注意的是,桥接需要 DAPT 的患者要使用抗血小板药而不是抗凝药。事实上,围手术期使用肠外抗凝剂(如普通肝素和低分子量肝素)会增加出血风险。此外,普通肝素是血小板活化的诱导剂,可能有利于血栓栓塞事件的发生。坎格雷洛(cangrelor)和小分子糖蛋白Ⅱb/Ⅲa(GPⅡb/Ⅲa)抑制剂是唯一可用于临床的静脉内抗血小板药,但这两种药物具有不同的药理特性。坎格雷洛通过 P2Y12 受体的可逆结合诱导血小板立即抑制。由于坎格雷洛的半衰期较短(3~5min),血小板功能在停止输注后 30~60min 内恢复。

小分子 GPⅡb/Ⅲa 抑制剂(依替巴肽或替罗非班)可通过靶向血小板表面的 GPⅡb/Ⅲa 受体来几乎完全抑制血小板聚集。与坎格雷洛相反,尚未建立使用 GPⅡb/Ⅲa 抑制剂的专用桥接剂量方案。GPⅡb/Ⅲa 抑制剂目前用于 PCI 的剂量已知有一个较慢的抵消作用,并需要在肌酐清除率降低的患者中进行剂量调整。总体而言,这些特征增加了围手术期出血并发症的可能性,并导致当前实践中使用 GPⅡb/Ⅲa 抑制剂的频率降低,这主要限于应对手术中大量血栓负荷的紧急情况。根据欧洲指南,如果阿司匹林和 P2Y12 抑制剂治疗必须在围手术期停止,特别是在 PCI 术后 1 个月内,可以考虑静脉注射抗血小板药物的桥接策略。相比之下,美国的指导方针没有提供关于衔接的具体建议,并承认没有令人信服的证据支持这种做法。

九、口服抗凝剂的围手术期管理

冠心病患者接受口服抗凝剂(novel oral anticoagulants, NOAC)治疗时,可能会出现两种关键情况,这主要取决于患者是否曾进行过 PCI。既往 PCI 的患者在接受三重抗栓治疗、双重抗栓治疗或 NOAC 治疗时,理论上可以接受手术。相反,稳定的冠心病患者如果没有 PCI,一般只接受 NOAC 治疗,除非感觉到缺血事件的高风险大于出血的风险,添加单一抗血小板药物是合理的。鉴于在非心脏外科手术中使用 NOAC 是出血的危险因素,考虑抗栓治疗的风险与收益之间的平衡,可能会导致对有或没有冠状动脉支架的冠心病患者的初始抗血小板策略进行重新评估和简化。

由于需要进行外科手术,大约 1/4 接受 NOAC 治疗的患者需要在治疗开始后的 2 年内暂时中断治疗。在华法林治疗的患者中,BRIDGE 试验结果表明,就动脉血栓栓塞的发生率而言,上述桥接抗凝治疗不逊于低分子量肝素桥接治疗,并且出血事件更少。欧洲心律协会 2018 年关于房颤患者使用 NOAC 的指南,为基于外科手术的围手术期管理提供了出血风险管控实用建议。可以安全地进行较小出血风险的小型外科手术,无须中断 NOAC。在出血风险低的外科手术中,如果肾功能正常,则应在手术前 24h 服用最后一剂 NOAC。在肾功能不全的情况下,应根据估计的肌酐清除率仔细调整 NOAC 的中断时间,特别是在接受达比加群治疗的患者中。对于与高出血风险相关的外科手术,这些时间间隔要加倍。目前,对于使用 NOAC 和抗血小板药联合治疗的患者的围手术期治疗,尚未提出具体建议。然而,从其他临床环境中获得的证据可用于指导治疗策略。研究表明,未接受 NOAC 治疗的房颤患者发生血栓栓塞事件的风险会随着时间的推移逐渐增加。相反,在近期行支架置入术的患者中,与抗血小板治疗停止相关的血栓形成事件往往发生在血小板抑制停止之后。NOAC 与抗血小板治疗对出血并发症方面的作用区别尚不清楚,很大程度上取决于所考虑的药物类型和组合,但历史证据表明,就出血风险而言,阿司匹林单药治疗是最安全的方案。此外,围手术期中断 NOAC 治疗可能比中断抗血小板治疗更为实用,因为即使在没有桥接方案的情况下,它们的作用也会迅速消失,并被证明是安全的。总之,这些观察结果表明,对于接受非心脏手术的房颤和近期接受双重或三联抗栓治疗的 PCI 患者,围手术期维持抗血小板治疗和中断 NOAC 治疗可能是最合适的策略。最后,如果需要紧急手术,应立即中断 NOAC 治疗。对于急诊手术,应考虑使用艾达司珠单抗逆转达比加群。在急诊手术的环境中,尚未研究使用安达沙胺 α 作为因子Ⅹa 抑制剂的解毒剂的用途。如果没有特定的逆转剂,则可以使用凝血酶原复合物浓缩物。如果可能,应将急诊手术推迟到最后一次 NOAC 给药后的 12～24h。在这种情况下,应先获得一份完整的凝血分析报告。

十、结论

冠心病患者是接受非心脏手术患者中的易损人群,因其对手术压力引起的不良心脏事件的敏感性增加。有关术前风险评估和围手术期管理的临床决策很复杂,需要进行个性化评估。对每个患者的心脏风险的评估取决于在外科手术类型和紧急程度的背景下临床特征的仔细评估。在过去的二十年里,关于不同的药理学和干预策略在减少心血管疾病患者围手术期并发症的作用方面证据相互矛盾,留下了一些问题没有得到解答。这些不确定性导致国际社会发布的建议对日常实践的适用性有限,尤其是近期冠状动脉支架置入术患者围手术期处理的模糊性引起了人们的极大关注。尽管这种模棱两可可能部分是对过去第一代支架血栓形成经验的一种下意识反应,但仍有一部分外科患者在围手术期停用抗血小板治疗可能是致命的。通常,应考虑推迟非心脏择期手术,直至完成推荐的抗血小板治疗。如果不能推迟手术,则继续或停止抗血小板治疗的决定必须由涉及围手术期治疗的多学科专家共同决策。这种协作方法对于了解患者及手术相关因素对出血和血栓形成并发症风险的相对影响至关重要。静脉注射抗血小板药物的桥接方案已被提议用于心脏并发症高危者的围手术期处理,然而支持这些做法的临床数据仍然有限。最终,随着冠心病治疗模式的不断发展,仍然迫切需要与更现代人群相关的证据。精细的支架技术和新的治疗靶点,拓宽了冠心病患者的治疗选择。这些创新是否有潜力改善冠心病患者接受非心脏手术的治疗质量和临床结果尚待观察。

(苏畅 范晓华 薄禄龙 邓小明)

参 考 文 献

[1] SMILOWITZ N R, GUPTA N, RAMAKRISHNA H, et al. Perioperative major adverse cardiovascular and cerebrovascular events associated with noncardiac surgery[J]. JAMA Cardiology, 2017, 2(2): 181-187.

[2] LANDESBERG G, BEATTIE W S, MOSSERI M, et al. Perioperative myocardial infarction[J]. Circulation, 2009,

119(22):2936-2944.

[3] FLEISHER L A, FLEISCHMANN K E, AUERBACH A D, et al. 2014 ACC/AHA guideline on perioperative cardiovascular evaluation and management of patients undergoing noncardiac surgery:a report of the american college of cardiology/American Heart Association Task Force on practice guidelines[J]. Journal of the American College of Cardiology,2014,64(22):e77-e137.

[4] WIJEYSUNDERA D N,PEARSE R M,SHULMAN M A, et al. Assessment of functional capacity before major noncardiac surgery:an international,prospective cohort study [J]. The Lancet,2018,391(10140):2631-2640.

[5] DUCEPPE E,PARLOW J,MACDONALD P,et al. Canadian cardiovascular society guidelines on perioperative cardiac risk assessment and management for patients who undergo noncardiac surgery[J]. Canadian Journal of Cardiology,2017,33(1):17-32.

[6] THYGESEN K, ALPERT J S,JAFFE A S, et al. Fourth universal definition of myocardial infarction(2018)[J]. European Heart Journal,2019,40(3):237-269.

[7] ABBOTT T E F, ACKLAND G L, ARCHBOLD R A, et al. Preoperative heart rate and myocardial injury after noncardiac surgery:results of a predefined secondary analysis of the VISION study[J]. BJA:British Journal of Anaesthesia,2016,117(2):172-181.

[8] SESSLER D I,BLOOMSTONE J A,ARONSON S,et al. Perioperative quality initiative consensus statement on intraoperative blood pressure,risk and outcomes for elective surgery[J]. British Journal of Anaesthesia, 2019, 122(5):563-574.

[9] SHETH T,NATARAJAN M K,HSIEH V,et al. Incidence of thrombosis in perioperative and non-operative myocardial infarction[J]. British Journal of Anaesthesia,2018, 120(4):725-733.

[10] PUELACHER C,LURATI BUSE G,SEEBERGER D,et al. Perioperative myocardial injury after noncardiac surgery:incidence,mortality,and characterization[J]. Circulation,2018,137(12):1221-1232.

[11] BOTTO F,ALONSO-COELLO P,CHAN M T,et al. Myocardial injury after noncardiac surgery:a large,international,prospective cohort study establishing diagnostic criteria,characteristics,predictors,and 30-day outcomes [J]. Anesthesiology,2014,120(3):564-578.

[12] WIJEYSUNDERA D N,DUNCAN D,NKONDE-PRICE C,et al. Perioperative beta blockade in noncardiac surgery:a systematic review for the 2014 ACC/AHA guideline on perioperative cardiovascular evaluation and management of patients undergoing noncardiac surgery:a re-

port of the american college of cardiology/american heart association task force on practice guidelines[J]. Circulation,2014,130(24):2246-2264.

[13] KOSHY A N,HA F J,GOW P J,et al. Computed tomographic coronary angiography in risk stratification prior to non-cardiac surgery:a systematic review and meta-analysis[J]. Heart,2019,105(17):1335-1342.

[14] VALGIMIGLI M,BUENO H,BYRNE R A,et al. 2017 ESC focused update on dual antiplatelet therapy in coronary artery disease developed in collaboration with EACTS:the task force for dual antiplatelet therapy in coronary artery disease of the european society of cardiology(ESC)and of the european association for cardio-thoracic surgery(EACTS)[J]. European Heart Journal, 2018,39(3):213-260.

[15] BOER C,MEESTERS M I,MILOJEVIC M,et al. 2017 EACTS/EACTA guidelines on patient blood management for adult cardiac surgery[J]. Journal of Cardiothoracic and Vascular Anesthesia,2018,32(1):88-120.

[16] MAHLA E,METZLER H,BORNEMANN-CIMENTI H, et al. Platelet inhibition and bleeding in patients undergoing non-cardiac surgery—the BIANCA observational study[J]. Thrombosis and Haemostasis,2018,118(05): 864-872.

[17] HAWN M T,GRAHAM L A,RICHMAN J R,et al. The incidence and timing of noncardiac surgery after cardiac stent implantation[J]. Journal of the American College of Surgeons,2012,214(4):658-666.

[18] MAHMOUD K D,SANON S,HABERMANN E B,et al. Perioperative cardiovascular risk of prior coronary stent implantation among patients undergoing noncardiac surgery[J]. Journal of the American College of Cardiology, 2016,67(9):1038-1049.

[19] GORI T,POLIMENI A,INDOLFI C,et al. Predictors of stent thrombosis and their implications for clinical practice[J]. Nature Reviews Cardiology, 2019, 16(4): 243-256.

[20] ALBALADEJO P,MARRET E,SAMAMA C M,et al. Non-cardiac surgery in patients with coronary stents:the RECO study[J]. Heart,2011,97(19):1566-1572.

[21] ROSSINI R,TARANTINI G,MUSUMECI G,et al. A multidisciplinary approach on the perioperative antithrombotic management of patients with coronary stents undergoing surgery:surgery after stenting 2[J]. JACC: Cardiovascular Interventions,2018,11(5):417-434.

[22] RODRIGUEZ A,GUILERA N,MASES A,et al. Management of antiplatelet therapy in patients with coronary stents undergoing noncardiac surgery:association with

adverse events[J]. British Journal of Anaesthesia,2018, 120(1):67-76.

[23] BHATT D L,EAGLE K A,OHMAN E M,et al. Comparative determinants of 4-year cardiovascular event rates in stable outpatients at risk of or with atherothrombosis[J]. JAMA,2010,304(12):1350-1357.

[24] LIVHITS M,KO C Y,LEONARDI M J,et al. Risk of surgery following recent myocardial infarction[J]. Annals of Surgery,2011,253(5):857-864.

[25] HAWN M T,GRAHAM L A,RICHMAN J S,et al. Risk of major adverse cardiac events following noncardiac surgery in patients with coronary stents[J]. JAMA,2013, 310(14):1462-1472.

[26] SMILOWITZ N R,BANCO D,KATZ S D,et al. Association between heart failure and perioperative outcomes in patients undergoing non-cardiac surgery[J]. European Heart Journal-Quality of Care and Clinical Outcomes, 2021,7(1):68-75.

[27] KEREIAKES D J,YEH R W,MASSARO J M,et al. DAPT score utility for risk prediction in patients with or without previous myocardial infarction[J]. Journal of the American College of Cardiology, 2016, 67 (21): 2492-2502.

[28] HOLCOMB C N,HOLLIS R H,GRAHAM L A,et al. Association of coronary stent indication with postoperative outcomes following noncardiac surgery[J]. JAMA Surgery,2016,151(5):462-469.

[29] ARMSTRONG E J,GRAHAM L,WALDO S W,et al. Patient and lesion-specific characteristics predict risk of major adverse cardiovascular events among patients with previous percutaneous coronary intervention undergoing noncardiac surgery[J]. Catheterization and Cardiovascular Interventions,2017,89(4):617-627.

[30] NEUMANN F J,SOUSA-UVA M,AHLSSON A,et al. 2018 ESC/EACTS guidelines on myocardial revascularization[J]. European Heart Journal, 2019, 40 (2): 87-165.

[31] SERRUYS P W,MORICE M C,KAPPETEIN A P,et al. Percutaneous coronary intervention versus coronary-artery bypass grafting for severe coronary artery disease [J]. New England Journal of Medicine,2009,360(10): 961-972.

[32] ARMSTRONG E J,GRAHAM L A,WALDO S W,et al. Incomplete revascularization is associated with an increased risk for major adverse cardiovascular events among patients undergoing noncardiac surgery[J]. JACC:Cardiovascular Interventions,2017,10(4):329-338.

[33] VIVAS D,ROLDAN I,FERRANDIS R,et al. Perioperative and periprocedural management of antithrombotic therapy:consensus document of SEC, sedar, seacv, sectcv, aec, secpre, sepd, sego, sehh, seth, semergen, semfyc,semg,semicyuc,semi,semes,separ,senec,seo, sepa,servei,secot and AEU[J]. Revista Española de Cardiología(English Edition),2018,71(7):553-564.

[34] URBAN P,MEHRAN R,COLLERAN R,et al. Defining high bleeding risk in patients undergoing percutaneous coronary intervention:a consensus document from the academic research consortium for high bleeding risk[J]. Circulation,2019,140(3):240-261.

[35] HOWELL S J,HOEKS S E,WEST R M,et al. Prospective observational cohort study of the association between antiplatelet therapy,bleeding and thrombosis in patients with coronary stents undergoing noncardiac surgery[J]. British Journal of Anaesthesia,2019,122(2):170-179.

[36] CAPODANNO D,MUSUMECI G,LETTIERI C,et al. Impact of bridging with perioperative low-molecular-weight heparin on cardiac and bleeding outcomes of stented patients undergoing non-cardiac surgery [J]. Thrombosis and Haemostasis,2015,114(08):423-431.

[37] CAPODANNO D,ANGIOLILLO D J. Management of antiplatelet therapy in patients with coronary artery disease requiring cardiac and noncardiac surgery[J]. Circulation,2013,128(25):2785-2798.

[38] DARGHAM B B,BASKAR A,TEJANI I,et al. Intravenous antiplatelet therapy bridging in patients undergoing cardiac or non-cardiac surgery following percutaneous coronary intervention[J]. Cardiovascular Revascularization Medicine,2019,20(9):805-811.

[39] KNUUTI J,WIJNS W,SARASTE A,et al. 2019 ESC guidelines for the diagnosis and management of chronic coronary syndromes:the task force for the diagnosis and management of chronic coronary syndromes of the european society of cardiology(ESC)[J]. European Heart Journal,2020,41(3):407-477.

69 肺移植术麻醉的研究进展

肺移植是终末期肺部疾病的唯一有效治疗方法。但其并发症多且病死率高，与急性排斥反应、感染、肺移植后的原发性移植物功能障碍及局部缺血/再灌注损伤、外科手术技术和麻醉管理、供体、体外循环或体外膜氧合（extracorporeal membrane oxygenation，ECMO）密切相关，严重限制了肺移植的发展，并影响了患者的预后。2020年肺移植术麻醉相关研究主要对ECMO在肺移植中的应用，肺保护以及肺移植相关模型建立等方面进行探讨，提出了相关应对措施，为肺移植的临床治疗提供了新思路。

一、体外膜氧合（ECMO）在肺移植中的应用

Liu等发现在严重的肺动脉高压（pulmonary arterial hypertension，PAH）患者中，麻醉诱导风险非常高，可能导致严重的心肺功能衰竭，对平均肺动脉压（mean pulmonary arterial pressure，mPAP）>50mmHg或肺动脉收缩压（pulmonary artery systolic pressure，PASP）>100mmHg以及心脏指数（CI）<2L/（min·m²）的严重PAH患者在麻醉诱导前进行ECMO辅助，患者血流动力学稳定且未发生与ECMO相关的并发症。术后患者均康复，且均未出现原发性移植物功能障碍。患者术后3个月心肺功能均恢复良好。

吴金波等探讨ECMO在不同原发病受者行双肺移植（bilateral-lung transplantation，BLTx）术中的应用效果，将受者分成非ECMO组和ECMO组，发现ECMO组手术时间、术后机械通气时间及ICU住院时间延长，但术后院内死亡率及住院时间无差异。特发性肺动脉高压（idiopathic pulmonary arterial hypertension，IPAH）受者术中均采用ECMO辅助，但特发性肺间质纤维化（idiopathic pulmonary interstitial fibrosis，IPF）受者ECMO应用比例较高，慢性阻塞性肺疾病受者未使用ECMO比例较高。ECMO应用比例随肺动脉压力、三尖瓣反流的严重程度和肺血管阻力增高而增加。从而得出结论，BLTx术中应用ECMO辅助是安全可行的。对于原发疾病为IPAH、IPF及术前合并重度PAP、三尖瓣反流和肺血管阻力的受者，BLTx期间可优先考虑ECMO支持，对于COPD受者可作为备选方案。

李小杉等探讨了静脉-动脉和静脉-静脉转流方式体外膜氧合辅助下肺移植临床效果。该研究回顾性分析了ECMO辅助下肺移植手术220例（V-A转流147例，V-V转流73例）的临床资料、术后并发症及短期生存状况的差异。结果发现，V-A组供者女性比例、手术时间、输血量和尿量均高于V-V组，但ECMO转流时间低于V-V组。术后再开胸、肺部感染、原发性移植物功能丧失及肾功能不全等并发症的发生率以及输血量和机械通气时间无差异，短期存活率无差异。ECMO转流时间与术后机械通气时间和短期存活率独立相关，转流时间12.0~23.9h、24.0~47.9h和≥48h的受者术后机械通气时间≥3d的风险分别是转流时间<12h者的7.48、12.30和16.02倍，术后短期死亡的风险分别是转流时间<12h者的2.21、2.73和6.63。得出结论V-A和V-V转流方式对肺移植受者术后并发症和短期存活率无影响，但转流时间对受者短期生存状况具有预测价值。

二、器官保护

朱国松等探讨了骨髓Sca-1间充质干细胞对肺移植后急性肺损伤中的影响。采用了大鼠自体左肺原位移植模型，将SD大鼠分为3组：C组，空白对照组；M组，模型组；B组，模型+骨髓Sca-1间充质干细胞组。术后48h取肺部组织标本进行检测。结果发现：①与C组比较，M组肺组织肺泡腔内渗出增多，肺泡腔狭窄，肺间质明显出血充血，肺泡间隔增厚，细胞浸润明显，肺实质所占的比例增加；与M组比较，B组肺组织镜下见轻度的病理改变，有少量的渗出物，肺间质出血充血减少，少量的细胞浸润，肺泡间隔轻微增厚。②与C组比较，M组大鼠PaO₂降低，肺含水率和PaCO₂升高；与M组比较，B组大鼠PaO₂升高，肺含水率降低，PaCO₂改善不明显。③C组比较，M组大鼠肺组织中氧化因子和炎症因子（MDA、H₂O₂、IL-6、TNF-α）水平升高；与M组比较，B组氧化因子和炎症因子水平降低。④与C组比较，M组大鼠肺组织中Ⅱ型肺泡上皮细胞标志物SPB和气道黏膜上皮细胞标志物CC10表达下调；与M组比较，B

组大鼠肺组织 SPB 和 CC10 表达上调。得出结论骨髓 Sca-1 间充质干细胞可通过抑制炎症反应及氧化损伤、修复损伤的上皮细胞，改善肺功能，减轻肺移植后急性肺损伤。

邢恩桐等探讨了冷缺血期氢混合气膨肺对大鼠肺移植后能量代谢的保护作用。将大鼠分为供体大鼠和受体大鼠组后，进一步分为三个亚组：对照组、氧气组和氢气组。冷缺血期对照组不使用气体膨肺，氧气组采用 40%O_2+60%N_2 膨肺，氢气组采用 3%H_2+40%O_2+57%N_2 膨肺，2h 后肺移植。受体大鼠于肺移植前、再灌注 3min、1h、2h 时行动脉血气分析检测，留取血清与移植肺组织。结果发现，与对照组比较，再灌注 2h 氢气组和氧气组 pH、BE、OI 明显升高，血清 IL-8、TNF-α 浓度明显降低，IL-10 浓度明显升高。与氧气组比较，再灌注 2h 氢气组 OI、pH、BE 明显升高，血清 IL-8、TNF-α 浓度明显降低，IL-10 浓度明显升高。LIS 评分氢气组明显高于氧气组。氢气组、氧气组移植肺组织病理损伤程度轻于对照组，氢气组轻于氧气组。与对照组比较，氧气组和氢气组受体大鼠移植肺组织中 Lac、PA 浓度明显降低，ATP 浓度升高，移植肺组织线粒体的面积、周长、费雷特径明显增大，线粒体圆度明显降低，嵴紊乱比例明显小于氧气组。得出结论冷缺血期氢混合气膨肺能提高大鼠移植肺氧合功能，降低乳酸/丙酮酸比值，减轻炎症反应，部分改善肺损伤，提高组织 ATP。

穆小波等探讨了术中回收式自体输血对肺移植患者凝血功能的影响。将非 ECMO 辅助下肺移植手术患者，分为自体输血组（CS 组）和非自体输血组（C 组）。分析患者资料，术前最后一次及术后第一次凝血酶时间（TT）、凝血酶原时间（PT）、活化部分凝血活酶时间（APTT）、国际标准化比值（INR）、纤维蛋白原（FIB）、血红蛋白（Hb）、血小板计数（PLT）；患者术中出血量、术中异体成分血输注量、术中羟乙基淀粉输注量；术后机械通气时间、重症监护治疗病房（ICU）滞留时间、术后住院天数、术后异体成分血输注量、术后生存率。结果发现与 C 组相比，CS 组双肺移植比例明显增高，术中出血量、羟乙基淀粉输注量明显增多。两组患者术中异体成分血输注量无差异。两组患者术前 TT、PT、APTT、INR、FIB、Hb、PLT 比较无差异；两组患者术毕 TT、PT、APTT、INR、FIB、Hb、PLT 比较无差异。CS 组及 C 组术后与术前的 TT、PT、APTT、INR 较术前明显延长或增大，FIB、Hb、PLT 较术前明显下降。两组患者术后机械通气时间、ICU 滞留时间、术后异体成分血输注量、术后 90d 生存率均无差异。两组患者术后 2 年的 Kaplan-Meier 生存曲线无差异。得出结论：术中 CS 对非 ECMO 辅助下肺移植受者凝血功能无不良影响。

陈文娟等探讨了七氟烷预处理对大鼠肺移植缺血再灌注损伤（ischemia and reperfusion injury，IRI）的保护作用及其对氧化应激指标的影响。将雄性 SD 大鼠分为 3 组：A 组仅开胸，不做肺部移植；B 组左肺移植后开放再灌注 2h；C 组在肺移植前用 1.5% 七氟烷预处理供体大鼠 30min。结果发现 PaO_2/FiO_2、Beclin-1 阳性细胞数、LC3-

Ⅱ/LC3-Ⅰ、肺组织匀浆液和血清中的超氧化物歧化酶（superoxide dismutase，SOD）、谷胱甘肽过氧化物酶（glutathione peroxidase，GSH-Px）过氧化氢酶（catalase，CAT）的数值为 A 组高于 C 组，C 组高于 B 组，Qs/Qt、肺湿干比、HE 染色肺病理损伤评分、肺组织细胞凋亡率、肺组织匀浆液和血清中的 ROS、MDA 的数值均为 B 组高于 C 组，C 组高于 A 组。得出结论七氟烷预处理对肺移植 IRI 有一定保护作用，并且可以明显改善移植肺组织和外周血清中氧化应激指标的水平。

三、构建肺移植体外肺灌注心死亡的动物模型

彭桂林等探讨构建肺移植心死亡猪动物模型，揭示体外肺灌注技术在肺损伤修复中的作用。将巴马小型猪分为供体组和受体组，供体组再分为体外肺灌注组和对照组，通过气管插管后脱氧法诱导缺氧并导致心死亡，体外肺灌注组供肺获取后经低温保存，并建立体外肺灌注系统，监测氧合指数、气道压力、肺血管阻力、肺顺应性、左房压力等指标，最终移植到受体猪中，评价体外肺灌注技术对供体肺的修复作用。结果发现体外肺灌注期间，体外肺灌注组氧合指数明显升高，肺血管阻力明显下降，肺动脉压力明显下降，气道压力明显下降。移植后实验组氧合指数表现稳定，对照组氧合指数在 120min 后出现下降，而且实验组氧合指数基线较对照组高。得出结论该方法可构建出重复性强的体外肺灌注心死亡猪动物模型。

四、继发性肺动脉高压对肺移植受者预后的影响

查涵宁探讨了继发性肺动脉高压（secondary pulmonary hypertension，SPH）对肺移植受者预后的影响。将肺移植受者根据术前平均肺动脉压（mPAP）分为正常组（mPAP<25mmHg）、低压组（25mmHg≤mPAP<40mmHg）和高压组（mPAP≥40mmHg），比较三组受者术前资料、术中情况、术后转归及存活情况。结果发现三组受者终末慢性肺病（chronic lung disease，CLD）分布有差异。mPAP 等级不同受者术中体外膜氧合（ECMO）支持的决策不同。正常组、低压组和高压组 2 年存活率无差异。术前心功能分级是影响 SPH 受者存活的独立危险因素，心功能Ⅲ/Ⅳ级的受者术后死亡风险是Ⅰ/Ⅱ级的 1.796 倍。得出结论 SPH 受者术前应重视心功能分级评估，在心功能失代偿早期选择手术可能获得更好的生存预期。

（包晓航 李洪）

参 考 文 献

[1] LIU M，GAO H，CHEN J，et al. Pre-anesthesia extracorporeal membrane oxygenation in two lung transplant recipi-

ents with severe pulmonary hypertension[J]. Case Reports in Medicine,2020,2020:1-3.

[2] 吴金波,刘民强,黄东晓,等.体外膜氧合在双肺移植术中的应用[J].中华器官移植杂志,2020,41(6):337-340.

[3] 李小杉,陈静瑜,于慧智,等.静脉-动脉和静脉-静脉转流方式体外膜氧合辅助下肺移植临床效果观察[J].中华器官移植杂志,2020,41(12):740-744.

[4] 朱国松、王广治、王开伟.骨髓 Sca-1 间充质干细胞对肺移植后急性肺损伤的影响[J].实用医学杂志,2020,36(22):38-41.

[5] 邢恩桐,郑盼盼,周华成.冷缺血期氢混合气膨肺对大鼠肺移植后的能量代谢保护作用[J].临床麻醉学杂志,2020,36(5):473-478.

[6] 穆小波,王雁娟,陈静瑜,等.回收式自体输血对肺移植患者凝血功能的影响观察[J].医药前沿,2020,10(31):19-21.

[7] 陈文娟,薛永耐.七氟烷预处理对肺移植缺血再灌注损伤大鼠的保护作用及对氧化应激指标的影响[J].实验动物科学,2020(4):15-20.

[8] 彭桂林,杨超,崔伟学,等.肺移植体外肺灌注心死亡猪动物模型的构建[J].中华实验外科杂志,2020,37(8):1541-1543.

[9] 查涵宁,李小杉,谢言虎,等.继发性肺动脉高压对肺移植受者预后的影响[J].中华器官移植杂志,2020,41(6):323-327.

70 术后肺部并发症围手术期风险因素及防治策略研究进展

术后肺部并发症（postoperative pulmonary complications，PPCs）是影响外科患者围手术期康复和预后的重要因素，然而目前尚没有较统一而又明确的PPCs定义。2015年欧洲麻醉学会根据欧洲围手术期临床结果（EPCO）定义，发表了《围手术期医学临床疗效研究的定义和结果测量标准》，其中定义PPCs作为不同并发症的复合结果，包括呼吸道感染、呼吸衰竭、胸腔积液、肺不张、气胸、支气管痉挛、吸入性肺炎；将肺炎、ARDS、肺栓塞作为个体术后不良事件。据统计全球每年有超过3亿外科手术，鉴于不同研究报道采用的定义和标准不同，以及手术类型的不同，统计报道的PPCs发生率差别较大，约5%~33%，PPCs延长住院时间、增加医疗费用，发生PPCs的外科患者术后30d病死率高达20%，90d病死率约24%。

PPCs可能来源于患者自身、手术、麻醉相关等因素。机械通气本身作为全身麻醉中不可避免的辅助手段，亦会引起通气性肺损伤，从而介导肺炎、肺不张、肺功能恶化甚至呼吸衰竭。围手术期其他因素也会导致肺损伤，如麻醉药和镇痛药促进炎症介质和支气管收缩介质释放、气道纤毛功能改变、表面活性物质生成受损等。此外，全身麻醉和术后疼痛可通过降低吸气肌张力和减少功能余气量，影响气体交换，促进肺不张的发生。最近研究强调了呼气末肺容量的减少不仅与肺不张有关，而且与气道闭合有关。当呼气末肺容量低于气道闭合容量时，外周气道塌陷并可能促进肺泡、毛细血管等损伤。

麻醉科医师和外科医师都应该意识到发生PPCs的风险并采取有效预防措施以降低发病率、病死率，改善预后以及降低医疗费用。然而，目前对于PPCs的发生机制尚未完全阐明，诊断标准存在差异，风险评估方法无统一标准，预防诊疗措施尚存争议。

一、PPCs的危险因素

外科术后发生PPCs严重影响患者的预后，因此临床上对高危患者早期识别、提前采取预防措施、优化护理等就显得格外重要。很多学者建立了多种预测模型来对PPCs进行预测，但大多数预测模型的建立是基于回顾性的数据

分析，且多是针对某单一并发症进行预测。如果风险评分能够清晰估计围手术期并发症的发生概率，那么风险评分是非常有用的，利用这些信息可以对风险进行分层，并提前计划适当的围手术期管理措施以及指导治疗干预方案。Valentín Mazo等学者率先通过前瞻性外部验证的PPCs风险预测评分提出7项与PPCs相关的独立危险因素：年龄、术前低脉氧饱和度、术前近一个月内呼吸道感染、贫血（Hb<100g/L）、手术部位、手术时间、急诊手术。但由于各研究之间缺乏一致性以及统计评分具有复杂性，使得PPCs预测模型在常规临床应用中难以施行。2017年*BJA*期刊发表了术后肺部并发症综述，其中详细描述了发生PPCs的风险因素（表70-1），主要包括与患者相关、外科手术相关以及实验室检测指标相关等危险因素，危险因素可分为不可变因素与可变因素，在临床实践中临床医师应根据患者实际情况综合评估，制定个体化治疗方案。

表 70-1　术后肺部并发症（PPCs）的危险因素

危险因素	是否可变	具体事项
患者因素	不可变因素	年龄
		性别
		ASA≥Ⅱ级
		功能依赖（虚弱）
		术前呼吸道感染（1个月内）
		认知功能障碍
		感觉功能障碍
		脑血管意外
		妊娠
		体重减少>10%（6个月内）
		长期使用类固醇类激素
		长期住院
	可变因素	吸烟
		COPD
		哮喘
		充血性心力衰竭（CHF）
		阻塞性睡眠呼吸暂停（OSA）

续表

危险因素	是否可变	具体事项
外科手术因素	不可变因素	BMI>40 或 <18.5kg/m²
		BMI>27kg/m²
		高血压
		慢性肝病
		肾衰竭
		腹水
		糖尿病
		嗜酒
		胃食管反流性疾病
		术前脓毒症
		术前休克
		手术类型
		上腹部手术
		腹主动脉瘤手术
		胸外科手术
		神经外科手术
		头颈部手术
		血管手术
		急诊手术
		手术时长
		再次手术
		住院期间多次全麻手术
	可变因素	机械通气策略
		全身麻醉/局部麻醉
		长效肌松药、PACU 内 TOF<0.7
		肌松作用残余
		<2h 手术使用中时长肌松药(未拮抗)
		新斯的明
		声门上气道通气联合舒更葡糖钠
		未能使用周围神经刺激仪
		开腹手术/腹腔镜手术
		围手术期鼻胃管使用
		术中输血
实验室指标		尿素氮>7.5mmol/L
		肌酐水平增高
		肝功能检测异常
		术前低氧饱和度
		咳嗽试验阳性
		术前胸部 X 线异常
		术前贫血(Hb<100g/L)
		低白蛋白
		预测最大摄氧率<19.37ml/(kg·min)
		$FEV_1:FVC<0.7$;$FEV_1<80\%$ 预计值

术前评估旨在识别 PPCs 的风险,总体风险可以通过结合现有临床数据初步预测,通过调整可控因素,优化术前的健康培训宣教,并提前计划合适的围手术期干预措施等,最大限度降低患者发生 PPCs 的风险。

二、术后肺部并发症的防治策略

在确定 PPCs 的高危患者后,临床医师包括麻醉科医师应采取措施将风险降到最低并预防并发症。其中某些因素在术前是不可改变的,而另一些则可以在围手术期通过优化措施最大限度地降低风险系数。

(一)术前评估与预防措施

应重视术前评估,全面的病史和体格检查是术前评估和危险分层的最重要因素,包括对导致 PPCs 发生发展的所有风险因素的评估,例如对一般和总体健康状况的评估,以及对肺部症状(包括咳嗽、不明原因的呼吸困难、运动耐受性和既往肺部疾病)的关注史。

1. 术前戒烟 吸烟是发生 PPCs 的独立危险因素。长期吸烟会损伤气道黏膜纤毛结构,降低黏液清除能力,相较于不吸烟患者更易造成呼吸道阻塞,因此也更易出现肺部感染。在非心脏手术患者中,吸烟与术后 30d 病死率增加以及主要发生率增加有关,其中就包括术后肺炎、计划外插管。为了降低 PPCs 发生率,建议术前戒烟至少 4 周以上,戒烟时间越长术后发生肺部并发症的风险越低。

2. 术前锻炼 随着加速康复外科(enhanced recovery after surgery,ERAS)理念逐步在多学科中施行运用,减少围手术期应激反应及术后并发症成为了临床医师共同追求的目标。术前心肺功能评估是对外科手术患者最重要的一项评估,临床医师尤应重视提示伴有哮喘、慢性阻塞性肺疾病、阻塞性睡眠呼吸暂停、右心力衰竭(提示肺源性心脏病)、肺动脉高压、神经功能障碍、神经肌肉无力和脊柱畸形等迹象的患者,此类患者心肺功能水平多降低,术后发生 PPCs 的风险亦增高。因此对于这些患者以及接受大手术(尤其是上腹部大手术与胸外科手术)的患者术前进行吸气肌训练,练习有效咳嗽,可以提高吸气肌的力量和耐力。虽然有研究表明术前运动锻炼可能降低术后 PPCs 风险,但是证据质量较低。

3. 优化术前营养状况 血浆白蛋白水平是机体营养状况的重要指标,低白蛋白是围手术期 30d 内并发症的重要预测因素,术前血浆白蛋白低于 35g/L 的患者术后呼吸衰竭发生率显著增加,术前贫血(Hb<100g/L)患者术后发生 PPCs 的风险增加三倍。建议术前尤其是准备接受大手术的患者,通过加强营养支持等措施,维持白蛋白>35g/L、Hb>100g/L。

4. 术前肺部合并症 术前合并 COPD 患者,术后并发症和死亡风险均增加,术前应控制感染,保持呼吸道畅通,术前准备包括非药物治疗(戒烟、加强营养支持、康复训练)、肺部药物治疗(支气管扩张药、祛痰药、糖皮质激素、抗生素等)进行肺功能优化。COPD 急性发作或术前两周存在上呼吸道感染者应尽可能推迟择期手术。

哮喘患者气道处于高反应状态,哮喘控制不佳的患者术后发生支气管痉挛、低氧血症、高碳酸血症、咳痰不易、肺不张和肺部感染的风险均增加。哮喘患者 FEV_1 降低或 $FVC<70\%$ 预计值,以及 $FEV_1/FVC<65\%$,被认为是发生呼吸道阻塞的危险因素。非急诊患者术前至少 1 周对患者进行呼吸道评估,有症状者若时间允许应采取正规治疗,术前确定合适的个体化方案。即使紧急手术,术前强化支气管舒张剂治疗或激素治疗,患者亦可获益。

阻塞性睡眠呼吸暂停(obstructive sleep apnea,OSA)患者多数是肥胖患者且常伴有多种合并症,缺氧耐受性差,发生围手术期并发症包括术后肺部并发症的风险较高,严重的 OSA 患者择期手术前应开始持续气道正压(CPAP)治疗。

5. 充血性心力衰竭(congestive heart failure,CHF) 可以通过用药以最大限度地减轻症状与改善心功能,药物使用可以参考 2016 年欧洲心脏病学会发布的充血性心力衰竭治疗指南。

(二)术中防治措施

1. 静脉补液是围手术期麻醉管理的重要部分 近 20 年来,随着外科技术的转变与进步以及 ERAS 理念的普及,围手术期液体管理也成了目前围手术期医学中最常讨论的问题之一。越来越多临床医师提倡围手术期采用目标导向液体治疗(goal directed fluid therapy,GDFT),Corcoran 等的一项 Meta 分析结果表明与自由补液相比,限制性补液患者术后发生肺水肿与肺炎的比例均明显降低。最近的指南亦推荐围手术中采用 GDFT,GDFT 尤其适用于高危患者和手术后血管内液体损失大的患者,术中较常采用的指标是每搏量变异度(SVV),维持 $SVV<13\%$ 指导补液。但是术中也会采用动态变量指导补液,麻醉科医师既要熟悉机械通气时心肺相互作用的基本原理和这些变量的生理意义,也要辨别动态监测的准确性以及存在的混杂因素。

2. 肺保护性通气策略 机械通气可导致机械通气相关性肺损伤,机制包括气压伤、容积伤、肺不张性损伤、氧性伤和生物伤。肺保护性通气策略的目的是尽量减少呼吸机引起的病理生理学的改变,在整个围手术期推荐采用肺保护性通气策略。多年以来众多研究试图通过评估潮气量(tidal volume,VT)、呼气末正压(PEEP)和肺复张(RM)等来确定最佳的通气策略,然而研究结论尚有争议,以下是目前比较推荐的术中肺保护性通气策略。

(1)潮气量(VT):设置 VT 为 $6\sim8ml/kg$(预计体重)。VT 是根据患者预计体重(predicted body weight,PBW)而不是实际体重来设置:男性 $=50+0.91\times$(身高厘米数 -152.4);女性 $=45.5+0.91\times$(身高厘米数 -152.4)。在临床应用中,应该要注意小潮气量通气过程中可能会引起低氧血症,此时可能需要更高的吸入氧浓度。

(2)PEEP:最佳的 PEEP 应使肺顺应性最好,萎陷的

肺泡膨胀,氧分压最高,肺内分流降至最低,以及氧输送最多,而对心排血量影响最小,但术中最佳 PEEP 水平仍存争议。目前推荐术中采用个体化 PEEP 设定,以达到最佳肺顺应性或最低驱动压,同时有助于减少因过高 PEEP 引起的肺损伤。可以通过驱动压或电阻抗成像技术滴定最佳 PEEP。临床上实施保护性通气建议在初始阶段设置 $VT\leqslant6\sim8ml/kg$ 预计体重,$PEEP=5cmH_2O$,随后进行个体化调整,适当的氧合目标维持在 $SpO_2>92\%$,平台压 $\leqslant30cmH_2O$,只有在低氧血症无法通过调整吸入氧浓度改善时才设置高 PEEP,但同时要注意高 PEEP 可能引起血流动力学不稳定,如引起低血压。

(3)降低吸入氧浓度(FiO_2):提高 FiO_2 可预防或纠正低氧血症,尤其是在术中机械通气采用小潮气量和低 PEEP 或无 PEEP 情况下。但高 FiO_2 可引起高氧性血管收缩,对心肌缺血患者尤其危险。高氧可导致吸收性肺不张,最新研究表明与较高 FiO_2($>80\%$)相比,腹部手术患者术中采用低 FiO_2($<30\%$)可降低严重术后肺部并发症的发生率,此外术中高 FiO_2($>61\%$)还与患者术后气管再插管风险增加相关。然而,术中高氧血症与临床相关结局的关系仍不明确。为此,目前专家学者认为机械通气期间最谨慎的策略是维持正常的血氧水平,一旦成功建立气道,应避免不必要的高 FiO_2,尽可能吸入最低浓度氧气($21\%\leqslant FiO_2\leqslant40\%$)来维持氧饱和度 $>94\%$。

(4)机械通气模式:术中机械通气模式一般为压力控制通气(PCV)和容量控制通气(VCV)。采用 VCV 模式时可获得较低的平台压、较高的潮气量,并且减少无效腔通气量;而 PCV 可降低吸气峰压并改善动脉血气。由于比较 VCV 和 PCV 的研究结果不一,以及研究方式具有异质性,专家组针对通气模式不予以推荐意见。

(5)驱动压(driving pressure,ΔP):驱动压定义为平台压和 PEEP 的差值,ΔP 升高与 PPCs 密切相关,目前驱动压的安全限值尚未确定。ΔP 可用来指导滴定最佳 PEEP,ARDS 患者建议控制 $\Delta P<15\sim20cmH_2O$。Neto 等的一项 Meta 分析结果认为外科手术患者少有 ΔP 超过 $20cmH_2O$,如果驱动压达到极限值,麻醉科医师应该首先寻找压力升高原因。常见的原因可能是气管导管插入过深、肺不张或过度膨胀,亦可能是潮气量过大。

肺复张策略(alveolar recruitment manoeuvre,ARM)可减小无效腔,提高通气效率,改善肺顺应性和氧合。在麻醉诱导后和术中任一时间,均可实施 ARM,但低血容量、严重肺气肿或慢性阻塞性肺疾病患者实施肺复张策略期间可能发生低血压。此外,目前尚缺乏高质量临床证据支持气管插管后手术患者常规实施肺复张策略。因此临床实践中应谨慎考虑肺复张的风险与获益,麻醉科医师可以根据个体情况权衡利弊实施 ARM,当患者 SpO_2 持续低于 94% 时,应当实施肺复张。常用的肺复张方法包括手法肺复张、呼吸机驱动肺复张。

1)手法肺复张:限制压力 $40cmH_2O$,手捏呼吸球囊,

在3~5s内将气道压升至30cmH₂O,持续30s。缺点是有气压伤风险或未达到小气道开放压力,因此推荐选择呼吸机驱动的肺复张策略。

2)呼吸机驱动肺复张:呼吸机驱动的肺复张分为肺活量、压力控制、容量控制复张三种,这需要呼吸机能够提供CPAP或使吸气保持7~8s。对肺部健康的患者,持续7~8s的吸气时间是恰当的,但应根据患者个体特征(BMI增加、头低脚高位及腹腔镜手术)决定是否增加吸气时间和吸气峰压。专家组推荐在肺复张期间应予以可允许的最低氧浓度,给予最低有效水平的吸气峰压和最低次数的吸气频率。

3. 降低术中应激水平与炎症反应 围手术期应激反应是机体在受到手术、麻醉、疼痛等强烈刺激而发生的以交感神经兴奋和下丘脑-垂体-肾上腺轴功能增强为主要特点的一种非特异性防御反应,强烈的应激反应易诱发心脑血管不良事件。此外,手术引起组织损伤,导致多种细胞内物质释放,被免疫细胞识别为"外来抗原",从而引发促炎级联反应。当前随着外科腔镜技术的发展以及ERAS理念的普及,相比传统开放手术,微创术式明显降低了围手术期应激反应,更好地促进术后康复。

麻醉管理应重视减轻手术应激与炎症反应,避免个体潜在的机会性感染。镇痛对降低应激反应至关重要,胸椎旁神经阻滞或胸段硬膜外阻滞均可降低应激反应、减轻肺损伤,促进术后康复。目前研究认为麻醉药具有一定的免疫调节反应,常见的静脉麻醉药如丙泊酚、氯胺酮、右美托咪定、咪达唑仑等,吸入麻醉药七氟烷,以及局部麻醉药,均具有一定程度的免疫抑制作用,抑制促炎因子释放。近期研究表明行膝关节置换术的老年患者,术中给予右美托咪定可抑制止血带引起的缺血-再灌注引起的氧化应激反应,并改善呼吸功能。

4. 防止体温过低 体温过低亦是患者围手术期常见的并发症,由于手术时间长、手术部位大面积暴露、使用冲洗液、药物刺激等因素的作用,导致术中发生体温过低,体温过低可导致寒战,显著增加应激反应,同时可能增加患者术后肺部感染等并发症的风险,因此术中应注意体温保护,尤其是对时间长、老年、婴幼儿手术患者。

(三)术后防治措施

1. 术后镇痛 术后的急性疼痛可使患者出现浅快呼吸,无法用力咳嗽咳痰,从而导致低氧血症、高碳酸血症、肺炎、肺不张等。有效的术后镇痛对患者术后恢复至关重要,尤其是PPCs高风险患者。长期以来阿片类药物是术后镇痛的主要手段,但副作用明显,如恶心呕吐、尿潴留、呼吸抑制等。硬膜外镇痛可提供良好的镇痛,从而改善患者的自主呼吸功能。胸段硬膜外麻醉的节段性阻断可部分改善疼痛状况,亦可阻断膈神经的反射抑制,从而改善膈肌运动,促使潮气量和用力肺活量增加。区域阻滞技术代表椎旁阻滞与硬膜外阻滞有类似的效果,且并发症更少。筋膜平面阻滞如腹横筋膜阻滞、前锯肌阻滞、竖脊肌阻滞等均能提供良好的镇痛效果,降低术后阿片类药物的使用量,促进术后康复。

2. 术后麻醉苏醒期 避免拔管前气管导管内吸引,以免降低肺活量。其他有益策略包括避免拔管抵抗和呛咳,充分评估肌松残余作用,把握拔管指征,避免拔管后上呼吸道梗阻等。麻醉苏醒时,FiO₂>0.8显著增加肺不张发生风险。若临床允许,麻醉苏醒时应保持FiO₂≤0.4。气管拔管后,SpO₂<94%的患者可额外予以氧气。术后使用高流量鼻套管(hyperflow nasal catherter,HFNC)、持续气道正压(continuous positive airway pressure,CPAP)等无创通气辅助技术作为预防或治疗PPCs的策略已得到广泛应用。有研究报道上腹部手术患者,约30%在术后阶段出现低氧血症,预防性的术后CPAP降低了腹部手术患者的PPCs发生率。术前需使用无创呼吸机来维持足够通气的患者,术后可考虑预防性使用无创正压通气(non-invasive positive pressure ventilation,NIPPV)或CPAP。

其他措施还包括加强护理,避免术后感染;尽早去除鼻胃管;鼓励患者深呼吸练习;防止误吸等。

三、胸外科手术单肺通气的肺保护

随着影像学技术以及外科技术的不断发展,胸外科手术量快速增加,尤其是胸腔镜下肺部手术,笔者所在单位上海市肺科医院年手术量逾1.7万例,90%以上是在微创胸腔镜下完成。PPCs是肺切除术后常见的并发症,也是导致术后其他并发症和死亡率增加的主要原因。胸科手术多需肺隔离和单肺通气(one lung ventilation,OLV)以利于手术操作,单肺通气患者由于塌陷肺的缺血再灌注和缺氧-复氧损伤以及双侧炎症反应,可能有更高的风险。肺切除手术的类型包括楔形切、段切、叶切以及全肺切除等,PPCs的发生率亦与手术类型密切相关,因此胸科手术主要面临两项挑战:氧合与肺保护。

单肺通气时,使用小潮气量4~6ml/kg(预计体重),维持气道峰压不超过35cmH₂O,气道平台压不超过25cmH₂O;PaCO₂通常维持在35~45mmHg,除了某些禁忌证如颅内高压等情况下,允许适度的高碳酸血症(PaCO₂维持在40~60mmHg)。从氧合的角度来看,最佳PEEP仍有争议,但其在保护性肺通气中预防肺损伤的作用已有共识:单肺通气期间宜设置PEEP为3~10cmH₂O,逐步滴定以达到最佳肺顺应性。近来,有研究显示,在胸科手术中以驱动压为导向的保护性通气策略比传统保护性通气策略在降低PPCs作用中更优。由于萎陷肺的缺血-再灌注及缺氧-复氧损伤引起肺部炎症反应,以往认为挥发性麻醉药可能减轻胸科手术后肺部炎症反应,但仍存在争论。近期一项临床试验结果表明,肺部手术中使用挥发性麻醉药七氟烷或地氟烷与静脉麻醉药丙泊酚相比,术后肺部并发症并无明显差异。

胸科手术单肺通气时有多种原因可引起低氧血症。由于纤维支气管镜在肺隔离定位中的使用，以及较轻程度抑制低氧性肺血管收缩（hypoxia pulmonary vasoconstriction，HPV）药物的应用，单肺通气期间低氧血症（SpO_2<90%）发生率约在5%。长时间低氧血症可引起心律失常、心肌缺血、术后谵妄以及增加其他术后肺部并发症风险，因此术中应当尽早处理低氧血症。单肺通气出现低氧血症，可按照最新版《米勒麻醉学》（第9版）推荐的流程操作以改善氧合（表70-2）。

表70-2　单肺通气期间低氧血症处理

低氧血症	处理措施
氧饱和度严重或突然下降	重新双肺通气（如果可能）
氧饱和度逐渐下降	提高 FiO_2 至 1.0
	纤维支气管镜检查 DLT 或封堵器位置
	确保最适心排血量，降低挥发性麻醉药浓度（<1MAC）
	对通气侧肺应用复张手法（这可能出现短暂性的更严重的低氧血症）
	对通气侧肺应用 PEEP（除非患者伴有肺气肿性病变）
	非通气侧肺进行无呼吸性氧气吹入
	对非肺通气侧肺应用 CPAP（1～2cmH_2O）通气（CPAP 之前即刻应用复张手法）
	对非通气侧肺行部分通气技术：间歇性正压通气；纤维支气管镜下肺叶吹气；选择性肺叶萎陷（应用支气管封堵器）；小潮气量通气
	药物干预（例如静脉注射去氧肾上腺素、吸入依前列醇等）
	对非通气侧肺的血流进行机械限制
	V-V ECMO

注：MAC—最低肺泡气有效浓度；CPAP—持续气道正压通气；V-V ECMO—静脉-静脉体外膜氧合。

四、问题与展望

PPCs 发病率高，导致围手术期患者病死率升高，随着 ERAS 理念的普及与运用，降低 PPCs 需要涉及多学科方法，肺保护策略应贯穿整个围手术期。但是患者术后易发生 PPCs 的危险因素有多种，虽然目前有很多评分系统模型来量化 PPCs 风险，但在临床上是否切实可用并未达成共识，因此在临床实践中，医师要辨别哪些危险因素是可以尽量避免或降低的，以便早期识别处于高风险中的患者并及时进行干预。

（魏娟　吕欣）

参 考 文 献

[1] JAMMER I, WICKBOLDT N, SANDER M, et al. Standards for definitions and use of outcome measures for clinical effectiveness research in perioperative medicine：european perioperative clinical outcome（EPCO）definitions：a statement from the ESA-ESICM joint taskforce on perioperative outcome measures［J］. Eur J Anaesthesiol, 2015, 32（2）:88-105.

[2] FERNANDEZ-BUSTAMANTE A, FRENDL G, SPRUNG J, et al. Postoperative pulmonary complications, early mortality, and hospital stay following noncardiothoracic surgery：a multicenter study by the perioperative research network investigators［J］. JAMA Surg, 2017, 152（2）: 157-166.

[3] HEDENSTIERNA G. Complete airway closure：where, why, and with what consequences？［J］. Anesthesiology, 2020, 133（4）:705-707.

[4] RUSSOTTO V, SABATÉ S, CANET J. Development of a prediction model for postoperative pneumonia：a multicentre prospective observational study［J］. Eur J Anaesthesiol, 2019, 36（2）:93-104.

[5] MAZO V, SABATÉ S, CANET J, et al. Prospective external validation of a predictive score for postoperative pulmonary complications［J］. Anesthesiology, 2014, 121（2）:219-231.

[6] MISKOVIC A, LUMB A B. Postoperative pulmonary complications［J］. Br J Anaesth, 2017, 118（3）:317-334.

[7] BATCHELOR T J P, RASBURN N J, ABDELNOUR-BERCHTOLD E, et al. Guidelines for enhanced recovery after lung surgery：recommendations of the enhanced recovery after surgery（ERAS®）society and the european society of thoracic surgeons（ESTS）［J］. Eur J Cardiothorac Surg, 2019, 55（1）:91-115.

[8] FUKUI M, SUZUKI K, MATSUNAGA T, et al. Importance of smoking cessation on surgical outcome in primary lung cancer［J］. Ann Thorac Surg, 2019, 107（4）:1005-1009.

[9] LUMB A B. Pre-operative respiratory optimisation：an expert review［J］. Anaesthesia, 2019, 74（Suppl 1）: 43-148.

[10] PONIKOWSKI P, VOORS A A, ANKER S D, et al. 2016 ESC Guidelines for the diagnosis and treatment of acute and chronic heart failure：the task force for the diagnosis and treatment of acute and chronic heart failure of the

european society of cardiology(ESC)developed with the special contribution of the heart failure association (HFA) of the ESC[J]. Eur Heart J,2016,37(27): 2129-2200.

[11] GAVERD P,NIEMAN G F,GATTO L A, et al. The POOR get POORer:a hypothesis for the pathogenesis of ventilator-induced lung injury[J]. Am J Respir Crit Care Med,2020,202(8):1081-1087.

[12] HOL L,NIJBROEK S,SCHULTZ M J. Perioperative lung protection:clinical implications [J]. Anesth Analg, 2020,131(6):1721-1729.

[13] YOUNG C C,HARRIS E M,VACCHIANO C, et al. Lung-protective ventilation for the surgical patient:international expert panel-based consensus recommendations [J]. Br J Anaesth,2019,123(6):898-913.

[14] ZHAO Z,CHANG M Y,CHANG M Y, et al. Positive end-expiratory pressure titration with electrical impedance tomography and pressure-volume curve in severe acute respiratory distress syndrome[J]. Ann Intensive Care,2019,9(1):1-9.

[15] PARK M,AHN H J,KIM J A, et al. Driving pressure during thoracic surgery:a randomized clinical trial[J]. Anesthesiology,2019,130(3):385-393.

[16] GUENSCH D P,FISCHER K,YAMAJI K, et al. Effect of hyperoxia on myocardial oxygenation and function in patients with stable multivessel coronary artery disease [J]. J Am Heart Assoc,2020,9(5):e014739.

[17] LI X F,JIANG D,JIANG Y L, et al. Comparison of low and high inspiratory oxygen fraction added to lung-protective ventilation on postoperative pulmonary complications after abdominal surgery:a randomized controlled trial[J]. J Clin Anesth,2020,67:110009.

[18] LUKANNEK C,SHAEFI S,PLATZBECKER K, et al. The development and validation of the score for the prediction of postoperative respiratory complications(SPORC-2) to predict the requirement for early postoperative tracheal reintubation:a hospital registry study[J]. Anesthesia,2019, 74(9):1165-1174.

[19] COZOWICZ C,POERAN J,ZUBIZARRETA N, et al. Non-opioid analgesic modes of pain management are associated with reduced postoperative complications and resource utilisation:a retrospective study of obstructive sleep apnoea patients undergoing elective joint arthroplasty[J]. Br J Anesth,2019,122(1):131-140.

[20] ZHANG W,CONG X H,ZHANG L Y, et al. Effects of thoracic nerve block on perioperative lung injury, immune function, and recovery after thoracic surgery[J]. Clin Transl Med,2020,Jul;10(3):e38.

[21] SAADAWI M,LAYERA S,ALISTE J, et al. Erector spinae plane block:a narrative review with systematic analysis of the evidence pertaining to clinical indications and alternative truncal blocks [J]. J Clin Anesth, 2021, 68:110063.

[22] MCCARTHY R J,IVANKOVICH K G,RAMIREZ E A, et al. Association of the addition of a transversus abdominis plane block to an enhanced recovery program with opioid consumption, postoperative antiemetic use, and discharge time in patients undergoing laparoscopic bariatric surgery:a retrospective study[J]. Reg Anesth Pain Med,2020,45(3):180-186.

[23] MARONGIU I,SPINELLI E,MAURI T. Cardio-respiratory physiology during one-lung ventilation:complex interactions in need of advanced monitoring [J]. Ann Transl Med,2020,8(8):524.

[24] LI X F,HU J R,WU Y, et al. Comparative effect of propofol and volatile anesthetics on postoperative pulmonary complications after lung resection surgery:a randomized clinical trial[J]. Anesth Analg,2021,10:1213.

71 可视化椎管内穿刺技术的研究进展

近年来,随着加速康复外科理念的提出,椎管内阻滞因具有减轻术后疼痛、加快手术患者康复方面的优势而受到重视。传统的椎管内穿刺是经验性穿刺技术,遇到肥胖、脊柱畸形、老年退行性脊柱改变患者时,传统的盲穿技术会发生穿刺困难,而反复多次穿刺又可导致组织损伤,增加低颅压头痛、椎管内血管和神经损伤等并发症的发生。因此,椎管内穿刺辅助可视化技术成为近年的研究热点,它对提高穿刺成功率和减少并发症具有重要意义。本文综述了可视化技术在椎管内麻醉中的应用,并介绍了最新的混合现实可视化技术及其在医学领域中的应用。

一、传统的盲穿技术

麻醉科医师需通过触摸患者的棘突确定穿刺部位,根据棘突的解剖规律决定穿刺角度,进针至穿刺阻力消失(硬膜外)或脑脊液流出(蛛网膜下腔)时,认为穿刺针已到达椎管内。盲穿技术在年轻和解剖正常患者的成功率较高,但对于肥胖、脊柱畸形、老年退行性脊柱改变的患者,椎管内盲穿会较为困难。Chin 等报道,肥胖(BMI>35kg/m²)、椎管狭窄等解剖标志不清楚的患者行腰椎盲穿时,一次穿刺的成功率仅为32%,十次穿刺的成功率也仅为42%。耿姣等报道,老年患者行腰椎盲穿时,一次穿刺成功率仅为37.6%,总的穿刺失败率为7%。此外,如果患者因为肥胖摸不清棘突或存在高髂嵴、腰椎骶化或骶椎腰化等畸形时,盲穿技术还可发生脊柱节段定位错误,影响麻醉效果。

二、可视化椎管内穿刺技术

(一)X线引导椎管内穿刺技术

X线引导(C臂机)使得操作者可直接看到患者的棘突、横突、椎体、椎间孔等骨性结构,因而有助于操作者进行解剖定位,设计进针路径和观察穿刺针的位置,从而提高穿刺的成功率。Tanaka 等采用X线透视评估了853例患者触诊定位椎间隙的准确性。结果发现,238例患者(29%)X线所见的导管置入水平比麻醉记录的水平高出一个间隙,34例患者(4%)中,X线所见导管置入水平比麻醉记录的水平低了一个间隙,提示手法触诊椎间隙定位存在一定的误差,而X线有助于提高椎间隙定位的准确性。Johnson 等在对1例身材矮小、肥胖,并患有骨质疏松的患者放置硬膜外导管时,采用X线辅助,找到导管易通过的区域,成功置入导管,完成术后胸段硬膜外辅助镇痛。提示X线引导椎管内置管可提高硬膜外镇痛的效果和安全性。目前,X线引导技术已广泛用于椎间孔神经阻滞和侧隐窝阻滞术。

然而,X线引导(C臂机)椎管内穿刺时往往需要患者保持俯卧位,而椎管内麻醉穿刺时,需要患者取侧卧抱膝位或坐位。此时患者的下肢(侧卧位)或体位架(坐位)会阻挡X线,影响C臂机的摆放。因此,目前X线引导椎管内穿刺技术仅用于椎间孔神经阻滞等俯卧位下的慢性疼痛治疗,在椎管内麻醉的穿刺引导方面的作用有限。此外,胸椎的棘突呈叠瓦状,胸椎骨在X线图像上相互重叠,胸椎的X线图像清晰度有限,因此X线引导胸椎椎管内穿刺在技术上存在较大的难度。

(二)超声引导椎管内穿刺技术

2002年 Grau 等报道了超声用于硬膜外穿刺的辅助定位。近年来,超声在椎管内穿刺中的应用已越来越广泛,有文献报道采用超声引导可提高椎管内穿刺的成功率。相较于传统的盲穿技术,超声引导椎管内穿刺有助于穿刺定位和判断患者脊柱是否存在侧弯,因而在穿刺技术上有了一定的进步。但超声对于体型较瘦、解剖正常的年轻患者图像相对较清晰,而肥胖患者、明显骨质增生的患者的超声图像往往不够清晰。

近年来,有报道采用3D超声引导椎管内穿刺。Belavy 等报道,3D超声有助于操作者明确脊柱的方位,但需牺牲图像的分辨率和穿刺针的清晰度。除3D超声外,Sonix GPS 定位导航超声系统也被用于指导椎管内穿刺。该导航系统通过 Sonix GPS 进行术前规划,提高了穿刺过程中平面内穿刺针的可见性,操作者可观察到三维超声图像中穿刺针与椎管的相对位置关系。Niazi 等采用 Sonix GPS 定位导航超声系统进行了21例椎管内穿刺,总成功率为70%;一次穿刺成功率为 57%。其中,采用平面内技术的穿刺时间为 16.4min,平面外技术的穿刺时间为 11.1min。尽管 3D 超声和 Sonix GPS 定位导航超声系统使得椎管内穿刺的成功率有了一定程度的提高,但这些技术本质上仍是超声引导技术,对于肥胖患者和老年患者,超声的图像清晰度仍有限。此外,使用超声引导椎管内穿刺时,操作者需要一只手持超声探头,另一只手进行穿刺,给操作者带来不便。上述问题的存在限制了超声引导椎管内穿刺技术在临床上的使用。因此,目前这一技术还没有在临床上得到广泛使用。

三、混合现实技术

混合现实(mixed reality,MR)技术是虚拟现实(virtual reality,VR)技术和增强现实(augmented reality,AR)技术的进一步发展。虚拟现实是纯虚拟数字画面,而包括增强现实在内的混合现实是虚拟数字画面加裸眼现实。混合现实技术,通过在虚拟环境中引入现实场景信息,在虚拟世界、现实世界和用户之间搭起一个交互反馈的信息回路。

混合现实技术可以将预先扫描得到的骨骼、血管、内脏等解剖结构制作成三维图像,操作者戴上操作眼镜后,可将这些虚拟的三维图像和现实中的患者叠合,从而使得患者的解剖结构可视化。近年来,混合现实这一新兴技术已逐渐在医疗领域中得到应用,它对提高操作的准确性和安全性具有重要作用。Linte 等首次将混合现实技术用于经导管二尖瓣置换术并获得成功,他们将虚拟的患者心脏与术中经食管超声图像相结合,使得人工二尖瓣的植入更加精准。Fushima 等将混合现实技术用于正颌外科手术,发现混合现实技术的精确性完全能满足手术的需要,并有助于术中牙齿矫正医师和手术医师的沟通交流。Stefan 等使用混合现实技术,将患者的脊柱 CT 扫描图像重建虚拟 3D 模型,将 3D 模型、真实手术器械和无辐射虚拟 X 射线成像结合到模拟脊柱手术中。Jiang 等将 46 例无插管经验的麻醉住院医师分为混合现实组和人体模型组,发现虚拟现实仿真在模拟培训新手纤维支气管镜操作方面比人体模型更有效。Sappenfield 等研究表明,混合现实模拟器中的实时视觉增强(3D 可视化)改变了传统锁骨下静脉穿刺方法。此外,使用混合现实模拟器进行培训可提高参与者对实施不熟悉操作的信心。

目前,尚无混合现实技术应用于引导椎管内穿刺的报道,混合现实技术能否用于椎管内穿刺的引导,以提高椎管内穿刺患者的穿刺成功率、增加椎管内穿刺的安全性值得进一步研究。此外,混合现实技术用于椎管内穿刺教学是一个不错的手段,可以使学生对椎管内穿刺有更直观的体验。

四、小结

综上,盲穿技术仍是目前椎管内穿刺的常用方法,但脊柱畸形、脊柱退变、肥胖等可能影响椎管内穿刺的成功率。近年来,随着超声引导神经阻滞的广泛开展,超声引导椎管内穿刺逐渐得到应用,但肥胖患者和明显骨质增生的患者的超声图像往往不够清晰,加上操作时的不便利,影响穿刺的成功率。混合现实作为一种新兴的可视化技术,它除了能将虚拟图像叠加于现实事物外,还能让操作者与现实世界进行交互和信息的及时获取,增强真实感。目前,混合现实技术已开始用于医学领域,它在椎管内穿刺的引导和教学等方面的应用值得期待。

(吴加珺　李铭　顾卫东)

参 考 文 献

[1] GUILFOYLE M R,MANNION R J,MITCHELL P,et al. Epidural fentanyl for postoperative analgesia after lumbar canal decompression:a randomized controlled trial[J]. The Spine Journal,2012,12(8):646-651.

[2] HAUSMAN M S,JEWELL E S,ENGOREN M. Regional versus general anesthesia in surgical patients with chronic obstructive pulmonary disease:does avoiding general anesthesia reduce the risk of postoperative complications? [J]. Anesthesia & Analgesia,2015,120(6):1405-1412.

[3] MICHAAN N,LOTAN M,GALINER M,et al. Risk factors for accidental dural puncture during epidural anesthesia for laboring women[J]. The Journal of Maternal-Fetal & Neonatal Medicine,2016,29(17):2845-2847.

[4] AUROY Y,NARCHI P,MESSIAH A,et al. Serious complications related to regional anesthesiaresults of a prospective survey in france[J]. Anesthesiology:The Journal of the American Society of Anesthesiologists,1997,87(3):479-486.

[5] CHIN K J,PERLAS A,CHAN V,et al. Ultrasound imaging facilitates spinal anesthesia in adults with difficult surface anatomic landmarks[J]. Anesthesiology,2011,115(1):94-101.

[6] 耿姣,李民. 超声在椎管内麻醉中的应用[J]. 中国微创外科杂志,2015(08):749-751.

[7] TANAKA K,IRIKOMA S,KOKUBO S,et al. Identification of the lumbar interspinous spaces by palpation and verified by X-rays[J]. Revista Brasileira De Anestesiologia,2013,63(3):245-248.

[8] JOHNSON T,HASLETT R. X-ray image intensifier assisted placement of a thoracic epidural catheter[J]. Anaesthesia,2015,55(8):822-823.

[9] PARK J W,NAM H S,PARK Y. Usefulness of posterolateral transforaminal approach in lumbar radicular pain[J]. Annals of rehabilitation medicine,2011,35(3):395.

[10] GRAU T,LEIPOLD R W,CONRADI R,et al. Ultrasound imaging facilitates localization of the epidural

space during combined spinal and epidural anesthesia [J]. Regional Anesthesia and Pain Medicine,2001,26 (1):64-67.

[11] BEIGI P,MALENFANT P,RASOULIAN A,et al. Three-dimensional ultrasound-guided real-time midline epidural needle placement with epiguide:a prospective feasibility study[J]. Ultrasound in medicine & biology, 2017,43(1):375-379.

[12] QIAN W,CHENG Y,WANG T. Ultrasound facilitates identification of combined spinal-epidural puncture in obese parturients[J]. Chinese medical journal,2012, 125(21):3840-3843.

[13] SEITEL A,SOJOUDI S,OSBORN J,et al. Ultrasound-guided spine anesthesia:feasibility study of a guidance system[J]. Ultrasound in medicine & biology,2016,42 (12):3043-3049.

[14] PERLAS A. Evidence for the use of ultrasound in neuraxial blocks.[J]. Regional Anesthesia & Pain Medicine,2010,35(Suppl 2):S43.

[15] BELAVY D,RUITENBERG M J,BRIJBALL R B. Feasibility study of real-time three-/four-dimensional ultrasound for epidural catheter insertion[J]. Br J Anaesth, 2011,107(3):438-445.

[16] NIAZI A U,CHIN K J,JIN R,et al. Real-time ultrasound-guided spinal anesthesia using the SonixGPS ultrasound guidance system:a feasibility study[J]. Acta Anaesthesiologica Scandinavica,2014,58(7):875-881.

[17] BACCA J,BALDIRIS S,FABREGAT R,et al. Augmented reality trends in education:a systematic review of research and applications[J]. Journal of Educational Technology & Society,2014,17(4):133-149.

[18] BOVA F J,RAJON D A,FRIEDMAN W A,et al. Mixed-reality simulation for neurosurgical procedures[J]. Neurosurgery,2013,73(suppl_1):S138-S145.

[19] LINTE C A,DAVENPORT K P,CLEARY K,et al. On mixed reality environments for minimally invasive therapy guidance:systems architecture,successes and challenges in their implementation from laboratory to clinic [J]. Computerized Medical Imaging and Graphics, 2013,37(2):83-97.

[20] FUSHIMA K,KOBAYASHI M. Mixed-reality simulation for orthognathic surgery[J]. Maxillofacial plastic and reconstructive surgery,2016,38(1):13.

[21] STEFAN P,PFANDLER M,WUCHERER P,et al. [Team training and assessment in mixed reality-based simulated operating room:current state of research in the field of simulation in spine surgery exemplified by the ATMEOS project][J]. Unfallchirurg,2018,121(4): 271-277.

[22] JIANG B,JU H,ZHAO Y,et al. Comparison of the efficacy and efficiency of the use of virtual reality simulation with high-fidelity mannequins for simulation-based training of fiberoptic bronchoscope manipulation[J]. Simulation in Healthcare,2018,13(2):83-87.

[23] SAPPENFIELD J W,SMITH W B,COOPER L A,et al. Visualization improves supraclavicular access to the subclavian vein in a mixed reality simulator[J]. Anesthesia & Analgesia,2018,127(1):83-89.

72 椎管内麻醉中腰椎定位方法的研究进展

椎管内麻醉是临床常用的麻醉方式之一,正确的腰椎间隙定位是保证麻醉效果和减少神经损伤的先决条件。目前临床上常采用国际上通用的髂嵴最高点连线(Tuffier 线)作为腰椎的体表定位标志,将骨盆髂脊最高点连线与脊柱的交点定义为第 3 腰椎和第 4 腰椎的椎体间隙($L_3 \sim L_4$),并根据这一定位来确定相邻的其他椎体间隙。但是国内外大量的研究表明这一体表标志在不同个体存在较大的变异,大量研究表明经验丰富的麻醉科医师也不能保证能通过该体表标志来准确地定位腰椎间隙。已有较多文献报道了由于定位不准确导致的严重神经损伤事件,有的病例甚至直接造成患者的长期瘫痪。虽然采用影像学方法(如多普勒超声等)可以提高定位的准确性,但由于其对设备及麻醉科医师的影像学能力要求较高,目前该技术在发达国家的普通病例中也未作为常规技术来使用。因此,发展简单易行、准确可靠的体表腰椎间隙定位方法,或者寻求影像学领域的新突破对于提高椎间隙定位准确性,减少神经损伤发生率来说迫在眉睫。长期以来,探索通过多种手段和体表标志来提高腰椎间隙定位的准确性一直是临床上关注的热点问题。

各种定位方法均有其特点和优势,体表标志定位操作虽然定位准确率不高,但因其简单易行,是临床较常用的腰椎定位方法。影像学技术在与麻醉学的跨学科合作中提高了腰椎间隙定位的准确性,虽然存在可能的电离辐射及临床设备要求高等缺点,但作为未来腰椎定位方法新的研究方向,仍具有客观的临床应用前景。本文就腰椎定位方法新进展予以综述,旨在提高临床对各种腰椎间隙定位技术和方法的认识,以期为找到简单易行、定位准确的腰椎定位方法提供参考。

一、体表标志定位法

体表标志定位法是目前椎管内麻醉时最常用的腰椎定位方法,这一类方法的优点在于操作简单、经济实用,但由于患者存在个体差异,操作者之间也存在主观认知的差异,因而其准确率尚有待提高。根据现有的临床条件,体表标志来定位仍然是目前乃至今后很长一段时间之内的腰椎定位方法。然而,目前在对新的椎间隙定位方法的研究方面

的报道极少,且未取得突破性的成果。现传统的体表标志定位法(髂嵴最高点连线定位法)饱受争议,但仍为临床定位首选。主要原因在于临床可识别的脊柱体表标志数量有限,而这些体表标志在患者之间存在较大的个体差异,许多体表标志的识别还受到体脂分布等影响无法使用,这也是制约这一领域理论和技术难以突破的重要原因。事实上,采用单一的解剖标准进行定位总是存在较大信息缺失的问题,综合利用多个体表标志物提供的综合信息能提高腰椎定位的可靠性。

(一) 髂嵴最高点连线定位法

髂嵴最高点连线定位法(Tuffier 线定位法)由学者 Tuffier 提出,是最早开始使用的基础定位方法,也是目前临床应用最广泛的体表标志定位方法。取两侧髂嵴最高点连线与脊柱后正中线的相交处为腰椎穿刺点。依据影像学的基础理论,此方法确定的穿刺水平即髂嵴最高点连线水平,常常对应 L_4 棘突或 $L_4 \sim L_5$ 椎间隙。

Tuffier 线定位法操作简单,耗时短,且无特殊设备要求。但这一传统的定位方法目前备受争议,已有大量文献报道了定位不准确导致的严重神经损伤事件,有的病例甚至直接造成患者的长期瘫痪。一方面,大量文献指出这一方法的准确率不仅受麻醉科医师的个人经验影响,而且与患者的体位、腹围、BMI 指数、年龄、性别等息息相关。麻醉科医师通过不同厚度的皮下组织触诊骨性标志物,导致其预测节段通常位于真实节段(影像测量)的头侧。通过比较影像学与体表触诊的结果,研究人员发现触诊得到的"髂嵴连线"常常位于 $L_3 \sim L_4$ 椎间隙。另一方面,以 Sinder 为代表的一类学者认为 Tuffier 线的位置范围较大,不能作为确定椎体序数的可靠标志。Tuffier 线定位法的成功率在各中心不一,因此探索新型的定位方法显得迫切而必要。

(二) 修正的髂嵴连线定位法

修正的 Tuffier 线定位法是在传统腰椎定位方法的基础上进行的改良方案,目前在具体的临床诊疗的过程中使用相对较多。Cooperstein R 等提出修正 Tuffier 线与脊柱间隙相对位置关系参考标准。即否认 Tuffier 线最常通过 L_4 椎体或 $L_4 \sim L_5$ 椎间隙这一客观规律,默认连线通过 L_3 椎体或 $L_3 \sim L_4$ 椎间隙这一假说。研究表明,在修正的 Tuffier 线定

位法指导下腰椎定位的成功率从 26.3% 增至 46.9%，但仍低于 50%。

此方法的优势在于可以降低由扣诊所引起的传统定位方法的系统误差，而缺陷在于人群的不均匀性产生的随机误差难以避免。传统方法的修正也面临新的临床问题，修正的误差值是否适用于所有患者，是否会增加高位脊柱水平的误判。故其实际效果还有待进一步大规模的临床试验来证明。

（三）肋骨定位法

肋骨定位法包括第十肋骨线与第十二肋骨定位法。

1. 第十肋骨线定位法 第十肋骨线是指两侧肋弓的最低点连线，通常通过 $L_1 \sim L_2$ 节段水平。Ozturk I 等利用超声比较了 Tuffier 线与第十肋骨线定位 $L_4 \sim L_5$ 间隙的结果，发现这两种方法的腰椎穿刺成功率无明显差异，但在估计正确腰椎水平时后者优于前者。第十肋骨线的定位也可以作为一种保护措施，避免麻醉科医师在高脊柱水平上进行穿刺。第十肋骨线定位法的缺点正如 Jung CW 研究所示：此触诊结果也会受到皮下组织干扰，但与 Tuffier 线定位法相反，预测节段常常比实际节段偏低。实际上值得注意的是，这些对第十肋骨进行的研究忽略了一个重要的问题，肋弓的形成不仅存在先天个体解剖的变异，与后天的疾病也紧密相关。现有的临床实验结果的可靠性存疑。并且肋弓最低处与脊柱的相交水平的判定受体位的干扰较大，这在一定程度上会增加这一方法临床应用及推广的难度。

2. 第十二肋定位法 是通过第十二根肋骨识别 T_{12} 椎体并从该椎体开始向尾端进行腰椎计数。自 Thavasothy 在 1997 年提出这一方法以来，国内外的相关的研究均表明这一方法受解剖变异影响，其结果并不可靠。现麻醉科医师通常采用第十二肋骨法联合其他定位方法共同进行腰椎穿刺平面定位。

（四）髂后上棘连线定位法

髂后上棘（posterior superior iliac spine，PSIS）连线是指两侧髂后上棘最突出处的连线。大量影像学研究表明，PSIS 与 S_2 水平的一致性较高，在肌电图检查及腰骶椎手术中常用于估计低位脊柱水平。Kim HW 与 McGaugh JM 独立进行了 PSIS 与 Tuffier 线的可靠性及解剖变异性评估，结果指出 PSIS 的可靠性高于 Tuffier 线，但临床应用时仍可能会受到检查人员经验和患者解剖变异的干扰，其推广程度不如 Tuffier 线定位法普遍。基于以上原因，Cooperstein R 等并不认可单独使用 PSIS 进行腰椎水平定位。髂后上棘连线定位优势在于其解剖变异率低，可与传统的定位方法进行互补，可增加低位腰椎定位的准确率。此外 PSIS 定位法具有另一独特的优点，髂后上棘的附着肌肉较少，绝大多数患者可通过视诊判断这一解剖标志，降低了操作相关的误差。

（五）软组织凹陷定位法

基于对腰丛神经阻滞定位的研究结果，Borghi B 提出了一种利用髂嵴突出部位附近的软组织凹陷进行 $L_4 \sim L_5$ 椎间隙定位的方法。即从髂前上棘最突出处开始，画一条穿过软组织凹陷并垂直于脊柱的线。这条线将穿过 L_5 横突的后下缘。文献报道指出行腰丛神经阻滞时用这一新兴

的定位方法较髂嵴内侧定位法不仅完成平均时间由 7.6min 降至 5.1min，而且穿刺方向的重新调整次数显著减少。由于髂嵴突出部位软组织凹陷在肥胖人群中更为突出，近年来这种定位方法在椎管内麻醉的应用逐渐受到麻醉科医师的重视。

利用髂嵴突出部位的软组织凹陷进行定位，其优势在于操作简单、适用于肥胖人群。但这一方法在 2012 年才被提出，现需要进行与传统定位方法行椎管内麻醉的随机对照试验来判定优劣，而这一方法的临床应用因此受限。

（六）C_7 定位法

根据人体解剖特点，C_7 棘突是所有椎体中棘突扣诊定位最为明确的体表标志，利用 C_7 棘突的体表标志单独进行间接的腰椎定位也是一种方法。但是 C_7 距离腰椎较远，在计数过程中容易受到患者肥胖、脊柱畸形等因素的影响，导致出现腰椎间隙定位误差的风险较高。目前在临床工作中，C_7 棘突主要还是用于辅助临近椎间隙定位，单纯用于腰椎间隙定位使用较少。

（七）复合解剖标志定位法

复合解剖标志定位法是指触诊多个体表标志进行腰椎棘突水平准确定位。Snider KT 的研究中使用了 5 个骨性标志物来识别 $L_1 \sim L_4$ 的棘突：T_{12} 棘突、第 12 肋骨、Tuffier 线、骶骨基部和 L_5 棘突。研究结果指出经验丰富的麻醉科医师的触诊平均准确率可高达 74%。同时发现体质量指数 >30kg/m² 会降低腰椎的触诊准确性，且第 12 肋骨解剖变异增加了识别的错误率。此外，Harlick JC 也进行了针对扣诊经验丰富的医师的腰椎计数触诊准确率研究，试验中每位医师都可以自由使用不同或相同的临床评估技术来触诊和识别 L_1、L_3 和 L_5 棘突水平，其评估技术包括 Tuffier 线、第 12 肋骨、髂后上棘。触诊的平均准确率为 47%，超过采用单一体表标志的评价准确率。

使用多个体表标志识别腰椎棘突比以前报道的单一体表标志准确率高。然而，这个方法的准确性受到检查者的经验、被检查者的生理特征及解剖标志物的选择等多种因素的影响。当多个体表标志复合定位不能取得一致结果时，为了安全起见，临床上往往会选择更低的腰椎间隙作为穿刺点。事实上现有的研究中采用的解剖标志物类型、顺序、个数均不一致，未来的研究方向应该集中在不同复合解剖标志物定位方法之间的比较，寻找具体的可靠的复合解剖标志才能为我们的临床应用提供更好的指导。

二、影像学定位法

影像学定位法是目前另一种常用的腰椎定位方法，包括影像学辅助定位与引导定位法。影像学在这一领域的应用最大的优点在于提高了定位的准确率及较大程度上保障腰椎穿刺操作的安全性。但是，由于影像学设备和影像学技术的准入制度，目前该技术在发达国家的普通病例中也未作为常规技术来使用，影像学定位法短时间内并不能取代体表标志来定位。此外，影像学技术（X 线及 CT）存在电

离辐射,临床应用进一步受限。

（一）X线透视定位法

X线透视定位法,是指麻醉科医师通常在进行操作之前可利用C型臂X线机或者便携式X线机进行腰椎棘突的辅助定位,只要调整好穿刺针进针方向就可以提高穿刺成功率,并减少穿刺时间。Lerner DJ等的研究指出全世界的医师每天都在进行透视引导的腰椎穿刺。甚至,在微失重的环境下,利用X线透视的图像引导人体模型上仍可实现实时引导穿刺针进行腰椎穿刺。

X线定位法的优点包括准确率高、安全可靠、经济实用。然而,因其存在电离辐射,这一方法不适用于孕产妇。其次,相较于其他影像学方法,X线透视的图像分辨率低,可能会增加腰椎穿刺操作难度。同时,为提高准确性,该方法还要求操作者应尽量完成全脊柱摄影成像。实际上临床工作者阅片以骨性标志来判断腰椎位置,并不是非常精确,受限于阅片者的水平及主观因素。此项技术临床需要放射科予以床旁X线设备支持,虽然常规备铅板对其他患者及工作人员进行防护,但还是增加了辐射的危险,临床还应减少不必要的X线检查。

（二）超声定位法

超声作为一种可视化技术,无电离辐射且经济,适用人群较广,对于肥胖、孕妇及高龄人群定位优势更为显著,可测量皮肤到硬膜外隙的距离、指导进针深度,降低穿刺相关并发症的发生率。

与X线透视定位法相似,超声定位法的临床应用也包括了穿刺前超声辅助技术和实时超声引导技术。有研究表明,与Tuffier线触诊法相比,超声应用于椎管内麻醉前脊柱水平定位对于体质量指数较大的人群、产妇及高龄人群等虽不能降低,甚至会增加总的穿刺时间,但明显提高了首次蛛网膜下腔穿刺成功率,大大降低了穿刺次数,减少穿刺相关并发症的发生。但是,Arzola C等研究指出,在腰椎体表标志易被扣及的女性受试者中,接受过脊柱超声评估专门训练的医师进行硬膜外穿刺及置管前的腰椎间隙评估时,采用超声定位较触诊评估无明显差异。一项针对儿童（0~12岁）进行L_3~L_4水平定位的研究也发现高年资的麻醉科医师的触诊准确率与超声评估的结果相似。这些研究提示我们,采用超声辅助评估可能有利于纠正医师原有的触诊定位的错误认知和不良习惯,提高后继触诊定位的准确性。

实时超声引导技术在临床上常常应用于可能存在穿刺困难的人群。在选定的穿刺间隙,通过不同超声切面观察硬膜外穿刺针,以引导其到达硬膜外腔,且注药时能观察到药液压迫引起硬膜外腔的变化从而定位导管在硬膜外间隙的位置。目前,仅个别研究对比了穿刺前超声定位和超声实时引导椎管内穿刺在扣诊定位困难产妇中的应用效果进行了小样本的随机对照试验。结果表明,两种方法在超声定位时间、穿刺时间、麻醉效果及并发症等方面差别无统计学意义,但超声实时引导需额外时间对探头进行无菌准备,且操作难度更高。实时超声引导技术的应用相关研究仍多以个案报告为主,其实际效果缺少客观检验。超声引导下行椎

管内麻醉虽然存在操作难度大和无菌要求高的问题,但切实地提高了椎管内麻醉穿刺操作的安全性,解决了相当大部分的临床难题,避免了反复穿刺可能发生的意外事件。

虽然超声定位有诸多优点,但其在椎管内麻醉的应用也有局限性。首先,这一方法对于医师进行超声探头操作的手法及读片能力要求较高。其次,由于椎体骨质等对声波的干扰易发生多次重复反射和衰减,解剖结构也相对复杂,成像易受到限制,以及可能产生伪影影响超声图像的判读进而影响椎管内麻醉的操作。

（三）CT定位法

CT定位法是指利用计算机断层扫描技术对椎体及椎间隙等快速扫描成像达到准确定位,包括CT平扫、CT三维重建体表定位法及髂腰韧带CT三维显示定位法等。一项随机对照研究进行了CT平扫与CT三维重建体表定位法用于腰椎定位的观察,发现CT三维重建体表定位方法不增加体表穿刺点定位用时,明显缩短经皮穿刺成功用时,减少穿刺次数并能最大程度减少并发症,值得临床推广。此外大量尸体解剖的结果发现髂腰韧带起自L_5横突,根据这一特点髂腰韧带CT三维成像能对腰椎节段进行准确的定位,特别是在合并有腰骶部移行椎的患者。

CT定位法优势在于成像清晰。这一方法不仅能进行腰椎穿刺平面的判定,也能同时反映腰椎棘突偏歪的程度。这可以更好地指导腰椎麻醉穿刺,以腰椎棘突偏歪走向为穿刺途径,以棘突顶点与两侧椎弓根夹角为穿刺针的可调角度范围,提高麻醉穿刺的安全性。但CT定位法存在辐射损伤、费用较高和设备要求高的缺点。

（四）MRI定位法

临床较少应用MRI定位法进行椎管内麻醉定位,这一方法常常用于科研领域。MRI的优势是可以清楚地显示脊柱、脊髓和相关解剖结构;利用血管的流空效应,不用造影剂也能清楚分辨信号不同的病变和血管,可避免造影剂不良反应的发生。MRI的缺陷在于检查时间较长且费用较高。

（五）新兴影像学定位法

对体表标志触诊困难的人群行椎管内麻醉的操作时,在影像学技术支持下进行实时引导穿刺成为麻醉科医师的最佳选择。但是这一过程往往受限于成像的质量。卷积神经网络（convolutional neural network,CNN）,这一新型图像识别领域的核心算法的出现,很大程度上解决了上述成像质量的难题。Hetherington J等利用CNN与目前超声结合对于对脊柱下段横切面图像进行分类处理,开发了一个新的识别系统。在该系统中,当传感器移动时可自动增强成像并识别椎体的水平。有一个观察性的研究表明20种不同超声扫描仪中有17种成功识别了所有椎体水平,并以实时速度（40帧/s）进行图像处理。此外,卷积神经网络系统通过混合式处理图像的能力及强大的学习功能可以实现超声引导下硬膜外穿刺针靶目标的自动定位,即可以识别和定位腰椎旁正中矢状位超声图像的硬膜外腔。虽然这一系统的临床应用需要采集更大样本的脊柱数据作为学习参数用于临床实践,但CNN现提供的数据可以作为一个额外信息结合临床

经验,用于提高操作者对目标识别和定位的准确性。

卷积神经网络算法的应用不仅是对于腰椎定位的判断方法的革新,也是影像学发展的巨大革命。目前这一技术虽尚在萌芽阶段,理论与实践都不成熟,但相信临床应用前景潜力巨大。

三、小结

目前体表标志定位法和影像学定位法是腰椎定位的主要研究方向,Tuffier 线定位法尽管存在一定的缺陷,但仍然是临床上最常用的椎管内麻醉定位技术。在提高腰椎定位的准确性方面,一些新的体表标志和定位方法被用于临床,而且多种方法的联合使用有利于增加定位的准确率。目前,超声辅助定位是当前研究的热点,尤其是卷积神经网络与影像学的结合应用将是未来腰椎定位方法新的研究方向,具有巨大的临床应用前景。

(喻茜 罗林丽)

参 考 文 献

[1] HUANG W, LUO D, LI P, et al. Hematomyelia after spinal anesthesia due to incorrect interspace identification using Tuffier's line in a pregnant woman at term[J]. Int J Obstet Anesth, 2016, 26:88-89.

[2] FERREIRA A, PÓVOA LC, ZANIER J, et al. Sensitivity for palpating lumbopelvic soft-tissues and bony landmarks and its associated factors: A single-blinded diagnostic accuracy study[J]. J Back Musculoskelet Rehabil, 2017, 30(4):735-744.

[3] SNIDER K T, SNIDER E J, DEGENHARDT B F, et al. Palpatory accuracy of lumbar spinous processes using multiple bony landmarks[J]. J Manipulative Physiol Ther, 2011, 34(5):306-313.

[4] COOPERSTEIN R, TRUONG F. Would adopting a revised landmark rule for the spinal level of the iliac crests improve the accuracy of lumbar level identification[J]. J Can Chiropr Assoc, 2019, 63(1):26-35.

[5] OZTURK I, KILIC B, DEMIROGLU M, et al. Comparison between two anatomic landmarks using ultrasonography in spinal anesthesia: a randomized controlled trial[J]. Curr Med Res Opin, 2016, 32(10):1693-1695.

[6] JUNG C W, BAHK J H, LEE J H, et al. The tenth rib line as a new landmark of the lumbar vertebral level during spinal block[J]. Anaesthesia, 2004, 59(4):359-363.

[7] THAVASOTHY M. The reproducibility of the iliac crest as a marker of lumbar spinal level[J]. Anaesthesia, 1997, 52(8):811.

[8] LIN J D, TAN L A, WEI C, et al. The posterior superior iliac spine and sacral laminar slope: key anatomical landmarks for freehand S2-alar-iliac screw placement[J]. J Neurosurg Spine, 2018, 29(4):429-434.

[9] KIM H W, KO Y J, RHEE W I, et al. Interexaminer reliability and accuracy of posterior superior iliac spine and iliac crest palpation for spinal level estimations[J]. J Manipulative Physiol Ther, 2007, 30(5):386-389.

[10] MCGAUGH J M, BRISMÉE J M, DEDRICK G S, et al. Comparing the anatomical consistency of the posterior superior iliac spine to the iliac crest as reference landmarks for the lumbopelvic spine: a retrospective radiological study[J]. Clin Anat, 2007, 20(7):819-825.

[11] COOPERSTEIN R, HICKEY M. The reliability of palpating the posterior superior iliac spine: a systematic review[J]. J Can Chiropr Assoc, 2016, 60(1):36-46.

[12] BORGHI B, TOGNÙ A, WHITE P F, et al. Soft tissue depression at the iliac crest prominence: a new landmark for identifying the L4-L5 interspace[J]. Minerva Anestesiol, 2012, 78(12):1348-1356.

[13] HARLICK J C, MILOSAVLJEVIC S, MILBURN P D. Palpation identification of spinous processes in the lumbar spine[J]. Man Ther, 2007, 12(1):56-62.

[14] LERNER D J, PARMET A J, DON S, et al. Technique for Performing Lumbar Puncture in Microgravity Using Portable Radiography[J]. Aerosp Med Hum Perform, 2016, 87(8):745-747.

[15] MIERITZ R M, KAWCHUK G N. The accuracy of locating lumbar vertebrae when using palpation versus ultrasonography[J]. J Manipulative Physiol Ther, 2016, 39(6):387-392.

[16] ARZOLA C, MIKHAEL R, MARGARIDO C, et al. Spinal ultrasound versus palpation for epidural catheter insertion in labour: a randomised controlled trial[J]. Eur J Anaesthesiol, 2015, 32(7):499-505.

[17] HAYES J, BORGES B, ARMSTRONG D, et al. Accuracy of manual palpation vs ultrasound for identifying the L3-L4 intervertebral space level in children[J]. Paediatr Anaesth, 2014, 24(5):510-515.

[18] KARMAKAR M K, LI X, HO A M, et al. Real-time ultrasound-guided paramedian epidural access: evaluation of a novel in-plane technique[J]. Br J Anaesth, 2009, 102(6):845-854.

[19] 刘庆余, 陈健宇, 陈燕涛, 等. 髂腰韧带 CT 三维显示及其在腰椎节段定位中的作用[J]. 中国临床解剖学杂志, 2007(06):640-643.

[20] HETHERINGTON J, LESSOWAY V, GUNKA V, et al. SLIDE: automatic spine level identification system using a deep convolutional neural network[J]. Int J Comput Assist Radiol Surg, 2017, 12(7):1189-1198.

73 连续外周神经阻滞新进展

疼痛已被公认为继呼吸、体温、脉搏、血压四大生命体征之后的第五大生命体征。术后疼痛显著增加氧耗，加重心肺负担，易诱发冠心病患者心肌梗死，还能导致患者焦虑、抑郁、睡眠障碍和术后谵妄等。此外，患者因疼痛不敢用力咳嗽咳痰，易引起肺炎、肺不张等肺部并发症。关于术后镇痛技术，连续外周神经阻滞是目前在术后镇痛领域逐渐普及的一项镇痛技术，将导管放置在神经周围，持续输注局部麻醉药局部麻醉药，延长术后镇痛时间。与硬膜外镇痛相比，对患者生理干扰较小。此外，相比较静脉镇痛，减少术后阿片类药物的应用，可明显降低阿片类药物的相关不良反应，增加患者舒适度。随着超声的引进，各医院开展超声引导下的神经阻滞愈加广泛，各种新型阻滞技术也层出不穷。本文就连续外周神经阻滞技术、给药方案和导管选择进行综述。

一、连续椎旁阻滞

椎旁阻滞可用于胸部至耻骨联合之间所有手术的术后镇痛。连续椎旁阻滞最关键的是能够将导管准确置入椎旁间隙。椎旁间隙横截面类似三角形，包括前外侧的壁层胸膜、后侧的肋横突上韧带和内侧的椎体结构(包括椎体后外侧表面、椎间盘、椎间孔和横突)。椎旁间隙被胸内筋膜分为胸内筋膜前和胸内筋膜后两部分。Yoshida等通过将导管末端置入胸内筋膜前或后进行连续椎旁阻滞，比较不同导管末端位置对局部麻醉药扩散的影响，结果发现将导管末端置入胸内筋膜前(导管靠近胸膜壁层)与置入胸内筋膜后(导管靠近肋间内膜)的连续椎旁阻滞相比，感觉阻滞的扩散范围更广。可能是因为在靠近胸膜壁层比在胸膜后放置导管输注的局部麻醉药更有可能穿过胸膜壁层进入胸膜间隙，导致更广泛的感觉阻滞。此外，连续椎旁阻滞在一些正中手术切口时还可以采用双侧椎旁阻滞以完善术后镇痛。然而，在心脏手术中并不推荐连续的双侧椎旁阻滞，心肺转流需要抗凝，因抗凝而导致的椎旁阻滞相关血肿发生率还尚不清楚，且椎旁间隙较深，一旦出血难以压迫止血。一项双盲随机对照试验在冠状动脉搭桥术中用连续双

侧胸椎旁阻滞或皮下注射利多卡因进行术后镇痛，在双侧的 T_3 或 T_4 水平导管放置椎旁间隙或皮下，双侧分别注射 20~30ml 0.5% 利多卡因首剂量，再持续输注利多卡因 1mg/(kg·h)，再随机分配到试验中的患者吗啡消耗量并没有显著异差。此外，作者还强调了在合并有其他疾病的冠心病患者，持续双侧椎旁阻滞有增加局部麻醉药全身毒性的风险，如果使用长效酰胺类局部麻醉药和肾上腺素(心律失常风险)等辅助药物，这种风险还可能会进一步增加。在一项8例冠状动脉搭桥术使用连续双侧椎旁阻滞的试验性研究，局部麻醉药毒性的风险得到了强调，1例患者在完成双侧首剂量罗哌卡因注射后的1min内出现了非自主尖叫和四肢强直阵挛性肌肉收缩，其他接受罗哌卡因持续输注的7例患者术后均出现了神经功能障碍，其中罗哌卡因的血浆浓度与毒性相一致，但其注射剂量在推荐范围内。总之，由于缺少更多的临床试验和对照研究来确定其安全性和有效性，为了安全性考虑，不推荐成人心脏手术患者常规使用连续双侧椎旁阻滞。

二、连续胸腰椎背支神经阻滞

连续胸腰椎背支神经阻滞最初是 Xu 等在脊柱融合手术中提出的一种新型的连续神经阻滞，脊神经的背支支配着脊柱的滑膜关节、背部的深层肌肉和覆盖在上面的皮肤。外科医师在每侧植入的椎弓根螺钉旁的对准胸腰椎节段的背支神经各放置2根多孔导管，导管分别为左上导管、左下导管、右上导管和右下导管，同侧的两个导管连接一起共用一个输液泵，拔除气管导管后先给予每侧 10ml 0.2% 罗哌卡因，然后 0.2% 罗哌卡因 0.3mg/(kg·h) 持续输注，根据患者报告的疼痛程度进行滴定调整，在术后48h后拔除导管。患者报告疼痛得到了很好的控制，术后的阿片类药物消耗明显降低，三例患者术后追加的吗啡当量分别为 20.0mg、30.0mg、34.5mg。手术部位在上段胸椎时也可以放置连续胸椎背支神经阻滞导管，不需要担心呼吸抑制，因为它不会阻滞腹支神经和交感神经，避免了硬膜外镇痛的潜在并发症，如低血压、下肢无力、呼吸抑制和尿潴留等，能

缩短术后开始康复训练的时间,有助于患者早日康复。

三、连续髋关节囊周神经阻滞

髋关节囊周神经(pericapsular nerve group,PENG)阻滞是一种用于髋部手术术后镇痛的新型神经阻滞技术,它可以阻滞闭孔神经、股神经和副闭孔神经的关节分支,这些神经分支为髋关节前囊提供感觉神经支配。因此可提供更有效的镇痛。患者取仰卧位,将低频凸阵探头水平放置在髂前下棘之上,逆时针旋转45°超声探头以追踪耻骨支。在此切面可以看到髂耻隆起、髂腰肌及其肌腱、股动脉和耻骨肌,采用平面内法,由外向内侧进针,将导管置于前方腰肌肌腱和后方耻骨支之间的肌筋膜间隙,回抽无血后固定导管。

Wyatt等是首次报道对股骨颈骨折的儿科患者实施连续PENG阻滞,以0.1%罗哌卡因6ml/h泵注。术后第1天患儿可以轻松地参加物理治疗和步态训练,无其他并发症发生。此外,在成年患者中以0.2%罗哌卡因5ml/h连续输注能够获得了良好的疼痛控制。Prado-Kittel等为了将髋部骨折术前患者的镇痛范围扩大到受牵引影响区域,将低浓度局部麻醉药输注速率增加到7ml/h,镇痛覆盖范围可扩大到股骨远端区域,这可能是局部麻醉药扩散到腰肌肌腱内侧的股神经。但是股神经阻滞会出现下肢运动无力,对于术前镇痛或不需要行走训练的患者,可适当给予大速率输注。对于术后患者,若是以大速率输注可因为股神经的阻滞而不利于患者早期的物理治疗和步态训练。总之,目前的文献表明,连续PENG阻滞是可行的,有应用前景的,但是还需要更多的临床试验和对照研究来确定其安全性和有效性。

四、连续耳大神经阻滞

连续耳大神经阻滞是Ellison等为治疗术后耳部疼痛首次提出的一种新型连续外周神经阻滞方法。超声探头从颈浅丛向头部移动,直到神经在胸锁乳突肌前表面成像,即可定位耳大神经,因为神经距离皮肤较近,可以平面内使用22号静脉留置针在超声直视下穿刺在神经旁,拔除针芯后固定导管。首剂量输注1%利多卡因5ml和0.15%丁哌卡因5ml混合液,术后以2ml/h持续输注0.25%丁哌卡因,患者报告无耳痛,且无须服用阿片类或非阿片类止痛药。相比以大剂量局部麻醉药阻滞整个颈浅丛,选择性阻滞耳大神经导致的血管穿刺较阻滞膈神经、臂丛神经、深颈神经丛等并发症较少。耳大神经是颈神经丛的主要感觉分支,支配着一个相对较大的区域,包括下颌骨的角、腮腺、覆盖乳突的皮肤和耳朵的下段,在它支配的区域来看,连续耳大神经阻滞可用于多种外科手术的镇痛,包括在急诊室耳廓的血肿引流、撕裂修复和囊肿摘除等。

五、连续竖脊肌平面阻滞

连续竖脊肌平面阻滞(erector spinae plane block,ESPB)是一种新颖的筋膜间隙平面阻滞技术。患者取侧卧位,先触诊识别出相应平面的棘突,将高频线型探头沿长轴置于相应棘突旁约3cm,可见横突表面存在三层肌肉,由浅至深分别为斜方肌、菱形肌和竖脊肌,可采用平面外或平面内技术进针,当针尖引达竖脊肌与横突之间,回抽无血、无脑脊液后,注入局部麻醉药,可见竖脊肌和横突被分离,在此置入导管,置管深度为目标位置到皮肤的距离加4~5cm。

连续ESPB不仅仅可用于胸腹部的术后镇痛。Xu等在全髋关节置换术中在T_{10}和T_{11}水平采用连续ESPB或连续髂筋膜阻滞进行术后镇痛。结果显示,采用连续ESPB不仅可以缩短患者早期下床活动时间,还可以增加早期下床活动距离,在疼痛评分、阿片类药物使用或其他结果方面没有显著差异。可见,对于髋部手术,连续ESPB一样可以适用,且效果优于以往常用的髂筋膜阻滞。此外,Ramos在T_2水平采用连续ESPB治疗胸膜间皮瘤患者的晚期癌痛,结果显示,减少了阿片类药物的用量,患者睡眠质量有所改善,总体上提高了患者的晚期生存质量。

六、连续腘窝坐骨神经阻滞

以往,连续腘窝坐骨神经阻滞(continuous popliteal sciatic block,CPSB)主要应用于足踝关节的镇痛。Fusco等将CPSB用于下肢营养性溃疡贴加敷料的血管病变患者。患者仰卧位,膝盖微曲;使用高频探头,在腘窝上四指处识别坐骨神经,平面内进针,在其靠近胫骨神经和腓总神经分叉处阻滞;将0.375%罗哌卡因15ml注射在靶神经周围的神经鞘内,然后将针从留置导管中抽出,导管与输液泵连接,以5ml/h的速度输送0.15%的罗哌卡因;经导管注射15ml 0.375%罗哌卡因20min后,在床边进行手术敷料。结果显示,患者在敷料或住院期间不需要镇痛药物,无导管相关并发症,与病房内类似患者相比,溃疡愈合速度加快。神经阻滞不仅仅有着镇痛的作用,区域麻醉技术还可以导致功能性的交感神经阻滞,改善局部血管血供和组织氧合。

七、连续外周神经阻滞给药方案

连续输注、患者自控输注和程序化间歇输注是连续外周神经阻滞药物输注的主要方案。一项对连续外周神经阻滞给药方案的系统回顾和网络Meta分析表示,与持续输注相比,程序化间歇输注在24h和48h的疼痛视觉模拟评分有轻度改善,局部麻醉药总消耗量也都有所减少;当排除评估为高偏倚风险的研究后,疼痛评分的降低不再具有统计学意义,但患者满意度评分的改善仍然存在,这在整体上说明了程序化间歇输注具有一定的临床意义。程序化间歇输注的临床意义可能与注药压力有关,持续缓慢给药使得局部麻醉药难以远距离扩散,而程序化间歇输注的给药压力和容量较大,有利于局部麻醉药的扩散。当周围神经阻滞的目标为较广间隙时,局部麻醉药的扩散范围对镇痛效果的影响比较明显,而当目标是狭窄空间内的神经或神经丛时,对镇痛效果的影响甚微。此外,关于外周神经阻滞比较有效性的研究通常在解剖学上存在差异,这在很大程度上影响局部麻醉药的扩散、吸收和有效镇痛所需的最低剂量。在下肢,腰骶神经丛的分支往往相隔甚远,神经周围结缔组织也会限制局部麻醉药的扩散,这些因素下更倾向于使用程序化间歇输注方案,这种给药方案可使局部麻醉药有更广泛的扩散。对于这种程序化间歇输注方案在连续外周神经阻滞的应用,我们还需要进一步的研究来确定局部麻醉药的最佳体积和浓度,以及间歇给药的时间间隔,以确保患者安全。

八、连续外周神经阻滞置管

连续外周神经阻滞可通过导管内针技术或导管外针技术置入导管。Nogawa 等在连续股神经阻滞中分别使用了导管内针技术和导管外针技术置入导管。结果显示,导管外针技术组无一例发生局部麻醉药渗漏,而导管内针技术组有超过一半患者发生渗漏。导管外针技术的导管由于直径小于穿刺孔,使其容易松动,易在插入部位周围发生渗漏。相比之下,导管内针技术的导管的直径比穿刺孔的直径大,导管紧贴周围肌肉组织,可减少药物渗漏和导管移位、脱出的风险。

Del 等对股骨骨折患者进行髋关节囊周神经阻滞置管时发现,与导管外技术相比,导管内针技术更有利于导管的置入。在陡峭的进针角度下,导管内针技术的导管更容易插入腰肌肌腱以下和骨膜以上的水分离平面,由于导管外技术的针比导管略长,相对陡峭的进针角度和针尖末端朝向骨骼会阻碍导管外技术的导管插入合适平面。此外,对于筋膜间隙平面的阻滞,它的成功在很大程度上依赖于局部麻醉药在筋膜间隙内的扩散,使用导管外技术可避免局部麻醉药渗漏以增强筋膜间隙阻滞的镇痛效果。另外,在一些目标神经距离皮肤较浅时,没有这两种套管针,可考虑使用静脉留置针进行连续外周神经阻滞,也能够满足连续外周神经阻滞的需要。

(李咸鹏 王飞)

参 考 文 献

[1] YOSHIDA T,WATANABE Y,HASHIMOTO T,et al. Effects of catheter tip location on the spread of sensory block caused by a continuous thoracic paravertebral block:a prospective,randomized,controlled,double-blind study[J]. Biomed Res Int,2019,2019:1051629.

[2] LOCKWOOD G G,CABREROS L,BANACH D,et al. Continuous bilateral thoracic paravertebral blockade for analgesia after cardiac surgery:a randomised,controlled trial [J]. Perfusion,2017,32(7):591-597.

[3] HO A M,KARMAKER M K,NG S K,et al. Local anaesthetic toxicity after bilateral thoracic paravertebral block in patients undergoing coronary artery bypass surgery [J]. Anaesth Intensive Care,2016,44(5):615-619.

[4] XU J L,TSENG V,DELBELLO D,et al. Thoracolumbar dorsal ramus nerve block using continuous multiorifice infusion catheters:a novel technique for postoperative analgesia after scoliosis surgery[J]. Int J Spine Surg,2020,14(2):222-225.

[5] WYATT K,ZIDANE M,LIU C J. Utilization of a continuous pericapsular nerve group(PENG)block with an opioid-sparing repair of a femoral neck fracture in a pediatric patient[J]. Case Reports in Orthopedics,2020,2020:2516578.

[6] PRADO-KITTEL C,ZUMELZU-SANCHEZ P,PALMALI-CANDEO A,et al. Continuous pericapsular nerve group blockade as analgesia for fracture of the posterior column and wall of the acetabulum:a case report and description of infusion regimen for extending analgesic effect to the distal femoral area [J]. Rev Esp Anestesiol Reanim,2020,67(3):159-162.

[7] ELLISON M B,HOWELL S,HEIRATY P,et al. A novel approach to postoperative ear pain-greater auricular nerve block catheter:a case report[J]. A A Pract,2020,14(1):21-24.

[8] XU L,LENG J C,ELSHARKAWY H,et al. Replacement of fascia iliaca catheters with continuous erector spinae plane blocks within a clinical pathway facilitates early ambulation after total hip arthroplasty[J]. Pain Med,2020,21(10):2423-2429.

[9] RAMOS J,PENG P,FOREO M. Long-term continuous erector spinae plane block for palliative pain control in a patient with pleural mesothelioma[J]. Can J Anaesth,2018,65(7):852-853.

[10] FUSCO P,VOLPE D,DE-SANCTIS F,et al. Ultrasound-guided continuous popliteal sciatic nerve block improves healing of trophic ulcers of lower limbs [J]. J Clin Anesth,2020,62:109733.

[11] LAW W Z W,SARA R A,Cameron A J D,et al. Local anaesthetic delivery regimens for peripheral nerve cathe-

ters:a systematic review and network meta-analysis[J].
Anaesthesia,2020,75(3):395-405.

[12] NOGAWA R,MARUYAMA T,KIMOTO Y,et al. Comparison of catheter-over-needle and catheter-through-needle on leakage from the catheter insertion site during

continuous femoral nerve block[J]. J Anesth,2018,32(3):439-442.

[13] DEL-BUONO R,PADUA E,PASCARELLA G,et al. Continuous PENG block for hip fracture:a case series[J]. Reg Anesth Pain Med,2020,45(10):835-838.

74 腹横肌平面阻滞临床应用进展

随着超声技术的普及与发展,腹横肌平面阻滞(transversus abdominis plane block,TAPB)以其操作简单、安全性高,作为腹部手术的辅助镇痛治疗引起了临床极大兴趣和广泛应用。目前,在腹部手术中,无论是开放手术还是腔镜手术,住院患者还是门诊患者都有应用,如剖宫产、子宫切除、肝切除、脾切除、肾移植、胆囊切除、胃切除、结直肠切除、前列腺切除,以及经皮肾镜取石、腹膜透析管置入等多种大小手术围手术期麻醉和镇痛。TAPB 对慢性腹痛治疗,如治疗继发于慢性胰腺炎的腹部肌筋膜疼痛综合征也取得了满意效果。近年来 TAPB 在特殊人群如小儿、老年患者和危重患者等手术中应用也日益增多。这些促进了腹部手术多模式镇痛和加速康复外科的发展,有利于患者快速康复。现就 TAPB 的临床应用新进展进行综述。

肌、腹内斜肌和腹横肌,以及腹壁正中的腹直肌。腹横肌平面(transversus abdominis plane,TAP)是腹内斜肌和腹横肌之间含有 $T_6 \sim L_1$ 胸腰神经的解剖平面间隙。在前面,TAP 间隙位于腹直肌与腹横肌之间;在外后侧,TAP 间隙位于腹内斜肌与腹横肌之间。$T_6 \sim L_1$ 胸腰椎脊神经自椎间孔发出后分为前、后两支。后支向后,而前支向前分为外侧皮支和前皮支,成为肋间神经($T_6 \sim T_{11}$)、肋下神经(T_{12})、髂腹下和髂腹股沟神经(L_1),支配腹部前外侧的肌肉和皮肤(图 74-1)。将局部麻醉药注入 TAP 之中,可成功阻滞相应脊神经的信号转导,产生良好的腹壁区域镇痛。TAPB 的效果受解剖变异、注射入路的选择、用药量、注药位置的准确性等影响。了解神经分布,有助于选择合适的入路。

一、TAPB 的解剖学基础

腹部前外侧包含四块肌肉,从浅至深依次为腹外斜

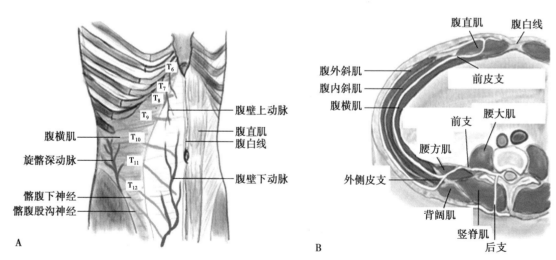

图 74-1 $T_6 \sim L_1$ 胸腰脊神经在腹壁前外侧分布
A—前外侧神经血管分布图;B—左 T_{12} 脊神经分布示意图。

二、超声引导下 TAPB 入路与方法

根据超声探头位置,常规的 TAPB 入路有三种:肋缘下入路法(subcostal approach)、外侧入路法(lateral approach)和后侧入路法(posterior approach)。Tsai 等在此基础上又加上一种肋缘下斜形入路法(oblique subcostal approach),共四种

(图 74-2)。肋缘下斜形入路法是采用水分离法,沿着肋缘下从剑突到髂前上棘的斜形 TAPB,让局部麻醉药扩散到 T_6~L_1 神经分布区域,从而阻滞上腹壁和下腹壁。肋缘下斜形 TAPB 比传统的 TAPB 局部麻醉药更易向头侧扩散。这种肋缘下斜形入路法与多点入路法、双重 TAPB(肋缘下入路法联合外侧入路法或后侧入路法),都是为了提高阻滞效果,避免单一入路阻滞范围局限,更好地提供上腹壁和下腹壁充分阻滞。

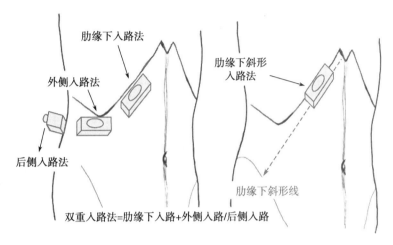

图 74-2 超声引导下 TAPB 四种入路

此外,为延长阻滞镇痛时间,推出了超声引导下 TAP 置管连续阻滞,比起单次 TAPB 能提供更为持久的术后镇痛效果,不仅能和持续硬膜外麻醉一样在术后提供稳定的阻滞平面,且术后低血压、恶心、运动感觉障碍等不良反应的发生率也更低。

要做好超声引导 TAPB,首先要准确识别 TAP。Tsai 等推荐扫描步骤如下:①探头紧靠剑突下,置于左右腹直肌之间,腹白线上。②旋转探头,平行于肋缘下,斜形向外侧移动。在该平面,TAP 位于腹直肌和腹横肌之间,但有时 TAP 缺如,因为有患者腹横肌终止于腹直肌外侧。③沿着肋缘下向外侧移动探头到半月线(腹直肌外侧),半月线的外侧就是腹内斜肌和腹外斜肌,此时可观察到清晰的三层肌肉结构,从浅至深依次为腹外斜肌、腹内斜肌及腹横肌。TAP 就在腹横肌的上面。④向外侧移动探头到腋中线,在肋缘

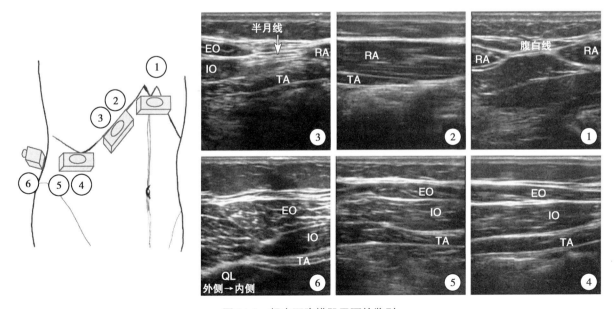

图 74-3 超声下腹横肌平面的鉴别
左侧探头放置示意图,右侧探头放置后所对应的超声图像
EO—腹外斜肌;IO—腹内斜肌;TA—腹横肌;QL—腰方肌。

下和髂嵴之间扫描,可见典型的三层肌肉。TAP 在腹内斜肌与腹横肌之间。⑤探头继续向外侧移动,可见腹内斜肌与腹横肌变细形成筋膜(胸腰筋膜),与腰方肌外侧缘相连。TAP 在腹内斜肌与腹横肌及连续的筋膜之间(见图74-3)。

(一)肋缘下入路法

患者仰卧位,先探头平行置于剑突下,可见到腹白线和双侧腹直肌。后旋转探头,平行于肋缘下,斜形向外侧移动。在该平面,TAP 位于腹直肌和腹横肌之间。行平面内穿刺,控制针尖到达腹直肌后缘给药(图74-4)。肋缘下入路法可覆盖 $T_7 \sim T_{11}$ 神经支配的区域,对呼吸影响较小,常应用于大多数的腹部手术,尤其是上腹部手术。

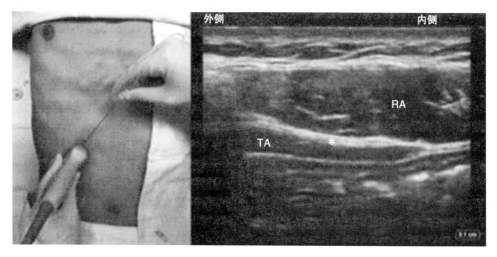

图 74-4 肋缘下入路探头位置及超声图像
RA—腹直肌;TA—腹横肌;∗—针头目标位置。

(二)外侧入路法

患者仰卧位,探头置于肋缘下和髂嵴之间的腋中线水平,超声图像中观察到清晰的三层肌肉结构,从浅至深依次为腹外斜肌、腹内斜肌及腹横肌。采用平面内进针,控制针尖到达 TAP 区域(图74-5)。通过穿刺针注射局部麻醉药,在超声图像上可观察到液体在筋膜间扩散形成的梭形液性暗区,即为阻滞成功。TAPB 外侧入路法主要覆盖了 $T_{11} \sim T_{12}$ 神经支配的区域,常应用于下腹部手术。

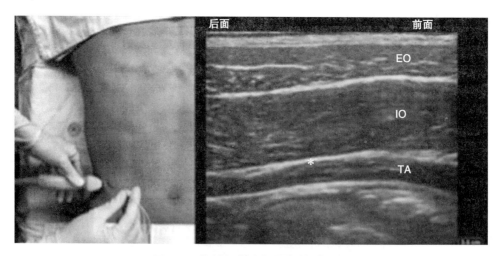

图 74-5 外侧入路探头位置及超声图像
EO—腹外斜肌;IO—腹内斜肌;TA—腹横肌;∗—针头目标位置。

(三)后侧入路法

患者仰卧位,探头置于肋缘下和髂嵴之间的腋中线水平,再向后方移动,在腹横肌后面找到腰方肌,控制针尖到达腰方肌和腹横肌筋膜之间的 TAP 给药(图74-6)。

研究表明,后侧入路法 TAPB 比外侧入路法能产生更持久和更广泛的镇痛效果。磁共振成像显示,后侧入路法

TAPB 中的局部麻醉药并不局限在 TAP 内,还能扩散到了腰方肌和 $T_5 \sim L_1$ 椎旁间隙,离胸腰段神经根更近,所以阻滞范围更广。还可能阻滞了交感神经,产生额外的内脏镇痛,用于腹部手术更具优势。因此,在经典的三种入路方法中,目前推荐肋缘下入路和后侧入路,而不是外侧入路法。

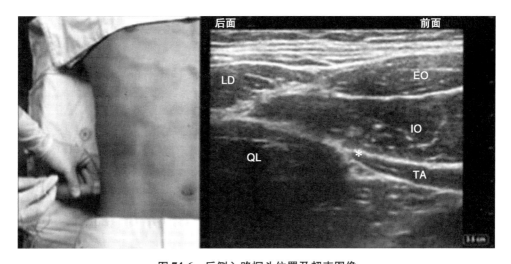

图 74-6 后侧入路探头位置及超声图像
EO—腹外斜肌；IO—腹内斜肌；TA—腹横肌；LD—背阔肌；QL—腰方肌；＊—针头目标位置。

三、TAPB 的用药方案

（一）用药剂量

罗哌卡因、左丁哌卡因、丁哌卡因是 TAPB 常用药物。给药后初期吸收相较快，平均血药浓度达峰时间为 10～35min。加用肾上腺素（5μg/ml）可延缓局部麻醉药的吸收，减少35%血药峰浓度，达峰时间延长为 18.5～44min。妊娠、高龄、心肝肾等重要器官功能障碍患者，应降低局部麻醉药最大总剂量。

局部麻醉药剂量由浓度和容量的乘积所得。一项对1 217 例患者的 Meta 分析提示：就安全性与有效性而言，在TAPB 中使用浓度为 0.375% 的罗哌卡因为宜。该浓度既安全，又有效，而且起效快，还可应用于高龄患者。若给予0.33% 的罗哌卡因 15ml，因容量少，其术后镇痛作用不足24h；若适当降低浓度、增大容量，给予 0.25% 的罗哌卡因20ml，可有效延长 TAPB 的镇痛时间，且不良反应发生率更低。Tran 等综述了罗哌卡因、左丁哌卡因和丁哌卡因在相同容量下不同浓度的研究显示，低浓度（0.125%～0.250%）和高浓度（0.50%～0.75%）在术后疼痛、镇痛药补救上差异较小。在容量上推荐大容量注射，成人每侧 15～30ml，儿童每侧 0.1～1ml/kg，以确保局部麻醉药在腹横肌平面内有足够的扩散。因此，在保障安全的前提下，TAPB局部麻醉药用量提倡低浓度、大容量的原则。

（二）阻滞策略

1. 术前阻滞与术后阻滞　麻醉前行 TAPB 可减轻术后早期疼痛和围手术期阿片类药物的消耗，并减少术中血压波动和术后恶心呕吐的发生率。但有时因手术时间紧或术中扩大切口需要加强镇痛只能采用术后 TAPB。虽然术前阻滞与术后阻滞同样可以达到较好的术后镇痛效果，但因术后腹部切口有敷料覆盖，易增加切口感染。加之腔镜术

后腹壁肌层间常有少量气体，影响超声下观察，使术后操作不便。近年来，麻醉诱导后手术切皮前行 TAPB 获得了普遍认可，既能避免清醒时患者因疼痛刺激带来心理、生理变化，也便于术中镇痛和术后早期疼痛控制，但诱导后无法测试阻滞的确切范围。因此，需要较为熟练的操作者以免耽误手术进程。

2. 连续输注与间断推注　单次 TAPB，即使用较大容量的长效局部麻醉药也不能满足某些需长时间镇痛的患者。通过 TAP 置管技术连续输注给药是一种很好的解决方案。Rao 等观察了 TAPB 置管后 0.2% 罗哌卡因每侧8ml/h 连续输注和每侧每 8 小时 20ml 间断推注，发现连续或间断推注都是有效的腹部手术后长效镇痛方式，但间断推注每天所需局部麻醉药剂量较少，更为经济。

3. 加用佐剂　为增强 TAP 阻滞效果、延长阻滞时间，同时减少局部麻醉药剂量以避免毒性反应，一些佐剂如地塞米松、脂质体丁哌卡因、α_2 受体激动剂、阿片类药物、镁剂等在临床上被用来延长 TAP 阻滞时间，提高术后镇痛效果。

（1）地塞米松：一项 Meta 分析显示，TAPB 时添加地塞米松可延长局部麻醉药阻滞作用时间，降低术后恶心呕吐发生率。4～8mg 地塞米松可延长 TAP 阻滞时间约3h，同时减少镇痛药爆发性消耗和术后恶心呕吐。其机制可能是地塞米松增加局部血管对儿茶酚胺类物质的敏感性，使局部血管收缩从而延缓局部麻醉药吸收，以及镇痛时间的延长减少了术后阿片类药物的使用。地塞米松作为佐剂的效果确切，副作用少，是 TAPB 中佐剂的较佳选择。但地塞米松作为 TAPB 佐剂的最佳剂量，以及局部麻醉药中添加地塞米松与静脉给予地塞米松之间异同有待研究。

（2）脂质体丁哌卡因：脂质体丁哌卡因实施双侧肋缘下 TAPB，注射后 72h 内能显著减少阿片类药物用量和术后恶心呕吐的发生率。但 Jin 等 Meta 分析了 5 项 TAPB 研

究,其中仅 3 项研究显示与传统局部麻醉药相比,脂质体丁哌卡因的镇痛持续时间更长。因此,对脂质体丁哌卡因的确切作用时间有待进一步研究。

(3)α₂受体激动剂(右美托咪定和可乐定):Sun 等对20 项研究共 1 212 例患者的 Meta 分析表明,右美托咪定作为佐剂可以延长 TAP 阻滞持续时间、减少术后疼痛和阿片类药物用量,而且可能由于右美托咪定的使用剂量较小,患者低血压或心动过缓的发生率并未增加。Zeng 等研究显示,0.3%罗哌卡因联合 0.5~2.0μg/kg 右美托咪定行 TAPB可安全有效地用于腹腔镜妇科肿瘤手术后的疼痛治疗,其中 0.3%罗哌卡因联合 1.0μg/kg 右美托咪定,可减少患者因高度镇静而导致气管拔管延迟的风险,做到安全性和有效性兼顾。Madangopal 等研究则显示,TAPB 中使用 0.25%丁哌卡因联合 0.5μg/kg 的右美托咪定可提高镇痛效果,并表现出心律和血压降低的镇静作用。在 TAPB 中使用0.25%丁哌卡因联合 1μg/kg 可乐定,也可显著减少术后疼痛和阿片类药物消耗、延长镇痛时间,但有近 1/3 的患者表现出过度镇静。因此,应进一步研究 α₂受体激动剂与不同种类和剂量的局部麻醉药联合使用时安全有效的最佳方案。

(4)其他:在 TAPB 中使用腺苷和镁剂作为丁哌卡因的佐剂均可增强 TAPB 的镇痛效果和持续时间,且镁剂作为佐剂持续时间更长。Chapman 等发现联合使用地塞米松和右美托咪定进行 TAPB,可显著减少术后 48h 阿片类药物用量。与单独静脉应用酮咯酸相比,酮咯酸和丁哌卡因联合实施 TAPB 可更好地延长镇痛时间,且不增加恶心呕吐的发生率。芬太尼和右美托咪定作为 TAPB 中罗哌卡因的佐剂,在延长镇痛时间和减少镇痛药总消耗方面同样有明显效果。

四、TAPB 的并发症

超声引导下 TAPB 大大增加了穿刺的安全性。但当操作者对超声技术或神经阻滞技术不娴熟,对 TAP 解剖结构不熟悉,或是肥胖、瘦弱患者 TAP 解剖结构显示不清时,易发生注药部位不准确导致阻滞不全、穿破腹膜导致的腹腔内注射或脏器损伤、误入血管、损伤神经、注射部位感染等操作相关并发症。对小儿、高龄、妊娠或心肝肾等重要器官存在疾病的患者,易产生局部麻醉药毒性反应,应注意局部麻醉药剂量。通过保持较大容量低浓度或在局部麻醉药中添加肾上腺素,降低全身最大血药浓度。并加强监测,及时发现异常情况。

五、TAPB 与其他区域阻滞比较或联合

(一)腹直肌鞘阻滞

腹直肌鞘阻滞(rectus sheath block,RSB)由于局部麻醉药局限在腹直肌肌肉区域内,阻滞范围有限,因此多应用于中线切口的腹部手术或与其他区域阻滞联合使用。有研究表明,对于腹腔镜下子宫切除术、腹腔镜下胆囊切除术和脾切除术,术前采用 TAPB 联合 RSB 可以更完善地阻滞腹壁感觉神经传入,为患者提供良好的术后镇痛。对于心脏舒张功能不全的老年患者进行开腹和盆腔手术,应用七氟烷联合 TAPB 和 RSB 麻醉比单纯七氟烷维持麻醉,更适合保护心脏舒张功能,减少手术及麻醉对患者的伤害。

(二)腰方肌阻滞

腰方肌阻滞(quadratus lumborum block,QLB)最早由 Blanco 等于 2007 年提出,是将局部麻醉药注入腰方肌周围的胸腰筋膜之间。胸腰筋膜是腹壁肌肉筋膜的后向延伸,能覆盖到背部肌肉,通过此部位注射局部麻醉药可阻滞T₇~L₁ 神经所支配区域,为腹部和盆腔手术提供良好的术后镇痛。Liu 等对 8 项 RCT 研究的 Meta 分析显示,在剖宫产、子宫全切术和阑尾切除术等腹部手术,与 TAPB 相比,QLB 患者在术后 2h、4h、6h、12h 和 24h 的疼痛评分明显降低,术后吗啡消耗量减少,镇痛时间更长,不良反应发生率未增加。对腹腔镜结直肠切除术,QLB 也能在术后 24h 和48h 明显减少阿片类药物消耗量,减少相关不良反应。总体来看,QLB 似乎更利于腹部手术的术后疼痛早期治疗,这可能与局部麻醉药能通过胸腰筋膜扩散到 TAP 和椎旁间隙有关。而对于上腹手术如腹腔镜下胆囊切除术,Baytar等研究表明:虽然 QLB 可以将术后疼痛评分以及镇痛药消耗降低到与双侧肋缘下入路法 TAPB 相似的水平,但超声引导下进行 TAPB 更容易,且所需时间更短。因此,对 QLB与 TAPB 在不同手术中的优劣还需进一步研究。

(三)胸椎旁阻滞

胸椎旁阻滞(thoracic paravertebral block,TPVB)在胸部和乳房手术的镇痛中应用较广,但在腹部手术中的应用优势并不明朗。在开腹胆囊切除术的研究显示,与肋缘下入路法 TAPB 相比,TPVB 的术后镇痛效果更强,特别是最初的 12h,降低了术后阿片类药物消耗量和不良反应发生率。但另有报道在妇科大手术中,虽然 TAPB 组术后 24h 和 48h阿片消耗量增加,但两组患者疼痛评分和满意度没有差异。与 TPVB 相比,TAPB 操作更为简单和安全。

六、TAPB 在临床教学上的应用

与其他区域神经阻滞相比,TAPB 层次简单、没有重要的大血管走行,超声引导下实施安全性高。要做好超声引导下 TAPB,必须了解进针控制、设备调节等神经阻滞的必备技能。有报道 TAPB 可作为规培医师神经阻滞技能培训的重要内容。通过"理论学习—观摩体会—上级指导下实操—效果交流"的循序渐进培养过程,规培医师能很快理解和掌握 TAPB 技能,为学习其他部位的超声引导下神经阻滞打下坚实基础。Park 等利用麻醉猪进行模拟超声引导

下 TAPB 训练,可明显提高受训者在实际 TAPB 中自信心,减少操作时焦虑感,并有助于提高其他超声下神经阻滞成功率。如今 TAPB 在腹部手术及术后镇痛中广泛应用,给予了规培医师更多的学习实践机会。

七、TAPB 的未来

因 TAPB 存在多种入路,且局部麻醉药的浓度、剂量、佐剂选择等也不尽相同,未来需更多的临床研究以确定与特定手术相配合的最佳入路与用药方案。目前对入路选择以肋缘下入路法和后方入路法或联合(多点)阻滞为主。未来随着腹直肌鞘阻滞、腰方肌阻滞、竖脊肌阻滞等其他区域阻滞技术应用与发展,可以研究把这些区域阻滞与 TAPB 对比或联合起来,为患者提供高质量的镇痛治疗和疼痛控制,促进患者快速康复。

(王艺丹 沈通桃)

参 考 文 献

[1] TSAI H C,YOSHIDA T,CHUANG T Y,et al. Transversus abdominis plane block:an updated review of anatomy and techniques[J]. Biomed Res Int,2017,2017:8284363.

[2] TRAN D Q,BRAVO D,LEURCHARUSMEE P,et al. Transversus abdominis plane block:a narrative review [J]. Anesthesiology,2019,131(5):1166-1190.

[3] NIRAJ G,KAMEL Y. Ultrasound-guided subcostal TAP block with depot steroids in the management of chronic abdominal pain secondary to chronic pancreatitis:a three-year prospective audit in 54 patients [J]. Pain Med, 2020,21(1):118-124.

[4] SOLA C,MENACé C,BRINGUIER S,et al. Transversus abdominal plane block in children:Efficacy and safety:a randomized clinical study and pharmacokinetic profile [J]. Anesth Analg,2019,128(6)):1234-1241.

[5] ISHIDA T,TANAKA S,SAKAMOTO A,et al. Plasma ropivacaine concentration after TAP block in a patient with cardiac and renal failure[J]. Local Reg Anesth, 2018,11:57-60.

[6] SUN N,WANG S,MA P,et al. Postoperative analgesia by a transversus abdominis plane block using different concentrations of ropivacaine for abdominal surgery:a meta-analysis[J]. Clin J Pain,2017,33(9):853-863.

[7] RAO KADAM V,VAN WIJK R M,MORAN J L,et al. Continuous transversus abdominis plane block vs intermittent bolus for analgesia after abdominal surgery:a randomized trial[J]. J Pain Res,2017,10:1705-1712.

[8] CHEN Q,AN R,ZHOU J,et al. Clinical analgesic efficacy of dexamethasone as a local anesthetic adjuvant for trans-

versus abdominis plane(TAP)block:a meta-analysis[J]. PLoS One,2018,13(6):e0198923.

[9] SUN Q,LIU S,WU H,et al. Dexmedetomidine as an adjuvant to local anesthetics in transversus abdominis plane block:a systematic review and meta-analysis[J]. Clin J Pain,2019,35(4):375-384.

[10] ZENG Y,WEN Y,YANG J,et al. Comparing post-operative analgesic effects of varying doses of dexmedetomidine as an adjuvant to ropivacaine for ultrasound-guided dual transversus abdominis plane block following laparotomy for gynecologic malignancies[J]. Exp Ther Med, 2020,20(2):860-867.

[11] MADANGOPAL R M,DANG A,AGGARWAL M,et al. A comparative evaluation of different doses of dexmedetomidine as an adjuvant to bupivacaine in transversus abdominis plane block for postoperative analgesia in unilateral inguinal hernioplasty [J]. J Anaesthesiol Clin Pharmacol,2020,36(3):398-406.

[12] CHAPMAN B C,SHEPHERD B,MOORE R,et al. Dual adjunct therapy with dexamethasone and dexmedetomidine in transversus abdominis plane blocks reduces postoperative opioid use in colorectal surgery [J]. Am J Surg,2021,222(1):198-202.

[13] YAGI K,ADACHI K,TANAKA E,et al. The role of preoperative and postoperative transversus abdominis plane and rectus sheath block in patients undergoing total laparoscopic hysterectomy[J]. J Perianesth Nurs,2020,35 (5):491-495.

[14] GONG C,LI S,HUANG X,et al. TAPB and RSB protects cardiac diastolic function in elderly patients undergoing abdominopelvic surgery:a retrospective cohort study[J]. PeerJ,2020,8:e9441.

[15] LIU X,SONG T,CHEN X,et al. Quadratus lumborum block versus transversus abdominis plane block for postoperative analgesia in patients undergoing abdominal surgeries:a systematic review and meta-analysis of randomized controlled trials [J]. BMC Anesthesiol, 2020, 20 (1):53.

[16] BAYTAR Ç,YıLMAZ C,KARASU D,et al. Comparison of ultrasound-guided subcostal transversus abdominis plane block and quadratus lumborum block in laparoscopic cholecystectomy:A prospective,tandomized,controlled clinical study [J]. Pain Res Manag, 2019, 2019:2815301.

[17] JINDAL S,SIDHU G K,BARYHA G K,et al. Comparison of efficacy of thoracic paravertebral block with oblique subcostal transversus abdominis plane block in

open cholecystectomy[J]. J Anaesthesiol Clin Pharmacol,2020,36(3):371-376.

[18] 李永华,丁鹏,陈巍,等.对麻醉规培医师进行超声引导下腹横肌平面阻滞技能培训的探索[J].浙江医学教育,2020,19(4):14-16.

[19] PARK S J,KIM H J,YANG H M,et al. Impact of simulation-based anesthesiology training using an anesthetized porcine model for ultrasound-guided transversus abdominis plane block[J]. J Int Med Res, 2020, 48(3):300060519896909.

75 患者术后恢复期睡眠障碍的研究进展

睡眠障碍是手术患者术后常见的不舒适症状。我们的前期研究表明,术后患者中重度睡眠障碍的发生率为58.4%。据不完全统计,2017年四川大学华西医院年手术量为14.4万台次,由此推算该年度华西医院术后患者中发生中重度睡眠障碍者约8.4万人次。就全国范围来讲,2017年全国手术量排名前十的13家医院年手术量总和超过149万台次。那么,其中发生中重度睡眠障碍的患者约87万人次。由此可见,术后恢复期睡眠障碍是值得人们重点关注的问题。

一、正常的睡眠结构

睡眠由非快速眼动(non-rapid eye movement,NREM)睡眠和快速眼动(rapid eye movement,REM)睡眠两个不同的睡眠时期构成。NREM睡眠又分为4个期,其中第3、4睡眠期合称为慢波睡眠(slow-wave sleep,SWS)。同时REM又被称为快波睡眠(rapid-wave sleep,RWS)。正常情况下,成年人由觉醒状态经过短暂的睡眠潜伏期开始入睡,首先进入NREM睡眠,由浅入深,经过1期的浅睡眠,到2期的中度睡眠,再到3、4期的深度睡眠即SWS。而后睡眠逐渐变浅,又由SWS进入2期的中度睡眠,再进入RWS,这样形成一个睡眠周期。整夜的正常睡眠通常可出现3~6个这样的睡眠周期,一个周期约持续90~120min,其中NREM睡眠占整个周期的75%~80%,而RWS只占20%~25%。当人们处于SWS时,机体以副交感神经活跃,基础代谢率降低,心率减慢,血压降低,呼吸加深、频率减慢,瞳孔缩小,有利于机体生理机能的恢复。当人们处于RWS时,下丘脑-垂体-肾上腺轴和交感神经兴奋,机体基础代谢率增加,心率增快、血压升高,呼吸频率加快,瞳孔扩大,脑血流和脑代谢率增加,与人的记忆和认知功能密切相关。

二、术后恢复期睡眠障碍患者的睡眠结构

患者往往在术后当天即出现明显的睡眠障碍,大手术患者尤为明显。多导睡眠图结果显示,手术当夜的睡眠障碍主要表现为严重的睡眠剥夺、碎片样睡眠、慢波及快速眼动睡眠的减少或缺失。患者自评结果显示,术后睡眠障碍主要表现为睡眠时间的减少、觉醒次数的增加、低睡眠质量和噩梦等。这种睡眠结构的改变,虽然大多数患者通常能在术后1~2周后恢复,但也有部分患者长期存在,严重影响其术后康复。

三、引起患者术后恢复期睡眠障碍可能的原因

引起患者术后睡眠障碍的因素很多,主要分为患者因素、手术因素、麻醉因素及其他因素。

(一)患者因素

年龄是影响患者术后睡眠质量的重要因素。正常的睡眠周期是NREM和RWS交替出现的过程,NREM占整个睡眠周期的75%~80%,RWS只占20%~25%。但随着年龄的增长,这样的睡眠结构逐渐改变,主要表现为入睡时间逐渐延长,觉醒次数和时间逐渐增加,SWS和RWS逐渐减少,浅睡眠时间逐渐增加,总体睡眠质量逐渐下降。以往的研究表明,年龄越大,睡眠呼吸暂停低通气指数(sleep-related apnea-hypopnea index,AHI)越高,术后睡眠质量越低,同时老年患者更容易被陌生的环境影响睡眠。AHI指平均每小时睡眠中,呼吸暂停和低通气的次数。其中呼吸暂停指口鼻气流完全停止≥10s;低通气指气流下降≥50%,持续10s以上,并伴有不少于3%的血氧饱和度(SaO₂)下降或微觉醒。

患者术前存在的一些合并症也是影响术后睡眠质量的重要因素。目前普遍认为术前存在阻塞性睡眠呼吸暂停综合征(obstructive sleep apnea syndrome,OSA)的患者术后出现睡眠障碍的风险增加,这类患者术前的AHI高,预示着术后的AHI也高,睡眠质量低。在对心脏手术患者睡眠质量的研究中发现,术后的睡眠障碍与患者术前冠心病的严重程度相关,心脏疾患越严重,术后越容易发生睡眠障碍。

恶性肿瘤也是导致患者术后睡眠障碍的重要因素。研

究表明,恶性肿瘤患者睡眠障碍的发生率是普通人群的2倍,加上手术、麻醉及病房环境等因素协同作用,术后睡眠障碍发生率高于非肿瘤患者。其原因可能与心理情绪,肿瘤的类型、分期分型、肿瘤手术,以及放化疗引起的腹胀腹泻过敏瘙痒等不良反应及患者长期的生活睡眠习惯有关。

(二)手术因素

目前普遍认为创伤较大的手术患者术后更易发生睡眠障碍。例如:同样行胆囊切除术的患者,开放手术者在术后当天即发生严重的睡眠障碍,多导睡眠图结果显示出明显的 NREM 睡眠3期和 RWS 的减少和缺失;而腹腔镜手术者的睡眠障碍,仅仅表现为 NREM 睡眠3期的减少,RWS 则未受影响。同样也有研究指出,大手术后的患者睡眠质量低于小手术者。但有的专家持不同意见,他们认为即使是乳腺肿瘤切除术,患者依然会出现术后睡眠障碍,其原因可能与患者住院期间的工作量减少、活动量降低、日间睡眠增加、昼夜节律颠倒紊乱等不健康的睡眠卫生状况有关。我们前期的研究也提示甲状腺、乳腺手术的患者术后重度睡眠障碍发生率并不低于胃肠外科、胸科、骨科手术的患者。国内有研究发现,腹腔镜胆囊切除术后的患者睡眠障碍的情况较术前缓解,这可能与术前疾病引起的疼痛、患者对手术的担心焦虑在术后得到明显缓解有关。因此,手术因素对患者睡眠障碍的影响是明确的,但可能不止与手术创伤的大小有关,可能还与手术疾病本身、手术专业、手术类型、手术部位及术中一些因素有关,例如手术时间、失血量等等。

目前主流的观点认为手术因素对患者睡眠障碍的影响,不论是手术专业、手术类型、手术部位、手术时间,还是手术中失血量,这些因素间都存在相关。手术部位较深的、复杂的手术往往需要更长的手术时间,失血量也相应增多。因此手术因素对患者睡眠障碍的影响主要还是取决于手术创伤的大小,而手术创伤的大小直接与患者在围手术期的应激反应相关。适当的应激反应有利于患者维持机体内环境的稳态,促进术后恢复。而过度应激则会引起患者神经内分泌亢进,主要表现为蓝斑-去甲肾上腺素能神经元/交感-肾上腺髓质轴和下丘脑-垂体-肾上腺轴的兴奋。首先,蓝斑-去甲肾上腺素能神经元/交感-肾上腺髓质轴的兴奋,引起交感兴奋,血浆儿茶酚胺浓度升高,而儿茶酚胺会扰乱患者正常的睡眠节律。其次,下丘脑-垂体-肾上腺轴的兴奋,过度释放皮质醇,而皮质醇血浆浓度升高,一方面会引起健康受试者 REM 的减少和 NREM 睡眠的增加,另一方面还可抑制5-羟色胺的合成,进而引起褪黑素分泌不足,引起睡眠障碍。同时,手术创伤引起的应激反应还会促进大量炎症因子的释放,如 IL-1、IL-6、TNF-α 血浆浓度的升高可引起 SWS 增加和 REM 减少。

(三)麻醉因素

麻醉因素对术后恢复期患者睡眠障碍的影响,主要表现在麻醉药及麻醉方式对患者睡眠节律的影响上,例如多发性短暂觉醒、NREM 睡眠减少、RWS 先抑制后反跳性增

加。因此术后患者常出现觉醒增加、浅睡眠和多梦等睡眠障碍。

1. 麻醉药对患者睡眠节律的影响 全身麻醉是使用药物诱导后产生的一种类似睡眠的状态,但是它与真实的睡眠状态有本质的区别。麻醉状态时,患者的脑电图(electroencephalo-graph,EEG)是没有正常睡眠时的周期性变化的。并且使用不同的麻醉药维持麻醉,和使用同一麻醉药维持不同的麻醉深度时,患者的 EEG 波形也是不同的。例如:丙泊酚是临床常用的静脉麻醉药,它使麻醉大鼠术后睡眠时间明显少于未接受麻醉的大鼠;异氟烷是常用的吸入麻醉药,它会抑制小鼠术后的 NREM3、4期和 RWS;褪黑素是维持机体正常的昼夜觉醒睡眠周期的重要激素,全身麻醉药不仅可以直接影响患者的睡眠周期,还能通过干扰褪黑素的分泌,影响术后患者的睡眠节律。Karkela 等研究发现,患者术后当晚褪黑素分泌明显减少,并且在以后的一段时间内褪黑素的分泌也出现延迟的情况。

2. 麻醉方式对患者睡眠节律的影响 普遍认为,单独运用全身麻醉,患者术后睡眠障碍发生率高于联合麻醉和椎管内麻醉,而局部麻醉患者术后睡眠障碍发生率最低。可能的原因是区域阻滞麻醉能阻滞有害性刺激向中枢神经系统的传导,有效减轻手术刺激和术后疼痛刺激引起的应激反应,同时减少阿片类药物的使用。在一项随机对照研究中,椎管内麻醉下行子宫切除术的妇女术后睡眠质量比全身麻醉的妇女好。一项376例患者的队列研究结果也显示,与全身麻醉相比,区域麻醉的患者术后 AHI 较低。

(四)其他因素

引起术后恢复期患者睡眠障碍的其他因素很多。例如病房环境因素,包括病房模式,患者对病床和枕头不习惯,噪声、灯光、夜间护理诊疗措施等对患者睡眠质量的影响。又如疼痛、恶心呕吐等术后不良反应等对患者睡眠质量的影响。

术后疼痛是引起术后恢复期患者睡眠障碍的重要因素。一方面术后疼痛本身会引起患者睡眠障碍,疼痛 VAS 评分7分及以上的剧烈疼痛使得患者夜间难以入睡;另一方面,镇痛使用的阿片类药物又会引起患者的睡眠障碍,并且前1天的睡眠障碍又会加剧第2天的术后疼痛,导致阿片类药物的用量增加,加重睡眠障碍。如此恶性循环引起患者严重的睡眠障碍。

四、术后恢复期睡眠障碍对患者术后恢复的影响

(一)术后睡眠障碍对疼痛的影响

前面已经提到,术后疼痛、阿片类药物的使用和睡眠障碍是一个相互影响的关系。术后疼痛会影响睡眠;睡眠障碍又会加剧术后疼痛,增加阿片类药物的使用;阿片类药物的使用又会进一步加重睡眠障碍。

（二）术后睡眠障碍对神经系统的影响

睡眠障碍对术后机体神经系统有明确的不良影响。动物实验发现对吸入七氟烷麻醉手术的大鼠进行 REM 睡眠剥夺可引起记忆缺失。睡眠障碍可加重老年小鼠手术引起的神经炎症和神经元损伤。临床研究也发现睡眠障碍是患者术后谵妄的独立危险因素。一项前瞻性队列研究发现，睡眠紊乱可引起非心脏手术患者术后谵妄发生率的增加。另一篇队列研究也表明，老年膝关节置换术前合并阻塞性睡眠呼吸暂停综合征等睡眠障碍者，术后谵妄的风险增加。最近的一篇 Meta 分析结果也显示，术后谵妄的发生与睡眠障碍密切相关。因此有效缓解睡眠障碍有利于减少术后谵妄。例如，在 ICU 患者中，使用耳塞和眼罩提高睡眠质量可明显降低谵妄的发生率。近期的大样本研究也发现，低剂量右美托咪定的持续泵注可改善术后入住 ICU 患者的睡眠障碍，减少术后谵妄的发生。

（三）术后睡眠障碍对心血管系统的影响

有报道显示，大约 20% 的心肌梗死、15% 的心源性猝死和 19% 脑卒中是在睡眠时发生的，这表明睡眠与心脑血管系统疾病的发生有密切的关系。正常情况下，人体的血压也像睡眠一样呈现昼夜波动。通常血压在夜间 2~3 点时最低，而后开始上升，白天的血压相对较高，在早晨 6~8 点到达高峰，随后略微降低，在下午 4~6 点又出现第二个高峰，而后开始缓慢下降，至夜间 2~3 点时达最低谷，这样的波动与睡眠的昼夜节律是分不开的。术后睡眠障碍发生时，机体正常的睡眠节律紊乱，引起血压的不正常波动，在该降低的时候没有降低，该升高的时候升得更高，这样可能引发严重的术后心脑血管意外。睡眠障碍增加心脑血管和代谢性疾病发生的风险已被大量研究证实。在一项前瞻性队列研究中发现，接受经皮冠状动脉介入治疗的患者，睡眠障碍与心源性死亡、心肌梗死等严重心脏事件的发生率呈正相关。最近的研究也显示，昼夜轮班工作者，因昼夜节律紊乱引起的睡眠障碍可导致严重的代谢和心血管健康问题。

（四）术后睡眠障碍对患者术后恢复的影响

睡眠障碍可严重影响患者术后恢复。子宫切除术后患者，术后第一晚的睡眠障碍与住院时间的延长密切相关。全膝关节置换术后的患者，术后 1 个月的睡眠紊乱与术后 3 个月的膝关节活动功能受限相关。肾移植术后的患者，睡眠障碍与后期的低生活质量相关。肺部手术的患者，睡眠障碍与术后 3 个月世界卫生组织残疾评估表的高分率相关。术后进入 ICU 的患者，通过穴位按摩的方式改善其睡眠障碍，可促进术后恢复。这些研究结果均提示充足的睡眠是促进患者术后恢复的重要因素。

五、目前改善患者术后恢复期睡眠障碍的方法

目前临床上改善患者术后睡眠障碍的措施主要分为药物干预和非药物干预两种。

1. 药物干预主要是使用药物辅助睡眠，以及使用多模式镇痛管理缓解疼痛，减少阿片类药物用量，降低睡眠障碍的发生。目前临床上常用的辅助睡眠的药物包括丙泊酚、咪达唑仑、褪黑素、劳拉西泮、唑吡坦、三唑仑、奥沙西泮、溴替唑仑、右美托咪定等。有研究显示，唑吡坦用于髋关节和膝关节置换术的患者可改善其术前 1 晚和术后第 1 晚的睡眠质量和疲劳感，但不能优化其紊乱的睡眠结构；褪黑激素可以改善乳腺癌术后患者的睡眠质量而不会产生明显的副作用。近年来关于右美托咪定改善术后患者的睡眠障碍研究较多，右美托咪定是一种选择性 α2 受体激动剂，具有镇静镇痛作用。在行机械通气的 ICU 患者中，夜间给予镇静剂量的右美托咪定，可以提高患者的睡眠效率和延长 NREM2 期睡眠时间，维持昼夜睡眠周期，优化睡眠结构。在术后入住 ICU 的非机械通气老年患者中，夜间给予 0.1μg/（kg·h）的低剂量右美托咪定持续泵注可延长总体睡眠时间，增加 NREM2 期睡眠，减少 NREM1 期睡眠，改善主观睡眠质量。乳腺癌手术患者术中使用右美托咪定，也能改善术后 1 周的睡眠障碍，促进术后恢复。

2. 非药物干预常用的措施包括使用耳塞眼罩、按摩、放松干预、足浴、音乐干预、护理干预、心理支持、穴位按摩、芳香疗法、白噪声疗法、光照疗法等等。但这些疗法的疗效并不确切，仅有研究显示耳塞眼罩的使用可以改善睡眠障碍，降低术后谵妄的发生率。另一方面，因手术创伤和麻醉对患者术后睡眠障碍的影响，减轻手术创伤、开展微创手术、降低患者术后应激和炎症因子的释放，以及实施个体化麻醉，加强神经阻滞麻醉的推广，开展术中神经阻滞联合麻醉及术后以神经阻滞为主的多模式镇痛，有助于降低患者术后睡眠障碍的发生。

六、展望

睡眠障碍是手术患者术后常见的不舒适症状。引起患者术后睡眠障碍的原因复杂多样。严重的睡眠障碍不利于患者的术后恢复，容易导致并发症的发生。长期的睡眠障碍甚至影响患者术后生理功能的恢复。目前临床上能改善患者术后睡眠障碍的措施非常有限且效果并不理想，在以后的研究中，我们应重点关注术后恢复期患者睡眠障碍，研发能提高睡眠质量改善睡眠结构紊乱的有效措施，促进患者术后康复。

（樊雅玲　左云霞）

参 考 文 献

[1] DETTE F, CASSEL W, URBAN F, et al. Occurrence of rapid eye movement sleep deprivation after surgery under regional anesthesia[J]. Anesth Analg, 2013, 116（4）: 939-943.

［2］ FERNANDES N M，NIELD L E，POPEL N，et al. Symptoms of disturbed sleep predict major adverse cardiac events after percutaneous coronary intervention［J］. Can J Cardiol，2014，30（1）：118-124.

［3］ KJOLHEDE P，LANGSTROM P，NILSSON P，et al. The impact of quality of sleep on recovery from fast-track abdominal hysterectomy［J］. J Clin Sleep Med，2012，8（4）：395-402.

［4］ FAN Y L，QIAN J L，MA E L，et al. Incidence and risk factors of postoperative severe discomfort after elective surgery under general anesthesia：a prospective observational study［J］. J Perianesth Nurs，2021，2021，36（3）：253-261.

［5］ CHUNG F，LIAO P，ELSAID H，et al. Factors associated with postoperative exacerbation of sleep-disordered breathing［J］. Anesthesiology，2014，120（2）：299-311.

［6］ CHUNG F，LIAO P，YEGNESWARAN B，et al. Postoperative changes in sleep-disordered breathing and sleep architecture in patients with obstructive sleep apnea［J］. Anesthesiology，2014，120（2）：287-298.

［7］ ROSENBERG-ADAMSEN S，KEHLET H，DODDS C，et al. Postoperative sleep disturbances：mechanisms and clinical implications［J］. Br J Anaesth，1996，76（4）：552-559.

［8］ HANSEN M V，MADSEN M T，WILDSCHIODTZ G，et al. Sleep disturbances and changes in urinary 6-sulphatoxymelatonin levels in patients with breast cancer undergoing lumpectomy［J］. Acta Anaesthesiol Scand，2013，57（9）：1146-1153.

［9］ YAFFE K，FALVEY C M，HOANG T. Connections between sleep and cognition in older adults［J］. Lancet Neurol，2014，13（10）：1017-1028.

［10］ SEYHAN，YILMAZ，ERAY，et al. Angina severity predicts worse sleep quality after coronary artery bypass grafting［J］. Perfusion，2016，31（6）：471-476.

［11］ TIAN J，CHEN G L，ZHANG H R. Sleep status of cervical cancer patients and predictors of poor sleep quality during adjuvant therapy［J］. Support Care Cancer，2015，23（5）：1401-1408.

［12］ SAVARD J，MORIN C M. Insomnia in the context of cancer：a review of a neglected problem［J］. J Clin Oncol，2001，19（3）：895-908.

［13］ ROSENBERG-ADAMSEN S，SKARBYE M，WILDSCHIODTZ G，et al. Sleep after laparoscopic cholecystectomy［J］. Br J Anaesth，1996，77（5）：572-575.

［14］ 林建华，贺旭，解亚宁. 腹腔镜胆囊切除术患者手术前后睡眠状况调查［J］. 广东医学，2000，21（10）：881-882.

［15］ DE ZAMBOTTI M，COVASSIN N，DE MIN TONA G，et al. Sleep onset and cardiovascular activity in primary insomnia［J］. J Sleep Res，2011，20：318-325.

［16］ CRONIN A J，KEIFER J C，DAVIES M F，et al. Melatonin secretion after surgery［J］. Lancet，2000，356：1244-1245.

［17］ BRYANT P A，TRINDER J，CURTIS N. Sick and tired：Does sleep have a vital role in the immune system［J］. Nat Rev Immunol，2004，4：457-467.

［18］ 袁杰，喻田. 全身麻醉机制与下丘脑腹外侧视前核睡眠通路［J］. 国际麻醉学与复苏杂志，2015，36（3）：283-286.

［19］ HAN B，MCCARREN H S，O'NEILL D，et al. Distinctive recruitment of endogenous sleep-promoting neurons by volatile anesthetics and a nonimmobilizer［J］. Anesthesiology，2014，121（5）：999-1009.

［20］ KARKELA J，VAKKURI O，KAUKINEN S，et al. The influence of anaesthesia and surgery on the circadian rhythm of melatonin［J］. Acta Anaesthesiol Scand，2002，46（1）：30-36.

［21］ DOLAN R，HUH J，TIWARI N，et al. A prospective analysis of sleep deprivation and disturbance in surgical patients［J］. Ann Med Surg（Lond），2016，6：1-5.

［22］ WRIGHT C E，BOVBJERG D H，MONTGOMERY G H，et al. Disrupted sleep the night before breast surgery is associated with increased postoperative pain［J］. J Pain Symptom Manage，2009，37（3）：352-362.

［23］ KACHUEE H，AMELI J，TAHERI S，et al. Sleep quality and its correlates in renal transplant patients［J］. Transplant Proc，2007，39（4）：1095-1097.

［24］ HOU J，SHEN Q，WAN X，et al. REM sleep deprivation-induced circadian clock gene abnormalities participate in hippocampal-dependent memory impairment by enhancing inflammation in rats undergoing sevoflurane inhalation［J］. Behav Brain Res，2019，364：167-176.

［25］ NI P，DONG H，ZHOU Q，et al. Preoperative sleep disturbance exaggerates surgery-induced neuroinflammation and neuronal damage in aged mice［J］. Mediators Inflamm，2019，2019：8301725.

［26］ HE Z，CHENG H，WU H，et al. Risk factors for postoperative delirium in patients undergoing microvascular decompression［J］. PLoS One，2019，14（4）：e0215374.

［27］ TODD O M，GELRICH L，MACLULLICH A M，et al. Sleep disruption at home as an independent risk factor for postoperative delirium［J］. J Am Geriatr Soc，2017，65（5）：949-957.

［28］ FLINK B J，RIVELLI S K，COX E A，et al. Obstructive sleep apnea and incidence of postoperative delirium after elective knee replacement in the nondemented elderly [J]. Anesthesiology,2012,116(4):788-796.

[29] FADAYOMI A B,IBALA R,BILOTTA F,et al. A Systematic review and meta-analysis examining the impact of sleep disturbance on postoperative delirium[J]. Crit Care Med,2018,46(12):e1204-e1212.

[30] HU R F,JIANG X Y,CHEN J,et al. Non-pharmacological interventions for sleep promotion in the intensive care unit [J]. Cochrane Database Syst Rev, 2015 (10):CD008808.

[31] SU X,MENG Z T,WU X H,et al. Dexmedetomidine for prevention of delirium in elderly patients after non-cardiac surgery: a randomised, double-blind, placebo-controlled trial[J]. Lancet,2016,388(10054):1893-1902.

[32] BORNSTEIN N M,GUR A Y,FAINSHTEIN P,et al. Stroke during sleep:epidemiological and clinical features [J]. Cerebrovasc Dis,1999,9(6):320-322.

[33] TALL A R,JELIC S. How broken sleep promotes cardiovascular disease [J]. Nature, 2019, 566 (7744): 329-330.

[34] ST-ONGE M P,GRANDNER M A,BROWN D,et al. Sleep duration and quality:impact on lifestyle behaviors and cardiometabolic health:a scientific statement from the american heart association [J]. Circulation, 2016, 134(18):e367-e386.

[35] KERVEZEE L,KOSMADOPOULOS A,BOIVIN D B. Metabolic and cardiovascular consequences of shift work:the role of circadian disruption and sleep disturbances[J]. Eur J Neurosci,2020,51(1):396-412.

[36] CREMEANS-SMITH J K,MILLINGTON K,SLEDJESKI E,et al. Sleep disruptions mediate the relationship between early postoperative pain and later functioning following total knee replacement surgery[J]. J Behav Med, 2006,29(2):215-222.

[37] IDA M,ONODERA H,YAMAUCHI M,et al. Preoperative sleep disruption and postoperative functional disability in lung surgery patients:a prospective observational study[J]. J Anesth,2019,33(4):501-508.

[38] NOLL E,SHODHAN S,ROMEISER J L,et al. Efficacy of acupressure on quality of recovery after surgery: randomised controlled trial[J]. Eur J Anaesthesiol, 2019, 36(8):557-565.

[39] KRENK L,JENNUM P,KEHLET H. Postoperative sleep disturbances after zolpidem treatment in fast-track hip and knee replacement[J]. J Clin Sleep Med, 2014, 10 (3):321-326.

[40] MADSEN M T,HANSEN M V,ANDERSEN L T,et al. Effect of melatonin on sleep in the perioperative period after breast cancer surgery:a randomized,double-blind, placebo-controlled trial[J]. J Clin Sleep Med,2016,12 (2):225-233.

[41] ALEXOPOULOU C,KONDILI E,DIAMANTAKI E,et al. Effects of dexmedetomidine on sleep quality in critically ill patients:a pilot study [J]. Anesthesiology, 2014,121(4):801-807.

[42] WU X H,CUI F,ZHANG C,et al. Low-dose dexmedetomidine improves sleep quality pattern in elderly patients after noncardiac surgery in the intensive care unit:a pilot randomized controlled trial [J]. Anesthesiology, 2016, 125(5):979-991.

[43] SHI C,JIN J,PAN Q,et al. Intraoperative use of dexmedetomidine promotes postoperative sleep and recovery following radical mastectomy under general anesthesia [J]. Oncotarget,2017,8(45):79397-79403.

76 围手术期睡眠紊乱与术后谵妄关系的研究进展

住院患者由于睡眠环境的改变，以及心理生理状态的变化，较易合并睡眠模式或者节律的改变，从而引起睡眠紊乱。手术患者因手术麻醉因素、监护措施、治疗操作等，睡眠紊乱状况进一步恶化，甚至出现睡眠剥夺。睡眠紊乱或睡眠剥夺能引起中枢神经系统功能的紊乱和减退，以认知功能受损、学习记忆能力下降等为主要表现。术后谵妄（postoperative delirium，POD）是在经历外科手术后出现的急性且可逆的精神状态改变，以认知功能紊乱为主要特点，发生率为15%～25%，是外科手术后常见并发症。术后谵妄可延长机械通气时间、ICU停留时间、住院时间，增加医院资源使用、医疗费用和住院期间死亡率，因此被认为是导致患者尤其是老年、危重症患者不良转归的主要并发症。由于POD和睡眠紊乱存在症状上的相似性，近年来人们围绕围手术期睡眠紊乱和术后谵妄之间的相关性进行了诸多研究。本文就围手术期睡眠紊乱特点、睡眠紊乱与POD关系、睡眠改善策略对POD的影响几个方面研究进展展开综述。

一、围手术期睡眠紊乱

（一）围手术期睡眠的影响因素

围手术期多种因素均能对患者的睡眠产生干扰作用。首先，环境因素诸如声光刺激、生命体征监测和静脉采血、伤口护理、影像学检查等治疗操作是干扰围手术期睡眠的常见因素。其次，手术前患者由于缺乏对疾病诊疗的认知，恐惧手术麻醉意外，担心治疗效果与并发症，常常合并焦虑情绪，导致无法入睡，大大增加失眠的发生率。再次，手术后尤其是时间长、复杂或创伤较大的手术后，机体全身炎症反应明显，使得术后急性疼痛的发生率较高。术后疼痛尤其是夜间痛，能增加患者不良情绪反应，从而导致夜间频繁觉醒、造成睡眠中断。最后，随着年龄的增加，睡眠效率显著下降，轻度睡眠增加，深度睡眠减少；昼夜节律机制减弱，阻塞性睡眠呼吸暂停综合征（obstructive sleep apnea hypopnea syndrome，OSAHS）、不宁腿综合征和周期性肢体运动障碍相应的增多，使得围手术期高龄患者这一人群的睡眠障碍的问题更为普遍、棘手。

（二）围手术期睡眠紊乱的特点

睡眠的各项指标如入睡时间、睡眠时长、觉醒指数等具有极大的个体差异性，良好的睡眠应能满足日常工作需要，不产生白天困倦或嗜睡。与院外睡眠相比，住院期间患者睡眠时间减少、睡眠质量下降、睡眠满意度降低，失眠的发生率高达38.2%。在一项针对普通病房的横断面研究发现，患者报告的住院睡眠时间比家中睡眠时间平均减少了1.8h；仅24.2%患者报告睡眠状况良好，41.6%的患者反映睡眠质量较差或非常差。重症患者的睡眠紊乱则更为严重。Elliott和Knauert的研究均发现重症监护治疗病房（intensive care unit，ICU）内患者总睡眠时长（total sleep time，TST）、睡眠效率（sleep efficiency，SE）下降；平均夜间睡眠时间仅为3.7h，且呈高度分散趋势，是易唤醒的片段化睡眠。脑电图监测结果提示在睡眠时间和睡眠效率下降的同时，睡眠结构也发生改变：大部分为非快速眼动睡眠的1、2期为主，3期睡眠（占总睡眠时间的3.9%）和快速眼动睡眠（占总睡眠时间的10.5%）比例下降。另外，夜间睡眠效率下降引起白天困倦与嗜睡，而白天接近1/3的时间处于睡眠状态则进一步降低夜间睡眠质量，进而形成不良昼夜节律。

二、睡眠紊乱与认知功能损伤

良好的睡眠对于维持人体神经、内分泌、免疫等多个系统的正常功能至关重要。睡眠不足或缺乏会导致困倦，引起情绪变化。长期睡眠缺失还会对心理生理活动产生抑制作用，甚至中枢神经系统功能的紊乱和减退。睡眠不足对神经系统功能产生的影响与睡眠剥夺强度、时间密切相关：单个晚上的部分或完全睡眠剥夺仅仅损害机体的运动表现，而对认知功能几乎无影响；长时间的完全睡眠剥夺则能引起认知功能减退，表现为注意力衰退，以注意力不集中、持续注意能力下降为主要特点；长期部分睡眠剥夺虽未显著损害持续注意、反应抑制或决策能力测试的表现，但明显降低学习记忆能力。长期睡眠限制后主观嗜睡增多，积极情绪下降，引起持续注意、工作记忆和执行功能的逐渐恶化，并且以上症状存在一定的不可逆性，即使进行恢复性睡眠后主观嗜睡和持续注意力也难以恢复。在老年人群中，通过长达 6 年的随访，在控制年龄性别教育程度等危险因素后，研究者发现睡眠碎片化程度越高，认知功能受损程度增加，发生阿尔茨海默病（Alzheimer's disease，AD）风险也相应增加。

三、睡眠紊乱与 POD 相关性

美国《精神疾病诊断与统计手册》（第 5 版）（DSM-V）对谵妄的诊断标准包括同时满足以下条件：意识障碍伴注意力不集中、认知功能紊乱或知觉障碍；症状具有波动性以及病史或检查提示为一般躯体情况的直接生理性后果。POD 的神经系统表现以注意力显著障碍和对外界识别能力下降为主要特征，与睡眠缺乏伴随的认知功能的损害具有一定的相似性，这促使研究者将二者联系起来。

（一）POD 患者的睡眠改变

尽管住院期间或手术后患者普遍存在深度睡眠碎片化、觉醒频率高等特点，但 POD 发生的同时通常伴有一些特征性的睡眠结构的改变。有研究对 12 例骨科患者手术后连续进行 3d 脑电图监测，发现谵妄患者术后睡眠时间减少，入睡时间延长；另外，谵妄严重程度与清醒时脑电图 δ 波功率正相关，与 NREM 睡眠时 δ 波功率负相关。另一项研究中，29 例外科手术后 ICU 患者进行多导睡眠图监测时，在 15 例合并严重 REM 睡眠减退患者中有 11 例（73.3%）出现谵妄，表明 POD 可能与严重的 REM 睡眠缺乏密切相关。

（二）睡眠紊乱增加 POD 风险

术前存在的睡眠障碍可能是 POD 的风险因素。一项针对 40 岁以上患者的小样本观察性研究发现，对于入院前无自我报告睡眠障碍的患者，手术前 2d 夜间睡眠时出现的频繁觉醒增加 POD 的发生率。而老年患者行择期关节置换术时，入院前已存在的睡眠障碍是手术后发生谵妄的独立危险因素，并且入院后睡眠紊乱作为协同因素会进一步增加 POD 的风险。此外，术后脑电图监测结构提示第 1 晚睡眠缺乏与 POD 密切相关，能作为继发谵妄的预测因素之一。然而，上述均为小样本研究，且没有控制导致谵妄或睡眠中断的重要风险因素，如药物、噪声、光线或护理操作等。因此，睡眠障碍和 POD 的关系目前尚不明确，仍需大样本、设计完善的研究进一步探讨。

（三）相互影响的可能机制

POD 发生机制可能涉及中枢神经系统、内分泌系统和免疫系统等多个系统，具体尚未明确。基于现有研究，推测睡眠障碍患者 POD 发生率增加的机制可能有以下几个方面。

1. 中枢神经系统炎症反应增加小鼠睡眠剥夺后海马内炎症因子 IL-6 和 IFN-α 的表达增加，而中枢神经系统炎症可能介导认知功能损伤。因此睡眠紊乱后神经炎症反应的增加可能是 POD 发生率增加的机制之一。

2. β 淀粉样蛋白（amyloid-β，Aβ）增加急性睡眠剥夺 1 晚后中枢神经系统内尤其海马和丘脑内 Aβ 水平增加，并且夜间睡眠时间越短而皮质下和前脑区域内 Aβ 水平越高。体内 Aβ 浓度与代谢模式的变化可能参与 POD 发生发展过程，因此，睡眠紊乱时患者体内 Aβ 的变化可能是 POD 发生率增加的另一原因。

3. 麻醉药敏感性降低术前存在睡眠障碍的患者，无论对吸入麻醉药七氟烷还是静脉麻醉药丙泊酚的敏感性均下降，表明该类患者需要更大剂量的药物达到相同的麻醉深度。睡眠紊乱的患者接受全身麻醉时药物剂量的改变是否与术后认知功能损害有关，需进一步研究验证。

四、睡眠改善策略对 POD 的影响

（一）围手术期睡眠改善策略

通过改善睡眠环境、减少护理操作、佩戴眼罩耳塞等非药物干预措施能显著提高围手术期睡眠质量。此外，镇静催眠药、右美托咪定和褪黑素等药物也常用于治疗围手术期睡眠紊乱。低剂量苯二氮䓬类药物能安全有效改善睡眠质量，而全身麻醉药丙泊酚持续输注能抑制 REM 睡眠，降低睡眠质量。右美托咪定是一种围手术期改善睡眠质量的新型药物，其能高度选择性地激动 α_2 肾上腺受体，从而产生类似于自然睡眠的镇静催眠作用。

（二）睡眠改善与 POD

尽管缺乏直接的证据将睡眠中断与谵妄直接联系起来，但是在重症患者中实施多种干预措施以改善睡眠质量已显示可降低谵妄的发生率。重症监护患者使用耳塞可显著降低谵妄风险；腹部大手术后夜间持续输注低剂量右美托咪定 [$0.1\sim0.2\mu g/(kg\cdot h)$] 较安慰剂能改善主观睡眠质量，显著降低谵妄发生率。另外，围手术期连续 5d 每晚服用褪黑素 3mg 亦能有效预防术后谵妄。需注意的是，老年患者重症监护治疗病房中使用苯二氮䓬类药物虽可改善睡眠质量，但是谵妄发生的独立危险因素，增加首次谵妄发作的持续时间。因此，老年或危重患者中究竟何种睡眠改善策略更为安全有效，同时又能显著降低 POD 发生率仍有待后续研究。

五、小结

良好的睡眠质量对于维持人体的诸多生理功能至关重要，而睡眠不足时产生的神经系统临床表现与 POD 的精神症状具有一定相似性。目前多项研究结果提示围手术期睡眠紊乱可能参与了 POD 发生和发展，但两者之间是否存在着直接的因果关系尚不明确。未来需要更多设计完善的大样本临床研究加以证实，其作用机制也有待进一步揭示。

（曹袁媛　顾尔伟）

参 考 文 献

[1] GLEASON L J,SCHMITT E M,KOSAR C M,et al. Effect of delirium and other major complications on outcomes after elective surgery in older adults[J]. JAMA Surg,2015, 150(12):1134-1140.

[2] DELANEY L J,CURRIE M J,HUANG H C,et al. "They can rest at home":an observational study of patients'quality of sleep in an Australian hospital[J]. BMC health services research,2018,18(1):524.

[3] SUN G W,YANG Y L,YANG X B,et al. Preoperative insomnia and its association with psychological factors,pain and anxiety in Chinese colorectal cancer patients[J]. Supportive care in cancer:official journal of the Multinational Association of Supportive Care in Cancer,2020,28 (6):2911-2919.

[4] DOLAN R,HUH J,TIWARI N,et al. A prospective analysis of sleep deprivation and disturbance in surgical patients[J]. Annals of medicine and surgery(2012),2016, 6:1-5.

[5] KNAUERT M P,YAGGI H K,REDEKER N S,et al. Feasibility study of unattended polysomnography in medical intensive care unit patients[J]. Heart & lung:the journal of critical care,2014,43(5):445-452.

[6] ELLIOTT R,MCKINLEY S,CISTULLI P,et al. Characterisation of sleep in intensive care using 24-hour polysomnography:an observational study[J]. Critical care(London,England),2013,17(2):R46.

[7] CULLEN T,THOMAS G,WADLEY A J,et al. The effects of a single night of complete and partial sleep deprivation on physical and cognitive performance:a bayesian analysis [J]. Journal of sports sciences,2019,37(23): 2726-2734.

[8] HONN K A,HINSON J M,WHITNEY P,et al. Cognitive flexibility:a distinct element of performance impairment due to sleep deprivation[J]. Accident;analysis and prevention,2019,126:191-197.

[9] SANTISTEBAN J A,BROWN T G,OUIMET M C,et al. Cumulative mild partial sleep deprivation negatively impacts working memory capacity but not sustained attention,response inhibition,or decision making:a randomized controlled trial[J]. Sleep health,2019,5(1):101-108.

[10] COUSINS J N,SASMITA K,CHEE M W L. Memory encoding is impaired after multiple nights of partial sleep restriction[J]. Journal of sleep research,2018,27(1): 138-145.

[11] LO J C,ONG J L,LEONG R L,et al. Cognitive performance,sleepiness,and mood in partially sleep deprived adolescents:the need for sleep study[J]. Sleep,2016,39 (3):687-698.

[12] LIM A S,KOWGIER M,YU L,et al. Sleep fragmentation and the risk of incident alzheimer's disease and cognitive decline in older persons[J]. Sleep,2013,36(7): 1027-1032.

[13] EVANS J L,NADLER J W,PREUD'HOMME X A,et al. Pilot prospective study of post-surgery sleep and EEG predictors of post-operative delirium[J]. Clinical neurophysiology,2017,128(8):1421-1425.

[14] TROMPEO A C,VIDI Y,LOCANE M D,et al. Sleep disturbances in the critically ill patients:role of delirium and sedative agents[J]. Minerva anestesiologica,2011, 77(6):604-612.

[15] 郭亮,林飞,于美刚,等.术前睡眠质量对老年患者术后谵妄发生的影响[J].临床麻醉学杂志,2018,34 (07):51-55.

[16] LEUNG J M,SANDS L P,NEWMAN S,et al. Preoperative sleep disruption and postoperative delirium[J]. Journal of clinical sleep medicine:JCSM,2015,11(8): 907-913.

[17] TODD O M,GELRICH L,MACLULLICH A M,et al. Sleep disruption at home as an independent risk factor for postoperative delirium[J]. Journal of the American Geriatrics Society,2017,65(5):949-957.

[18] 卢波,刘荣君,孟波,等.片段化睡眠对术后认知功能和中枢神经炎症的影响[J].中华医学杂志,2020, 100(17):1341-1344.

[19] SHOKRI-KOJORI E,WANG G J,WIERS C E,et al. β-Amyloid accumulation in the human brain after one night of sleep deprivation[J]. Proceedings of the National Academy of Sciences of the United States of America, 2018,115(17):4483-4488.

[20] XIE Z,SWAIN C A,WARD S A,et al. Preoperative cerebrospinal fluid β-amyloid/tau ratio and postoperative delirium[J]. Annals of clinical and translational neurology,2014,1(5):319-328.

[21] CAO Y,ZHANG L,PENG X,et al. Increased minimum alveolar concentration-awake of sevoflurane in women of breast surgery with sleep disorders[J]. BMC anesthesiology,2020,20(1):17.

[22] 曹袁媛,程岑,汪欢,等.睡眠障碍患者血浆食欲素A对丙泊酚靶控输注效应室靶浓度的影响[J].临床麻醉学杂志,2020,036(002):160-164.

[23] PISANI M A,MURPHY T E,ARAUJO K L,et al. Benzodiazepine and opioid use and the duration of intensive care unit delirium in an older population[J]. Critical care medicine,2009,37(1):177-183.

[24] KONDILI E,ALEXOPOULOU C,XIROUCHAKI N,et al. Effects of propofol on sleep quality in mechanically ventilated critically ill patients：a physiological study [J]. Intensive care medicine, 2012, 38 （10）：1640-1646.

[25] WU X H,CUI F,ZHANG C,et al. Low-dose dexmedetomidine improves sleep quality pattern in elderly patients after noncardiac surgery in the intensive care unit：a pilot randomized controlled trial [J]. Anesthesiology, 2016, 125(5)：979-991.

[26] VAN ROMPAEY B,ELSEVIERS M M,VAN DROM W, et al. The effect of earplugs during the night on the onset of delirium and sleep perception：a randomized controlled trial in intensive care patients[J]. Critical care(London, England),2012,16(3)：R73.

[27] SU X,MENG Z T,WU X H,et al. Dexmedetomidine for prevention of delirium in elderly patients after non-cardiac surgery：a randomised, double-blind, placebo-controlled trial[J]. Lancet(London, England), 2016, 388 （10054）：1893-1902.

[28] SKROBIK Y,DUPREY M S,HILL N S,et al. Low-dose nocturnal dexmedetomidine prevents icu delirium. a randomized,placebo-controlled trial[J]. American journal of respiratory and critical care medicine,2018,197(9)：1147-1156.

[29] ABBASI S,FARSAEI S,GHASEMI D,et al. Potential role of exogenous melatonin supplement in delirium prevention in critically Ill patients：a double-blind randomized pilot study[J]. Iranian journal of pharmaceutical research,2018,17(4)：1571-1580.

77 神经外科患者血液管理进展

随着人口老龄化和经济社会发展,颅脑损伤和脑血管疾病发生增加,神经外科手术量增加。神经外科择期手术患者中度至重度贫血(即血细胞比容<30%)比例为2.7%,而危重症患者如创伤性颅脑损伤和蛛网膜下腔出血患者这一比率可达50%和47%。另外,出血是神经外科术中常见的并发症。2014年国内文献报道了神经外科单次择期开颅手术颅内出血量约为500~600ml。据报道的神经外科异体输血比率达1.7%~5.4%,当存在一些合并急性创伤性凝血功能障碍、术前血红蛋白水平低、手术范围大、手术时间长(>6h)、患者年龄偏低(<18周岁容易出血)等因素时,会增加异体输血风险。异体输血是围手术期发病和死亡的独立危险因素。

近年来全球范围内人口老龄化和血液资源供不应求的现状推动了输血医学理念的重大转变,由20世纪经典输血医学以血液成分为中心的成分输血转变为21世纪循证医学指导输血,强调以患者为中心的患者血液管理(patient blood management,PBM)。PBM是以循证医学为依据,以患者为中心,采用多学科联合技术和方法,纠正贫血,优化凝血功能,应用围手术期血液保护技术,减少失血,自体输血,优化代偿能力以及限制性输血等措施减少或避免异体输血,改善患者转归,减少相关并发症和医疗费用。随着PBM概念的提出,对于神经外科血液管理提出了新的方向。

本文复习近年相关文献与证据,针对神经外科输血阈值、减少出血策略以及凝血管理进行综述,以期优化血液管理措施,改善患者预后及减轻输血的社会经济负担。

一、神经外科患者输血阈值

脑组织虽然仅占全身重量的2%,但是代谢需求高,心排血量的20%~25%供应脑组织。脑总氧输送量等于脑血流量乘以血氧含量。脑血流通常在大范围的脑灌注压下实现自动调节,脑组织灌注压等于平均动脉压减去颅内静脉压,正常生理范围是60~160mmHg,一旦超过正常生理范围,脑血流量与平均动脉压成线性变化关系。

贫血情况下身体通过一系列代偿反应优先供应脑组织,如增加心排血量、脑血管扩张增加血流量,但是这种血管扩张作用是有限的,所以脑组织氧供仍然主要取决于血红蛋白含量,其代表了血液携氧能力。

脑组织作为高血流、高氧耗器官,从病理生理学角度考虑,神经外科以血红蛋白浓度为参考的输血阈值应高于普通外科手术。目前的研究证明血红蛋白与神经外科手术临床结局密切相关。一项队列研究表明血红蛋白≤90g/L且脑组织氧分压<20mmHg是不良神经系统预后的危险因素。血红蛋白浓度>110g/L与症状性脑血管痉挛的发生率降低和更有利的神经系统预后相关。但是一味的追求血红蛋白浓度增加脑组织氧供,会使脑组织血流减少、血液黏度增加,增加血栓栓塞风险。

所以,基于目前研究建议:①创伤性脑损伤患者,无论颅内脑灌注水平如何,建议提高输血的血红蛋白阈值;②限制性输血策略,脑损伤和脑缺血时,神经外科手术患者的限制性输血阈值应高于普通外科手术;③神经外科手术最低的输血阈值是90~100g/L。

二、减少围手术期输血的措施

(一) 及时纠正贫血

纠正术前贫血可以减少红细胞输注,降低感染发生率,缩短住院时间,降低死亡率。择期颅内手术患者中度至重度贫血发生率(即血细胞比容<30%)是2.7%;然而危重神经外科患者人群中,如创伤性颅脑损伤和蛛网膜下腔出血患者这一比率可达50%和47%。最常见的贫血类型是缺铁性贫血。缺铁性贫血分为三个阶段,既储存铁耗尽期、红细胞内铁缺乏期、缺铁性贫血期,大多数患者出于铁缺乏阶段,如果早发现、早治疗可以提前纠正贫血,降低输血风险,尤其是对于围手术期红细胞输血率≥10%或预计失血量≥500ml的择期手术患者。

目前临床上建议在术前提前至少2~3周检测血红蛋白浓度和铁代谢指标(如铁蛋白、转铁蛋白饱和度等)。一且发现贫血,立刻使用口服或静脉注射铁剂、促红细胞生成素(erythropoietin,EPO)、叶酸、维生素 B_{12} 等制剂单一或联合使用纠正贫血。

关于促红细胞生成素的使用,2020 年发表的 Meta 分析指出 EPO 治疗虽然不能改善医院急性死亡率、短期死亡率和神经功能,但是显著提高中期生存率(随访时间为 6 个月),且 EPO 治疗不增加血栓栓塞事件或其他相关不良事件的发生率。需要注意:①根据需求使用;②避免血红蛋白浓度>150g/L,血红蛋白浓度>130g/L 为目标,因为可能存在血栓栓塞的风险;③对于有严重脑血管疾病和近期严重血栓栓塞病史的患者不应使用促红细胞生成素治疗。

(二)持续全血血红蛋白检测

持续全血血红蛋白检测可以更及时准确地指导输血,减少不必要的输血。西班牙的前瞻性研究表明,外科手术中,与间歇性抽血检查血红蛋白浓度相比,非侵袭性持续全血血红蛋白检测使需要输血百分比下降了 7.4%,每位患者的输血单位数量下降了 12.56%,每位患者的经济节省为 20.59 欧元。然而,针对择期颅脑手术患者,采用持续全血红蛋白检测输血发生率无明显关系,但是输血组,持续检测者输注压缩红细胞数量减少,等待输血时间缩短。

建议临床对于输血风险较大的神经外科手术和出血风险高的患者,尽量采用持续性血红蛋白检测,缩短输血等待事件,减少红细胞用量。

(三)急性等容血液稀释(acute normovolemic hemodilution,ANH)

急性等容血液稀释指术前一边输注不含细胞的液体(如晶体液或胶体液)维持正常的血容量,同时采集患者血液,术中、术后输注术前收集到的血液。研究已证明脑膜瘤开颅手术患者,采用 ANH 患者减少了同种异体输血风险。2020 年回顾性研究表明,在动脉瘤性蛛网膜下腔出血患者中(ANH 组为 20 例,非 ANH 组为 42 例),采用 ANH 虽然不能减少围手术期输血(15% vs. 11.9%;$P=0.734$),但 ANH 组血中血红蛋白水平术后第 1 天(11.5g/dl ± 2.5g/dl vs. 10.3g/dl±2.0g/dl;$P=0.045$)和第 3 天(12.1g/dl±2.0g/dl vs. 10.7g/dl±1.3g/dl)显著增加。

所以,在预期有大量失血的健康个体的择期神经外科手术中,ANH 可能被认为是一种可能的血液保存技术。前提是要保证血液稀释后的组织供氧,血容量正常且心脏功能正常,"安全"下限是血细胞比容为 20%~25%,且术前血红蛋白>120g/L。

(四)术中血液回收再输(cell salvage)

与输血相比,术中血液回收具有来源便捷、成本低、不良事件发生风险低的优点,降低了 38% 的异体输血率,平均每个患者节省 0.68 单位红细胞。择期开颅手术患者 25% 的人接受了 ≥500ml 的自体输血,减少了同种异体输血量。但是,神经外科手术术中血液回收再输尚存在一些风险:①恶性肿瘤及脑膜瘤颅外转移,在脑恶性肿瘤及脑膜瘤手术中,采用此方式可能增加恶性肿瘤颅外转移的风险;②患者大出血的性质难以预料。临床可以使用去白细胞滤器(leucocytedepletion filter)滤过肿瘤手术术中回收的自体血降低转移风险;将此技术主要应用于出血丰富的手术,例如颅内动脉瘤破裂、血管脑膜瘤切除等;对于脑膜瘤手术除非紧急情况,应避免带瘤自体血回输利用。

虽然术中血液回收再输与输血相比存在上述优点,但是自体输血和异体输血都有可能和术后谵妄相关。近期针对复杂脊柱融合术的小样本回顾性队列研究指出,术中自体和异体输血与术后谵妄之间可能存在独立的关联,其中异体输血谵妄发生率相较于自体输血略高(46.7% vs. 17.4%;$P=0.002$)。

(五)限制性输血

关于心脏手术的研究表明,限制性输血策略并不会对发病率和死亡率产生不利影响,原因是输血后 24h 内红细胞不能改善组织氧合,实际上可能会降低氧合。进一步的研究支持了这些发现,在有心血管疾病史或有心血管疾病危险因素接受髋部骨折手术的患者中,<80g/L 的限制输血阈值与<100g/L 的自由输血阈值相比较,限制性输血策略不会降低心脏功能或不增加 60d 死亡率。英国国家卫生与保健研究所(National Institute for Health and Care Excellence,NICE)推荐限制输血阈值应不低于自由输血阈值,对没有急性冠脉综合征或大出血的患者输血应考虑血红蛋白阈值为 70g/L,以达到输血后目标浓度 70~90g/L。目前对于神经外科手术限制性输血的阈值尚无明确指南推荐,根据脑组织高代谢特点推测神经外科手术限制性输血阈值应高于非神经外科手术。

一项关于重度创伤性脑损伤的随机对照研究证实,与自由输血组(阈值 90g/L)相比,限制输血组(阈值 70g/L)虽然使用红细胞单位较少,但是创伤后脑血管疾病发生率高(15/23,65% vs. 4/21,3%;$P<0.01$)、住院期间死亡率高(7/23 vs. 1/21;$P=0.048$)、术后 6 个月神经系状态较差。然而,在针对高龄(>50 岁)患者的脑肿瘤手术的限制性输血阈值研究得出结果相反:与自由组相比(输血前血红蛋白水平为 80~100g/L),限制组(输血前血红蛋白水平<80g/L)、院内死亡率(OR=0.93,95% CI:0.07~12.11)、重症监护平均日数($P=0.69$)和住院时间平均日数($P=0.20$)没有显著差异。

上述 2 项研究,针对神经外科手术限制性输血策略结果相反,可能存在以下原因:①研究样本量小,创伤性脑损伤和脑肿瘤研究纳入人数分别为 44 例和 25 例;②手术类型不同,出血风险不同,重度创伤性脑损伤出血风向相较于脑肿瘤大;③对于限制性输血组和自由输血组的输血阈值设定不同,脑损伤研究输血阈值按照的是 NICE 指南对于普通非心脏手术手术的推荐,并没有根据脑组织高代谢、高耗氧特点上调输血阈值,导致限制性输血阈值分析结果较差。

三、改善围手术期凝血功能

（一）围手术期凝血功能检测

创伤性脑损伤伴或不伴有急性创伤性凝血功能障碍，因凝血功能障碍患者使同种异体输血风险和死亡率增加41%，所以凝血功能检测必不可少。凝血功能检测包括活化部分凝血活酶时间（activated partial thromboplastin time，APTT），凝血酶原时间（prothrombin time，PT）、血小板计数和纤维蛋白原水平、国际标准化比值（international normalized ratio，INR）。

传统的凝血功能检测可能存在误差，影响判断。可以使用黏度弹力检验（viscoelastic tests VET）指导新鲜冷冻血浆、血小板、冷沉淀、浓缩因子和抗纤溶药的围手术期使用，如血栓弹力图（thromboelastography，TEG）和旋转血栓弹性图（rotational thromboelastometry，ROTEM）。近期前瞻性队列研究表明，联合使用 ROTEM 和 INR 与单独使用 INR 指标相比，前者可以更灵敏地预测急性创伤性凝血功能障碍和预测大量输血的需求。同时应检测凝血功能增强和纤溶系统功能（例如凝血酶-抗凝血酶复合物和纤溶酶-α_2-抗纤溶酶复合物）。

临床建议围手术期加强个体化凝血功能检测以减少围手术期出血。主要由三个部分组成：传统的实验室凝血功能检查；血栓黏弹性测试（血栓弹力图，旋转血栓弹性图）；特定凝血功能测定。

（二）纤维蛋白原与抗纤溶药物

对于出血患者，理论上可以使用纤维蛋白原或抗纤溶药物促进凝血功能达到止血目的。出血患者纤维蛋白原水平应该维持在 ≥1.5g/L 水平，但应用新鲜冷冻血浆（fresh frozen plasma，FFP）不适合纠正纤维蛋白原低下，原因在于冷冻血浆中的纤维蛋白原浓度水平不稳定（浓度范围在 1.0~3.0g/L 之间变化），且不增加纤维蛋白原的浓度。目前出于安全性考虑，并不普遍使用 FFP 来提高纤维蛋白原浓度。

除了上述的血液制品外，目前研究关注较多的是氨甲环酸的应用。氨甲环酸（tranexamic acid，TXA）是氨基酸赖氨酸的类似物，通过结合纤溶酶原上的赖氨酸结合位点可逆地抑制纤维蛋白降解，从而限制了可降解纤维蛋白的纤溶酶的激活。氨甲环酸在大多数类型的手术中也可用于预防出血。Meta 分析表明描述了氨甲环酸可以有效减少失血和红细胞输血以及改善术后血红蛋白浓度，但没有证据表明增加血栓栓塞并发症。

一项纳入 9 029 例受试者的随机对照研究表明，创伤性脑损伤后 3h 内给予氨甲环酸可降低死亡率，而且与安慰剂组相比，两组发生血管闭塞事件（$RR=0.98$；$95\%CI$：$0.74\sim1.28$）和癫痫发作风险相似（$RR=1.09$；$95\%CI$：$0.90\sim1.33$）。氨甲环酸组与颅脑损伤相关的死亡比例为 12.5%，而安慰剂组为 14.0%（485 vs. 525；$RR=0.89$；$95\%CI$：$0.80\sim1.00$）。在氨甲环酸组中，轻度和中度颅脑损伤患者与颅脑损伤相关的死亡风险降低，治疗效果更好。

（三）抗凝药和抗血小板药物的管理

心脑血管疾病中国发病率逐年增长，抗凝和抗血小板药物普遍作为一级或二级预防用药围手术期管理十分重要，常见的抗凝和抗血小板药物及围手术期管理，具体见表77-1。

表 77-1　抗凝和抗血小板药物及围手术期管理

药物种类	围手术期管理
维生素 K 拮抗剂：华法林	立即停止使用，并给予维生素 K（10mg 静脉注射）超过 30min
	凝血酶原复合物逆转抗凝和补充缺乏的凝血因子（PCC）
	新鲜冷冻血浆（10~15mg/kg）
新型口服抗凝药：达比加群、利伐沙班、阿哌沙班、依度沙班	立即停药
	服药时间为 2h，建议使用活性炭 50g
	特异性拮抗剂：达比加群——依达赛珠单抗（idarucizumab）；利伐沙班、阿哌沙班、依度沙班——andexanet alfa
	活化的凝血酶原复合物（activated prothrombin complex concentrate，aPCC）（50U/kg）
	血液透析
普通肝素	手术前 2~3h 内，静脉注射硫酸鱼精蛋白，1mg/100U，单次最大剂量为 50mg

续表

药物种类	围手术期管理
低分子量肝素	鱼精蛋白缓慢静脉注射约10min
抗血小板药物:阿司匹林、双嘧达莫、噻氯匹定、氯吡格雷、普拉格雷	立即停药
	阿司匹林或ADP抑制剂相关的颅内出血建议输注血小板
	去氨升压素(DDAVP,desmopressin)0.4μg/kg,静脉注射

(四)避免大剂量使用羟乙基淀粉溶液

羟乙基淀粉溶液作为血浆代用品,用于迅速改善血流动力学及组织氧供,提高灌注压,降低血液黏滞度,防止毛细血管渗漏,减少休克时血浆和白蛋白的渗漏。但是,最新的随机对照研究表明,在动脉瘤性蛛网膜下腔出血的患者中,为维持动脉血压,单纯林格液组(基础乳酸盐林格液每日15ml/kg的患者,另外增加15~50ml/kg乳酸盐林格液以达到目标血压),与联合使用组(基础乳酸盐林格液计量+羟乙基淀粉)相比,不良结局脑血管痉挛、病死率没有显著差异。这项研究,并不能证明羟乙基淀粉在神经外科围手术期使用的益处。而且,大剂量使用羟乙基淀粉的抗血小板作用可能增加出血风险,所以在神经外科手术中除非紧急情况,不建议大剂量使用羟乙基淀粉溶液,而更加推荐晶体液。

综上所述,神经外科患者血液管理优化举措包括选择最佳输血阈值、减少输血策略以及优化凝血管理,以其改善患者预后,减轻输血的社会经济负担。目前为止,尚无神经外科患者血液管理指南指导,需要更多循证医学证据支持。

(王鑫焱　韩如泉)

参 考 文 献

[1] KISILEVSKY A,GELB A W,BUSTILLO M,et al. Anaemia and red blood cell transfusion in intracranial neurosurgery:a comprehensive review[J]. British Journal of Anaesthesia,2018,120(5):988-998.

[2] 陈铮立,李建荣,王树超,等.神经外科手术出血量的统计分析和输血策略[J].中国输血杂志,2014,27(4):400-402.

[3] LINSLER S,KETTER R,EICHLER H,et al. Red blood cell transfusion in neurosurgery[J]. Acta Neurochirurgica,2012,154(7):1303-1308.

[4] SPAHN D R,MUÑOZ M,KLEIN A A,et al. Patient blood management:effectiveness and future potential[J]. Anesthesiology,2020,133(1):212-222.

[5] DESAI N,SCHOFIELD N,RICHARDS T. Perioperative patient blood management to improve outcomes[J]. Anesthesia & Analgesia,2018,127(5):1211-1220.

[6] ODDO M,LEVINE J M,KUMAR M,et al. Anemia and brain oxygen after severe traumatic brain injury[J]. Intensive Care Medicine,2012,38(9):1497-1504.

[7] STEIN M,BROKMEIER L,HERRMANN J,et al. Mean hemoglobin concentration after acute subarachnoid hemorrhage and the relation to outcome,mortality,vasospasm,and brain infarction[J]. Journal of Clinical Neuroscience,2015,22(3):530-534.

[8] LIU M,WANG A J,CHEN Y,et al. Efficacy and safety of erythropoietin for traumatic brain injury[J]. BMC Neurology,2020,20(1):399.

[9] Ribed-Sánchez B,González-Gaya C,Varea-Díaz S,et al. Economic analysis of the reduction of blood transfusions during surgical procedures while continuous hemoglobin monitoring is used[J]. Sensors,2018,18(5):1367.

[10] AWADA W N,MOHMOUED M F,RADWAN T M,et al. Continuous and noninvasive hemoglobin monitoring reduces red blood cell transfusion during neurosurgery:a prospective cohort study[J]. Journal of Clinical Monitoring and Computing,2015,29(6):733-740.

[11] CHEN P,WANG Y,ZHANG X H,et al. The use of acute normovolemic hemodilution in clipping surgery for aneurysmal subarachnoid hemorrhage[J]. World Neurosurgery,2021,148:e209-e217.

[12] DINCER A,CHOW W,SHAH R,et al. Infiltration of benign meningioma into sagittal sinus and subsequent metastasis to lung:case report and literature review[J]. World Neurosurgery,2020,136:263-269.

[13] ELSAMADICY A A,ADIL S M,CHARALAMBOUS L,et al. Independent association between type of intraoperative blood transfusion and postoperative delirium after complex spinal fusion for adult deformity correction[J]. Spine,2020,45(4):268-274.

[14] GOBATTO A L N,LINK M A,SOLLA D J,et al. Transfusion requirements after head trauma:a randomized feasibility controlled trial[J]. Critical Care,2019,23(1):89.

[15] ALKHALID Y,LAGMAN C,SHEPPARD J P,et al. Restrictive transfusion threshold is safe in high-risk patients undergoing brain tumor surgery[J]. Clinical Neurology and Neurosurgery,2017,163:103-107.

[16] COHEN J,SCORER T,WRIGHT Z,et al. A prospective evaluation of thromboelastometry(ROTEM)to identify acute traumatic coagulopathy and predict massive transfusion in military trauma patients in Afghanistan[J]. Transfusion,2019,59(S2):1601-1607.

[17] CHORNENKI N L J,UM K J,MENDOZA P A,et al. Risk of venous and arterial thrombosis in non-surgical patients receiving systemic tranexamic acid:a systematic review and meta-analysis[J]. Thrombosis Research, 2019,179:81-86.

[18] THE CRASH-3 TRIAL COLLABORATORS. Effects of tranexamic acid on death, disability, vascular occlusive events and other morbidities in patients with acute traumatic brain injury(CRASH-3):a randomised, placebo-controlled trial[J]. The Lancet, 2019, 394(10210): 1713-1723.

[19] ROBBA C,BERTUETTI R,RASULO F,et al. Coagulation management in patients undergoing neurosurgical procedures[J]. Current Opinion in Anaesthesiology, 2017,30(5):527-533.

[20] 王鑫焱,韩如泉.新型口服抗凝药的围手术期应用进展[J].临床麻醉学杂志,2021,37(1):98-102.

[21] Gál J, Fülesdi B, VARGA D, et al. Assessment of two prophylactic fluid strategies in aneurysmal subarachnoid hemorrhage:a randomized trial[J]. The Journal of International Medical Research,2020,48(6):1-10.

78 术中自体血回输应用于严重创伤患者救治中的研究进展

严重创伤后的大出血是导致死亡的常见原因之一,是仅次于创伤性脑损伤的常见致死原因,而且还是早期死亡的首要原因。处理严重创伤所致失血性休克主要原则是恢复器官的氧供,维持体循环所需的血容量,纠正凝血障碍等。要达到以上目的,重要手段之一就需要输注大量的血液成分。由于生理盐水的易获得性,使其成为院前急救的常规选择。然而输注生理盐水、乳酸盐林格液等大量晶体液,可能导致稀释性贫血及凝血功能障碍,并激活炎症反应进而引起细胞水肿、代谢功能紊乱等,出现器官功能障碍,增加患者病死率。目前,一些国家级创伤协会及相关专家认为:应在急救复苏过程中应尽早进行血液成分输注,同时避免大量使用晶体液。在急救复苏过程中大量、迅速、有效的血液成分输注是创伤性大出血抢救过程中极为重要的一步。然而大量输血本身并不是"生理"过程,由此可导致许多相关的并发症。近年来,由于血液短缺及输血安全问题的日益突出,自体血回输越来越受到医学界的关注。随着血液保存技术和分离技术的发展,以及血液供应和需求之间日益扩大的差距,自体血回输已经很大程度上得到了拓展和创新。自体血回输(autologous blood transfusion,ABT)技术的出现,不仅有助于解决一系列由异体输血所导致的问题,还缓解了紧急情况下异体血源不足的窘况。在产科急性大出血、胸腹部创伤大出血、肢体创伤等急性失血的治疗中,ABT已被证实安全且有效。从ABT技术的面世到逐渐被临床医师所接受并开展临床运用的同时,它在自身发展过程中也不断地面临质疑与挑战,本文从ABT在严重创伤方面的应用出发,对ABT的发展进行相关探讨。

一、ABT 的发展概况

(一) ABT 的发展历史

ABT 技术最早的记录可以追溯到 1818 年,一位名为 Blundell 的妇科医师对一例产后出血患者的血液进行回收

(blood salvage,BS)并回输。1943 年 Arnold Griswald 发明了第一套 BS 及回输装置,确定了现代 BS 设计的基本原理。到了 20 世纪 50 年代初,Dr Cohn 开发出第一台封闭式的血液分离机,首次把重力离心技术应用在血液分离上。1962 年,IBM 高级工程师 Mr. G. Judson 与美国国家癌症研究所(National Cancer Institute,NCI)合作研究开发出了第一台连续式血细胞分离机(blood cell separator,BCS)。但直至 1974 年美国 Haemonetics 公司研制的 Cell Savere BS 装置问世后,BS 技术才真正进入了临床应用阶段,并逐渐成为血液保护的普及措施之一。19 世纪 80 年代中期,在美国有 2% 获得性免疫缺陷综合征的发生是由异体血流输注所致,为了避免该类情况的发生,ABT 的使用价值才被人们重视起来。ABT 在严重创伤中的应用最早的报道是在 1886 年 Duncan 所发表的一例截肢手术中。在 1927 年 Van Schaik 再报道了一例 ABT 在腹部创伤患者中的应用,两次世界大战期间血液离心、分离、储存技术得到了很大的发展。现在,许多国家的手术间里都基本配备了 ABT 设备,它们的出现很大程度上提高了创伤外科、心胸外科、骨科、产科等相关科室的救治质量。

(二) ABT 步骤、优点及潜在风险

自体血回收技术按血细胞分离技术原理的不同可分为离心式、滤膜式和吸附式三大类。滤膜式血细胞分离机是利用滤膜的分子筛特性,将血浆或者颗粒大小不等的血小板与其他血细胞成分(红细胞、白细胞、粒细胞等)分离。吸附式血液成分分离机是利用特制的免疫吸附柱选择性或者特异性去除血浆中与免疫相关的致病物质(如抗体或免疫复合物)。滤膜式血细胞分离机其功能单一,需要通过一定孔径滤网,去除血液中大物质,并收集到无菌瓶中,然后回输给患者本人,由于术后并发症较多,甚至导致凝血功能紊乱,现使用较少。吸附式血液成分分离机由于其吸附柱的价格昂贵,限制了他在临床的广泛应用。本文着重介绍离心式血细胞分离机。BCS 是 ABT 的必要装置,其运行步骤如图 78-1 所示。

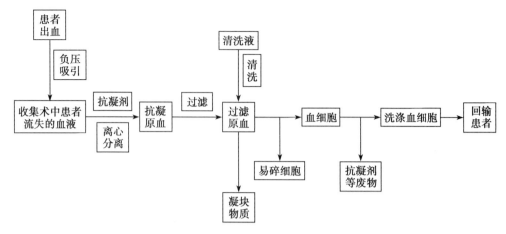

图 78-1　BCS 步骤

按照以上步骤回收的自体血不仅减少了由输注大量异体血所导致的传染病、异体血输注相关并发症，降低了输错血的概率、血液储存过程中的交叉感染及红细胞生理状态改变的风险，还免去了输血配型等相关实验室的步骤，即使是稀有血型患者（Rh 阴性），在紧急情况下也能在短时间内迅速有效地获得血源，既降低了患者输血费用，同时也为抢救赢得了宝贵时间。不可否认相对于异体血，ABT 有其可取之处，然而在紧急情况下严重创伤患者使用 ABT 的观点上，仍存在以下顾虑：如何合理的执行 ABT 方案？如何避免由于回输被污染的自体血所导致的并发症（妇产科与恶性肿瘤等）？如何防止凝血功能进一步恶化？ABT 是否达到预期临床效益？等等。

二、ABT 在急性大出血中的研究

（一）ABT 的适用情况

美国血库学会建议以下情况使用 ABT 技术：①预计患者的失血量达到 20% 及以上；②血液交叉配型无法获得的情况；③患者不愿意接受异体血源；④>10% 患者需要进行输血相关处理时；⑤手术平均用血量>1 个单位（注：相当于我国的 2 单位血液）。英国和爱尔兰麻醉科医师协会认为术中使用 BCS 的指征：①预计患者失血量≥1 000ml 或达到 20% 以上；②术前血红蛋白含量低或者预计手术增加其出血风险的患者；③患者拥有多种抗体或稀有血型；④患者拒绝接受异体血。严重创伤输血专家共识中，对严重创伤腹腔内出血者，如外伤性肝脾破裂或手术过程中失血较多患者，推荐采用回收式自体输血。严重创伤引起的大出血往往是突发、紧急的，就以上所述的适应证而言，ABT 很好地解决了这类情况的用血问题。

（二）ABT 在减少急性大出血中异体血的用量方面的研究

有研究表明，在产科手术中使用 ABT 可以有效避免或减少异体血的使用。近期一项回顾性研究发现，在高出血风险的产科患者中，血细胞分离器的使用更常见，例如多次

剖宫产、多胎妊娠、凶险性前置胎盘患者等。这一系列研究表明，在产科急性大出血的患者中，自体血具有不可替代的临床使用价值。

Bowley 等报道了一项随机对照临床试验，将 44 例腹部穿透性创伤的患者随机分为对照组及 ABT 组，且所有的患者均预防性使用抗生素。结果显示：在 ABT 组的患者中，回输的自体血量为 1 493ml；24h 内对照组输注异体血量为 11.17 个单位，而 ABT 组 6.47 个单位（$P=0.008$）（注：该处 1 单位血液相当于 400ml）；两组患者的生存率差异没有统计学意义；病死率在术后患脓毒症的患者中明显增加（$P=0.04$），与对照组比较，ABT 组并不会增加患脓毒症的风险。该试验表明在腹部穿透性创伤的患者中，使用 ABT 技术可明显降低异体血的使用且不增加术后感染风险及病死率。

Kamiyoshihara 等报道在两例急性胸部创伤大出血患者使用 BCS 进行 ABT。他们认为，在急诊开胸手术中特别是在库存血不能及时获得的情况下，BCS 的使用是极为有效的，同时对进行性出血性休克的救治是有帮助的。在冠状动脉旁路移植术进行的一项回顾性研究结果显示：在冠状动脉旁路移植术使用微型体外循环的患者中，异体血量在没有使用 ABT 系统的患者中（异体血量 198.65ml±258.65ml）明显高于使用了 ABT 的患者（异体血量 35.06ml±125.67ml），该研究认为 ABT 的使用可减少冠状动脉旁路移植手术中异体血的使用量。

有研究表明，ABT 能减少择期及急性破裂的腹主动脉瘤修补术中血液成分的回输。多方面文献表明 ABT 在急性大出血的手术中能有效降低异体血的使用，肯定 ABT 技术在这类手术中的使用地位。但有研究提到当自体回输血量超过 5 个单位时可能增加术后肾脏衰竭的发生率，这与回收血中的游离血红蛋白浓度呈正相关。这意味着 ABT 应用应该有一个标准，既能达到最大临床效益又不造成机体内环境的紊乱，但目前尚无该方面的统一标准。

（三）ABT 对红细胞功能的影响

从血液学方面说，所有的细胞处理器都能有效地清洗

（清除>90%蛋白质及钾离子）及浓缩血液（血细胞比容从20%~25%增加到40%~65%）。经细胞处理器清洗后，红细胞总的质量有所减少，这很可能是因为在回收过程中损失完整的红细胞，以及负压吸引导致了一定程度的红细胞溶解。就红细胞功能方面而言，自体血回收后的红细胞寿命以及红细胞存活力与正常红细胞比较差异无统计学意义，且使用 ABT 系统可以提高术后血红蛋白的含量。相关文献也提出类似观点，ABT 装置处理过的红细胞与新鲜血液保持一致的生理特性：在红细胞渗透脆性、细胞形态、红细胞寿命等方面基本保持正常。类似文献也支持该观点，认为回收的自体血拥有正常水平的二磷酸甘油酸，所以比存储时间>15d 的库存血拥有更强的携氧能力。同时实验室数据均提示回收的红细胞并没有明显破损，红细胞还能维持其生理功能、生存时间，并拥有良好的流变性质。

虽然 ABT 后的红细胞与正常红细胞间无明显差异，但是 Wang 等在近期发表的一项预实验提示：尽管自体血回收机使用一样的离心理论，但是不同型号的机器在清洗红细胞及清除不需要的物质时，对红细胞功能的影响存在很大的差别。Yazer 等在一项调查中显示，术中吸引器的压力可影响红细胞的功能。这项研究表明：与恒压吸引装置比较，可变压力吸引装置中溶血情况明显减少了（3.20% vs. 2.17%，$P<0.001$）。李红梅等研究发现，回收自体血与术前比较，回收血的血细胞比容明显降低，可能受吸引压力、手术类型、清洗液的选择等方面因素的影响。

（四）ABT 在炎症反应方面的研究

异体血通过降低细胞免疫，提高了炎症水平，从而增加了感染风险，导致急性呼吸窘迫综合征的发生，最终导致多脏器功能衰竭。自体血液回收的过程中，回收、洗涤、离心都会对细胞造成一定的影响并激活白细胞、引起血小板和补体级联反应，促进炎症因子的释放导致炎症反应的发生。解决该问题的有效方法之一就是回输过滤。有研究认为去白细胞过滤器（leukocyte depletion filter，LDF）可有效去除回收血中的白细胞，同时有效减轻术后患者的炎症反应严重程度。韩志强等研究表明，经 LDF 后收集的自体血中白细胞，中性粒细胞，肿瘤坏死因子-α（tumor necrosis factor alpha，TNF-α），白细胞介素 IL-6、IL-8 都有所降低，提示 LDF 可减轻由 ABT 引起全身炎症反应的程度。黄建平研究结果显示，根据术中输血血液来源不同，其对照组（异体血）和研究组（ABT）术前及术后 7d 炎症因子水平比较，研究组术后 7d 的 IL-6 水平明显降低，且研究组的不良反应率和感染总发生率明显低于对照组，表明 ABT 可显著改善患者术后炎症因子水平，降低术后感染率。Stachura 等使用 ABT 装置，分别在术前、血液回输前及输血后 3h、6h、24h 及 48h 收集患者的血液样本，结果显示术中回收的血液样本中补体活化及促炎症因子明显增高。虽然如此，但在术后早期，这些指标均恢复到术前正常水平。季加富和苏帆分别在麻醉前，ABT 后第 2 天和第 5 天，对全髋关节置换手术的患者进行血浆 CD4+、CD8+、自然杀伤细胞（natural killer cell，NK

cell）的比例以及 IL-2 和 IL-6 的检测，结果表明 ABT 对全髋关节置换手术患者的细胞免疫和体液免疫均无明显抑制作用，是安全、可靠的血液保护方式。

（五）ABT 在凝血功能方面的研究

大约有 25% 严重创伤的患者在送达医院后出现凝血功能障碍，从而进一步增加该类患者出血风险。有研究认为，未经清洗的自体血中，纤维蛋白的含量低、纤维裂解产物的含量增加，这将进一步加速并促进纤溶亢进。类似的研究也同样发现 ABT 后血小板及血浆纤维蛋白原水平明显下降，凝血酶原时间显著延长，但 24h 后逐渐恢复至术前水平。最近调查研究显示，在严重创伤中 ABT 患者与异体血输注患者比较，虽然 ABT 患者减少了血浆成分的输注，但并不会增加该类患者凝血功能障碍的发生。Bowley 等在比较了 ABT 与异体血输注患者后发现，两组患者出现凝血功能异常的概率差异无统计学意义。有学者认为由于大量回输自体血（>3 000ml）且需要重复多次洗涤血液，导致血小板及凝血因子大量消耗、血液稀释，以及剩余的肝素不断地进入体内，最终导致凝血功能异常。为了避免凝血功能异常的发生，该作者建议：术前检测活化凝血时间；术中根据活化凝血时间使用鱼精蛋白、使用 5∶1（生理盐水∶回收血）进行冲洗、使用 4% 枸橼酸钠代替肝素等方法可以避免大量 ABT 所致的凝血功能障碍。覃兆军等认为回输>1 200ml 自体血时需要补充血小板、凝血因子或新鲜血浆，以避免发生凝血功能障碍。有学者建议通过限制 ABT 的量来降低术后凝血功能障碍的发生，而至于 ABT 量的安全范围，目前尚无统一标准。

结合上文就回收血液的功能进行相关分析，结果显示回收血液中红细胞的形态和功能上与术前基本相同，但同时受回收装置的吸引压力、手术类型、清洗液等因素影响。就炎症相关方面的研究提示，回收的血液经过一系列处理后，炎症相关的实验室指标均有升高，但可通过 LDF 减少患者术后感染风险；同时也有研究表明，即使回收血液初期炎症相关指标有所上升，但是术后不同时间监测显示升高的炎症指标均恢复到术前正常水平。就凝血功能而言，有研究提示 ABT 与异体血回输的患者比较，两类患者发生凝血功能障碍的概率差异无统计学意义。但相关资料提示，回输血量与患者术后出现凝血功能障碍有关，进行相关处理后可以减轻或避免凝血功能障碍的发生。

（六）ABT 研究热点

当前对于 ABT 是否能用于受污染的血液或是癌症患者成为研究新热点。

Esper 和 Waters 表示，在术前评估认为回收血液有可能被污染的情况下，两个吸引器有助于增加使用 BCS 的安全性，且同时使用 BCS 及 LDF 有助于减少近 99% 回收血液里的细菌；同时也提到 ABT 后的症状性感染与细菌数量无关，与细菌种类有关，常规术后使用广谱抗生素可提高回输受污染的自体血的安全性；腹部严重创伤的患者回输被肠道污染的血液并没有增加脓毒症的发生率。近期许多相关研究也表明:患者回输了受污染的自体血后并没有增加感染相关的并发症。

对于癌症患者,LDF可以有效去除回收血液里的恶性细胞,可以成为肿瘤患者减少或避免异体血输注的另一选择。且有小样本非随机临床研究表明,ABT并没有增加肿瘤转移或是肿瘤复发的风险。白洁和石翊飒提及通过辐射可清除红细胞悬液中的癌细胞,因此可将BCS安全用于恶性肿瘤患者。有研究表明,在32位肝细胞肝癌原位肝移植手术中,连续两次使用LDF的ABT技术可有效降低再次引入癌细胞风险。妇科肿瘤手术中使用了LDF的ABT患者并不一定会发生血行传播。Zhai和Sun回顾相关文献后提出行肝移植的肝细胞癌症患者术中使用ABT装置是安全的。

对血液污染的患者在使用ABT前不仅需要术前筛选,术中使用分开吸引器,还可能需要多次使用LDF。患者术后情况也需要长期观察。目前对于回输受污染的自体血还是存在相当多的争议。对于严重创伤的患者,ABT的出现能让我们为危、重、急患者争取时间,赢得抢救先机。血源日趋紧张的今天,ABT能减少异体血源的使用已被证实,它的临床效益也得到肯定。当然我们应看到,临床上开始推广以及普及的同时也面临一些风险以及问题,如ABT是否能用于因创伤而血液受到污染的患者,亦或是癌症患者?血液成分是否能通过改良细胞分离器、吸引装置亦或是使用特制的清洗液让回输的血液更贴近生理状态?输注自体血量是否与凝血功能障碍有关?如何制定有效合理的ABT方案,减少患者术后并发症及改善预后?等等。这都有待于我们继深入探究。

(冉小利　吴朋　刘宿)

参 考 文 献

[1] 季加富,苏帆.自体血回输对全髋关节置换术患者免疫功能的影响[J].国际麻醉学与复苏杂志,2012,33(12):819-820,857.

[2] 白洁,石翊飒.术中自体血回输研究进展[J].国际麻醉学与复苏杂志,2012,33(4):263-265,270.

[3] 文爱清,张连阳,蒋东坡,等.严重创伤输血专家共识[J].中华创伤杂志,2013,29(8):706-710.

[4] 覃兆军,占乐云,吕恩.自体血回输对机体的影响[J].临床麻醉学杂志,2013,29(8):823-825.

[5] 查涵宁,李元海,周宏远.术中自体血回输对凝血功能影响的研究进展[J].国际麻醉学与复苏杂志,2015,36(11):1041-1044.

[6] 邢娜,彭云水,卫新,等.剖宫产术中回收式自体血的可行性文献分析[J].中华麻醉学杂志,2015,35(7):858-861.

[7] 龙连平,田凤菊.自体血液回输在高海拔地区创伤失血性休克急诊手术中的应用[J].高原医学杂志,2016,26(2):35-37.

[8] 刘欣,王秀丽.术中自体血回输临床应用的研究进展[J].中华麻醉学杂志,2017,33(8):818-821.

[9] 康树坝,王亮.探析自体血液回输在非体外循环下冠脉搭桥手术手术中的应用[J].中西医结合心血管病电子杂志,2017,28(10):94-95.

[10] 黄建平.自体血液回输在全麻手术中的应用及对炎性因子的影响[J].福建医药杂志,2019,41(6):87-90.

[11] 李丹,闫玉生,蒙华,等.在心脏手术中采用自体血回收能否节约用血[J].透析与人工器官,2011,22(1):14-18.

[12] 夏敏,王凌,周旺辉,等.自体血液回输对全麻手术患者免疫状态及感染的影响研究[J].中华医院感染学杂志,2017,27(5):1066-1069.

[13] 吴亚,朱丽坤.全髋关节置换术中自体血回输对患者炎性细胞因子的影响[J].中国输血杂志,2016,29(2):165-167.

[14] 林毅,张仕铜,严海雅,等.凶险性前置胎盘行剖宫产时两种自体血回输应用比较[J].实用妇产科杂志,2016,32(1):38-41.

[15] 肖婧,闫秋菊,王宇祺,等.自体血液回输在凶险性前置胎盘手术中的应用[J].中日友好医院学报,2017,31(6):362-363,366.

[16] 武梦华,陈中梅.不同晶体溶液在自体血液回收中的应用比较[J].临床血液学杂志,2016,19(2):299-301.

[17] VYMAZAL T, FILAUN M, HNRACEK M. Impact of retransfusion of blood processed in cell-saver on coagulation versos eardiopulmonary bypass: a prospective observational study using thromboelastography [J]. Biomed Pap Med Fac Univ Palacky OIomouc Czech Repub, 2015, 159(1):131-134.

[18] LIANG J, SHEN J, CHUA S, et al. Does intraoperative cell salvage system effectively decrease the need for allogeneic trans fusions in scoliotic patients undergoing posterior spinal fusion? Aprospective randomized study[J]. Eur Spine J, 2015, 24(2):270-275.

[19] CAREY P A, SCHCENFELD A L, CORDILL R D, et al. A comoarison of cell salvage strategies in posterior sponal fusion for adolescent idiopathic scoliosis[J]. Spinal Disord Tech, 2015, 28(1):1-4.

[20] ARAUJO R L, PANTANALI C A, HADDAD L, et al. Does autologous blood transfusion during liver transplantation for hepatocellular carcinoma increase risk of recurrence? [J]. World J Gastrointest Surg, 2016, 8(2):161-168.

[21] ADITYA P, ABHIJEET A S, AASHAY K, et al. Do autologous blood transfusion systems reduce allogeneic

blood transfusion in total knee aryhroplasty? [J]. Knee Surg Sports Traumatol Arthrosc,2016,29(5):167-176.

[22] ZHAI B,SUN X Y. Controversy over the use of intraoperative blood salvage autotransfusion during liver transplantation for hepatocellular carcinoma patients [J]. World J Gastroenterol,2013,19(22):3371-3374.

[23] TRUDEAN J D,WATERS T,Chipperfield K. Should intraoperative cellsalvaged blood be used in patients with suspected or known malignancy? [J]. Can J Anaesth, 2012,59(11):1058-1070.

[24] BOWLEY D M,BARKER P,BOFFARD K D. Intraoperative blood salvage in penetrating abdominal trauma:a randomized,controlled trial[J]. World J Surg,2006,30 (6):1074-1080.

[25] GEOGHEGAN J,DANIELS J P,MOORE P A,et al. Cell salvage at caesarean section:the need for an evidence-based approach[J]. BJoG,2009,116(6):743-747.

[26] SHANTIKUMAR S,PATEL S,HANDA A. The rote of cell salvage autotransfusion in abdominal aortic aneurysm surgery[J]. Eur J Vasc Endovase Surg,2011,42(5): 577-584.

[27] ESPER S A,WATERS J H. Intra-operative cell salvage: a fresh look at the indications and contraindications[J]. Blood Transfus,2011,9(2):139-147.

[28] MUFIOZ M,SLAPPENDEL R,Thomas D. Laboratory characteristics and clinical utility of post-operative cell salvage:washed or unwashed blood transfusion? [J]. Blood Transfus,2011,9(3):248-261.

[29] LIANG T B,LI D L,LIANG L. Intraoperative blood salvage during liver transplantation in patients with hepatocellular carcinoma:efficiency of leukocyte depletion filters in the removal of tumor cells[J]. Transplantation, 2008,85(6):863-869.

[30] BROWN C V,FOULKROD K H,SADLER H T,et al. Autologous blood transfusion during emergency trauma operations[J]. Arch Surg,2010,145(7):690-694.

[31] CATLING S,WRENCH I. Cell salvage at caesarean section:the need for an evidence-based approach [J]. BJOG,2010,117(1):22-123.

[32] SNYDER-RAMOS S A,MFHNLE P,WENG Y S,et al. The ongoing variability in blood transfusion practices in cardiac surgery [J]. Transfusion, 2008, 48 (7): 1284-1299.

[33] YAZER M H,WATERS J H,ELKIN K R,et al. A comparison of hemolysis and red cell mechanical fragility in blood collected with different cell salvage suction devices [J]. Transfusion,2008,48(6):1188-1191.

79 回收式自体输血在恶性肿瘤患者手术中的应用及风险评估

近年来随着人口结构和环境的改变,恶性肿瘤总体发病率呈逐年上升趋势。据统计 2020 年全球约有 1 930 万恶性肿瘤新发病例,预计到 2040 年将会达到 2 840 万例,比 2020 年增加 47%。恶性肿瘤患者常伴有贫血及肿瘤血供丰富,因此恶性肿瘤患者围手术期输血是库存血消耗的主要原因,约占库存血的 1/3,并且这一比率随着肿瘤发病人数的增多还在持续升高,使原本就紧张的血液供应变得更加紧张。另一方面,恶性肿瘤患者围手术期异体输血(perioperative allogeneic blood transfusion,PABT)虽可改善循环,增加氧供,同时也带来极大风险,其不仅增加一般输血不良反应率,同时也会引起输血相关免疫抑制,增加肿瘤特异性并发症和病死率。在血源紧张与输血安全的现实条件下,回收式自体输血(intraoperative cell salvage,IOCS)成为挽救生命不可或缺的重要治疗方法,其既节约血源,又有效减少 PABT 并发症,经济有效。将 IOCS 与 PABT 进行比较的研究表明,IOCS 可减少 38%~40% 的 PABT,且无心血管、神经和免疫学方面的不良反应。另外 IOCS 可使红细胞的存活率增加高达 88%。因此 IOCS 作为"血液保护"的重要措施之一,受到高度重视,其已在骨科、心脏、肝脏、泌尿外科、产科等手术中得到广泛应用。但由于担心恶性肿瘤患者手术 IOCS 引起肿瘤细胞输入而导致扩散与转移,IOCS 在恶性肿瘤手术中被列为禁忌证。然而近年来不断有文献报道 IOCS 并不会增加肿瘤患者的转移复发率,使 IOCS 用于恶性肿瘤患者成为可能。本文就近年来有关 IOCS 在恶性肿瘤手术中的应用、风险和价值做一综述。

一、IOCS 用于恶性肿瘤患者的争议

1975 年 Yaw 等报道了一例术野自体血回输的肺癌根治术患者,术后四周该患者死于广泛转移,并在其残存的回收血液中检测到了癌细胞,当时学者认为回输血中癌细胞输入是导致扩散、转移及死亡的主要原因。据此,美国医学会在 1986 年将 IOCS 列为恶性肿瘤手术的禁忌证。随后的不同研究中,91%~93% 恶性肿瘤患者术野血液样本中可检测到肿瘤细胞,并且检测到的肿瘤细胞具有形成集落的能

力,推断术野回收的血液在手术时受到肿瘤细胞的污染且具有增殖能力,进一步强化了 IOCS 在恶性肿瘤手术中的应用禁忌证。目前只有在大量失血,异体血供应不足时,为挽救患者生命的紧急状态下,肿瘤患者才可回输洗涤的自体血液。这就造成了恶性肿瘤手术患者术中血液的大量丢失浪费,增加了血液供需之间的失衡,加剧血液短缺。

事实上,恶性肿瘤患者 IOCS 引起肿瘤的转移、复发,只是无依据的推测,既缺乏充分的基础研究,也未见明确的临床报道。反而近年来大量的回顾性分析显示,与 PABT 相比较,恶性肿瘤患者行 IOCS 可改善预后,增加患者的无复发生存率,降低死亡率。Water 等在一项 Meta 分析中,不仅得出 IOCS 在恶性肿瘤患者中的应用是安全的,而且 IOCS 可减少术后的并发症,其将 IOCS 与术前贮存式自体输血进行的比较亚组分析中,仍存在对 IOCS 组有利的轻微优势。之后 IOCS 应用于胰腺癌、前列腺癌、肝癌、食管癌、胃癌、肺癌等恶性肿瘤患者中的安全性相继被报道。

其可能的原因有:①大多数原发性肿瘤患者早期的血液循环中就普遍存在肿瘤细胞,每天离开肿瘤的细胞可高达数百万,但肿瘤细胞离开原发组织的存活需要极其严格的环境。进一步说,肿瘤的发生不仅需要肿瘤基因的存在,而且需要一个合适的环境激活促肿瘤转移的多种信号通路,其分化增殖也需要适宜的靶向组织内环境。当肿瘤细胞脱离基质和邻近的上皮,营养和黏附依赖性生存信号缺失,无法做出适应性改变的恶性肿瘤细胞进入凋亡程序,在数小时内被清除。②围手术期影响循环中肿瘤细胞数量的因素有很多,其中最重要的是手术因素。肿瘤手术切除可导致外周血中肿瘤细胞浓度明显升高,即使是穿刺活检及轻微的肿瘤触诊受压也会明显增加循环血液中的肿瘤细胞,并且是 IOCS 输入的许多倍,回输血液中的肿瘤细胞计数与手术影响和固有的循环肿瘤细胞相比,几乎可忽略不计,难以对患者的预后造成影响。③Hansen 等在 1995 年就报道,术野收集的肿瘤细胞不同于瘤体连续释放的肿瘤细胞,肿瘤转移细胞是专门亚群选择性生长的结果,自体血中输注的肿瘤细胞命运可能有所不同。④有证据表明,恶性肿瘤细胞在 IOCS 过程中由于受到吸引、离心、过滤、洗涤等

剪切力的影响，基本丧失完整性和增殖能力，即便有残留肿瘤细胞也是以单个肿瘤细胞存在。而游离的单个循环肿瘤细胞半衰期短，入血后很快被清除，因此难以存活于血液循环。⑤血液中乳腺癌细胞的半衰期是 $1\sim2.4h$，前列腺癌细胞半衰期 $<24h$，而最长的肺癌细胞半衰期也不过 $60h$，如果没有补充，大多数进入血液中的恶性肿瘤细胞在 24h 后，现有技术条件下将无法检测到。⑥与 PABT 比较，IOCS 对机体免疫功能的影响小，因此肿瘤细胞入血后，容易被免疫系统清除，而另外极少部分的肿瘤细胞即使没有死亡，也不一定会形成肿瘤，细胞可能在远离原始瘤体的位置进入休眠状态，停止扩散，周期性缓慢增殖，并被 NK 细胞清除，所以不足以引起相关问题。因此，IOCS 引起的肿瘤细胞再次入血侵袭转移的可能性极小。

二、IOCS 肿瘤细胞的清除方法

尽管目前有大量的文献报道 IOCS 并不增加恶性肿瘤患者的转移与复发率，但围手术期医务工作者仍然受到 IOCS 输入肿瘤细胞的困扰。因此如何清除 IOCS 中的恶性肿瘤细胞，就成为该领域的研究热点。其中去白细胞滤器、有核细胞净化器和 γ 射线辐照被认为是有效减少术野回收血中肿瘤细胞的措施。

（一）去白细胞滤器（leukocyte depletion filter，LDF）

LDF 是目前减少回收血中肿瘤细胞研究最为广泛方法，1990 年代 LDF 开始与 IOCS 联合使用，以提高手术的安全性。目前应用的 3 代或 4 代 LDF 主要由高密度小孔的超微纤维网构成，其清除肿瘤细胞的机制是物理和生物因素独立而并存的过程。大的肿瘤细胞簇可通过屏障阻挡过滤，而单个的血液中肿瘤细胞则通过带电表面分子的细胞黏附清除。因此，IOCS 联合 LDF 可有效减少回收血中肿瘤细胞，而即使仍有完整的肿瘤细胞残留，由于其缺乏黏附功能，失去侵袭转移功能。

目前在肝癌、前列腺癌、膀胱癌、肺癌、乳腺癌、子宫内膜癌、宫颈癌和卵巢癌患者中，均有报道显示 LDF 具有从血液中去除肿瘤细胞的功能，而 LDF 对恶性肿瘤细胞的去除率介于 80%～100%。具有较小直径（$3\sim8\mu m$）孔的 LDF，可进一步清除血液中的肿瘤细胞。但 Hansen 则认为 LDF 完全清除恶性肿瘤细胞的观点并不严谨，就现有的检测技术，难以发现 IOCS 残留肿瘤细胞 100% 去除，仅能证明肿瘤细胞数量减少，其通过比较 9 种不同 LDF 滤器，认为滤器对肿瘤细胞系的清除量为 $10^4\sim10^5/ml$，对实体肿瘤细胞的清除量仅为 $10^3/ml$。Gwak 等使用 PCR 检测 LDF 过滤肝细胞肝癌的效果，结果表明，LDF 不能持续有效地滤除肿瘤细胞，肿瘤细胞未滤除率为 8%～20%。目前普遍认为，当肿瘤细胞数量超过一定的阈值，LDF 清除肿瘤细胞的能力将受限，但过滤后肿瘤细胞可能已无增殖活性。

LDF 的缺点是限制输血速度，因此在实际紧急使用过程中，需要评估 LDF 导致输血减慢而带来的不良后果。

（二）有核细胞净化器

国内华西医院刘进教授团队多年来致力于血液保护研究，使用有核细胞净化器用于清除和破坏回收血液内的肿瘤细胞，有核细胞净化器可使 200ml 回收血液内的有核细胞下降 5 个对数单位，而且能够破坏有核细胞的细胞膜；未被清除的细胞因被破坏或缺乏黏附活性也不能够生存。但该研究仅见此一篇报道，尚未在临床广泛应用。

（三）辐照

辐照是另外一种被认为可以用于清除肿瘤细胞的有效方法。Hanse 等将 10 种不同种类的肿瘤细胞添加到患者血液中，经过 50Gy 辐照 10～30min 后，可使肿瘤细胞全部由于有丝分裂失活，而失去增殖能力。但由于术野回收式自体血辐照昂贵而复杂，需要特殊的设备及人力，且与单独使用 IOCS 或 IOCS 联合 LDF 比较，尚不确定其在恶性肿瘤手术中是否对患者更有利，因此尚未普及临床。

事实上，早期的恶性肿瘤 IOCS 回顾性分析研究中，多数病例是没有使用 LDF 和辐照的，但 IOCS 并未增加肿瘤患者的术后复发与转移率。Waters 等在 10 项回顾性研究中，有 9 项研究均未使用 LDF 与辐照，但这并不影响 IOCS 用于恶性肿瘤患者的良好结局。另外一项囊括 6 300 例患者的队列研究显示，LDF 癌细胞的去除率在 99.6%～99.9%，与异体输血比较，IOCS 或 IOCS 联合 LDF 均可明显降低恶性肿瘤患者的复发率。这些研究结果也间接表明，恶性肿瘤细胞经过 IOCS 过程可能已失去侵袭、增殖能力，这部分减轻对恶性肿瘤患者 IOCS 的理论风险的担忧，但仍然存在一系列亟待关注的问题。

三、IOCS 在恶性肿瘤患者手术中的临床应用

（一）IOCS 在肝癌患者手术中的应用

肝移植约占医院血液制品总消费量的 25%，是名副其实的用血大户。肝癌患者肝移植期间，术野血液中肿瘤细胞的检出率高达 62.5%。因此 IOCS 在肝癌手术中的应用饱受争议。但最近的文献报道显示，肝癌肝移植患者行 IOCS 是安全的。一项囊括 9 项研究，4 354 例患者的 Meta 分析显示，IOCS 组与 PABT 组 5 年无病生存率、总生存率及复发率均无显著差异。另外一项包括 10 项研究的 Meta 分析评估了 IOCS 在癌症患者中的安全性，结论显示癌症患者使用 IOCS 的整体安全性与 PABT 无异，且这 10 项研究中，只有一项使用了去白细胞滤器，均未使用辐照，表明 IOCS 在肝癌患者中的应用是安全的。另外 Marcelo 与 Tommy Ivanics 等在最新的回顾性分析研究中，观察了肝癌患者行肝移植的 1 年、3 年、5 年、7 年总体生存率，无病生存率与复发率，结果显示 IOCS 和未使用 IOCS 组均无差异，但使用 IOCS 可以避免同种异体输血的免疫抑制作用，从而降低手术感染率。

根据迄今为止可获得的文献，肝癌肝移植患者使用

IOCS 并不增加患者的癌症转移复发率,因此有学者推荐肝移植患者应常规使用 IOCS。另外,有研究证明 LDF 可以完全过滤肝癌细胞,更加增强了肝癌肝移植患者 IOCS 的安全性。

（二）IOCS 在泌尿系统恶性肿瘤患者手术中的应用

有充分的证据表明,与 PABT 组比较,接受前列腺癌、肾癌及膀胱癌切除术的患者术中使用 IOCS,其复发率、长期生存率没有差异。一项 67 例肾部分切除术应用 IOCS 的研究,在术后长达 23 个月的随访中,并未发生患者的癌症复发与转移,而非 IOCS 组出现 1 例复发。另外一项针对前列腺癌根治术回顾性分析,59 例患者纳入研究,尽管 IOCS 组与对照组比较结果无统计学意义,但 IOCS 组患者无论复发率还是并发症发生率均低于对照组。Jay 等在对前列腺癌手术的回顾性分析研究中,发现 IOCS 对于肿瘤患者手术的预后不仅优于异体血,对于术前贮存式自体输血也有一定优势,IOCS 组的前列腺癌复发率明显低于术前贮存式自体输血组。目前最大的一项纳入 14 项研究,4 536 例患者的回顾性分析表明,IOCS 并不增加泌尿系肿瘤患者的复发与转移率,且减少并发症及 PABT。另有一项针对膀胱癌根治术患者的非随机对照研究,对 65 例术中使用 IOCS 和 313 例未接受输血治疗的患者进行对比,其 3 年总生存率及无病生存率无显著差异,分别为 64% vs. 66%（$P = 0.74$）与 72% vs. 73%（$P = 0.90$）。

以上的泌尿系肿瘤 IOCS 研究并未使用 LDF,而且未报告 IOCS 的复发率增高,因此 LDF 的使用是否必要,有待进一步的研究。实际上对于肾细胞癌患者,每天有大量的肿瘤细胞释放到肾静脉血中,而术前、术中和术后进行的逆转录酶血清研究清楚地表明,外科手术可将更多的肿瘤细胞释放到循环中。因此即使 IOCS 可以输入个别肿瘤细胞,引起转移的风险也并不高。

鉴于以上的研究,2004 年英国国家健康与护理卓越研究所（NICE）提出了前列腺癌和膀胱癌根治术中应用 IOCS 的指导意见,其认为没有证据表明这两种手术使用 IOCS 会增加患者术后的复发转移风险。因此,在确保患者知晓 IOCS 风险和获益的情况下,鼓励使用 IOCS。2014 年澳大利亚国家血液中心（National Blood Authority,NBA）不再将 IOCS 列为泌尿系肿瘤的禁忌证,并认为 IOCS 有利于患者预后。

（三）IOCS 在妇科恶性肿瘤患者手术中的应用

妇科恶性肿瘤患者多伴贫血与手术大量出血,常需要输血,目前尚无任何 IOCS 导致卵巢癌、宫颈癌转移复发的证据。有研究表明,在宫颈癌、卵巢癌（Ⅰ~ⅡA）手术中使用 IOCS 并不增加肿瘤的复发与转移率,其并发症有所降低。在一项对 156 例行根治性子宫切除术和淋巴结清扫术治疗的早期宫颈癌患者病历及患者进行分析,IOCS 组并未增加患者的转移复发率。目前的唯一的一项多中心针对卵巢癌患者术中使用 IOCS 联合 LDF 的随机对照研究表明,IOCS 联合 LDF 安全有效、患者预后改善、肿瘤

相关并发症未增加,证实 IOCS 在宫颈癌与卵巢癌等手术中的安全应用。就目前的临床研究数据表明,IOCS 用于妇科肿瘤对患者预后是有益的,术中使用 IOCS 并不增加转移复发风险。

（四）IOCS 在食管癌患者手术中的应用

Takemura 等在食管癌根治术应用 PABT 或 IOCS 进行对比观察,发现无论是淋巴结受累,还是 T3/T4 期的患者,IOCS 的生存率都高于 PABT 组。IOCS 可改善食管癌结局。Motoyama 对 62 例食管癌根治术的患者进行回顾性分析,接受 PABT 的患者术后死亡风险是接受 IOCS 的患者 2 倍以上,而未见有 IOCS 复发的病例。

目前对于 IOCS 在食管癌患者中的应用尚缺乏大样本的研究,而由于肿瘤异质性在不同癌症类型之间存在差异。因此就目前的证据,IOCS 能否应用于食管癌患者,仍需要进一步深入研究。

四、存在问题与展望

对于 IOCS,任何的理论风险都需要与 PABT 的潜在风险进行权衡。根据现有的文献资料显示,对于恶性肿瘤患者行 IOCS,没有确切的证据表明 IOCS 与肿瘤特异性并发症相关。而进一步的长期研究也不太可能找出 IOCS 引起恶性细胞输入导致转移复发增加的证据。因此 IOCS 导致恶性肿瘤转移复发的理论风险难以成立。

就现代肿瘤转移生物学来看,肿瘤的转移需要特定表达的肿瘤细胞亚群及合适的微环境,实体瘤中的大多数细胞无转移侵袭性,而经过 IOCS 的恶性肿瘤细胞数量大量减少,完整性及生物学特性发生改变,肿瘤细胞难以形成转移。另外,相比 PABT,IOCS 保留了患者完整的免疫功能,即使存在个别恶性肿瘤细胞,也难以逃脱机体的免疫清除能力。

影响围手术期循环中肿瘤细胞数量的因素有很多,其中最重要的是手术因素,而非 IOCS,手术切除可导致外周血中肿瘤细胞浓度明显升高,即使是穿刺活检,以及轻微的肿瘤触诊受压也会明显增加循环中肿瘤细胞。而经过 IOCS 的肿瘤细胞本身已受到破坏,并且随着 LDF 的不断改良,目前 LDF 已达到几乎可以完全清除肿瘤细胞的水平。那么如果血液中已经存在大量肿瘤细胞,再输入极个别的肿瘤细胞对于肿瘤转移并无实际意义。

目前国外学者开展了相关领域的探讨与研究,一些国家也取消了某些恶性肿瘤 IOCS 的应用限制。然而由于伦理和实践上的限制,国内很难在该领域开展大规模的随机对照研究。目前的大多数证据限于小型前瞻及回顾性研究或病例报告的形式,这就需要更多学科如输血协会、麻醉学会、外科学会等联合起来进行更多大样本、多中心的临床观察与实验室数据,以阐明 IOCS 与恶性肿瘤复发之间是否存在关联,以建立更有效的围手术期血液保护方法,为 IOCS 安全应用于恶性肿瘤患者提供强有力的证据。

若这一禁区被打破,将会是围手术期医学事业的巨大进步,可很大程度上缓解临床用血紧张的局面,对加速肿瘤患者的术后康复、改善预后具有重要推动作用。

(李振洲 陈雅儒 郭建荣)

参 考 文 献

[1] SUNG H,FERLAY J,SIEGEL R L,et al. Global Cancer Statistics 2020:GLOBOCAN estimates of incidence and mortality worldwide for 36 cancers in 185 countries[J]. CA Cancer J Clin,2021,71(3):209-249.

[2] HANSE E. Cell salvage in the presence of malignancy [J]. Transfusion Alternatives in Transfusion Medicine, 2003,5(5):472-477.

[3] CARLESS P A,HENRY D A,MOXEY A J,et al. Cell salvage for minimising perioperative allogeneic blood transfusion[J]. Cochrane Database Syst Rev,2010,2010 (4):CD001888.

[4] DAVIES L,BROWN T J,HAYNES S,et al. Cost-effectiveness of cell salvage and alternative methods of minimising perioperative allogeneic blood transfusion:a systematic review and economic model[J]. Health Technol Assess,2006,10(44):1-210.

[5] COLWELL C W J R.,BEUTLER E,WEST C,et al. Erythrocyte viability in blood salvaged during total joint arthroplasty with cement[J]. J Bone Joint Surg Am, 2002,84(1):23-25.

[6] KUMAR N,ZAW A S,KANTHARAJANNA S B,et al. Metastatic efficiency of tumour cells can be impaired by intraoperative cell salvage process:truth or conjecture? [J]. Transfus Med,2017,27(Suppl 5):327-334.

[7] YAW P B,SENTANY M,LINK W J,et al. Tumor cells carried through autotransfusion. Contraindication to intraoperative blood recovery?[J]. JAMA,1975,231(5):490-491.

[8] LISTED N. Autologous blood transfusions. council on scientific affairs[J]. JAMA,1986,256(17):2378-2380.

[9] DALE R F,KIPLING R M,SMITH M F,et al. Separation of malignant cells during autotransfusion[J]. Br J Surg, 1988,75(6):581.

[10] LANE T A. The effect of storage on the metastatic potential of tumor cells collected in autologous blood. An animal model[J]. Transfusion,1989,29(5):418-420.

[11] HANSEN E,WOLFF N,KNUECHEL R,et al. Tumor cells in blood shed from the surgical field[J]. Arch Surg,1995,130(4):387-393.

[12] WATERS J H,YAZER M,CHEN Y F,et al. Blood salvage and cancer surgery:a meta-analysis of available studies[J]. Transfusion,2012,52(10):2167-2173.

[13] KANG H W,SEO S P,KIM W T,et al. Intraoperative allogeneic blood transfusion is associated with adverse oncological outcomes in patients with surgically treated non-metastatic clear cell renal cell carcinoma[J]. Int J Clin Oncol,2020,25(8):1551-1561.

[14] ZACHARIAS T,AHLSCHWEDE E,DUFOUR N,et al. Intraoperative cell salvage with autologous transfusion in elective right or repeat hepatectomy:a propensity-score-matched case-control analysis[J]. Can J Surg,2018,61 (2):105-113.

[15] ZHANG W,LO H C,ZHANG X H. Mapping bone marrow niches of disseminated tumor cells[J]. Sci China Life Sci,2017,60(10):1125-1132.

[16] STEEG P S. Tumor metastasis:mechanistic insights and clinical challenges[J]. Nat Med,2006,12(8):895-904.

[17] JURATLI M A,SARIMOLLAOGLU M,SIEGEL E R,et al. Real-time monitoring of circulating tumor cell release during tumor manipulation using in vivo photoacoustic and fluorescent flow cytometry[J]. Head Neck,2014,36 (8):1207-1215.

[18] MATHIAS T J,CHANG K T,MARTIN S S,et al. Gauging the impact of cancer treatment modalities on circulating tumor cells(CTCs)[J]. Cancers(Basel),2020,12 (3):743.

[19] KARCZEWSKI D M,LEMA M J,GLAVES D. The efficiency of an autotransfusion system for tumor cell removal from blood salvaged during cancer surgery[J]. Anesth Analg,1994,78(6):1131-1135.

[20] 杜磊,宫丽娜,李玲,等. 有核细胞净化器用于恶性肿瘤患者术中回收血液的可行性研究[J]. 中国输血杂志,2011,24(08):644-646.

[21] MOTOYAMA S,SAITO R,KAMATA S,et al. Survival advantage of using autologous blood transfusion during surgery for esophageal cancer[J]. Surg Today,2002,32 (11):951-958.

[22] FRUHAUF N R,DUMPICH O,KAUDEL C P,et al. Filtration of malignant cells:tumour cell depletion in an ex vivo model using a leukocyte adhesion filter[J]. Perfusion,2001,16(Suppl):51-55.

[23] HANSEN E,HOFSTADTER F,TAEGER K. Autologous blood transfusion in tumor operations[J]. Infusionsther Transfusionsmed,1994,21(5):337-348.

[24] GWAK M S,LEE K W,KIM S Y,et al. Can a leukocyte depletion filter(LDF)reduce the risk of reintroduction of hepatocellular carcinoma cells?[J]. Liver Transpl, 2005,11(3):331-335.

[25] HANSEN E,KNUECHEL R,ALTMEPPEN J,et al. Blood irradiation for intraoperative autotransfusion in

cancer surgery: demonstration of efficient elimination of contaminating tumor cells [J]. Transfusion, 1999, 39 (6): 608-615.

[26] WEISBACH V, ECKSTEIN R. Autologous transfusion-from euphoria to reason: clinical practice based on scientific knowledge(Part Ⅱ): Blood irradiation for intraoperative autotransfusion in cancer surgery-the view of transfusion medicine[J]. Anasthesiol Intensivmed Notfallmed Schmerzther, 2004, 39(11): 682-684.

[27] FRIETSCH T, STEINBICKER A U, HACKBUSCH M, et al. Safety of cell salvage in tumor surgery: systematic review with meta-analysis[J]. Anaesthesist, 2020, 69(5): 331-351.

[28] PINTO M A, CHEDID M F, SEKINE L, et al. Intraoperative cell salvage with autologous transfusion in liver transplantation[J]. World J Gastrointest Surg, 2019, 11 (1): 11-18.

[29] LIANG T B, LI D L, LIANG L, et al. Intraoperative blood salvage during liver transplantation in patients with hepatocellular carcinoma: efficiency of leukocyte depletion filters in the removal of tumor cells [J]. Transplantation, 2008, 85(6): 863-869.

[30] PINTO M A, GREZZANA-FILHO T J M, CHEDID A D, et al. Impact of intraoperative blood salvage and autologous transfusion during liver transplantation for hepatocellular carcinoma [J]. Langenbecks Arch Surg, 2021, 406(1): 67-74.

[31] IVANICS T, SHUBERT C R, MUADDI H, et al. Blood cell salvage and autotransfusion does not worsen oncologic outcomes following liver transplantation with incidental hepatocellular carcinoma: a propensity score-matched analysis [J]. Annals of Surgical Oncology, 2021, 28 (11): 6816-6825.

[32] LYON T D, FERRONI M C, TURNER R M, et al. Short-term outcomes of intraoperative cell saver transfusion during open partial nephrectomy[J]. Urology, 2015, 86

(6): 1153-1158.

[33] RAVAL J S, NELSON J B, WOLDEMICHAEL E, et al. Intraoperative cell salvage in radical prostatectomy does not appear to increase long-term biochemical recurrence, metastases, or mortality[J]. Transfusion, 2012, 52(12): 2590-2593.

[34] KINNEAR N, O'CALLAGHAN M, HENNESSEY D, et al. Intra-operative cell salvage in urological surgery: a systematic review and meta-analysis of comparative studies[J]. BJU Int, 2019, 123(2): 210-219.

[35] NIEDER A M, MANOHARAN M, YANG Y, et al. Intraperative cell salvage during radical cystectomy does not affect long-term survival [J]. Urology, 2007, 69(5): 881-884.

[36] CONNOR J P, MORRIS P C, ALAGOZ T, et al. Intraoperative autologous blood collection and autotransfusion in the surgical management of early cancers of the uterine cervix[J]. Obstet Gynecol, 1995, 86(3): 373-378.

[37] MIRHASHEMI R, AVERETTE H E, DEEPIKA K, et al. The impact of intraoperative autologous blood transfusion during type Ⅲ radical hysterectomy for early-stage cervical cancer[J]. Am J Obstet Gynecol, 1999, 181(6): 1310-1315, discussion 1315-1316.

[38] GALAAL K, LOPES A, PRITCHARD C, et al. Trial of intraoperative cell salvage versus transfusion in ovarian cancer(TIC TOC): protocol for a randomised controlled feasibility study[J]. BMJ Open, 2018, 8(11): e024108.

[39] TAKEMURA M, OSUGI H, HIGASHINO M, et al. Effect of substituting allogenic blood transfusion with autologous blood transfusion on outcomes after radical oesophagectomy for cancer[J]. Ann Thorac Cardiovasc Surg, 2005, 11 (5): 293-300.

[40] MOTOYAMA S, SAITO R, KAMATA S, et al. Survival advantage of using autologous blood transfusion during surgery for esophageal cancer[J]. Surgery Today, 2002, 32(11): 951-958.

80 回收式自体输血临床应用及进展

回收式自体输血(intraoperative cell salvage,IOCS)是指使用血液回收装置,将患者体腔积血、手术失血及术后引流血液进行回收、抗凝、过滤、离心、洗涤等处理,去除游离血红蛋白、抗凝剂、纤维蛋白降解产物等有害成分,最终得到红细胞悬液,并回输给患者。回收式自体输血的优点主要为:①可在一定程度上解决血源短缺;②避免或减少异体输血及其引起的并发症和传染性疾病;③无须检验血型和交叉配血,无配错血型之忧;④可解决特殊血型(如 Rh 阴性)病例的供血问题;⑤使不接受异体输血的宗教信仰者也能接受;⑥红细胞活力较库存血好,运氧能力强;⑦提高大出血时的紧急抢救成功率,避免手术中患者出血量过多、过快,血源供应不及或因战时血源缺乏造成患者生命威胁;⑧操作简便,易于推广;⑨节省开支,降低患者医疗费用;⑩减少血库人员工作量。

一、适应证

预计成人失血量>500ml;体重>10kg 儿童预计出血可能>8ml/kg;凝血障碍导致出血风险;术前贫血来不及纠正;宗教信仰拒绝异体输血。自体血回收应用范围包括:①创伤、战伤出血,如大血管损伤、肝破裂、脾破裂、脊柱外伤等;②心脏、大血管外科手术;③骨科的全髋置换,脊柱手术(脊柱融合术、畸形矫正等);④妇产科异位妊娠破裂大出血,胎盘植入、前置胎盘等高危产科手术;⑤腹部外科肝脾手术、门脉高压分流术等;⑥神经外科手术如动静脉畸形、动脉瘤、脑外伤等。

二、禁忌证

相对禁忌证包括:①回收血液受到污染,包括肠内容物、恶性肿瘤、感染等污染;被无菌水、过氧化氢、乙醇、低渗液污染;被非静脉使用物质污染,如禁止用于静脉注射的抗生素、安尔碘、止血材料、骨水泥等。如暂时性术野存在可能导致红细胞裂解或不能静脉使用的特殊物质,则应更换为常规吸引器并暂停血液回收,待术野生理盐水冲洗后

继续使用血液回收。②患者拒绝。③对于肝素诱发的血小板减少症患者,抗凝剂禁用肝素,可用枸橼酸葡萄糖代替。④血液疾病,如镰状细胞贫血、地中海贫血患者。

三、回收式自体输血各亚专科进展

美国一项 1995—2015 年住院患者样本调查发现,回收式自体输血率从 1995 年的 1.16/100 000 升至 2008 年的 20.51/100 000,由于患者血液管理(patient blood management,PBM)及外科技术的进步,围手术期自体血液回收率有所下降。澳大利亚两家医院中心 2 年共统计有 471 例血液回收,回收手术类型 85 类。其中应用最多的是矫形外科(22.9%,$n=108$),其次是泌尿外科(19.1%,$n=90$)和心胸外科(18.3%,$n=86$)。最常用的手术类型为根治性耻骨后前列腺切除术(11.7%)、全髋关节翻修术(7.6%)和全髋关节置换术(6.6%)。血管外科和泌尿外科的平均回收率最高,分别为 699ml(IQR:351~1 127;CI:449~852)和 654ml(IQR:363~860;CI:465~773)。下文将详细介绍各亚专科自体血液回收进展。

(一)矫形外科手术

在骨科常见的脊柱、骨盆、髋关节、膝关节等大手术中,由于手术复杂、创伤面大、手术时间较长、止血困难等原因,往往出血较多,在术中和术后常需输血。由于血源缺乏及异体输血存在引起不良反应、增加感染风险、可能引起血液传播性疾病等风险,术中血液回收技术(intraoperative cell salvage,IOCS)已成为最常用的一种血液保护措施,被广泛应用于骨科大手术中。研究表明,在青少年特发性脊柱侧弯手术中,使用血液回收能明显减少术中异体血使用,每例患者能节省 213.07 美元,具有明显的经济效益。但另一项脊柱侧弯手术 Meta 分析表明,使用 IOCS 减少围手术期及术后的异体血输注率,但对于术中异体血输注率无统计学差异。英国麻醉科医师协会 2018 年指南指出,如预计矫形或创伤手术术中出血>500ml,应当考虑使用 IOCS;如术中使用骨水泥,应暂停血液回收,当骨水泥完全填塞成型后方可继续使用。由于血液回收过滤器不能消除最小的肽碎

片,对于金属移植物修复手术,建议使用另一套吸引器将术野冲洗干净,所有金属碎片被移除后继续使用IOCS。

（二）心脏大血管手术

与其他种类手术比较,接受心脏手术的患者有较高的异体输血率。有研究表明,心脏手术中使用IOCS可减少炎症因子,减少肺损伤发生,并使术后机械通气时间缩短。另一项回顾性研究中,首次行择期心脏手术的患者,使用IOCS可减少异体红细胞及其他血液成分的输注,增加术后血红蛋白水平并具有一定经济效益（每例患者节省116美元）。在大血管手术中,超低温体外循环下的升主动脉和主动脉根部修复手术,应用富含血小板的血液回收分离技术可减少异体输血率,且降低急性肾衰的发生率,缩短住院时间,减少输血花费。对于非体外循环心脏手术均推荐使用IOCS,对于体外循环手术,可考虑行"仅收集"模式。停机后体外转流泵管内泵血可回收入自体血回收罐内进行浓缩。

（三）产科手术

产后出血至今仍是孕产妇死亡的主要原因之一,随着我国"二孩生育政策"的实行,妊娠合并胎盘植入、前置胎盘、瘢痕子宫病例显著增多,发生产后大出血风险增加。自体血回收运用于产科将明显减少异体血使用率,在高风险患者中带来一定的经济效益。

既往自体血回收在产科使用受到限制主要是考虑到回收血液中混杂羊水组织和/或胎儿红细胞,以及Rh阴性产妇分娩Rh阳性胎儿发生免疫反应。研究发现,羊水栓塞并非由胎儿鳞状上皮细胞引起的机械性栓塞,而是未知的胎儿抗原引起的过敏反应及补体激活等,即妊娠过敏反应综合征（anaphylactoid syndrome of pregnancy）。迄今为止,未有输注自体血引起羊水栓塞的报道。SALVO试验是迄今研究产科自体血回收最大样本量（$n=3054$）的随机对照研究。研究未发现与自体血液回收相关的不良事件,该研究表明产科常规使用自体血液回收并未减少异体血的输注,也未发现常规采用整套回收与输注设备较输注异体血带来明显经济效应,该研究还发现使用IOCS可能增加胎儿红细胞污染的概率。另一项近十年纳入1170例产科自体血回收的回顾性分析指出,产科自体血液回收减少异体输血率,且减少异体输血量。该研究采用单根吸引管,回收量中位数231ml,未出现临床不良事件。该研究中647（55%）例患者进行了同种免疫检测,仅有2例抗-E抗体阳性,与异体输血相比,IOCS并不增加胎儿红细胞免疫的风险。对于RhD阴性产妇分娩RhD阳性胎儿,输注自体血后应给予抗RhD抗体,抗RhD抗体剂量1500IU足够覆盖12ml胎儿红细胞。以上两项研究中均未要求常规使用去白细胞滤器（leukocyte depletion filter,LDF）。

可见,IOCS用于产科有很好的安全性,但在产科中不应常规使用IOCS。若患者术前合并贫血或术中发生未预料大出血,可采用"仅收集"模式。LDF由于存在减慢输血速度,需要一定费用,达到饱和需要更换以及缓激肽相关低

血压等问题在产科IOCS使用中仍存在争议。双吸引理论上可减少羊水及胎儿红细胞回收,但研究表明过滤及回收过程能有效去除羊水成分,不建议常规使用,但单吸引不利于统计术野失血量。

（四）恶性肿瘤手术

大量关于输血和肿瘤预后的研究及系统评价表明,异体血输注增加肿瘤的复发及死亡率,减少肿瘤患者异体输血对改善肿瘤患者预后有重要意义。而IOCS可减少约38%异体输血率。理论上IOCS回收过程中肿瘤细胞污染自体血,回输可能促使肿瘤的转移和复发,但近年来众多的回顾性研究及系统评价一致认为在肿瘤患者手术中使用自体血回输是安全有效的,包括泌尿外科肿瘤手术、妇科肿瘤手术、肝细胞癌手术、转移性脊柱肿瘤手术等。Myrga等纳入157例根治性膀胱切除术研究,其中87例（55%）进行自体血回输。与未接受回输组相比,自体血回输组癌症复发率、死亡率、术后并发症发生率差异均无统计学意义,认为IOCS-LDF可减少对异体输血的需求,同时控制肿瘤转移扩散的风险。Han等一项包括397例活体肝移植的肝细胞癌患者的研究中,自体血回输组1、2及5年总复发率、肝内复发率和肝外复发率与非回输组相比差异均无统计学意义。该研究表明自体输血不会对移植后肝癌复发产生影响。Wu等系统评价和Meta分析纳入9项研究共4354例恶性肿瘤患者,其中IOCS患者1346例,同种异体输血患者3008例,两组5年总生存率、5年无病生存率、5年复发率差异无统计学意义,认为与同种异体输血相比,IOCS不会增加恶性肿瘤复发率。

目前,经IOCS-LDF处理后自体血是否可以完全去除肿瘤细胞,以及回输自体血后是否会导致肿瘤播散的问题,应通过大型前瞻性随机对照研究以及长期随访了解肿瘤患者的预后和转归,进而评价其安全性。肿瘤患者实施IOCS并非绝对禁忌,如患者实施恶性肿瘤手术,计划使用血液回收前应向患者告知潜在的风险与收益,并应获得特殊知情同意,且应当考虑使用LDF。LDF存在阈值,当输注500ml自体血后应考虑更换LDF。

四、回收式自体输血注意事项

（一）负压与溶血

自体血液回收使用负压将血液吸引入储蓄罐内,负压将空气与血液共同吸入管道后,空气与血液之间的界面产生剧烈的剪切力。此后空气在吸引管道中迅速移动并衍生大量气泡,气泡不断变大,并在负压的环境下相互碰撞,对管道中的红细胞产生直接的机械性破坏。目前广泛推荐的负压大小为100~150mmHg。有学者认为溶血虽与负压抽吸的大小有关,但更重要的是空气和血液混合的程度。在负压大小固定的前提下,将吸引器头浸没在血泊中抽吸与将吸引器头置于血泊表面抽吸相比,前者可以减少抽吸对红细胞的破坏,降低溶血率。

（二）抗凝剂使用

IOCS 中常规使用肝素化盐水进行抗凝。一般选用 500ml 生理盐水加肝素钠 25 000U（200mg），并清楚标记以免误输入静脉，每回收 100ml 血液应混合 15ml 配置好的肝素化盐水。若患者出现大出血为防止血液凝固而输入过多肝素水将导致患者凝血功能异常。此时需监测活化凝血时间（activated clotting time，ACT），若 ACT>125s，应给予一定量鱼精蛋白。若患者为肝素诱发血小板减少症患者，应给予枸橼酸葡萄糖抗凝，注意大量使用可能导致低钙血症需要补充钙剂。

（三）回输及管理

回收式自体输血实施前需签署患者知情同意书，术中自体血液回收完毕后建议 4h 内回输，术后自体血液回收开始后 6h 内回输。不建议将自体血存放于冰箱内，应置于患者床旁，并标注患者个人信息，自体血回输前核查原则同输注异体血，回输时注意观察。自体血液回输需有相应的文书记录。

（四）去白细胞滤器

LDF 可过滤一些物质如板层小体、磷脂、胎儿鳞状上皮细胞、组织因子及肿瘤细胞等，其可增加 IOCS 的安全性。2010—2017 年共报道了 20 例 LDF 导致的低血压现象，其原因可能与去除白细胞导致细胞因子减少以及 IL-6、缓激肽等物质释放增加有关。美国食品药品管理局（Food and Drug Administration，FDA）建议若出现输注后血压明显下降情况，立即停止输注并严密观察。此外，LDF 使用会减慢输注速度，对于需快速输血抢救情况需权衡利弊；LDF 还存在饱和情况，输注一定容量后需更换 LDF。目前 LDF 推荐用于恶性肿瘤手术及感染手术，产科手术不作为常规推荐。

（五）自体血回输对机体凝血功能的影响

IOCS 最终回收到浓缩的红细胞，血液中的血小板、血浆蛋白及凝血因子大多被滤除。因此，大量自体血回输会造成凝血功能异常。此外影响凝血的因素还包括术野大量失血，凝血因子消耗过多；回收血沉积在储蓄罐内，激活血小板和白细胞，产生大量白细胞趋化物，影响凝血；回收血在储蓄罐内放置时间越长，凝血功能影响越大。鉴于以上原因，建议大量输注回收自体血时应检测凝血指标。目前比较认同的观点是回输血量小于 2 000ml，对凝血功能影响不大；当急性失血量大于 3 500ml，每回输 1 000ml 自体血可相当于补充新鲜冰冻血浆 1 个单位，必要时可补充血小板。

五、小结及展望

回收式自体输血是解决目前血源紧张、减少异体输血、预防输血相关并发症、具有一定经济效益的一种很好的方法。成人预计失血>500ml 可考虑"仅收集"模式，以备回输。目前最常用于矫形外科、心脏大血管外科、泌尿外科、产科等。对于恶性肿瘤及感染手术的自体血液回收仍需大

样本前瞻性随机对照临床试验及长期预后分析，若使用需充分告知患者，权衡利弊，得到患者知情同意后使用。去白细胞滤器能增加此类手术血液回输的安全性，推荐使用。IOCS 使用中应注意无菌操作、吸引负压、洗涤条件、储存时间、凝血功能等，并由经过培训的医务人员操作，提高回收血的质量及安全性。

（王秀红　陈世彪）

参 考 文 献

［1］GOEL R，PETERSEN M R，PATEL E U，et al. Comparative changes of pre-operative autologous transfusions and peri-operative cell salvage in the United States［J］. Transfusion，2020，60（10）：2260-2271.

［2］FORREST E A，TOGO P，KAN A G，et al. Perioperative Blood Management，Red cell recovery（cell salvage）practice in an australian tertiary hospital：a hospital district clinical audit［J］. Anesthesia & Analgesia，2019，128（6）：1272-1278.

［3］KLEIN A A，BAILEY C R，CHARLTON A J，et al. Association of anaesthetists guidelines：cell salvage for peri-operative blood conservation 2018［J］. Anaesthesia，2018，73（9）：1141-1150.

［4］DESAI N，SCHOFIELD N，RICHARDS T. Perioperative patient blood management to improve outcomes［J］. Anesthesia & Analgesia，2018，127（5）：1211-1220.

［5］MEYBOHM P，STRAUB N，FÜLLENBACH C，et al. Health economics of patient blood management：a cost-benefit analysis based on a meta-analysis［J］. Vox Sanguinis，2020，115（2）：182-188.

［6］CASTAÑO C，CUBELLS C，REMOLLO S，et al. Use of a complete autologous blood recovery system（the Sorin Xtra® Autotransfusion System）during mechanical thrombectomy of extensive cerebral venous sinus thrombosis［J］. Interventional Neuroradiology，2017，23（5）：531-537.

［7］KUMAR N，RAVIKUMAR N，TAN J Y H，et al. Current status of the use of salvaged blood in metastatic spine tumour surgery［J］. Neurospine，2018，15（3）：206-215.

［8］OLIVEIRA J A A，FAÇANHA FILHO F A M，FERNANDES F V，et al. Is cell salvage cost-effective in posterior arthrodesis for adolescent idiopathic scoliosis in the public health system？［J］. Journal of Spine Surgery，2017，3（1）：2-8.

［9］LIU J M，FU B Q，CHEN W Z，et al. Cell salvage used in scoliosis surgery：is it really effective？［J］. World Neurosurgery，2017，101：568-576.

［10］ENGELS G E，VAN KLARENBOSCH J，GU Y J，et al. Intraoperative cell salvage during cardiac surgery is associated with reduced postoperative lung injury［J］. Interactive Cardiovascular and Thoracic Surgery, 2016, 22 (3):298-304.

[11] CÔTÉ C L, YIP A M, MACLEOD J B, et al. Efficacy of intraoperative cell salvage in decreasing perioperative blood transfusion rates in first-time cardiac surgery patients: a retrospective study[J]. Canadian Journal of Surgery, 2016, 59(5):330-336.

[12] ZHOU S F, ESTRERA A L, LOUBSER P, et al. Autologous platelet-rich plasma reduces transfusions during ascending aortic arch repair: a prospective, randomized, controlled trial [J]. The Annals of Thoracic Surgery, 2015, 99(4):1282-1290.

[13] WATERS J H, BECK S, YAZER M H. How do I perform cell salvage in obstetrics? [J]. Transfusion, 2019, 59 (7):2199-2202.

[14] KHAN K S, MOORE P, WILSON M, et al. A randomised controlled trial and economic evaluation of intraoperative cell salvage during caesarean section in women at risk of haemorrhage: the SALVO(cell salvage in obstetrics) trial [J]. Health Technology Assessment (Winchester, England), 2018, 22(2):1-88.

[15] MCLOUGHLIN C, ROBERTS T E, JACKSON L J, et al. Cost-effectiveness of cell salvage and donor blood transfusion during caesarean section: results from a randomised controlled trial[J]. BMJ open, 2019, 9(2):e022352.

[16] SULLIVAN I J, RALPH C J. Obstetric intra-operative cell salvage: a review of an established cell salvage service with 1170 re-infused cases[J]. Anaesthesia, 2019, 74(8):976-983.

[17] SULLIVAN I J, RALPH C J. Obstetric intra-operative cell salvage and maternal fetal red cell contamination [J]. Transfusion Medicine, 2018, 28(4):298-303.

[18] LIM G, MELNYK V, FACCO F L, et al. Cost-effectiveness analysis of intraoperative cell salvage for obstetric hemorrhage[J]. Anesthesiology, 2018, 128(2):328-337.

[19] TAI Y H, WU H L, MANDELL M S, et al. The associa-

tion of allogeneic blood transfusion and the recurrence of hepatic cancer after surgical resection[J]. Anaesthesia, 2020, 75(4):464-471.

[20] LI J, LI H, ZHAI X, et al. Topical use of topical fibrin sealant can reduce the need for transfusion, total blood loss and the volume of drainage in total knee and hip arthroplasty: a systematic review and meta-analysis of 1489 patients[J]. International Journal of Surgery, 2016, 36:127-137.

[21] ARCANIOLO D, MANFREDI C, CINDOLO L, et al. Impact of perioperative blood transfusions on the outcomes of patients undergoing kidney cancer surgery: a systematic review and pooled analysis[J]. Clinical Genitourinary Cancer, 2019, 17(1):e72-e79.

[22] PUSHAN Z, MANBIAO C, SULAI L, et al. The impact of perioperative blood transfusion on survival and recurrence after radical prostatectomy for prostate cancer: a systematic review and meta-analysis [J]. Journal of Cancer Research and Therapeutics, 2018, 14(10):S701-S707.

[23] MYRGA J M, AYYASH O M, BANDARI J, et al. The safety and short-term outcomes of leukocyte depleted autologous transfusions during radical cystectomy[J]. Urology, 2020, 135:106-110.

[24] HAN S, KIM G, KO J S, et al. Safety of the use of blood salvage and autotransfusion during liver transplantation for hepatocellular carcinoma [J]. Annals of Surgery, 2016, 264(2):339-343.

[25] WU W W, ZHANG W Y, ZHANG W H, et al. Survival analysis of intraoperative blood salvage for patients with malignancy disease: a PRISMA-compliant systematic review and meta-analysis[J]. Medicine, 2019, 98(27):e16040.

[26] FRANK S M, SIKORSKI R A, KONIG G, et al. Clinical utility of autologous salvaged blood: a review[J]. Journal of Gastrointestinal Surgery, 2020, 24(2):464-472.

81 老年患者围手术期衰弱评估的应用进展

随着科技及医学进步，人均预期寿命大幅增加，人类社会也逐步趋于老年化，而个人和社会老龄化对于围手术期医学的发展则既是机遇又是挑战。老年患者由于多伴有合并症且生理储备较差，于围手术期内发生各类风险的概率相对较高，因此针对老年患者的围手术期评估应当重视对生理储备水平的评估。世界卫生组织对于老年人健康管理2020年指南中指出，衰弱对老年人的重要意义高于骨质疏松，仅低于跌倒及相关损害。衰弱是老年患者机体多个系统的生理储备下降的一种状态，即力量、耐力和生理功能下降，机体抵抗应激的能力下降，主要表现为活动、生活自理能力下降和容易罹患多种疾病。已有大量证据表明，衰弱状态对老年患者的影响贯穿整个围手术期且与预后高度相关，包括内科住院患者，外科手术患者以及重症监护治疗病房内患者。然而，目前衰弱评估方法众多，各评估方法侧重点不同，而且多数评估方法主要用于科学研究，并不完全适合应用于临床麻醉术前评估，导致其临床应用和推广较为困难。作为围手术期管理的中坚力量，麻醉科医师应当了解衰弱的评估方法，全面系统地评价老年患者的衰弱状态，从而合理地调整麻醉方案，保障整个围手术期的舒适、平稳。本文拟对数种常用的衰弱评估方法及其优缺点做一综述，希望引起临床麻醉工作者对老年患者衰弱状态的关注与重视。

一、围手术期衰弱评估的必要性

目前临床最常用的围手术期整体风险评估方法是美国麻醉科医师协会分级（ASA分级），其根据术前患者体质情况及手术危险性将患者分为Ⅰ～Ⅵ级。ASA分级的优点在于以重要器官系统功能划分，适合临床快速判断。但该分级主要依赖于麻醉科医师对患者的单一器官或系统的综合

性主观分级，且年龄也常被当做一项独立的评估因素。部分麻醉科医师将70岁以上的老年患者直接归为Ⅱ级，而当老年患者合并有数个轻度疾病时，出于主观估计，部分麻醉科医师将其归为Ⅱ级风险，而另一部分麻醉科医师则将风险评级升级，即无法对老年患者的风险评级实现统一化、标准化。因此，需要更精确的评估方法来区分老年患者的生理储备水平和抗应激能力，达到准确评估老年患者围手术期风险的目的，而衰弱评估可以成为现有术前评估方法的补充。

衰弱是对整体身体、精神状态的综合表述，是多个器官疾病的危险因素叠加以及年龄相关的功能减退积累而导致的。认知水平、社会经济状态也会对衰弱产生影响。因此，衰弱是无法通过单一测量量化的多维实体，且衰弱的状态可能会受到衰老过程和疾病转归的影响。当前使用两个主要概念框架来描述衰弱。

第一个概念框架是生理表型模型：其中，衰弱被认为主要在细胞水平上发生，细胞能量的失调、崩溃最终由生物体生理表型体现。通过测量步态速度，握力，能量水平，体重减轻和跌倒可以识别该表型。

第二个概念框架是缺陷积累模型：在这种方法中，衰弱被认为是生物老化过程的量度，需计算跨多个领域的缺陷数量得出（必须评估≥30个缺陷）。然后，可以通过将存在的缺陷数除以评估的缺陷数来量化存在的衰弱程度，得分介于0（健康）和1（完全衰弱）之间。

总的来说，生理表现型指标少，临床应用更广泛，易于临床医师进行风险分级。缺陷积累型指标更全面，能更精确定义不良预后的风险，更个体化提供预防措施。因此，在临床工作中，常常需要两者结合，根据具体情况选择合适的评估方法（表81-1）。

表81-1 四类常用衰弱评估量表及其优缺点

	衰弱指数(FI)	Fried衰弱表型	临床衰弱评估量表(CFS)	埃德蒙顿虚弱量表(EFS)
评估方法、描述及分级	贫血、蛋白、钠、低体质量指数、鼾症、脑血管疾病、肿瘤、糖尿病、认知功能受损、酒精滥用史、跌倒史、心力衰竭、使用胰岛素、肝脏疾病、冠状动脉疾病、消化系统营养疾病、外周血管疾病、肾脏病、风湿性疾病、吸烟、视力障碍、听力障碍、穿衣需帮助、吃饭需帮助、购物需帮助、体重下降、共病、抑郁、多重药物使用 分级： 健康： <0.12分 衰弱前状态： 0.12~0.25分 衰弱状态： >0.25分	(1) 过去1年内,不明原因体重下降>10磅(约4.5kg)或>5%体重 (2) 运动量减少:男性<383kcal/周,女性<270kcal/周 (3) 步行时间减慢,(4.57m)行走时间≥6~7s (4) 握力减退:小于正常值的20% (5) 自我感觉疲劳 分级： 健康：全阴性； 衰弱前状态：符合1~2项； 衰弱状态：符合3项及以上	(1) 非常健康：身体强壮,积极活跃,精力充沛,充满活力,定期进行体育锻炼,处于所在年龄段最健康的状态 (2) 健康：无明显的疾病症状,但不如等级1健康,经常进行体育锻炼,偶尔非常活跃,如季节性地 (3) 维持健康：存在可控制的健康缺陷,除常规行走外,无定期的体育锻炼 (4) 脆弱易损伤：日常生活不需他人帮助,但身体的某些症状会限制日常活动。常见的主诉为白天"行动缓慢"和感觉疲乏 (5) 轻度衰弱：明显的动作缓慢,工具性日常生活活动需要帮助(如去银行、乘公交车、干重的家务活、用药)。轻度衰弱会进一步削弱患者独自在外购物,行走、备餐及干家务活的能力 (6) 中度衰弱：所有的室外活动均需要帮助,在室内上下楼梯、洗澡需要帮助,可能穿衣服也需要(一定限度的)辅助 (7) 严重衰弱：个人生活完全不能自理,但身体状态较稳定,一段时间内(<6个月)不会有死亡的危险。 (8) 非常严重的衰弱：生活完全不能自理,接近生命终点,已不能从任何疾病中恢复 (9) 终末期：接近生命终点,生存期<6个月的垂危患者	(1) 认知：画钟测试 (2) 一般健康状况:去年住院人数 (3) 功能独立性:需要帮助的日常生活活动的数量 (4) 社会支持:获得可靠的帮助 (5) 药物使用:存在多种药物 (6) 药物使用:忘记服用处方药物 (7) 营养:不明原因体重下降 (8) 情绪:悲伤或沮丧的感觉 (9) 自制:出现尿失禁 (10) 功能性能:定时启动并进行测试 分级： 无衰弱:0~5分 衰弱前期:6~7分 轻度衰弱:8~9分 中度衰弱:10~11分 重度衰弱:12~17分
优点	将虚弱分为轻度,中度和重度,分级之间有良好可靠性	应用广泛,方便快捷	很大程度反映患者的功能状态	省时易行,可被非老年医学医师使用,适合用于术前快速评估
缺点	需要专门培训和特定的时间完成	没有考虑认知领域	分级比较主观,评估者需专门训练以统一标准	评估内容多较主观,缺乏精确测量

二、国际常用衰弱评估量表及其优缺点

目前尚无统一的衰弱评估方法,各类相关研究所选用的量表不尽相同,故结果也存在偏差,这也是衰弱评估难以普遍应用到临床上的主要原因。

(一)费德曼衰弱表型量表

费德曼衰弱表型量表(Fried phenotypes,FP)是应用最为广泛的衰弱评估量表,属于生理表型模型,包含以下 5 项:①过去 1 年内,不明原因体重下降;②运动量减少;③步行速度减慢;④握力减退;⑤自我感觉疲劳。5 项阴性为健康,符合 1~2 项为衰弱前状态,符合 3 项及以上为衰弱状态。

该量表的优点是对各项目均进行了细致地量化,且简单易懂,可以较为客观地判断患者是否处于衰弱状态。该量表的缺陷是部分项目耗时较长且需要握力计、秒表等工具辅助,无法快速地进行临床评估,并且无法对残疾患者和已患有限制患者运动的外科病(如嵌顿疝、肠扭转、骨折)的患者及进行评估。除此之外,该量表未考虑情绪、认知等精神状态。

Makary 等对 594 例年龄≥65 岁接受择期手术的患者进行衰弱评估发现,加入 FP 评估后,根据曲线下面积(AUC),ASA 分级对术后并发症的预测能力从 63%提升至 70%。Andreou 等对 298 例年龄≥65 岁接受常规普外科手术的老年患者进行 FP 评估及老年综合评估(comprehensive geriatric assessment, CGA)的前瞻性研究。结果表明,与 CGA 相比,FP 评分高与术后 30d 内并发症发生率增加和住院时间延长相关性更强。

(二)衰弱指数

加拿大 Rockwood 教授等提出的衰弱指数(frailty index,FI)模型为目前第二常用的衰弱评估方法,属于缺陷积累模型,计算方式为缺陷指标个数/总指标数。总指标数在不同实验应用背景下各不相同,但一般包括症状、体征、功能障碍、实验室检查 4 个方面,常为 20~70 个,按照每个指标正常与否记 0 或 1 分。FI<0.12 分为健康,0.12~0.25 分为衰弱前状态,大于 0.25 分为衰弱状态。2012 年发表的新共识指出,虚弱指数包含心理健康、躯体健康、躯体功能、认知功能、社会功能、社会行为 6 个维度,并强调了精神健康和认知功能在虚弱指数中的地位。

FI 的优点是涉及领域宽泛、以不同分数差异来精细评估虚弱程度,对死亡等不良风险的预测作用较好,适用于数据库回顾分析及卫生经济分析等。但由于其组成部分过多,评估过程复杂,需要专门的培训和特定的时间完成,故临床实践难度较高。

(三)临床衰弱评估量表

随着对虚弱的研究进展,需要临床医师更为便捷精确地评估老年人衰弱程度。临床衰弱评估量表(clinical frailty scale,CFS),是一项包含移动性、能量、体力活动和功能方面等 9 个方面的基于费德曼衰弱表型的评估方法,可将老年人的临床衰弱状态分为 9 级,特点是准确、可靠且敏感。

CFS 的优点是可评估老年痴呆患者,很大程度反映患者的功能状态,易于临床应用。缺点是分级较主观,评估者需专门训练以统一标准。

(四)埃德蒙顿衰弱量表

埃德蒙顿衰弱量表(Edmonton frail scale,EFS)在 2000 年由 ROLFSON 等研究者首次提出,并在加拿大的埃德蒙市对 201 例年龄>65 岁的老年人进行了评估,结果表明该量表在老年衰弱评估中的效度和临床应用价值较高。EFS 量表评估内容涵盖范围较广,包括认知功能缺陷、平衡/运动能力、情绪、工具性依赖程度、服药情况、社会支持程度、营养状况、健康认知、耐力、疾病负担和生活质量。该量表共计 17 分,根据得分对衰弱程度进行分级。其中:0~5 分为无衰弱,6~7 分为衰弱前期,8~9 分为轻度衰弱,10~11 分为中度衰弱,12~17 分为重度衰弱。

EFS 量表涉及了一些老年人特有的状况(如认知功能评价、工具依赖的程度等),因而在评估老年人的衰弱程度上具有一定的特异性。同时,该量表作为一种可靠的老年衰弱评估工具,可由未经专业老年医学培训的人员进行评估。EFS 量表的优点在于具有良好的可操作性、信度和内部一致性;缺点是分级较主观,评估者需专门训练以统一标准。

三、小结

综上所述,统筹当前研究应用进展和国外实践经验,推荐麻醉科医师对老年患者进行围手术期衰弱评估,从而快速准确地预测老年患者围手术期风险、改善结局。但同时也需解决一系列问题。首先,目前的临床常用的衰弱评估量表标准各异,尚未有统一推荐的专家共识指南。本文提及的量表均来源于面向国外人群的研究,目前暂无针对国人的评价体系。中国作为一个人口大国,人口老龄化的问题日益严峻,需要及早制定符合国人标准的衰弱评估工具。其次,在未来的研究中,需要麻醉科医师对衰弱开展更为精细的研究,明确衰弱对不同种类手术的影响,通过队列研究提供流行病学依据,制定老年人衰弱筛查、评估及标准流程。最后,应对被筛查出的衰弱老年患者,应有效地改善衰弱状态后再行手术,开展 RCT 研究探索具体干预措施。总之,麻醉科医师应将衰弱评估纳入老年患者围手术期管理体系,助力我国高效优质地实现健康老龄化。

(王祯 谢克亮 王国林)

参 考 文 献

[1] FRIED L P,ROWE J W. Health in aging-past, present, and future [J]. N Engl J Med, 2020, 383(14):

1293-1296.

［2］ BALLA F M,YHEULON C G,STETLER J L,et al. Ventral hernia repair outcomes predicted by a 5-item modified frailty index using NSQIP variables［J］. Hernia,2019,23 (5):891-898.

［3］ BULL F C,AL-ANSARI S S,BIDDLE S,et al. World health organization 2020 guidelines on physical activity and sedentary behaviour［J］. Br J Sports Med,2020,54 (24):1451-1462.

［4］ MORLEY J E,VELLAS B,VAN-KAN G A,et al. Frailty consensus:a call to action［J］. J Am Med Dir Assoc, 2013,14(6):392-397.

［5］ GILBERT T,NEUBURGER J,KRAINDLER J,et al. Development and validation of a hospital frailty risk score focusing on older people in acute care settings using electronic hospital records:an observational study ［J］. Lancet,2018,391(10132):1775-1782.

［6］ FITZ-HENRY J. The ASA classification and peri-operative risk ［J］. Ann R Coll Surg Engl, 2011, 93 (3): 185-187.

［7］ MAKARY M A,SEGEV D L,PRONOVOST P J,et al. Frailty as a predictor of surgical outcomes in older patients［J］. J Am Coll Surg,2010,210(6):901-908.

［8］ ROBINSON T N,WALSTON J D,BRUMMEL N E,et al. Frailty for surgeons:review of a national institute on aging conference on frailty for specialists［J］. J Am Coll Surg, 2015,221(6):1083-1092.

［9］ FRIED L P,TANGEN C M,WALSTON J,et al. Frailty in older adults:evidence for a phenotype ［J］. J Gerontol A Biol Sci Med Sci,2001,56(3):M146-M156.

［10］ DENT E,LIEN C,LIM W S,et al. The asia-pacific clinical practice guidelines for the management of frailty［J］. J Am Med Dir Assoc,2017,18(7):564-575.

［11］ FITZ-HENRY J. The ASA classification and peri-operative risk ［J］. Ann R Coll Surg Engl, 2011, 93 (3): 185-187.

［12］ ANDREOU A,LASITHIOTAKIS K,VENIANAKI M,et al. A comparison of two preoperative frailty models in predicting postoperative outcomes in geriatric general surgical patients［J］. World J Surg,2018,42(12):3897-3902.

［13］ MITNITSKI A B,MOGILNER A J,ROCKWOOD K. Accumulation of deficits as a proxy measure of aging［J］. Scientific World Journal,2001,1:323-336.

［14］ VELANOVICH V,ANTOINE H,SWARTZ A,et al. Accumulating deficits model of frailty and postoperative mortality and morbidity:its application to a national database［J］. J Surg Res,2013,183(1):104-110.

［15］ McIsaac D I,Taljaard M,et al. Frailty as a predictor of death or new disability after surgery:a prospective cohort study［J］. Ann Surg,2020,271(2):283-289.

［16］ ROLFSON D B,MAJUMDAE S R,TSUYUKI R T,et al. Validity and reliability of the edmonton frail scale［J］. Age Ageing,2006,35(5):526-529.

82 老年人围手术期衰弱评估工具的研究进展

衰弱(frailty)是一种年龄相关性机体多系统累积缺陷导致生理储备功能减退的状态。目前,人口老龄化的趋势正在全球蔓延,2018年底全球65岁以上老年人口数量为6.98亿,预计到2050年老年人口数量将会达到20亿。在人口老龄化过程中,衰弱也是人们面对的最具挑战性的问题之一,因为它与不良健康结局和生活质量下降等风险的增加具有密切相关性。根据2013年Clegg等研究者的报导,全球65~69岁老年人衰弱的发生率为4%,70~74岁为7%,75~79岁为9%,80~84岁为16%,>85岁则高达26%。老年人口的衰弱问题应当引起临床医务工作者的关注和重视。

疾病预防、护理和康复等综合性临床干预措施的实现有赖于及早识别依赖辅助工具的老年人,而围手术期衰弱又与手术预后及术后死亡率密切相关,因此针对老年患者围手术期的衰弱评估就显得尤为重要。目前国外已有多种可用于不同临床环境和不同人群特征的衰弱评估量表。本节重点介绍衰弱表型(frailty phenotype)、衰弱指数(frailty index,FI)、简易衰弱问卷(simple frailty questionnaire,FRAIL)、埃德蒙顿衰弱量表(Edmonton frail scale,EFS)和PRISMA-7量表等目前常用的衰弱评估工具。此外,本节还介绍了握力、步行速度和计时起立-走测试等相对客观的衰弱辅助评估指标。

一、衰弱临床模型

衰弱的发展过程可分为三个阶段:衰弱前期、衰弱期和衰弱并发症期。在衰弱前期,患者一般无临床症状,机体生理功能处于代偿状态,可以满足机体应对适当的疾病、外伤、压力等应激状态,身体可完全康复;在衰弱期,患者在疾病、外伤和压力等应激状态下,机体恢复缓慢或不能完全康复;当患者处于衰弱并发症期时,其机体内环境出现紊乱,组织器官应激能力明显减退,身体遭受病理性损伤。

(一)衰弱表型

2001年Fried等研究者借助美国心血管健康研究(Cardiovascular Health Study)的数据,对5 317名≥65岁的受试者进行评估,并对其进行了长达4~7年的随访后提出了衰弱表型(frailty phenotype)的概念。

衰弱表型评估内容包括:无意识的体重下降(最近一年内体重下降4.5kg以上);自我感觉疲惫;握力下降;步速减慢;活动量降低。以上5项症状中≥3项符合可评估为衰弱患者。

衰弱表型评估因其内容简单易行而适用于社区居民的衰弱筛查。目前主要在研究中使用,临床应用相对较少。由于衰弱诊断的专家共识尚未达成,缺乏统一的诊断标准,衰弱表型的信度和效度在国内外研究中未见报道。Fried等研究者发现经衰弱表型识别出的衰弱患者相较于非衰弱、衰弱前期患者长期存活率偏低,衰弱组7年死亡相对危险度为1.63($95\%CI$:1.27~2.08)。同时国内也有研究发现,衰弱表型识别出的衰弱患者常合并不良临床事件,如贫血、血压异常等。然而有学者提出该量表评估内容不够全面,缺乏认知功能以及其他原因导致机体整体功能下降情况的评估。

(二)衰弱指数

1. 缺陷累积衰弱指数(frailty index of accumulative deficits,FI-CD) 缺陷累积模型来源于加拿大健康与老龄化研究计划。该项目共计纳入10 263名受试者,目的是研究加拿大地区老年人群的痴呆流行病学及其带来的社会负担,同时提出了衰弱指数(frailty Index,FI)这一概念。FI=缺陷指标数/总指标数。因此在评估中,存在缺陷的指标项目越多,则衰弱的可能性越大。通常采用0.67为界值,FI>0.67的受试者远期死亡率明显增加。

缺陷累积模型虽然涵盖内容较为全面,但评估指标多达92项,临床可操作性较差。随着研究人员的逐步改进,FI指数评估内容逐步简化至30项。研究发现简化后的FI指数与受试者的住院率和死亡率之间相关性较好。衰弱患者 10 年的相对死亡风险率为 1.57（95% CI：1.41～1.74）。

2. 综合性老年评估衰弱指数（failty index derived from comprehensive geriatric assessment，FI-CGA） FI-CGA 是 FI-CD 用于综合性老年评估中的改良版本。综合性老年评估（cmprehensive griatric asessment，CGA）是由多学科团队进行的涵盖老年人健康、营养、运动功能和心理等方面的综合性评估量表。

评估项目最初涉及 10 个领域，14 项 CGA 内容。FI-CGA 是用于衰弱评估的临床标准，研究表明，FI-CGA 与 FI-CD 之间相关性较好。

3. 两种衰弱模型的比较 衰弱表型和缺陷累积模型都可以识别出衰弱患者。缺陷累积模型相较于衰弱表型更易于识别出中重度衰弱老年患者。我国相关研究学者针对 106 例门诊体检老年人的调查发现，FI 值和衰弱表型定义的衰弱程度分期呈中度正相关采用 0.20～0.35 的 FI 分级与衰弱表型定义分期对衰弱评估的一致性 Kappa 值为 0.178（P = 0.002），AUC 为 0.774（95% CI：0.629～0.919；P = 0.001），两种衰弱模型均有筛检价值，但准确度并不是很高。

二、衰弱评估量表

（一）FRAIL 量表

该量表由国际营养与老年医学会下属的老年医学专家小组最先提出，他们认为，衰弱应当视为一种机能障碍前状态，衰弱的评估应当排除机能障碍等相关因素，即应当排除影响正常日常生活行为能力的生理功能障碍。

FRAIL 量表由疲劳感（fatigue）、抵抗力（resistance）、步行能力（ambulation）、疾病状况（illness）和体重减轻（loss of weight）五项内容组成，这五项内容的英文单词首字母构成了 FRAIL 量表的名称。根据患者的回答，问卷得分从 0 分到 5 分，其中 3～5 分为衰弱，1～2 分为衰弱前期，0 分为正常。

FRAIL 量表中所包含的五个项目可帮助临床医师及时发现有潜在失能隐患的老年人，同时对衰弱老年人的长期随访中发现，该类人群较正常老年人健康水平明显较低且死亡率较高。FRAIL 量表评估仅有 5 项内容，临床应用具有一定优势。

（二）EFS 量表

埃德蒙顿衰弱量表（Edmonton frail scale，EFS）在

2000 年由 ROLFSON 等研究者首次提出，并在加拿大的埃德蒙市对 201 名年龄>65 岁的老年人进行了评估，结果表明该量表在老年衰弱评估中的效度和临床应用价值较高。

EFS 量表评估内容涵盖范围较广，包括认知功能缺陷、平衡/运动能力、情绪、工具性依赖程度、服药情况、社会支持程度、营养状况、健康认知、耐力、疾病负担和生活质量。该量表共计 17 分，根据得分对衰弱程度进行分级。其中，0～5 分为无衰弱；6～7 分为衰弱前期；8～9 分为轻度衰弱；10～11 分为中度衰弱；12～17 分为重度衰弱。

EFS 量表涉及了一些老年人特有的状况（如认知功能评价、工具依赖的程度等），因而在评估老年人的衰弱程度上具有一定的特异性。同时，该量表作为一种可靠的老年衰弱评估工具，可由未经专业老年医学培训的人员进行评估。EFS 量表的优点在于具有良好的可操作性、信度和内部一致性。

（三）PRISMA-7 量表

PRISMA-7（program on research for integrating services for the maintenance of autonomy，PRISMA）量表由加拿大研究人员于 2005 年研发。该量表最初由 23 个问题组成，目的是识别出存在机能障碍的老年人。改良的 PRISMA-7 量表由 7 个问题组成。研究发现，在评估机能障碍的老年人方面，如果以≥3 项阳性指标为异常，则该量表的敏感度和特异度分别为 78.3% 和 74.7%。尽管该量表最初用于识别机能障碍的老年人，但近年研究发现，该量表同样可用于评估衰弱老年人。

PRISMA-7 量表已被皇家全科医师协会和英国老年医学会用于老年人衰弱程度的评估。相较于其他量表，该量表的优点在于老年人可用该量表对其自身衰弱程度进行自我评估。Clegg 等认为 PRISMA-7 量表是一种较有意义的老年衰弱患者的自我筛查量表。然而，也有研究认为该量表在自我评估时易夸大衰弱程度，因而降低了其作为衰弱评估工具的价值。

（四）三种衰弱评估量表的比较（表 82-1）

以上三种量表内容均较简洁，临床可操作性较好。FRAIL 量表目前尚缺乏大规模临床研究证据。EFS 量表相对而言涵盖内容较为广泛，并且涉及老年人的认知功能、运动功能的评估，不局限于受试者的主观感受。PRISMA-7 由于在受试者在评估中易夸大衰弱程度，因而在临床应用上受到一定的限制。

表82-1 衰弱评估量表的比较

量表名称	项目数	内容概要	代表研究者	评估时间(分钟)	地点	人群	样本量	衰弱的总体发生率	适用范围	是否需要特殊的仪器设备	评估者培训	有效性验证	不良结局预测能力	敏感度	特异度	优点	缺点	汉化版本
衰弱表型	5	体重、疲惫、握力、步速、活动量	Fried	<10	美国	普通人群	5 317	6.9%	临床、社区调查	是	是	有	有	...	...	用于意外跌倒、日常活动能力下降、住院和死亡等不良风险事件的独立预测因素		赵雅宜
FI-CD	30以上	各种健康累积缺陷	Mitnitski	20~30	加拿大	普通人群	1 468	...	临床、社区调查	是	否	有	有	...	...	已有研究应用范围较广;FI-CD得分对临床不良事件具有较好的预测能力;当数据来源于老年综合评估数据库时较高效	耗时	吕卫华
FI-CGA	30以上	CGA的10个领域	Jones	<15	加拿大	普通人群	182	15.9%	临床	是	否	有	有	8.8%	100%	与FI-CD具有较好的相关性;已有研究涉及的临床学科种类范围较广		孙凯旋
FRAIL	5	疲劳感、耐力、步速、患病情况、体重	Morley	<10	美国	普通人群	998	2.7%~8.6%	临床、社区调查	否	否	有	有待更多研究验证	54%	73%	临床应用性较好;相关数据可以通过病例档案获得		吕卫华
EFS	9	认知、健康状况、住院次数、社会支持、营养、情绪、日常活动、持力	Rolfson	<5	加拿大	住院和门诊患者	158	...	临床	否	是	有	有	75%	88%	尤其适用于临床;可以由经过培训后的非专业人士评估		...
PRISMA-7	7	年龄、男性、社会支持、工具性日常生活能力	Raiche	<10	加拿大	普通人群	842	35.5%	社区调查	无	无	有	有待更多研究验证	78.3%	74.7%	适用于社区居民调查	受试者自评时容易夸大实际程度	...

注:…代表相关资料未查到。

三、辅助评价指标

（一）握力（handgrip strength）

握力下降是老年衰弱患者的一项重要评估指标，同时也与这类患者的术后并发症率和死亡率的增加有关。多种衰弱评估量表都将握力作为一项重要的围手术期预后评价指标。握力是整体肌力的反应，在老年人中会有不同程度的下降。Chung等研究发现，心室辅助装置植入术后的患者如果握力小于体重（以 kg 为单位）的 25%，则其术后并发症率和死亡率可显著增加。

关于国内老年人握力的现况调查不多。其中，陈雪萍等报告，我国老年人握力的平均值为 17.78kg±7.45kg，并随年龄增加而下降，75 岁以后下降加速，男性下降速度快于女性。90 岁之前男性握力值高于女性，90 岁以后趋向接近。11.3% 老年人的握力值低于 9kg。伴有贫血、血糖异常、甘油三酯异常及尿素氮、肌酐增高者，低握力的发生率更高。这一研究可以为我国老年人握力的评估提供参考。

（二）步行速度（gait speed）

衰弱的辅助评估指标中，步速特异度中等，但敏感度较好，因而可以较好的预测老年患者日常活动的失能程度。同时，步速也是老年衰弱患者死亡率的重要预测指标之一。

老年衰弱患者步速降低与其体内的 C 反应蛋白、IL-6 和 TNF-α 的增加有相关性。步速可反映下肢肌力，两者之间显著相关。多项研究发现，与其他指标相比，步速下降是预测衰弱程度的较好指标。目前，有专家小组将步速作为衰弱评估中反应机体力量指标的参数之一。1986—2000 年间，有 6 项关于步速与生存率的大规模研究 Meta 分析，共计纳入 34 485 名普通社区居民，结果发现，步速与老年患者的生存率之间具有显著的相关性。

5 米步速测试方法简单易行，临床可操作性较好。欧洲老年人肌少症工作组（European Working Group on Sarcopenia in Older People，EWGSOP）认为，步速是用于筛查肌少症的重要指标之一，步速小于 0.8m/s 考虑为可疑肌少症。肌少症是老年衰弱患者的临床体征之一，因而 5 米步速测试可间接用于老年衰弱患者的评估。

（三）计时起立-走测试（timed up-and-go test，TUGT）

TUGT 反映老年人的运动功能，整个测试的完成高度依赖下肢肌肉的肌力，特别是股四头肌的抗重力作用。50 岁之前，TUGT 变化不明显，50 岁后 TUGT 可迅速下降。TUGT 用于衰弱老年患者的评估无需购买特殊仪器设备，临床可操作性强。该项测试涉及"坐-行-转身"三个动作的交替转换，同时受被测试者步速、肌力、平衡功能和一系列复杂认知功能的影响，因此在老年衰弱患者的评估方面具有较好的应用价值。Savva 等研究发现，TUGT 是衰弱评估

中的一项敏感且特异的指标。临床上无法运用 Fried 量表进行评估时，TUGT 具有一定的优势。但是 TUGT 不能准确识别处于衰弱前期的老年患者。

研究发现，如果使用 TUGT 时间>16s 作为节点，则其阳性预测值达 50%，29% 的衰弱患者可以被识别出来（特异度为 98%）。如果使用 TUGT 时间>10s 作为节点，尽管其阳性预测值仅为 16%，有 62% 的非衰弱和衰弱前期的老年人被误纳入衰弱患者中，但这一节点却可识别 93% 的衰弱患者，因而可以将 TUGT 时间>10s 作为衰弱老年人群的筛查指标。

四、小结

目前的衰弱评估工具种类较多，且标准各异，国际上还没有关于衰弱诊断的推荐意见和专家指南。此外，衰弱的评估多为国外研究者针对国外人群的研究结果制定的评估量表，能否适用于国人仍有待进一步研究证实。我国作为一个人口大国，人口老龄化的问题日益严峻，制定适合国人的衰弱评估工具有助于尽早识别出衰弱的老年患者，早期进行临床干预，以降低老年患者围手术期不良事件的发生。

衰弱表型、衰弱指数、FRAIL 量表、EFS 量表和 PRISMA-7 量表相对简便易行，具有可操作性好等优点，而握力、步行速度和计时起立-走测试等指标较为客观，将衰弱评估量表和客观辅助评估指标相结合可能有助于提高衰弱评估的准确性。

（朱蕊 张细学 顾卫东）

参 考 文 献

[1] CLEGG A，YOUNG J，ILIFFE S，et al. Frailty in elderly people[J]. The lancet，2013，381（9868）：752-762.

[2] BRAUN T，GRüNEBERG C，THIEL C. German translation，cross-cultural adaptation and diagnostic test accuracy of three frailty screening tools[J]. Zeitschrift für Gerontologie und Geriatrie，2018，51（3）：282-292.

[3] FRIED L P，TANGEN C M，WALSTON J，et al. Frailty in older adults：evidence for a phenotype[J]. The Journals of Gerontology Series A：Biological Sciences and Medical Sciences，2001，56（3）：M146-M157.

[4] ROTHMAN M D，LEO-SUMMERS L，GILL T M. Prognostic significance of potential frailty criteria[J]. Journal of the American Geriatrics Society，2008，56（12）：2211-2216.

[5] ROCKWOOD K，SONG X，MACKNIGHT C，et al. A global clinical measure of fitness and frailty in elderly people[J]. Canadian Medical Association Journal，2005，173（5）：489-495.

[6] SONG X，MITNITSKI A，ROCKWOOD K. Prevalence and

10-year outcomes of frailty in older adults in relation to deficit accumulation[J]. Journal of the American Geriatrics Society,2010,58(4):681-687.

[7] JONES D M,SONG X,ROCKWOOD K. Operationalizing a frailty index from a standardized comprehensive geriatric assessment[J]. Journal of the American Geriatrics Society,2004,52(11):1929-1933.

[8] 孟丽,石婧,周白瑜,等. 衰弱表型和衰弱指数评估老年人衰弱效果的初步研究[J].中华老年多器官疾病杂志,2017,16(5):321-325.

[9] MORLEY J E,MALMSTROM T K,MILLER D K. A simple frailty questionnaire(FRAIL)predicts outcomes in middle aged African Americans[J]. The Journal of Nutrition,Health & Aging,2012,16(7):601-608.

[10] ROLFSON D B,MAJUMDAR S R,TSUYUKI R T,et al. Validity and reliability of the Edmonton Frail Scale[J]. Age and Ageing,2006,35(5):526-529.

[11] Raîche M,Hébert R,Dubois M F. PRISMA-7:a case-finding tool to identify older adults with moderate to severe disabilities[J]. Archives of Gerontology and Geriatrics,2008,47(1):9-18.

[12] TURNER G,CLEGG A. Best practice guidelines for the management of frailty:a british geriatrics society,age uk and royal college of general practitioners report[J]. Age and Ageing,2014,43(6):744-747.

[13] 赵雅宜,李现文,丁亚萍,等. Tilburg 量表和衰弱表型对养老机构老年人失能状况预测作用比较[J].中国卫生统计,2017,34(3):436-438,442.

[14] MITNITSKI A B,MOGILNER A J,ROCKWOOD K. Accumulation of deficits as a proxy measure of aging[J]. The Scientific World Journal,2001,1:323-336.

[15] 吕卫华,王青,翟雪靓,等. 老年住院患者衰弱指数不同临界值与出院预后分析[J].中华老年多器官疾病杂志,2018,17(5):329-333.

[16] 孙凯旋,刘永兵,薛谨,等. 基于老年综合评估体系构建的衰弱指数模型在老年住院患者中的应用[J].中华老年病研究电子杂志,2017,4(2):43-47.

[17] 吕卫华,王青,赵清华,等. 住院老年患者衰弱评估及不同衰弱评估工具的比较[J].北京医学,2016(38):1036-1040.

83 老年肿瘤患者与衰弱

随着人口结构的老龄化,接受手术的老年患者显著增多。老年人普遍存在认知障碍、衰弱、易跌倒、失能等老年综合征,同时老年患者常常合并多种基础性慢性疾病,例如高血压、糖尿病、心脏病等,老年患者机体代谢较差,麻醉及手术耐受性较弱,其术后恢复时间及住院时间长,术后并发症发生率高,死亡率高,这些给围手术期管理带来巨大挑战。随着对老年患者围手术期管理研究的深入,越来越多的证据表明,生理年龄已不再是机体功能下降的精准指标,不足以评估手术的风险及预后。

近年来,将"衰弱"用于老年患者术前风险评估逐渐引起重视,衰弱是老年患者常见的老年综合征。2017年《老年患者衰弱评估与干预中国专家共识》指出衰弱的老年患者临床可表现为非特异性表现(疲劳、无法解释的体重下降和反复感染)、跌倒、谵妄、波动性失能等。衰弱概念的引入,可以更确切反映老年患者的机能状态,对老年患者进行手术风险等级分层,预测老年患者是否能够耐受麻醉及手术的治疗,有助于临床医师围手术期制定麻醉、手术方案。老年患者多器官功能逐渐退化,为衰弱高发人群。有研究显示,大约10%~20%的65岁以上的老年患者各器官都处于衰弱状态,老年肿瘤患者的衰弱发生率更高,超过一半的老年肿瘤患者处于衰弱状态。本文主要就老年衰弱的概念与评估工具、老年肿瘤患者围手术期影响因素与衰弱、老年衰弱干预措施进行阐述。

一、老年衰弱概念

衰弱(frailty)被用来描述存在健康问题的老年患者的一种状态,关于衰弱的定义和标准仍存在争议,目前,国内外专家认为衰弱是指一种临床复杂的生理性储备减少的状态,导致个体适应能力的下降,对应激源的抵抗力下降,衰弱在人群中普遍存在,其发生率随着年龄的增加而增加。衰弱的发病机制涉及多个生理系统,它的病理过程包括慢性炎症和免疫激活、肌肉量减少等。衰弱的高危因素,通常包括高龄,存在高血压、冠心病、糖尿病等慢性疾病,长期多种药物干预,日常生活能力下降,对环境及生活抗应激能力

下降。还有一些老年人虽然没有急慢性疾病共存,但容易表现出劳累、乏力和体重减轻等非特异性体征,也将其归于衰弱综合征范畴之中。

衰弱在老年患者中发病率较高,文献报道的衰弱发生率各不相同,但都指出随着年龄的不断增加,衰弱的患病率将明显增加。同时指出住院的老年患者的衰弱发生率明显高于社区老年人。老年人身体各器官功能逐渐发生退行性改变,个体的储备能力下降,抗应激能力明显下降,对手术和麻醉的耐受力降低。因此对于围手术期患者积极做好老年的衰弱综合评估,早期给予有效的干预措施,减少因衰弱引起的老年人术后并发症的发生率高、住院时间延长等不良事件的发生,提升老年患者术后生活质量。

二、老年衰弱的评估方法及特点

衰弱的机制目前尚未明确,主要通过相关量表进行评定,目前也尚无统一的衰弱评估方法。近年来,老年衰弱的评估工具种类较多,以下是部分评估工具的介绍。

(一)费德曼表型(Fried表型)

Fried表型评估法是由Fried等提出的,包含体重减轻、自我疲惫感、握力减退、行走速度减慢和体力活动降低五个特征。5项均阴性为健康,满足1到2项为衰弱前状态,满足3项及以上为衰弱状态。该量表包含客观指标应用广泛,方便快捷,但该量表主要反映老年人躯体生理衰弱情况,缺乏认知及社会心理等相关领域。

(二)累积缺陷衰弱指数(frailty index-accumulated deficits,FI-CD)

FI-CD是由Rockwood和Mitnitski等提出的,FI-CD涉及多种合并症、症状、实验室检查、认知功能、营养等多种因素,FI-CD以比率分数来评估衰弱程度,其计算公式FI-CD=健康缺陷变量中取值为不健康的指标个数/健康缺陷变量的总个数。FI-CD已被证明评估老年衰弱的准确性及可靠性,但由于组成部分过多,评估过程过于复杂,在临床并未得到广泛应用。

(三) 加拿大健康和老年衰弱研究指数(Canadian Study of Health and Aging-frailty index,CSHA-FI)

CSHA-FI 是 FI-CD 的改良版,CSHA-FI 是 Rockwood 等根据 FI-CD 所提出来的一项临床评估工具,并指出 CSHA-FI 与 FI-CD 高度相关。CSHA-FI 是针对临床的一种测量评估方法,其数值也是指不健康测量指标占所有测量指标的比例,研究结果表明其数值每增加 1 个单位,其死亡风险将会显著增加,该方法已用于多个研究中并得到充分认证,但该方法也存在一定局限性,由于评估方面相对较多,比较耗时耗力。

(四) 衰弱指数-老年综合评估法(frailty index-comprehensive geriatric assessment,FI-CGA)

FI-CGA 是使用老年综合评估(comprehensive geriatric assessment,CGA)数据得出的衰弱指数,它包括认知、情绪、营养、心理等多个领域,CGA 是针对老年人临床评估的全球标准,其与 FI-CD 也呈高度相关。近年来,在临床应用广泛,它将衰弱分为轻度、中度和重度,分级之间有良好可靠性,但其对于限制运动的患者评估有一定的局限。

(五) FRAIL 量表

FRAIL 量表是由国际老年营养学会提出的,其包括 5 项内容:①疲劳感;②阻力感,上一层楼梯即感困难;③自由活动下降,不能行走 1 个街区;④多种疾病共存,≥5 个;⑤体重减轻,1 年内体重下降>5.0%。3 项及以上则定义为衰弱状态,这种方法与 Fried 表型评估工具较相似,评估较为简易、快捷,更适合社区进行快速筛查的评估,在肿瘤患者的评估中应用较少。

(六) 修正衰弱指数(modified fragility index,mFI)

mFI 是由 Obeid 等提出的一个改进的衰弱指数,它将 CSHA-FI 中的 70 个变量映射到国家外科质量改进计划(National Surgical Quality Improvement Program,NSQIP)数据库中的 11 个预先存在的变量,其包含 11 个项目,包括日常活动改变,糖尿病,肺部疾病,心脏疾病,认知功能等,已用于各种外科手术的风险评估分级,并已被 ACS 认可,但其缺少营养、代谢等功能指标。

三、老年肿瘤患者围手术期影响因素与衰弱

(一) 肿瘤

对于恶性肿瘤患者来说,化疗、放疗及手术是治疗肿瘤的主要手段,手术依然是治疗疾病的主要方式,是综合治疗的重要组成部分。然而,肿瘤患者中很大一部分都为老年人,他们的机体功能状况差异较大,与实际年龄并不相符,单纯的年龄已不足以评估患者手术的风险及预后,同时由于恶性肿瘤手术的多系统和多层面影响,其术后并发症发生率及病死率明显高于普通患者。因此,针对老年肿瘤患者将更全面的术前衰弱评估纳入常规评估至关重要。

肿瘤患者本身情况的消耗以及肿瘤患者特殊的治疗方式都是对患者的重大应激源,然而衰弱的老年患者对应激源的脆弱性增加,与非衰弱患者相比,发生不良结局的风险明显增加。Mandelblatt 等对 1 280 例乳腺癌患者进行评估,其研究结果显示,衰弱患者与非衰弱患者相比,其全因死亡率及乳腺癌相关死亡率显著增高。由于老年肿瘤患者健康状况的复杂性及异质性,为了控制肿瘤的复发临床采用的过度放化疗会增加肿瘤患者死亡率。因此,针对肿瘤患者,需要进一步评估患者的机能状态是否可以耐受各种方案的治疗。近年来,衰弱不仅是预测患者机能状态的重要指标,同时是肿瘤患者进行评估以制定最佳治疗方案的重要指标,术前对肿瘤患者进行有效的衰弱评估,根据患者衰弱程度对患者进行风险等级分层,预测患者是否能够耐受更彻底的手术,为患者制定最佳的治疗方案(例如选择根治性治疗方案还是姑息性治疗方案、选择单一治疗方案还是来联合放化疗综合治疗方案、选择标准剂量进行治疗还是减量剂量进行治疗),使患者受益。

(二) 化疗

目前,化疗是治疗癌症有效的手段之一,已被广泛用于多种癌症的治疗,其使用化学治疗药物杀灭癌细胞达到治疗目的。对于老年肿瘤患者,由于肿瘤本身及化疗药物的影响,其衰弱发生率明显增高,而衰弱的患者其术后不良结局明显增加。

(三) 放疗

与化疗一样,放疗也越来越多的需要利用评估患者衰弱性来指导患者的治疗。Spyropoulou 等对参与放疗的 230 例进行研究,结果显示,41 例(17.8%)没有完成放疗。与完成放疗的患者相比,未能完成放疗的患者的衰弱评分显著升高,结论指出老年肿瘤患者的衰弱的得分与其放射治疗的完成情况明显相关。因此,对于老年肿瘤患者来说,衰弱评估与放疗治疗的相关性还需进一步研究,还需要更多的研究来确定衰弱状态在放射治疗决策中的作用。

(四) 手术

老年患者围手术期面临着众多挑战,手术创伤、麻醉药品、术后疼痛等多种因素都可能导致患者预后不良。衰弱的老年患者因多系统功能下降,对应激源的抵抗能力下降,机体脆弱性增加,更可能导致围手术期风险明显增加。与非衰弱患者相比,衰弱患者对手术及麻醉的耐受性明显下降,衰弱的老年患者更容易发生多种不良事件,如术后并发症发生率明显增高,术后住院时间明显延长,住院费用明显增高,术后谵妄的发生率明显增高等。

与此同时,研究显示老年患者认知功能与其身体健康及生活质量密切相关,衰弱可能增加未来认知功能障碍的风险。Jung 等在衰弱对心脏手术患者术后谵妄影响一项研究中,其结论表示术后谵妄发生率随着患者的衰弱程度而增加,衰弱将导致术后谵妄风险增加 3~8 倍。

目前,多项研究指出衰弱患者的术后并发症发生率、术后谵妄发生率明显升高。因此,对拟行手术的老年患者应行常规的术前衰弱状态评估,对患者进行手术风险分层,识

别和优化患者术前潜在的风险因素,制定完善的围手术期治疗方案,加强老年患者围手术期管理,最大限度地降低老年患者治疗风险,使患者从中获益。

四、老年衰弱的干预

随着年龄的增长,老年患者的衰弱发生率逐年增长,衰弱可导致患者心理、生理和社会功能的退化,严重影响老年人的生活质量,同时也增加了老年患者相关的死亡率。衰弱已成为影响老年患者生活质量的重要因素。因此,积极做好老年患者衰弱的评估,及早地干预,给予营养支持、康复锻炼等有效的预防措施,预防老年人衰弱的发生是非常有必要的。

(一)运动干预

有多项研究表明衰弱与肌少症相关,肌少症是指与年龄相关的持续骨骼肌量流失导致骨骼肌强度及功能减退而引起的综合征,是衰弱早期的表现,而运动干预是预防和改善衰弱主要手段之一。运动可以有效地改善肌力以及肌肉的功能,对改善老年人衰弱状态起到重要作用。García-Pinillos 等对老年人进行 12 周的高强度间歇训练和耐力训练计划的研究中,结果显示,与未进行训练计划的老年人相比,进行训练计划的老年人肌肉力量,活动性及平衡力均有明显改善。另外肌肉减少症国际临床实践指南(ICFSR)中建议对衰弱老年人进行阻力运动方案干预,并指出了运动干预对老年衰弱的必要性。

(二)营养干预

营养不良在老年患者中普遍存在,特别是胃肠道疾病的患者,营养不良可导致围手术期患者并发症发生率、死亡率、住院时间等显著增加,同时营养不良也是衰弱发生的重要危险因素之一。研究显示,营养不良与衰弱发生显著相关,同时营养不良的患者其术后死亡率明显升高。另外有研究显示,给予患者合理有效的营养补充可改善患者的衰弱状态。Rondanelli 等对 127 例患有肌肉减少症的老年人进行研究,研究结果表明食用富含乳清蛋白和维生素 D 的乳清蛋白营养配方,可明显改善患者的身体机能和功能以及肌肉质量,同时可降低护理费用,因此,应尽早给予老年患者合理的营养支持,包括蛋白质补充、维生素补充等等,可以有效地改善老年患者的衰弱状态。

(三)麻醉干预

衰弱患者对麻醉药的耐受性较差,所以针对衰弱患者的麻醉,应最大限度地减少镇静药物及阿片类药物的使用,推荐局部麻醉及神经阻滞麻醉。在 Ris 等对腹部手术的一项研究中,术中加用腹横肌平面阻滞用于患者自控镇痛,可明显改善镇痛效果,同时可减少阿片类药物的使用,并利于患者术后的快速康复。因此,术前对老年患者进行衰弱状态的评估,了解患者的衰弱状况有助于指导麻醉科医师进行麻醉药和止痛方案的选择,优化麻醉方案,降低患者术后相关并发症的发生率。

(四)多重用药管理干预

老年患者常常合并多种基础性慢性疾病,如心血管系统疾病、呼吸系统疾病、代谢系统疾病等,多数患者常常多种药物合用,造成多重用药及不合理用药,而肿瘤患者接受药物种类及数量更多,其不合理用药不仅影响患者的有效治疗,更容易引起药物相关不良反应造成患者面临更大的风险,有研究显示,超过四分之一的肿瘤患者存在不合理用药,并且表明不合理用药导致患者发生衰弱的风险明显增高。因此评估老年患者用药的合理性并及时纠正不恰当用药,减少不合理用药,对改善衰弱具有明显效果。

五、结语

对于老年的手术患者,将术前衰弱评估纳入常规术前评估是非常有必要的。美国老年医学学会(American Geriatrics Society,AGS)和美国国家老龄研究所(National Institute on Aging,NIA)在 2015 年举行了一次关于"老年衰弱"的重要共识会议,会议确定了"将衰弱评估纳入术前流程"的最终长期目标。衰弱的老年患者围手术期并发症的发生率及死亡率显著增高。因此,针对老年衰弱患者,我们应制定个体化的围手术期治疗计划,术前应重视老年综合评估,筛查出潜在的健康问题,指导临床医师及时采取针对性的优化方案。例如:给予患者术前康复干预措施,包括运动、营养、药物管理、心理状态等多种干预,改善患者术前状态;同时制定完善的手术及麻醉方案,加强患者术中管理,包括目标导向液体治疗、肺保护性通气策略、神经阻滞镇痛管理等;最后要优化术后护理方案,鼓励患者术后早期下床,加速患者术后康复,最大限度地降低患者围手术期的相关治疗风险,为患者获得做大的益处。

（赵伟 史媛媛 贾慧群）

参 考 文 献

[1] 郝秋奎,李峻,董碧蓉,等. 老年患者衰弱评估与干预中国专家共识[J]. 中华老年医学杂志,2017,36(3):251-256.

[2] ETHUN C G,BILEN M A,JANI A B,et al. Frailty and cancer:Implications for oncology surgery,medical oncology,and radiation oncology[J]. CA Cancer J Clin,2017,67(5):362-377.

[3] FRIED L P,TANGEN C M,WALSTON J,et al. Frailty in older adults:evidence for a phenotype[J]. J Gerontol A Biol Sci Med Sci,2001,56(3):M146-M156.

[4] MITNITSKI A B,MOGILNER A J,ROCKWOOD K. Accumulation of deficits as a proxy measure of aging[J]. Scientific World Journal,2001,1:323-336.

[5] ROCKWOOD K,SONG X,MACKNIGHT C,et al. A global clinical measure of fitness and frailty in elderly people[J]. CMAJ,2005,173(5):489-495.

［6］ RUBENSTEIN L Z,STUCK A E,SIU A L,et al. Impacts of geriatric evaluation and management programs on defined outcomes:overview of the evidence[J]. J Am Geriatr Soc,1991,39(9 Pt 2):8S-18S.

［7］ ABELLAN-VAN-KAN G,ROLLAND Y M,MOELEY J E,et al. Frailty:toward a clinical definition[J]. J Am Med Dir Assoc,2008,9(2):71-72.

［8］ OBEID N M,AZUH O,REDDY S,et al. Predictors of critical care-related complications in colectomy patients using the national surgical quality improvement program:exploring frailty and aggressive laparoscopic approaches[J]. J Trauma Acute Care Surg,2012,72(4):878-883.

［9］ MANDELBLATT J S,CAI L,LUTA G,et al. Frailty and long-term mortality of older breast cancer patients:CALGB 369901 (Alliance) [J]. Breast Cancer Res Treat,2017,164(1):107-117.

［10］ SPYROPOULOU D,PALLIS A G,LEOTSINIDIS M,et al. Completion of radiotherapy is associated with the vulnerable elders survey-13 score in elderly patients with cancer[J]. J Geriatr Oncol,2014,5(1):20-25.

［11］ JUNG P,PEREIRA M A,HIEBERT B,et al. The impact of frailty on postoperative delirium in cardiac surgery patients[J]. J Thorac Cardiovasc Surg,2015,149(3):869-75. e752.

［12］ 余嘉铭,张艳,黄一沁,等. 上海市社区老年人躯体衰弱与肌少症的相关性研究[J]. 老年医学与保健,2020,26(4):519-523.

［13］ GARCIA-PINILLOS F,LAREDO-AGUILERA J A,MUNOZ-JIMENEZ M,et al. Effects of 12-week concurrent high-intensity interval strength and endurance training program on physical performance in healthy older people [J]. J Strength Cond Res,2019,33(5):1445-1452.

［14］ DENT E,MORLEY J E,CRUZ-JENTOFT A J,et al. International Clinical practice guidelines for sarcopenia (ICFSR):screening, diagnosis and management[J]. J Nutr Health Aging,2018,22(10):1148-1161.

［15］ RODRIGUEZ-MANAS L, RODRIGUEZ-SANCHEZ B, CARNICERO J A,et al. Impact of nutritional status according to GLIM criteria on the risk of incident frailty and mortality in community-dwelling older adults[J]. Clin Nutr,2020,40(3):1192-1198.

［16］ RONDANELLI M,CEREDA E,KLERSY C,et al. Improving rehabilitation in sarcopenia:a randomized-controlled trial utilizing a muscle-targeted food for special medical purposes[J]. J Cachexia Sarcopenia Muscle, 2020, 11(6):1535-1547.

［17］ RIS F,FINDLAY J M,HOMPES R,et al. Addition of transversus abdominis plane block to patient controlled analgesia for laparoscopic high anterior resection improves analgesia, reduces opioid requirement and expedites recovery of bowel function[J]. Ann R Coll Surg Engl,2014,96(8):579-585.

［18］ SAARELAINEN L K,TURNER J P,SHAKIB S,et al. Potentially inappropriate medication use in older people with cancer:prevalence and correlates [J]. Journal of Geriatric Oncology,2014,5(4):439-446.

［19］ ROBINSON T N,WALSTON J D,BRUMMEL N E,et al. Frailty for surgeons:review of a national institute on aging conference on frailty for specialists[J]. J Am Coll Surg,2015,221(6):1083-1092.

84 周围神经阻滞在老年髋部骨折患者术前镇痛中的应用进展

髋部骨折是导致老年人残疾和死亡的重要原因,随着全球老龄化社会的加剧,老年髋部骨折患者随之增加。髋关节损伤可引起剧烈疼痛和强烈应激反应,因此选择合适的镇痛方法对老年患者具有重要意义。由于高龄、基础情况差、合并症多、认知障碍以及对全身性镇痛药不良反应的敏感性增加等原因,该类患者的急性疼痛管理往往具有挑战性。近年来,周围神经阻滞逐渐被推荐用于髋部骨折患者的术前镇痛。周围神经阻滞可以为髋部骨折的患者提供快速起效的、特定部位的镇痛,并且比单纯的药物镇痛更有效。目前老年髋部骨折患者术前常用的周围神经阻滞镇痛方法包括股神经阻滞(femoral nerve block,FNB)、髂筋膜间隙阻滞(fascia iliaca compartment block,FICB)、囊周神经群阻滞(pericapsular nerve group block,PNGB)、闭孔神经阻滞(Obturator Nerve Blocks,ONB)和腰方肌阻滞(quadratus lumborum block,QLB)。不同周围神经阻滞方法的优势与不足各有不同,临床应用时应根据实际情况选择合适的方法,从而更合理地进行疼痛管理,提高该类患者治疗效果。

一、股神经阻滞

(一) 解剖

股神经来自第 2~4 腰神经,是腰丛的最大分支,向下走行于髂筋膜的深面和髂腰肌的前面,经腹股沟韧带深面进入股部,在腹股沟韧带附近,股神经分为若干束。尸体解剖发现,股神经支配髋关节的关节支分为两类,一类是从腹股沟韧带上方发出的高支,另一类是从腹股沟韧带下方发出的低支。高支由腰大肌外侧缘发出,穿过髂肌深入腹股沟韧带,然后支配髋关节前囊。高支均通过耻骨骨膜表面,位于髂前下棘和髂耻隆起之间。低支穿入髂腰肌,直接支配髋关节前囊,或先向下行进后向上返回,进而支配髋关节前囊。

(二) 应用现状

大量研究证实,术前实施 FNB 对髋部骨折患者有良好的镇痛作用,并减少患者对阿片类药物的需求。Cooper 等报道,股骨颈或股骨近端骨折的老年患者接受 FNB 后

20min 的视觉模拟(VAS)评分显著下降,且阿片类药物消耗明显减少。Li 等通过回顾性研究比较了囊内(髓下和经颈)骨折和囊外骨折的老年患者在接受超声引导下单次 FNB 后的 VAS 评分和阿片类药物消耗量,发现两组阿片类药物总消耗量和单位消耗量均无统计学差异,但囊内髋部骨折患者的 VAS 评分降低幅度更大。造成这种差异的原因可能与以下因素有关:囊外骨折的神经分布更为多样化;FNB 治疗囊内骨折时部分药物逆行扩散到腰丛,可同时阻滞股神经和闭孔神经。该研究数据表明,FNB 对囊内骨折更有效,但囊外骨折患者的疼痛同样明显减轻,FNB 可以应用于所有类型的髋部骨折的术前镇痛。

二、髂筋膜间隙阻滞

(一) 解剖

髂筋膜间隙是一个潜在腔隙,其前方是髂筋膜,后方为髂肌。髂筋膜外侧附着于髂嵴,内侧与腰大肌筋膜融合。股神经、股外侧皮神经、闭孔神经和生殖股神经由腰丛发出,在髂筋膜后方走行,共同位于髂筋膜间隙内。FICB 的目标神经为股神经、股外侧皮神经和闭孔神经。

(二) 应用现状

近年研究证实,FICB 用于老年髋部骨折患者术前镇痛疗效明显、成本低、创伤小,且可提供长达 10h 的镇痛效果,因此适合在急诊室中应用。Steenberg 等报道,与阿片类药物相比,术前行 FICB 可减少老年髋部骨折患者镇痛药物用量,缩短椎管内麻醉操作时间。Ma 等对急诊室 44 例老年髋部骨折患者实施超声引导下置管行持续 FICB,结果显示患者疼痛得到有效缓解,住院时间缩短,住院费用降低。王箛婧等进行了入手术室前超声引导下行 FICB 预防老年髋部骨折患者术后谵妄的临床研究,发现术前接受 FICB 术后谵妄的发生率明显低于对照组。经典的 FICB 是在腹股沟韧带下实施的。Ridderikhof 等采用一种新的阻滞入路即腹股沟韧带上 FICB,对 22 例老年髋部骨折患者术前实施该技术,发现阻滞后 1h 的 VAS 评分明显下降,因此不同入路 FICB 均能有效缓解老年髋部骨折患者的疼痛。此外,FICB

较容易实施,急诊医师和护士经过简单培训后即可顺利地实行,从而大大提高接受 FICB 的患者比例。但 FICB 所需要的局部麻醉药容量较高,Vermeylen 等建议的药物容量为 30~40ml,因此局部麻醉药中毒风险也随之升高。

三、囊周神经群阻滞

(一) 解剖

髋关节前囊是髋关节神经支配最丰富的区域,受股神经、闭孔神经和副闭孔神经支配,这三条神经是髋关节镇痛的主要靶点。Short 等的解剖学研究显示,股神经、闭孔神经和副闭孔神经支配髋关节前部,同时更加强调股神经和副闭孔神经的作用。Girón-arango 等确定了超声下辨认上述三条神经的相关解剖标志,其中股神经和副闭孔神经的关节支位于髂前下棘和髂耻隆起之间,闭孔神经则位于髋臼下内侧,从而发明了 PNGB 技术。

(二) 应用现状

研究显示,无论是 FNB 还是 FICB 都不能持续地阻断股神经和副闭孔神经的关节支。根据解剖学研究,PNGB 对髋关节骨折的镇痛应更加完善。崔明珠等对 50 例老年髋部骨折患者分别实施了 PNGB 和 FICB,结果显示在实施镇痛后 30min,PNGB 组静息和运动 VAS 评分均较 FICB 组降低,且 PNGB 组镇痛起效更快,患者满意度更高。Acharya 等研究显示,10 例老年髋部骨折患者接受 PNGB 后,患肢运动时疼痛显著减轻,其中 9 例在没有外力支撑下坐起无任何不适。Singh 研究认为,术前在老年髋部骨折患者髂耻隆起和髂腰肌之间放置导管,进行持续阻滞,可最大限度地发挥 PNGB 的优势,获得满意的镇痛效果,且在该研究中无一例出现相关运动阻滞的并发症。PNGB 作用于股神经和副闭孔神经的感觉分支,保留了髋关节的运动功能,对患者早期功能锻炼至关重要。目前关于 PNGB 的报道以病例报告为主,缺乏证据水平高的随机对照试验。未来应进行更多更大规模的临床研究,比较 PNGB 与其他区域性髋关节镇痛技术的镇痛效果,更好地改善老年髋部骨折患者的疼痛管理。

四、闭孔神经阻滞

(一) 解剖

闭孔神经发自腰丛,自腰大肌内缘发出后进入骨盆,走行至髂总动脉后方,于闭孔内肌浅面与闭孔血管伴行,进而穿过闭膜管进入股部,分为前后二支。其中前支发出关节支至髋关节,发出肌支至闭孔外肌、长收肌和股薄肌,并常有分支至耻骨肌和短收肌。

(二) 应用现状

目前,单独应用 ONB 缓解髋部骨折患者术前疼痛的研究较少。Zhou 等比较了 ONB 联合 FNB 与 FICB 对老年髋部骨折术前镇痛的效果,发现 ONB 联合 FNB 组神经阻滞后 30min 和 1d 的静息和运动 VAS 评分均明显低于 FICB 组,且镇痛药物的用量显著减少。Rashiq 等的研究显示,闭孔神经和股外侧皮神经联合阻滞有助于缓解髋部骨折患者的术后疼痛,但这种方法是否可以应用于老年髋部骨折的术前镇痛,还需更多的临床研究进一步探讨。根据 Birnbaum 等的研究,闭孔神经占髋关节神经支配的 83%~98%,故 ONB 理论上应该可有效缓解髋部骨折的疼痛。但闭孔神经位置较深,实施阻滞有难度,且不同方法的 ONB 在成功率、优缺点和并发症发生率等方面尚有争议。此外,在实施超声引导下 ONB 时是否需要联合应用神经刺激仪也需进一步研究。

五、腰方肌阻滞

(一) 解剖

QLB 由 Blanco 在 2007 年首次提出,随后被广泛认识并进一步研究和改进,目前在下肢手术的良好镇痛效果已在临床应用中得到广泛的证实。胸腰筋膜是 QLB 的关键结构,由腹壁肌肉筋膜向后部延伸形成,与腰椎旁区域连接。根据其与所包裹的背部肌肉的关系,分为前、中和后三层。

(二) 应用现状

沈莉等对 80 例老年髋部骨折患者分别实施了 QLB 和 FICB,结果显示在实施阻滞后 24~36h 和 36~48h,QLB 组静息 VAS 评分低于 FICB 组,在所有时间点 QLB 组运动 VAS 评分均低于 FICB 组。提示 QLB 与 FICB 相比可明显降低髋关节被动活动时的 VAS 评分,且镇痛维持时间更长。但是目前将 QLB 用于老年髋部骨折患者术前镇痛的研究较少,QLB 也并不是老年髋部骨折患者术前镇痛的首要选择,其原因可能与不易摆放体位有关,老年髋部骨折患者常伴有剧烈的疼痛而只能保持平卧位,而 QLB 的实施大多采取侧卧位,在变换体位时往往会加重患者的疼痛,而对于某些只能保持侧卧位的患者,QLB 可能会有独特的作用。

六、推荐药物及用量

目前,老年髋部骨折患者术前神经阻滞镇痛多采用单次阻滞,而药物剂量和浓度尚无统一标准。在 Skjold 等的 Meta 分析中比较了采用不同种类和剂量的局部麻醉药对老年髋部骨折术前实施 FNB 的疗效,其中使用 0.5% 的左旋丁哌卡因 20ml 患者 VAS 评分下降幅度最大,并且阿片类药物的用量也明显减少。Kullenberg 等采用 0.75% 的罗哌卡因 30ml 为患者实施 FNB,得出了相似的结果。FICB 的推荐药物及用量更加复杂,因为 FICB 的入路方法较多(包括腹股沟下入路和腹股沟上入路等),目前尚无研究比较不同入路的药物用量及疗效。Helayel 等研究表明,髂筋膜间隙被成功阻滞(腹股沟下入路)的案例占所有案例的 50%、95% 和 99% 时,0.5% 罗哌卡因的有效容量分别为 28.8ml、34.3ml 和 36.6ml,相应的 0.5% 丁哌卡因的容量为

29.5ml、36.1ml 和 37.3ml,并且罗哌卡因与丁哌卡因的镇痛效果比较差异无统计学意义。Vermeylen 等则认为腹股沟韧带下入路容量 30ml、腹股沟韧带上入路容量 40ml 的局部麻醉药一般可以取得满意的疗效。

对于 PNGB,选择的药剂通常是稀释的长效局部麻醉药,如左旋丁哌卡因、丁哌卡因或罗哌卡因,浓度从 0.25% 到 0.5% 不等,有时与中效局部麻醉药利多卡因(浓度 1%~2%)联合使用,容量 8ml~30ml 不等,大多数作者使用了 20ml 的容量,均能在短时间内显著降低 VAS 评分,减少阿片类药物的使用。Singh 等将 0.25% 丁哌卡因的剂量从 20ml 降至 10ml,并以 5ml/h 的速度持续输注,所有病例均获得了满意的镇痛效果,无一例出现相关运动阻滞的并发症。目前将 ONB 和 QLB 用于老年髋部骨折患者术前镇痛的研究较少,Zhou 等和沈莉等分别采用 0.4% 的罗哌卡因 20ml 和 0.375% 的罗哌卡因 30ml 对老年髋部骨折患者实施了 ONB 和 QLB,其疗效均优于 FICB。在未来需要更多大规模、多中心的研究来验证 ONB 和 QLB 在治疗老年髋部骨折患者急性术前疼痛的最佳药物及用量。

七、相关并发症

Layzell 等研究表明 FNB 并发症(包括血肿、神经损伤和感染等)的发生率很低,但 FNB 的缺点是股神经运动分支被阻滞,导致术后股四头肌无力或肌力下降高达 50%,这可能导致严重的后遗症,如跌倒的风险增加以及行走时负荷改变。FICB 的总体并发症同样少见,Høgh 等在急诊科对 70 例老年髋部骨折患者实施 FICB,未出现全身性并发症,仅发生 2 例局部血肿,未出现血管内注射或神经损伤。据 Steenberg 等报道,超声引导下 FICB 局部血肿的发生率为 1.7%,Brull 等报道神经损伤风险为 0.03%,仅 Shelley 发表了一个在腹膜后注射的案例。PNGB 的并发症主要为股四头肌无力,但发生率很低,仅 Yu 等有 2 例报道。此外,输尿管与骨盆耻骨支位置接近,穿刺时应引起重视,但目前尚无输尿管损伤的病例报告。因此总体来说这种技术相对安全。

八、小结

虽然在术前实施神经阻滞比单独使用阿片类药物能更有效地缓解髋部骨折患者的疼痛,但这项技术的应用率仍然不高,其原因与麻醉科医师短缺,急诊室缺少神经阻滞设备,接受过神经阻滞培训的急诊医护人员不足,缺乏针对老年人、精神错乱和痴呆患者术前疼痛评估治疗方案等多种因素有关。此外,老年人常难以准确定位目标神经,老年痴呆或神志淡漠的患者常常无法配合,目前也尚无明确证据表明术前实施神经阻滞镇痛可以改善老年髋部骨折患者的远期预后。总之,种种因素限制了这一技术的推广应用。

髋部骨折患者术前疼痛剧烈,如不及时处理,可引起多种并发症,从而延误手术干预和延长住院时间。近年来,术前实施周围神经阻滞被推荐用于严重或不受控制的疼痛患者,并取得了良好效果。超声引导技术可使神经血管结构可视化,降低了阻滞失败或神经损伤的风险。在临床工作中,应为老年髋部骨折患者制定综合的镇痛方案,将循证的神经阻滞技术与及时反复的疼痛评估相结合。在这个快速增加的患者群体中,未来需要更多的研究进一步探讨术前神经阻滞镇痛对老年髋部骨折患者心肺并发症、住院时间、谵妄发生和死亡率的影响。

(徐琥钧 王飞)

参 考 文 献

[1] SHORT A J,BARNETT J J G,GOFELD M,et al. Anatomic study of innervation of the anteriorhip capsule:implication for image-guided intervention[J]. Regional Anesthesia and Pain Medicine,2018,43(2):971-976.

[2] COOPER A L,NAGREE Y,GOUDIE A,et al. Ultrasound-guided femoral nerve blocks are not superior to ultrasound-guided fascia iliaca blocks for fractured neck of femur[J]. Emergency Medicine Australasia,2019,31(3):393-398.

[3] LI J,DAI F,CHANG D,et al. A practical analgesia approach to fragility hip fracture:a single-center,retrospective,cohort study on femoral nerve block[J]. Journal of Orthopaedic Trauma,2019,33(4):175-179.

[4] LAYZELL M J. Use of femoral nerve blocks in adults with hip fractures[J]. Nursing Standard,2013,27(52):49-56.

[5] POLISCHUK M D,N KATTAR N,RAJESH A,et al. Emergency department femoral nerveblocks and 1-year mortality in fragilityhip fractures[J]. Geriatric Orthopaedic Surgery and Rehabilitation,2019,10(8):1-5.

[6] WILLIAMS M G,JEFFERY Z,CORNER H W,et al. A robust approach to implementing fascia iliaca compartment nerve blocks in hip fracture patients[J]. Orthopaedic Nursing,2018,37(3):185-189.

[7] STEENBERG J,MØLLER A M. Systematic review of the effects of fascia iliacacompartment block on hip fracture patients before operation[J]. British Journal of Anaesthesia,2018,120(6):1368-1380.

[8] MA Y,WU J,XUE J,et al. Ultrasound-guided continuous fascia iliaca compartmentblock for pre-operative pain control in very elderly patients with hip fracture:a randomized controlled trial[J]. Experimental and Therapeutic Medicine,2018,16(3):1944-1952.

[9] 王筱婧,王震虹,林雨轩. 入手术室前超声引导下罗哌卡因行髂筋膜间隙阻滞预防老年髋部骨折患者术后

谵妄的临床研究[J].世界临床药物,2021,42(1):61-67.

[10] RIDDERIKHOF M L,DE KRUIF E,STEVENS M F,et al. Ultrasound guided supra-inguinal fascia iliaca compartment blocks in hip fracture patients:an alternative technique[J]. American Journal of Emergency Medicine,2017,18(4):585-591.

[11] HØGH,A,DREMSTRUP,et al. Fascia iliaca compartment block performed by junior registrars as a supplement to pre-operative analgesia for patients with hip fracture[J]. Strategies in Trauma & Limb Reconstruction,2008,3(2):65-70.

[12] VERMEYLEN K,DESMET M,LEUNEN I,et al. Suprainguinal injection for fascia iliaca compartment block results in more consistent spread towards the lumbar plexus than an infra-inguinal injection:a volunteer study [J]. Regional Anesthesia and Pain Medicine,2019,44(4):483-491.

[13] GIRÓN-ARANGO L,PENG P W H,CHIN K J,et al. Pericapsular nerve group(PENG)block for hip fracture [J]. Regional Anesthesia and Pain Medicine,2018,43(8):859-863.

[14] ARCHANA B J,NAGARAJ D N,PRADEEP P,et al. Anatoical variations of accessory obturatornerve:a cadaveric study with proposed clinical implications[J]. International Journal of Anatomy and Research,2016,4(2):2158-2161.

[15] 崔明珠,曹颖莉,苏靖心.髋关节囊周围神经阻滞在老年髋关节骨折患者早期镇痛中的应用[J].国际麻醉学与复苏杂志,2020,41(7):659-662.

[16] ACHARYA U,LAMSAL R. Pericapsular Nerve group block:an excellent option for analgesia for positional pain in hip fractures[J]. Case Reports in Anesthesiology,2020(8):1-3.

[17] SINGH S. Advocating the use of continuous pericapsular nerve group(PENG)block to maximize its advantages [J]. Journal of Clinical Anesthesia,2020,68(11):e01320.

[18] ZHOU Y,ZHANG W C,CHONG H,et al. A prospective study to compare analgesia from femoral obturator nerve block with fascia iliaca compartment block for acute preoperative pain in elderly patients with hip fracture[J]. Medical Science Monitor International Medical Journal of Experimental and Clinical Research,2019,11(25):8562-8570.

[19] RASHIQ S,VANDERMEER B,ABOU-SETTA A M,et al. Efficacy of supplemental peripheral nerve blockade for hip fracture surgery:multiple treatment comparison [J]. Canadian Journal of Anaesthesia,2013,60(3):230-243.

[20] YOSHIDA T,NAKAMOTO T,KAMIBAYASH T. Ultrasound-guided obturator nerve block:a focused review on anatomy and updated techniques[J]. Biomed Research International,2017:7023750.

[21] 李俊峰,段宏军,左明章.闭孔神经阻滞技术及相关研究进展[J].中国医刊,2019,54(9):952-954.

[22] BANCO R. Tap block under ultrasound guidance:the description of a"no pops"technique[J]. Regional Anesthesia and Pain Medicine,2007,32(5):130.

[23] 沈莉,马登明.超声引导下腰方肌阻滞与髂筋膜间隙阻滞在老年髋部骨折术前镇痛的应用比较[J].国际医药卫生导报,2020,26(15):2265-2269.

[24] SKJOLD C,MØLLER A M,WILDGAARD K. Pre-operative femoral nerve block for hip fracture-a systematic review with meta-analysis[J]. Acta Anaesthesiologica Scandinavica,2020,64(1):23-33.

[25] KULLENBERG B,YSBERG B,HEILMAN M,et al. Femoral nerve blockade as pain relief in hip fractures [J].Lakartidningen,2004,101(24):2104-2107.

[26] SINGH A P,KOHLI V,BAJWA S J. Intravenous analgesia with opioids versus femoral nerve block with 0.2% ropivacaine as preemptive analgesic for fracture femur:A randomized comparative study[J]. Anesthesia Essays and Researches,2016,10(2):338-342.

[27] HELAYEL P E,LOBO G,VERGARA R. Effective volume of local anesthetics for fascia iliac compartment block:a double-blind,comparative study between 0.5% ropivacaine and 0.5% bupivacaine[J]. Revista Brasileira De Anestesiologia,2006,56(5):454-460.

[28] SHELLEY B G,HALDANE G J. Pneumoretroperitoneum as a consequence of fascia iliaca block[J]. Regional Anesthesia and Pain Medicine,2006,31(6):582-583.

[29] SCURRAH A,SHINER C T,STEVENS J A,et al. Regional nerve blockade for early analgesic management of elderly patients with hip fracture-a narrative review[J]. Anaesthesia,2017,73(6):769-783.

85 影响髋部骨折患者术后死亡率的相关因素

髋部骨折是一个严重的公共卫生问题,它不仅会加重社会和家庭负担,还会显著降低患者的生活质量和生存率。据报道,该病的住院死亡率从 3.7% 到 12% 不等,1 个月死亡率从 5% 到 10% 不等,6 个月的死亡率从 12% 到 23% 不等,1 年死亡率可高达 30%,远期死亡的风险可持续 8 年以上。髋部骨折不仅死亡率高,致残率也很高,髋部骨折患者术后活动能力恢复困难,能完全恢复术前活动能力的仅占1/3,50% 患者术后需要长期借助辅助装置生活,25% 患者需要长期家庭护理。人口逐渐老龄化将导致髋部骨折患者增多,预计到 2050 年全世界发生髋部骨折的绝对人数将达到 450 万/年。髋部骨折给患者及其家庭带来了巨大的身心压力,而全世界受影响最大的国家是中国,因为目前全世界有 30% 的髋部骨折发生在中国。我国社会将不可避免地出现髋部骨折人口数量的急剧升高,将面临巨大的挑战。目前越来越多的研究人员集中于此,为了降低髋部骨折患者的发病率和死亡率做出努力,然而由于研究所涉及范围较广,髋部骨折机制较复杂,目前尚未得出一致的结论。

本文通过对文献资料的系统归纳和总结,对髋部骨折的发生机制及影响髋部骨折患者死亡风险的相关因素的研究进展进行综述。

一、髋部骨折的发生机制

髋部骨折的发生虽然是多因素导致的结果,但其危险因素主要为骨强度降低和跌倒机会增加。

(一) 骨强度降低

随着年龄的增加,骨内成骨减少,破骨增加,骨形成和骨丢失的平衡被打破,人体总的骨量减少。骨的脆性增加,难以承载原来的重力,因此人体可在轻微的创伤后发生骨折,且由于股骨转子间区及股骨颈区是骨量丢失敏感的部位,因此易于发生骨折。

(二) 骨密度降低

骨强度的 80% 取决于骨矿密度,低骨密度易引起骨质疏松,从而易导致骨质疏松性骨折。据报道,股骨颈骨密度每降低一个标准差,髋部骨折的发生风险将增加 2.6 倍。

骨密度位于后 25% 的女性髋部骨折的发生风险比位于前25% 的女性高 8.5 倍。

影响骨密度降低的因素分为不可改变的因素和可以改变的因素。前者主要包括低骨密度遗传倾向、高龄、女性性别和骨质疏松或者骨折家族史,后者主要包括含钙物质摄入过少、阳光暴露过少、炎症性疾病、某些药物的使用(如可的松、利尿剂)、过量饮酒、进食障碍(特别是厌食)和低体质量指数。改进这些因素可能有助于降低髋部骨折的发生率。

(三) 骨质量降低

随着年龄的增长,骨骼的质量下降。老年人髋部的微结构遭到严重的破坏,重塑能力比较差,难以达到合理的承重结构。在遭受暴力时,容易出现骨折。

髋部的几何结构发生改变也可增加髋部骨折的发生率。其危险因素主要为颈干角增大、髋轴长增长、股骨颈增宽等。

(四) 跌倒

老年人通常在轻微的创伤后遭受髋部骨折,因此影响髋部骨折发生的因素—跌倒的次数也尤为重要。影响跌倒的危险因素可分为主观因素和客观因素。两者对预测跌倒的发生以及髋部骨折的发生都很重要。据报道,大约有90% 的髋部骨折是由于跌倒所致,预防跌倒的发生可显著降低髋部骨折的发生率。

二、影响髋部骨折患者死亡率的因素

影响髋部骨折患者死亡率的因素有很多,具体来说可分为以下两类:①可改变的危险因素;②不可改变的危险因素。可改变的危险因素主要包括:患者的健康状况如营养状态、BMI 指数、酒精滥用等;一些生化指标如性激素水平、血清肌酐值升高、血红蛋白降低等;以及手术时机及术后护理方面。不可改变的危险因素主要包括患者的年龄、性别、骨折的类型、遗传影响、术前并存疾病及术前运动能力等方面。Smith 等进行的 Meta 分析表明,与髋部骨折患者死亡风险相关的四个关键指标是心电图异常($RR = 2.00;95\%$

$CI:1.45\sim2.76$)、认知障碍($RR=1.91$,95% $CI:1.35\sim2.70$)、年龄<85岁($RR=0.42$;95% $CI:0.20\sim0.90$)、骨折前独立行走能力($RR=0.13$;95% $CI:0.05\sim0.34$)。其他有统计学意义的危险因素还包括男性、住在养老机构、囊外骨折类型、ASA分级高、住院时查尔森合并症指数高。Hu等的一项Meta分析指出了髋部骨折患者12个强有力的死亡预测因素、7个中度有力的死亡预测因素、12个证据有限的死亡预测因素。其中12个强有力的预测因素包括高龄、男性、居住在疗养院、术前步行能力较差、日常生活不能自理、ASA分级较高、精神状态差、多种合并症、痴呆或认知功能障碍、糖尿病、癌症和心脏病。7个中度有力的预测因素包括股骨粗隆间骨折(相对于股骨颈骨折)、低体质量指数、低血清白蛋白或营养不良、低血色素、高血清肌酐值、慢性肾脏疾病和慢性肺部疾病。12个证据有限的死亡预测因素,包括独居、前一年住院、社会功能不良、吸烟、低淋巴细胞计数、高钾血症、高血清肌钙蛋白T、心率偏快、脑血管疾病、消化系统疾病、谵妄和抑郁。

目前很多关于髋部骨折患者死亡率的研究基本围绕上述指标进行。

(一)髋部骨折患者的手术时机

髋部骨折患者进行手术治疗是治疗过程中的重要环节。目前苏格兰髋部骨折治疗指南建议在骨折事件发生后24h内进行手术以降低术后死亡率。美国和加拿大的指导方针则建议在48h内进行手术。英国则建议在36h以内接受手术。中国《老年髋部骨折诊疗专家共识》(2017版)建议于48h内手术以减轻患者的疼痛,降低并发症发生率,缩短患者住院时间。基于不同的研究结果,各国所建议的手术时机有所不同,但其核心观点均是早期手术可以降低髋部骨折患者术后死亡率,手术时机的延长伴随着死亡率增加。一般认为,手术延误可能通过以下两个基本机制导致并发症和死亡率的增加:①制动,长期卧床会导致患者全身血容量下降、血流速度降低和血液黏滞度增高,容易发生心脑血管意外,而且长期卧床患者容易痰液积累,难以咳出,易引起肺部感染;②全身炎症反应激活状态:患者外伤后处于全身炎症反应激活状态,而全身性的炎症可能导致患者重要脏器功能的损害,且会导致患者疼痛。由于这些潜在的风险,因此各国指南建议尽早干预进行手术治疗。

虽然指南建议尽早进行手术干预,但是在临床工作中很难在指南规定的时机内全部完成手术治疗。引起手术延误的原因有很多,包括医院方面、患者方面以及医师方面。目前手术延误的原因主要为大多数髋部骨折的患者年龄较大,通常患有其他疾病,在手术之前医师们通常需要对这些疾病进行控制。研究表明与手术延迟相关的独立因素包括入院日、ASA分级和术前心脏检查需要。周四至周六入院的患者手术延迟的时间(平均2.2~2.7d)比其他时间入院的患者长(平均1.7~1.8d)。随着ASA分级的增加,手术延迟时间增加:ASA Ⅱ级平均延迟1.4d,ASA Ⅲ级平均延迟2.0d,ASA Ⅳ级平均延迟3.0d。术前需行心脏检查的患者手术前的住院天数(平均3.2d)比不需要心脏检查的患者(平均1.7d)多。

(二)髋部骨折患者的年龄

骨骼、肌肉和关节的健康通常随着年龄的增加而恶化。随着年龄的增加,骨密度以及肌肉的质量和强度降低,跌倒以及跌倒导致损伤的风险增加。虽然目前尚不清楚生理老化对这种损伤的贡献程度,但是很明显,随着年龄的增加,由于轻微创伤造成脆性骨折的风险增加。不论是以往的研究还是近年的资料,年龄均为髋部骨折患者不良结局的独立危险因素,包括早期死亡和并发症发生率。研究表明,行髋部骨折手术的患者,≥85岁年龄组30d和90d死亡率为50~64岁年龄组的19.63和15.66倍。

(三)髋部骨折患者的性别

一项研究表明,男性患髋部骨折的概率是女性的一半,但手术后1年内男性的死亡率几乎是女性的两倍。男性的低患病率和高死亡率使研究人员集中于研究性别与髋部骨折患者死亡率之间的关系,以便及早地预防,但是性别与髋部骨折患者死亡率之间的关系仍未最终确定。在Cao等的研究中,男性性别与术后30d死亡率之间有统计学意义($RR=1.93$;95% $CI:1.85\sim2.02$),而Karademir等的研究并未发现性别对死亡率的影响($P=0.50$)。

(四)髋部骨折患者的麻醉方式

目前对髋部骨折患者的麻醉方式主要有全身麻醉、椎管内麻醉、神经阻滞麻醉和复合麻醉。麻醉方式的选择可能会对患者围手术期并发症的发生率产生一定影响。临床资料显示老年髋部骨折患者选择全身麻醉的比例呈下降趋势,而外周神经阻滞由于更多是作为一种镇痛技术或全身麻醉的辅助手段,较少单独使用。在国内,目前排除禁忌证,对髋部骨折手术患者首选椎管内麻醉。

以往认为相较全身麻醉,局部麻醉(包括椎管内麻醉、神经阻滞麻醉和复合麻醉)能降低髋部骨折患者术后的死亡率及术后深静脉血栓形成、肺栓塞、认知功能障碍等并发症的发生率。近年来研究认为麻醉方式与术后死亡率之间的统计学差异并不显著。2012年Neuman等的研究表明,与全身麻醉相比,局部麻醉与住院死亡率降低($OR=0.71$;95% $CI:0.54\sim0.93$)和肺部并发症减少($OR=0.75$;95% $CI:0.64\sim0.89$)有关。2014年他们再次发声,认为与全身麻醉相比,局部麻醉的使用与30d死亡率降低无关,但与住院时间缩短有关。Tung等的研究也认为局部麻醉与30d全因死亡率下降无关,而与30d全因再入院率下降有关,并与手术部位感染和再入院率下降有关。

(五)髋部骨折患者的BMI指数

BMI指数根据人体身高和体重计算获得,有人把BMI指数当做营养状况的指标。髋部骨折患者往往平车入院,因此无法直接测量患者体重,只能通过患者口述,这就降低了数据的准确程度和实用性。目前国内关于BMI指数与髋部骨折患者死亡率之间关系的研究较少。一项Meta分析表明,BMI指数$<30\text{kg/m}^2$的患者与BMI指数$\geq30\text{kg/m}^2$

的患者相比,髋部骨折死亡风险并无差异。

(六)髋部骨折的类型

髋部骨折包括股骨颈骨折、股骨转子间骨折、股骨转子下骨折,其中最常见的为股骨颈骨折,其次为股骨转子间骨折。大多数生存研究证实,校正年龄和合并症等其他混杂因素,股骨转子间骨折患者的死亡率高于股骨颈骨折患者。一般认为,与囊内半髋关节置换或螺钉固定术相比,囊外骨折内固定术的疼痛程度更剧烈,恢复较慢。因此,囊外骨折患者可能出现住院时间延长,医院获得性感染的风险提高,住院期间发生并发症的风险增加,住院期间死亡率增加。

(七)髋部骨折患者合并的疾病

有学者认为并存疾病是髋部骨折后死亡率和活动能力的最佳预测指标。在临床实践中,对需行手术治疗的髋部骨折患者,需要重点关注的疾病主要分为以下五类:心血管系统疾病、肺部疾病、肾脏疾病、中枢神经系统疾病和内分泌系统疾病。目前对患者的并存疾病的量化主要通过查尔森合并症指数来实现,查尔森合并症指数(Charleson comorbidity index,CCI)是与19种疾病相关的评估死亡风险的有效指标,许多研究表明查尔森合并症指数与患者死亡率之间差异有统计学意义。但由于查尔森合并症指数是一个总体的指标,并不能反映个别疾病对死亡率的影响,因此也有学者对个别疾病对髋部骨折患者死亡率的影响进行研究。

1. 慢性肾脏病(chronic renal disease,CKD) 由于髋部骨折患者老年人口居多,因此髋部骨折患者合并慢性肾脏病的概率很高。有研究表明与没有CKD的患者相比,有CKD的患者90d和1年的死亡率都较高(HR分别为1.69和1.84)。在亚组分析进一步确定CKD分期对死亡率的影响时,他们发现CKD 3期与死亡率增加有关。Suh等也发现,在髋部骨折手术患者中,患有CKD的患者1年、3年、5年的生存率明显低于无CKD的患者。

2. 抑郁症 目前抑郁症的患者越来越多。研究表明抑郁症患者发生髋部骨折的风险高于非抑郁症患者(HR=1.21;95%CI:1.11~1.31)。实施切实可行的抑郁症防治措施具有重大的公共卫生意义。至于抑郁症是否会增加髋部骨折后的死亡风险,Smith等发现髋部骨折前抑郁症的诊断与髋部骨折后12个月的死亡率无关。

3. 认知功能障碍 老年髋部骨折患者由于术前合并症或术后并发症影响,认知功能障碍发生率较高。如认知功能障碍在术后发生,则通常伴有明显的精神、神经症状。很多学者认为认知功能障碍与髋部骨折患者死亡率增高有关。Mukka等认为在接受半髋置换术的股骨颈骨折患者中,中度至重度的认知功能障碍与患者治疗后的无法行走、生活质量差、高死亡率和需要重新手术密切相关。

4. 心电图(ECG)异常 在以往的研究中,异常心电图被证明可增加髋部骨折后12个月内的死亡风险。对于髋部骨折患者的死亡风险,有研究指出入院时心电图有异常者是入院时心电图无异常患者的两倍。

(八)髋部骨折患者的ASA分级

ASA分级是美国麻醉科医师协会在麻醉前根据患者体质情况和手术危险性方面对患者进行分级,分为Ⅰ、Ⅱ、Ⅲ、Ⅳ、Ⅴ级。有研究表明高ASA评分显著增加髋部骨折患者90d的死亡率,也有研究显示ASA分级与死亡率无关。这种分歧可能是由于接受手术治疗的患者往往一般情况较好(很多高ASA分级患者选择非手术治疗),也可能是纳入标准不同、地区不同和样本量的差异所致。也有学者认为这是因为ASA分级用于评估患者围手术期死亡风险的价值大于远期死亡风险。即便如此,ASA分级仍被很多研究认为是可预测总体死亡风险的指标,能有助于临床医师识别高危患者,但建议在决定这类患者的手术与否时不要将ASA分级作为唯一考虑因素,而是结合手术风险与远期收益作出综合判断。

(九)髋部骨折患者的实验室检查结果

因为需要术前准备,患者血液样本采集相对方便。因此目前关于实验室检查结果对髋部骨折患者预后影响的研究日趋增多。且大多数生化指标可逆,如电解质失衡、低白蛋白血症和贫血等。与不可改变的预测因子相比,如人口学、骨折类型等,对可改变的因素进行研究更加具有临床意义。

1. 血清尿素氮(BUN)和肌酐(Cr)值水平 Kim等认为术后第2d的肌酐值是髋部骨折患者术后1年死亡风险的预测因素。单一的肾功能指标难以准确反映患者围手术期肾功能变化,因此目前多数研究倾向于将肾功能指标用于诊断术后急性肾损伤。术后急性肾损伤是髋部骨折后罕见但严重的并发症,已知其能增加髋部骨折患者的死亡率。目前不少学者致力于探索或纠正术后急性肾损伤的危险因素,这将是今后研究的发展方向。

2. 基础血红蛋白(Hb)值水平 血红蛋白具有携氧作用,是血液中重要的组成成分之一,髋部骨折患者若失血量较多,无疑会加重组织缺氧继而增加死亡率。一项20年的观察性研究的多因素Logistic回归显示:与入院时无贫血的患者相比,入院时轻度贫血患者死亡风险增加了1.5倍(95%CI:1.1~1.9),中度贫血患者死亡风险增加了2.6倍(95%CI:2.0~3.4),重度贫血患者死亡风险增加了3.6倍(95%CI:1.8~6.9)。

3. 血浆磷酸钙产物水平 血浆磷酸钙产物(plasma calcium phosphate products,SCPP)是骨-肾功能失调的标志物。Kovar等为了发现血浆磷酸钙产物水平在预测髋部骨折患者死亡中的作用,进行了大样本研究。最终发现将年龄、性别、入院时血浆肌酐值和血红蛋白值这些因素进行调整后,在多因素Logistic回归模型中,SCPP值分别为1.93~2.38mmol/L和>2.39mmol/L组患者的死亡风险与SCPP<1.92mmol/L组相比,分别增加了1.3倍和1.6倍。

4. 血清乳酸水平 血清乳酸值高是否能预测髋部骨折患者预后不良尚未定论。Venkatesan等进行了一项770例患者参与的研究,发现入院时静脉乳酸值高与早期死亡有关,每增加 1mmol/L 的静脉乳酸可使髋部骨折患者 30d 死亡风险增加 1.9 倍($95\%CI:1.5 \sim 2.3;P<0.000\ 1$),髋部骨折后任何时间的死亡风险增加 1.4 倍($95\%CI:1.2 \sim 1.6;P<0.000\ 1$);血清乳酸浓度在 3mmol/L 以上者的 30d 死亡率比乳酸浓度低于 3mmol/L 患者的死亡率高 5 倍,但这项研究的多因素回归仅校正了年龄、性别及 ASA 分级。Jonsson 等的研究则纳入了更多的校正指标,发现以入院时乳酸为预测指标的 ROC 曲线下面积为 0.51($95\%CI:0.45 \sim 0.57$),认为入院时血浆乳酸似乎并不是识别髋部骨折后高危患者的有用的生物标志物。目前对使用乳酸这个指标进行髋部骨折患者死亡率预测的研究较少,虽然脓毒症或全身创伤患者入院时血清乳酸值高已被证明是不良临床结局的一个指标,但根据最新的国际共识定义,单独的乳酸值不是脓毒症和脓毒症休克的独立的预后预测因子。如要准确分析乳酸与死亡率之间的统计学关联,则需要参照脓毒症和脓毒症休克的新评估标准进行前瞻性研究,以校正围手术期低血压、液体复苏治疗和除组织缺氧以外的继发性原因等干扰较强的混杂因素。

5. 心肌肌钙蛋白水平　心肌肌钙蛋白可在心肌缺血或其他疾病如肺栓塞或肾脏衰竭时升高,并可预测预后。围手术期心血管并发症已被证明与老年髋部骨折患者预后相关,但单独的心肌肌钙蛋白水平能否预测老年髋部骨折患者手术治疗后的死亡风险目前存在争议。一项系统回顾对肌钙蛋白水平与老年髋部骨折患者预后关联的文献进行了综述,发现肌钙蛋白升高的患者住院时间更长,死亡率更高;即使在没有心脏并发症的情况下,肌钙蛋白升高也可以作为老年髋部骨折患者手术后死亡率增加的预测指标。但 Vallet 等的研究则认为在老年髋部骨折患者中,单纯肌钙蛋白水平的升高与术后 6 个月死亡率的增加和再住院率的增加无关,而相比之下,如果患者被诊断为急性冠脉综合征,伴有肌钙蛋白值的升高,那么其术后 6 个月的死亡风险会增加。

6. 血清白蛋白水平　血清白蛋白是人体血浆中最主要的蛋白质,被认为是与营养状况相关的血清标志物。髋部骨折患者多为老年患者,大多数存在低白蛋白血症。有研究表明在老年髋部骨折患者中,低白蛋白组患者手术的死亡率、脓毒症和非计划内气管插管的发生率均高于正常白蛋白组,低白蛋白血症是老年髋部骨折患者手术后死亡的独立危险因素,术前白蛋白每减少 10 g/L,死亡风险可以增加 4.3%。低蛋白血症可能是髋部骨折患者短期死亡率的合理预测指标,然而该指标可能反映的是现有的共同疾病,而不是一个孤立的因素。

7. C 反应蛋白　C 反应蛋白(C-reactive protein,CRP)是一个非特异性指标,其值升高通常用来预测体内是否出现了炎症。髋部骨折患者由于处于炎症反应激活状态,CRP 值通常会有升高。已有很多研究阐述其与髋部骨折患者预后的关联,并且多数为阳性结果。Kim 等进行了一项 CRP 值对髋部骨折患者预后影响的研究,按术前 CRP

值 10.0mg/L 为界分为高低两组,发现高 CRP 组患者的死亡率明显高于低 CRP 组患者(31.8% vs. 12.5%,$P<0.001$),多因素 Logistic 回归分析显示术前 CRP>10.0mg/L($OR=2.04;95\%CI:1.09 \sim 3.80;P=0.025$)是髋部骨折患者术后 1 年死亡的独立预测因素。也有学者的研究得出类似结论:CRP 值为 10.0 ~ 39.9mg/L 和 CRP≥40mg/L 的髋部骨折患者的 1 年死亡率分别为 33% 和 40%,而 CRP<10mg/L 的患者的 1 年死亡率为 16%,他们之间的差异有统计学意义。

8. 总淋巴细胞计数　一项 Meta 分析表明总淋巴细胞计数低对髋部骨折患者的死亡风险有预测价值。Kumar 等也证实在股骨颈骨折患者中,总淋巴细胞计数是患者 12 个月内死亡风险的显著预测因子。目前对淋巴细胞计数这项指标的研究较少,其临床关注度不如其他指标,其作用机制也仍未被阐明。

三、小结

髋部骨折是人类社会步入老龄化后所面临的一项挑战,合理分析影响髋部骨折患者病死率的危险因素对临床决策具有重要意义。综上所述,影响髋部骨折患者病死率的因素较多,作用机制较复杂,作为临床医师,应对相关危险因素进行及时处理并且针对性的术前预防,改变可以改变的危险因素,警惕不可改变的危险因素,提高治疗效率,降低患者并发症的发生率和病死率。除了本文所介绍的危险因素外,还有手术方式、是否大量输血等因素的影响。一些因素如高龄、高 ASA 分级已被认为是增加患者死亡风险的因素,而另一些因素如手术时机、BMI 指数对患者病死率的影响仍然存在争论。目前此类研究由于伦理等方面的原因,大多数为观察性研究,因此证据等级较低。在临床工作中仍然应该根据患者情况具体分析,给予患者最好的治疗方案。

(濮玲菲　周盈丰　李军)

参 考 文 献

[1] LAULUND A S,LAURITZEN J B,DUUS B R,et al. Routine blood tests as predictors of mortality in hip fracture patients[J]. Injury,2012,43(7):1014-1020.

[2] SMITH T,PELPOLA K,BALL M,et al. Pre-operative indicators for mortality following hip fracture surgery:a systematic review and meta-analysis[J]. Age and Ageing,2014,43(4):464-471.

[3] HU F,JIANG C,SHEN J,et al. Preoperative predictors for mortality following hip fracture surgery:a systematic review and meta-analysis[J]. Injury,2012,43(6):676-685.

[4] 中国老年医学学会骨与关节分会创伤骨科学术工作委员会.老年髋部骨折诊疗专家共识(2017)[J].中华

创伤骨科杂志,2017,19(11):921-927.

[5] RICCI W M,BRANDT A,MCANDREW C,et al. Factors affecting delay to surgery and length of stay for patients with hip fracture [J]. Journal of Orthopaedic Trauma, 2015,29(3):e109-e114.

[6] BEAUPRE L A,KHONG H,SMITH C,et al. The impact of time to surgery after hip fracture on mortality at 30-and 90-days:does a single benchmark apply to all? [J]. Injury,2019,50(4):950-955.

[7] SULLIVAN K J,HUSAK L E,ALTEBARMAKIAN M,et al. Demographic factors in hip fracture incidence and mortality rates in California,2000-2011[J]. Journal of Orthopaedic Surgery and Research,2016,11:4.

[8] CAO Y,FORSSTEN M P,MOHAMMAD I A,et al. Predictive values of preoperative characteristics for 30-day mortality in traumatic hip fracture patients[J]. Journal of Personalized Medicine,2021,11(5):353.

[9] KARADEMIR G,BILGIN Y,ERŞEN A,et al. Hip fractures in patients older than 75years old:retrospective analysis for prognostic factors[J]. International Journal of Surgery,2015,24(PtA):101-104.

[10] NEUMAN M D,SILBER J H,ELKASSABANY N M,et al. Comparative effectiveness of regional versus general anesthesia for hip fracture surgery in adults [J]. The Journal of the American Society of Anesthesiologists, 2012,117(1):72-92.

[11] TUNG Y C,HSU Y H,CHANG G M. The effect of anesthetic type on outcomes of hip fracture surgery:a nationwide population-based study [J]. Medicine, 2016, 95(14):e3296.

[12] SUH Y S,WON S H,CHOI H S,et al. Survivorship and complications after hip fracture surgery in patients with chronic kidney disease[J]. Journal of Korean Medical Science,2017,32(12):2035-2041.

[13] SHI T T,MIN M,ZHANG Y,et al. Depression and risk of hip fracture:a systematic review and meta-analysis of cohort studies [J]. Osteoporosis International, 2019, 30(6):1157-1165.

[14] MUKKA S,KNUTSSON B,KRUPIC F,et al. The influ-ence of cognitive status on outcome and walking ability after hemiarthroplasty for femoral neck fracture:a prospective cohort study[J]. European Journal of Orthopaedic Surgery & Traumatology,2017,27(5):653-658.

[15] KIM B G,LEE Y K,PARK H P,et al. C-reactive protein is an independent predictor for 1-year mortality in elderly patients undergoing hip fracture surgery:a retrospective analysis[J]. Medicine,2016,95(43):e5152.

[16] KOVAR F M,ENDLER G,WAGNER O F,et al. Basal haemoglobin levels as prognostic factor for early death in elderly patients with a hip fracture-a twenty year observation study[J]. Injury,2015,46(6):1018-1022.

[17] KOVAR F M,ENDLER G,WAGNER O F,et al. Basal elevated serum calcium phosphate product as an independent risk factor for mortality in patients with fractures of the proximal femur-A 20 year observation study [J]. Injury,2016,47(3):728-732.

[18] VENKATESAN M,SMITH R P,BALASUBRAMANIAN S,et al. Serum lactate as a marker of mortality in patients with hip fracture:a prospective study[J]. Injury,2015, 46(11):2201-2205.

[19] JONSSON M H,HOMMEL A,TURKIEWICZ A,et al. Plasma lactate at admission does not predict mortality and complications in hip fracture patients:a prospective observational study[J]. Scandinavian Journal of Clinical and Laboratory Investigation,2018,78(6):508-514.

[20] SINGER M,DEUTSCHMAN C S,SEYMOUR C W,et al. The third international consensus definitions for sepsis and septic shock(Sepsis-3)[J]. JAMA,2016,315(8): 801-810.

[21] VALLET H,BREINING A,LE MANACH Y,et al. Isolated cardiac troponin rise does not modify the prognosis in elderly patients with hip fracture[J]. Medicine,2017,96(7):e6169.

[22] KUMAR V,ALVA A,AKKENA S,et al. Are albumin and total lymphocyte count significant and reliable predictors of mortality in fractured neck of femur patients? [J]. European Journal of Orthopaedic Surgery & Traumatology,2014,24(7):1193-1196.

86 红细胞体积分布宽度对老年髋部骨折患者术后死亡率影响的研究现状

老年髋部骨折是骨科最常见的骨折类型之一,其较高的发生率、术后较高的死亡风险和并发症发生率始终被人们重视,确定与死亡率相关的预后参数对于患者的风险分层至关重要,并可能有助于临床策略安排。近年国外学者提出红细胞体积分布宽度(red cell distribution width,RDW)与髋部骨折预后存在关联,但目前相关研究仍较少,本文对RDW对老年髋部骨折患者术后死亡率影响的研究进展做一综述。

一、红细胞体积分布宽度临床意义的研究现状

RDW是红细胞体积大小的变异系数,反映机体外周血红细胞体积的异质性,由血细胞分析仪测量而获得,其值比血涂片上红细胞形态大小不均的观察更客观、准确。若机体内的各个红细胞的体积相差度很大,则会检测出较大的体积分布宽度,反之亦然。因此,一个正常的RDW意味着红细胞的大小是接近相同的,而一个高的RDW意味着它们的大小变化很大。RDW可以计算为变异系数(RDW-CV),参考范围为 $11.6\% \sim 14.6\%$,也可以计算为标准差(RDW-SD),参考范围为 $39 \sim 46fl$,其具体值取决于所使用实验室的仪器设备。以往其通常用于评价循环红细胞的异质性和贫血的鉴别诊断。1983 年 Bassman 等提出 MCV 与 RDW 两项参数对贫血的新的形态学分类法得到了世界范围内的广泛认同。后来学者们发现,RDW 的增加可能是各种疾病预后不良的独立危险因素。RDW 水平的变化可能是由多种潜在的代谢紊乱导致的,如红细胞碎裂、营养状况差、高血压、血脂异常、营养不良、癌症、糖尿病和肾病等,这些机体状态的异常可能带来一种严重的动态平衡失调,如端粒强度缩短、慢性炎症、氧化应激等,有学者提出氧化应激可能影响红细胞的稳态和存活,导致细胞坏死和异常细胞的增多。此外,一些能抑制或促进促红细胞生成素合成的促炎性细胞因子也可能导致红细胞相对密度的波动,这些细胞因子可能影响红细胞成熟的过程,促进未成熟红细胞进入全身循环。也可能是各种原因导致胆固醇含量改变,造成细胞膜完整性差,使得红细胞的整体质量及功能发生改变,进而对多器官系统产生有害影响。因此,在理论上RDW是一个可以代表多种病理生理机制的综合指数,是一种可以预测高死亡率风险的累积指标。

RDW 随着年龄的增长而增加,预示着许多与衰老相关的疾病和较高的死亡率。最近的研究显示,RDW 值的升高与多项年龄相关的非血液系统疾病的预后不良相关,如高血压、糖尿病、冠心病、心力衰竭、心房颤动、脓毒症、肺动脉高压、急性胰腺炎、亚临床甲状腺功能减退症和甲状腺炎及其他危重症患者。Kaya 等对非瓣膜性房颤患者射频消融术前检查的回顾性研究发现,RDW>13.7%的患者左房/左心耳存在血栓或致密物的概率远大于其他患者($HR = 1.67, 95\%CI: 1.44 \sim 1.94$)。Borne 等对 26 820 例患者进行了为期 4 年的前瞻性队列研究,发现 RDW 是致命性冠状动脉事件的一个重要预后参数($HR = 1.82, 95\% CI: 1.35 \sim 2.44$)。在外科手术中,RDW 水平的升高被证明是结直肠癌手术、冠状动脉搭桥手术术后死亡率的独立危险因素。也有报道称,RDW 值的增加与骨质疏松性骨折患者的手术预后差或病死率高有关。

二、RDW 与老年髋部骨折患者术后病死率的关系

髋部骨折是老年人群中最常见的骨折类型,而人口老龄化社会的加速到来,老年人髋部骨折的数量可能会增加,使其成为一个重要的公共卫生问题。老年髋部骨折患者恢复缓慢,常伴有骨折和随后手术引起的病态和残疾,个人的功能和健康相关生活质量(health-related quality of life,HRQL)下降。通过寻找影响老年髋部骨折患者预后的危险因素,用以估计髋部骨折的死亡风险,并对确定具有危险因素的患者采取正确的个性化的临床规划和决策,已经证明这样的专业规划及个体化决策可以显著降低老年髋部骨折患者 1 年死亡率。根据以往的资料,年龄、ASA 分级、性别、Charlson 合并症指数、手术时机、麻醉方式、异常的实验室检查等因素将对这类患者的预后产生影响。

近年来,学者们开始探讨 RDW 在老年人髋部骨折中的预测作用。最早在 2013 年,Garbharran 等的一项前瞻性研究提出 RDW 是髋部骨折死亡率的独立预测因子,他们的研究纳入了 698 例患者,由于贫血本身就是老年人髋部骨折不良预后的危险因素之一,Garbharran 等排除所有贫血患者(留下 $n = 548$)后,发现入院时 RDW 是患者院内死亡率($HR = 1.210;95\%CI:1.041 \sim 1.408;P = 0.013$)、4 个月死亡率($HR = 1.170;95\%CI:1.042 \sim 1.314;P = 0.008$)和 1 年死亡率($HR = 1.272;95\%CI:1.157 \sim 1.399;P < 0.001$)的危险因素。根据 RDW 分组的四组患者的 1 年死亡率分别为 12%(RDW:10.0% ~ 13.0%)、15%(RDW:13.1% ~ 14.1%)、29%(RDW:14.2% ~ 15.2%)和 36%(RDW > 15.3%),RDW > 15.3% 的患者死亡率是 RDW 为 10.0% ~ 13.0% 的患者的 3 倍,同时他们还发现入院 MCV 与 1 年内死亡率相关($HR = 1.033;95\%CI:1.009 \sim 1.057;P = 0.006$)。然而,他们没有详细分析 RDW 在贫血患者中的表现,可能是贫血患者(150 例患者)样本量太小。随后 Zehir 等的研究中($n = 316$)亦得出相似的结论,即高 RDW 水平(>14.5%)与死亡率的升高有显著关系。2016 年 Lv 等对该院收治的 1 479 例髋部骨折患者进行了前瞻性队列研究,在调整了年龄、平均红细胞体积、入院血红蛋白、合并症和并发症后,入院 RDW 与 2 年死亡率($HR = 1.183;95\%CI:1.017 \sim 1.376$)及 4 年死亡率($HR = 1.244;95\%CI:1.052 \sim 1.471$)有显著的独立关联,在分层分析中 RDW 的作用更为明显;在非贫血患者中,RDW 值升高与全因死亡率的增加更加显著相关(2 年死亡率 $HR = 1.341,95\%CI:1.095 \sim 1.643$。4 年死亡率 $HR = 1.345,95\%CI:1.071 \sim 1.688$),并提出 RDW 是非贫血性髋部骨折人群长期死亡率的有效生物标志物。2018 年 Arash 等对 4 633 例接受关节翻修术(3 289 例髋部、1 344 例膝部)患者进行了单中心回顾性研究,发现在校正髋关节亚组多变量模型中的其他变量(包括贫血)后,RDW 与 1 年死亡率($aOR = 1.26;95\%CI:1.14 \sim 1.39;P < 0.001$)、住院并发症($aOR = 1.13;95\%CI:1.07 \sim 1.20;P < 0.001$)、90d 再入院($aOR = 1.10;95\%CI:1.03 \sim 1.18;P = 0.006$)和住院时间($aOR = 1.13;95\%CI:1.11 \sim 1.15;P < 0.001$)显著相关,对膝关节亚组亦得出相似结论(未对死亡率做分析),并通过约登指数确定 14.55% 为最佳 RDW 截断值,RDW 与关节翻修术后 1 年内死亡风险增加相关。Yin 等将入院 RDW 和 ASA 分级联合预测死亡率,调整了红细胞平均体积(MCV)和贫血的 RDW(非 ASA)对 RDW 的影响,RDW 或 ASA 升高的人群死亡率风险增加($HR = 1.971;95\%CI:1.336 \sim 3.005;P < 0.01$),然而在高 ASA 亚组中,RDW 与调整后的死亡率风险无显著相关性($P = 0.18$)。除入院时的 RDW 外,出院时的 RDW 水平高也与死亡风险增加有关。Yin 等的研究发现出院时 RDW 高(≥14.5%)的患者与低于正常上限的患者相比死亡率更高($P < 0.001$);而术后 RDW 高的患者,与 RDW 低的患者存活率无差异($P = 0.096$)。

也有学者将 RDW 的相关指标或与其他相关指标联合用于老年人髋部骨折预后的估计。Yin 等将老年髋部骨折患者入院 RDW 与出院 RDW 做差值(记为 △RDW),发现 △RDW > 0.7% 的患者 2 年死亡率显著高于对照组($P = 0.006$),并且在多因素分析中对所有变量(包括年龄、性别、ASA 评分、损伤相关变量、合并症和手术相关变量)进行调整后,△RDW 仍然是 2 年死亡率的独立预测因子($HR = 1.45;95\%CI:1.06 \sim 2.00;P = 0.022$)。Yin 等则将入院 RDW 和 ASA 分级联合预测死亡率,在 ASA 亚组进一步进行 COX 分析后,RDW 仍然是低 ASA 亚组的一个显著预测因子($P = 0.015$),术前 RDW 值 >14.5% 的患者的死亡风险比 RDW ≤14.5% 的患者高 1.6 倍。Hyung 等结合 RDW 和握力测量,发现其可以有效地预测老年髋部骨折术后早期并发症,尤其是在 ICU 住院时间上,RDW 联合握力较 ASA 分级更有预测性上的优势($r = 0.303,P = 0.006;r = -0.290,P = 0.010$),这与其他学者的结论相似。Sim 等的研究将术前 RDW 引入平均红细胞体积(MCV)进行分层,发现对于全年龄段所有的外科患者而言,在贫血程度和 MCV 类型相同的情况下,RDW 高的患者死亡率的校正危险比(aHR)高于 RDW 正常的患者。这一点在无贫血和红细胞增多症的患者中最为明显。

除死亡率等对预后结局的研究外,Kim 等学者发表在 *Journal of Bone and Mineral Research* 的文章进行了健康老人髋部骨折发生率的多中心的研究,对 3 635 例老年人(70 ~ 99 岁)进行平均 8.1 年的随访(0 ~ 11.8 年),发现对于该年龄段所有患者而言,随访期间发生髋部骨折的风险随着 RDW 值的增加而增加。与最低 RDW 值相比,最高 RDW 值的髋部骨折风险增加了 2.3 倍($95\%CI:1.1 \sim 4.7;P < 0.05$),在无贫血的患者中,髋部骨折的风险还是随着 RDW 的增加而增加($P = 0.02$),并且在对年龄和体质量指数进行调整后,这些相关性仍然显著($P = 0.04$)。单次跌倒的风险也随着 RDW 的增加而显著增加($P < 0.001$)。对于非贫血患者的所有临床骨折而言,与最低 RDW 分类($95\%CI:1.3 \sim 2.5$)相比,最高 RDW 分类与所有临床骨折风险增加 1.8 倍相关。而在贫血患者当中,RDW 分类与髋部骨折及其他临床骨折风险之间没有进一步的联系,说明 RDW 分类用于髋部骨折发生的风险评估仅在无贫血调查者中有显著意义。

三、RDW 的局限性

值得注意的是,单一的 RDW 指标存在不足,在应用中也受到种种限制。例如当患者存在贫血时,RDW 的临床意义可能就会存在问题。根据 WHO 标准,成年男性血红蛋白浓度 <130g/L 成年女性 Hb<120g/L,孕妇 Hb<110g/L 定义为贫血。我国血液病学家对贫血的定义为在海平面地区,成年男性 Hb<120g/L,成年女性(非妊娠)Hb<110g/L,孕妇 Hb<100g/L。老年人贫血的发病率很高,先前的研究

表明,50岁以后贫血的患病率随着年龄的增长而增加,在85岁及85岁以上的人群中超过20%。而且由于贫血本身就可导致较高的骨折风险,髋部骨折患者入院时贫血的发生率就很高。据统计,髋部骨折患者入院时血红蛋白水平低于100g/L的患者占总数的12.3%,血红蛋白水平低于120g/L的占40.4%。并且,老年髋部骨折患者在整个住院期间,血红蛋白会平均下降15g/L±18g/L,髋部骨折患者在髓内固定术治疗后血红蛋白和血细胞比容也会下降。多项研究表明血红蛋白水平的降低本身就可增加该类患者30d、3个月和12个月的死亡率,而且贫血也与高RDW相关,这就使得RDW在贫血患者中的使用将会面对挑战,而面对老年髋部骨折围手术期贫血如此高的发生率,在预测模型中将所有贫血患者排除也不现实。Garbharran等研究RDW与髋部骨折死亡率的关联时,将贫血的患者排除在外,仅纳入了非贫血患者,可能是由于其贫血组患者样本量过少($n=150$)。Lv等的研究中贫血患者的RDW与其2年和4年全因死亡率并无明显差异(2年 $HR=1.121$;$95\%CI$:$0.897\sim1.401$;$P=0.314$。4年 $HR=1.179$;$95\%CI$:$0.938\sim1.483$;$P=0.15$),这与在非贫血患者中的结论是不同的。Arash等则得出与之相反的结论,他们认为包括贫血的老年髋部骨折患者在内,RDW与1年死亡率($aOR=1.26$;$95\%CI$:$1.14\sim1.39$;$P<0.001$)、住院并发症($aOR=1.13$;$95\%CI$:$1.07\sim1.20$;$P<0.001$)、90d再入院($aOR=1.10$;$95\%CI$:$1.03\sim1.18$;$P=0.006$)和住院时间($aOR=1.13$;$95\%CI$:$1.11\sim1.15$;$P<0.001$)显著相关,但未对贫血与非贫血患者分别进行亚组的分析。在发病率方面,Kim等的研究中,RDW分类与贫血组髋部骨折发病率之间没有发现联系,髋部骨折的风险评估仅在无贫血的参与者中有显著意义,而在有贫血的参与者中没有观察到RDW与骨折发生风险之间的关系。同为骨质疏松性骨折,Hong等的研究发现RDW与形态学椎体骨折的发病率相关,包括贫血($aOR=1.39$;$P=0.048$)或非贫血($aOR=1.26$;$P=0.030$)亚组。尽管如此,值得肯定的是,目前尚不能得出RDW不影响伴有贫血的老年髋部骨折患者死亡率或发病率的结论,在仅有的寥寥数篇文献中,不少学者将RDW高于上限者全部纳入一组(RDW为$>13.8\%\sim14.5\%$),这使得大多贫血患者处于同组,易得出假阴性的结论,而且基于RDW与血红蛋白的关联,若需得出RDW对伴有贫血的老年髋部骨折患者死亡率或者发病率是否存在影响仍需要更多数据进行分析。另外,Yin等的研究发现,在高ASA亚组中,RDW与调整后的死亡率风险无显著相关性($P=0.18$),仅发现RDW升高与ASA评分低的人群死亡风险增加相关,在ASA评分高的人群中,RDW值的增加不能区分死亡率较高的患者。这可能是因为ASA评分高的患者已经表现出很高的死亡风险(在其研究中为20.6%)。结合其在贫血患者中使用的限制,这是否可以说明,RDW在一般情况较差的老年髋部骨折患者中本身可能就存在限制,因此RDW在髋部骨折患者群体的亚群中对死亡率的影响究竟如何,仍需大规

模数据的支持。

另一方面,RDW仅代表机体内红细胞体积分布的宽度,据此一项指标不能知道其宽度内的具体体积分布,也无法了解其上限及下限具体处于何种水平。RDW内的更多信息可以通过平均红细胞体积(MCV)来反映。MCV以fl为单位,它是由每升血液中的血细胞比容(hematocrit,Hct)除以每升血液中的红细胞(RBC)数量得来的,正常范围是80~100fl。MCV可以将红细胞形态分为大细胞(>100fl)、小细胞(<80fl)和正常细胞(80~100fl),对各种贫血性疾病的鉴别诊断有非常重要的参考价值。不同的病因可能显示出相同的RDW但MCV却不同,MCV小于正常时可能是由缺铁性贫血、珠蛋白生成障碍性贫血、慢性感染、炎症、肝病、恶性肿瘤、风湿性疾病等情况所致,而MCV大于正常的大细胞性贫血常见的病因包括酒精中毒、维生素B_{12}和叶酸缺乏、药物诱导、甲状腺功能减退、肝病、骨髓增生异常综合征和再生障碍性贫血。MCV和RDW的乘积性交互作用于多种非血液系统内科疾病患者预后相关。MCV也与多种外科手术疾病预后不良相关,但这些研究大多集中在癌症患者身上。Jomrich等的研究发现,术前MCV增高的胃食管腺癌患者,总体生存率($HR=1.08$;$95\%CI$:$1.04\sim1.12$;$P<0.001$)和无病生存率($HR=1.07$;$95\%CI$:$1.030\sim1.112$;$P<0.001$)均较其他患者低。但是,在老年人髋部骨折患者当中,关于MCV的研究较少。Garbharran等发现入院较高的MCV是该类患者一年内死亡的危险因素($HR=1.033$;$95\%CI$:$1.009\sim1.057$;$P=0.006$),但该研究并未对MCV做进一步分析。由于MCV可作为RDW作用的进一步补充,且可与RDW有乘积性交互作用,在临床中亦易于获得,因此MCV在老年人髋部骨折的死亡率预测中是颇具价值的,如何在日常实践中更好地诠释它则需要进一步的研究。

四、展望

对于老年髋部骨折患者,RDW是一项颇具参考价值的指标,其与患者远期死亡率和住院时间等相关,并且在临床中易于获得,但目前关于RDW在该类患者中的研究仍然较少,如其在合并有贫血或其他血液疾病患者中的参考价值目前仍不清楚。较高的RDW可能代表除了衰老本身之外的其他几种机体病理状态的累积,因此未来的分析中可以考虑RDW值与其他现有的数据相结合,包括年龄、BMI和其他骨折危险因素,用于提出新的评估工具或提高现有预测模型的预测价值。另外,红细胞的其他相关参数在该类患者中的临床意义仍是未知数,或将RDW与红细胞其他相关参数结合分析也可更好地提供机体生理学状态的信息。RDW对老年髋部骨折患者预后及生存率的影响仍需要进一步的研究,以更好地将其用于高死亡风险患者的筛查,并验证是否可作为一项可干预因素用以指导临床医护人员采取相应措施降低老年髋部骨折患者

的不良预后影响。

（周盈丰 李军）

参 考 文 献

[1] MAY J E,MARQUES M B,REDDY V V B,et al. Three neglected numbers in the CBC:The RDW,MPV,and NRBC count [J]. Cleveland Clinic Journal of Medicine, 2019,86(3):167-172.

[2] MOHAMED M,THIO J,THOMAS R S,et al. Pernicious anaemia[J]. British Medical Journal,2020,369:m1319.

[3] BESSMAN J D,GILMER J R P R,GARDNER F H. Improved classification of anemias by MCV and RDW[J]. American Journal of Clinical Pathology, 1983, 80 (3): 322-326.

[4] JELKMANN W. Proinflammatory cytokines lowering erythropoietin production[J]. Journal of Interferon & Cytokine Research,1998,18(8):555-559.

[5] KIM K M,LUI L Y,BROWNER W S,et al. Association between variation in red cell size and multiple aging-related outcomes[J]. The Journals of Gerontology:Series A, 2021,76(7):1288-1294.

[6] KIM K M,LUI L Y,CAULEY J A,et al. Red cell distribution width is a risk factor for hip fracture in elderly men without anemia [J]. Journal of Bone and Mineral Research,2020,35(5):869-874.

[7] KAYA A,TUKKAN C,ALPER A T,et al. Increased levels of red cell distribution width is correlated with presence of left atrial stasis in patients with non-valvular atrial fibrillation[J]. Northern Clinics of Istanbul,2017,4(1): 66-72.

[8] BORNÉ Y,SMITH J G,MELANDER O,et al. Red cell distribution width in relation to incidence of coronary events and case fatality rates:a population-based cohort study[J]. Heart,2014,100(14):1119-1124.

[9] KUST D,LUCIJANIC M,URCH K,et al. Clinical and prognostic significance of anisocytosis measured as a red cell distribution width in patients with colorectal cancer [J]. QJM:An International Journal of Medicine, 2017, 110(6):361-367.

[10] YIN P,LV H,LI Y,et al. Hip fracture patients who experience a greater fluctuation in RDW during hospital course are at heightened risk for all-cause mortality:a prospective study with 2-year follow-up[J]. Osteoporosis International,2018,29(7):1559-1567.

[11] GARBHARRAN U,CHINTHAPALLI S,HOPPER I,et al. Red cell distribution width is an independent predic-tor of mortality in hip fracture[J]. Age and Ageing, 2013,42(2):258-261.

[12] ZEHIR S,SIPAHIOĞLU S,OZDEMIR G,et al. Red cell distribution width and mortality in patients with hip fracture treated with partial prosthesis[J]. Acta Orthopaedica et Traumatologica Turcica,2014,48(2):141-146.

[13] LV H,ZHANG L,LONG A,et al. Red cell distribution width as an independent predictor of long-term mortality in hip fracture patients:a prospective cohort study[J]. Journal of Bone and Mineral Research, 2016, 31 (1): 223-233.

[14] AALI-REZAIE A,ALIJANIPOUR P,SHOHAT N,et al. Red cell distribution width:an unacknowledged predictor of mortality and adverse outcomes following revision arthroplasty [J]. The Journal of Arthroplasty, 2018, 33 (11):3514-3519.

[15] YIN P,LV H,ZHANG L,et al. Combination of red cell distribution width and american society of anesthesiologists score for hip fracture mortality prediction[J]. Osteoporosis International,2016,27(6):2077-2087.

[16] JI H M,HAN J,BAE H W,et al. Combination of measures of handgrip strength and red cell distribution width can predict in-hospital complications better than the ASA grade after hip fracture surgery in the elderly[J]. BMC Musculoskeletal Disorders,2017,18(1):375.

[17] SIM Y E,WEE H E,ANG A L,et al. Prevalence of preoperative anemia, abnormal mean corpuscular volume and red cell distribution width among surgical patients in Singapore,and their influence on one year mortality[J]. PLoS One,2017,12(8):e0182543.

[18] HONG N,KIM C O,YOUM Y,et al. Elevated red blood cell distribution width is associated with morphometric vertebral fracture in community-dwelling older adults,independent of anemia, inflammation, and nutritional status:the korean urban rural elderly (KURE) study[J]. Calcified Tissue International,2019,104(1):26-33.

[19] KOR C T,HSIEH Y P,CHANG C C,et al. The prognostic value of interaction between mean corpuscular volume and red cell distribution width in mortality in chronic kidney disease [J]. Scientific Reports, 2018, 8 (1): 11870.

[20] JOMRICH G,HOLLENSTEIN M,JOHN M,et al. High mean corpuscular volume predicts poor outcome for patients with Gastroesophageal adenocarcinoma[J]. Annals of Surgical Oncology,2019,26(4):976-985.

87 剖宫产术后的优化康复

围手术期优化管理和快速康复可以追溯到 20 世纪 80~90 年代。当时在国际上同时存在数个术语，如快通道外科（fast-track surgery，FTS）、外科术后多模式康复（multimodal rehabilitation after surgery，MRAS）和外科术后优化康复或加速康复外科（enhanced recovery after surgery，ERAS）。目前，美国常用的"优化或加速外科康复"（enhanced surgical recovery，ESR）是 ASA 积极推荐的"围手术期之家（perioperative surgical home，PSH）"之中的一部分。

ERAS 的标准化，使它能够成功地广泛用于各种手术的围手术期患者管理。现在很多种手术类型都有相应的 ERAS 方案。ERAS 有很多优势：减少严重的并发症，快速康复，减少因同一疾病再入院的次数，减少护士工作量，优化复杂病情的管理，提高患者和医务人员的满意度，缩短住院时间和节省开支。

自 2012 年以来，产科手术中也开始有了自己的 ERAS 方案，并使用了一个新的专用名词：剖宫产术后快速康复（enhanced recovery after cesarean，ERAC）。证据表明，标准化 ERAC 可以改善母婴临床结局。

美国最常见住院手术，排在第一的就是剖宫产。美国产科麻醉和围产医学会（Society for Obstetric Anesthesia and Perinatology，SOAP）专门为剖宫产制定了一项专家共识 *Consensus Statement and Recommendations for Enhanced Recovery After Cesarean*，*ERAC*，发表在 2020 年 11 月份的 *Anesth Analg* 杂志。此共识为择期剖宫产 ERAC 提出了 25 条具体建议。

最佳的 ERAC 应该是一个连续的医疗管理，包括入院前、手术前、手术中和手术后的全面管理。其特点是以循证医学为依据，以产妇为中心，多学科团队制订并使用标准化的 ESR 方案，优化剖宫产的术后康复，改善母婴临床结局。成功实施 ERAC 的标志在产科中的内涵与其他手术模型不同：除手术康复之外，还与新生儿健康状况和母乳喂养的成功率密切相关。

一、ERAC 的术前建议

（一）产妇产前教育

向产妇介绍医疗流程和计划、清晰的沟通和科普教育材料（小手册和视频）是 ERAC 计划成功的基本要素。患者积极主动参与其本人的医疗服务对于改善医疗预后至关重要。

（二）限制禁食时间

与进食的种类相关，低脂食物和奶类的禁食时间是术前 6h，高脂食物和肉类的禁食时间是术前 8h，清流食的禁饮时间是术前 2h。

（三）对无误吸风险和非糖尿病患者

饮用无渣淬碳水化合物饮料可预防低血糖，减少分解代谢压力和酮症，并能维持产妇体温。

（四）哺乳/母乳喂养教育

这是产后母亲及其婴儿恢复的重要一环，是孕妇学校的课程、视频和手册的内容之一。美国儿科学会（American Academy of Pediatricians，AAP）建议纯母乳喂养 6 个月。此后，与固体食物一起继续母乳喂养 1 年或更长时间。

（五）优化血红蛋白

预防和治疗围产期贫血对 ERAC 有积极的影响，可以避免输血、改善认知和情绪、预防产后抑郁症和乏力、促进产后快速康复以及减少低体重儿、早产和死产。

二、ERAC 的术中建议

（一）预防椎管内麻醉引起的低血压

这是改善母婴结局的重要一环，可以预防术中恶心/呕吐和其他并发症。建议椎管内麻醉开始后立即常规使用预防性去氧肾上腺素输注，并辅以静脉输液扩容。

（二）维持正常体温

有利于围手术期产妇和新生儿，包括使患者舒适，减少寒战和发抖，减少紧张，降低手术部位感染风险，缩短住院时间以及改善新生儿脐动脉 pH 和 Apgar 评分。建议在择

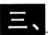

期剖宫产中主动加温,包括术前关注患者保温,术中输液加温,使用暖风毯和加温垫,设置手术室的环境温度为23.0℃以上。

(三)优化缩宫素的使用

剖宫产时合理使用子宫收缩药物对预防和治疗子宫收缩乏力及产后出血。缩宫素的推荐剂量依妊娠的时间而定。未进入产程的患者:静脉推注 1IU 之后,微泵 2.5～7.5IU/h(即 0.040～0.125IU/min)。已进入产程的患者:静脉缓慢推注 3IU(≥30s),微泵 7.5～15.0IU/h(0.125～0.250IU/min)。

(四)预防性抗生素

对于预防手术部位感染至关重要。ACOG 指南将头孢唑林 2g 作为一线抗生素,但对已经胎膜破裂的剖宫产产妇加用阿奇霉素。预防性抗菌素应在手术之前 15～60min 之间给药。

(五)术中和术后恶心呕吐的预防

在椎管内麻醉加亲脂性阿片类药物(例如芬太尼或舒芬太尼)可增强术中麻醉效果,降低局部麻醉药的总剂量,从而降低椎管内麻醉引起的低血压,提高镇痛药质量,并降低术中恶心呕吐。避免进行腹腔内生理盐水冲洗,因为生理盐水冲洗并不降低感染的发生率,但会增加术中和术后恶心呕吐的发生率。针对预防剖宫产的术后恶心呕吐,包括可使用至少 2 种作用机制不同的止吐药。避免子宫腹腔外缝合,可以减少剖宫产术中恶心呕吐。

(六)启动多模式镇痛

减少术中和术后疼痛以及缩短肠功能恢复时间,包括鞘内注射吗啡(50～150μg)或硬膜外吗啡(1～3mg)。如果无禁忌证,应在手术室内胎儿分娩、关腹膜后,开始使用非甾体类抗炎药(酮咯酸 15～30mg)和对乙酰氨基酚。在某些特殊情况下,无法使用上述药物,可考虑局部麻醉药伤口浸润或神经阻滞。

(七)促进母乳喂养和母婴亲情

如果可能的话,分娩后立即在手术室中让母婴有皮肤接触,可提高母乳喂养的成功率,新生儿保温,并促进母婴亲情,为婴儿过渡到宫外生活带来潜在的生理益处。最佳启动母乳喂养的时段,是新生儿出生后的"黄金一小时"("golden hour")。

(八)优化静脉输液

推荐目标导向的术中液体管理。预防和治疗椎管内麻醉引起的低血压,应在使用血管升压药为主的同时联合静脉输液。在常规情况下,将静脉输液限制在<3L。如果出现产后出血,应采用产后出血治疗方案。必要时,启动大输血预案。

(九)延迟断脐

延迟脐带结扎至少 30～60s 可改善足月新生儿血红蛋白水平,增加铁储量,促进新生儿的神经发育,减少输血风险以及降低坏死性肠炎(necrotizing enterocolitis)和脑出血的风险。延迟断脐不会明显增加围手术期失血或产妇术后

贫血的发生率。

(十)预防静脉栓塞

应该从术中,甚至术前就开始,包括间歇充气加压装置(sequential compression device,SCD)的使用。

三、ERAC 的术后建议

(一)早期进食

建议产后进入麻醉恢复室 60min 之内适当饮水。在缩宫素输注完毕后,停止静脉输液,开始口服饮料。如果产妇能耐受,在 4h 之内,由少量软食逐渐过渡到正常饮食。剖宫产后早期进食可加速肠功能恢复和减少术后分解代谢,加快体能恢复,可改善胰岛素敏感性并减轻手术应激反应,减少住院时间。早期进食并不增加胃肠道并发症或恶心呕吐风险。

(二)早期活动

早期活动可降低和减少胰岛素抵抗、肌肉萎缩、低氧,促进神经阻滞恢复,减少静脉血栓栓塞和住院时间。建议在运动神经功能恢复后,在产妇能够耐受的情况下,0～8h,起床坐在椅子上或开始走动;8～24h,在走廊行走 1～2 次;24～48h,在走廊行走 3 次以上,起(离)床 8h。

(三)劳逸结合,合理集中医护服务

尽量减少访客的干扰,鼓励产妇在活动之后休息。产妇疲劳可能会对认知功能、抑郁、情绪、母婴亲情和呼吸功能产生负面影响。医护人员可考虑集中服务,以产妇为中心,合理安排查房、生命体征检测、给药时间和其他术后监测。

(四)早期拔除导尿管

如果医疗和产妇情况允许的话,产后 6～12h 拔除导尿管有助于早期下床行走,缩短住院时间并降低尿路感染的发生率。

(五)预防静脉血栓栓塞症(VTE)

预防静脉血栓栓塞症应该从术前就开始,包括使用SCD,并针对产妇的具体情况采用抗凝血药物预防。

(六)为早期出院做好准备

用出院标准衡量产妇的恢复进展。早出院的理想方案应包括:①在产前建立以患者为中心的目标,其中有疼痛和其他临床症状的管理、新生儿护理计划、哺乳期教育和避孕计划等要素;②强调产妇和家属的教育,调动产妇主观能动性,积极参与医疗保健。

(七)预防和治疗贫血

贫血的管理包括早期发现和治疗围产期出血以及处理产后贫血。静脉补铁与口服相比治疗缺铁性贫血疗效显著提高,而且副作用并不明显。产后缺铁性贫血可以引起产后焦虑和抑郁症。

(八)协助母乳喂养

母乳喂养教育和咨询应涵盖整个住院过程。新生儿出生后立即开始与母亲不间断的皮肤对皮肤接触直到完成第

一次母乳喂养。鼓励产妇在产后 1h 的"黄金时段"开始母乳喂养。

（九）多模式镇痛

产后多模式镇痛有助于减轻疼痛,提高活动能力,减少住院期间和出院后阿片类药物的使用,包括低剂量长效椎管内阿片类药物,定时的非甾体类抗炎药和对乙酰氨基酚。也可以考虑局部麻醉药伤口浸润,腹横肌平面和腰方肌阻滞。

（十）血糖控制

避免高血糖（餐前>140mg/dL,餐后>180mg/dL）,维持血糖在正常范围。围手术期高血糖可增加手术部位感染和伤口愈合延迟的风险。

（十一）促进胃肠功能恢复

促进肠功能的恢复,防治便秘和肠胀气可使用多种促软便和排气的药物,例如多库酯钠和西甲硅油,尽量减少阿片类药物的使用,提供充足的水分,并鼓励活动。

ERAC 优化整个妊娠期和围产期管理并尽快达到出院标准。提高产妇,胎儿和新生儿的安全,减少并发症,改善母婴临床结局。增强多学科协作,实验科研,检查和改进 ERAC 方案。

最后必须强调的是,ERAC 并不意味着剖宫产后康复优于阴道产后康复。阴道分娩是产后快速康复的首选。2020 年斯坦福大学的产后康复评分 10 条的出现,可以进一步整体评价剖宫产或阴道产的产后康复。

（夏云　胡灵群　颜学滔）

参 考 文 献

[1] ELHASSAN A,ELHASSAN I,ELHASSAN A,et al. Perioperative surgical home models and enhanced recovery after surgery[J]. Journal of Anaesthesiology,Clinical Pharmacology,2019,35(Suppl 1):S46-S50.

[2] BOLLAG L,LIM G,SULTAN P,et al. Society for obstetric anesthesia and perinatology:consensus statement and recommendations for enhanced recovery after cesarean[J]. Anesthesia & Analgesia,2021,132(5):1362-1377.

[3] LEDFORD C J W,SADLER K P,JACKSON J T,et al. Applying the chronic care model to prenatal care:patient activation,productive interactions,and prenatal outcomes[J]. Patient Education and Counseling,2018,101(9):1620-1623.

[4] CARLI F. Physiologic considerations of enhanced recovery after surgery (ERAS) programs:implications of the stress response[J]. Canadian Journal of Anesthesia,2015,62(2):110-119.

[5] VAN DE PUTTE P,VERNIEUWE L,PERLAS A. Term pregnant patients have similar gastric volume to non-pregnant females:a single-centre cohort study[J]. British Journal of Anaesthesia,2019,122(1):79-85.

[6] Centers for Disease Control and Prevention. Recommendations to prevent and control iron deficiency in the United States[J]. MMWR Recommendations and Reports,1998,47(RR-3):1-29.

[7] KINSELLA S M,CARVALHO B,DYER R A,et al. International consensus statement on the management of hypotension with vasopressors during caesarean section under spinal anaesthesia[J]. Anaesthesia,2018,73(1):71-92.

[8] DURYEA E L,NELSON D B,WYCKOFF M H,et al. The impact of ambient operating room temperature on neonatal and maternal hypothermia and associated morbidities:a randomized controlled trial[J]. American Journal of Obstetrics and Gynecology,2016,214(4):505,e1-505,e7.

[9] HEESEN M,CARVALHO B,CARVALHO J C A,et al. International consensus statement on the use of uterotonic agents during caesarean section[J]. Anaesthesia,2019,74(10):1305-1319.

[10] Committee on Practice Bulletins-Obstetrics. ACOG practice bulletin No. 199:use of prophylactic antibiotics in labor and delivery[J]. Obstetrics and Gynecology,2018,132:e103-e119.

[11] MIREAULT D,LOUBERT C,DROLET P,et al. Uterine exteriorization compared with in situ repair of hysterotomy after cesarean delivery:a randomized controlled trial[J]. Obstetrics & Gynecology,2020,135(5):1145-1151.

[12] CARVALHO B,BUTWICK A J. Postcesarean delivery analgesia[J]. Best Practice & Research Clinical Anaesthesiology,2017,31(1):69-79.

[13] MOORE E R,BERGMAN N,ANDERSON G C,et al. Early skin-to-skin contact for mothers and their healthy newborn infants[J]. Cochrane Database of Systematic Reviews,2016,11:CD003519.

[14] DYER R A,VAN DYK D,DRESNER A. The use of uterotonic drugs during caesarean section[J]. International Journal of Obstetric Anesthesia,2010,19(3):313-319.

[15] Committee on Obstetric Practice. Committee opinion No. 684:delayed umbilical cord clamping after birth[J]. Obstetrics and Gynecology,2017,129(1):e5-e10.

[16] HUANG H,WANG H,HE M. Early oral feeding compared with delayed oral feeding after cesarean section:a meta-analysis[J]. The Journal of Maternal-Fetal & Neonatal Medicine,2016,29(3):423-429.

[17] WIJK L,UDUMYAN R,PACHE B,et al. International validation of enhanced recovery after surgery society guidelines on enhanced recovery for gynecologic surgery[J]. American Journal of Obstetrics and Gynecology,

2019,221(3):237,e1-237,e11.

[18] Anon. ACOG COMMITTEE OPINION NO. 766: Approaches to limit intervention during labor and birth[J]. Obstetrics & Gynecology,2019,133:406-408.

[19] BATES S M,MIDDELDORP S,RODGER M,et al. Guidance for the treatment and prevention of obstetric-associated venous thromboembolism[J]. Journal of Thrombosis and Thrombolysis,2016,41(1):92-128.

[20] FERGUSON S,DAVIS D,BROWNE J. Does antenatal education affect labour and birth? A structured review of the literature[J]. Women and Birth,2013,26(1):e5-e8.

[21] SULTAN P,BAMPOE S,SHAH R,et al. Oral vs intravenous iron therapy for postpartum anemia:a systematic review and meta-analysis[J]. American Journal of Obstetrics and Gynecology,2019,221(1):19-29. e3.

[22] SULTAN P,KORMENDY F,NISHIMURA S,et al. Comparison of spontaneous versus operative vaginal delivery using obstetric quality of recovery-10 (ObsQoR-10):An observational cohort study[J]. Journal of Clinical Anesthesia,2020,63:109781.

88 血管活性药物防治剖宫产椎管内麻醉后低血压的进展

椎管内麻醉是剖宫产术最常用的麻醉方法之一，低血压是其最常见的副作用。低血压会导致产妇恶心呕吐、意识缺失，甚至误吸，会导致子宫胎盘灌注不足，进而引起新生儿酸血症，而且这些症状与低血压的程度及持续时间相关。因此，临床预防及治疗产科低血压非常重要。本节复习了血管活性药物预防及治疗剖宫产椎管内麻醉后低血压的相关研究进展，综述如下。

一、剖宫产椎管内麻醉后低血压的发生机制

椎管内麻醉后交感神经被阻滞进而外周血管扩张，外周血管阻力下降，回心血量显著下降是低血压产生的主要机制；患者仰卧位后，增大的子宫压迫腹主动脉下腔静脉，回心血量减少导致低血压；麻醉平面过高抑制心交感神经而副交感占优势进而导致心肌收缩力下降产生低血压；高龄产妇、孕期体重增长过少、肥胖、双胎及巨大儿也是剖宫产椎管内麻醉后产生低血压的因素。此外，文献报道产妇基础心率及妊娠前的基础身体质量指数是椎管内麻醉产妇低血压发生的独立的危险因素，而体重增长值是其保护性因素。

二、血管活性药物的应用

临床常见的血管升压药为麻黄碱、去氧肾上腺素、去甲肾上腺素及间羟胺，四种药物的药理学特点见表88-1。

表 88-1　临床常见的血管升压药的药理学特点

升压药	作用受体	升压机制	起效速度	持续时间
麻黄碱	β_1、β_2、α（弱）	间接，直接（弱）	慢	长
去氧肾上腺素	α_1	直接	即刻	中等
去甲肾上腺素	α_1、β_1、β_2	直接	即刻	短
间羟胺	α_1、β（弱）	直接、间接	$1\sim2$min	长

（一）麻黄碱

主要通过激动心脏 β_1 肾上腺素能受体增加心排血量（cardiac output，CO）发挥升压作用，也可通过作用于外周血管的 α 受体（作用弱），使交感神经末梢释放去甲肾上腺素递质，增加外周血管阻力发挥升压作用。健康的子宫胎盘由于缺乏交感神经支配的这一生理学特点，对麻黄碱的 α 受体作用不敏感，可以改善子宫胎盘灌注，维持子宫胎盘血流。因此，麻黄碱长期以来一直是产科麻醉治疗低血压的一线用药。但是，多项研究证实麻黄碱可以通过胎盘转运，增加胎儿的代谢，增加胎儿体内的乳酸堆积，从而抵消其改善血流动力学的效果。近年来，去氧肾上腺素逐渐取代麻黄碱成为产科麻醉低血压治疗的临床一线用药。

（二）去氧肾上腺素

去氧肾上腺素为 α_1 受体的激动剂，对 β 受体无激动作用，能作用于容量血管，加强血管的收缩作用，增加回心血量，使心排血量增加，升高产妇的收缩压。其与麻黄碱的升压作用效能比为 80 : 1。

去氧肾上腺素因为强效的血管收缩作用，学者及临床麻醉科医师顾及其子宫胎盘的血管作用，因而长期以来未作为临床一线治疗产科麻醉低血压的血管活性药物。但是，Ngan Kee 等研究发现去氧肾上腺素较麻黄碱相比，其有利于改善新生儿酸血症的状态。正常妊娠产妇子宫胎盘螺旋动脉重构后，不但管径扩张为原来的 4 倍，而且重构后的血管对内源性或者外源性的血管活性物质不敏感，从而使

去氧肾上腺素成为产科麻醉首选药物的原因之一。因此近来临床对去氧肾上腺素的研究成为热点。

1. 预防性用药与治疗性用药的比较 与单次负荷给予 $100\mu g$ 去氧肾上腺素治疗低血压时比较，持续输注去氧肾上腺素预防效果显著，而且 IONV 的发生率也显著降低。而且研究发现无论预防性静脉输注或静脉注射，新生儿出生后 1min 时 Apgar 评分均高于治疗性用药，因此我们推荐预防性用药。

2. 持续输注与单次静脉给药的比较 与单次负荷给予 $100\mu g$ 去氧肾上腺素治疗低血压时比较，持续输注去氧肾上腺素预防效果显著，而且 IONV 的发生率也显著降低。也有研究并未发现其降低 IONV 的发生率，当输注 $25\mu g/min$、$50\mu g/min$、$75\mu g/min$ 或 $100\mu g/min$ 去氧肾上腺素时，低血压的发生率与持续输注去氧肾上腺素的剂量是正相关的。我们的研究也发现持续输注不同剂量的去氧肾上腺素时，虽然随着剂量的增加恶心呕吐的发生率并未减少，然而低血压的发生率明显降低，患者的满意度是增高的。因此，我们推荐麻醉开始时即预防性的持续输注去氧肾上腺素来预防低血压。此外，值得注意的是，持续输注去氧肾上腺素对蛛网膜下腔阻滞麻醉平面的扩散有一定的影响，我们的研究也证实输注去氧肾上腺素会增加鞘内丁哌卡因的 ED50 及 ED95。

3. 去氧肾上腺素剂量的研究 Allen 等采用 $25\mu g/min$、$50\mu g/min$、$75\mu g/min$、$100\mu g/min$ 去氧肾上腺素的固定速率进行持续输注的研究发现，$25\mu g/min$ 及 $50\mu g/min$ 的去氧肾上腺素较 $75\mu g/min$、$100\mu g/min$ 去氧肾上腺素更有利于将患者的血压控制在基础血压的 ±20% 范围之内。随着输注剂量的增加反应性高血压的发生率明显高于低剂量组。本课题组关于去氧肾上腺素预防低血压的量效关系研究中，通过比较 $0.25\sim0.625\mu g/(kg\cdot min)$ 的去氧肾上腺素预防性输注来管理剖宫产椎管内麻醉后低血压，发现预防胎儿娩出之前不发生低血压去氧肾上腺素的 ED50 及 ED90 分别为 $0.31\mu g/(kg\cdot min)$、$0.54\mu g/(kg\cdot min)$，并推荐 ED90 的剂量作为预防剖宫产椎管内麻醉诱导低血压的起始剂量，可以稳定血流动力学状态，并且可以降低麻醉中的临床干预次数。

4. 不良反应 在去氧肾上腺素预防低血压的量效关系研究中，我们发现随着输注剂量的增加，反应性高血压的发生率明显有增高，而且心率低于 60 次/min 明显增多，尽管心动过缓发生率相似(定义为<50 次/min)，可能会降低心排血量。由于心动过缓的发生与剂量正相关，我们后来的研究发现昂丹司琼可以降低去氧肾上腺素持续输注预防椎管内麻醉后低血压的半数有效剂量(可降低 26%)，但是具体对血流动力学的影响有待进一步研究。目前尚无直接临床证据证实去氧肾上腺素的输注引起的反应性心动过缓对新生儿及产妇的不良结果，但是对一些特殊患者是否有影响有待进一步研究证实，如子痫前期患者。

最近，一项动物实验证实，去氧肾上腺素对非孕期的小鼠具有抑制子宫收缩的功能，但是该作用在孕期小鼠虽然有削弱的倾向。但是临床应用去氧肾上腺素是否会抑制子宫的收缩功能，进而引起宫缩乏力或者增加缩宫素的使用量，不免会引起临床医师的担忧。因此，殷颖等设计是否使用去氧肾上腺素治疗剖宫产椎管内麻醉后低血压的研究，发现静脉注射临床常用浓度的去氧肾上腺素不会抑制剖宫产术中产妇子宫收缩力。然而持续输注去氧肾上腺素预防椎管内麻醉后低血压的剂量会显著增加，因此预防性应用去氧肾上腺素是否会引起产后出血量的增加或者缩宫素使用剂量的增加有待进一步的研究。

(三) 去甲肾上腺素

去甲肾上腺素属于强效 α_1、微弱的 β 肾上腺素受体激动剂，拥有强烈的血管收缩作用和正性变时和变力作用。与去氧肾上腺素相比，具有增加产妇心率的优势，因此有研究显示，其具有取代去氧肾上腺素的潜在优势而备受临床医师青睐。

Ngan Kee 等率先将去甲肾上腺素应用于产科麻醉治疗低血压，随后研究比较了去氧肾上腺素与去甲肾上腺素的 ED50，报道单次使用去甲肾上腺素治疗剖宫产蛛网膜下腔阻滞后低血压的 ED50 为 $10\mu g(95\% CI:6\sim17\mu g)$，因此临床应用去甲肾上腺素治疗低血压从 $6\mu g$ 开始，也证实其在维持产妇心率的稳定性较去氧肾上腺素更好。随后，Hasanin 等比较了使用 $5\mu g$ 去甲肾上腺素后持续输注 $0.025\mu g/(kg\cdot min)$、$0.050\mu g/(kg\cdot min)$ 及 $0.075\mu g/(kg\cdot min)$ 的去甲肾上腺素对剖宫产椎管内麻醉后低血压的治疗效果，并推荐 $0.050\mu g/(kg\cdot min)$ 为最佳输注剂量。本课题组比较 $0.04\sim0.07\mu g/(kg\cdot min)$ 的去甲肾上腺素持续输注发现，$0.07\mu g/(kg\cdot min)$ 为持续输注去甲肾上腺素预防低血压的最佳剂量，但是此剂量明显小于该研究的 ED95 剂量，因为该研究的 ED90 或者 ED95 剂量超出了研究中剂量设计的范围，因此我们推荐 $0.07\mu g/(kg\cdot min)$ 为最佳剂量。随后，本课题组进一步的量效研究比较 $0.025\sim0.1\mu g/(kg\cdot min)$ 去甲肾上腺素后，发现其预防蛛网膜下腔阻滞后低血压的 ED50 及 ED90 分别为 $0.029\mu g/(kg\cdot min)$、$0.080\mu g/(kg\cdot min)$，并推荐 $0.080\mu g/(kg\cdot min)$ 作为最佳的起始输注剂量。最近，产科麻醉著名专家 Ngan Kee 教授在以胎儿娩出后脐动脉血作为研究的首要结果，将去氧肾上腺素与去甲肾上腺素进行比较，发现去甲肾上腺素并非劣于去氧肾上腺素，而且其在维持血流动力学更具有优越性，进一步证实去甲肾上腺素有取代去氧肾上腺素而成为临床剖宫产治疗和预防椎管内麻醉后低血压的一线用药。

(四) 间羟胺

间羟胺与去甲肾上腺素相似，属于强效 α_1、微弱的 β 肾上腺素受体激动剂。因此也适合在产科麻醉中应用治疗和预防椎管内麻醉诱导的低血压。McDonnell 等研究指出，关于新生儿的酸碱状态，$250\mu g/(kg\cdot min)$ 的间羟胺至少非劣效于 $50\mu g/min$ 的去氧肾上腺素(7.31 vs. 7.28，$P=0.0002$)。Chao 等 Meta 分析结果指出，间羟胺比麻黄碱优越，而且至少不劣于去氧肾上腺素在治疗剖宫产椎管内麻醉后的低血压。Singh 等同样也建议间羟胺和去甲肾上腺素一样具有微弱的 β 激动作用，对胎儿的酸碱状态影响最小。

综上所述，目前去氧肾上腺素作为临床预防和治疗产科椎管内麻醉后低血压的一线用药，但是去甲肾上腺素和间羟胺可能具有潜在的优势取代之，成为产科麻醉中治疗低血压的首选。

三、特殊患者麻醉剖宫产血管活性药物的应用

（一）子痫前期患者

子痫前期作为产科一类较为常见的疾病，椎管内麻醉具有一定的特殊性。子痫前期尤其是重度子痫前期患者椎管内麻醉后低血压的发生率较血压正常产妇低，可能与子痫前期患者体内血管活性物质增多有关，又或者与其特殊的病理生理相关，如其对内外源性的血管活性物质敏感有关。因此重度子痫前期患者纠正椎管内麻醉后的低血压应该从小剂量开始，如 $50\mu g$ 的去氧肾上腺素。研究也表明子痫前期患者对血管活性药物治疗剂量明显低于正常妊娠妇女。随着对其研究的不断深入，我们发现子痫前期患者用去氧肾上腺素纠正椎管内麻醉后的低血压并不优于麻黄碱，因为研究不断证实二者用药后，胎儿脐动脉血的 pH 相似。然而关于持续输注血管活性药物是否对该类产妇有益有待临床进一步探索。

（二）合并心脏病产妇

目前尚缺乏心脏病患者椎管内麻醉后的低血压治疗的研究。去氧肾上腺素属于 α_1 受体的激动剂，对 β 受体无激动作用，无正性肌力和增加心肌氧耗的作用，因此适用于合并冠心病患者的升压治疗，也适用于肥厚型心肌病的患者。合并瓣膜狭窄性病变患者，心率增快不利于血流动力学的稳定，因此去氧肾上腺素更适用于此类患者。而对于瓣膜关闭不全的患者可能麻黄碱相对有利。

四、展望

建议进一步的临床研究可以比较等效剂量的去氧肾上腺素、去甲肾上腺素、间羟胺对椎管内麻醉后剖宫产胎儿的影响。持续输注去氧肾上腺素是否对子宫收缩造成影响也有待进一步的研究。

（肖飞　陈新忠）

参 考 文 献

[1] VEESER M, HOFMANN T, ROTH R, et al. Vasopressors for the management of hypotension after spinal anesthesia for elective caesarean section. Systematic review and cumulative meta-analysis[J]. Acta Anaesthesiologica Scandinavica, 2012, 56(7): 810-816.

[2] KEE W N, LEE A, KHAW K S, et al. A randomized double-blinded comparison of phenylephrine and ephedrine infusion combinations to maintain blood pressure during spinal anesthesia for cesarean delivery: the effects on fetal acid-base status and hemodynamic control[J]. Anesthesia & Analgesia, 2008, 107(4): 1295.

[3] BISHOP D G, CAIRNS C, GROBBELAAR M, et al. Prophylactic phenylephrine infusions to reduce severe spinal anesthesia hypotension during cesarean delivery in a resource-constrained environment[J]. Anesthesia & Analgesia, 2017, 125(3): 904-906.

[4] NGAN KEE W D. The use of vasopressors during spinal anaesthesia for caesarean section[J]. Curr Opin Anaesthesiol, 2017, 30(3): 319-325.

[5] ALLEN T K, GEORGE R B, WHITE W D, et al. A double-blind, placebo-controlled trial of four fixed rate infusion regimens of phenylephrine for hemodynamic support during spinal anesthesia for cesarean delivery[J]. Anesth Analg, 2010, 111(5): 1221-1229.

[6] ONWOCHEI D N, NGAN KEE W D, FUNG L, et al. Norepinephrine intermittent intravenous boluses to prevent hypotension during spinal anesthesia for cesarean delivery: a sequential allocation dose-finding study[J]. Anesth Analg, 2017, 125(1): 212-218.

[7] XIAO F, SHEN B, XU W P, et al. Dose-response study of 4 weight-based phenylephrine infusion regimens for preventing hypotension during cesarean delivery under combined spinal-epidural anesthesia[J]. Anesth Analg, 2020, 130(1): 187-193.

[8] XIAO F, DRZYMALSKI D, LIU L, et al. Comparison of the ED50 and ED95 of intrathecal bupivacaine in parturients undergoing cesarean delivery with or without prophylactic phenylephrine infusion: a prospective, double-blind study[J]. Reg Anesth Pain Med, 2018, 43(8): 885-889.

[9] XIAO F, WEI C, CHANG X, et al. A prospective, randomized, double-blinded study of the effect of intravenous ondansetron on the effective dose in 50% of subjects of prophylactic phenylephrine infusions for preventing spinal anesthesia-induced hypotension during cesarean delivery[J]. Anesth Analg, 2020, 131(2): 564-569.

[10] CHEN X, MEROUEH M, MAZUR G, et al. Phenylephrine, a common cold remedy active ingredient, suppresses uterine contractions through cAMP signalling[J]. Sci Rep, 2018, 8(1): 11666.

[11] 殷颖, 刘功俭. 去氧肾上腺素对腰硬联合麻醉下行剖宫产术产妇子宫收缩力的影响[J]. 中南药学, 2020, 18(5): 869-872.

［12］ KEE W N，LEE S，NG F F，et al. Randomized double-blinded comparison of norepinephrine and phenylephrine for maintenance of blood pressure during spinal anesthesia for cesarean delivery［J］. Anesthesiology，2015，122（4）：736-745.

［13］ NGAN KEE W D. A Random-allocation graded dose-response study of norepinephrine and phenylephrine for treating hypotension during spinal anesthesia for cesarean delivery［J］. Anesthesiology，2017，127（6）：934-941.

［14］ HASANINA M，AMINS M，AGIZAN A，et al. Norepinephrine infusion for preventing postspinal anesthesia hypotension during cesarean delivery：a randomized dose-finding trial［J］. Anesthesiology，2019，130（1）：55-62.

［15］ WEI C，QIAN J，ZHANG Y，et al. Norepinephrine for the prevention of spinal-induced hypotension during caesarean delivery under combined spinal-epidural anaesthesia：randomised，double-blind，dose-finding study［J］. Eur J Anaesthesiol，2020，37（4）：309-315.

［16］ FU F，XIAO F，CHEN W，et al. A randomised double-blind dose-response study of weight-adjusted infusions of norepinephrine for preventing hypotension during combined spinal-epidural anaesthesia for caesarean delivery［J］. Br J Anaesth，2020，124（3）：e108-e114.

［17］ NGAN KEE W D，LEE S W Y，NG F F，et al. Norepinephrine or phenylephrine during spinal anaesthesia for Caesarean delivery：a randomised double-blind pragmatic non-inferiority study of neonatal outcome［J］. Br J Anaesth，2020，125（4）：588-595.

［18］ MCDONNELL N J，PAECH M J，MUCHATUTA N A，et al. A randomised double-blind trial of phenylephrine and metaraminol infusions for prevention of hypotension during spinal and combined spinal-epidural anaesthesia for elective caesarean section［J］. Anaesthesia，2017，72（5）：609-617.

［19］ CHAO E，SUN H L，HUANG S W，et al. Metaraminol use during spinal anaesthesia for caesarean section：a meta-analysis of randomised controlled trials［J］. Int J Obstet Anesth，2019，39：42-50.

［20］ SINGH P M，SINGH N P，RESCHKE M，et al. Vasopressor drugs for the prevention and treatment of hypotension during neuraxial anaesthesia for caesarean delivery：a bayesian network meta-analysis of fetal and maternal outcomes［J］. Br J Anaesth，2020，124（3）：e95-e107.

89 产后抑郁症研究新进展

产后抑郁症(postpartum depression, PPD)是一种严重危害产妇身心健康的疾病,若未及时治疗可能会造成长期的有害影响。产后抑郁症不仅导致产妇精神疾病和躯体疾病的发病风险增加,还会影响暴露于母亲抑郁症状的孩子的成长,孩子容易出现自控力差、学习能力不足、依恋障碍、抑郁等情况。2019 年,Med 等探讨了胎儿或儿童时期暴露于母亲抑郁症状与胎儿或儿童的大脑发育之间的关系,该研究选取 3 469 对母子,在孩子 10 岁时对孩子进行神经成像检查,并评估孩子的情绪、行为问题及母亲的抑郁程度,这些评估被用于分析母亲抑郁症状与儿童大脑发育之间的关系。结果表明,与围产期未暴露于母亲抑郁症状的儿童相比,那些持续暴露于高水平母亲抑郁症状的儿童的灰质和白质体积较小,白质微观结构也发生了变化。结论为围产期母亲抑郁症状与 10 年后评估的儿童大脑发育相关,这些结果也表明产后时期是母亲抑郁症状易发生的窗口。

到目前为止,产后抑郁症的病因并不十分清楚,但可以肯定的是,生物、心理与社会环境诸多方面因素参与了抑郁症的发病过程。本文主要关注近年来围手术期麻醉相关事件与产后抑郁症的关系以及治疗方面的新进展。

一、产后抑郁症的病因

(一) 与分娩期间的麻醉与镇痛的关系

Guglielminotti 等探讨了剖宫产全身麻醉暴露与严重产后抑郁需要住院的概率的相关性。研究旨在验证一种假设:与椎管内麻醉相比,剖宫产全身麻醉与严重产后抑郁需要住院的概率增加有关。该回顾性队列研究选取了 2006 年 1 月—2013 年 12 月在纽约州医院进行剖宫产的 428 204 例患者,主要观察指标是产后抑郁症的发生率,次要观察指标:①自杀倾向和自我伤害;②焦虑症;③创伤后应激障碍(post-traumatic stress disorder, PTSD)。结果显示在 428 204 例剖宫产病例中,共实施了 34 356 例全身麻醉(8.0%),共有 1 158 例女性患有需要住院的严重产后抑郁症(2.7/1 000;95%CI:2.5~2.9),其中 60% 是在再次住院期间发现的。与椎管内麻醉相比,剖宫产全身麻醉导致产后抑郁的概率增加 54%(OR=1.54;95%CI:1.21~1.95),自杀意念或自残的概率增加 91%(OR=1.91;95%CI:1.12~3.25)。结论为剖宫产全身麻醉与需要住院的严重产后抑郁、自杀倾向和自我伤害的概率增加有关。

Eckerdal 等关注了分娩镇痛与产后抑郁症的相关性,他们通过研究 2009—2017 年的瑞典乌普萨拉大学附属医院的一个生物学、情感、压力、成像和认知项目的数据,探讨了分娩镇痛与产后抑郁的关系。该项目是通过怀孕期间和分娩后 6 周的医疗记录和自我报告的网络问卷收集信息,研究对象只包括自然分娩的初产妇(n=1 503),主要结果为产后 6 周的抑郁症发生率,以爱丁堡产后抑郁量表评分 ≥12 分作为产后抑郁症的诊断标准。在纳入分析的 1 503 例女性中,有 800 例(53%)接受了分娩镇痛,结果显示共有 193 例(13%)初产妇在分娩后 6 周诊断为产后抑郁症。在调整了混杂因素(年龄、害怕分娩、产前抑郁症状)后,研究发现分娩镇痛与产后 6 周内的抑郁症发病率无相关性(OR=1.22;95%CI:0.87~1.72)。结论为在控制变量后,分娩镇痛与分娩后 6 周的产后抑郁症发生率无关。但是研究也提出这些结果不排除产后抑郁与分娩疼痛有其他的潜在相关性。

Tan 等为了探讨围产期镇痛和心理因素在产后抑郁症发病中的作用,设计了一项前瞻性队列研究。作者在新加坡两大提供产科服务的公立医院招募受试者,在产前咨询时筛选患者并在产后 3 个月进行随访。主要观察指标是产后 3 个月使用爱丁堡产后抑郁量表评估产妇产后抑郁的情况,并且调查分娩镇痛的使用情况,同时评估产后抑郁与妊娠 26 周前焦虑和抑郁的关系,分析围产期镇痛、心理因素和围产期其他资料。结果显示产后 3 个月 651 例产妇中有 152 例产后抑郁(23.3%),499 例无产后抑郁(76.7%)。接受分娩镇痛的产妇产后 3 个月的产后抑郁发生率(95/385,24.7%)与未接受分娩镇痛的产妇产后抑郁发生率(57/266,21.4%)接近,二者的差异无统计学意义(P=0.336 1)。产前焦虑、抑郁与产后 3 个月产后抑郁呈正相关。结论是该研究未发现产后 3 个月的产后抑郁和分娩镇痛有关系,而产前焦虑、抑郁与产后 3 个月发生产后抑郁呈正相关关系。

产前的焦虑抑郁除了与产后抑郁相关以外,研究者发现产前抑郁还会影响术后疼痛与镇痛药物的使用情况。2020年Walker等探究了爱丁堡产后抑郁量表(Edinburgh postnatal depression scale,EPDS)评分与剖宫产术后疼痛评分和阿片类药物的使用情况。作者进行了一项回顾性队列研究,纳入的受试者≥18岁,说英语或西班牙语(排除语言沟通方面的偏差),在2017年接受了单胎妊娠的产前护理,≥36周时在同一家医院进行了剖宫产。排除标准:胎儿畸形,胎儿宫内死亡,镰状细胞疾病,孕前有疼痛障碍史(如慢性疼痛或纤维肌痛)、药物滥用史,住院期间再次手术,无EPDS评分。重度抑郁症状(major depressive symptoms,MDS)以产前EPDS≥12为标准。研究比较有和没有MDS的妇女,并建立多元线性回归模型,评估MDS与疼痛评分和阿片类药物使用之间的关系。结果显示在891例妇女中,676例(76%)有产前EPDS评分,其中104例(15.4%)有MDS。抽烟和全身麻醉下剖宫产的妇女MDS患病率更高。MDS妇女产后每天和平均疼痛评分较高(2.4 vs.1.7;$P<0.001$)。而且MDS妇女术后吗啡的总使用量更高(121mg vs.75mg;$P<0.001$)。结论是产前抑郁症状与剖宫产术后急性疼痛相关,而且会导致阿片类药物使用量增加。

(二) 与肠道菌群失调的关系

除了麻醉相关的因素以外,肠道菌群失调与产后抑郁症的相关性也是近年来的研究热点。怀孕过程中由于晨吐和便秘交叉进行,肠道菌群容易紊乱,加之产后身体的变化,饮食结构的调整等都有可能造成肠道菌群失调,产生对大脑有不良影响的物质,进而导致产后母亲的情绪和行为异常。Matrisciano等发现暴露在不健康饮食中的母亲患产后抑郁症的风险更高,因为不健康的饮食对肠道微生物群的组成产生了负面影响,并增加了炎症的风险,这些影响都与情绪障碍密切相关。相反,健康的饮食被报道可以降低围产期抑郁发生的风险,保护身体和大脑免受慢性炎症的影响。一些功能性食品中发现的几种生物活性微量营养素已被证明在预防神经炎症和抑郁症方面发挥了相关作用,如维生素、矿物质、omega-3脂肪酸和类黄酮。过氧化物酶体增殖物激活受体(peroxisome proliferators-activated receptor,PPAR)可以调节孕酮的生物合成和脑源性神经营养因子(brain-derived neurotrophic factor,BDNF),从而可能减轻炎症,提升情绪。研究认为通过PPAR-神经类固醇轴的健康饮食或许可以预防和安全地缓解围产期的情绪症状。

Vigod等还探讨了炎症性肠病(inflammatory bowel disease,IBD)与孕期及产后新发精神障碍疾病之间的关系,他们对3 721例患有炎症性肠病的妇女和798 908例非炎症性肠病妇女从受孕到产后一年的新发精神疾病的发病率进行了比较,结果显示约22.7%的炎症性肠病孕妇有新发精神疾病,而非炎症性肠病孕妇新发精神疾病的发病率为20.4%($95\%CI$:1.05~1.20)。研究发现发病风险升高在产后而不在妊娠期($95\%CI$:1.09~1.31),在患有克罗恩病的

妇女中的发病风险高于溃疡性结肠炎($95\%CI$:1.02~1.23)。精神疾病诊断的预测因素是产妇年龄、分娩年份、医疗合并症、产前就诊次数、家庭医师产科护理情况和婴儿死亡率。结论为炎症性肠病妇女在产后有较高的新发精神疾病风险,应尽早进行预防、早期识别和治疗。

二、产后抑郁症的防治进展

产后抑郁的病因繁多复杂导致发病率不容易得到有效的控制,随着社会对产妇的精神心理健康的重视,关于产后抑郁症的预防和治疗得到了很多实质性的进展,目前的防治措施主要包括非药物和药物两方面。

(一) 非药物方面

Vargas-Terrones等发现孕期体育锻炼会降低围产期抑郁风险,研究将妊娠<16周的健康女性随机分为两组,干预组的女性被要求每周有3d参加锻炼,每次锻炼60min。流行病学研究中心抑郁量表在研究开始时(孕12~16周)、孕38周和产后6周被用来评估抑郁的风险。将124例孕妇随机分为干预组($n=70$)和对照组($n=54$),研究开始时两组女性抑郁症的发生率(20% vs.18.5%)没有统计学差异($P=0.836$)。结果在妊娠38周(18.6% vs.35.6%;$P=0.041$)和产后6周(14.5% vs.29.8%;$P=0.046$)时,干预组女性抑郁症的发生率低于对照组。结论为孕期锻炼可能会降低妊娠晚期和产后抑郁症的发病率。

Maselko等探讨了心理干预对产后3年的母亲抑郁状况和其子女发育的效果,研究随机将40个村庄分为两组,干预组接受心理干预和强化日常护理,对照组只接受强化日常护理。研究用PHQ-9抑郁症筛查量表对18岁以上的孕妇进行筛查,评估发现570例孕妇为中重度抑郁状态(PHQ-9≥10分),584例孕妇为无抑郁状态(PHQ-9<10分)。主要评价指标是产后36个月的母亲抑郁症状和缓解情况(PHQ-9)及儿童社会能力评分(SDQ-TD)。结果该研究共纳入40个村庄的1 910例产妇参与,经过排除标准筛选后,288例产妇被随机分配到对照组,284例女性被分配到干预组,1 159例女性被纳入无产前抑郁组。889对母婴在产后36个月有完整的数据。干预组206例(72.5%),对照组216例(75.3%)没有产前抑郁。结论为研究未观察到干预组和对照组在主要结果方面的显著差异。研究者指出在干预组和对照组中都可以看到母亲抑郁症状减轻,并且缓解率高,这可能掩盖了干预的效果。作者建议早期应采取多模式和大力度的心理干预,此外,可以对抑郁症高危产妇采取针对性的干预,以减少母亲对其子女的精神疾病影响。

(二) 药物方面

三十多年来,美国食品药品管理局(Food and Drug Administration,FDA)于2019年首次批准了两类新的抗抑郁药物:用于治疗产后抑郁症的别孕烯醇酮注射液和用于治疗难治性抑郁症的艾司氯胺酮鼻内喷雾剂。

在 *Lancet* 杂志上，Meltzer-Brody 等报道了别孕烯醇酮（brexanolone）静脉用药用于治疗产后抑郁症的三期临床试验结果。该研究的受试者遍布于美国的 30 个临床研究中心和专科精神病院。受试者的纳入标准为：年龄 18～45 岁，产后 6 个月或以下，有产后抑郁症，并有合格的 17 项汉密尔顿抑郁量表（HAM-D）评分（研究 1 为 ≥26 分；研究 2 为 20～25 分）。排除标准为：需要透析的肾脏衰竭，贫血，已知对黄体酮过敏，或者有精神分裂症、双相情感障碍或分裂情感障碍病史的女性。患者在研究 1 中被随机分配静脉注射别孕烯醇酮 90μg/（kg·h）、别孕烯醇酮 60μg/（kg·h）或持续静脉注射安慰剂 60h；在研究 2 中被随机分配静脉注射别孕烯醇酮 90μg/（kg·h）或持续静脉注射安慰剂 60h。主要疗效终点是所有患者在 60h 时 17 项 HAM-D 总分与基线相比的变化，术后随访所有患者 30d。研究者在两个研究中同时筛查了 375 例女性，在研究 1 中，138 例被随机分配静脉注射别孕烯醇酮 90μg/（kg·h）（$n=45$）、静脉注射别孕烯醇酮 60μg/（kg·h）（$n=47$）以及安慰剂（$n=46$）；在研究 2 中，108 例被随机分配静脉注射别孕烯醇酮 90μg/（kg·h）（$n=54$）以及安慰剂（$n=54$）。在研究 1 中，在 60h 时与安慰剂组 14.0 分相比，别孕烯醇酮 60μg/（kg·h）组和别孕烯醇酮 90μg/（kg·h）组的 HAM-D 总分均较基线降低（分别为 $P=0.0013$；$P=0.0252$）。在研究 2 中，与安慰剂组相比，在 60h 时别孕烯醇酮 90μg/（kg·h）组的 HAM-D 总分较基线的值降低（$P=0.0160$）。结论认为，与安慰剂相比，注射别孕烯醇酮治疗产后抑郁症在 60h 时 Ham-D 总分显著降低，临床意义显著，且在研究期间作用起效快，治疗反应持久。鉴于持续静脉注射别孕烯醇酮在治疗产后抑郁症方面的显著疗效，2019 年 3 月美国食品药品管理局（Food and Drug Administration，FDA）批准别孕烯醇酮的静脉输注剂型用于治疗产后抑郁症，这是美国 FDA 批准的第一种专门用于治疗产后抑郁症的药物。该药是一种 γ-氨基丁酸 A 型受体（GABA_A）正性变构调节剂，可纠正产后 GABA_A 受体系统紊乱，尤其是恢复 GABA_A 受体和 N-甲基-D-天冬氨酸（NMDA）受体活性之间的平衡。

2021 年，Machado 等首次报道了 1 例有严重自杀倾向的产后抑郁症患者在使用抗抑郁药物无效后，注射艾司氯胺酮后迅速地改变了症状。艾司氯胺酮是氯胺酮的右旋拆分体，即右旋氯胺酮，主要通过阻滞 NMDA 受体来发挥镇痛作用。与氯胺酮相比，艾司氯胺酮具有效价高、受体亲和力强、神经系统不良反应少的特点，且药物动力学可控，能治疗难治性抑郁症，即使对多种抗抑郁药无效的患者，也能从中获益。盐酸艾司氯胺酮目前已分别在澳大利亚、德国、荷兰等国家上市。除此以外，盐酸艾司氯胺酮鼻喷剂于 2019 年 3 月 5 日在美国获批上市，曾获得美国食品药品管理局授予的两项突破性疗法认定，包括治疗耐药性抑郁症和即将发生自杀风险的重度抑郁症，目前该鼻喷剂在产后抑郁症中的使用尚未见报道。

（马玉姗　柳慧　余何亚）

参 考 文 献

[1] PAYNE J L, MAGUIRE J. Pathophysiological mechanisms implicated in postpartum depression [J]. Front Neuroendocrinol, 2019, 52:165-180.

[2] ILIADIS S I, SKALKIDOU A, RANSTRAND H, et al. Self-harm thoughts postpartum as a marker for long-term morbidity[J]. Front Public Health, 2018, 6:34.

[3] FARIAS-ANTUNEZ S, XAVIER M O, SANTOS I S. Effect of maternal postpartum depression on offspring's growth [J]. J Affect Disord, 2018, 228:143-152.

[4] ZOU R, TIEMEIER H, VAN DER ENDE J, et al. Exposure to maternal depressive symptoms in fetal life or childhood and offspring brain development: a population-based imaging study[J]. Am J Psychiatry, 2019, 176(9):702-710.

[5] GUGLIELMINOTTI J, LI G. Exposure to general anesthesia for cesarean delivery and odds of severe postpartum depression requiring hospitalization[J]. Anesth Analg, 2020, 131(5):1421-1429.

[6] ECKERDAL P, KOLLIA N, KARLSSON L, et al. Epidural analgesia during childbirth and postpartum depressive symptoms: a population-based longitudinal cohort study [J]. Anesth Analg, 2020, 130(3):615-624.

[7] TAN C W, SULTANA R, KEE M Z L, et al. Investigating the association between labour epidural analgesia and postpartum depression: a prospective cohort study[J]. Eur J Anaesthesiol, 2020, 37(9):796-802.

[8] MATRISCIANO F, PINNA G. PPAR and functional foods: Rationale for natural neurosteroid-based interventions for postpartum depression [J]. Neurobiol Stress, 2020, 12:100222.

[9] VIGOD S N, KURDYAK P, BROWN H K, et al. Inflammatory bowel disease and new-onset psychiatric disorders in pregnancy and post partum: a population-based cohort study[J]. Gut, 2019, 68(9):1597-1605.

[10] VARGAS-TERRONES M, BARAKAT R, SANTACRUZ B, et al. Physical exercise programme during pregnancy decreases perinatal depression risk: a randomised controlled trial[J]. Br J Sports Med, 2019, 53(6):348-353.

[11] MASELKO J, SIKANDER S, TURNER E L, et al. Effectiveness of a peer-delivered, psychosocial intervention on maternal depression and child development at 3 years postnatal: a cluster randomised trial in Pakistan [J]. Lancet Psychiat, 2020, 7(9):775-787.

[12] BHATTACCHARJEE S A, MURNANE K S, BANGA A K. Transdermal delivery of breakthrough therapeutics for

the management of treatment-resistant and post-partum depression[J]. Int J Pharm,2020,591:120007.

[13] MELTZER-BRODY S,COLQUHOUN H,RIESENBERG R,et al. Brexanolone injection in post-partum depression:two multicentre,double-blind,randomised,placebo-controlled, phase 3 trials [J]. Lancet, 2018, 392(10152):1058-1070.

[14] CRISTEA I A,NAUDET F. US food and drug administration approval of esketamine and brexanolone[J]. Lancet Psychiat,2019,6(12):975-977.

[15] POWELL J G,GARLAND S,PRESTON K,et al. Brexanolone (Zulresso):finally, an fda-approved treatment for postpartum depression [J]. Ann Pharmacother, 2020,54(2):157-163.

[16] MACHADO C,LACERDA A,BRESSAN R A,et al. Esketamine for postpartum suicidality[J]. Biol Psychiatry, 2021,89(6):e35-e36.

[17] SWAINSON J,THOMAS R K,ARCHER S,et al. Esketamine for treatment resistant depression[J]. Expert Rev Neurother,2019,19(10):899-911.

[18] BOZYMSKI K M,CROUSE E L,TITUS-LAY E N,et al. Esketamine:a novel option for treatment-resistant depression[J]. Ann Pharmacother, 2020, 54 (6): 567-576.

[19] KAUR U,PATHAK B K,SINGH A,et al. Esketamine:a glimmer of hope in treatment-resistant depression[J]. Eur Arch Psychiatry Clin Neurosci,2021,271(3):417-429.

[20] KRYST J,KAWALEC P,PILC A. Efficacy and safety of intranasal esketamine for the treatment of major depressive disorder[J]. Expert Opin Pharmacother, 2020, 21(1):9-20.

[21] POPOVA V,DALY E J,TRIVEDI M,et al. Efficacy and safety of flexibly dosed esketamine nasal spray combined with a newly initiated oral antidepressant in treatment-resistant depression:a randomized double-blind active-controlled study[J]. Am J Psychiatry, 2019, 176(6): 428-438.

90 新型冠状病毒肺炎产妇分娩镇痛和剖宫产麻醉策略的研究进展

自 2019 年 12 月起,新型冠状病毒肺炎(COVID-19)在全球范围内迅速蔓延,妊娠合并 COVID-19 是围产领域关心的问题之一。在流行初期,考虑到 COVID-19 产妇可能更易出现并发症,各大医疗机构倾向于对这些产妇实施剖宫产术。然而,随着对妊娠合并 COVID-19 认识的不断深入,发现大部分产妇和胎儿对于 COVID-19 感染的耐受性良好,还有部分产妇为无症状感染者,这就为妊娠合并 COVID-19 产妇顺产提供了条件,并且这部分产妇有接受分娩镇痛的需要。目前,关于 COVID-19 感染产妇分娩镇痛和麻醉管理报道还比较有限,如何安全有效地实施分娩镇痛和手术麻醉,避免交叉感染是医务工作者面临的巨大挑战。因此,本文通过系统回顾最新的研究证据,为妊娠合并 COVID-19 产妇的分娩镇痛和剖宫产麻醉实施提供一些相关建议。

一、COVID-19 和分娩镇痛

在 COVID-19 流行期间,产科医疗团队需要根据实际情况调整相应的诊疗对策,为孕产妇提供良好的医疗护理服务。

(一) COVID-19 疑似和确诊产妇的分娩管理

一项研究表明,在纽约高达 87.9% 的 COVID-19 产妇为无症状感染者,如果不采取适当的措施,很容易造成院内感染的发生。因此,推荐医疗机构从入院开始就对产妇及陪护人员开展 COVID-19 筛查。同样,产科医疗团队也需要调整相应的诊疗策略,尽可能缩短产妇住院时间,产妇分娩后尽快安排出院,以降低在院期间感染 COVID-19 的可能性。

医疗机构要设立专门的防护措施策略保护未感染的孕产妇和医护工作人员。对感染患者的检测和隔离是重中之重。对于确诊或疑似 COVID-19 感染的患者,在有条件的医院应将其隔离在负压层流病房,同时要求陪护人员离院,并实施居家隔离。在一些 COVID-19 感染率较高的医疗机构,应该拒绝所有的陪护人员进入医院。孕产妇和陪护人员使用口罩可以减少气溶胶的产生,建议所有接触 COVID-19 感染产妇的医护人员都应佩戴个人防护设备。

(二) COVID-19 疑似和确诊产妇采取分娩镇痛措施

对于 COVID-19 疑似和确诊产妇实施分娩镇痛应力求达到以下目标:①确保产妇安全;②在护理产妇的同时保护医护人员;③合理使用个人防护设备,降低医疗资源消耗;④保持最高和最安全的护理标准。椎管内分娩镇痛作为分娩镇痛的金标准被推荐作为 COVID-19 感染产妇首选的镇痛措施,可以满足以上这些要求。最近针对英国产科麻醉科医师的调查显示,62% 的麻醉科医师认为在第一波大流行期间,椎管内分娩镇痛的产妇数量并未减少,甚至有所增加。此外,COVID-19 感染产妇在阴道分娩期间可能需要接受剖宫产手术,通过椎管内分娩镇痛预留的硬膜外导管可以迅速实施剖宫产麻醉,从而避免全身麻醉气管插管所致的感染可能。

对于一些存在椎管内分娩镇痛禁忌证的产妇,可能需要采用瑞芬太尼静脉镇痛或氧化亚氮吸入镇痛作为替代方法。然而,有部分学者认为在 COVID-19 流行期间采用上述两种镇痛方式存在一定的危险性:第一,瑞芬太尼静脉输注可能会增加疑似患者呼吸抑制的风险;第二,氧化亚氮吸入镇痛有增加飞沫传播的风险。其他学者认为,氧化亚氮吸入镇痛并不会导致气溶胶的产生,对于没有呼吸道症状以及血氧饱和度>95% 的产妇使用瑞芬太尼静脉镇痛仍然是安全的。

(三) 对于 COVID-19 产妇实施椎管内分娩镇痛

目前,所有的专家共识都建议对 COVID-19 产妇在产程早期就实施椎管内分娩镇痛,如果条件允许,当产妇进入产房后就可以进行分娩镇痛。在实施硬膜外穿刺前,应关注 COVID-19 产妇的血小板计数和凝血功能,COVID-19 可能会引起血小板计数的降低和凝血功能的紊乱。为了保证椎管内分娩镇痛的效果以及降低并发症的发生率,应当由高年资的麻醉科医师对 COVID-19 产妇进行操作。有学者认为,对 COVID-19 产妇应当采用腰硬联合分娩镇痛方式,原因在于该镇痛方式起效迅速,效果确切,从而可以减少麻醉科医师访视观察产妇的时间,减低麻醉科医师院内感染的风险。同样,分娩镇痛的维持同样要求效果良好且副作用少。从目前的研究来看,程控硬膜外间歇脉冲注入技术是 COVID-19 产妇的最佳选择。

（四）硬膜外分娩镇痛并发症

即使由经验丰富的麻醉科医师实施椎管内分娩镇痛操作仍有发生并发症的可能。对 COVID-19 产妇进行硬膜外穿刺时,需要穿戴个人防护设备,这可能会影响麻醉科医师的活动以及操作手感,从而使穿破硬脊膜以及导管误入血管等并发症的发生率升高。因此,麻醉科医师在给予镇痛试验剂量时应尤其注意,确保镇痛起效且没有阻滞平面过高或者局部麻醉药中毒等不良事件发生后才能离开产房。

此外,硬膜穿刺后头痛（post dural puncture headache,PDPH）是硬膜分娩外镇痛典型的并发症。由于约 28% 的妊娠合并 COVID-19 的患者会出现头痛,因此诊断 PDPH 较为困难。目前,没有对 COVID-19 产妇进行血补丁治疗的报道,血补丁治疗的安全性也无法评估。由于在 COVID-19 患者血液中可以检测到病毒,因此血补丁治疗理论上有导致椎管内感染的可能。然而,目前还没有相关的研究与报道,因此当 COVID-19 产妇发生 PDPH 时,因评估实施血补丁治疗的风险,或者采用其他的代替治疗措施。

二、COVID-19 产妇的剖宫产麻醉

COVID-19 产妇分娩过程中需要妇产科与麻醉科团队保持良好的沟通,由于急诊剖宫产传播病毒的风险较大,因此原则上应尽量避免实施急诊剖宫产。

（一）COVID-19 产妇剖宫产的风险和危害

SARS-CoV-2 病毒的趋神经性是实施麻醉需要关注的一个问题。最近的一项研究显示,冠状病毒可以通过转录、轴突运输、血液播散或淋巴途径进行传播。头痛、头晕、味觉和嗅觉功能障碍或意识障碍是最常见的神经系统症状。到目前为止,有 7 例 COVID-19 产妇发生脑炎或者脑膜炎,均与椎管内麻醉技术无关。病毒感染脓毒症所致的呼吸窘迫、缺氧、脱水和发热可能与这些患者神经损害的发生有关。目前,没有证据表明区域麻醉技术对 COVID-19 产妇有害,特别是无症状感染者。

一些研究表明,SARS-CoV-2 可以引起母婴垂直传播。然而,除了病原体宫内传播外,妊娠合并 COVID-19 还有其他风险。包括母体对感染的免疫反应可能对胎儿发育产生负面影响。发烧是 COVID-19 孕妇最常见的症状,产妇体温过高会引起胎儿神经元损伤,从而影响胎儿神经发育。因此,COVID-19 孕产妇分娩的婴儿可能需要接受长期随访。

在实施剖宫产手术前,为了增加安全性和降低院内感染的风险,需要重视以下几个方面:①往返手术室的转运方式;②最大限度减少在感染手术室的临床工作人员;③穿戴和脱下个人防护装备的预案;④术中急救药品或设备的供应;⑤术中护理记录;⑥提供安全的术后护理,包括转运至 ICU 进一步治疗。

（二）COVID-19 产妇剖宫产首选椎管内麻醉

神经阻滞麻醉是剖宫产手术的首选麻醉方式。硬膜外麻醉或者蛛网膜下腔麻醉同样在 COVID-19 产妇剖宫产中应用广泛。COVID-19 产妇由于感染等因素,椎管内麻醉后容易出现血流动力学剧烈波动,在麻醉后推荐预防性使用血管升压药物。重比重丁哌卡因复合芬太尼或吗啡可以降低阻滞失败的发生率,以及降低椎管内麻醉转为全身麻醉的可能,因此更适用于 COVID-19 产妇。

据报道,已有 14 例 COVID-19 确诊产妇接受腰硬联合麻醉行剖宫产术。腰硬联合麻醉通过硬膜外导管追加局部麻醉药物取得良好的麻醉效果,此外还可用于术后硬膜外镇痛。通过观察这些确诊产妇可以发现,患者术中及术后没有出现麻醉相关不良事件。手术室医护人员通过穿戴个人防护设备也没有院内感染的发生。需要注意的是,对 SpO_2 低于 93% 的重度 COVID-19 感染产妇术中需要给予吸氧治疗。

（三）全身麻醉

COVID-19 产妇剖宫产全身麻醉的适应证包括:存在区域麻醉禁忌;禁忌剖宫产;区域麻醉失败,以及 COVID-19 产妇病情迅速恶化。此外,对于 SpO_2 低于 93% 的 COVID-19 感染产妇也推荐使用全身麻醉。然而,全身麻醉可能增加医护人员感染的风险,同时也会造成个人防护设备等医疗资源的消耗增加。一项研究显示,在 COVID-19 流行期间,英国一家医疗机构的剖宫产全身麻醉使用率从两年前的 7.5% 下降至 3.3%,减少了 4.2%。由于全身麻醉过程中可能会导致气溶胶的产生,因此,产科医师和麻醉科医师对剖宫产的紧急程度会进行更加慎重的评估,从而导致全身麻醉实施频率的下降。

对 COVID-19 产妇实施全身麻醉时必须使用增强型个人防护设备,包括 N95 口罩、面屏、隔离衣以及双层手套。已经证实,在实施全身麻醉过程中,麻醉科医师所采用的保护等级越高,感染 COVID-19 的可能性越低。对每种突发情况应提前制订相应的措施,同时要核对该措施具体实施情况。

（四）急诊剖宫产手术

应尽量避免急诊剖宫产,特别是紧急剖宫产。如果 COVID-19 产妇已经实施了硬膜外分娩镇痛,最合理的麻醉方式是通过预先留置的硬膜外导管追加局部麻醉药,在硬膜外麻醉下完成剖宫产手术。局部麻醉药应在手术室内追加,以避免病毒播散的可能,以及确保产妇安全。如果出现硬膜外导管脱出或者堵塞导致无法给药的情况,可以改行脊髓麻醉或者腰硬联合麻醉。存在椎管内麻醉禁忌证的情况下（严重低氧血症、脓毒症以及凝血功能障碍）应当谨慎实施全身麻醉。

（五）麻醉后护理

麻醉后的复苏可以在手术室内进行,也可以将 COVID-19 产妇转运至专门的复苏地点,总体的原则是避免病毒向外界传播。鞘内或硬膜外吗啡是区域麻醉剖宫产术后有效

的镇痛手段。

较早的研究报告显示，使用非甾体类抗炎药物（NSAIDs）治疗新型冠状病毒肺炎症状可能会加重病情，但是 NSAIDs 用于治疗术后疼痛并未产生不良影响。此外，全身使用糖皮质激素可能会加重 COVID-19 病情，因此有学者建议避免使用地塞米松来预防术后恶心呕吐。腹横筋膜阻滞术可以显著减轻术后切口疼痛，然而操作时需注意COVID-19 可能对超声设备造成污染。

研究表明，COVID-19 产妇与普通人相比具有更高的血栓风险，一方面由于妊娠期本身就处于高凝状态，另一方面是由于 COVID-19 病毒感染引起。然而，至今仍然没有充分的证据推荐对 COVID-19 产妇预防性使用低分子量肝素。目前，仅考虑对于中重症 COVID-19 产妇预防性使用低分子量肝素。在妊娠期间使用低分子量肝素建议短期治疗，以免影响神经阻滞的操作。产后使用低分子量肝素需要评估出血与血栓的风险，特别是通过剖宫产分娩的产妇。尽管如此，COVID-19 产妇低分子量肝素的最佳剂量尚不清楚。

对于产后出血的 COVID-19 产妇可以考虑使用新鲜冰冻血浆、纤维蛋白原或氨甲环酸。但是对于 COVID19 相关的弥散性血管内凝血应避免使用氨甲环酸。

三、总结

综上所述，对 COVID-19 产妇实施分娩镇痛或者剖宫产麻醉前制定充分的预案和准备非常重要。这些预案需要多学科协作，覆盖产程的每一阶段。区域麻醉技术是分娩镇痛和剖宫产手术的首先方法。应尽量避免急诊剖宫产以及全身麻醉。如果必须采用全身麻醉，医护工作人员的防护至关重要。对 COVID-19 孕产妇整个围产期都要评估血栓发生的风险，避免血栓栓塞症的发生。随着对新型冠状病毒肺炎认识的不断深入以及疫苗的全面接种，相信在不久的将来疫情就可以得到控制，从这次疫情中得到的新型冠状病毒肺炎产妇分娩镇痛及剖宫产麻醉处理的宝贵经验，对于未来处理相似的感染患者将十分有益。

（张虓宇　徐子锋）

参 考 文 献

[1] SUTTON D,FUCHS K,D'ALTON M,et al. Universal screening for SARS-CoV-2 in women admitted for delivery [J]. The New England journal of medicine,2020,382（22）:2163-2164.

[2] STEPHENS A J,BARTON J R,BENTUM N A,et al. General guidelines in the management of an obstetrical patient on the labor and delivery unit during the COVID-19 pandemic [J]. American journal of perinatology,2020,37(8):829-836.

[3] MORAU E,BOUVET L,KEITA H,et al. Anaesthesia and intensive care in obstetrics during the COVID-19 pandemic[J]. Anaesthesia,critical care & pain medicine,2020,39(3):345-349.

[4] POSTON J T,PATEL B K,DAVIS A M. Management of critically ill adults with COVID-19[J]. Jama,2020,323（18）:1839-1841.

[5] NAJI J A,CARVALHO B. Pain management during labor and vaginal birth[J]. Best practice & research Clinical obstetrics & gynaecology,2020,67:100-112.

[6] BAMBER J H,LUCAS D N. COVID-19 and access to labour epidural analgesia in UK hospitals[J]. Anaesthesia,2020,75(8):1119-1120.

[7] KRANKE P,WEIBEL S,SITTER M,et al. [Obstetric anesthesia during the SARS-CoV-2 pandemic-a brief overview of published recommendations for action by national and international specialist societies and committees][J]. Anasthesiologie Intensivmedizin Notfallmedizin Schmerztherapie,2020,55(4):266-274.

[8] LEE M,ZHU F,MOODIE J,et al. Remifentanil as an alternative to epidural analgesia for vaginal delivery:a meta-analysis of randomized trials [J]. Journal of clinical anesthesia,2017,39:57-63.

[9] ZAFIROVA Z,SHEEHAN C,HOSSEINIAN L. Update on nitrous oxide and its use in anesthesia practice[J]. Best practice & research Clinical anaesthesiology,2018,32（2）:113-123.

[10] BAMPOE S,ODOR P M,LUCAS D N. Novel coronavirus SARS-CoV-2 and COVID-19. Practice recommendations for obstetric anaesthesia:what we have learned thus far [J]. International journal of obstetric anesthesia,2020,43:1-8.

[11] LANDAU R. COVID-19 pandemic and obstetric anaesthesia[J]. Anaesthesia,critical care & pain medicine,2020,39(3):327-328.

[12] GUASCH E,BROGLY N,GILSANZ F. Combined spinal epidural for labour analgesia and caesarean section:indications and recommendations[J]. Current opinion in anaesthesiology,2020,33(3):284-290.

[13] XU J,ZHOU J,XIAO H,et al. A systematic review and meta-analysis comparing programmed intermittent bolus and continuous infusion as the background infusion for parturient-controlled epidural analgesia[J]. Scientific reports,2019,9(1):2583.

[14] LEE J S E,GOY R W L,SNG B L,et al. Considerations and strategies in the organisation of obstetric anaesthesia care during the 2019 COVID-19 outbreak in Singapore [J]. International journal of obstetric anesthesia,2020,43:114-117.

［15］ SAN-JUAN R,BARBERO P,FERNÁNDEZ-RUIZ M,et al. Incidence and clinical profiles of COVID-19 pneumonia in pregnant women:a single-centre cohort study from Spain［J］. EClinicalMedicine,2020,23:100407.

［16］ CHEN X,LAURENT S,ONUR O A,et al. A systematic review of neurological symptoms and complications of COVID-19［J］. Journal of neurology,2021,268(2):392-402.

［17］ DENIZ M, TEZER H. Vertical transmission of SARS CoV-2:a systematic review［J］. J Matern Fetal Neonatal Med,2020,21:1-8.

［18］ CHEN R,ZHANG Y,HUANG L,et al. Safety and efficacy of different anesthetic regimens for parturients with COVID-19 undergoing cesarean delivery:a case series of 17 patients［J］. Canadian journal of anaesthesia,2020,67(6):655-663.

［19］ GINOSAR Y,MIRIKATANI E,DROVER D R,et al. ED50 and ED95 of intrathecal hyperbaric bupivacaine coadministered with opioids for cesarean delivery［J］. Anesthesiology,2004,100(3):676-682.

［20］ YUE L,HAN L,LI Q,et al. Anesthesia and infection control in cesarean section of pregnant women with COVID-19 infection:a descriptive study［J］. Journal of clinical anesthesia,2020,66:109908.

［21］ BAUER M E,BERNSTEIN K,DINGES E,et al. Obstetric anesthesia during the COVID-19 pandemic［J］. Anesthesia and analgesia,2020,131(1):7-15.

［22］ DIXON T, BHATIA K, COLUMB M. The SARS-CoV-2 effect:an opportunity to reduce general anaesthesia rates for caesarean section? ［J］. British journal of anaesthesia,2020,125(3):e324-e326.

［23］ SUN X,LIU Y,MEI W. Safety considerations for neuraxial anaesthesia in parturients with COVID-19［J］. British journal of anaesthesia,2020,125(3):e313-e314.

［24］ DAY M. Covid-19:ibuprofen should not be used for managing symptoms, say doctors and scientists ［J］. BMJ (Clinical research ed),2020,368:m1086.

［25］ KLOK F A,KRUIP M,VAN DER MEER N J M,et al. Incidence of thrombotic complications in critically ill ICU patients with COVID-19［J］. Thrombosis research,2020,191:145-147.

［26］ BENHAMOU D,KEITA H,DUCLOY-BOUTHORS A S. Coagulation changes and thromboembolic risk in COVID-19 obstetric patients ［J］. Anaesthesia, critical care & pain medicine,2020,39(3):351-353.

［27］ THACHIL J,TANG N,GANDO S,et al. ISTH interim guidance on recognition and management of coagulopathy in COVID-19［J］. Journal of thrombosis and haemostasis,2020,18(5):1023-1026.

91 癫痫样放电在小儿全身麻醉中的研究进展

癫痫样放电(epileptiform discharge)是癫痫患者脑电图上的异常放电表现,是中枢神经系统受到损伤使脑细胞出现异常而过度放电,从而侵蚀细胞膜使膜内外产生电位差,当电位差出现失衡时容易使脑细胞出现异常的癫痫样放电。癫痫患者脑电图的典型表现是棘波、尖波、棘慢复合波或者尖慢复合波。癫痫样放电常见于麻醉诱导期,维持阶段少见,在儿童中的发生率较高。近年来越来越多研究者开始探讨癫痫样放电在小儿全身麻醉中的临床意义,本文就癫痫样放电的分类、影响因素及与术后并发症之间的关系做一综述。

一、癫痫样放电的分类

根据 Vakkuri 等的描述,诱导期癫痫样放电分为四种类型:带棘波 δ 波(delta with spikes,DSP)、节律性的多棘波(rhythmic polyspikes,PSR)、周期性癫痫样放电(periodic epileptiformdischarges,PED)和脑电抑制复合棘波(suppression with spikes,SSP)。DSP、PSR 和 PED 都属于发作间期棘波,常见于癫痫综合征。发作间期癫痫样放电(interictal epileptiform discharge,IED)是颅内局部组织经刺激导致神经元异常放电的体现,其受抑制性因素作用,具有自限性而不引起临床发作,当局部电流增加至足以冲破脑抑制功能,或者抑制因素减弱时,可沿空间扩布导致发作。IED 定义为与背景活动不同的短暂性活动,其高压至少是背景振幅的 2.5倍,持续时间可能从小于 70ms(尖峰)到大于 70ms(尖锐波),以尖锐波和尖峰为代表,是兴奋性突触后电位(excitatory postsynaptic potential,EPSP)和抑制性突触后电位(inhibitory postsynaptic potential,IPSP)总和的产物。IED 具有典型的特征形态,以下六个形态学标准必须满足四个才能将其分类为 IED。IED 应包含:①具有尖锐或尖峰形态(即尖峰)的二相或三相波;②波的持续时间不同于正在进行的背景活动,或短或长;③波形不对称,一个急剧上升的上升阶段和一个更缓慢衰减下降阶段;④瞬变之后应伴随一个相关的慢余波;⑤癫痫样放电周围的背景活动应该被破坏;⑥头皮上正负电位的分布应表明信号的脑源,对应于径向、斜向或切向方向。

二、癫痫样放电的影响因素

(一) 年龄

癫痫样放电在正常人群中的发生率为 1.1%~6.8%,放电 1/3 为广泛性,2/3 为局灶性,在儿童中的发生率更高,可能与脑的发育不成熟有关。Aanestad 等对 875 例患者的脑电图进行分析,探讨头皮脑电图发作间期痫样放电(IED)的发生及形态是否随年龄变化,发现 IED 具有年龄依赖性,其形态和定位与年龄有关($P<0.001$),局灶性 IED 多发于儿童和老年人,不同年龄的患者癫痫样放电的特点有所不同,IED 在儿童中振幅更高,峰值更尖锐,斜率更大,持续时间更短,慢波面积更大,分布更广。随着年龄的增长,IED 显得不那么锐利,振幅较低,慢波不太明显,头皮定位变得更偏侧,更频繁地出现在左半球,棘波不对称性是唯一不随年龄变化的 IED 指标。

(二) 通气方式

不同的通气方式下癫痫样放电的发生率有所不同,报告显示,在接受快速面罩诱导的患者中,脑电图中癫痫样模式的发生率很高,特别是在辅助通气或过度通气的情况下。Vakkuri 等将 31 例 2~12 岁吸入七氟烷诱导的儿童随机分为控制通气组(CV 组)和自主呼吸组(SB 组),通过对其脑电图进行分析,发现 CV 组和 SB 组发作间期癫痫样放电(SSP+PSR+PED)的发生率分别为 88% 和 20%,说明两种通气方式均可产生痫样脑电图,控制通气时癫痫样放电的发生率明显高于自主呼吸时癫痫样放电的发生率。提示这种诱导方式的适用性还需要进一步研究,尤其对于癫痫儿童。

(三) 麻醉药

七氟烷是一种广泛应用于儿童的吸入麻醉药,具有血流动力学稳定、无呼吸道刺激等优点,然而儿童在高浓度七氟烷诱导下会出现癫痫样脑电图征象。文献报道表明,癫痫样脑电图改变的发生率和周期性与七氟烷消除分数的增加有关,七氟烷诱导的儿童癫痫样放电的发生率较高,其影响因素包括七氟烷的浓度、给药时间等。当七氟烷在高浓度下以较短的时间给药时,在不同身体部位(包括大脑)之间平衡的时间相对较短,故癫痫样电位发生率相对较低。Tanaka 等对 11 例 3~18 岁行胼胝体切除术或癫痫灶切除术的难治性癫痫患儿进行研究,探讨七氟烷对癫痫手术患儿脑电活动的影响,发现与低浓度 2.5% 七氟烷组相比,较高浓度(1.5MAC)七氟烷组可显著增加棘波的范围和峰数。Rigouzzo 等对 73 例 5~18 岁的儿童进行研究,发现七氟烷浓度大于 4% 时癫痫样征象可能发生。Schultz 等对 70 例儿童(年龄 7~96 个月)进行研究,发现即使 8% 七氟烷只是短暂地用于小儿麻醉诱导,也可以观察到癫痫样脑电图活动。这些研究表明较高浓度的七氟烷可能会增加小儿癫痫样放电的发生率。七氟烷在脑内有多个作用靶点,例如作用 GABA 受体增强神经元抑制,阻断钾离子通道,超极化激活环核苷酸门控阳离子通道,结合 NMDA 受体,阻断谷氨酸释放,从而可能使神经元兴奋性增加。因此,七氟烷诱导的患儿更加有可能发生癫痫样放电,原因可能是七氟烷致使神经元神经兴奋性增加。

丙泊酚是目前临床麻醉使用最广泛的静脉麻醉药。Zijlmans 等研究了术中皮质脑电图(electrocorticogram,ECoG)中丙泊酚对高频振荡(high-frequencyoscillation,HFO)发生的影响,发现丙泊酚虽对峰值无明显影响,但能减少癫痫性 HFO 的数量。丙泊酚作为 GABA 受体激动剂,具有强烈的抗惊厥作用,GABA$_A$ 受体介导的抑制作用对抑制大脑兴奋性至关重要。因此,GABA 能神经传递的增强通常用于预防癫痫发作。有研究发现,持续性癫痫样活动与 GABA$_A$ 受体电导和 Cl$^-$ 挤压能力的降低有关,活动依赖性氯负荷进一步加剧了氯挤压能力的降低,导致神经内氯离子持续升高。GABA$_A$ 受体的激活诱导内向氯电流,使突触后神经元超极化,最终导致锥体神经元抑制。然而延长和广泛的 GABA 能活动会增加神经元氯离子通道挤压机制的负荷,最终导致膜电位从超极化转为去极化(抑制电位转为兴奋电位)。因此,所有增强 GABA 能神经传递作用的麻醉药,都同时具有抑制和促进惊厥的作用。近期的这些研究也进一步证实了 GABA 能神经传递的"双面作用"。

依托咪酯因其理想的药代动力学特点即对心血管血流动力学稳定、呼吸抑制小等优点广泛应用于儿童和成年人的麻醉诱导和维持。但有研究表明,依托咪酯给药后发作间期癫痫活动(包括高频振荡和棘波)发生率明显增加。Van 等研究了皮质醇水平与局灶性癫痫患者脑电图中癫痫样异常发生率之间的关系,发现皮质醇与癫痫样放电的发生率呈正相关。而依托咪酯的肾上腺皮质功能抑制作用可促进血清皮质醇浓度的降低,但依托咪酯此种作用是否可通过降低皮质醇而降低癫痫样放电的发生尚不清楚。

三、癫痫样放电在小儿全身麻醉中的意义

(一)指导麻醉药使用

七氟烷和丙泊酚是小儿常用的全身麻醉药,Koch 等对 0.5~8 岁择期手术患儿进行前瞻性、观察性队列研究,比较丙泊酚和七氟烷麻醉诱导期间儿童癫痫样放电的发生率,发现相于丙泊酚诱导,七氟烷诱导的患儿更加有可能发生癫痫样放电,发作间期棘波(PSR/PED/DSP)在七氟烷诱导的患儿中发生率明显高于丙泊酚诱导的患儿,丙泊酚复合七氟烷诱导时发作间期棘波的发生率也较高,且较高浓度的瑞芬太尼($\geqslant 0.15\mu g \cdot kg^{-1} \cdot min^{-1}$)与癫痫样放电相关。Rigouzzo 等将 73 例 5~18 岁的儿童按麻醉药随机分为 P 组(靶控输注丙泊酚)和 S 组(吸入七氟烷),通过对原始脑电图进行频谱分析,发现高浓度的七氟烷麻醉时会表现出快速振荡和癫痫样的脑电波模式;与七氟烷相比,丙泊酚具有更多的 δ 波和脉冲抑制期。Zijlmans 等对术中皮质脑电图(ECoG)进行分析,探索丙泊酚对高频振荡(HFO)发生的影响,发现丙泊酚能减少癫痫性 HFO 的数量,说明小儿麻醉诱导宜使用丙泊酚,不宜使用七氟烷或高剂量的瑞芬太尼。Gibert 等对 79 例(3~11 岁)行择期手术的儿童进行研究,发现七氟烷浓度限制在 1.5MAC 可减少癫痫样放电的发生。Kreuzer 等对 100 例(年龄 4.6 岁±3.0 岁)儿童进行研究,通过脑电监测分析发现较低的七氟烷呼气末浓度和较短的给药时间可以减少癫痫样放电的发生。由此可见,可以在小儿麻醉中通过降低七氟烷的浓度和缩短给药时间以减少癫痫样放电的发生。

咪达唑仑是常用的全身麻醉药,该药品已广泛引用于各类手术的麻醉诱导与维持,也是小儿癫痫治疗的一线药物,然而即使术前给咪达唑仑,仍不能阻止癫痫样放电的发生。而 Nieminen 等对 30 例摘除腺样体的 3~8 岁健康儿童在术前静脉注射咪达唑仑(0.1mg/kg)、硫喷妥钠(5mg/kg)麻醉诱导、七氟烷(空气/氧气中呼气末浓度 2%,不含氧化亚氮)维持时进行脑电图记录,发现术前应用咪达唑仑、静脉滴注硫喷妥钠和 2% 七氟烷维持麻醉不会引起儿童癫痫样脑电图。依托咪酯被广泛应用于麻醉诱导,但有研究表明,依托咪酯给药后发作间期癫痫活动(包括高频振荡和棘波)发生率明显增加,这提示依托咪酯也有可能增加麻醉诱导期小儿癫痫样放电的发生。Gibert 等对 79 例(3~11 岁)行择期手术并予羟嗪类药物治疗的儿童进行回顾性分析,发现氧化亚氮和阿芬太尼在提高癫痫样放电的阈值方面有一定的作用。由此可见,麻醉科医师在小儿手术中可通过减少依托咪酯的使用或者使用氧化亚氮和阿芬太尼以降低癫痫样放电的发生率,这些发现将有助于麻醉科医师更准确地使用小儿手术中的麻醉药品。

(二)预测术后认知功能

手术和麻醉都有可能使患儿术后出现并发症,且由于

小儿生理解剖特异性以及各器官系统尚未发育完善,增加了术后出现并发症的风险,通常呼吸及循环系统并发症易检测,而中枢神经系统并发症往往症状隐匿而不易检测。近年来越来越多的临床医师,尤其是麻醉科医师开始关注手术和麻醉对小儿术后认知功能的影响,术中异常脑电图的出现可能对术后认知功能的损伤有一定预示作用。研究表明,癫痫样放电不表现为明显的癫痫发作,但可能会影响认知功能,这种不连续但异常的活动会对认知能力产生长期的负面影响,消除癫痫样放电可以延缓认知功能的恶化。Sun 等对 20 例癫痫手术后无癫痫发作的患儿进行回顾性研究,分析了术中皮质脑电图中高频振荡和棘波的数量,发现术中棘波减少与术后认知功能改善相关,可见术中癫痫样放电的监测对预示术后认知能力有一定意义。

癫痫样放电分为兴奋型癫痫样放电和抑制型癫痫样放电,抑制型癫痫样放电(即爆发抑制)为高波幅的爆发性活动与低电压或电抑制状态交替出现,是大脑皮质及皮质下广泛损伤或抑制的表现,与老年患者术后谵妄的发生有关,而其对小儿长期认知功能的影响尚未明确。兴奋型癫痫样放电在小儿麻醉诱导过程中经常发生,与术后谵妄的发生具有一定相关性,但目前分析癫痫样放电对儿童术后出现谵妄影响的研究仍然很少。苏醒期谵妄是小儿麻醉苏醒期一种常见且具有挑战性的并发症,表现为麻醉苏醒后即刻出现的患儿对周围环境自制力和定向力缺乏,对刺激过度敏感,躁动不安,无目的乱踢乱打,与照顾者或父母无眼神接触,无法安抚等。尤其在七氟烷麻醉时更加常见。Koch 等对 62 例 0.5~8 岁接受计划性手术的儿童进行前瞻性、观察性队列研究,分析了麻醉诱导期间癫痫样放电与苏醒期谵妄之间的关系,证实了小儿麻醉诱导中癫痫样放电(PSR/DSP/PED/SSP)与苏醒期谵妄之间的相关性,即麻醉诱导中出现癫痫样放电的小儿苏醒期谵妄的发生率更高,其中发作间期棘波(PSR/DSP/PED)与苏醒期谵妄高度相关,这可能与全身麻醉所致神经元过度兴奋有关,而 SSP 与苏醒期谵妄无明显相关性。发作间期棘波、年龄小是苏醒期谵妄的独立危险因素。

四、展望

综上所述,癫痫样放电在小儿全身麻醉中可以用于指导麻醉药的使用、预测术后认知功能等。麻醉诱导期间出现癫痫样放电可能使小儿的脑功能受损,导致认知或行为异常,然而这些癫痫样放电的潜在发生率和病理生理学机制目前仍不清楚,还需要进一步探索。此外,是否能够通过减少诱导期间癫痫样放电的发生来改善小儿术后的认知功能还需要进一步验证。

(陈宝璇 曹袁媛 王雷 顾尔伟 张雷)

参考文献

[1] VAKKURI A, HANKALA A Y, SäRKELä M, et al. Sevoflurane mask induction of anaesthesia is associated with epileptiform EEG in children[J]. Acta Anaesthesiologica Scandinavica, 2001, 45(7): 805-811.

[2] JANATI A B, ALGHASAB N S, ALDAIFE M Y, et al. Atypical interictal epileptiform discharges in electroencephalography[J]. J Epilepsy Res, 2018, 8(2): 55-60.

[3] AANESTAD E, GILHUS N E, Brogger J. Interictal epileptiform discharges vary across age groups[J]. Clinical Neurophysiology, 2020, 131(1): 25-33.

[4] SONKAJäRVI E, ALAHUHTA S, SUOMINEN K, et al. Topographic electroencephalogram in children during mask induction of anaesthesia with sevoflurane[J]. Acta Anaesthesiol Scand, 2009, 53(1): 77-84.

[5] MIAO M, XU Y, CONG X, et al. Epileptiform EEG discharges and sevoflurane in children: Protocol of a systematic review and meta-analysis[J]. Medicine (Baltimore), 2019, 98(40): e17401.

[6] CONSTANT I, SEEMAN R, MURAT I. Sevoflurane and epileptiform EEG changes[J]. Paediatr Anaesth, 2005, 15(4): 266-274.

[7] SCHULTZ B, OTTO C, SCHULTZ A, et al. Incidence of epileptiform EEG activity in children during mask induction of anaesthesia with brief administration of 8% sevoflurane[J]. PLOS ONE, 2012, 7(7): e40903.

[8] TANAKA S, ODA Y, RYOKAI M, et al. The effect of sevoflurane on electrocorticographic spike activity in pediatric patients with epilepsy[J]. Pediatric Anesthesia, 2017, 27(4): 409-416.

[9] RIGOUZZO A, EAR L K, LAUDE D, et al. EEG profiles during general anesthesia in children: a comparative study between sevofluraneandpropofol[J]. Pediatric Anesthesia, 2019, 29(3): 250-257.

[10] ZIJLMANS M, HUISKAMP G M, CREMER O L, et al. Epileptic high-frequency oscillations in intraoperative electrocorticography: the effect of propofol[J]. Epilepsia, 2012, 53(10): 1799-1809.

[11] BURMAN R J, SELFE J S, LEE J H, et al. Excitatory GABA ergic signalling is associated with benzodiazepine resistance in status epilepticus[J]. Brain, 2019, 142(11): 3482-3501.

[12] RAMPP S, SCHMITT H J, HEERS M, et al. Etomidate activates epileptic high frequency oscillations[J]. Clinical Neurophysiology, 2014, 125(2): 223-230.

[13] VAN CAMPEN J S, HOMPE E L, JANSEN F E, et al. Cortisol fluctuations relate to interictal epileptiform discharges in stress sensitive epilepsy[J]. Brain, 2016, 139(Pt 6): 1673-1679.

[14] KOCH S, RUPP L, PRAGER C, et al. Incidence of epi-

leptiform discharges in children during induction of anaesthesia using Propofol versusSevoflurane[J]. Clinical-Neurophysiology,2018,129(8):1642-1648.

［15］ GIBERT S,SABOURDIN N,LOUVET N,et al. Epileptogenic effect of sevoflurane:determination of the minimal alveolar concentration of sevoflurane associated with major epileptoid signs in children［J］. Anesthesiology, 2012,117(6):1253-1261.

［16］ KREUZER I,OSTHAUS W A,SCHULTZ A,et al. Influence of the sevoflurane concentration on the occurrence of epileptiform EEG patterns［J］. PLOS ONE,2014,9 (2):e89191.

［17］ NIEMINEN K,WESTERèN-PUNNONEN S,KOKKI H, et al. Sevoflurane anaesthesia in children after induction of anaesthesia with midazolam and thiopental does not cause epileptiform EEG［J］. Br J Anaesth,2002,89(6): 853-856.

［18］ BESAG F,GOBBI G,ALDENKAMP A,et al. Psychiatric and behavioural disorders in children with epilepsy(IL-AE task force report):subtle behavioural and cognitive manifestations of epilepsy in children［J］. Epileptic Disord,2016,18(1):55-67.

［19］ HORVATH A A,CSERNUS E A,LALITY S,et al. Inhibiting epileptiform activity in cognitive disorders:possibilities for a novel therapeutic approac［J］. Front Neurosci,2020,14:557416.

［20］ SUN D,VAN T K M,VAN SCHOONEVELD M,et al. High frequency oscillations relate to cognitive improvement after epilepsy surgery in children［J］. Clin Neurophysiol,2020,131(5):1134-1141.

［21］ KOCH S,RUPP L,PRAGER C,et al. Emergence delirium in children is related to epileptiform discharges during anaesthesia induction:an observational study［J］. European Journal of Anaesthesiology,2018,35(12): 929-936.

92 小儿微创麻醉的理念与实践

临床医学是为了满足人们对健康的追求,其根本目的是延长寿命、提高生命质量和减少痛苦。外科学作为临床医学的重要组成部分,通过外科手术的手段解除疾病病因,恢复患者健康。为了消除手术疼痛,保证患者安全,为手术创造更有利的条件,麻醉学应运而生。随着麻醉技术的不断发展,麻醉科医师的工作范围早已从手术室内单纯的解决手术疼痛,转变到术前评估与准备、麻醉方案制定、麻醉维持与术中监测、麻醉恢复和术后管理,机体生理功能的维护与支持,为患者安全地度过围手术期提供保障。由于临床麻醉为有创、侵入性治疗手段提供了安全保障和舒适条件,同时也提供生命支持和有效救治,使得外科医师不断探索更为复杂或更为挑战患者生命极限的治疗措施。

虽然外科手术是解除疾病的有效治疗手段,但其本身也是一种创伤,具有所有创伤的共同特点:损伤、疼痛、出血、应激与不适等。创伤应激反应激活免疫、内分泌系统,致使促炎因子和抗炎因子在体内平衡遭到破坏,造成全身及中枢神经系统炎症反应失调,扰乱机体生理,甚至危及生命。手术的部位、大小和涉及的器官系统,决定了其创伤的程度,也由此决定手术的风险。同样地,麻醉在提供舒适化医疗,减轻手术应激与创伤的同时,也会对机体产生不同程度的影响,尤其是在儿童患者中:①全身麻醉药对机体各系统的抑制作用,可能造成器官功能障碍,儿童的各器官发育尚未成熟,药物的安全窗小,更易造成损伤;②全身麻醉使得患儿意识及生理保护性反射消失,依赖麻醉科医师使用相关设备辅助提供生命的支持与维护;③术中气管插管和各类有创监测也有风险;④小儿神经突触发育未完善,全身麻醉可能引起神经系统并发症如术后谵妄和认知功能障碍(也与手术创伤所致的全身反应相关),已有研究提出反复多次暴露于全身麻醉术后可能与儿童术后负性行为学的发生相关。因此,无论是麻醉科医师还是外科医师,都应该充分权衡手术的风险收益比,尤其是终末期肿瘤患儿的术后生存质量及手术风险的平衡,制订使患者获益最多但创伤最小的诊疗计划。

当前,微创手术和加速康复外科(enhanced recovery after surgery, ERAS)的理念已经深入人心,其核心即是通过围手术期各项优化措施,降低手术患者生理及心理创伤应激,达到快速康复的目的。同样的,在 ERAS 时代,麻醉理念也应更新为"微创麻醉",即在保证手术安全的条件下,最大程度控制麻醉给患者带来的风险,为患者提供最小生理干扰、最快恢复的麻醉方案和围手术期管理策略。这一理念应该贯彻到术前评估与准备、麻醉方案制订、麻醉维持与术中监测、麻醉恢复和术后管理的各阶段。由于小儿生理与成人有明显区别,各器官功能发育及代偿能力较差,机体免疫力稍低下且可能合并不同的先天性疾病,"微创麻醉"应用于小儿中也有其不同之处。

一、术前评估与准备

根据年龄、并存疾病、器官功能状态及手术创伤的不同,全面评估麻醉手术风险。麻醉科医师应积极参与医院成立的多学科团队(multi-disciplinary team, MDT),对患者围手术期情况、外科疾病及手术创伤程度进行充分的了解。麻醉科医师掌握了不同亚专科的临床资源信息,可能提出较单一专科更多的疾病诊治选择方案,若了解其他手术途径或者手术方式能降低麻醉手术的风险,麻醉科医师应该积极建议。例如小儿的巨大纵隔肿瘤活检术若需要在开胸或者胸腔镜下进行,则必须实施气管插管全身麻醉。但此类患者由于上呼吸道严重受压,全身麻醉诱导期间可能发生气道塌陷、控制通气及气管插管困难,危及生命;即使气管插管成功,由于手术并没有切除肿瘤解除气道压迫的问题,术后拔管更为困难。而在"微创麻醉"的理念下,针对这类患儿,通过镇静复合胸段神经阻滞麻醉,在超声引导下穿刺活检则能明显降低麻醉风险,减轻手术创伤,术后患儿即可返回病房。"微创麻醉"在术前评估的应用促使大切口手术转化为了微创手术,升华了 ERAS 理念在小儿外科的应用,最大程度提升患儿收益风险比。

二、麻醉方案制订

麻醉方案制订通常与手术部位、手术范围和创伤程度有关。小儿外科手术的部位从头到脚，从体表到体内，从简单的多指切除到复杂的心、脑、肺、骨科和腹部手术，手术持续时间及手术创伤程度差异非常大。麻醉方案制订时应充分考虑每种手术类型的特点，同时结合该患儿的特殊病情，既要标准化和规范化，更要个体化。基本原则应尽可能采取联合麻醉的方式，即全身麻醉联合区域麻醉，通过多模式镇痛方式最小化围手术期阿片类药物的用量。已有多项研究提出区域麻醉除了能提供良好的术中和术后镇痛外，还能阻滞伤害性刺激的传导，减少创伤引起的全身炎症因子的释放，有利于患者术后恢复。在"微创麻醉"实践中，小儿全身麻醉联合区域麻醉应在全身麻醉诱导后在超声引导下实施，保证麻醉操作可视化、精准化的同时，最小化穿刺并发症和局部麻醉药物用量。此外，在小儿外科，由于手术对象的特殊性，一些简单手术常需要全身麻醉。由于小儿气管特殊的解剖结构，气道干预和建立人工气道的创伤与风险的评估应较成人更加谨慎。例如，术前存在肺挫裂伤患儿拟行四肢骨折内固定术，机械通气可能诱发气胸。可选择超声引导下神经阻滞为基础麻醉，气道管理尽量保留自主呼吸（面罩或喉罩），避免正压通气。合并哮喘或肺部感染的患儿，由于存在气道高反应性，气管插管与术后拔管过程中都可能诱发严重支气管痉挛。通过采用声门上气道减少刺激，可降低围手术期支气管痉挛的发生率。在"微创麻醉"理念指导下，麻醉科医师应在术前评估时详细计划麻醉策略，尽可能将麻醉风险最小化，采用镇静复合区域麻醉，避免气管插管全身麻醉。除此之外，理想的麻醉方案还需全面考虑麻醉诱导及麻醉苏醒过程的顺利过渡，围手术期任何可能的麻醉风险都应该被预测和做好预案。

三、麻醉维持与术中生命功能监控

在麻醉维持阶段主要是调控麻醉深度、监控与支持患者生命和维护重要脏器功能。麻醉维持药物的剂量通常根据专业书或指南推荐标准化使用，但这些剂量推荐多是根据健康中青年受试者得来的，且为了保证最低术中知晓率，推荐剂量往往偏高，且部分药物尚无小儿临床剂量指导说明。儿童肝肾功能发育尚未成熟，体内与药物代谢相关的酶系统发育不全，氧化药物能力差；肾小球滤过率低，药物排泄能力降低；血脑屏障发育不成熟，药物脑内浓度较高。这些因素都增加了小儿麻醉药使用的难度。"微创麻醉"追求使用最低有效麻醉药剂量保证对生理的最小干扰，达到微创的目的。因此，麻醉深度的实时监测在麻醉中的应用就显得尤为重要。脑电双频谱指数（BIS）作为目前临床广泛应用的监测镇静深度有效手段，虽然影响因素较多，但其反映麻醉镇静深度的灵敏度仍高于心率和血压这一类应激反应指标。此外，值得注意的是，对围手术期心率、血压、血糖这一类指标的调控，不应盲目地将其控制至正常水平范围，而是应根据患者术前情况，自身前后对比进行精确调控。因此，术中生命体征的维护也需要个体化，同时根据实

时监测的重要器官功能进行调整。随着麻醉技术的发展，越来越多的监测手段应用于临床中来保证病患的安全：有创动脉血压（arterialbloodpressure，ABP）、中心静脉压（central venous pressure，CVP）、脉波指示剂连续心排血量（Pulse index continuous cardiac output，PICCO）、Swan-Gaz 导管、经食管超声心动图（transesophageal echocardiography，TEE）、经胸超声心动图（transthoracic echocardiography，TTE）、肺超声、体腔超声和脑组织氧饱和度监测等，都能给麻醉科医师提供更多信息，有助于精准调控，避免仅根据临床推测进行处理，耽误有效治疗窗口期，给患者造成不可挽回的结果。需要提醒的是，小儿较成人更脆弱，有创监测的建立较成人难度大，拟进行各项监测之前，应详细评估风险收益比，做到麻醉监测的合理化，尽量避免不必要的创伤为患儿带来伤害。在进行有创监测建立时，也应采用可视化技术，最小化麻醉操作损伤。

四、麻醉恢复与麻醉后管理

麻醉恢复期对儿童患者病情的判断根据年龄、认知水平和行为的不同而有所差异，需进行个体化评估，从而做出合理的诊断和治疗。麻醉苏醒期除了常规进行呼吸、循环等监测外，也应重视对术后疼痛、恶心呕吐、苏醒期烦躁等不良反应的评估。患儿若出现呼吸功能障碍、血流动力学不稳定等情况，可行床旁超声（气道、心、肺、体腔）筛查，寻找确切病因，尽早对症治疗。婴幼儿术后不适原因（恶心、饥饿、焦虑、恐惧、疼痛等）常难以区分，允许父母或看护人员在麻醉恢复室陪护患儿可一定程度上缓解患儿不安情绪，同时能提供更多参考信息协助麻醉科医师评估苏醒期不适原因。儿童术后疼痛管理根据患儿年龄、认知等特点采用阿片类药物、非阿片类药物、局麻伤口浸润、神经阻滞、自控镇痛等多模式镇痛手段，有效缓解疼痛的同时最低化阿片类药物的使用，可降低恶心呕吐发生率，减轻胃肠道副作用，有利于尽早启动肠道功能，减少静脉液体输注。"微创麻醉"通过提供舒适化、人性化、个体化的麻醉后管理，减低患儿术后情绪反应（负性行为学，如尿床、怕黑、睡眠障碍等）的发生率，促进患儿生理及心理的康复。

虽然麻醉科医师的职责是保证手术的安全实施，但不能忽略麻醉本身对生理的扰乱和风险。"微创麻醉"通过科学全面的术前风险评估和优化，采取联合麻醉方式，通过精确化用药、可视化操作、合理化监测及围手术期精细化管理，提供个体化精准麻醉，最小化麻醉对机体的影响，促进患者快速的康复。

（何裔　左云霞）

参 考 文 献

[1] DESBOROUGH J P. The stress response to trauma and surgery[J]. British Journal of Anaesthesia，2000，85（1）：109-117.

［2］ MCCANN M E，SORIANO S G. Does general anesthesia affect neurodevelopment in infants and children？［J］. Bmj，2019，367：l6459.

［3］ ANDROPOULOS D B，GREENE M F. Anesthesia and developing brains-implications of the FDA warning［J］. The New England Journal of Medicine，2017，376：905-907.

［4］ LJUNGQVIST O，SCOTT M，FEARON K C. Enhanced recovery after surgery［J］. JAMA Surgery，2017，152（3）：292.

［5］ WICK E C，GRANT M C，WU C L. Postoperative multimodal analgesia pain management with nonopioid analgesics and techniques［J］. JAMA Surgery，2017，152（7）：691.

［6］ BOSENBERG A. Benefits of regional anesthesia in children［J］. Pediatric Anesthesia，2012，22（1）：10-18.

［7］ HE Y，LI Z，ZUO Y X. Nerve blockage attenuates postoperative inflammation in hippocampus of young rat model with surgical trauma［J］. Mediators of Inflammation，2015，2015：1-7.

［8］ GUAY J，SURESH S，KOPP S. The use of ultrasound guidance for perioperative neuraxial and peripheral nerve blocks in children［J］. Cochrane Database of Systematic Reviews，2019，2（2）：CD011436.

［9］ SHORT T G，CAMPBELL D，FRAMPTON C，et al. Anaesthetic depth and complications after major surgery：an international，randomised controlled trial［J］. Lancet，2019，394：1907-1914.

［10］ VIG S，BHAN S，AHUJA D，et al. Serratus anterior plane block for post-thoracotomy analgesia：a novel technique for the surgeon and anaesthetist［J］. Indian journal of surgical oncology，2019，10（3）：535-539.

［11］ ADLER A C，MATISOFF A J，DINARDO J A，et al. Point-of-care ultrasound in pediatric anesthesia：perioperative considerations［J］. Current opinion in anaesthesiology，2020，33（3）：343-353.

［12］ PICHLER G，BAUMGARTNER S，BIERMAYR M，et al. Cerebral regional tissue Oxygen Saturation to Guide Oxygen Delivery in preterm neonates during immediate transition after birth（COSGOD Ⅲ）：an investigator-initiated，randomized，multi-center，multi-national，clinical trial on additional cerebral tissue oxygen saturation monitoring combined with defined treatment guidelines versus standard monitoring and treatment as usual in premature infants during immediate transition：study protocol for a randomized controlled trial［J］. Trials，2019，20（1）：178.

［13］ FRANCO A C，BICUDO-SALOM O A，AGUILAR-NASCIMENTO J E，et al. Ultra-early postoperative feeding and its impact on reducing endovenous fluids［J］. Rev Col Bras Cir，2020，47：e20202356.

93 区域麻醉在小儿心脏手术中的应用

传统心脏手术术后镇痛多依赖于大剂量阿片类药物，但其相关药物副作用较多，如胃肠道反应、呼吸抑制、尿潴留等。此外，持续泵注大剂量阿片类药物延长术后带管时间，增加了 ICU 停留时间和住院天数。随着多模式镇痛及加速康复外科理念的推广，区域阻滞技术作为围手术期镇痛的有效手段，可减少阿片类药物的使用，缩短患者带管时间，促进术后快速康复。本文拟对已有文献报道且安全用于小儿心脏手术中的区域阻滞技术进行归纳，以期对临床应用提供参考。

一、小儿心脏手术围手术期镇痛现状

先天性心脏畸形占所有先天性畸形的近 1/3，占所有活产婴儿的近 1%，每年影响超过 100 万婴儿。患有先天性心脏病（congenitalheartdisease，CHD）的儿童大多数需要进行手术干预，而某些严重的先天性心脏病，甚至需要多次手术来纠正缺损。

目前心脏手术的常规方式仍以正中开胸为主，术中皮肤切开及组织分离，心包引流管放置，胸骨钢丝捆扎，术后合拢胸骨回缩、气管插管等有创操作带来的创伤，促使炎性介质释放。此外，体外循环过程中也产生大量炎症因子。这些炎症介质经由外周痛觉传入纤维向中枢神经传递伤害性刺激，引起疼痛。据研究报道心脏术后持续胸骨疼痛的发生率高达 21%~56%，且多为中重度疼痛，而且有向慢性疼痛迁延的风险。不仅如此，在经历了手术创伤、体外循环心肌损伤后，由于代偿功能不足以对疼痛引发的相关血流动力学变化做出充分反应，疼痛控制不佳就可能导致灾难性的后果。多种术后不良事件的发生，如心肌缺血、心律不齐、肺部并发症的发生（限制性通气功能障碍、胸腔积液、肺不张、肺内感染）、伤口感染率增加等均可能与镇痛不足相关，从而增加患者 ICU 停留时间、住院时间、住院费用以及术后并发症和死亡的发生。

良好的术后镇痛有助于术后恢复，但由于儿童这一群体的特殊性，术后疼痛的评估和镇痛药物的使用存在很大的局限性。小儿对疼痛的感知在过去一直被低估，近年来，

越来越多的研究证明儿童对于疼痛的敏感性大于成人。在新生儿期经历痛苦手术的儿童对伤害性刺激的疼痛敏感性增加。儿童时期经历无法缓解的疼痛将会影响感觉感知，压力反应性和情绪健康，造成对急慢性和/或严重刺激反应的低/超敏性，对大脑的发育以及免疫功能也可能产生一定的影响。因此，小儿心脏术后镇痛一直是麻醉科医师所关注的问题之一。

目前对于小儿心脏术后镇痛仍依赖于大剂量静脉阿片类药物和非甾体抗炎药的使用。阿片类药物具有呼吸抑制和镇静的副作用，可能造成术后拔管延迟。其他副作用包括尿潴留、恶心呕吐等，均可能与 ICU 停留时间增加，死亡率上升等相关。此外，基础研究显示阿片类药物会加速小胶质细胞和神经元细胞的凋亡，改变突触后位点的突触神经可塑性；造成行为、脑功能和空间识别记忆的长期变化。而非甾体抗炎药也与肾脏毒性、胃肠道出血以及术后凝血功能障碍等并发症相关。

加速康复外科（ERAS）的镇痛策略是通过多模式镇痛将阿片类药物使用量最低化，从而减少相关并发症的发生，达到早拔管，早期转出 ICU 的目的。区域阻滞作为多模式镇痛技术中重要的一项，在成人心脏手术中应用的研究越来越多，其有效性及安全性已得到证实。与传统静脉（包括阿片类药物）镇痛相比，区域麻醉和镇痛具有多种益处。合并区域阻滞术后镇痛评分更低，术后启动补救措施较少，术后气管插管留置时间及 ICU 停留时间均有一定程度减少。快通道麻醉在心脏外科受到越来越多医疗中心的欢迎，对于相对简单的心脏外科手术均可采用快通道麻醉。随着超声技术的发展，神经阻滞的安全性也得到了保障，将胸段区域神经阻滞应用于小儿心脏手术，特别是在心脏微创手术中，目前已有少量研究采用短效镇痛药联合神经阻滞在房缺封堵术以实行心脏快通道手术麻醉。大数据研究已经证实了随着超声技术的发展，超声引导下区域麻醉可直视穿刺针的行进路径及位置，避开血管、胸膜或其他重要组织、器官，减少气胸、血管内注射等并发症的产生，也能实时观察到局部麻醉的弥散情况和分布范围，具有定位准确、成功率高、并发症少、麻醉效果确切、费用相对经济等优点。目

前文献结果也提示,超声引导下区域麻醉疗效大小与患者年龄成反比:患者年龄越小,行区域阻滞后收到的有益疗效越大。

二、胸段区域阻滞

(一)胸段中枢神经轴阻滞

中枢神经轴阻滞指将局部麻醉药注入脊神经的麻醉技术,硬膜外(胸段、腰段、骶管)阻滞是中枢神经轴阻滞的一种,其优点包括:改善术后疼痛,减轻手术创伤引起的应激反应及全身炎症反应,减少术后通气需求从而缩短术后ICU的住院时间,等等。在心脏手术中,胸段硬膜外麻醉(thoracic epidural anesthesia,TEA)一直被认为是减轻术后疼痛的金标准,但其相关并发症,如硬膜外血肿、出血、低血压等的发生,使得TEA在临床中的应用受到了一定的限制,特别是在体外循环肝素化后更增加了并发症的发生率。

(二)胸壁非神经轴阻滞

1. 椎旁神经阻滞　胸椎旁间隙呈等腰棱柱状,其内包括有脊神经、白支和灰支、交感神经链、脉管系统和结缔组织。胸椎旁神经阻滞(paravertebral nerve block,PVB)是将局部麻醉药注射入椎旁间隙(脊神经于此处出椎间孔)从而阻滞该侧的运动、感觉和交感神经,提供同侧胸腹部皮肤的躯体麻醉和短暂的化学交感神经松解,常用于开胸手术、剖腹手术和漏斗胸修补术。PVB镇痛效果与TEA相似,不良反应发生率相对较低。与使用阿片类药物镇痛相比,双侧椎旁阻滞患者术后疼痛评分更低,住院时间也更短。超声引导下椎旁神经阻滞技术目前已有逐渐取代传统的中枢神经轴阻滞技术的趋势。超声引导下椎旁神经阻滞方法较多,在儿科患者中通常是将患者置于侧卧位,采用"平面内"入路从侧面将药物注入椎旁间隙,国内目前有的医学中心临床上根据患儿年龄选用0.20%~0.33%的罗哌卡因0.4ml/kg的药物剂量,但是该技术的药物方案各中心尚无统一定论,需要进一步的研究探索。但由于PVB是较深部神经阻滞,与其他周围神经阻滞相比,可能造成胸膜穿透、气胸、血管损伤、皮下血肿等并发症,且药物可能扩散入椎管内,引起血流动力学波动明显。

相对而言,胸段周围神经阻滞技术的穿刺部位多为浅表组织,在超声引导下能够更为清晰地辨别周围邻近组织结构,穿刺技术难度较深部神经阻滞更为简单,并发症更少。大量研究已证实胸段周围神经阻滞技术可以减轻术后急性疼痛,降低其发展为慢性疼痛的潜在风险;同时也减少阿片类药物的使用,提高患者术后舒适度,缩短拔管时间,减少ICU停留时间。目前常用的胸段周围神经阻滞包括肋间神经阻滞、Ⅰ/Ⅱ型胸肌间神经阻滞(pectoral nerves Ⅰ/Ⅱ,PEC Ⅰ/Ⅱ)、前锯肌平面阻滞、竖脊肌平面阻滞、胸横肌平面阻滞、胸骨旁阻滞等。

2. 肋间神经阻滞　属于胸壁非中枢神经轴神经阻滞的一种,将局部麻醉药直接注入肋间神经周围,阻断肋间神经的传导从而起到镇痛作用。从胸段脊神经自椎间孔发出后分为三个侧支,其腹侧支沿肋间分布于相应的肋间隙中,最终延续为支配前胸壁及上腹部的前皮支,通过阻滞相应的肋间神经可阻断其支配区域的疼痛及反射。超声引导下肋间阻滞操作技术简单,成功率较高,应用于心脏手术中可减少静脉镇痛药物的使用剂量,显著降低拔管后早期疼痛评分,同时缩短拔管时间及ICU住院时间。当TEA和PVB操作失败时,肋间神经阻滞多为备选方案。但是肋间神经为节段性神经支配,相邻神经之间有交叉,要达到满意的镇痛效果往往需要进行多点注射,相比单点注射的筋膜内神经阻滞技术,增加了操作创伤风险,延长了操作时间。该技术患者常采取仰卧位,阻滞部位可根据需要选择,常选择腋前线水平或腋中线水平阻滞,超声探头垂于肋骨进行扫查,可发现相应肋骨下缘有肋间血管与肋间神经包绕在同一鞘内伴行,可采用平面内技术穿刺到此部位后注药,常用0.15%~0.25%罗哌卡因,每个阻滞点1~2ml,总用药量不超过3mg/kg。

3. 胸肌间神经阻滞(PEC Ⅰ/Ⅱ)　全身麻醉联合超声引导下胸肌间神经阻滞可减少术中阿片类药物的使用,同时获得满意的术后镇痛效果,将局部麻醉药注射于胸大肌和胸小肌之间,阻滞走行于其间的支配前外侧胸壁感觉运动的胸外侧神经、胸内侧神经及胸背神经、肋间神经和胸长神经。胸肌间神经阻滞在乳腺手术等侧胸壁开口的应用已经得到了广泛的认可,但在正中开胸手术中的报道较少,其镇痛效果有待进一步研究证实。PEC阻滞常使患者取仰卧位,超声探头在前胸壁胸大肌和胸小肌的部位进行扫查,常采取平面内法进针,将药液注射到前述目标位置,在成人报道中采用0.25%丁哌卡因0.15ml/kg效果较好,但缺乏儿童相关用药方案报道。

4. 前锯肌平面阻滞　超声引导下前锯肌平面阻滞是近年发展的一项筋膜内神经阻滞技术,其靶向作用神经为胸段2~6肋间神经外侧皮支,通过将局部麻醉药物注入前锯肌与肋间肌肉之间,对胸壁术后疼痛起到较好镇痛效果,可分为前锯肌浅面和深面阻滞。前锯肌浅面阻滞还可以阻滞颈段脊髓来源的胸长神经和胸背神经,与深面阻滞比较,发生气胸和动脉穿刺的风险相对降低。操作时患者仰卧位,将手臂外展与躯干呈90°以上,穿刺点选择于腋中线3~5肋间,超声探头方向与肋骨垂直,采取平面内法进针,将药液注射到前锯肌浅层或深层。药物可选用0.125%丁哌卡因0.4ml/kg,也可选用0.20%~0.25%的罗哌卡因每侧0.4ml/kg,可选择性加入右美托咪定0.5μg/kg。目前已有文献报道前锯肌平面阻滞可减少小儿微创心脏术中麻醉药的使用,一定程度上降低术后疼痛评分。

5. 竖脊肌平面阻滞　超声引导下竖脊肌平面阻滞是近年来被广泛认可的一项筋膜内神经阻滞技术,局部麻醉药注入竖脊肌与横突间隙,药物扩散入椎旁间隙对脊神经分支(背侧支、腹侧支、交通支)产生阻滞作用,对胸廓切开术和肋骨骨折等造成的疼痛均能起到有效减轻疼痛的效果,与 TEA 和 PVB 效果相当,同时无明显交感神经阻滞反应,循环波动不明显,亦降低了气胸、血肿、神经损伤等其他严重并发症发生的风险。于患者取侧卧位,超声探头平行于脊柱置于脊柱旁,可采用平面内或平面外阻滞技术,将药液注射到前述部位,目前该技术在儿童应用较少,相关文献报道缺乏,药物方案尚无明确推荐。欧洲区域麻醉与疼痛治疗学会和美国区域麻醉与疼痛医学联合会对于儿科区域麻醉局部麻醉药使用建议:外周和神经轴阻滞单次阻滞技术可使用 0.1%~0.25% 的丁哌卡因、左旋丁哌卡因或罗哌卡因,总量一般不超过 3mg/kg。如果使用更高浓度的药物,可能会掩盖因局部麻醉药引起的相关并发症(如缺血性疼痛、肌无力等)。

6. 胸横肌平面阻滞(transversus thoracic muscle plane block,TTPB) TTPB 是最新提出的一项可用于心脏手术的筋膜内阻滞方法,在胸骨旁将局部麻醉药物注射到胸横肌和肋间内肌肉之间,使其在该筋膜层面内扩散从而达到阻滞走行于其间的神经的阻滞技术,可覆盖 $T_2 \sim T_6$ 肋间神经支配的胸壁正中区域,靶向神经主要为肋间神经前皮支,能提供心脏手术患者术后的有效镇痛效果,改善术后疼痛评分。患者取仰卧位,超声探头平行于胸骨于 $T_4 \sim T_5$ 之间,将药液注射到前述目标位置,可采用总剂量 0.25% 的丁哌卡因 0.5ml/kg 作为药物方案。胸横肌平面有胸廓内动静脉走行,操作过程中有发生损伤血管或局部麻醉药入血后中毒等并发症的危险。此外,由于靠近手术伤口,术后行胸横肌平面阻滞造成伤口感染,影响伤口愈合的风险相对较高。

7. 胸骨旁肋间阻滞 胸骨旁阻滞的靶向神经也是肋间神经的前皮支,在胸骨旁将局部麻醉药从肋间水平注入胸大肌和肋间肌之间,从而达到镇痛的效果。目前本技术在小儿应用的报道相对较少,国外一项在小儿心脏术后镇痛的研究采用 0.5% 罗哌卡因分别注射于双侧胸骨旁边肋间,每点 0.5~2.0ml,总剂量小于 5mg/kg。此种阻滞方法需要进行多点阻滞,增加了操作创伤风险及操作时间。

三、总结

心脏术后持续胸骨疼痛多为中重度疼痛,且发展为慢性疼痛的风险极高,可能对小儿日后的发育及生活质量造成严重影响,造成社会负担。区域阻滞作为多模式镇痛技术中重要的一项,目前已有部分研究证实其在小儿心脏手术中的应用的有效性及安全性,能在减少传统镇痛药物使用的同时,降低相关并发症发生率,从而缩短住院日,促进患儿术后快速康复。

(何裔 胥明哲)

参 考 文 献

[1] SAAD F S,EL BARADIE S Y,ABDEL ALIEM M A W,et al. Ultrasound-guided serratus anterior plane block versus thoracic paravertebral block for perioperative analgesia in thoracotomy[J]. Saudi journal of anaesthesia,2018,12(4):565-570.

[2] VICTORIA N C,MURPHY A Z. Exposure to early life pain:long term consequences and contributing mechanisms[J]. Current Opinion in Behavioral Sciences,2016,7:61-68.

[3] Beltrán-Campos V,Silva-Vera M,García-CamposM L,et al. Effects of morphine on brain plasticity[J]. Neurología(English Edition),2015,30(3):176-180.

[4] GUAY J,SURESH S,KOPP S. The use of ultrasound guidance for perioperative neuraxial and peripheral nerve blocks in children[J]. Cochrane Database of Systematic Reviews,2019,2(2):CD011436.

[5] GREANEY D,EVERETT T. Paediatric regional anaesthesia:updates in central neuraxial techniques and thoracic and abdominal blocks[J]. BJA Education,2019,19(4):126-134.

[6] JELLISH W S,OFTADEH M. Enhanced recovery after surgery for cardiac surgery:will we have the techniques needed to reduce opioid use and still provide appropriate analgesia? [J]. Journal of Cardiothoracic and Vascular Anesthesia,2019,33(2):547-548.

[7] SATO M,IIDA T,KIKUCHI C,et al. Comparison of caudal ropivacaine-morphine and paravertebral catheter for major upper abdominal surgery in infants[J]. Pediatric Anesthesia,2017,27(5):524-530.

[8] LOFTUS P D,ELDER C T,RUSSELL K W,et al. Paravertebral regional blocks decrease length of stay following surgery for pectus excavatum in children[J]. Journal of Pediatric Surgery,2016,51(1):149-153.

[9] KREDIET A C,MOAYERI N,VAN GEFFEN G-J,et al. Different approaches to ultrasound-guided thoracic paravertebral block:an illustrated review[J]. Anesthesiology,2015,123(2):459-474.

[10] SINGH N,NAGARAJA P S,RAGAVENDRAN S,et al. Comparison of continuous thoracic epidural analgesia with bilateral erector spinae plane block for perioperative pain management in cardiac surgery[J]. Annals of Cardiac Anaesthesia,2018,21(3):323.

[11] KAR P,RAMACHANDRAN G. Pain relief following sternotomy in conventional cardiac surgery:a review of non neuraxial regional nerve blocks[J]. Annals of Cardiac Anaesthesia,2020,23(2):200.

[12] KELAVA M,ALFIREVIC A,BUSTAMANTE S,et al. Regional anesthesia in cardiac surgery:an overview of fascial plane chest wall blocks[J]. Anesthesia & Analgesia,2020,131(1):127-135.

[13] HASKINS S C,MEMTSOUDIS S G. Fascial plane blocks for cardiac surgery：new frontiers in analgesia and nomenclature[J]. Anesthesia & Analgesia,2020,131：125-126.

[14] CHAUDHARY V,CHAUHAN S,CHOUDHURY M,et al. Parasternal intercostal block with ropivacaine for post-operative analgesia in pediatric patients undergoing cardiac surgery：a double-blind, randomized, controlled study[J]. Journal of Cardiothoracic and Vascular Anesthesia,2012,26(3)：439-442.

[15] BLANCO R. The 'pecs block'：a novel technique for providing analgesia after breast surgery[J]. Anaesthesia,2011,66(9)：840-852.

[16] PATEL S J, AUGOUSTIDES J G T. Serratus anterior plane block-A promising technique for regional anesthesia in minimally invasive cardiac surgery[J]. Journal of Cardiothoracic and Vascular Anesthesia,2020,34(11)：2983-2985.

[17] KAUSHAL B,CHAUHAN S,MAGOON R,et al. Efficacy of bilateral erector spinae plane block in management of acute postoperative surgical pain after pediatric cardiac surgeries through a midline sternotomy[J]. Journal of Cardiothoracic and Vascular Anesthesia,2020,34(4)：981-986.

[18] CAKMAK M,ISIK O. Transversus thoracic muscle plane block for analgesia after pediatric cardiac surgery[J]. Journal of Cardiothoracic and Vascular Anesthesia,2021,35(1)：130-136.

[19] MOGA F X,LO GALBO M D,OVERMAN D M,et al. Post-cardiotomy parasternal nerve block with bupivacaine may be associated with reduced post-operative opioid use in children：a retrospective cohort study[J]. Children,2020,7(3)：20.

[20] CHAUDHARY V,CHAUHAN S,CHOUDHURY M,et al. Parasternal intercostal block with ropivacaine for post-operative analgesia in pediatric patients undergoing cardiac surgery：a double-blind, randomized, controlled study[J]. J Cardiothorac Vasc Anesth, 2012, 26(3)：439-442.

94 胎儿手术麻醉管理新进展

随着医学技术的进步,尤其是产前诊断和影像技术水平的提高,微创技术和外科技术已经突破了先天性和发育异常胎儿的治疗界限,胎儿外科正成为一门迅速发展的新兴学科。追溯历史,早在 1963 年,Liley 等首次报道了 1 例对溶血胎儿进行宫内输血治疗并获得成功的病例,随后医学界在动物实验中开展了胎儿手术的研究。20 世纪 80 年代,Harrison 团队成功开展了胎儿先天性膈疝、肺囊腺瘤等手术。1985 年,国际胎儿学会宣言的标题为 *The fetus as a patient*,强调了对胎儿生命权的尊重,极大地促进了胎儿外科学的发展。2010 年,我国卫生部在产科临床重点专科评审标准中,第一次明确提出将产科分为母体医学、胎儿医学和普通产科三个亚专科,确认了胎儿医学独立的亚专科地位,我国的胎儿外科从此进入了快速发展的轨道。与普通剖宫产手术麻醉不同,胎儿手术的麻醉不仅要考虑手术类型对母胎的影响,而且要兼顾母胎二者的麻醉需要,维护母胎的安全,这对麻醉科医师来说是极大的挑战。本文即对胎儿手术麻醉管理中的相关进展做一简要概述。

一、胎儿手术的类型与适应指征

目前,国际上将胎儿手术分为三种类型:胎儿微创手术(minimally invasive interventions)、孕中期开放式手术(open mid-gestation fetal surgeries)和产时宫外治疗(ex-utero intra-partum treatment,EXIT)。

1. 胎儿微创手术　是最常用的胎儿干预手术,包括超声引导下的针刺治疗(如经皮脐带血采样,射频消融,球囊瓣膜成形等)和超声引导下的胎儿镜手术(如双胎输血综合征激光凝结术,选择性脐带结扎,气管阻塞,后尿道瓣膜消融等)。

2. 孕中期开放式手术　多用于继续妊娠会导致胎儿病情持续恶化,需要及时治疗而又难以实施微创治疗的疾病,一般于妊娠中期实施。适应证有脊髓脊膜膨出、骶尾部巨大畸胎瘤、胸腔占位(如先天性膈疝和先天性肺囊肿)和下尿路梗阻等。

3. EXIT　最常见的适应证是胎儿解剖结构存在缺陷,

出生后难以建立通畅的气道,如先天性高位气道阻塞综合征(如巨大口咽或颈部肿块)以及由 EXIT 过渡到体外膜氧合(ECMO)支持的疾病(如先天性心脏病和重症先天性膈疝等)。目前,EXIT 的适应证不断扩展,包括 EXIT 建立气道,EXIT 肿物切除,EXIT 体外膜氧合(extracorporeal membrane oxygenation,ECMO)以及 EXIT 双胞胎分离等。

4. 胎儿手术的禁忌证　包括:母体存在各器官系统严重的合并症,无法耐受手术;母体存在胎盘早剥等严重影响母儿安危的并发症;胎儿染色体异常。

二、胎儿手术的麻醉选择

胎儿手术麻醉的选择是根据母体的身体状况、胎儿手术的类型、手术要求以及对母体和胎儿的创伤程度等综合情况而定。胎儿微创手术的创伤小,通常是在超声引导下将较细的胎儿镜和内镜经皮插入子宫腔进行手术操作,尤其是涉及无疼痛刺激的脐带手术,可选择局部麻醉、监测下麻醉管理和椎管内麻醉,而对麻醉镇痛有要求的产妇以及对胎儿有创伤,需要胎儿制动的手术,通常选择全身麻醉。Ferschl 等回顾了 6 年内(2011—2016 年)136 例胎儿微创手术,结果表明监测麻醉加上局部浸润麻醉是安全可靠的方法。孕中期开放式手术和 EXIT 手术,则要求在母胎麻醉的同时,维持子宫松弛状态,保持子宫胎盘血流量,通常首选全身麻醉。一项回顾性分析,纳入 43 篇文献共 224 例行 EXIT 手术的患者,其中 214 例(95.5%)的患者使用了全身麻醉。虽然单独的椎管内麻醉常难以满足要求,但椎管内麻醉联合全身麻醉可提供良好的术后镇痛,是值得推荐的方法。

三、胎儿手术的术前评估与准备

胎儿医学是一门需要多学科合作的团队学科,手术前应包括胎儿外科、母婴医学、产科、麻醉科、新生儿科、影像科以及护理等多学科共同参与评估和准备。术前应举行多学科会诊,对产妇及其家属说明拟对胎儿干预的治疗措施,交待手术步骤和手术麻醉风险,对任何的疑虑均要给予详细的解释,并签署知情同意书。如胎儿能够存活(胎龄超过24周),则应进行有关胎儿安全的术前讨论,制定预案,如发生胎儿窘迫,且宫内复苏无效,则应紧急实施分娩及新生儿复苏。

麻醉前评估应详细了解孕产妇的妊娠史、既往麻醉用药和妊娠合并症、并发症等病史;评估产妇的心、肺、肝、肾、凝血功能以及脊椎等情况,尤其要重视气道情况。对胎儿应进行解剖学和生理学评估,以及进行胎儿手术干预后续问题的讨论。胎儿评估包括超声(二维、三维或高分辨率超声)检查、胎儿超声心动图以及必要时行 MRI 检查和胎儿染色体核型分析等。对于估计出血量多的手术,应准备母体的交叉配血,以及胎儿输血需要的 γ 射线照射过的 O 型 Rh 阴性去白细胞的红细胞悬液。

对孕中期开放式手术和 EXIT,术中胎儿监测和胎儿麻醉使用的一切设备、药品和耗材均应按无菌要求准备,这包括无菌脉搏血氧饱和度探头、无菌电极片、无菌氧气管、无菌静脉输液管道,胎儿麻醉使用的药品如芬太尼、肌肉松弛药以及肾上腺素、阿托品等复苏的药品也应以无菌方式制备。同时应做好新生儿复苏的一切准备,包括人员、药品、器械等。为了产妇和胎儿的安全,有经验的麻醉科医师应不少于两名。

四、胎儿手术的麻醉与管理

(一)胎儿镜手术的麻醉管理

胎儿镜属于微创手术,对简单、时间短的手术,通常可在局部浸润麻醉下完成;对较为复杂、时间长的手术,可选择椎管内麻醉。Kodali 等在此类手术中应用腰硬联合麻醉,蛛网膜下腔注射 2.5mg 丁哌卡因和 25μg 芬太尼,并在需要时通过硬膜外导管给予 1%~2% 利多卡因或 0.25% 丁哌卡因 6~9ml,获得了满意的麻醉效果。对仅需要镇静或胎儿制动的手术(如胎儿镜检查),考虑到胎儿的安全,应尽量避免使用美国食品药品管理局(Food and Drug Administration,FDA)警告中的静脉麻醉药如咪达唑仑,可选择单纯静脉注射瑞芬太尼。瑞芬太尼通过胎盘率较高(88%),母体静脉注射剂量为 0.1~0.2μg/(kg·min)时即可产生良好的胎儿镇痛和制动作用。对于特别紧张和需要胎儿麻醉的产妇可选择全身麻醉,但通常采用吸入较低浓度的麻醉药(1.0~1.5MAC)。为了维持子宫膨胀及利于手术显影,胎儿镜手术需要灌注大量的灌注液,有导致母体液体过负荷,发生类似经尿道前列腺切除综合征的可能。因此,胎儿镜手术应适当限制液体的输注,必要时给予利尿剂治疗。大多数胎儿镜微创手术,因对胎儿创伤小或无创伤,可用多普勒超声间断或连续监测胎儿心率(fetal heart rate,FHR),也可通过胎儿超声心动图监测,以便评估心室功能。

(二)孕中期开放式手术的麻醉管理

孕中期开放式手术涉及的方面较多,可归纳为以下四个方面:第一,从母体手术和胎盘血供方面,要求维持子宫松弛和子宫胎盘的血流;第二,在涉及胎儿创伤和胎儿制动时,实施胎儿镇痛与麻醉;第三,为保证胎儿安全,对胎儿进行必要的监测以及紧急情况下的应对策略;第四,手术结束后,把胎儿放回子宫内,继续妊娠,要避免胎盘剥离。

1. 维持子宫松弛 吸入麻醉药因有子宫松弛作用而被优先选择。临床实践表明,吸入 2~3MAC 异氟烷、七氟烷或地氟烷均可产生良好的子宫松弛作用。就降低子宫收缩力而言,地氟烷、七氟烷比异氟烷更为有效,而地氟烷由于起效快,血气分配系数低,常被列为首选。

吸入 2~3MAC 吸入麻醉药可导致胎儿心脏功能障碍,胎儿发生心室功能障碍率为60%、心动过缓率为11%,房室瓣反流率为19%~35%,其中7%胎儿发生严重的心血管事件,4%胎儿需要术中胸部按压。Kodali 等研究表明,最小肺泡浓度超过 1.5MAC 可能会对胎儿心肌产生抑制作用,这可能与高浓度的吸入麻醉药致母体低血压,胎盘灌注不足,以及药物直接抑制胎儿心肌有关。减少高浓度吸入麻醉药的暴露时间(<30min),胎儿心功能不全的发生率明显降低。

近年来,吸入低浓度(1~1.5MAC)麻醉药,复合补充性静脉麻醉(supplemental intravenous anesthesia,SIVA)技术取得了较好的效果。Ngamprasertwong 等研究表明,与大剂量地氟烷相比,SIVA 技术可维持更稳定的血流动力学,改善子宫血流量以及胎儿酸碱状态。在对人类受试者的非随机研究中,与单独使用地氟烷组比较,使用 SIVA 技术组胎儿心室功能障碍和复苏干预的发生率明显降低(26% vs. 61%)。

除了麻醉药因素外,使用必要的子宫松弛剂可产生更好的子宫松弛作用,以利于手术操作。常用的方法有:MgSO4,推荐静脉负荷剂量 4~6g,输注时间超过 20min 后以 1~2g/h 静脉内输注;硝酸甘油 50~100μg 分次静脉注射或持续输注 0.5~1μg/(kg·min);β2 受体激动剂,如利托君等,利托君有心率增快的副作用,通常采用 0.05mg/min 起始剂量,以后每 10min 增加 0.05mg/min,一般 0.15~0.35mg/min 即可产生较好的子宫松弛作用。Donepudi 等研究表明,开放式胎儿手术中尽早给予子宫松弛剂(如 MgSO4)可充分松弛子宫,并可减少挥发性麻醉药的吸入浓度。

2. 维持子宫形状 除维持子宫松弛外,维持子宫的形状和宫腔的大小对预防胎盘剥离有着重要的作用。在子宫切开前,应用超声再次确定胎盘位置,选择子宫切口至少距离胎盘边缘 4~5cm。打开羊膜腔,连接羊水替代装置,替代羊水的灌注液通常选用 37℃ 的生理盐水或乳酸林格液,该温度的灌注液既可维持胎儿温度,又可维持子宫体积,避免脐带压迫,同时也应警惕长时间灌注致母体液体过负荷的风险。有文献建议,若没有明显的失血,母体静脉输液应限制不超过 750ml,以预防肺水肿的发生。

3. 维持母体循环 维持较深的麻醉有利于子宫的松

弛,但可降低母体体循环的压力,不利于子宫胎盘的灌注,因此,术中除持续保持子宫左倾体位外,使用血管活性药物如去氧肾上腺素、麻黄碱以及合理的输液等措施维持血压在基础值的20%内有着重要的作用。

4. 胎儿镇痛与麻醉　胎儿痛觉发育形成的时间尚未明确,胎儿何时能感知到疼痛,目前仍存在争论。研究表明,虽然疼痛感知所需的丘脑皮质连接要到妊娠23~30周才发育完善,但大脑痛觉区早在13~15周就已经有皮质皱褶出现,妊娠16~25周,胎儿对伤害性刺激表现有血皮质醇、肾上腺素和β-内啡肽水平的增高。Mayorga-Buiza等报道妊娠24周胎儿,对外界刺激出现心动过缓的反应。最近,Bellieni等在Meta分析中提出胎儿需要镇痛的三个理由:首先,胎儿对外部刺激存在广泛的反应,甚至会从"睡眠"中醒来;其次,胎儿对外部刺激有行为模式和疼痛相关的脑电图改变;最后,胎儿受到疼痛刺激后,应激激素水平升高。因此建议,即使对没有疼痛感的胎儿,当伤害性刺激存在时,也需要麻醉镇痛来阻断或减轻伤害所致的自主性或撤退性反应。

胎儿麻醉通常首选能通过胎盘的麻醉药,通过母体-胎盘转移来实现胎儿麻醉,目前临床上常选用瑞芬太尼和丙泊酚组合。瑞芬太尼可快速通过胎盘,既可提供可靠的胎儿制动作用,又可被胎儿非特异性酯酶快速代谢,避免了吸入高浓度麻醉药的不良反应。然而,此种方法通常需要对母体实施较深的麻醉才能满足胎儿麻醉的需要,这不仅会导致母体低血压,而且在需要胎儿绝对制动时,又显得麻醉深度不够。所以,临床上常选择直接给胎儿实施麻醉的方法。目前,多数文献推荐"鸡尾酒"肌内注射的方法:一般选用的药物为芬太尼10~20μg/kg、维库溴铵0.1~0.3mg/kg或罗库溴铵2mg/kg,肌内注射的部位多为胎儿肩部和臀部。芬太尼可引起胎儿心动过缓,尤其在与维库溴铵合用时更易发生,通常与阿托品混合肌内注射,混合阿托品的推荐剂量为20μg/kg。

5. 胎儿监测　FHR是决定心排血量最重要的因素,心动过缓(FHR<100次/min)则提示胎儿窘迫。对孕中期开放式手术,除连续胎心监测外,在子宫切开至子宫关闭期间,还应每隔3~5min进行一次胎儿超声心动图检查,以连续评估心室功能、容量和房室瓣功能。术者还可触诊脐带索来评估FHR。值得注意的是,除必须的手术部位,应尽量减少子宫外胎儿的暴露,因为子宫体积的减少会导致子宫收缩和胎儿灌注受损。对术中暴露的胎儿肢体可行胎儿脉搏血氧饱和度(fetal saturation,FSpO$_2$)监测。由于胎儿血液循环存在动静脉血的混合,测量值存在较大的差异,一般认为FSpO$_2$的正常范围为30%~70%。不建议对胎儿行有创的采血样分析,以防胎儿血管痉挛或出血的发生。

6. 异常情况的处理　FHR<100次/min,或低氧血症(FpSO$_2$低于30%~40%),提示胎儿心脏充盈减少和心室功能受损。首先,复苏的重点是改善胎盘供血,增加母体吸入氧气浓度,加快输液和使用血管活性药物来改善母体血压;其次,提高吸入麻醉药浓度或应用子宫松弛剂以降低子宫张力;再者,确保解除或减轻下腔静脉和腹主动脉的压迫,提醒术者调整胎儿定位,减轻对脐带的压迫;最后,若上述措施仍不奏效,则应给予肾上腺素或阿托品进行复苏,必要时由术者行胎儿胸部按压(按压频率100~150次/min),如果胎儿血流动力学持续不稳,并且胎儿能够存活,则应紧急断脐,再行新生儿复苏。

7. 维持继续妊娠　孕中期开放式手术全身麻醉后拔除气管插管时应尽量维持循环平稳,避免呛咳,以免子宫裂开。术后完善的镇痛可降低催产素的分泌,减少子宫过早收缩。术后镇痛可静脉给予阿片类药物,如全身麻醉联合了椎管内麻醉,则可通过硬膜外导管给予低浓度局部麻醉药来提供满意的镇痛效果。术后应继续保持母体左侧倾斜位,并继续使用宫缩抑制剂,如硫酸镁1~2g/h静脉输注,以预防早产;密切监测胎儿心率和心脏功能,监测的持续时间取决于手术干预的性质,建议尽可能延长至术后24~48h。

(三) EXIT手术的麻醉管理

EXIT手术与孕中期开放式手术的麻醉管理类似,术中要求维持子宫的松弛和子宫胎盘的血流,在胎儿创伤和胎儿制动时要兼顾胎儿的镇痛与麻醉,同时要做好胎儿必要的监测和紧急情况下的处理。EXIT手术具体的麻醉管理与上述要点基本一致,不同的是EXIT在手术结束后断脐,或术中出现紧急情况下断脐,断脐后即刻进行新生儿复苏,同时母体使用宫缩剂,促进子宫收缩,减少产后出血。因此,在主要手术步骤完成,胎儿断脐前,应立即停用或减少吸入麻醉药,并通过丙泊酚输注维持麻醉,以降低吸入麻醉药的子宫松弛效应。胎儿娩出后,使用缩宫素、麦角新碱,甚至前列腺素F2α等,以加速子宫收缩。

五、总结

胎儿医学是一门新兴的学科,胎儿外科的开展需要多学科团队的密切协作。对胎儿手术的麻醉选择,需要兼顾手术类型、手术创伤程度以及麻醉方式对母胎的影响。麻醉管理要维持母体和胎儿的循环稳定,维持子宫胎盘的血流和必要的子宫松弛。通过完善的监测和评估,在保持必要的胎儿制动的同时,尽量减少对胎儿的影响,并做好紧急情况下新生儿复苏的各项准备。主要手术步骤结束后,要根据手术类型及时调整麻醉药,以及实施完善的术后镇痛等方法,力求保障母体和胎儿的安全。

(韩传宝　蒋秀红)

参 考 文 献

[1] HOAGLAND M A,CHATTERJEE D. Anesthesia for fetal surgery[J]. Paediatr Anaesth,2017,27(4):346-357.

[2] LILEY A W. Intrauterine transfusion of foetus in haemo-

lytic disease[J]. Br Med J,1963,2(5365):1107-1109.

[3] HARRISON M R,ADZICK N S. The fetus as a patient. Surgical considerations[J]. Ann Surg,1991,213(4):279-291,discussion 277-278.

[4] BENCE C M,WAGNER A J. Ex utero intrapartum treatment(EXIT)procedures[J]. Semin Pediatr Surg,2019,28(4):150820.

[5] 李欢,刘彩霞,乔宠,等. 子宫外产时处理技术规范[J]. 中国实用妇科与产科杂志,2017,33(7):702-704.

[6] KODALI B S,BHARADWAJ S. Foetal surgery:anaesthetic implications and strategic management[J]. Indian J Anaesth,2018,62(9):717-723.

[7] NELSON O,SIMPAO A F,TRAN K M,et al. Fetal anesthesia:intrauterine therapies and immediate postnatal anesthesia for noncardiac surgical interventions[J]. Curr Opin Anaesthesiol,2020,33(3):368-373.

[8] FERSCHL M B,FEINER J,VU L,et al. A comparison of spinal anesthesia versus monitored anesthesia care with local anesthesia in minimally invasive fetal surgery[J]. Anesth Analg,2020,130(2):409-415.

[9] KUMAR K,MIRON C,SINGH S I. Maternal anesthesia for EXIT procedure:a systematic review of literature[J]. J Anaesthesiol Clin Pharmacol,2019,35(1):19-24.

[10] OLUTOYE O A,BAKER B W,BELFORT M A,et al. Food and drug administration warning on anesthesia and brain development:implications for obstetric and fetal surgery[J]. Am J Obstet Gynecol,2018,218(1):98-102.

[11] DINGES E,HEIER J,DELGADO C,et al. Multimodal general anesthesia approach for ex utero intrapartum therapy(EXIT)procedures:two case reports[J]. Int J Obstet Anesth,2019,38:142-145.

[12] WEBER S U,KRANKE P. Anesthesia for predelivery procedures:ex-utero intrapartum treatment/intrauterine transfusion/surgery of the fetus[J]. Curr Opin Anaesthesiol,2019,32(3):291-297.

[13] RING L E,GINOSAR Y. Anesthesia for fetal surgery and fetal procedures[J]. Clin Perinatol,2019,46(4):801-816.

[14] RYCHIK J,COHEN D,TRAN K M,et al. The role of echocardiography in the intraoperative management of the fetus undergoing myelomeningocele repair[J]. Fetal Diagn Ther,2015,37(3):172-178.

[15] NGAMPRASERTWONG P,MICHELFELDER E C,ARBABI S,et al. Anesthetic techniques for fetal surgery:effects of maternal anesthesia on intraoperative fetal outcomes in a sheep model[J]. Anesthesiology,2013,118(4):796-808.

[16] 田航,宋兴荣,金宇林,等. 胎儿手术的麻醉处理二例[J]. 临床麻醉学杂志,2011,27(7):726.

[17] DONEPUDI R,HUYNH M,MOISE K J,et al. Early administration of magnesium sulfate during open fetal myelomeningocele repair reduces the dose of inhalational anesthesia[J]. Fetal Diagn Ther,2019,45(3):192-196.

[18] BELLIENI C V. New insights into fetal pain[J]. Semin Fetal Neonatal Med,2019,24(4):101001.

[19] MAYORGA-BUIZA M J,MARQUEZ-RIVAS J,GOMEZ-GONZALEZ E. Can fetus feel pain in the second trimester? Lessons learned from a sentinel event[J]. Childs Nerv Syst,2018,34(2):195-196.

[20] HOWLEY L,WOOD C,PATEL S S,et al. Flow patterns in the ductus arteriosus during open fetal myelomeningocele repair[J]. Prenat Diagn,2015,35(6):564-570.

95 利多卡因在手术室外内镜检查治疗麻醉中的应用进展

近年来,手术室外麻醉日渐增多,丙泊酚因其起效快、代谢快和苏醒快的特点成为手术室外麻醉首选的镇静药物。随着无痛内镜和手术室外镇静的不断发展和成熟,已衍生出内镜下治疗术。不同人群之间也有更多个体化的镇静方案,麻醉科医师更多地思考如何在不同人群和不同的手术中使患者更加舒适、安全地完成检查。因其血流动力学影响小、安全范围大、历史悠久的特点,局部或静脉应用利多卡因也已被更多的麻醉科医师接受。本文就手术室外镇静麻醉中应用利多卡因的效果,其中包括在无痛胃肠镜检查、无痛支气管镜、内镜黏膜下剥离术(endoscopic submucosal dissection,ESD)、内镜逆行胰胆管造影术(endoscopic retrograde cholangiopancreatography,ERCP)等检查和治疗中的应用综述如下。

一、利多卡因特性

(一)镇痛作用

全身应用利多卡因用于治疗急慢性疼痛已有 70 年的历史,在很多难治性疼痛中已成为一种临床治疗方案的选择。其镇痛机制主要因其抑制电压门控钠通道的动作电位激活,达到抗伤害感受的作用,同时通过减少血白细胞介素(IL-1、IL-6 和 IL-8)和血浆黏附因子,抑制炎症的传播,其中通过调节血浆中的 TNF-α 和 IL-6,甚至可以缓解急性疼痛、短期痛觉过敏或者异常性疼痛。在接受胃肠道肿瘤手术的患者中围手术期静脉注射利多卡因的一项研究中发现,利多卡因组相较生理盐水对照组术后 90d 的疼痛评分量表和慢性术后疼痛明显降低,静脉注射利多卡因减少了术后急慢性疼痛,为"无阿片麻醉"提供了一种新思路。

(二)抗炎抗应激特性

炎症与疼痛密切相关,关于利多卡因抗炎的机制尚不完全清楚,但已证明利多卡因可抑制中性粒细胞的启动。嗜中性粒细胞的引发和激活顺序是许多炎症反应的基础,利多卡因抑制引发作用,但不抑制嗜中性粒细胞的实际激活。此外,利多卡因可通过抑制 NF-κB 信号转导来发挥其抗炎作用,后者可调节炎症因子的释放,降低血浆白介素水平。也有研究表明利多卡因在小鼠动物实验中通过减少 GLUT1 和 HK2 的表达来减少 TNF-α 和 IL-6 的释放,从而进一步抑制炎症级联反应加重,抑制内毒素血症小鼠中的巨噬细胞中的糖酵解,从而降低炎症反应。静脉应用利多卡因也通过调制脊髓小胶质细胞 p38 途径减轻链脲霉素诱导的异常性疼痛。通过抑制 ATP 和 p38 MAPK 激活触发的细胞内 Ca²⁺ 的增加来直接作用于小胶质细胞,由此减少促炎细胞因子 TNF-α,IL-1β 和 IL-6 的产生。在伤害性刺激中如外科手术气管插管时,雾化吸入或静脉输注利多卡因可以抑制应激反应,使患者在插管期间血流动力学变化减小,在外科手术切皮刺激时,静脉输注利多卡因可减少伤害性刺激带来的不良反应,在静脉输注利多卡因的患者中较对照组患者血流动力学变化更小。

(三)药理特性

近期最新的指南建议围手术期静脉使用利多卡因的剂量起始剂量不超过 1.5mg/kg,输注时间为 10min。之后的输注不超过 1.5mg/(kg·h),且不超过 24h,对于任何患者,输注的剂量不得超过 120mg/h。而在推荐使用剂量下,利多卡因很少发生毒性。在健康人群中,发生神经系统症状(例如发生惊厥)的血浆浓度约为 15μg/ml,相当于静脉输注 8mg/kg 利多卡因。而心脏毒性在血浆高于 21μg/ml 时首次被观察到。其他不良反应如过敏反应在是极少数案例,较为罕见。静脉注射利多卡因不建议与其他局部麻醉干预措施同时或在其作用期内使用,包括在任何使用利多卡因的神经阻滞后 4h 之内不得静脉注射利多卡因,以及在停止静脉输注利多卡因后 4h 内不进行任何神经阻滞。

(四)缓解丙泊酚注射痛

丙泊酚注射痛是常见的不良反应,未经其他处理的患者因丙泊酚注射引起的疼痛发生率为 46%,在儿科患者中甚至达到了 85%。遭遇疼痛的患者可能会大大降低对无痛胃肠镜的满意度。关于丙泊酚注射痛的机制尚不完全清楚,静脉的粗细、注射的部位和速率以及丙泊酚水相浓度都与注射痛相关。现已有多种策略用于缓解注射痛,比如稀释丙泊酚注射液、降低注射速度、复合使用小剂量的非甾体抗炎药或利多卡因。

在胃镜检查中静脉使用纳布啡和利多卡因,并观察丙泊酚引起注射痛的研究中,研究者观察了330例年龄18~60岁患者在胃镜检查期间丙泊酚注射痛情况,使用纳布啡、利多卡因或等量生理盐水预处理。使用利多卡因或者纳布啡较使用生理盐水疼痛明显缓解。有研究表明,在18~65岁健康患者中,预防性静脉注射利多卡因0.306mg/kg可以有效缓解50%患者丙泊酚的注射痛。无论是将利多卡因和丙泊酚混合在一起,还是先使用利多卡因再进行丙泊酚注射都可以达到效果。

二、手术室外内镜检查和治疗麻醉中的应用

(一)无痛胃镜中的应用

单纯无痛胃镜检查过程往往很短,使用大剂量的镇静药物往往会引起苏醒延迟,呼吸和循环也会受到明显抑制。在一项关于无痛胃镜中丙泊酚ED50的随机双盲对照研究中,研究者在实验组中使用了Dixon序贯法来计算丙泊酚诱导的ED50。在预给予1.5mg/kg利多卡因的试验组,结果表明丙泊酚诱导剂量ED50显著降低(2.01mg/kg vs.1.69mg/kg)。Kelsaka等报道,在20~60岁成年人中,静脉注射1.5mg/kg利多卡因可使丙泊酚的诱导剂量降低27%。

早期的部分报告认为咽部局部使用利多卡因可以减轻喉反射,使得胃镜插管更加容易,这种使用局部麻醉药的方式是否能提升胃镜中的效果仍存在争议。在一项与安慰剂对照的无痛胃镜检查试验中入选了129例20~69岁的患者,在咽部进行了多次局部30mg利多卡因喷洒,对照组使用同体积的生理盐水。记录患者对深度镇静和插胃镜的反应,结果无论是镇静还是检查中的躯体反应和喉反射,两组之间均无统计学差异。而Evans的Meta分析认为,咽部局部麻醉,患者对胃镜检查的耐受性更好,而内镜医师对胃镜检查的评价也更佳。还有一些研究认为局部麻醉减轻了上消化道内镜检查期间的不适,但是仅适用在不使用其他镇静药物的情况下。在口鼻腔,呼吸道和胃肠道近端的黏膜中局部使用利多卡因溶液时,最大允许使用500mg利多卡因溶液。

(二)无痛结肠镜中的应用

在结肠镜检查期间,结肠的生理性蠕动会干扰内镜医师的诊断性检查和治疗,早期解痉剂被辅助应用于改善结肠蠕动,然而使用这些药物可能不良反应。Forster等的研究表明,在无痛结肠镜检查期间利多卡因[1.5mg/kg静脉注射后4mg/(kg·h)持续泵注]可以减少镇静剂(丙泊酚)的使用剂量,减少术后疼痛、疲劳和不良反应。我们在老年患者结肠镜检查中的研究也得到相似的趋势,验证了静脉复合利多卡因对丙泊酚有节约作用。

而局部黏膜注射利多卡因也可以起到胃肠道解痉作用。在一项局部应用利多卡因的研究中,作者认为利多卡因通过阻断黏膜层感觉神经介导的反馈机制来抑制结肠镜操作引起的肠道痉挛。利多卡因应用后抑制痉挛的中值潜伏期为43.5s;利多卡因在黏膜上的麻醉作用为30~45min。在给予利多卡因后的2~3min后,大肠的痉挛明显得到了抑制,而利多卡因的血液水平均低于可检测水平(<0.9μg/ml)。每例患者总共使用了400mg利多卡因溶液,利多卡因的血清浓度没有增加,也没有不良事件,甚至减少了检查术后的延迟出血。

(三)无痛支气管镜中的应用

相较于胃肠镜检查,支气管镜检查的刺激相对更大,检查风险也更高,在支气管镜检查中有效地抑制患者呛咳和维持患者足够的氧饱和度是检查顺利进行至关重要的部分,同时还需考虑镇静带来的副反应如血流动力学和检查中的咳嗽。检查中麻醉深度不够引起呛咳可导致支气管痉挛,使得检查难以进行。

研究表明,和安慰剂生理盐水组对比,在支气管镜检查中复合静脉1.5mg/kg利多卡因可显著抑制芬太尼造成的呛咳,而关于在围检查期利多卡因是否抑制因检查操作引起的呛咳尚存争议。有研究比较单次静脉注射利多卡因1.5mg/kg和局部喉气管利多卡因3mg/kg,结果显示静脉注射利多卡因的患者检查中咳嗽明显少于局部利多卡因的患者,而对患者检查后的喉痉挛和喉咙痛的发生没有影响。

局部给予利多卡因比较常见的是在声门和气管隆突处。Nick等认为早期的试验中因为复合使用镇静剂,较深的麻醉可能会影响试验结果。因此Nick等在一项研究中使用较浅的麻醉方式,并在声门和气管支气管壁喷洒2%利多卡因或生理盐水。结果显示,利多卡因组的每分钟咳嗽率平均值低于安慰剂组,因此内镜医师和护士的满意度也有所提高。此外,作者还通过Ramsay镇静评分测量两组镇静程度,发现在达到相同镇静水平的情况下,利多卡因组使用的镇静剂更少。Michael等比较了早期雾化吸入利多卡因和局部注射利多卡因中患者的耐受程度和镇静药的需求。与通过注射器给药组的利多卡因相比,达到相同的效果情况下,通过雾化器给药组的利多卡因与芬太尼消耗更少。作者认为雾化给予利多卡因使得利多卡因在气管壁更好地分布。

(四)ERCP中的应用

在ERCP手术中,静脉或局部使用利多卡因均可以促进内镜的插入。拟行ERCP的患者中,老年和ASA Ⅲ或Ⅳ级的患者较多,更高的ASA分级是呼吸相关事件发生的危险因素。ERCP期间,由于患者因素和麻醉药因素引起的不良反应较其他内镜检查(如胃镜和肠镜)发生率明显更高。

一项随机双盲试验中,在以丙泊酚为基础的ERCP手术中静脉复合使用1.5mg/kg利多卡因,同时连续输注2mg/(kg·h)利多卡因用于手术中维持,对照组使用等体积生理盐水。结果表明,ERCP手术期间静脉注射利多卡因使丙泊酚需求量降低33.8%,在调整体重和手术时间变

量后,利多卡因组的丙泊酚需求量明显低于对照组,两组之间丙泊酚的诱导剂量相似。这与我们的研究结果静脉注射利多卡因在老年患者结肠镜中的使用结果一致。此外,作者还发现静脉注射利多卡因减轻了ERCP手术后的疼痛和疲劳,并缩短了恢复时间,提高了内镜医师满意度。而如果在ERCP期间于十二指肠乳头处局部喷洒利多卡因无论是对插管还是术后胰腺炎严重程度都没有影响,也不会影响术后的发生率。ERCP手术中其他关于局部使用利多卡因的研究甚少。

(五)ESD中的应用

ESD是手术室外治疗早期结肠癌的常用方法,然而肠蠕动、黏膜纤维化和内镜定位困难等都将延长手术时间,增加肠穿孔的风险。为了抑制在手术中的肠蠕动,减少手术时间有时会应用解痉药物,然而这些药物往往带来一些副反应,因此这些药物的使用受到了限制。

早期的研究中,作者评估ESD手术中局部黏膜注射利多卡因的效果,在平均时长66min的ESD手术中,黏膜下平均注射236mg利多卡因,没有发生利多卡因相关不良事件,尚没有试验给出不同剂量的利多卡因在局部黏膜注射下可能引起不良反应的结论。在之前的研究中有作者指出,在大肠黏膜局部使用400mg利多卡因是安全的,但如果存在破损的创面或检查中治疗,则有可能导致局部麻醉药快速入血。在另一项多中心随机研究中,作者观察了在接受大肠ESD的手术患者中给予大肠肿瘤黏膜下注射利多卡因,结果表明,在近端结肠预防性减少了肠蠕动,减少了手术时间和术中解痉药的使用,利多卡因黏膜注射减少肠蠕动的效果在近端结肠最为明显。

在胃肿瘤的ESD手术中,在1.5mg/kg负荷剂量利多卡因后静脉连续输注2mg/(kg·h)利多卡因,联合芬太尼和丙泊酚镇静,可以减少术中芬太尼的使用,同时减少检查中的体动,在术后减少上腹痛,而并没有发现利多卡因相关不良事件的发生。

三、利多卡因的临床应用新前景

(一)缓解丙泊酚注射痛

在临床实践中,麻醉科医师都不应忽视丙泊酚引起的注射痛问题,特别在儿童患者中。临床工作中发现,儿童患者较成人更容易发生丙泊酚注射痛,加上儿童本身存在静脉纤细、对疼痛耐受差、依从性低等特点,所以一旦围手术期发生注射痛,更可能增加患儿躁动坠床、血管损伤等不良事件的风险。患儿注射部位疼痛所引起的哭闹也会使围手术期气道分泌物增加,进而增加麻醉风险,严重时危及患儿生命。

值得庆幸的是,越来越多的麻醉科医师已经意识丙泊酚注射痛带来的负面影响和可能存在的风险,因此在临床工作中采取了很多方式用以缓解此类疼痛,利多卡因方便获得,经济实惠,普遍适用于各类人群,安全剂量广泛等方面,尤其契合儿童患者用药安全的原则。

(二)手术室外麻醉中减少麻醉药消耗

门诊手术患者人群组成复杂,受检者周转率高,管理相对困难。另一方面门诊手术刺激性相对小,可能存在一定程度的镇静药物和阿片类药物的过度使用,因此我们积极寻求在门诊手术中更加合理的麻醉药,符合"阿片类药物节俭镇痛"的新理念。

在门诊手术期间使用一定剂量利多卡因作为麻醉辅助用药可以有效减少人群中镇静药物和镇痛药物的使用,在相关研究中已经得到了证实。据已有的研究显示,即便是在高风险的特殊人群中,这种节约作用也适用,从而减少相关药物可能潜在的不良反应,使得手术室外麻醉更加安全有效,提高手术室外检查和治疗的效率,进而增加患者周转速率,解放医务人员劳动力。在未来,将会有更多的利多卡因以各种途径应用到手术室外麻醉中。

(陈蒙蒙 上官王宁)

参 考 文 献

[1] WERDEHAUSEN R, MITTNACHT S, BEE L A, et al. The lidocaine metabolite N-ethylglycine has antinociceptive effects in experimental inflammatory and neuropathic pain [J]. Pain, 2015, 156(9): 1647-1659.

[2] DAI Y, JIANG R, SU W, et al. Impact of perioperative intravenous lidocaine infusion on postoperative pain and rapid recovery of patients undergoing gastrointestinal tumor surgery: a randomized, double-blind trial [J]. J Gastrointest Oncol, 2020, 11(6): 1274-1282.

[3] KIM D J, BENGALI R, ANDERSON T A. Opioid-free anesthesia using continuous dexmedetomidine and lidocaine infusions in spine surgery [J]. Korean J Anesthesiol, 2017, 70(6): 652-653.

[4] LIN S W, JIN P, SHAO C, et al. Lidocaine attenuates lipopolysaccharide-induced inflammatory responses and protects against endotoxemia in mice by suppressing HIF1α-induced glycolysis [J]. Int Immunopharmacol, 2020, 80: 106150.

[5] FOO I, MACFARLANE A J R, SRIVASTAVA D, et al. The use of intravenous l idocaine for postoperative pain and recovery: international consensus statement on efficacy and safety [J]. Anaesthesia, 2021, 76(2): 238-250.

[6] WANG J, DUAN J J, XIE C Y, et al. Comparison between intravenous nalbuphine and lidocaine in reducing propofol-induced injection pain during gastroscopy: a randomized controlled trial [J]. Pain Ther, 2020, 9(2): 563-571.

[7] LIU H, CHEN M, LIAN C, et al. Effect of intravenous administration of lidocaine on the ED50 of propofol induction dose during gastroscopy in adult patients: a randomized, controlled study [J]. J Clin Pharm Ther, 2021, 46

（3）:711-716.

［8］ EVANS L T,SABERI S,KIM H M,et al. Pharyngeal an-esthesia during sedated EGD:is "the spray"beneficial? A meta-analysis and systematic review［J］. Gastrointest Endosc,2006,63(6):761-766.

［9］ CHEN M M,LU Y,LIU H,et al. The propofol-sparing effect of intravenous lidocaine in elderly patients undergo-ing colonoscopy:a randomized,double-blinded,controlled study［J］. BMC Anesthesiology,2020,20(1):132.

［10］ NEMOTO D,SUZUKI S,MORI H,et al. Inhibitory effect of lidocaine on colonic spasm during colonoscopy:a mul-ticenter double-blind,randomized controlled trial［J］. Dig Endosc,2019,31(2):173-179.

［11］ DREHER M,CORNELISSEN C G,REDDEMANN M A, et al. Nebulized versus standard local application of lido-caine during flexible bronchoscopy:a randomized con-trolled trial［J］. Respiration,2016,92(4):266-273.

［12］ FERREIRA A O,CRAVO M. Sedation in gastrointestinal endoscopy:where are we at in 2014?［J］. World J Gas-trointest Endosc,2015,7(2):102-109.

［13］ YANG J F,FAROOQ P,ZWILLING K,et al. Efficacy and safety of propofol-mediated sedation for outpatient endoscopic retrograde cholangiopancreatography（ER-CP）［J］. Dig Dis Sci,2016,61(6):1686-1691.

［14］ LIU J,LIU X P,PENG L P,et al. Efficacy and safety of intravenous lidocaine in propofol-based sedation for ER-CP procedures:a prospective,randomized,double-blin-ded,controlled trial［J］. Gastrointestinal Endoscopy, 2020,92(2):293-300.

［15］ HAYASHI Y,MIURA Y,YAMAMOTO H. Pocket-crea-tion method for the safe,reliable,and efficient endoscop-ic submucosal dissection of colorectal lateral spreading tumors［J］. Dig Endosc,2015,27(4):534-535.

［16］ KIM J E,CHOI J B,KOO B N,et al. Efficacy of intrave-nous lidocaine during endoscopic submucosal dissection for gastric neoplasm:a randomized,double-blind,con-trolled study. medicine（baltimore）［J］. 2016,95(18): e3593.

［17］ TIAN S P,ZHANG D S,ZHOU W,et al. Median effec-tive dose of lidocaine for the prevention of pain caused by the injection of propofol formulated with medium-and long-chain triglycerides based on lean body weight［J］. Pain Med,2021,22(6):1246-1252.

96 鼻内镜手术循环与气道管理的研究进展

鼻内镜技术自20世纪70年代问世以来在临床应用方面经历了飞速发展的阶段,不仅用于鼻腔、鼻窦的病变切除,也在颅底、眶尖、眶壁等领域有着日趋广泛的应用。全身麻醉可以为鼻内镜手术提供完善的麻醉效果,减少患者术中的不适,已经越来越广泛地应用于临床。但也有观点认为全身麻醉会增加术中出血,鼻内空间狭小,鼻黏膜血运丰富,术中持续渗血常会导致内镜下视野不清,妨碍手术操作。为了改善全身麻醉下鼻内镜手术的视野,更清楚地暴露标志性解剖结构,避免重要的神经血管损伤,目前已经发展了很多减少术中出血的技术,包括控制性降压、神经阻滞、止血药物的局部或全身应用等。同时,如何加速患者全身麻醉手术后的恢复、减少术后疼痛及术后并发症,也一直是备受关注的热点问题。本文主要介绍近年来在鼻内镜手术循环与气道管理的研究进展。

一、麻醉方法与麻醉药的选择

(一)麻醉方法选择

不同的麻醉药对鼻部血流灌注的影响可能不同,尤其是不同的麻醉方法对术中出血的影响一直是鼻科麻醉关注的焦点。一项系统评价(10项RCT,$n = 532$)显示,全凭静脉麻醉的术中出血量和术野评分明显优于吸入麻醉,但由于所纳入的研究异质性较强,此结论还有待于进一步证实。2021年在线发表的一项Meta分析(19项RCT,$n = 1\,010$)显示,虽然全凭静脉麻醉在术野评分方面明显优于吸入麻醉,但亚组分析时发现在没有应用瑞芬太尼时,全凭静脉麻醉的术野评分、术中出血量及视觉模拟评分与吸入麻醉相比并无明显区别;同时也发现不同的吸入麻醉药对结果也有不同的影响,全凭静脉麻醉是否更适用于鼻内镜手术仍需要更有说服力的证据来支持。在术后恢复方面,一项研究发现丙泊酚麻醉组患者术后6h的恢复质量明显优于地氟烷。另一项研究也认为丙泊酚全凭静脉麻醉较七氟烷静脉-吸入复合麻醉对老年患者(>60岁)术后早期认知功能的影响更小。

(二)麻醉药选择

瑞芬太尼起效迅速,能在组织和血液中被迅速水解,不受年龄、性别、肝肾功能的影响,同时能够降低心率及心排血量,从而减少局部组织血液灌注。有证据显示,术中应用瑞芬太尼较其他阿片类药物相比更有利于鼻内镜手术患者的术后恢复。瑞芬太尼用于鼻内镜手术较其他阿片类药物相比具有一定优势,尤其是需要快速恢复的日间手术及短小手术。

近年来随着右美托咪定广泛应用于临床,有证据显示右美托咪定用于鼻内镜手术可以明显减少术中出血、改善手术视野、缩短手术时间,与瑞芬太尼相比发现右美托咪定在术中血压控制及术后疼痛评分方面更有优势。右美托咪定是高选择性α_2受体激动剂,具有镇静、催眠及镇痛的作用,能有效降低应激反应,同时增强迷走神经活性,阻止血压和心率上升。研究显示鼻内镜手术应用右美托咪定可显著降低阿片类镇痛药和镇静药用量,不良反应少,有助于控制性降压。结果与瑞芬太尼及硫酸镁比较,右美托咪定组的术中出血量最少,同时丙泊酚的用量最低,但缺点是平均恢复时间较瑞芬太尼及硫酸镁组长。

目前证据支持在鼻内镜手术中应用全凭静脉麻醉,认为可以获得更好的手术视野及更少的术中出血,麻醉恢复质量也优于吸入麻醉。瑞芬太尼和右美托咪定能够有效地控制术中血压及心率,减少术中出血,用于鼻内镜手术全身麻醉具有一定优势。

二、循环管理策略

控制性降压是指将收缩压控制到80~90mmHg、平均动脉压降至50~65mmHg或者平均动脉压较基线值降低30%,以达到减少组织灌注而减少出血的目的。为达到上述目标通常需应用血管扩张药,如硝酸甘油。但应用血管扩张药会引起反射性心率增快,增加心排血量,并不能很有效地降低术野渗血,改善术野质量。

一项调查研究显示,鼻内镜手术有一半以上的病例术中平均动脉压控制在60~70mmHg之间,只有23%的病例术中平均动脉压降至 60mmHg 以下。鼻内镜手术应用适度地控制性降压（MAP＝60～70mmHg）可满足大部分的术野需求。应尽量避免为追求清晰的视野而过度地降低血压，这样会增加器官灌注不足的风险，应考虑联合多种技术减少术中出血。

鼻内镜手术同时需关注术中心率的控制情况。心率偏快会增加心排血量进而增加局部组织灌注，同时也不利于静脉血回流。术中常采用降低心率或心肌收缩力的方法降低心排血量，进而减少局部血液灌注，减少术中出血。

目前多主张适度的控制血压（MAP＝60～70mmHg），同时控制心率（心率<70 次/min）的循环管理策略，在改善术野质量的同时保障重要脏器的灌注。全身麻醉应用的很多镇静镇痛药物本身就具有降低心排血量的作用，如瑞芬太尼、丙泊酚、右美托咪定等，既可满足鼻内镜手术的循环管理要求，又不需额外使用血管扩张药。

三、气道管理策略

喉罩用于鼻科手术全身麻醉具有很多优点，患者对喉罩的应激反应比气管插管小，喉罩维持通气可使诱导和苏醒期更平稳，减少插管时的应激和拔管时呛咳，术后呼吸系统并发症的概率更低。但由于鼻科手术常有血液及冲洗液自鼻咽流入咽喉部，而喉罩的密封性不如气管导管，喉罩用于鼻内镜手术可能存在误吸风险。在一项回顾性研究中，北京同仁医院奚春花等总结了 6 572 例鼻内镜手术病例：97.8%成功采用可弯曲喉罩维持术中通气；术中因喉罩通气不良改为气管插管的病例占 0.7%；呼吸道并发症的发生率为 0.85%，主要表现为喉痉挛和支气管痉挛，这与其他类型手术相比并没有明显升高。因此认为可弯曲喉罩用于鼻内镜手术是有效且安全的。

鼻内镜手术需要保证气道的密封，防止血液或冲洗液流入气道，所以针对不同人群选择合适型号的喉罩很重要。传统方法是按照体重选择喉罩型号，30～50kg 选择 3 号，50～70kg 选择 4 号，≥70kg 选择 5 号。而北京同仁医院最新的针对 58 956 例患者的大样本回顾性分析显示，这种方法与实际应用喉罩型号的符合率在成年男性中只有72.75%，女性稍高为 78.13%，有 2 成以上的病例应用了不同于传统方法选择的喉罩型号。在综合考虑性别、年龄和体重因素重新建立回归模型后，预测喉罩型号的成功率在成年男性中可达到 82.4%，可作为临床选择喉罩型号的参考。由于手术部位在头部，术中头位改变或麻醉变浅会导致喉罩移位，发生通气不良或漏气，此时需暂停手术寻找原因，加深麻醉、重新调整喉罩位置或更换气管插管，避免因密封不严导致误吸。

可弯曲喉罩可以安全用于短小的鼻内镜手术全身麻醉，选择合适的型号可以保证气道密封性，同时术中应加强呼吸监测及管理。

四、其他

（一）反 Trendelenburg 体位

头高脚低（反 Trendelenburg）体位是一种简单方便的减少头面部手术出血的方法。北京同仁医院的一项随机对照研究对比了不同角度的反 Trendelenburg 体位下鼻内镜手术术中出血及术野评分情况，发现头高 15° 的体位可以明显减少术中出血、改善手术视野，出血速度及术者评分也明显优于平卧位、头高 5° 及 10°组，四组的脑氧饱和度变化及术后不良反应没有明显差别。需要注意的是在这种体位下，脑的灌注压（外耳道水平）与肱动脉存在一定的压力差，正常成年人头高 15°时此压力差约为 5～7mmHg，如果只进行上臂无创血压监测则需换算成脑灌注压，并注意脑灌注压应维持在自主调节低限（50～55mmHg）以上，预防脑的低灌注损伤。

（二）止血药的应用

氨甲环酸作为抗纤溶药物，广泛应用于心脏外科、骨科等手术的术中止血。有研究发现，鼻内镜手术中静脉应用氨甲环酸可以减少术中出血、改善手术视野，不增加术后不良事件的发生率。但由于此系统评价纳入的研究较少，该结论仍需进一步研究加以证实。

（三）神经阻滞

蝶腭神经节是除脑以外头颈部最大的神经元群，受三叉神经上颌支支配，含有感觉、交感及副交感成分。感觉分支分布于鼻腔、口腔、软腭、扁桃体、颅骨眶后区和前下区；副交感分支分布于鼻腔和口腔。有证据显示，术前阻滞该神经节可以减少术中出血，降低术后疼痛、恶心、呕吐的发生率并加快术后的恢复。

五、总结

清晰的术野暴露是手术成功的先决条件，尤其是解剖结构复杂的鼻内镜手术。目前已发展出很多技术来减少鼻内镜手术的术中出血，例如控制循环（血压与心率）、调整体位、复合神经阻滞等，但具体细节仍需进一步探讨，风险与获益也有待进一步评估。

（杨文婧　王古岩）

参 考 文 献

［1］ 李晓敏，李秀娜. 全麻和局麻下慢性鼻—鼻窦炎患者实施鼻内镜鼻窦手术的效果对比分析［J］. 医学理论与实践，2019，32（12）：1886-1887.

［2］ LU V M，PHAN K，OH L J. Total intravenous versus inhalational anesthesia in endoscopic sinus surgery：a meta-analysis［J］. Laryngoscope，2020，130（3）：575-583.

［3］ MOFFATT D C，MCQUITTY R A，WRIGHT A E，et al. Evaluating the role of anesthesia on intraoperative blood loss and visibility during endoscopic sinus surgery：a meta-analysis［J］. Am J Rhinol Allergy，2021，35（5）：674-684.

［4］ LIU T，GU Y，CHEN K，et al. Quality of recovery in patients undergoing endoscopic sinus surgery after general anesthesia：total intravenous anesthesia vs desflurane anesthesia［J］. Int Forum Allergy Rhinol，2019，9（3）：248-254.

［5］ 张晓晓，王维维，胡越成. 两种麻醉方法对老年鼻息肉患者鼻内镜术后认知功能的影响比较［J］. 山东医药，2019，59（29）：64-66.

［6］ LAPORTA M L，O'BRIEN E K，STOKKEN J K，et al. Anesthesia management and postanesthetic recovery following endoscopic sinus surgery［J］. Laryngoscope，2021，131（3）：E815-E820.

［7］ LEE H S，YOON H Y，JIN H J，et al. Can dexmedetomidine influence recovery profiles from general anesthesia in nasal surgery？［J］. Otolaryngol Head Neck Surg，2018，158（1）：43-53.

［8］ 张云鹏，纪国余，董天鑫. 右美托咪定对鼻内镜手术患者应激反应的影响研究［J］. 河北医药，2020，42（6）：868-871.

［9］ 张云鹏，纪国余，董天鑫. 右美托咪定在鼻内镜术控制性降压中的应用观察［J］. 中华保健医学杂志，2020，22（2）：143-146.

［10］ T S，S S，H K. Anesthetic techniques and haemodynamic control for endoscopic sinus surgery：a retrospective analysis and review of literature［J］. Egyptian Journal of Anaesthesia，2019，33（1）：9-14.

［11］ KHANWALKAR A R，WELCH K C. Updates in techniques for improved visualization in sinus surgery［J］. Curr Opin Otolaryngol Head Neck Surg，2021，29（1）：9-20.

［12］ XI C，SHI D，CUI X，et al. Safety，efficacy and airway complications of the flexible laryngeal mask airway in functional endoscopic sinus surgery：a retrospective study of 6661 patients［J］. PLoS One，2021，16（2）：e0245521.

［13］ REN Y，CAO C，LIANG X，et al. Validation of manufacturers' laryngeal mask airway size selection standard：a large retrospective study［J］. Ann Transl Med，2021，9（3）：196.

［14］ YANG W，WANG G，LI H，et al. The 15 degrees reverse Trendelenburg position can improve visualization without impacting cerebral oxygenation in endoscopic sinus surgery-A prospective，randomized study［J］. Int Forum Allergy Rhinol，2021，11（6）：993-1000.

［15］ LEE J H，MIN K T，CHUN Y M，et al. Effects of beach-chair position and induced hypotension on cerebral oxygen saturation in patients undergoing arthroscopic shoulder surgery［J］. Arthroscopy，2011，27（7）：889-894.

［16］ KIM D H，KIM S，KANG H，et al. Efficacy of tranexamic acid on operative bleeding in endoscopic sinus surgery：a meta-analysis and systematic review［J］. Laryngoscope，2019，129（4）：800-807.

［17］ KIM D H，KANG H，HWANG S H. The Effect of sphenopalatine block on the postoperative pain of endoscopic sinus surgery：a meta-analysis［J］. Otolaryngol Head Neck Surg，2019，160（2）：223-231.

97 经口内镜下食管括约肌切开术的麻醉管理

食管失弛缓症是一种好发于食管下段贲门部位的功能性疾病，以食管下括约肌舒张功能受损为特征。食管失弛缓症的年发病率约为 1.63/10 万，患病率约为 10.82/10 万，其发病年龄高峰为 30~40 岁和 60 岁以上，儿童和青少年罕见。食管失弛缓症的典型症状包括吞咽困难、胸痛、胃灼热、胃食管反流和体重下降。长此以往，食管动力不可逆地严重受损，食物潴留于食管，近半数患者会发生由反流误吸引起的吸入性肺炎。

目前，食管失弛缓症的治疗方法包括内镜球囊扩张术、内镜下肉毒素注射、外科 Heller 术和经口内镜下食管括约肌切开术（peroral endoscopic myotomy，POEM）。内镜球囊扩张术需多次反复扩张且有导致食管破裂的风险，注射肉毒素的短期治愈率仅为 66%，这两种治疗方式效果不确切且易复发，已逐渐被弃用。Heller 术需在单肺通气下经胸腔离断食管环形肌层，改良 Heller 术则在腹腔镜联合胃镜下完成，两者创伤均较大，术后恢复缓慢。POEM 通过在内镜下切开食管括约肌治疗食管失弛缓症，因其有创伤小、疗效确切和患者术后恢复快等优点，得以在世界范围内迅速推广。POEM 手术需要在全身麻醉下完成，术中有可能发生反流误吸、纵隔气肿、皮下气肿等并发症。因此，POEM 围手术期的麻醉管理十分重要。

一、POEM 的手术步骤

POEM 通过内镜从食管中段进入黏膜下隧道完成括约肌切开。在内镜直视下，首先，于食管中段黏膜下注射 10ml 含有靛蓝胭脂红的 0.9%NaCl 溶液，纵向切开一个 2cm 的切口。其次，经此切口进入黏膜下间隙，采用喷凝法建立黏膜下隧道，隧道越过胃食管连接部（gastroesophageal junction，GEJ）直至胃部近端 2~3cm 处。进而自黏膜入口远端 3cm 处（约位于 GEJ 上方 7cm）开始切开食管内环状肌及胃部肌束，直至 GEJ 下约 2cm 处。肌肉切开长度一般为 6~10cm。完成肌肉切开后，确认内镜能顺畅地通过 GEJ。最后，采用止血夹夹闭黏膜切口。

二、麻醉管理注意事项

POEM 推荐采用全身麻醉，其术中出血、穿孔和 CO_2 相关并发症的发生率较镇静麻醉更低。2018 年，日本消化内镜学会发表了第一部 POEM 的临床诊疗指南，虽然世界各地已有对 POEM 麻醉方面的临床研究和病例报道，但目前尚无全球性的 POEM 麻醉管理指南。以下是 POEM 麻醉管理需重点关注的几个事项。

（一）术前评估

食管失弛缓症患者常伴随反复胃食管反流，因而术中误吸风险较高，且该类患者中近半数呼吸功能已经受影响，因此术前评估十分重要。POEM 是一种效果确切且老年患者能较好耐受的治疗方法。60 岁以上是食管失弛缓症的发病年龄高峰之一，老年患者发生吸入性肺炎的风险相对较高。应于术前仔细检查老年患者是否已存在吸入性肺炎及其严重程度，并常规行肺功能检查。

2014 年，美国消化内镜协会发表的白皮书提出，血小板<3×10^9/L、免疫性血小板减少症、骨髓增生异常综合征或脾功能亢进等严重的凝血障碍疾病是 POEM 的禁忌证。此外，正在使用大剂量抗凝药或抗血小板药的患者也不宜行 POEM 术。术前应评估患者是否存在上述疾病或是否服用影响凝血功能的药物。

（二）误吸的预防

食管失弛缓症患者的食管排空功能受损，食管内食物残留可引发反流误吸，最终造成吸入性肺炎甚至死亡等不良结局的发生，这是 POEM 手术全身麻醉诱导期间最危险的并发症。有研究报道，内镜下可见 37% 的 POEM 患者食管中有固体食物残留，15% 有液体残留。但目前 POEM 反流误吸的发生率小于 0.1%，这主要得益于充分的术前准备和快速序贯诱导的实施。因此，围手术期预防误吸非常重要。

实施 POEM 时，至少应在术前 24h 开始流质饮食或术前 48h 开始少渣饮食。对于术前内镜发现食管内有大量食物滞留的患者或乙状结肠型食管失弛缓症的患者，推荐更长时间的清流质饮食（3~5d）。值得注意的是，即使在流质饮食1~2d后，仍有约1/3的患者麻醉前内镜检查可见存在固体食物残留。因此，日本的POEM临床指南推荐术前1d或手术当天麻醉诱导前，在内镜下清洁食管，并于术前经内镜确认食管内残留物已清除干净。有研究报道，术前1d清理食管的患者中仍可见液体残留，主要为24h内积聚的唾液。因此，合理选择术前清洁食管的时机有助于保障POEM患者麻醉诱导期的安全。此外，有研究推荐POEM术前应预防性使用质子泵抑制剂，并采用快速序贯麻醉诱导，预防食管内残留物反流入口咽部，但对于快速序贯诱导期间是否采用环状软骨加压手法目前仍存在争议。

术中误吸的预防也非常重要。Saxena等推荐采用含负压吸引孔和锥形套囊的气管导管，以降低POEM术中食管冲洗液误吸的风险。术中，医师需反复经内镜吸引从食管反流至声门下的液体。但Monsel等发现，采用锥形套囊、间断控制套囊压力的气管导管并不能降低术后早期肺炎的发生率，也不能预防手术期间的微量误吸。因此，何种气管导管更适合POEM仍有待进一步研究。气管插管有经口和经鼻两种选择：前者管腔直径更大、插管过程损伤小且易于吸引反流物，但是气管导管可能会随着内镜操作而发生移位；后者的人工气道与手术操作空间分离，缺点是气管导管直径小、插管易造成出血且不利于吸引反流物。

POEM术后胃食管反流发病率可高达8.5%~21.3%，且术后前3年的发病率最高，该类患者再次实施全身麻醉时，反流误吸的风险非常高。因此，给有POEM手术史的患者行全身麻醉时，术前应对是否反流和反流的程度进行仔细评估。

目前还没有针对POEM全身麻醉药的特殊建议。七氟烷和丙泊酚对健康人群的食管括约肌张力无显著临床影响，但是否影响食管失弛缓症患者的食管括约肌张力仍有待研究。地氟烷有助于气道保护反射的早期恢复，更适合行POEM的老年患者和肥胖患者。

（三）CO_2充气相关不良事件的处理

POEM术中常见的不良事件包括黏膜损伤、食管穿孔、黏膜下出血、胸腔积液、气腹、气胸、纵隔气肿以及皮下气肿等。大多数不良事件具有自限性，可采用保守治疗，少部分需进行干预治疗。其中主要的不良事件为CO_2充气相关性不良事件（如气腹、气胸、纵隔气肿和皮下气肿），麻醉科医师对这类事件的预防及时处理至关重要。

POEM术中内镜的推进过程中及黏膜的充分暴露需要充气以扩张食管。但是，POEM是在食管黏膜下操作，且食管、纵隔、胸腔和腹腔之间并非完全分隔，因此容易发生充气相关不良事件，有研究报道其发生率为30%，甚至有文献报道充气相关性不良事件难以避免。

预防充气相关性不良事件的方法主要包括采用CO_2充气和减少充气量。空气由于易获得且成本低，被广泛用于内镜下胃肠道的扩张。但空气的吸收速度比CO_2慢了近150倍。内镜采用空气充气时，术中发生气体栓塞、气

腹、气胸、纵隔气肿和皮下肺气肿的风险相应增加。因此应优先选择CO_2充气，这对内镜手术时穿孔和气体栓塞高风险的患者尤为重要。

然而，即使用CO_2充气仍有可能发生不良事件，其发生率约为1%。POEM使用的CO_2充气装置不同于腹腔镜手术，前者不能通过压力反馈调节系统自动调节气体流速，因而有可能导致POEM术中CO_2充气相关性不良事件的发生。POEM术中，CO_2可能被大量吸收入血，引起高碳酸血症。这类高碳酸血症难以通过过度通气纠正，可能是因为各体腔相通，腹膜、纵隔、皮下或黏膜下持续吸收大量CO_2所致。因此，应尽量采用低流量CO_2充气。有研究认为CO_2气流速度为$1.0L/min \pm 0.3L/min$时，足以支持手术暴露且能明显减少CO_2充气相关性不良事件的发生。

POEM通常在平卧位或半左侧卧位下进行，同时需暴露上腹部以便观察是否发生气腹及其严重程度。发生张力性气腹时，上述体位有助于快速安全地行腹腔穿刺。POEM术中应仔细观察有无严重气腹的临床表现。发现存在少量气腹时，可以暂停POEM并采用过度通气直至CO_2被吸收。过度通气可采用低潮气量加高呼吸频率，以避免气道峰压过高。若气腹不能自行吸收，则需要通过吸引进行减压。减压效果仍不理想的患者需行腹腔穿刺减压。

需要进行干预的气腹的发生率较低，约为1.2%。POEM术中腹内压无法直接测量，吸气峰压是反映腹腔穿刺减压效果的较好指标。腹腔穿刺减压有效的患者可见升高的吸气峰压恢复至基础水平。目前，吸气峰压升高到多少需进行腹腔穿刺减压仍有待确定。有研究报道，需要腹腔穿刺减压的患者吸气峰压的平均值为22.8cmH$_2$O（1cmH$_2$O = 0.098kPa），应在吸气峰压相较基础水平增加20%时进行干预。Yang等则推荐以吸气峰压达38cmH$_2$O作为干预的阈值。考虑到吸气峰压的基础水平在不同患者中可能因体质量指数和基础肺疾病而不同，故Bang等认为维持吸气峰压在30cmH$_2$O以下较为合适。

腹腔穿刺减压应选用14或16号套管针，在腹壁右上象限肋缘下方5cm处进针以避免损伤肝下缘，穿刺成功后留置导管以持续减压。条件允许的情况下，用超声引导腹腔穿刺更加安全。

气腹患者经过经皮腹腔穿刺后一般都能成功减压。气腹的发生常见于使用中高流量CO_2充气的手术患者。因此，一旦建立黏膜下隧道（尤其固有肌层）后，CO_2的流量应尽可能降低。当使用的设备不具备调节CO_2流量的功能时，应减少使用CO_2充气的时间，以减轻气腹的严重程度。

气胸是较为罕见的POEM不良事件，其中仅1.4%的患者需行胸穿闭式引流。在不影响全身循环的情况下，适当调整术中呼气末正压（PEEP）水平可有效地预防气胸的发生。POEM术中若出现心肺功能恶化，麻醉科医师需考虑到张力性气胸或大面积气体栓塞的可能性。

POEM术中皮下气肿的发生率高于气腹和气胸。食管内CO_2充气时呼气末CO_2压力突然升高常常提示可能存

在广泛的皮下气肿。大多数皮下气肿无须干预,但颈部皮下气肿可能会压迫气道,一旦发生应迅速评估气道,必要时及时给予处理。

(四)气管拔管的风险评估

全身麻醉苏醒前,存在气腹、气胸、纵隔气肿和皮下气肿的患者需行 X 线检查,以确定其严重程度。大部分患者可在手术室拔除气管导管并返回病房。如果既往有肺部疾病或因严重的颈胸部皮下气肿而需延迟气管拔管时,应测量颈围,判断颈部皮下气肿缓解的情况,并采用气囊漏气试验(cuff leak trial,CLT)评估气管拔管风险。

CLT 是一种拔管前评估声门及其周围组织是否水肿的方法,气管导管周围的漏气量与水肿程度呈反比。在充分吸引气道分泌物后,将呼吸机设置为间歇同步指令通气,观察吸气和呼气潮气量,两者相近且趋于稳定后将气囊完全放气,以随后 6 次呼吸周期中的平均吸气潮气量作为吸气量,最低的 3 次呼气潮气量平均值作为呼气量。两者差值为漏气量,漏气量与吸气量之比为漏气比,漏气量较低时提示试验结果为阳性。阴性结果对于排除上呼吸道水肿和压迫的意义较大。Miller 等报道,漏气量小于 110ml 预测气管拔管后喘鸣的阳性预测值为 80%,漏气量大于 110ml 预测无气管拔管后喘鸣的预测值为 98%,特异度达 99%。因此,CLT 是一种简单无创,可辅助判断颈胸部皮下气肿的POEM 患者能否安全拔除气管导管的方法。

三、小结

POEM 术前应对食管失弛缓症患者进行充分的评估,尤其应注意患者的呼吸功能是否受影响,以及患者发生反流误吸的风险。建议采用快速序贯诱导以预防误吸的发生。术中,应尽量暴露患者的腹部,以便观察发现 CO_2 充气相关性不良事件。一旦发生,应根据患者的生命体征和吸气峰压等指标正确处理,可降低 CO_2 流速或暂缓手术,必要时采用胃管减压或腹穿减压等手段进行干预。麻醉苏醒期应对气管拔管的风险进行仔细评估。综上所述,POEM 的麻醉管理对于保障食管失弛缓症患者的围手术期安全具有重要意义。

(陈永庄 顾卫东)

参 考 文 献

[1] GOCKEL I, MüLLER M, SCHUMACHER J. Achalasia-a disease of unknown cause that is often diagnosed too late [J]. Dtsch Arztebl Int,2012,109(12):209-214.

[2] PANDOLFINO J E, GAWRON A J. Achalasia:a systematic review[J]. JAMA,2015,313(18):1841-1852.

[3] INOUE H, MINAMI H, KOBAYASHI Y, et al. Peroral endoscopic myotomy (POEM) for esophageal achalasia [J]. Endoscopy,2010,42(4):265-271.

[4] LöSER B, WERNER Y B, PUNKE M A, et al. Anesthetic considerations for patients with esophageal achalasia undergoing peroral endoscopic myotomy:a retrospective case series review[J]. Can J Anaesth,2017,64(5):480-488.

[5] WANG J, TAN N, XIAO Y, et al. Safety and efficacy of the modified peroral endoscopic myotomy with shorter myotomy for achalasia patients:a prospective study[J]. Dis Esophagus,2015,28(8):720-727.

[6] INOUE H, SHIWAKU H, IWAKIRI K, et al. Clinical practice guidelines for peroral endoscopic myotomy[J]. Dig Endosc,2018,30(5):563-579.

[7] MURATA H, ICHINOMIYA T, HARA T. Anesthesia for peroral endoscopic myotomy in Japan[J]. Curr Opin Anaesthesiol,2019,32(4):511-516.

[8] STAVROPOULOS S N, DESILETS D J, FUCHS K H, et al. Per-oral endoscopic myotomy white paper summary [J]. Gastrointest Endosc,2014,80(1):1-15.

[9] KATO M, UEDO N, HOKIMOTO S, et al. Guidelines for gastroenterological endoscopy in patients undergoing antithrombotic treatment:2017 appendix? on anticoagulants including direct oral anticoagulants [J]. Dig Endosc, 2018,30(4):433-440.

[10] JAYAN N, JACOB J S, MATHEW M, et al. Anesthesia for peroral endoscopic myotomy:a retrospective case series[J]. J Anaesthesiol Clin Pharmacol,2016,32(3): 379-381.

[11] NISHIHARA Y, YOSHIDA T, OOI M, et al. Anesthetic management and associated complications of peroral endoscopic myotomy:a case series[J]. World J Gastrointest Endosc,2018,10(9):193-199.

[12] TANAKA E, MURATA H, MINAMI H, et al. Anesthetic management of peroral endoscopic myotomy for esophageal achalasia:a retrospective case series[J]. J Anesth, 2014,28(3):456-459.

[13] STAVROPOULOS S N, MODAYIL R J, FRIEDEL D, et al. The international per oral endoscopic myotomy survey (IPOEMS):a snapshot of the global POEM experience [J]. Surg Endosc,2013,27(9):3322-3338.

[14] BIRENBAUM A, HAJAGE D, ROCHE S, et al. Effect of cricoid pressure compared with a sham procedure in the rapid sequence induction of anesthesia:the IRIS randomized clinical trial[J]. JAMA Surg,2019,154(1):9-17.

[15] SAXENA P, PIPPENGER R, KHASHAB M A. Preventing aspiration during peroral endoscopic myotomy[J]. J Anesth,2014,28(6):959.

[16] MONSEL A, LU Q, LE CORRE M, et al. Tapered-cuff endotracheal tube does not prevent early postoperative pneumonia compared with spherical-cuff endotracheal tube after major vascular surgery:a randomized con-

trolled trial［J］. Anesthesiology, 2016, 124（5）: 1041-1052.

［17］ AKINTOYE E, KUMAR N, OBAITAN I, et al. Peroral endoscopic myotomy: a meta-analysis［J］. Endoscopy, 2016, 48（12）: 1059-1068.

［18］ TURAN A, WO J, KASUYA Y, et al. Effects of dexmedetomidine and propofol on lower esophageal sphincter and gastroesophageal pressure gradient in healthy volunteers［J］. Anesthesiology, 2010, 112（1）: 19-24.

［19］ MCKAY R E, MALHOTRA A, CAKMAKKAYA O S, et al. Effect of increased body mass index and anaesthetic duration on recovery of protective airway reflexes after sevoflurane vs desflurane［J］. Br J Anaesth, 2010, 104（2）: 175-182.

［20］ WERNER Y B, VON RENTELN D, NODER T, et al. Early adverse events of per-oral endoscopic myotomy［J］. Gastrointest Endosc, 2017, 85（4）: 708-718, e702.

［21］ CAI M Y, ZHOU P H, YAO L Q, et al. Thoracic CT after peroral endoscopic myotomy for the treatment of achalasia［J］. Gastrointest Endosc, 2014, 80（6）: 1046-1055.

［22］ HAITO-CHAVEZ Y, INOUE H, BEARD K W, et al. Comprehensive analysis of adverse events associated with per oral endoscopic myotomy in 1826 patients: an inter-national multicenter study［J］. Am J Gastroenterol, 2017, 112（8）: 1267-1276.

［23］ BANG Y S, PARK C. Anesthetic consideration for peroral endoscopic myotomy［J］. Clin Endosc, 2019, 52（6）: 549-555.

［24］ YANG D, PANNU D, ZHANG Q, et al. Evaluation of anesthesia management, feasibility and efficacy of peroral endoscopic myotomy（POEM）for achalasia performed in the endoscopy unit［J］. Endosc Int Open, 2015, 3（4）: e289-e295.

［25］ FAMILIARI P, GIGANTE G, MARCHESE M, et al. Peroral endoscopic myotomy for esophageal achalasia: outcomes of the first 100 patients with short-term follow-up［J］. Ann Surg, 2016, 263（1）: 82-87.

［26］ CHO Y K, KIM S H. Current status of peroral endoscopic myotomy［J］. Clin Endosc, 2018, 51（1）: 13-18.

［27］ MILLER R L, COLE R P. Association between reduced cuff leak volume and postextubation stridor［J］. Chest, 1996, 110（4）: 1035-1040.

［28］ ANTONAGLIA V, VERGOLINI A, PASCOTTO S, et al. Cuff-leak test predicts the severity of postextubation acute laryngeal lesions: a preliminary study［J］. Eur J Anaesthesiol, 2010, 27（6）: 534-541.

98 精神障碍患者麻醉研究进展

随着社会发展速度越来越快，人们的压力也越来越大，患精神疾病的人也愈发增多。2019 年中国学者报道中国精神障碍终生患病率为 16.57%。新型冠状病毒肺炎的大流行给无数人的心理健康造成了沉重打击，使得精神障碍患者的全球占比更显日益增加。手术患者中同时患有精神障碍患者的概率也越来愈多，患者围手术期的精神疾病也成为影响手术麻醉安全的重要因素。

一、麻醉前管理

精神障碍指的是大脑机能活动发生紊乱，导致认知、情感、行为和意志等精神活动出现不同程度障碍。常见的有情感性精神障碍、脑器质性精神障碍等。致病因素有多方面：先天遗传、个性特征及体质因素、器质因素、社会性环境因素等。许多精神障碍患者有妄想、幻觉、错觉、情感障碍、哭笑无常、自言自语、行为怪异、意志减退，绝大多数患者缺乏自知力，不主动寻求医师的帮助。常见的精神障碍有精神分裂症、躁狂抑郁性精神障碍、更年期精神障碍、偏执性精神障碍及各种器质性病变伴发的精神障碍等。

（一）麻醉前访视

术前与患者进行良好的沟通，对于抑郁症者要耐心解释，减轻其思想负担，一般可配合手术麻醉。术后给予良好的镇痛镇静，可预防围手术期患者精神疾病的发作。对于躁狂兴奋等发作期不能配合的患者，应请专科医师会诊必要时采用保护带保护措施，以防意外，并加大镇静剂用量。

（二）麻醉前准备

1. 纠正全身情况　精神障碍患者因兴奋躁动消耗较大，加之少食、拒食，术前应注意纠正水和电解质紊乱。少食、拒食患者应根据血钾测定值积极纠正低血钾。

2. 术前评估　长期服用精神药品的患者，术前应了解其重要脏器功能及血液系统的情况，部分患者存在肝肾功能障碍、心律失常及血小板减少。

（三）抗精神病药与麻醉药的相互作用

由于抗精神病药物起效时间较慢，需要 2 周以上，一般不建议术前停药。精神药物包括抗精神病药、抗躁狂药、抗抑郁药及抗焦虑药。精神患者服用抗精神病药物时间长、剂量大、不良反应多，必须询问患者及家属使用抗精神病药物史，应注意这些药物的不良反应及合用麻醉药的相互作用。另外，需注意精神病患者及家属可能会隐瞒病史，这部分精神疾病患者的围手术期处理可能得不到重视。

1. 吩噻嗪类药　长期服用氯丙嗪等吩噻嗪类药物的患者，因氯丙嗪为中枢多巴胺受体的拮抗药，有明显阻断肾上腺能 α 受体的作用，抑制血管运动中枢，而大多数全身麻醉药及镇静镇痛药均有不同程度的血管扩张作用，椎管内麻醉时血管扩张作用更加明显，可出现严重的低血压。此外，氯丙嗪可强化其他麻醉药的作用，可能会引起全身麻醉后苏醒延迟。

2. 三环抗抑郁药　如阿米替林、去甲替林、地昔帕明（desipramine）、丙米嗪（imipramine）和多塞平（doxepin），具有抑制去甲肾上腺素和 5-羟色胺再摄取的作用，使其药效更强。由此所致的不良反应，诸如直立性低血压、镇静、口干、尿潴留及心动过速等，限制了其在治疗抑郁症方面的长期应用。应用三环抗抑郁药的患者，麻醉和 ECT 治疗常诱发 ECG 改变，包括 PR 间期延长、QRS 波群增宽以及 T 波改变。

3. 单胺氧化酶抑制药（monoamine oxidase inhibitor, MAOI）　长期使用单胺氧化酶抑制药的精神障碍患者，由于抑制单胺氧化酶，此类药物可增加细胞内胺类神经递质（多巴胺、肾上腺素、去甲肾上腺素和 5-羟色胺）的浓度，并可提高去甲肾上腺素在突触后受体的利用率。此类药物的不良反应有血流动力学不稳定。饮食中的胺与其相互作用可导致高血压危象或直立性低血压。因此长期使用单胺氧化酶抑制药的精神障碍患者，术中应禁用哌替啶，多巴胺、肾上腺素和降压药用量宜小，以免发生高血压危象。

4. 精神患者慎用氯胺酮　因氯胺酮可能会引起大量错觉、幻觉。另外精神病人可能对血管活性药物的反应有较大的差异。

二、精神障碍患者的麻醉方法

（一）采用气管插管全身麻醉为主

能合作的缓解期患者如手术方式允许，也可选择椎管内麻醉及神经阻滞，但需保证麻醉效果，适当加大镇静药量，使患者安静入睡。

（二）请精神专科医师会诊

对术前患者的精神状况进行准确评估，如使用的精神药品与麻醉镇静药品有协同叠加作用，麻醉术前用药及术中诱导减少类似药品。例如：单胺氧化酶抑制药与哌替啶合用可增加其毒性；服用三环类抗抑郁药的患者在吸入麻醉时（恩氟烷最易出现）可能引起惊厥和心律失常。

（三）防止误吸

长期服用抗精神病药物的患者，各种保护性反射功能减退，全身麻醉拔管时尤为注意，防止引起反流误吸。喉罩通气应格外谨慎。

三、电休克治疗的麻醉研究进展

电休克治疗（electroconvulsive therapy，ECT）是用短暂而适量的电脉冲诱发中枢神经系统电活动的同步化（类似癫痫大发作特点），以达到快速控制精神障碍症状的一种治疗方法。传统的ECT易导致缺氧、骨折、心血管意外等并发症，并给患者带来恐惧、紧张、焦虑等痛苦体验。为解决这些问题，在传统ECT基础上，将麻醉技术应用于ECT，以大幅缓解患者抽搐以及相应的不良反应和痛苦体验，即改良电休克治疗（modified electroconvulsive therapy，MECT）。MECT是目前广泛应用于精神科临床的一种物理治疗方法，对多种重性精神障碍都具有显著的治疗效果。MECT在为精神障碍患者提供舒适、安全治疗的同时，要求麻醉在不影响治疗效果的基础上，使患者快速入睡和苏醒，并保持其血流动力学稳定。

（一）肌肉松弛药在MECT的应用

1. 去极化肌肉松弛药的应用　意大利医师Cerletti和Bini在1938年首次实施了ECT。1939年美国医师Bennett引入了肌肉松弛药筒箭毒碱，直到1951年瑞典医师Holmberg改进了肌肉松弛药使用氯化琥珀酰胆碱，肌肉松弛药才开始广泛应用于ECT。ECT的电刺激时间仅为4~8s，而脑电发作时间>25s即为一次有效的治疗，因此ECT所需的肌肉松弛药必须具有起效和代谢均十分快速的药代动力学特点。氯化琥珀胆碱正由于具备该特点，直到今天仍被广泛应用于MECT。氯化琥珀胆碱应用于MECT的常规剂量为0.50~0.75mg/kg，但对于患有严重骨质疏松且存在骨折高风险及骨折后已实施内固定术的患者，选择1.0~1.2mg/kg的剂量更为安全。氯化琥珀胆碱剂量过大时，不仅易引起胃内压、眼内压、颅内压增高，心律失常，高钾血症以及恶性高热等不良反应，还会通过抑制神经放电而影响MECT的效果。

2. 非去极化肌肉松弛药的应用　去极化肌肉松弛药氯化琥珀胆碱可导致眼内压、颅内压增高及高钾血症、恶性高热等不良反应。近年来有研究将非去极化肌肉松弛药罗库溴铵、顺式阿曲库铵应用于MECT中，但需在MECT脑电发作结束后继以肌肉松弛拮抗剂配合使用。

（1）罗库溴铵：静脉注射罗库溴铵0.6mg/kg，1min后几乎所有的患者均可获得合适的气管插管条件，2min后产生的全身肌肉松弛适合各类手术，但肌肉松弛持续时间长达20~50min，故在MECT中不宜单独使用，但可以联合新斯的明或舒更葡糖钠等肌肉松弛拮抗剂。Hoshi等的研究中，一组给予0.6mg/kg罗库溴铵复合16mg/kg舒更葡糖钠注射液，另一组给予1mg/kg氯化琥珀胆碱，用于MECT治疗。结果发现，0.6mg/kg罗库溴铵用于MECT时，脑电发作时间结束时给予16mg/kg舒更葡糖注射液进行肌肉松弛拮抗，0.6mg/kg罗库溴铵组明显比1mg/kg氯化琥珀胆碱组苏醒时间长，两组的肌肉松弛恢复时间无差异，提示0.6mg/kg罗库溴铵继以新型拮抗剂舒更葡糖注射液可以替代氯化琥珀胆碱在MECT中的应用。但该研究的病例数只有5例，因而研究结果有待进一步验证。此外，Mirzakhani等的研究发现，0.36~0.60mg/kg罗库溴铵联合新斯的明进行MECT时与0.77~1.27mg/kg氯化琥珀胆碱的治疗时间相近，平均时间为12min，使用0.36~0.60mg/kg罗库溴铵同样需在脑电发作结束时给予0.50mg/kg阿托品和1.00mg/kg新斯的明复合液进行肌肉松弛拮抗，因此0.36~0.60mg/kg罗库溴铵联合新斯的明在MECT中也是一种安全的选择。

（2）顺式阿曲库铵：顺式阿曲库铵是中效肌肉松弛药，对血流动力学影响较小，不良反应少，但其起效时间相对较长，用于MECT的临床报道较少。如用于MECT，则需先静脉推注0.075mg/kg顺式阿曲库铵再注射丙泊酚，才不会引起意识消失前出现肌肉松弛作用，造成恐惧心理，从而导致血压、心率升高，引起血流动力学不稳定。脑电发作结束后也需要肌肉松弛拮抗，以免引起自主呼吸恢复延迟。

总之，中效非去极化肌肉松弛药应用于MECT时，脑电发作结束时需配合使用肌肉松弛拮抗剂。使用罗库溴铵时需继以配合新斯的明或舒更葡糖钠注射液，关键还要掌握拮抗的时机和剂量。而顺式阿曲库铵肌肉松弛消除方式特殊，即Hoffman消除，且无特殊拮抗药。因此无论使用何种肌肉松弛药均需保持机械通气至肌肉松弛药作用全部消退，使患者完全恢复骨骼肌的收缩功能和反射活动，在复苏期间注意观察患者生命体征。

（二）静脉麻醉药在MECT的应用

1. 巴比妥类　为了避免术中知晓和单纯使用肌肉松弛药引起患者焦虑及血压、心率等循环系统的波动，可将静脉麻醉药应用于ECT。最早用于ECT中的静脉麻醉药为巴比妥类的硫喷妥钠和美索比妥。

（1）硫喷妥钠：1953年Saltgman使用硫喷妥钠联合琥珀胆碱用于ECT。硫喷妥钠镇静时间长，对心血管系统的抑制作用较强，且易发生呼吸抑制和喉痉挛，并有较强的抗癫痫作用。因而在临床麻醉中的应用逐渐减少。

（2）美索比妥：1959年Friedman将美索比妥用于MECT，其推荐使用剂量为0.75~1.00mg/kg。美索比妥抗惊厥作用小，且随着剂量增加而增强，对MECT效果没有明显影响，其起效和苏醒快，对心肌抑制作用较轻，性价比较高。美索比妥和硫喷妥钠的麻醉诱导起效时间、恢复时间均无差异,但硫喷妥钠麻醉诱导所致心律失常发生率高于美索比妥。目前为止,美索比妥仍是西方国家常用的MECT麻醉诱导药物,却一直未在国内临床应用。国内目前只有美索比妥的原料加工生产,没有成品药物。随着新型镇静药物的研发,非巴比妥类静脉麻醉药如丙泊酚、依托咪酯在临床的应用逐渐增多。

2. 非巴比妥类

(1)丙泊酚:在20世纪80年代非巴比妥类静脉麻醉药丙泊酚完全替代了硫喷妥钠,走向成熟并开始逐渐被接受和推广,是目前常用的全身静脉麻醉药。该药不仅起效迅速、作用时间短,而且患者苏醒完全,还具有抗呕吐作用。此外,丙泊酚对心血管系统有较强的抑制作用,在一定程度上缓解了MECT过程中电刺激瞬间引起的血压、心率急剧增高,使患者的血流动力学在治疗期间保持稳定,避免引起心、脑血管的意外。因此对于有高血压的患者来说,丙泊酚可能是较优的选择。相对于硫喷妥钠,应用丙泊酚的患者有更短的自主呼吸恢复时间和苏醒时间,且恶心、呕吐等不良反应更为轻微。但值得注意的是,丙泊酚具有一定的抗惊厥作用,剂量越大,抗惊厥作用越强,脑电发作阈值越大,脑电发作时间越短。而MECT常用的麻醉诱导剂量为1~2mg/kg,因此MECT治疗时使用丙泊酚麻醉诱导,需要较常规提高电量以维持有效的脑电发作时间。

(2)依托咪酯:依托咪酯用于麻醉诱导时的常规剂量为0.3mg/kg,药物起效时间和患者苏醒时间与丙泊酚接近,但其对呼吸和循环系统的影响较为轻微,并且因其对肾上腺皮质的抑制作用而容易引起肌阵挛及恶心、呕吐等不良反应。与丙泊酚相比较,应用依托咪酯麻醉诱导可以延长脑癫痫波发作时间并提高脑电发作的抑制指数,从而提高有效刺激的概率。另外,由于依托咪酯引起的肌阵挛和对循环系统的干扰较小,治疗过程中电刺激的瞬间,会引起血压、心率升高,因而可以将依托咪酯和丙泊酚联合应用于MECT麻醉诱导,使用剂量为依托咪酯0.15mg/kg加丙泊酚1.0mg/kg。联合麻醉诱导可以使治疗过程循环系统保持稳定,提高治疗的安全性,还可以降低术后依托咪酯的不良反应发生率,并且不抑制脑癫痫波发作时间,保证治疗效果。依托咪酯联合丙泊酚麻醉诱导可以安全有效地用于单纯丙泊酚麻醉诱导脑癫痫波发作不全的难治性精神障碍患者的MECT。另外,老年精神障碍者的循环功能不稳定,代偿能力降低,应激性下降,依托咪酯与丙泊酚联合应用于MECT麻醉诱导,能有效地降低麻醉意外风险,提高治疗的安全性和效果。

3. 氯胺酮 氯胺酮可抑制中枢痛觉,对呼吸和循环系统影响轻微。在麻醉期可导致分离麻醉状态及兴奋心血管系统,在苏醒期可引起躁动不安、幻觉、谵妄等不良反应,因而临床麻醉中已较少使用。氯胺酮本身就可提升单胺类神经递质(去甲肾上腺素、5-羟色胺、多巴胺等)和脑源性神经营养因子(brain-derived neurotrophic factor,BDNF)水平,以在实现抗抑郁作用的同时增强神经元的存活质量与正常功能,从而增强MECT的效果并减轻其对认知功能的损害。

事实上,氯胺酮抗抑郁作用的起效时间比传统抗抑郁药更短,能降低自杀及其他危险事故的发生率,同时提高患者生活质量。因此,小剂量氯胺酮复合丙泊酚麻醉可能是抑郁症患者行MECT比较合适的麻醉选择。但值得注意的是,由于氯胺酮与MECT对交感神经的刺激有协同作用,可引起明显的血流动力学改变,导致心血管风险增加。而将氯胺酮与丙泊酚用于MECT中的复合麻醉,可以降低这一风险,并能减轻苏醒期的恶心、呕吐以及意识障碍。

4. 右美托咪定 右美托咪定半衰期仅为6min,通过高度选择性地激活肾上腺素 α_2 受体来实现镇静、镇痛、缓解焦虑和抑制交感神经活性。段晓霞等的研究显示治疗前20min给予1μg/kg的盐酸右美托咪定,可有效地抑制治疗过程中的应激反应,减少静脉麻醉药的用量,降低治疗后患者躁动的发生率,但苏醒时间延长。而麻醉诱导前20min给予0.5μg/kg的盐酸右美托咪定,可在不增加不良反应或延长苏醒时间的基础上提高脑癫痫波发作时间,因此能安全而有效地应用于MECT。但值得注意的是,盐酸右美托咪定抑制了交感神经活性从而引起术中及术后的心率减慢和血压降低。

(三)吸入麻醉药在MECT的应用

吸入麻醉药是通过吸入肺来达到麻醉效果的药物,通过调节气体吸入的药物浓度对吸入麻醉的深度加以控制,主要通过气体交换以原形从肺泡排出而被消除。目前MECT中使用的主要吸入麻醉药是七氟烷。七氟烷麻醉诱导平稳快速,用8%七氟烷麻醉诱导MECT,起效和苏醒时间均较美索比妥慢,脑电发作时间较使用美索比妥麻醉诱导缩短25%~30%。而Rasmussen等发现用浓度为6%~8%的七氟烷麻醉诱导时脑癫痫波发作时间较使用丙泊酚麻醉诱导时长。因而七氟烷麻醉诱导MECT可用于建立静脉通道困难的患者,但要注意防止废气泄露污染环境。

(四)镇痛药在MECT的应用

镇痛药主要作用于中枢或外周神经系统,选择性地抑制和缓解各种疼痛,可减轻疼痛所致的恐惧、紧张情绪。近年来有学者发现将镇痛药物瑞芬太尼联合用于MECT的麻醉诱导,可以延长脑癫痫波发作时间并可以较好地抑制电刺激导致的循环应激反应。随着MECT次数的增加,脑癫痫波的抽搐阈值会逐渐增高,脑癫痫波发作持续时间会逐渐缩短,为延长脑癫痫波发作时间,提高治疗效果,则需提高治疗电量,增加刺激强度,或者减少镇静药的剂量。因而有研究将超短效阿片类镇痛药物瑞芬太尼或阿芬太尼联合用于麻醉诱导,能将脑癫痫波发作时间延长,但可能增加治疗后恶心、呕吐和意识障碍的风险。将瑞芬太尼的剂量控制在0.3μg/kg可以较好地控制术后的呼吸抑制以及应激反应。但上述不良反应还与年龄、全身情况等个体差异有关,因而到目前为止阿片类镇痛药联合用于MECT的最佳剂量仍在探索中。

四、结语

MECT是精神科疗效显著的一项物理治疗方法,常用于抑郁症及精神分裂症治疗。MECT 前麻醉药涉及肌肉松弛药、静脉麻醉药、吸入麻醉药、镇痛药物等，联合配伍用药可以达到治疗所需，又可减少不良反应。

静脉麻醉药和肌肉松弛药的引入和应用，减轻了 MECT 前患者的紧张焦虑、恐惧心理，又大大减少了治疗后骨折的发生率，在保证治疗安全的基础上，提高治疗效果。复合麻醉虽可消除患者的紧张焦虑情绪，但仍不够理想。在麻醉诱导药物的选择上，丙泊酚和依托咪酯联合用药可抑制电刺激引起的应激反应，不影响治疗效果和治疗后的苏醒时间，但是仍有一定比例的躁动不安、恶心、呕吐不良反应发生。氯胺酮和丙泊酚的复合麻醉诱导可引起血流动力学改变。右美托咪定和吸入麻醉虽不影响治疗效果，但起效和苏醒时间均较长。镇痛药物目前用于 MECT 麻醉诱导也还在探讨最佳剂量。因此，目前为止 MECT 尚无理想麻醉用药配伍方案，既可以不影响脑癫痫波发作，保证治疗效果，又可以抑制电刺激引起的应激反应，减少认知功能障碍等并发症的发生。

因此，如何合理地选择麻醉药并进行合理的配伍，寻求最佳的 MECT 麻醉诱导配伍方案需进一步的探索研究。

（贾玉萍）

参 考 文 献

[1] HUANG Y, WANG Y, WANG H, et al. Prevalence of mental disorders in China: a cross-sectional epidemiological study[J]. Lancet Psychiatry, 2019, 6(3):211-224.

[2] ANDRADE C, SHAH N, THARYAN P, et al. Position statement and guidelines on unmodified electroconvulsive therapy[J]. Indian Journal of Phychiatry, 2012, 54(2):119-133.

[3] YAZICI E, BOSGELMEZ S, TAS H I, et al. Comparing ECT data of two different inpatient clinics: propofol or thiopental?[J]. Int J Psychiatry Clin Pract, 2013, 17(4):307-312.

[4] FOND G, LOUNDOU A, RABU C, et al. Ketamine administration in depressive disorders: a systematic review and meta-analysis[J]. Psychopharmacology, 2014, 23(1):3663-3676.

[5] MCGIRR A, BERLIM M T, BOND D J, et al. A systematic review and meta-analysis of randomized controlled trials of adjunctive ketamine in electroconvulsive therapy efficacy and tolerability[J]. Journal of Psychiatric Research, 2015, 6(2):23-30.

[6] BURNOUF S, MARTIRE A, DERISBOURG M, et al. NMDA receptor dysfunction contributes to impaired brain-derived neurotrophic factor-induced facilitation of hippocampal synaptic transmission in a tau transgenic model[J]. Aging Cell, 2013, 12(1):11-23.

[7] GYEKIS J P, YU W, DONG S, et al. No association of genetic variants in BDNF with major depression: a meta-and-gene-based analysis[J]. Am J Med Genet B Neuropsychiatry Genet, 2013, 62(1):61-70.

[8] TRIPATHI A, WINEK N C, GOEL K, et al. Electroconvulsive therapy pretreatment with low dose propofol: comparison with unmodified treatment[J]. Journal of Psychiatric Research, 2013, 53(2):173-179.

[9] WANG N, WANG X H, LU J, et al. The effect of repeated etomidate anesthesia on adrenocortical function during a course of electroconvulsive therapy[J]. Journal of ECT, 2011, 27:281-285.

[10] CHARLSON F, SISKIND D, DOI S A R, et al. ECT efficacy and treatment course: a systematic review and meta-analysis of twice vs thrice weekly schedules[J]. J Affect Disorders, 2012, 138(1/2):1-8.

[11] WATTS B V, GROFT A, BAGIAN J P, et al. An examination of mortality and other adverse events related to electroconvulsive therapy using a national adverse event report system[J]. J ECT, 2011, 27(2):105-108.

[12] MIRZAKHANI H, GUCHELAAR H, WELCH C A, et al. Minimum effective doses of succinylcholine and rocuronium during electroconvulsive therapy: a prospective, randomized, crossover trial[J]. Anesth Analg, 2016, 123(3):587-596.

[13] HOSHI H, KADOI Y, KAMIYAMA J, et al. Use of rocuronium-sugammadex, an alternative to succinylcholine, as a muscle relaxant during electroconvulsive therapy[J]. J Clin Anesth, 2011, 25(2):286-290.

[14] CANBEK O, IPEKCIOGLU D, MENGES O O, et al. Comparison of propofol, etomidate, and thiopental in anesthesia for electroconvulsive therapy: a randomized, double-blind clinical trial[J]. J ECT, 2015, 31(2):91-97.

[15] IBRAHIM L, DIAZGRANADOS N, LUCKENBAUGH D A, et al. Rapid decrease in depressive symptoms with an N-methyl-D-aspartate antagonist in ECT-resistant major depression[J]. Prog Neuropsychopharmacol Biol Psychiatry, 2011, 35(4):1155-1159.

[16] MACPHERSON R D. Which anesthetic agents for ambulatory electro-convulsive therapy?[J]. Curr Opin Urol, 2015, 28(6):656-661.

[17] DHANSURA T, KAPADIA S, GANDHI S. Dexmedetomidine as sedative and analgesic in a patient of sickle cell disease for total hip replacement[J]. Indian J Anaesth, 2013, 57(4):425-426.

[18] RASMUSSEN K G, LAURILA D R, BRADY B M, et al. Anesthesia outcomes in a randomized double-blind trial of sevoflurane and thiopental for induction of general anesthesia in electroconvulsive therapy[J]. J ECT, 2007, 23(4):236-238.

99 麻醉重症监护治疗临床研究重要进展

现代麻醉学发展至今，已从最初对术中麻醉的关注发展到现今对患者术前疾病评估与准备、术中麻醉管理及术后监护与治疗的综合管理。关于围手术期患者的容量管理，过高或者过低都不利于患者的预后，适量的液体导向治疗加适时的血管活性药物既能保证患者血压平稳，又能改善患者预后。围手术期提倡肺保护性通气和低吸入氧浓度来减少术后肺部并发症及严重程度，急性呼吸窘迫综合征（acute respiratory distress syndrome，ARDS）患者在重症监护治疗病房（intensive care unit，ICU）滞留时间与机械通气、镇静、肌肉松弛使用有关，这个关系如何仍值得进一步探索。肝肾损伤是围手术期必须特别注意的并发症，此类并发症的出现会影响患者的预后，合理运用药物和控制血压是减少肝肾损伤的关键。麻醉后神经系统容易出现的并发症是术后谵妄，谵妄会导致患者拔管时间延长、并发症增多、死亡率升高，而关于右美托咪定预防术后谵妄的作用仍存在争议。因此，本节将从四个方面总结 2020 年以来麻醉重症监护的重要研究进展：循环功能、呼吸功能、肝肾功能、神经功能，其中包括部分新型冠状病毒肺炎（coronavirus disease-19，COVID-19）的重症监护治疗进展。

一、循环功能

关于麻醉和重症治疗的容量管理还存在争议，低容量会出现灌注不足、器官缺血，高容量则会造成水肿、呼吸困难。目前提出四种容量管理策略：开放性容量管理策略、限制性容量管理策略、适度容量管理策略、目标导向容量管理策略。Miller 等在一项多中心回顾性研究中收集了 119 家医院中的 35 736 例患者的围手术期液体管理情况，发现补液量过少（500~1 191ml）和补液量过多（2 333~3 216ml，>3 216~7 932ml）术后并发症显著增多，并且在补液量为 3 216~7 932ml 时肺损伤和肾损伤的患者更多，说明围手术期非常高和非常低的液体量都与术后并发症的增加有关。适当的围手术期液体管理对于减少影响早期和长期患者预后的术后并发症至关重要。Messina 等在一项 Meta 分析中指出目标导向治疗（goal directed therapy，GDT）策略可以降低术后并发症，但不会降低围手术期死亡率，个体化目标导

向治疗策略可能是围手术期液体管理的有效方案。并且个体化的血流动力学管理和目标导向液体治疗有助于减少腹部手术的重大术后并发症，但 GDT 组不影响术后肠梗阻与并发症发生率，还会增加术后肾损伤。进一步优化 GDT 来减少并发症需要结合一些监测指标，如每搏量变异度（stroke volume variation，SVV）、中心静脉压（central vein pressure，CVP）、肺毛细血管楔压（pulmonary capillary wedge pressure，PCWP）、全身血管阻力（systemic vascular resistence，SVR）、心排血量（cardiac output，CO）等。一项纳入 53 项研究的网络 Meta 分析证实了这一点，以血管内容量、每搏输出量（stroke volume，SV）、CO 为容量管理目标的 GDT 可得到更好的临床获益。

关于危重患者，拯救脓毒症运动（surviving sepsis campaign，SSC）最新指南改为 1h 复苏目标，而不是原来的 6h 和 3h，目的在于提高休克患者的生存率。SSC 指南复苏目标达到后液体管理并不是多多益善。一项回顾性研究调查了以色列某医疗中心 2008—2012 年 1 639 例脓毒症患者的 30d 死亡率，24h 输液量在 6~12L 时患者 30d 死亡率改善，其中 24h 输液量在 8L 优势最为明显。Messmer 等在一项 Meta 分析中调查了液体超负荷（定义为体重增加>5%）或正累积液体平衡对成人重症监护患者死亡率的影响，发现无论是脓毒症患者第 3 天还是其他时间点，液体超负荷或累积液体正平衡均与死亡率升高有关。脓毒症患者血管活性药的合理使用非常有必要，特别是在限制液体量并且血压低时。一项前瞻性观察性单中心研究纳入 337 例患者，按是否在 1h 内使用血管升压素（vasopressin，VP）分为超早期或延迟使用 VP 组，结果指出超早期使用 VP 与 28d 死亡率降低相关，且不影响急性肾损伤（acute kidney injury，AKI）的发生或连续肾替代治疗（continuous renal replacement therapy，CRRT）的使用。这表明尽早开始血管升压药支持似乎是安全的，可能会限制复苏脓毒症休克的液体量，并可能导致更好的临床结果。脓毒症休克中的液体和血管加压药管理仍存在争议。Douglas 等在一项多中心随机对照临床研究中以被动抬腿试验是否导致 SV 上升 10% 来判断是补液还是使用去甲肾上腺素，并且使用这种容量评估方法指导液体管理会减少液体入量，降低 CRRT 和机械通

气使用量,可能会改善脓毒症休克患者的预后。

二、呼吸功能

围手术期患者呼吸功能的管理和机械通气参数的设置至关重要,如潮气量、呼气末正压(positive end-expiratory pressure,PEEP)。与传统通气(9ml/kg 潮气量+无 PEEP)相比,肺保护性通气(6ml/kg 潮气量+7cmH₂O PEEP)现在更为提倡。一项 RCT 研究指出智能臂辅助腔镜下膀胱癌手术患者应用肺保护性通气可降低术后早期肺部并发症发生率。然而关于外科患者肺保护性通气策略的争论正在进行中。一项网络 Meta 分析对肺保护性通气策略进行了总结,指出低潮气量+中至高 PEEP(≥5cmH₂O)+肺复张手法可降低术后肺部并发症和肺不张发生率,但对肺炎、ARDS、术后死亡率无影响。但 Karalapillai 等调查发现接受低潮气量(6ml/kg)与高潮气量(10ml/kg)的非心胸、非颅脑重大手术患者在术后 7d 肺部并发症、住院 7d 肺部并发症、脓毒症、肾损伤、伤口感染、ICU 滞留时间、死亡率等方面均无显著差异。另外与吸入高氧浓度(80%)相比,吸入低氧浓度(30%)患者术后并发症无显著差异,但低 FiO₂ 组肺部并发症严重程度更低。一项纳入 252 例择期腹部手术的成年患者的 RCT 研究证实了这一点。Odor 等分析了所有预防围手术期肺部并发症的策略,较确定可预防术后肺部并发症的策略包括预防性呼吸锻炼、硬膜外镇痛、加速康复外科(enhanced recovery after surgery,ERAS)、目标导向液体治疗;不确定的策略包括激励性肺活量计、预防性化痰药、低FiO₂、肺保护性通气、持续气道正压(continuous airway pressure,CPAP)/双水平正压通气(bi-level positive airway pressure,BIPAP)、戒烟以及限制性输液。

国内的一项 ARDS 的多中心流行病学研究显示,ARDS 的最常见病因是肺炎,死亡率很高(46.3%)。非 ARDS 的重症患者接受低 PEEP 策略不劣于较高 PEEP 策略,这两组患者在机械通气时间、死亡率、ARDS 发生率及其他肺部并发症、住院时间均无显著性差异,这些发现支持在没有 ARDS 的患者中使用较低的 PEEP。ARDS 患者接受高PEEP 治疗与低 PEEP 相比,患者死亡率、气压伤、机械通气时间均无差异,但改善了患者的氧合。ARDS 患者的氧合一直是个极富挑战性的问题。一项收集了 20 166 例重症ARDS 患者的 Meta 分析显示患者接受低氧合和高氧合目标时死亡率无差异,另两项多中心 RCT 指出 ARDS 患者在接受低氧合策略和高氧合策略时死亡率、循环、呼吸、神经等系统不良事件和感染均无差异。ARDS 患者在机械通气时采用俯卧位通气对于改善患者预后有着更好的效果,氧合改善和死亡率降低是 ARDS 患者实施俯卧位的主要原因。无论是气管插管的 ARDS 患者和 COVID-19 患者还是非气管插管的 COVID-19 患者,俯卧位通气可以改善肺部气体分布与氧合功能。ICU 机械通气时镇静和肌肉松弛是我们常采用的手段,但 Olsen 等指出在机械通气的 ICU 患者中,无镇静计划的患者和每日中断轻度镇静计划的患者之间的

90d 死亡率无显著差异,镇静组血栓事件发生率更高。另外,一项多中心回顾性研究显示肌肉松弛药的使用与ARDS 患者死亡率增加相关,但这种效应主要依赖于深度镇静这一混杂因素,即导致死亡率升高的原因为深度镇静。然而一项 Meta 分析结果显示肌肉松弛药的使用可以降低ARDS 患者 28d 和 90d 死亡率,降低机械通气期间气压伤的发生率,这仍需要更多的大规模随机试验来进一步验证。重症监护医学快速实践指南(ICM-RPG)指出:在评估ARDS 严重程度和优化机械通气模式前不建议使用肌肉松弛药;轻度 ARDS 不建议使用肌肉松弛药;轻度镇静下可耐受保护性通气的中重度患者不建议使用肌肉松弛药;可在适度深度镇静条件下耐受保护性通气的中重度患者不建议使用持续肌肉松弛药输注;需持续深度镇静维持保护性通气的中重度患者建议持续输注肌肉松弛药 48h 以上。

激素在 ARDS 中的作用目前也存在争议。一项多中心RCT 研究显示地塞米松(20mg,1 次/d,第 1~5 天;10mg,1 次/d,第 6~10 天)可显著缩短 ARDS 患者机械通气时间并改善生存率。Ma 等分析了 7 项 RCT,结果显示激素的使用可改善 COVID-19 生存率,但是受 Recovery 研究的影响很大,Recovery 协作组研究发现地塞米松可以降低 28d 死亡率,受益群体包括机械通气、氧疗的患者,不包括未接受任何呼吸支持的患者。然而,一项多中心观察性研究显示,接受糖皮质激素治疗的 COVID-19 患者心肌、肝损伤发生率更高,机械通气时间更长,28d 死亡率更高。

三、肝肾功能

2020 年武汉同济医院报道的 COVID-19 合并症中急性肾损伤和肝损伤各占 29%,是麻醉科医师需要特别关注的一面。肝损伤是 COVID-19 患者死亡的独立危险因素,重度缺氧的 COVID-19 患者中,无肝损伤患者死亡率 30%,有肝损伤患者死亡率 56%。ICU 中急性肝损伤近期 CRRT 使用率升高,且与生存率改善相关。另有一项 Meta 分析指出体外肝脏支持技术(血液滤过、血浆置换、胆红素吸附等)可改善急性肝损伤或慢性肝损伤急性加重患者的预后和肝性脑病。

Ikizler 等指出 AKI 患者慢性肾脏病(CKD)、CKD 分期、心力衰竭、重大心血管不良反应,以及远期死亡率更高。在ICU 中,脓毒症患者 AKI 发生率较高,AKI 患者机械通气时间更长,CRRT 使用率更高,ICU 滞留时间更长。其中持续性 AKI 患者无须机械通气且 RRT 支持的时间更短,死亡率更高。Hsu 等在一项多中心回顾性研究中指出蛋白尿水平是 AKI 后时期一个有价值的风险分层工具,AKI 后肾脏病进展的危险因素包括尿白蛋白/肌酐、糖尿病、女性年龄、收缩压、eGFR。围手术期 AKI 发生与血压有关。一项单中心回顾性研究显示血压血压低于 65mmHg,尤其是低于60mmHg 与术后 AKI 显著相关,低血压时长也与术后 AKI显著相关,这归因于麻醉管理。当然,AKI 发生也与 AKI 风险等级有关,AKI 低风险人群 AKI 与血压无关,而 AKI 高风

险人群 AKI 与轻度低血压相关（MAP 55~59mmHg），绝对低血压比相对低血压相关性更显著。麻醉期间给予的药物也会影响 AKI 的发生率。Soh 等在麻醉诱导后给予右美托咪定 0.4μg/（kg·h）或生理盐水，发现右美托咪定可降低术后 AKI 发生率，且没有任何与其镇静相关的不良副作用或交感神经作用，缩短住院时间。常被用来镇痛的非甾体类药物（NSAIDs）被证明与术后 AKI 和吻合口瘘均无关联。AKI 的肾替代治疗时机目前还存在争议，有研究表明早期 CRRT 与延迟 CRRT 相比，患者生存率无差异，但不良事件发生率更高，这将更提倡标准 CRRT 策略。

四、神经功能

术后谵妄是一种常见的麻醉并发症，右美托咪定对术后谵妄的预防作用不一，如何应用来预防术后谵妄是一种挑战。Qin 等在一项 Meta 分析中指出术中或从术中持续至术后使用右美托咪定可降低非心脏手术术后谵妄，这种作用在老年患者身上体现明显，却没有证据表明围手术期右美托咪定可以降低 65 岁以下非心脏手术后患者的术后谵妄发生率。右美托咪定对心脏手术术后谵妄的作用意见不一，Turan 等认为右美托咪定的使用不影响心脏手术后房颤和谵妄的发生率，但仍有学者调查显示右美托咪定在中青年人群中可降低心脏术后谵妄发生率，而非老年患者。这提示我们右美托咪定与术后谵妄的关系仍未阐明，可能受年龄、时机、对照药物等因素影响。

ICU 危重症患者衰弱和谵妄与死亡率存在密切关系，衰弱与谵妄风险、住院时间延长及死亡率升高相关，并且衰弱合并谵妄死亡率更高。因此，重要的是识别虚弱的患者并采取措施降低 ICU 中出现谵妄等不良事件的风险。Pun 等调查了 2 088 例 COVID-19 患者，发现谵妄危险因素有年龄、简明急性生理学评分（simplified acute physiology score，SAPS）、吸烟或酒精滥用、机械通气、血管升压素、约束带的使用、苯二氮䓬类药物、持续使用阿片类药物、抗精神病药物、无探视者。一项多中心 RCT 研究显示接受右美托咪定的机械通气患者的结果与接受丙泊酚的机械通气患者 14d 内无谵妄或昏迷的存活时间、机械通气时间、死亡率等均无显著差异。ICU 患者发生谵妄后有着远期影响，谵妄与出院后 0~30d 死亡率、再入急诊、再入院或出院后总体死亡率显著相关。

五、总结

围手术期与重症患者的容量管理仍存在争议，基于容量评估与心脏功能的目标导向治疗可能是精准管理容量的关键。保护性通气策略的效果和参数设置仍存在争议，需更高等级证据的支持。机械通气也无须追求高血氧水平，因为与低血氧水平相比患者预后并无差异。俯卧位通气和激素治疗仍是严重 ARDS 的选择，镇静策略应基于机械通气耐受性调整。ICU 肝肾损伤仍较常见，体外肝脏支持技术极大改善了肝功能衰竭的预后。肾替代治疗的时机也存在争议，暂不支持过度开展。右美托咪定对心脏或非心脏手术术后谵妄的预防作用并不一致，受益人群仍需进一步细化。麻醉与重症监护治疗已取得了重要临床进展，但仍需我们去做大量的工作来进一步明确治疗策略。

（朱成龙　王嘉锋　邓小明）

参 考 文 献

[1] MILLER T E, MYTHEN M, SHAW A D, et al. Association between perioperative fluid management and patient outcomes: a multicentre retrospective study [J]. British journal of anaesthesia, 2021, 126(3): 720-729.

[2] ARSLAN-CARLON V, TAN K S, DALBAGNI G, et al. Goal-directed versus standard fluid therapy to decrease ileus after open radical cystectomy: a prospective randomized controlled trial [J]. Anesthesiology, 2020, 133(2): 293-303.

[3] ZHAO X, ZHANG L, BRACKETT A, et al. Hemodynamic management and surgical site infection: network meta-analysis of randomized controlled trials [J]. Journal of clinical anesthesia, 2020, 67: 110021.

[4] MESSMER A S, ZINGG C, M LLER M, et al. Fluid overload and mortality in adult critical care patients: a systematic review and meta-analysis of observational studies [J]. Critical care medicine, 2020, 48(12): 1862-1870.

[5] DOUGLAS I S, ALAPAT P M, CORL K A, et al. Fluid response evaluation in sepsis hypotension and shock: a randomized clinical trial [J]. Chest, 2020, 158(4): 1431-1445.

[6] KARALAPILLAI D, WEINBERG L, PEYTON P, et al. Effect of intraoperative low tidal volume vs conventional tidal volume on postoperative pulmonary complications in patients undergoing major surgery: a randomized clinical trial [J]. Jama, 2020, 324(9): 848-858.

[7] ODOR P M, BAMPOE S, GILHOOLY D, et al. Perioperative interventions for prevention of postoperative pulmonary complications: systematic review and meta-analysis [J]. BMJ (Clinical researched), 2020, 368: m540.

[8] HUANG X, ZHANG R, FAN G, et al. Incidence and outcomes of acute respiratory distress syndrome in intensive care units of mainland China: a multicentre prospective longitudinal study [J]. Critical care (London, England), 2020, 24(1): 515.

[9] SANTA CRUZ R, ROJAS J I, NERVI R, et al. High versus low positive end-expiratory pressure (PEEP) levels for mechanically ventilated adult patients with acute lung injury and acute respiratory distress syndrome [J]. The Cochrane database of systematic reviews, 2013, 2013(6): Cd009098.

[10] BARBATESKOVIC M, SCHJ RRING O L, KRAUSS S

R,et al. Higher vs lower oxygenation strategies in acutely ill adults:a systematic review with meta-analysis and trial sequential analysis[J]. Chest,2021,159(1):154-173.

[11] BARROT L,ASFAR P,MAUNY F,et al. Liberal or conservative oxygen therapy for acute respiratory distress syndrome[J]. The New England journal of medicine,2020,382(11):999-1008.

[12] SCHJØRRING O L,KLITGAARD T L,PERNER A,et al. Lower or higher oxygenation targets for acute hypoxemic respiratory failure[J]. The New England journal of medicine,2021,384(14):1301-1311.

[13] GUÉRIN C,ALBERT R K,BEITLER J,et al. Prone position in ARDS patients:why,when,how and for whom[J]. Intensive care medicine,2020,46(12):2385-2596.

[14] OLSEN H T,NEDERGAARD H K,STR M T,et al. Non-sedation or light sedation in critically ill,mechanically ventilated patients [J]. The New England journal of medicine,2020,382(12):1103-1111.

[15] WONGTANGMAN K,GRABITZ S D,HAMMER M,et al. Optimal sedation in patients who receive neuromuscular blocking agent infusions for treatment of acute respiratory distress syndrome-a retrospective cohort study from a new england health care network[J]. Critical care medicine,2021,49(7):1137-1148.

[16] CHANG W,SUN Q,PENG F,et al. Validation of neuromuscular blocking agent use in acute respiratory distress syndrome:a meta-analysis of randomized trials[J]. Critical care (London,England),2020,24(1):54.

[17] VILLAR J,FERRANDO C,MART NEZ D,et al. Dexamethasone treatment for the acute respiratory distress syndrome:a multicentre,randomised controlled trial [J]. The Lancet Respiratory medicine,2020,8(3):267-276.

[18] MA S,XU C,LIU S,et al. Efficacy and safety of systematic corticosteroids among severe COVID-19 patients:a systematic review and meta-analysis of randomized controlled trials[J]. Signal transduction and targeted therapy,2021,6(1):83.

[19] LIU J,ZHANG S,DONG X,et al. Corticosteroid treatment in severe COVID-19 patients with acute respiratory distress syndrome[J]. The Journal of clinical investigation,2020,130(12):6417-6428.

[20] YANG X,YU Y,XU J,et al. Clinical course and outcomes of critically ill patients with SARS-CoV-2 pneumonia in Wuhan,China:a single-centered,retrospective,observational study[J]. The Lancet Respiratory medicine,2020,8(5):475-481.

[21] HAJIFATHALIAN K,KRISKO T,MEHTA A,et al. Gastrointestinal and hepatic manifestations of 2019 novel coronavirus disease in a large cohort of infected patients from new york:clinical implications[J]. Gastroenterology,2020,159(3):1137-1140,e2.

[22] MACDONALD A J,SPEISER J L,GANGER D R,et al. Clinical and neurologic outcomes in acetaminophen-induced acute liver failure:a 21-year multicenter cohort study [J]. Clinical gastroenterology and hepatology,2021,19(12):2615-2625,e3.

[23] ALSHAMSI F,ALSHAMMARI K,BELLEY-COTE E,et al. Extracorporeal liver support in patients with liver failure:a systematic review and meta-analysis of randomized trials[J]. Intensive care medicine,2020,46(1):1-16.

[24] IKIZLER T A,PARIKH C R,HIMMELFARB J,et al. A prospective cohort study of acute kidney injury and kidney outcomes,cardiovascular events,and death[J]. Kidney international,2021,99(2):456-465.

[25] HSU C Y,CHINCHILLI V M,COCA S,et al. Post-acute kidney injury proteinuria and subsequent kidney disease progression:the assessment,serial evaluation,and subsequent sequelae in acute kidney injury (ASSESS-AKI) study[J]. JAMA internal medicine,2020,180(3):402-410.

[26] LÖFFEL L M,BACHMANN K F,FURRER M A,et al. Impact of intraoperative hypotension on early postoperative acute kidney injury in cystectomy patients:a-retrospective cohort analysis[J]. Journal of clinical anesthesia,2020,66:109906.

[27] SOH S,SHIM J K,SONG J W,et al. Effect of dexmedetomidine on acute kidney injury after aortic surgery:a single-centre,placebo-controlled,randomised controlled trial[J]. British journal of anaesthesia,2020,124(4):386-394.

[28] QIN C,JIANG Y,LIN C,et al. Perioperative dexmedetomidine administration to prevent delirium in adults after non-cardiac surgery:a systematic review and meta-analysis[J]. Journal of clinical anesthesia,2021,73:110308.

[29] TURAN A,DUNCAN A,LEUNG S,et al. Dexmedetomidine for reduction of atrial fibrillation and delirium after cardiac surgery (DECADE):a randomised placebo-controlled trial[J]. Lancet (London,England),2020,396(10245):177-185.

[30] PUN B T,BADENES R,LA CALLE G H,et al. Prevalence and risk factors for delirium in critically ill patients with COVID-19 (COVID-D):a multicentre cohort study[J]. The Lancet Respiratory medicine,2021,9(3):239-250.

[31] HUGHES C G,MAILLOUX P T,DEVLIN J W,et al. Dexmedetomidine or propofol for sedation in mechanically ventilated adults with sepsis[J]. The New England journal of medicine,2021,384(15):1424-1436.

100 围手术期患者危重症预测方法研究进展

据《中国卫生健康统计年鉴2018》，我国年手术人次超过5 000万，危重症手术病死率最高达到1.1%。基于临床数据开发围手术期患者危重症的预测模型，可以辅助围手术期医师做出及时的医疗决策进行早期干预，对提高医疗质量、降低患者死亡率具有积极的意义。目前基于"评分系统"的预测模型在临床广泛应用，例如简明急性生理学评分（simplified acute physiology score，SAPS），急性生理学和慢性健康状况评价（acute physiology and chronic health evaluation，APACHE）以及病死概率模型（mortality probability model，MPM）等。这些预测模型的建立主要依靠专家的主观评估（疾病的重要症状、体征）和统计学分析（生理数据），通过加权或赋值评估危重症的严重程度从而判断患者的预后。随着数据挖掘技术不断发展，给预测模型的研究提供了新的机遇。在人工智能时代，数据挖掘技术结合统计方法的应用成了目前建立预测模型的主流方法。近年来，许多学者尝试通过采用不同的数据挖掘技术建立预测模型。研究认为数据挖掘技术可以挖掘和处理临床大数据，对医师做出正确的诊断和治疗、促进人类健康具有极为重要的作用。

一、临床常用预测方法

传统的临床评分和基于数据挖掘技术开发的预测模型是目前临床上常用的患者病情严重程度及预后状态的评估系统。传统的临床评分包括SAPS、APACHE等，对临床工作有一定的指导意义。近年来，基于数据挖掘技术开发的预测模型得到广泛的认可，其中人工神经网络（artificial neural network，ANN）、支持向量机（support vector machine，SVM）、决策树（decision tree，DT）是临床普遍使用的数据挖掘技术。

（一）传统的评分系统

传统的评分系统主要是基于临床医师的主观评估及统计学方法。早在1981年就有学者提出了APACHE Ⅰ评分模型，经过不断完善和升级，先后产生了APACHE Ⅰ~Ⅳ。该评分系统主要包括急性疾病严重程度的急性生理学评分

（acute physiology score，APS）、慢性健康评价（chronic health score，CHS）和年龄三个方面。通过对全身主要器官系统功能的生理参数和慢性健康状况的综合评分来评估病情的预后。其中APACHE Ⅱ在临床应用最为广泛。最新版的APACHE Ⅳ于2006年提出，该版本对缺失数值有了更完善的处理，由"延后规则"代替了"默认为正常值"，同时把主要疾病扩展至116种，增加了5个参数，提高了其对病死率的预测准确性。但是总体来说，APACHE评分系统仍存在一定的局限性，比如特殊病例的预测效果不佳，参数的取值方法缺乏临床验证等。

SAPS评分系统相对与APACHE评分模型更简单、有效。先后有三个版本，SAPS Ⅰ~Ⅲ，其中SAPS Ⅱ评分系统通过对患者的17项变量的综合评分来评估患者的病情和预后，17项变量包括生理学变量12项、年龄、住院类型及3种慢性疾病（获得性免疫缺陷综合征，转移癌和血液恶性肿瘤）。由于所采用的生理指标更容易获得，因此在临床上用SAPS Ⅱ评分系统进行病情的预测更为方便。

另外常用的评分模型还有病死概率模型（MPM），序贯器官衰竭评分（sequential organ failure assessment score，SOFA）等，预测方法多种多样，这些模型也不断地升级和更新，但现有的评分模型的性能仍不够理想。另外，此类模型的建立是基与特定的人群统计资料和生理参数，模型需要根据不同的使用环境进行校正。

（二）基于挖掘技术的预测方法

在飞速发展的大数据时代，越来越多的研究人员开始将数据挖掘技术应用于预测方法研究。通过挖掘和处理临床大数据，帮助临床医师诊断疾病，评估患者预后等。目前普遍认为基于数据挖掘技术开发的预测模型较传统的评分系统更具优势。

人工神经网络（artificial neural network，ANN），即模拟大脑神经网络处理、记忆信息的方式进行信息处理的运算模型，是智能领域的研究热点，近年来在医学研究领域广泛应用。该类模型可以自动识别结局与变量与之间的非线性关系，可以构建连续函数映射，明显优于传统的逻辑回归建模。同时，该模型可以纳入大量变量，不用考虑共线性问

题,即使输入信息不完全、不准确或模糊不清,只要输入的模式接近于训练样本,仍能给出正确的预测,特别适合对复杂临床环境的建模。研究人员发现结合遗传算法构建的ANN模型构架预测住院死亡率比逻辑回归模型更准确。也有学者认为穷举的方法可以搜索全部模型空间,进而确定最佳的ANN模型。死亡预测中最常用的ANN是多层感知机前馈神经网络(包含输入层,输出层,隐藏层)。首先,网络输入层接收预测变量信息,输出层用于提供预测的结果,而隐藏层和输出层同时接受上一层的输出值和权重的乘积和,最后应用激活函数(activation function,AF)计算出结果。其中基于权重算法反向传播(back propagation,BP)以及分类算法贝叶斯网络的神经网络在医疗研究中运用得最为广泛。BP算法的信息处理能力基于多次复合的非线性函数,因此函数复现能力较强,可以通过权值和阈值的不断调整,使得输出数据误差最小。而贝叶斯网络的数据分类效率稳定,允许一定程度的数据缺失,非常适合于临床疾病的预测。但是由于ANN缺乏对预测变量系数的合理解释,在医疗领域的应用仍有争议。也有学者认为变量系数的可解释性并不影响ANN的预测性能。

决策树(decision tree,DT)是一种基于树型的预测模型,根据已知的数据建立的"决策树"对未知数据进行预测。整个数据规则的生成过程可视化,其结果容易理解,精确度及效率较高,因而在医疗领域被广泛地应用。线和节点是构成DT的基本框架,从父节点开始,树被分为一系列子节点。随后,在每棵树分支的末端产生终端节点。两个相邻节点之间由线段连接,以表示不同的节点值。虽然不同DT的基本结构都非常类似,但其节点分割规则却是不同。基于决策树的常用机器学习方法有D3、D4、D5、CART、RF、Adaboost和Bagging等。著名的决策树算法是D3算法,于1979年由Quinlan提出。经过大量研究,D3算法得到不断更新,研究人员尝试用不同版本的算法构建死亡风险预测模型。1984年Breiman等提出了分类与回归树(classification and regression tree,CART),首先利用已知的多变量数据构建预测准则,进而根据其他变量值对一个变量进行预测,通过构建二叉树达到预测目的。Leo Breiman和Adele Cutler提出了基于决策树的机器学习方法随机森林法(random forest,RF),是一个包含多个决策树的分类器,通过每个决策树的投票率计算最终的结果。Adaboost算法是使用各种方法构建子分类器,不用做特征筛选,也不用担心过拟合问题,是一种有很高精度的分类器。Bagging算法构建的模型类似于RF和AdaBoost,可以综合多个弱分类器,在医学领域中可以更好地处理临床数据的非均衡性,识别出阳性类数据,提高预测能力。有文献基于Bagging算法建立模型预测经皮冠状动脉介入治疗后患者主要不良心血管事件的发生率,证实了该模型的有效性。决策树所生成的可视化规则客观反映了影响患者预后的因素,对于医师具有借鉴意义,但是当预测因素太多时,这种规则会相当

复杂,需要数据挖掘的专业知识,不利于医师的理解。

早在1964年,Alexey Y. Chervonenkis等就提出了支持向量机(support vector machine,SVM)的理论。1991年,有学者结合了内核技巧获得最大化边缘超平面,首次得到非线性SVM。1995年,Vapnik和Corinna Cortes在基于统计学习理论上开发SVM用于小样本学习,经过不断地发展,SVM可以仅依靠数据的一个子集来预测未知值,逐渐成为灵活和有效的数据挖掘工具。但值得注意的是,由于SVM需要丰富的数学及计算机制论知识,在使用过程中,模型调参较为复杂,且相关文献描述太少,因此模型预测结果的可重复性可能较差。

二、预测方法在临床应用

随着我国老龄化的程度不断加大,面对日益复杂的医疗环境,临床医师难以做出快速而有准确的医疗决策,因而迫切需要一种预测工具,来帮助医师评估患者病情,判断预后,从而提高医疗质量,降低死亡率,节约医疗资源等。

(一)预测方法在ICU中运用

重症监护治疗病房(intensive care unit,ICU)是救治危重症患者的特殊病房,其收治的患者病情重,病情变化迅速,死亡率高。因此,关于ICU患者预测方法的研究一直是热点及难点。早期对ICU患者危重症的预测,对降低ICU患者的死亡率,节约医疗资源具有重要意义。

APACHE Ⅱ是目前国内外ICU领域应用最广泛的病情评价系统。研究认为APACHE Ⅱ对危重患者的病情和预后有良好的预测能力,其准确性和实用性比APACHE Ⅰ有明显提高。但是也有文献报道其预测结果存在一定偏差(预测病死率高于实际病死率)。尽管APACHE Ⅱ对评估内外科危重患者的预后非常有价值,但是并不适用于心血管疾病患者。近年来学者提出的APACHE Ⅲ和APACHE Ⅳ对ICU患者病情预测的准确度更高,但由于系统使用较复杂,并没有得到广泛的应用,相关的文献较少。

序贯器官衰竭评分(sequential organ failure assessment,SOFA)动态描述了危重症相关脏器功能,虽然最初设计并不是为了病情预测,但是器官功能障碍与死亡率有明显关系,SOFA在评估ICU危重病患者预后方面也有重要的价值。学者对比研究了APACHE Ⅱ和SOFA预测ICU患者死亡的ROC曲线,结果显示两种评分系统都能有效地预测ICU患者死亡的风险,但是SOFA评分准确性优于APACHE Ⅱ。

但在大数据时代,更多的学者更青睐于基于数据挖掘技术的预测方法。先后有学者利用贝叶斯网络对ICU患者进行死亡预测,他们认为预测结果比SAPS评分更准确。随后有学者提出了贝叶斯网络正规化,优化了BP神经网络模型,解决了过拟合现象。在对ICU肾脏衰竭患者的死亡预测模型研究中,学者认为贝叶斯网络正规化的BP神

经网络模型预测效果最好。其他研究也获得类似的结果：Houthooft 应用 ANN 预测 ICU 患者的死亡风险，证实了 ANN 死亡率预测的有效性；Shen TW 以及 Ebrahimzadeh 等学者先后运用 ANN 建立 ICU 患者心搏骤停的预测模型，其预测精度分别为 87.5% 和 96.42%。有学者认为与其他数据挖掘技术相比，SVM 通常有更好的结果。Moridani 对比研究了 SVM 模型与 ANN 模型对 ICU 心血管患者的死亡风险的预测，研究认为 SVM 模型优于 ANN 模型。Houthooft 等使用 SVM 模型预测 ICU 患者死亡率，研究认为较其他机器学习方法，SVM 模型预测患者死亡率效果最好，与 APACHE Ⅲ 模型相比较的研究也得到类似结果。

（二）预测方法在围手术期运用的研究

近年来，随着相关领域的进步，手术麻醉量逐年增加，危重症手术病死率居高不下。开发危重症手术患者的病情预测模型对提高医疗质量，降低围手术期患者死亡率具有积极的意义。然而除了术前患者自身的基本情况，手术操作、术中麻醉管理等诸多因素都会对患者的转归造成影响，如何综合考虑患者术前及术中情况预测患者预后也一直是研究难点，相关文献报道也相对较少。

部分学者用急性生理和慢性健康评估（APACHE）评估手术患者的预后，其预测效果并不理想，正如我们所了解的APACHE 更适合于 ICU 患者，其烦琐的计算并不适用于手术患者。美国麻醉科医师协会根据患者体质状况和对手术危险性进行分类（American Society of Anesthesiologists physical status classification，ASA-PS）是临床上常用的患者危重程度分级方法，但是该系统主要依靠的是临床医师对患者病情的主观评价，而且没有考虑术中手术情况等因素，因此并不能很好预测患者的转归。2007 年，Gawande 等提出了外科手术的 Apgar 评分（surgical Apgar score，SAS），基于术中患者的心率、平均动脉压、失血量三个指标预测患者的预后。因为其简单，广泛用于预测一般外科和血管外科的术后并发症发生率和术后死亡率。但是与 ASA-PS 相反的是，它忽略了患者术前情况对预后的影响。

理想评分系统应该综合考虑术前、术中的各种因素评估死亡率和发病率，并允许对手术种类、难易程度进行权重设置，同时快速和简单，易于临床医师使用。近年来有学者提出了新的评分系统（surgical Apgar score combined with American Society of Anesthesiologists physical status classification，SASA），即结合 ASA-PS 和 SAS 评分两种方法来预测围手术期患者死亡率，他们认为 SASA 对患者术后 30 天死亡率的预测性能更优于与 ASA-PS 和 SAS 评分。

另外，在生理和手术严重程度评分死亡率及发病率的统计（physiological and operative severity score for the enumeration of mortality and morbidity，POSSUM）用于手术死亡率的研究中，研究者发现，尽管它使用简单，变量容易收集，考虑到了患者的生理学因素和手术的严重程度，同时系统似乎涵盖了一般外科，包括择期和急诊手术，但是 POSSUM 死亡

率预测偏移较大，尤其小手术患者的预测准确率并不够理想。

目前文献更趋向于某一类型手术死亡率预测方法的研究。例如心脏麻醉风险评估（cardiac anesthesia risk evaluation，CARE）是对心脏手术患者的简单的风险分类系统，主要基于临床医师的临床判断和三个临床变量（患病情况分类为可控或不可控，手术复杂性和手术的紧迫性）进行风险评估。研究认为，在心脏外科手术中，CARE 评分是预测预后的重要指标，可以帮助心脏麻醉科医师预测患者的预后。欧洲心胸外科协会（European Association for Cardio-Thoracic Surgery）通过评估成人心脏外科患者死亡的危险因素，开发了欧洲心脏手术风险评估系统（European system for cardiac operative risk evaluation，EuroSCORE）。有研究认为该系统可以用于医院死亡率的预测和护理质量的评估。也有部分学者尝试用改良的 POSSUM 评估腰椎手术、肝胆手术和关节置换等手术患者的预后。

总体来说，目前仍然没有简单又实用，同时综合评估术前和术中患者状态的预测方法应用于围手术期患者。最大的难点在于干扰因素众多，临床数据类型多样化、关联关系繁杂化、收集的变量质量良莠不齐，同时危重症患者病情变化快，临床信息量大，信息产生速率高，其复杂性似乎超过了人脑能够处理的范围。人工智能是目前研究的热点，数据挖掘技术在围手术期的应用有望解决这些难点，一些国内外机构利用数据挖掘技术针对术中直接监护数据对危重不良事件早期诊断和预警的价值进行了前沿探索。例如：有文献通过对心电信号特征参数的分析，运用 Adaboost 算法建立心搏骤停预测模型，在心搏骤停发生前 5min，其预测准确度为 97.56%；Mumkesan 等基于支持向量机的方法通过分析正常人和有心搏骤停症状患者的心率变异性（HRV）来预测心搏骤停，预测准确度为 96.36%。但是，数据挖掘技术在手术患者的应用相对较少，其有效性还待进一步研究。

三、展望

随着人工智能的迅速发展，人工智能技术与医疗领域的不断融合，采用数据挖掘技术分析临床生理病理数据，挖掘数据与疾病相关事件的内在规律，结合统计学方法构建预测模型辅助医师的临床决策，必将是患者危重症预测模型的发展趋势。

既往危重症风险预测模型的建模方法主要基于统计学方法（逻辑回归）或者专家的主观评估。尽管目前传统的评分模型仍然广泛的用于临床，对患者的病情评估、治疗方案选择、医疗效果评估具有一定的指导意义，但是模型预测仍不够理想，如预测结果不准确、更新缓慢也存在临床运用效率低等。在人工智能时代，由于围手术期患者海量的完整监测数据，有学者开始尝试将机器学习方法应

用于患者病情预测,并取得一定的进展,使得学者们更青睐统计学与机器学习相结合的方法。但是目前危重症预测的研究主要集中于 ICU 患者,对手术患者的预测研究还是相对较少。另外机器学习算法用于预测模型的开发需要多学科的交叉合作,目前的研究还处于起步阶段,许多研究仅限于学术研究,临床实用性尚待验证。同时临床医务人员缺乏相关的专业知识,对用机器学习方法预测的结果难以理解和接受。因此基于数据挖掘技术的预测模型的实用性及优越性还需在更大规模的数据集上进行研究和测试。

(杨智勇 易斌 鲁开智)

参 考 文 献

[1] MEHTA N, DEVARAKONDA M V. Machine learning, natural language programming, and electronic health records: The next step in the artificial intelligence journey? [J]. The Journal of allergy and clinical immunology, 2018, 141(6): 2019-2021, e1.

[2] ZHANG Y, GUO S L, HAN L N, et al. Application and exploration of big data mining in clinical medicine [J]. Chinese medical journal, 2016, 129(6): 731-738.

[3] LEE J G, JUN S, CHO Y W, et al. Deep learning in medical imaging: general overview [J]. Korean journal of radiology, 2017, 18(4): 570-584.

[4] WONG J, HORWITZ M M, ZHOU L, et al. Using machine learning to identify health outcomes from electronic health record data [J]. Current epidemiology reports, 2018, 5(4): 331-342.

[5] HSIEH M H, HSIEH M J, CHEN C-M, et al. Comparison of machine learning models for the prediction of mortality of patients with unplanned extubation in intensive care units [J]. Scientific reports, 2018, 8(1): 17116.

[6] JOHNSON A E, GHASSEMI M M, NEMATI S, et al. Machine learning and decision support in critical care [J]. Proceedings of the IEEE Institute of Electrical and Electronics Engineers, 2016, 104(2): 444-466.

[7] 吴欢,薛万国,应俊,等. 基于机器学习方法的 PCI 术预后主要不良心血管事件预测模型研究[J]. 中国数字医学, 2018, 13(8): 2-5.

[8] ZIMMERMAN J E, KRAMER A A. A history of outcome prediction in the ICU [J]. Current opinion in critical care, 2014, 20(5): 550-556.

[9] PARK S-K, CHUN H-J, KIM D-W, et al. Acute physiology and chronic health evaluation Ⅱ and simplified acute physiology score Ⅱ in predicting hospital mortality of neurosurgical intensive care unit patients [J]. Journal of Korean medical science, 2009, 24(3): 420.

[10] TRANCA S, PETRISOR C, HAGAU N, et al. Can APACHE Ⅱ, SOFA, ISS, and RTS severity scores be used to predict septic complications in multiple trauma patients? [J]. Journal of critical care medicine, 2016, 2(3): 124-130.

[11] SERVIA L, MONTSERRAT N, BADIA M, et al. Machine learning techniques for mortality prediction in critical traumatic patients: anatomic and physiologic variables from the RETRAUCI study [J]. BMC medical research methodology, 2020, 20(1): 262.

[12] HOUTHOOFT R, RUYSSINCK J, VAN DER HERTEN J, et al. Predictive modelling of survival and length of stay in critically ill patients using sequential organ failure scores [J]. Artificial intelligence in medicine, 2015, 63(3): 191-207.

[13] SHEN T W, SHEN H P, LIN C H, et al. Detection and prediction of sudden cardiac death (SCD) for personal healthcare [J]. Annual International Conference of the IEEE Engineering in Medicine and Biology Society IEEE Engineering in Medicine and Biology Society Annual International Conference, 2007, 2007: 2575-2578.

[14] EBRAHIMZADEH E, POOYAN M, BIJAR A. A novel approach to predict sudden cardiac death (SCD) using nonlinear and time-frequency analyses from HRV signals [J]. PloS one, 2014, 9(2): e81896.

[15] MORIDANI M K, SETAREHDAN S K, NASRABADI A M, et al. New algorithm of mortality risk prediction for cardiovascular patients admitted in intensive care unit [J]. International journal of clinical and experimental medicine, 2015, 8(6): 8916-8926.

[16] LUACES O, TABOADA F, ALBAICETA G M, et al. Predicting the probability of survival in intensive care unit patients from a small number of variables and training examples [J]. Artificial intelligence in medicine, 2009, 45(1): 63-76.

[17] PARK S H, LEE J Y, NAM E J, et al. Prediction of perioperative complications after robotic-assisted radical hysterectomy for cervical cancer using the modified surgical Apgar score [J]. BMC cancer, 2018, 18(1): 908.

[18] KINOSHITA M, MORIOKA N, YABUUCHI M, et al. New surgical scoring system to predict postoperative mortality [J]. Journal of anesthesia, 2017, 31(2): 198-205.

[19] LELLA L K, SALES V L, GOLDSMITH Y, et al. Reduced Right ventricular function predicts long-term cardiac re-hospitalization after cardiac surgery [J]. PloS one, 2015, 10(7): e0132808.

［20］HILDEN M, WRETENBERG P, EKSTROM W. Good overall morbidity prediction with the POSSUM scoring system in patients having a total hip or knee replacement-a prospective study in 227 patients［J］. Clinical interventions in aging,2018,13:1747-1754.

［21］刘光达,王永祥,蔡靖,等. 基于小波变换和 Adaboost 算法的心搏骤停预测模型研究［J］. 生物医学工程研究,2017,2:95-100.

［22］Murukesan L, Murugappan M, Iqbal M, et al. Machine learning approach for sudden cardiac arrest prediction based on optimal heart rate variability features［J］. Journal of Medical Imaging & Health Informatics,2014,4(4):521-532.

［23］ZHANG Z. Multivariable fractional polynomial method for regression model［J］. Annals of translational medicine,2016,4(9):174.

101 基于修正Starling理论的围手术期液体治疗理念进展

液体治疗是围手术期治疗的重要组成部分。围手术期液体治疗基于围手术期患者生理需要量和围手术期丢失量，通过补充晶体液或胶体溶液，维持电解质平衡，纠正液体失衡和异常分布，保证稳定的循环并维持微循环代谢需要。一直以来，经典 Starling 理论被视为解释人体血管内外体液分布和转移以及指导液体管理的理论基础，但近年来新的实验结果和临床实践中出现了经典 Starling 理论无法解释的问题，关于血管内皮糖萼层的发现更新了人们对血管屏障和传统 Starling 理论的认识，围手术期液体治疗理念也随之有了新的改变。

一、液体治疗的生理学基础

（一）经典 Starling 理论的生理学基础

人体体液的主要成分是水和电解质。成年男性的体液量约占体重的 60%，女性约占体重的 55%。人体体液分为细胞内液（intracellular fluid, ICF）和细胞外液（extracellular fluid, ECF）。细胞内液是生命活动的基质，以 K^+ 为主，占体重 40%。细胞外液由组织液（tissue fluid）和血浆（plasma）组成，构成细胞新陈代谢的外围环境，以 Na^+ 为主，占体重

20%。1/4 的细胞外液分布在血管内，3/4 分布在组织间隙内（图 101-1）。

细胞内液的 K^+ 和细胞外液的 Na^+ 通过细胞膜上 Na^+/K^+ ATP 泵的调节，维持细胞内、外离子的不同浓度和渗透压平衡。传统认为，组织液分布于血管与细胞之间，能迅速与血管内液体及细胞内液进行交换并取得平衡，在维持机体水和电解质平衡方面具有重要作用。正常血管内皮允许水分子和小分子物质（如 Na^+ 和 Cl^-）自由通过，但限制大分子物质（如白蛋白）通过，使其保留在血管内。因此，组织液蛋白含量较少，其他成分与血浆基本相同。

（二）经典 Starling 理论

1896 年，英国生理学家欧内斯特·亨利·斯塔林（Ernest Henry Starling）根据动物实验观察资料，提出"Starling 理论"。该理论认为微血管屏障为毛细血管单层内皮细胞构成的简单结构。毛细血管内皮具有半透膜性质，允许盐溶液自由通过。毛细血管动脉端滤出液体，静脉端重吸收，少量液体经毛细淋巴管回收。液体滤出的有效滤过压取决于微血管内外静水压和胶体渗透压梯度压差。经典 Starling 理论方程为 $Jv/A = Lp[(Pc-Pis) - \sigma(\pi c - \pi is)]$（图 101-2）。其中，$Jv/A$ 为内皮表面单位面积流体通量，Lp 为水力

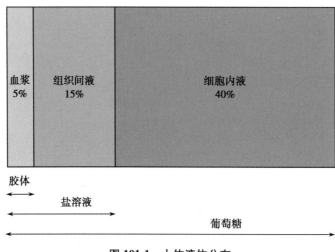

图 101-1　人体液体分布

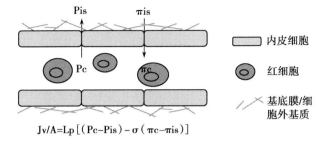

$$Jv/A=Lp[(Pc-Pis)-\sigma(\pi c-\pi is)]$$

图 101-2　经典 Starling 理论

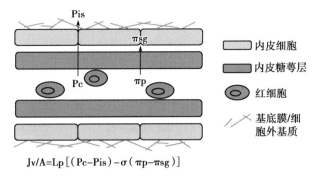

$$Jv/A=Lp[(Pc-Pis)-\sigma(\pi p-\pi sg)]$$

图 101-3　修正 Starling 理论

渗透系数，Pc 和 Pis 分别代表毛细血管静水压和组织液静水压，σ 为胶体渗透系数，πc 和 πis 则分别代表血浆胶体渗透压和组织液胶体渗透压。胶体渗透压由毛细血管中的胶体(蛋白质，主要为白蛋白)溶液产生。白蛋白是维持细胞外液胶体渗透压和血管内血浆容量的主要物质。组织中的液体压力通过渗透压达到平衡。故该理论认为增加血管内胶体渗透压可以使组织液水肿减轻，晶体扩容量是胶体的 3~5 倍。

(三) 修正 Starling 理论

　　一直以来，经典 Starling 理论被视为指导液体管理的理论基础。但近年来，新的实验结果和临床实践中出现了经典 Starling 理论无法解释的问题，例如：①血管内外胶体渗透压相等，血管内外胶体渗透压梯度并不存在；②增加血管内胶体渗透压对于减轻血管内液体的外渗并无明显作用，胶体的组成成分似乎更为关键；③微循环动脉端仅有少量液体滤出，但液体不经静脉端重吸收，而是经淋巴系统返回循环。这使得人们不得不重新审视经典 Starling 理论。随之，关于血管内皮糖萼层的发现更新了人们对血管屏障和传统 Starling 理论的认识。

　　内皮糖萼是毛细血管内皮表面上由糖蛋白、蛋白聚糖和糖胺聚糖组成的一张惰性网，其抑制分子量大于 70Da 的分子、红细胞、白细胞以及血小板等物质的通过。由于内皮糖萼层的存在，经典 Starling 理论需要修正。修正的 Starling 理论认为，毛细血管动脉端静水压是驱动液体进入组织间的动力，但血管壁并非半透膜作用，仅有少量血管内液体滤出，组织液不通过重吸收返回血管内(一些特殊组织如肾小管周围毛细血管等除外)。阻止液体外渗至血管外的物质基础是血管内皮糖萼层，因此对于血管内外液体变化有关的驱动力认识发生改变，血管内液体与间质液体的静水压差受到血管内液体与糖萼下层液体的胶体渗透压差的对抗，阻止了血管内液体向组织间隙的滤过，仅有少量液体滤出。因此修正的 Starling 理论方程为 Jv/A=Lp[(Pc-Pis)-σ(πp-πsg)](图 101-3)。在该方程中，影响内皮表面单位面积流体通量(Jv/A)的胶体渗透压差来自 πp 与 πsg，而非经典 Starling 理论方程中的 πc 与 πis。其中，πp 为血管内液体胶体渗透压，πsg 为内皮糖萼下层液体的胶体渗透压。提高血浆胶体渗透压有助于减少血管内液体向间质的输送，但不会使间质液体被吸收入血浆。

　　根据修正的 Starling 理论，微血管仅有少量液体滤出，微血管无重吸收，滤出液体经淋巴系统回流至循环。淋巴管是由微小的血管状结构组成的广泛网络，淋巴管内皮也覆盖糖萼层，加强淋巴系统的回流有利于组织水肿的吸收。

(四) 血管内皮糖萼层

　　毛细血管内皮糖萼是位于血管腔内，与内皮细胞表面结合的一层糖样物质，厚度为 0.1~1.0μm。糖蛋白和蛋白聚糖组成内皮糖萼骨架结构，带负电荷的糖胺聚糖组成其支链结构。蛋白聚糖包括多配体蛋白聚糖、磷脂酰肌醇蛋白聚糖等，糖胺聚糖包括硫酸乙酰肝素、硫酸软骨素、透明质酸等。基于内皮糖萼层的结构成分，多配体蛋白聚糖1、硫酸乙酰肝素和透明质酸等是用于检测内皮糖萼层受损程度的常用实验室检测指标。

　　内皮糖萼在不同组织中具有不同的形态，其是内皮细胞功能的重要调节剂。内皮糖萼层的功能主要包括以下几个方面：①调节血管通透性，内皮糖萼层两侧胶体渗透压影响血管内外液体输送，糖萼降解将导致血管通透性增加；②调节白细胞滚动和黏附，糖萼被视为白细胞黏附的屏障，炎症/缺血诱导的糖萼脱落是炎症反应的重要组成部分，外源性输注糖萼成分以恢复受损糖萼结构可减轻内皮表面白细胞滚动和黏附；③传导流体剪切应力导致一氧化氮(NO)释放：内皮糖萼层中的透明质酸，作为流体剪切应力传感器参与 NO 的释放；④抑制凝血，内皮糖萼层含可抑制凝血酶产生的凝血抑制因子(抗凝血酶、蛋白质 C 系统和组织因子途径抑制物)。糖萼的特异性破坏可在数分钟内导致凝血酶的生成和血小板的黏附。

　　一些致病因子和疾病状态可以导致内皮糖萼层破坏，受损糖萼层自我修复时间一般为 5~7d。可能导致内皮糖萼层受损的几大因素包括：①缺血再灌注损伤，缺血再灌注损伤过程通过自由基和白细胞的活化、基质金属蛋白酶和糖苷内切酶的激活等造成内皮糖萼层的破坏；②炎症和脓毒症，炎症和脓毒症过程中 TNF-α、LPS、IL-1、ICAM-1 等的释放可视为导致糖萼受损的因素，减轻围手术期炎症反应可以减轻糖萼层的损伤；③动脉粥样硬化，高浓度的低密度脂蛋白可能导致内皮糖萼受损，动脉粥样硬化的发生发展与内皮糖萼层的体积减小有关；④糖尿病，急性高血糖可能通过产生氧自由基或激活糖萼降解酶导致糖萼体积减小；⑤血容量过多，容量负荷导致的糖萼脱落可能与心房钠尿肽的释放有关。

二、围手术期液体治疗理念进展

（一）围手术期液体治疗的目的及原则

围手术期液体治疗可分为针对脱水的补液治疗和针对有效循环血容量减少所致血流动力学改变的复苏治疗,在补充细胞外液及有效循环血量的同时,纠正并发的电解质紊乱。液体治疗的原则可用"5R"概括,即复苏(resuscitation)、常规维持(routine maintenance)、纠正失衡(replacement)、重分布(redistribution)及再评估(reassessment)。

（二）传统围手术期液体治疗理念

针对人体的液体变化特点,围手术期液体治疗可针对性地分为五部分:①围手术期每天生理需要量;②手术前禁食缺失量;③额外体液再分布或第三间隙丢失所需补充量;④麻醉药导致血管扩张所需补充量;⑤手术期间失血量。围手术期液体治疗与术后肠道功能恢复时间、急性肾衰竭、心肺功能紊乱等有关。

常用的治疗液体包括晶体液(生理盐水、乳酸林格液、醋酸平衡盐溶液、高张氯化钠溶液等)和胶体溶液(羟乙基淀粉、明胶、白蛋白、新鲜冰冻血浆等)。理想的液体治疗应在有效而快速补充血容量的同时,不增加血管外间隙液体所致的间质水肿,无过敏反应及肾功能损害,不影响凝血功能。晶体液可有效补充人体生理需要量及电解质,但扩容效果差,维持时间短,大量输注晶体液可致组织间隙水肿等副反应。人工胶体扩容效能强,效果持久,有利于控制输液量及减轻组织水肿,但存在过敏、凝血功能异常及肾损伤等副反应。天然胶体在具备安全优势的同时,存在价格高、来源短缺、可能引起血源性疾病等不足。临床实践中,应根据液体治疗的不同目的、疾病的种类、功能性血流动力学状态、围手术期的不同阶段等多方面因素,个体化地选择液体种类与治疗方案。基于经典 Starling 理论,传统围手术期液体治疗理念认为,输入胶体溶液可以增加毛细血管静脉端重吸收组织液,减轻组织水肿。故当患者存在血容量不足而需大量补液时,建议补充晶体液的同时,适量输注胶体以控制输液量,减少组织水肿;若患者无低血容量,仅需补充功能性细胞外液时,建议以晶体液补充生理需要量;对于需大量液体复苏的危重患者,尤其是合并急性肺损伤时,建议选择白蛋白胶体溶液并实施目标导向的限制性液体治疗。

麻醉手术期间除失血导致血容量减少以外,麻醉处理(如降压处理)、麻醉药、麻醉方法(连续性硬脊膜外麻醉、椎管内麻醉、腰硬联合麻醉和全身麻醉等)也产生明显的血管扩张,导致有效血容量减少。此外,血管活性药、手术操作、围手术期体液丢失、炎症反应等均为影响循环的主要因素。围手术期身体血容量需要维持在原有正常范围,这部分的容量补充称为补偿性血管内扩容(compensatory intravascular volume expansion,CIVE)。围手术期液体治疗常用的液体种类包括平衡盐溶液、白蛋白、新鲜冰冻血浆、人工胶体等。传统认为补偿性扩容主要依靠胶体,如羟乙基淀粉、白蛋白等。因为血容量的补充部分若采用晶体溶液则需要量很大,会导致补液引起的其他副作用,如肠道、脑、肺、肌肉等组织明显水肿。围手术期若输入大量晶体液,将导致大量水溶液积蓄在组织液或细胞内液。这部分体液在术后72h才可以返回血管内,若在此期间患者的肾功能或心脏功能不能代偿,将会出现高血容量,甚至肺水肿。胶体溶液维持血容量的稳定效果和持续时间都明显优于晶体溶液。取得相同的扩容效果时,晶体扩容使用量是胶体的3~5倍。

（三）围手术期液体治疗理念的改变

修正的 Starling 方程认为,与血管内外液体变化有关的力主要来自血管内液体和糖萼下层液体的胶体渗透压差,以及血管内液体和间质液体的静水压差。提高血浆胶体渗透压有助于减少血管内液体向间质的输送,但不会使间质液体被吸收入血浆。新的研究结果也证明,胶体并不会促进组织液的重吸收,且围手术期液体治疗选择白蛋白还是晶体溶液对结局影响差异不大。晶体和胶体的扩容效果的比率,在稳态的情况下,为1:1.3~1:1.5,而非旧理论中的1:3~1:5。炎症反应期输入胶体并不能减轻组织水肿,而且不利于病情恢复。在炎症期间,需要根据微循环损伤程度进行评估,选择输注液体的种类。渗漏期间输入晶体可能更有利于微循环功能恢复。

过高的毛细血管内压力是导致糖萼层功能异常的重要因素,临床上所见如快速推注液体。快速推注液体时产生的高压力可导致内皮糖萼层损伤脱落,增加毛细血管通透性。向小儿、高龄患者快速推血,可导致其心房钠尿肽(atrial natriuretic peptide,ANP)增高,ANP 可以损伤内皮糖萼层,对术后恢复不利。

血管内压力增高会增加毛细血管的渗出,但增加血管内渗透压不减轻毛细血管渗出。输入等渗的白蛋白可减少渗出,但过量白蛋白输入会加重渗出。输入明胶、羟乙基淀粉不减少渗出。为了保证血管内皮糖萼层发挥稳定微循环、调节血管通透性和细胞黏附的作用,在炎症患者循环调控时可以输注5%的白蛋白,并输入少量血浆改善渗出,而非选择人工胶体输注。

目标导向液体治疗(goal-directed fluid therapy,GDFT)是目前公认较为科学的围手术期容量管理方法,也是加速康复外科的重要组成部分。目标导向液体治疗指根据患者性别、年龄、体重、疾病特点、术前全身状况和血循环容量状态等指标,采取个体化补液方案。治疗液体的容量,需要根据治疗目标,结合机体所处状态,在有效的监测下按需补充。其基本原则是按需而入,控制补液总量及补液速度,重视心肺基础性病变,结合术前3d和手术当天患者的症状体征,制定合理的补液方案。目标导向液体治疗的原则是优化心脏前负荷,既维持有效循环血容量、保证微循环灌注和组织氧供,又避免组织水肿,降低并发症发生率,减少住院天数。实施目标导向液体治疗的过程中,需要连续、动态监测患者容量反应性指标,维持血压不低于正常值的 20%,心率不快于正常值的 20%,CVP 处于 4~12mmHg,尿量维持在 0.5ml/(kg·h)以上,血乳酸不超过 2mmol/L,中心静脉血氧饱和度(central venous oxygen saturation,ScvO$_2$)>65%,每搏量变异度(stroke volume variation,SVV)不超过 13%。目标导向液体治疗目标的个体化,对于糖萼层有保护作用,可改善微循环功能。

围手术期针对循环调控的液体治疗,旨在通过容量调整和药物调整,维持大循环稳定并调整微循环。大循环主要通过血压的监测、心电图和食管超声等方法以及脑氧饱和度和混合静脉血氧饱和度等指标,评估心、脑等器官灌注情况。而微循环的评估则通过血气分析、尿量、氧指数等指标来实现。微循环可调性较差,恢复需要时间,尤其是当出现心源性休克、脓毒症休克、出血性休克和血管神经麻痹等较为严重的情况时,毛细血管屏障功能损伤严重,需要时间恢复,此时不应盲目加大容量的补充,以防造成进一步的损伤。故对微循环的调整重在保护和缓解。缩血管药物(如 α1 受体激动剂等)的使用对微循环有一定的保护作用。改善微循环灌注对微循环糖萼层具有保护作用。对微循环的保护可以通过以下途径实现:①血管活性药物的使用:手术中使用血管活性药物以避免容量过负荷,减少毛细血管渗出。②糖皮质激素的使用:糖皮质激素可抑制炎症反应,保护糖萼层。③呼吸机参数的设定:保护性肺通气,减少机械刺激。④抑制炎症反应药物的使用:如蛋白酶抑制剂乌司他丁的使用,可抑制炎症反应,保护微循环。正常状态的患者,适宜种类和量的液体输注对于微循环并无明显影响。

基于修正的 Starling 理论,新的研究结果显示如下。①目标导向液体治疗的监测目标,除基本监测和临床表现外,还应包括目前临床研究中常用的心脏指数(cardiac index,CI)、每搏输出量(stroke volume,SV)、每搏量变异度(SVV)、混合静脉血氧饱和度(mixed venous oxygen saturation,SvO$_2$)、中心静脉血氧饱和度(ScvO$_2$)等。②目标导向液体治疗的液体选择:白蛋白为较为理想的液体选择。在凝血功能方面,白蛋白可以直接抑制血小板聚集,而其他人工胶体是通过包被血小板抑制血小板聚集。因此,从对凝血功能的影响来说,白蛋白是公认的最安全的胶体。与晶体相比,白蛋白会减少间质液体的蓄积,减少液体的总输注量。人工胶体对糖萼层有一定损害作用,而白蛋白在生理上与糖萼结合,有助于糖萼的稳定性,对糖萼层的功能和完整性具有重要作用。此外,白蛋白转运的鞘氨醇-1-磷酸,也具有内皮保护作用,以及自由基清除作用、免疫调节和抗炎作用。重症患者糖萼层已遭到破坏,重症患者液体治疗选择白蛋白和平衡液优于人工胶体。③目标导向液体治疗的液体入路选择:围手术期患者由于血管屏障功能改变,静脉液体治疗未必可以快速补充血容量,甚至其可能与液体快速向血管外渗出密切相关,经口服的补液治疗可能优于静脉液体治疗。

三、小结与展望

修正的 Starling 理论促进了围手术期液体治疗理念的改变,更新了人们对于临床液体管理的认识:血管内皮糖萼层是阻止液体外渗至血管外的物质基础。血管内外液体变化主要影响因素是血管内液体与间质液体的静水压差和血管内液体与糖萼下层液体的胶体渗透压差的抗衡。提高血浆胶体渗透压有助于减少血管内液体向间质的输送,但不会使间质液体被吸收入血浆。围手术期液体治疗选择白蛋白还是晶体溶液对结局影响差异不大。但白蛋白在生理上与糖萼结合,有助于糖萼的稳定性,对糖萼层的功能和完整性具有重要作用。组织液经淋巴回流至体循环,加强淋巴系统的回流有利于组织水肿的吸收。

(安然 李轶楠 晏馥霞)

参 考 文 献

[1] GROCOTT M P,MYTHEN M G,GAN T J. Perioperative fluid management and clinical outcomes in adults[J]. Anesthesia and analgesia,2005,100(4):1093-1106.

[2] ROUMELIOTI M E,GLEW R H,KHITAN Z J,et al. Fluid balance concepts in medicine:principles and practice[J]. World journal of nephrology,2018,7(1):1-28.

[3] MICHEL C C,WOODCOCK T E,CURRY F E. Understanding and extending the starling principle[J]. Acta anaesthesiologica Scandinavica,2020,64(8):1032-1037.

[4] WOODCOCK T E,WOODCOCK T M. Revised starling equation and the glycocalyx model of transvascular fluid exchange:an improved paradigm for prescribing intravenous fluid therapy[J]. British journal of anaesthesia,2012,108(3):384-394.

[5] HAHN R G,DULL R O,ZDOLSEK J. The Extended starling principle needs clinical validation[J]. Acta anaesthesiologica Scandinavica,2020,64(7):884-887.

[6] ERSTAD B L. The Revised Starling Equation:The debate of albumin versus crystalloids continues[J]. The Annals of pharmacotherapy,2020,54(9):921-927.

[7] HUXLEY V H,SCALLAN J. Lymphatic fluid:exchange mechanisms and regulation[J]. The Journal of physiology,2011,589(Pt 12):2935-2943.

[8] HAHN R. [Glycocalyx is an active part of the endothelium][J]. Lakartidningen,2016,113(70):1-3.

[9] JUNGRAITHMAYR W. Novel Strategies for endothelial preservation in lung transplant ischemia-reperfusion injury[J]. Frontiers in physiology,2020,11:581420.

[10] SINGLETON P A,LENNON F E. Acute lung injury regulation by hyaluronan[J]. Journal of allergy & therapy,2011(Suppl 4):S4-003.

[11] BRETTNER F, VON DOSSOW V, CHAPPELL D. The endothelial glycocalyx and perioperative lung injury[J]. Current opinion in anaesthesiology,2017,30(1):36-41.

[12] BHARDWAJ N. Perioperative fluid therapy and intraoperative blood loss in children[J]. Indian journal of anaesthesia,2019,63(9):729-736.

[13] FIELDING L. Crystalloid and colloid therapy[J]. The Veterinary clinics of North America Equine practice,2014,30(2):415-425,viii-ix.

[14] THIND G S,ZANDERS S,BAKER J K. Recent advances in the understanding of endothelial barrier function and fluid therapy[J]. Postgraduate medical journal,2018,94(1111):289-295.

[15] CHAPPELL D,JACOB M. Role of the glycocalyx in fluid management:Small things matter[J]. Best practice & research Clinical anaesthesiology,2014,28(3):227-234.

[16] RAGHUNATHAN K,MURRAY P T,BEATTIE W S,et al. Choice of fluid in acute illness:what should be given? An international consensus[J]. British journal of anaesthesia,2014,113(5):772-783.

[17] MCGEE W T,RAGHUNATHAN K. Physiologic goal-directed therapy in the perioperative period:the volume prescription for high-risk patients[J]. Journal of cardiothoracic and vascular anesthesia, 2013, 27 (6): 1079-1086.

[18] HIMENO Y,IKEBUCHI M,MAEDA A,et al. Mechanisms underlying the volume regulation of interstitial fluid by capillaries:a simulation study[J]. Integrative medicine research,2016,5(1):11-21.

[19] CAIRONI P, LANGER T, GATTINONI L. Albumin in critically ill patients:the ideal colloid? [J]. Current opinion in critical care,2015,21(4):302-308.

[20] VAN TULDER L, MICHAELI B, CHIOLERO R, et al. An evaluation of the initial distribution volume of glucose to assess plasma volume during a fluid challenge[J]. Anesthesia and analgesia,2005,101(4):1089-1093.

102 不同麻醉药对围手术期神经认知功能的影响

围手术期神经认知障碍（perioperative neurocognitive disorders，PND）是指患者在围手术期内发生的一系列神经认知功能损害。主要表现为记忆力、抽象思维和定向力等障碍，同时伴有社会活动能力减退，显著增加术后并发症及死亡率。临床中使用的各类麻醉药品对脑功能可能产生不同程度的影响。因此，解析各种麻醉药对围手术期认知功能的影响为临床合理选择麻醉药提供重要参考。

一、全身麻醉药对 PND 的影响

在全身麻醉药的使用中，学者金鹏对比了七氟烷与异氟烷吸入麻醉对老年患者术后认知功能障碍的影响，通过对比麻醉药用量、简易精神状态量表和两组患者 S100β 蛋白水平，发现七氟烷与异氟烷均能引起老年患者术后短期认知功能障碍，但是异氟烷对 S100β 蛋白的短期影响更为严重，导致患者的学习记忆能力和认知功能出现一定的负面影响。因此，作者认为七氟烷的临床应用更优于异氟烷。此外，尹健等研究分析了右美托咪定联合利多卡因对颅脑肿瘤手术患者神经功能和认知功能的影响。通过对比神经肽、神经功能、运动能力以及认知功能等各项指标，发现颅脑肿瘤手术中应用右美托咪定联合利多卡因能够有效促进患者术后神经功能恢复，提高脑脊液神经肽水平，同时改善患者认知功能、负面情绪和日常生活活动能力。因此，作者认为颅脑肿瘤手术中应用右美托咪定联合利多卡因值得推广应用。此外，Sun 等发现 α_2 肾上腺素受体激动剂右美托咪定和可乐定都可以逆转七氟烷导致的 Tau 蛋白磷酸化，从而达到改善认知的作用。并且，Li 等发现从麻醉诱导前 10min 开始使用右美托咪定，直到手术结束前 1h 停药，能够降低老年患者术后谵妄的发生率。Huang 等发现使用右美托咪定还可以改善 2 岁以内先天性心脏病儿童的神经发育，并减少手术过程全身麻醉的不良反应。

在复合麻醉对 PND 影响的研究中，学者宿丹分析了复合麻醉药对腹腔镜卵巢囊肿切除术后意识状态和认知功能的影响，通过对比患者术后意识状态、认知功能评分以及麻醉不良反应发生率，最终发现罗库溴铵、瑞芬太尼、咪达唑仑联合实施麻醉，有良好的麻醉效果，不仅药物起效速度快，而且不会对患者的认知功能以及呼吸系统造成影响，具有良好的临床应用价值。苗明汇也探讨复合麻醉药对患者术后认知功能的影响，通过对腹腔镜卵巢囊肿切除术患者采用复合麻醉药，发现其可有效改善患者的认知功能及意识情况，故对这类患者采用复合麻醉药具有良好效果。

二、局部麻醉药对 PND 的影响

我国逐渐迈向老龄化社会，老年患者手术中麻醉风险较其他年龄段高，麻醉药长时间作用更易造成患者认知功能异常，不利于患者康复。局部麻醉药较全身麻醉药而言对脑功能影响较小，因此在保障手术顺利实施的前提下，老年患者优先考虑使用局部麻醉药。研究发现，利多卡因除具有镇痛、镇静作用外，对手术患者还具有一定脑保护作用。赵馨等研究静脉输注利多卡因用于肛肠手术对患者血流动力学、氧化应激及认知功能的影响。结果表明静脉输注利多卡因用于肛肠手术能够维持血流动力学相对稳定，减轻氧化应激丙二醛（malondialdehyde，MDA）、过氧化氢酶（catalase，CAT）、超氧化物歧化酶（superoxide dismutase，SOD）各项指标，并减少 PND 的发生率。作者认为围手术期静脉输注利多卡因能维持血流动力学稳定，抑制氧化应激，这可能是其减少 PND 发生从而发挥脑保护作用的主要机制。而随着近年来椎管内麻醉技术的进步，椎管内麻醉对患者围手术期的认知功能影响也受到人们的广泛关注。陈新桃等研究了丁哌卡因椎管内麻醉对老年骨科手术患者的应用效果。最终通过脑电图 P3 改变和简易精神状态评价量表的比较，发现与全身麻醉组相比，采用丁哌卡因椎管内麻醉可改善患者术后认知功能。与该研究类似，林桂淑等对比丁哌卡因椎管内麻醉与芬太尼联合丙泊酚全身麻醉对老年骨科手术患者的疗效。发现丁哌卡因椎管内麻醉用于老年骨科手术麻醉具有更为显著的效果，并发症少，对患者的认知功能影响小。因此，作者也认为相比全身麻醉方式，将椎管内麻醉用于老年骨科手术麻醉，具有更为显著的效果，对患者的认知功能影响小，值得进一步推广和应用。另外,学者李应全也探讨使用罗哌卡因联合利多卡因硬膜外麻醉对老年骨科手术患者短期认知功能的影响,同样使用全身麻醉作为对照,最后发现两种麻醉方式均可引起认知功能障碍,但硬膜外麻醉对认知功能的总体影响小于全身麻醉。因此,该文作者提出临床应结合患者具体情况选择适当的麻醉方式,以减少麻醉相关并发症的发生。

综上,尽管不同麻醉药对患者围手术期认知功能都会产生一定影响,但是在临床实际应用中还需结合患者自身疾病特点和手术方式,老年患者在能满足手术需求的情况下,优先选用局部镇痛药,以减轻全身使用麻醉药带来的各种不良并发症,从而达到快速康复的目的。

(白福海 李洪)

参 考 文 献

[1] 金鹏.七氟烷与异氟烷吸入麻醉对老年患者术后认知功能障碍的影响分析[J].中国实用医药,2020,15(30):153-155.

[2] 尹健,张宏燕,王晓娜,等.右美托咪定联合利多卡因对颅脑肿瘤手术患者神经功能、认知功能的影响[J].河北医药,2020,42(21):3293-3296.

[3] SUN M, DONG Y, LI M, et al. Dexmedetomidine and clonidine attenuate sevoflurane-induced tau phosphorylation and cognitive impairment in young mice via alpha-2 adrenergic receptor[J]. Anesthesia and analgesia, 2021, 132(3):878-889.

[4] LI C J, WANG B J, MU D L, et al. Randomized clinical trial of intraoperative dexmedetomidine to prevent delirium in the elderly undergoing major non-cardiac surgery[J]. The British journal of surgery, 2020, 107(2):e123-e32.

[5] HUANG J, GOU B, RONG F, et al. Dexmedetomidine improves neurodevelopment and cognitive impairment in infants with congenital heart disease[J]. Personalized medicine, 2020, 17(1):33-41.

[6] 宿丹.复合麻醉药对腹腔镜卵巢囊肿切除术后意识状态和认知功能影响分析[J].中国现代药物应用,2020,14(23):132-134.

[7] 苗明汇.复合麻醉药对腹腔镜卵巢囊肿切除术后认知功能的影响研究[J].中国现代药物应用,2020,14(14):167-169.

[8] 赵馨,高洁,张艳丽,等.静脉输注利多卡因用于肛肠手术对患者血流动力学、氧化应激及认知功能的影响[J].河北医药,2020,42(05):754-757.

[9] 陈新桃,魏淑英.布比卡因椎管内麻醉对老年骨科手术患者认知功能的影响[J].现代诊断与治疗,2020,31(06):954-955.

[10] 林桂淑,康正莲,李哲龙.布比卡因椎管内麻醉与芬太尼联合丙泊酚全身麻醉对老年骨科手术患者的疗效对比[J].智慧健康,2020,6(25):185-187.

[11] 李应全.罗哌卡因联合利多卡因诱导的硬膜外麻醉对老年骨科手术患者认知功能的影响[J].现代诊断与治疗,2020,31(12):1911-1913.

103 血管紧张素Ⅱ治疗脓毒症休克的研究进展

循环休克(circulatory shock)是一种危及生命的病理生理状态，其特征是低血压、组织灌注不足和细胞的氧利用障碍。根据休克患者的血流动力学特点，将休克分为低血容量性(hypovolemic)、心源性(cardiogenic)、分布性(distributive)和梗阻性(obstructive)四种不同的类型。脓毒症休克(septic shock)是一种分布性休克，是指脓毒症(sepsis)伴有严重的循环障碍和细胞代谢紊乱，虽经液体治疗仍无法逆转。而脓毒症3.0(sepsis 3.0)将脓毒症定义为机体对感染所产生的反应失调而引起的、危及生命的器官功能障碍。脓毒症休克是循环休克最常见的类型，约占整个休克病例的62%，且常伴随多器官功能衰竭和死亡的风险。休克处理的重要原则是维持合适的平均动脉压(mean arterial pressure, MAP)，通常需要血管活性药物治疗。传统上，儿茶酚胺类药物和血管升压素常被用于维持休克患者的MAP，但这些药物存在不良事件发生的风险，包括外周和内脏缺血，心律失常和器官功能障碍。迄今为止，尚未发现特定的血管升压药可进一步改善患者的死亡率。研究显示血管紧张素Ⅱ(angiotensin Ⅱ, Ang Ⅱ)可升高低血压患者的血压，并且最近被美国食品药品管理局(Food and Drug Administration, FDA)批准为用于治疗分布性休克的血管升压药。本文就Ang Ⅱ在脓毒症休克应用中的相关进展做一综述。

一、肾素-血管紧张素-醛固酮系统

肾素-血管紧张素-醛固酮系统(renin angiotensin aldosterone system, RAAS)是机体重要而复杂的体液调节系统，在维持心血管生理功能和参与心血管疾病发生发展中具有重要意义。RAAS与精氨酸升压素和交感神经系统共同组成了人体内调节血压平衡的三个重要系统。自从1898年Tigerstedt和Bergman发现肾素(renin)以来，许多学者对肾素-血管紧张素系统(renin angiotensin system, RAS)在机体内稳态和疾病状态下的作用进行了大量研究，并取得了卓有成效的进展。经典的循环RAS包括血管紧张素原(angiotensinogen, 为血管紧张素前体)、肾素、血管紧张素转换酶(angiotensin converting enzyme, ACE)，以及产生的生物活性物质如Ang Ⅱ及其受体AT$_1$和AT$_2$。醛固酮(aldosterone)也常被包括在循环RAS内，因而被称之为循环RAAS(图103-1)。RAS在调节心血管系统的正常生理功能与高血压、心肌肥大、充血性心力衰竭等的病理过程中具有重要作用。研究发现RAS不仅存在于循环系统，而且在肾脏、心脏、血管、脑组织、胰腺、淋巴和脂肪组织中存在有局部RAS以

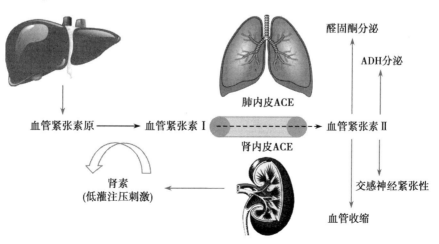

图103-1　肾素-血管紧张素-醛固酮系统(RAAS)

439

及细胞内 RAS。循环 RAS 主要调节血压和维持水、电解质、酸碱平衡以及机体内环境稳定,而局部组织的 RAS 主要与炎症过程、血管通透性调节、凋亡、细胞生长、迁移和分化有关。局部组织的 RAS 可能独立发挥作用,如脑组织,或与循环 RAS 紧密联系,如肾脏和心脏。

肾素是由肾脏的近球细胞合成和分泌,经肾静脉进入血液。血管紧张素原是一种由肝脏、肾脏和其他器官产生的 α_2 球蛋白,是肾素的唯一底物。血管紧张素原在肾素的作用下转化成 10 肽的血管紧张素 I(Ang I),后者经 ACE

切去 2 个肽转化为 Ang II,Ang II 是一种对血流动力学具有明显影响的 8 肽激素。作用于血管紧张素受体(angiotensin receptor,AT)亚型 1,即 AT_1 受体,产生收缩血管、促进肾上腺皮质释放醛固酮、增加血容量、升高血压等作用,而且有生长激素样作用,促进心肌肥大、血管增生和动脉粥样硬化等病理过程。Ang II 也作用于 AT_2 受体,激活缓激肽 B_2 受体与一氧化氮合成酶(nitric oxide synthase,NOS),舒张血管,降低血压,促进细胞凋亡,能部分拮抗 AT_1 受体的作用(图 103-2)。

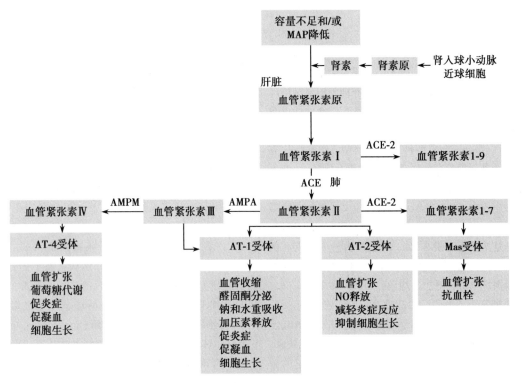

图 103-2 肾素-血管紧张素系统(RAS)

ACE 包括两种主要亚型,即 ACE-1 和 ACE-2。虽然在血浆和其他器官如肾脏、脑、心脏和骨骼肌的血管床存在 ACE-1,但 ACE-1 主要存在于肺毛细血管。ACE-1 兴奋不仅使 Ang I 转化成 Ang II,也能降解缓激肽,使之失活,从而升高血压。ACE-2 与 ACE-1 具有同源性,但其作用与 ACE-1 相反,它作为 RAS 的负性调节剂而发挥作用。ACE-1 和 ACE-2 两者的平衡通过调节和控制血液 Ang II 浓度在心血管病理生理学中发挥重要的作用。

Ang II 是 RAS 的主要活性肽,通过特异性 G 蛋白偶联受体发挥多种生物学效应。迄今为止,已发现有 4 种 Ang 受体,包括 AT_1、AT_2、AT_4 和 Mas,在大鼠和小鼠已明确有 2 种 AT_1 受体亚型,即 AT_{1A} 和 AT_{1B}(以 AT_{1A} 为主)。人类细胞 AT_1 受体仅 1 种。AT_1 受体在心脏、血管平滑肌、肾脏、肾上腺、脑、肺中分布丰富。AT_1 受体介导几乎全部 Ang II 的生理作用与绝大部分病理作用。其主要功能为血管平滑肌收缩、醛固酮和升压素释放、肾小管钠重吸收、交感神经系统激活、细胞生长和迁移、氧化应激损伤、炎症反应、内皮

功能异常、血小板黏附聚集、胰岛素抵抗等,最终可引起血压升高、心血管重构、动脉粥样硬化、血栓形成等。而 AT_2 受体可发挥心血管、肾脏保护作用。

大量的实验研究显示 Ang II 与 AT_1 受体结合,通过多种机制促进细胞的生长和炎症反应(图 103-3)。包括:①增加内皮源性黏附分子的表达;②增加促炎症细胞因子和趋化因子的表达;③诱导血管内皮细胞生长因子(vascular endothelial growth factor,VEGF),刺激内皮黏附分子(P-选择素和 E-选择素)、细胞间黏附分子-1(intercellular adhesion molecule-1,ICAM-1)和血管细胞黏附分子-1(vascular cell adhesion molecule 1,VCAM-1)的表达而增加血管的通透性;④诱导促凝血(procoagulant)活性。此外 Ang II 还能促进活性氧(reactive oxygen species,ROS)产生、细胞凋亡、血管生成、内皮功能障碍、细胞的迁移和分化、白细胞黏附和迁移以及细胞外基质重塑。这种作用促进了炎症部位中性粒细胞的募集和集聚,从而加重组织的损伤。此外,Ang II 在导致器官和线粒体损伤的多种细胞内信号转导通路中起到重要作

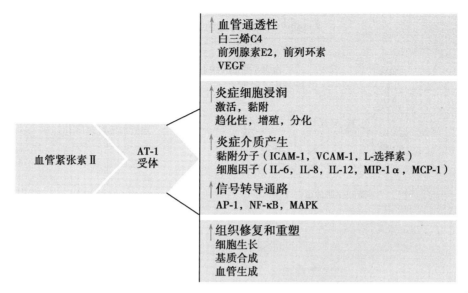

图 103-3 Ang Ⅱ通过 AT₁ 受体作用的可能关键机制

用。Ang Ⅱ的主要的血管和非血管作用总结见图 103-3。

二、脓毒症休克时的 RAAS

脓毒症休克时，一方面发生毛细血管渗漏，导致血容量绝对不足，另一方面由于外周血管扩张，而导致血容量和血管床容积失衡，因而存在血容量相对不足，因此脓毒症休克具有低血容量性休克的特性；脓毒症休克时由于循环中心肌抑制物质如心肌抑制因子、TNF-α、IL-1、β-肾上腺受体-环腺苷酸信号转导障碍，心肌细胞内游离钙稳态调控失衡，缺血/再灌注损伤和线粒体功能障碍等机制导致心肌舒张和收缩功能障碍，因此脓毒症休克也具有心源性休克的特征（图103-4）。脓毒症休克最重要的特征是外周血管明显扩张，是一种分布性休克，虽然心排血量正常或增加，但是组织仍然

存在明显的低灌注；由于动静脉明显扩张，重要内脏器官血流明显减少，而微血管分流明显增加。研究证实一氧化氮（nitric oxide，NO）的过度产生、血管平滑肌 ATP 敏感性钾（K_{ATP}）通道开放、血清精氨酸升压素耗竭等在脓毒症休克时外周血管扩张的发生发展中发挥重要作用（图 103-5）。

实验和临床研究均证实脓毒症期间 RAAS 被激活。未复苏的脓毒症休克具有低血容量、细胞外液容量不足、心排血量增加（如果不存在脓毒症心肌抑制）、低血压、全身血管阻力降低和微循环功能障碍导致的混合静脉血氧饱和度增高等特征。脓毒症休克触发复杂的神经-体液反应，在循环中释放数种血管活性物质。在脓毒症休克时有效循环容量和动脉血压的恢复主要与以下四种机制有关，包括交感神经系统兴奋，垂体后叶释放精氨酸升压素，抑制心房钠尿肽和脑利尿钠肽的分泌，以及球旁细胞肾素分泌增加，导致

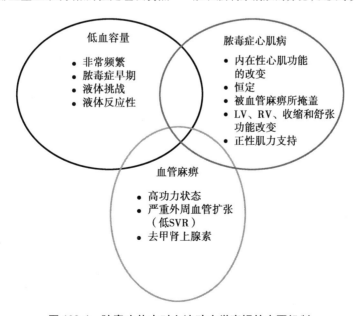

图 103-4 脓毒症休克时血流动力学衰竭的主要机制

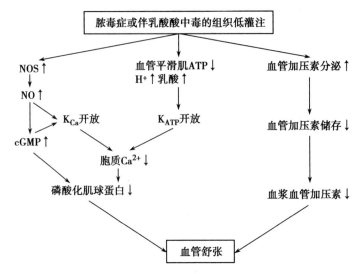

图103-5 分布性(血管舒张)休克发生机制

血浆 Ang Ⅱ 水平升高和肾上腺皮质醛固酮分泌增加。

在脓毒症期间,血浆肾素、Ang Ⅰ 和 Ang Ⅱ 的活性明显升高。据报告尽管血浆 Ang Ⅱ 水平升高,但是严重的低血压伴随 Ang Ⅱ 血管加压效应的明显降低。而且 RAAS 激活促使了氧化应激和内皮功能障碍,研究报告这些与肾脏、肺的损伤的发生和器官功能障碍的严重性密切相关。

动物实验研究表明脓毒症能引起 AT₁ 和 AT₂ 受体系统性下调。脓毒症时促炎症细胞因子,如 IL-1β、TNF-α、干扰素 γ(IFN-γ)和 NO 大量释放,AT₁ 受体表达下调。尽管血浆肾素活性和 Ang Ⅱ 水平明显升高,这导致了全身性低血压和醛固酮分泌明显降低。最近,研究证实脓毒症时 AT₁ 受体相关蛋白(Arap1)表达下调,这促使了继发于血管对 Ang Ⅱ 敏感性降低的低血压的发生。肾上腺 AT₂ 受体下调可能损害肾上腺髓质儿茶酚胺的释放,因此在脓毒症引起的低血压的发生发展中起到重要的作用。RAAS 的介质也与脓毒症和脓毒症休克患者的微血管功能障碍有关。

脓毒症休克时的血管扩张可能与细胞内 ATP 水平降低或氢离子和乳酸浓度升高,激活血管平滑肌 KATP 通道,使 KATP 通道开放有关。KATP 通道的开放能抑制 Ang Ⅱ 引起的血管收缩。据报道脓毒症时 RAAS 可能被过度兴奋或刺激不足,影响全身和微循环,Ang Ⅰ、Ang Ⅱ 和肾素水平各不相同。此外,与健康对照组比较,肺功能障碍患者的 ACE 水平降低。脓毒症时 ACE 功能障碍是炎症介导细胞因子对肺和血管内皮损害所致。另外,革兰氏阴性菌感染有关的内毒素能使 ACE 失活。研究还表明脓毒症休克期间 AT₁ 和 AT₂ 受体下调和功能失常。AT₁ 受体下调可能是促炎性细胞因子和一氧化氮产生的结果。这些受体的下调最终导致儿茶酚胺和醛固酮水平降低,以及发生低血压的风险。研究发现 ACE 和 RAAS 功能障碍与脓毒症休克的生存率降低有关。

脓毒症时 ACE 水平降低和 AT 受体下调提示 Ang Ⅱ 相对不足可能是脓毒症时血流动力学不稳定的根本原因。脓毒症患者 Ang Ⅱ 和 ACE 水平降低与发病率和死亡率有关,

并且有证据表明,在脓毒症休克时将 Ang Ⅱ 恢复到生理水平能有效地逆转血流动力学的不稳定。基于早期的研究,认为 5ng/(kg·min) Ang Ⅱ 的剂量能使血清 Ang Ⅱ 恢复到生理水平,并且在 Ang Ⅱ 治疗高输出休克Ⅲ期(ATHOS-3)试验中发现在 Ang Ⅱ 接受者中,几乎一半(48.5%)的接受者对 ≤5ng/(kg·min)的 Ang Ⅱ 剂量有反应。将 ATHOS-3 研究中应用 Ang Ⅱ 的患者,根据使用 Ang Ⅱ 的剂量 ≤5ng/(kg·min)或 >5ng/(kg·min)分为两组,比较剂量相关作用和安全性,发现与接受 Ang Ⅱ >5ng/(kg·min)的患者比较,接受较低剂量 Ang Ⅱ ≤5ng/(kg·min)的患者表现出血压反应性,并且该变量能独立地预测反应性。较低剂量的 Ang Ⅱ 也与降低死亡率和发病率有关。在 ATHOS-3 研究中分析 ACE 的活性和功能时,进一步支持这种现象。ACE 的前体和产物(Ang Ⅰ 和 Ang Ⅱ)以及 Ang Ⅰ/Ang Ⅱ 比值能反映 ACE 的功能状态。正常的 Ang Ⅰ/Ang Ⅱ 比值为 0.5,而 ATHOS-3 研究中患者的 Ang Ⅰ/Ang Ⅱ 中位比值为 1.63,提示脓毒症休克时 ACE 功能失调。在对 ATHOS-3 研究中 Ang Ⅰ/Ang Ⅱ 比值 >1.63(反映 Ang Ⅱ 耗竭状态和 ACE 功能较弱)的患者进一步事后分析时,发现与安慰剂比较,接受 Ang Ⅱ 的患者死亡风险降低,而 Ang Ⅰ/Ang Ⅱ 比值 <1.63(反映 Ang Ⅱ 充足状态)的患者接受 Ang Ⅱ 则没有这种作用。因此,对低剂量 Ang Ⅱ 的高反应性或高 Ang Ⅰ/Ang Ⅱ 比值会识别出最有可能受益于 Ang Ⅱ 给药的 ACE 缺乏患者。

在重症感染引起的 ARDS 时,功能性 ACE 缺乏,Ang Ⅰ 不能水解为 Ang Ⅱ,这可以通过以下 4 种不同的机制导致低血压的发生。首先,Ang Ⅱ 产生不足直接引起 AT₁ 受体激动作用降低(图103-6),导致血管平滑肌收缩作用减弱,肾脏游离水和钠重吸收减少,以及下丘脑-垂体-肾上腺轴释放的醛固酮、皮质醇和血管升压素减少;其次,它会导致 Ang Ⅰ 过度积累,并被代谢为 Ang(1-9)和 Ang(1-7),激动血管舒张性线粒体组装蛋白(MAS)和 AT₂ 受体(图103-7);再次,Ang(1-7)直接激活 NOS,增加 NO 的产生;最后,

它会削弱 ACE 依赖性的缓激肽水解为缓激肽(1-7)和缓激肽(1-5),从而导致缓激肽积聚,该血管舒张物质激动 B₂ 受体并引起前列环素、NO 和内皮源性超极化因子(endotheli-um-derived hyperpolarizing factor,EDHF)的释放。推测严重感染引起的休克和 ARDS 患者尤其容易发生与 Ang Ⅱ 功能不全相关的一系列有害事件(图 103-8)。

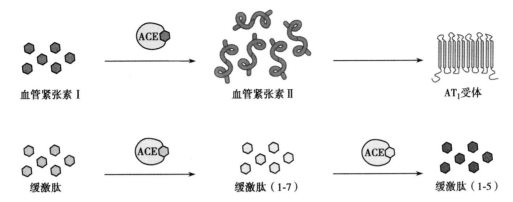

图 103-6 ACE 的正常功能

ACE 将 Ang Ⅰ 水解为 Ang Ⅱ,然后作用于 AT₁ 受体引起血管收缩。在缓激肽水解成缓激肽(1-7)和缓激肽(1-5)的两个点上也需要 ACE。

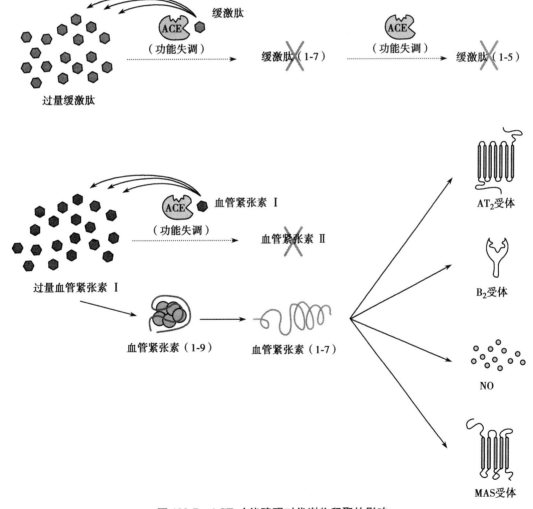

图 103-7 ACE 功能障碍对代谢物积聚的影响

血管内皮损伤导致 ACE 功能障碍,在 ARDS、脓毒症休克时阻止 Ang Ⅰ 水解为 Ang Ⅱ,Ang Ⅰ 积累,过量代谢为 Ang(1-9)和 Ang(1-7)。Ang(1-7)激活 NOS 和兴奋 AT₂、B₂ 和 MAS 受体,所有这些作用均导致血管舒张。此外,ACE 功能障碍可阻止缓激肽降解为缓激肽(1-7)和缓激肽(1-5),从而导致缓激肽积聚和强有力的血管舒张。

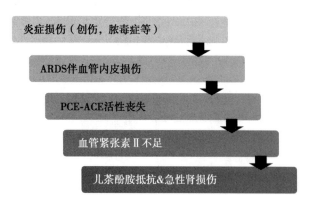

图 103-8　推测的 Ang Ⅱ 功能不全导致的级联事件
该图说明在炎症和/或肺损伤患者中可能发生的一系列事件。当急性肺损伤并发肺内皮损伤时，ACE 活性明显降低。因此，ACE 活性丧失的患者可能存在 Ang Ⅱ 功能不全和儿茶酚胺抵抗的风险。PCE—肺毛细血管内皮。

三、Ang Ⅱ 在脓毒症休克中的临床应用

20 世纪 40 年代发现并分离出了 Ang Ⅱ（历史上统称为高血压素和血管紧张素），并发现其具有强烈的血管收缩作用。20 世纪 60 年代，许多研究证实 Ang Ⅱ 在心脏手术后血管舒张性休克的血管升压作用。Cohn 等对去甲肾上腺素和 Ang Ⅱ 进行了比较，发现两者均使血压上升，但去甲肾上腺素对心排血量的影响更大（分别为 34% 和 15%）。20 世纪 90 年代发表了多个病例报告，描述了 Ang Ⅱ 在血管舒张性休克中的应用。所有病例均是在去甲肾上腺素不能明显升高血压时，联合应用 Ang Ⅱ。在连续的 32 例难治性脓毒性休克患者中，84% 的患者对 Ang Ⅱ 有反应。然而，仅 32% 的患者的全身血管阻力快速且持续增加。另外，Ang Ⅱ 也已用于逆转 ACE 抑制剂过量的救治。

Chawla 等在一项 Ang Ⅱ 治疗高输出量休克（The Angiotensin Ⅱ for the Treatment of High-Output Shock，ATHOS）的初步研究评估了 Ang Ⅱ 在血管舒张性休克患者中的安全性和有效性。20 例高输出性休克患者，除心排血指数 >2.4L/（min·m²）外，其心血管序贯器官衰竭评分（sequential organ failure assessment，SOFA）>4，将患者随机分为 Ang Ⅱ 组或安慰剂组。研究的主要终点是 Ang Ⅱ 对维持 MAP>65mmHg 所需的去甲肾上腺素或等效剂量血管升压药剂量的影响，次要终点是 Ang Ⅱ 对尿量、血清乳酸、心排血量的影响和 30d 死亡率。结果显示，与安慰剂组比较，Ang Ⅱ 组去甲肾上腺素需要量显著降低（安慰剂平均每小时 1 次去甲肾上腺素的剂量为 27.6~29.3µg/min，Ang Ⅱ 为 7.4~12.4µg/min；$P=0.06$）；Ang Ⅱ 组和安慰剂组的 30d 死亡率相似（50% vs. 60%；$P=1.00$）。该研究表明，除去甲肾上腺素外，Ang Ⅱ 是治疗高输出休克安全的血管升压药；Ang Ⅱ 也可以降低去甲肾上腺素剂量和儿茶酚胺输注的潜在不利影响。

2017 年 Khanna 等报告了Ⅲ期 ATHOS（ATHOS-3）研究结果，该研究旨在探索重组人 Ang Ⅱ 在脓毒症休克中对血压的支持作用。该研究为Ⅲ期安慰剂对照、双盲、多中心、随机对照研究。纳入标准包括：年龄 ≥18 岁，血管舒张性休克，尽管过去的 24h 给予静脉液体复苏（至少 25ml/kg）和大剂量血管升压药，血管舒张性休克仍然未纠正。血管舒张性休克定义为心排血指数超过 2.3L/（min·m²）或中心静脉血氧饱和度超过 70% 及中心静脉压（CVP）超过 8mmHg，MAP 介于 55~70mmHg 之间。大剂量血管升压药定义为去甲肾上腺素超过 0.2µg/（kg·min）或等效剂量其他血管升压药物，持续时间至少 6h 但不超过 48h。开始输注 Ang Ⅱ 时，第 1 个 3h 调整药物剂量一直到 MAP 至少 75mmHg，调整期间，背景血管升压药物输注速度保持不变，只有发生安全性问题才能增加剂量。在这期间增加背景血管升压药物输注速度，这个患者就被定义为对研究药物干预无效。3h15min 以后可以调整研究药物或安慰剂及其他血管升压药物的输注速度，维持目标 MAP 为 65~75mmHg。研究共计入选 344 例血管舒张性休克患者，将其随机分为 Ang Ⅱ 组与安慰剂组，分别在去甲肾上腺素 0.2µg/（kg·min）或其他等效剂量血管升压药治疗基础上进行干预。最终共计 321 例患者完成研究，Ang Ⅱ 组与安慰剂组分别有 163 例和 158 例。主要结局指标为背景血管升压药物剂量未增加的基础上，接受治疗 3h 后的反应率（定义为 MAP 由基线增加 10mmHg 或至少为 75mmHg），结果显示，与安慰剂比较，Ang Ⅱ 可使更多患者达到主要终点（69.9% vs. 23.4%；$OR=7.95$；$95\%CI:4.76~13.30$；$P<0.001$），显著改善干预 48h 后 SOFA 分值（-1.75 vs. -1.28；$P=0.01$）；不增加严重不良事件发生率（60.7% vs. 67.1%），并有降低 28d 死亡风险的趋势但未达到统计学差异（46% vs. 54%；$HR=0.78$；$95\%CI:0.57~1.07$；$P=0.12$）。上述研究表明，Ang Ⅱ 在血管舒张性休克治疗中具有明确的升压作用，而且可降低儿茶酚胺类药物剂量，提示该药物在血管扩张性休克治疗中具有良好的应用价值。

数项研究对 ATHOS-3 资料进行了事后分析。Szerlip 等研究发现与单独接受标准血管升压药的患者比较，接受 Ang Ⅱ 的 APACHE Ⅱ 评分超过 30 分的重症患者的 28d 死亡率明显降低（Ang Ⅱ 组 51.8%，对照组 70.8%；$HR=0.62$；$95\%CI:0.39~0.98$；$P=0.037$）。Tumlin 等研究发现需要肾脏替代治疗（RRT）的急性肾损伤（AKI）患者亚组 Ang Ⅱ 不仅可以提高生存率（Ang Ⅱ 组 53%，对照组 30%；$HR=0.52$；$95\%CI:0.30~0.87$；$P=0.012$），而且到第 7 天，RRT 停机率也有所改善（Ang Ⅱ 组 38%，对照组 15%；校正后的 $HR=2.90$；$95\%CI:1.29~6.52$；$P=0.007$）。Wunderink 等通过较高的 Ang Ⅰ/Ang Ⅱ 比值来衡量，发现 Ang Ⅱ 缺乏的患者的死亡率高于 Ang Ⅱ 正常的患者。Ang Ⅰ/Ang Ⅱ 比值较高表明 ACE 缺乏，是引起 Ang Ⅱ 耗竭的原因；Ang Ⅰ/Ang Ⅱ 比值高并给予标准血管升压药患者的死亡率明显高于给予 Ang Ⅱ 的患者；由于对 Ang Ⅱ 缺乏患者给予 Ang Ⅱ 能明显

降低其死亡率,给予 Ang Ⅱ可以调节这一结局。这些资料表明,Ang Ⅰ/Ang Ⅱ 比值不仅可以预测患者的死亡率,而且在 Ang Ⅱ 缺乏状态下补充 Ang Ⅱ 能够降低其死亡率。Ham 等对 ATHOS-3 资料分析血管舒张性休克患者对 Ang Ⅱ 剂量敏感性的研究表明,在 30min 时滴定至 Ang Ⅱ≤ 5ng/(kg·min)是临床预后良好的早期指标,其可能与 Ang Ⅱ 相对不足有关。

Smith 等进行了一项多中心回顾性观察队列研究,主要结果是在开始 Ang Ⅱ 治疗后 0 小时和第 3 小时的 MAP 和去甲肾上腺素等效剂量的平均差异,该研究共纳入 162 例患者,MAP 增加(平均差异 9.3mmHg;$95\%CI$:6.4~12.1;$P<0.001$)和去甲肾上腺素等效剂量降低[平均差异 0.16μg/(kg·min);$95\%CI$:0.10~0.22;$P<0.001$]在 0~3h 之间具有统计学意义,达到 MAP≥65mmHg 的中位时间为 16min(IQR:5~60min),提示 Ang Ⅱ 是一种有效的血管升压药,可显著降低儿茶酚胺剂量。Wieruszewski、Chow、Zhong 等的研究也进一步证实 Ang Ⅱ 治疗脓毒症休克的有效性。

为了评估在新型冠状病毒肺炎引起的呼吸衰竭合并分布性休克患者中 Ang Ⅱ 治疗的早期生理反应,Leisman 等进行了一项回顾性连续样本队列研究,选择因新型冠状病毒肺炎导致呼吸衰竭合并接受去甲肾上腺素的分布性休克而入住 ICU 的患者。治疗组是接受≥1h 的 Ang Ⅱ 治疗的患者,使用符合以下要求的 2:1 分层流程确定对照组:①住院日期和单位;②具体的器官支持方式;③年龄;④慢性肺、心血管和肾脏疾病;⑤性别。结果共纳入 29 例患者,其中治疗组 10 例,对照组 19 例。尽管相匹配,但接受 Ang Ⅱ 治疗的患者在开始滴定 Ang Ⅱ 时的血管升压药的需求量明显高于对照组,而且氧合更差并存在酸中毒。尽管如此,Ang Ⅱ 治疗组去甲肾上腺素等效剂量立即并持续减少;与对照组比较,接受 Ang Ⅱ 治疗患者的平均动脉压、高碳酸血症、酸中毒、基线校正的肌酐和 D-二聚体的改善明显加快,提示 Ang Ⅱ 治疗新型冠状病毒肺炎引起的分布性休克能快速改善多种生理指标。Ofosu-Barko 等的研究进一步证实新型冠状病毒肺炎相关性休克对 Ang Ⅱ 的血流动力学反应良好。

Busse 等分析了 1 124 项研究,对 Ang Ⅱ 安全性进行了评估,评估了 31 281 例接受 Ang Ⅱ 的患者使用 Ang Ⅱ 在 0.5~3 780.0ng/(kg·min)剂量范围内的安全性。报道有两例死于 Ang Ⅱ 治疗,一例患者是在接受 Ang Ⅱ 治疗 6d 后在进行 Valsalva 动作时发生脑出血,另一例为失代偿性心力衰竭患者未能对血管紧张素Ⅱ引起的严重心源性休克作出反应。此外,使用 Ang Ⅱ 还会加重哮喘患者的病情,其他不良反应包括降低肾小球滤过率、减少肾血浆流量、血栓栓塞、血小板减少、心动过速、真菌感染、谵妄、酸中毒、高血糖和外周缺血。尽管存在这些问题,但对 ATHOS-3 资料的分析表明,对于相当一部分难治性血管舒张性休克患者,低剂量 Ang Ⅱ 可能有效且安全,并对哪些患者更有可能对 Ang Ⅱ 产生反应有指示作用。因此,Ang Ⅱ 可用于去甲肾上腺素和血管升压素无效的患者。

四、Ang Ⅱ 对器官的影响

Ang Ⅱ 对肺脏、脑、心脏和肝脏有不同的作用。Lmai 等在小鼠的研究发现 ACE-2 和 AT_2 受体对酸吸入或脓毒症引起的严重急性肺损伤具有保护作用。然而,ACE、Ang Ⅱ 和 AT_{1A} 受体促进疾病发病机制,诱发肺水肿,从而损害肺功能。Zambelli 等和 Supe 等的动物实验发现 ARDS 的支气管肺泡液中 Ang Ⅱ 的数量和浓度明显高于 Ang(1-7)。Zambelli 等发现高剂量的 Ang(1-7)减少支气管肺泡灌洗液中炎症细胞数量并减少肺纤维化的发生。Supe 等发现输注 Ang(1-7)可防止实验性肺损伤发生。这两项研究的结果表明,肺部受益于 Ang(1-7)而非 Ang Ⅱ。在肾脏,Ang Ⅱ 使出球小动脉收缩,从而增加过滤分数。在脓毒症休克中,由于分布性休克肾脏灌注不足,Ang Ⅱ 使出球小动脉收缩,从而维持肾小管灌注,并有可能预防肾缺血,甚至可能有助于改善肾功能。肝脏在 RAAS 的激活中起着重要作用。血管紧张素原主要由肝脏产生,肝硬化患者其水平降低。在脓毒症休克时,肝硬化肝脏释放激活 RAAS 途径的血管紧张素原减少。因此,合并脓毒症休克的肝硬化患者给予 Ang Ⅱ 可能获益。RAAS 可能与神经退行性疾病(如阿尔茨海默病、神经损伤和认知障碍)有关。AT_1 激活可促进活性氧和神经炎症。Villapol 等在创伤性脑损伤患者中对 AT_2 拮抗剂(坎地沙坦和替米沙坦)对认知和运动功能的影响进行了研究,发现两种药物均能改善脑血流量并减少神经元损伤、细胞凋亡和促炎信号转导。这些结果提示了 Ang Ⅱ 对脑功能的有害作用。尽管这些资料提示给予 Ang Ⅱ 可能对脑功能的不良影响,但与脓毒症比较,考虑到这些疾病的不同病理生理学改变(如阿尔茨海默病和创伤性脑损伤),还需进一步进行实验和临床研究。

综上所述,在脓毒症休克患者中 Ang Ⅱ 可能产生有益作用,但仍有许多问题没有解决,因此还需要进一步的大型随机、前瞻和对照性的临床研究。

(胡兴国 沙季港 孔明健)

参 考 文 献

[1] VINCENT J L, DE BACKER D. Circulatory shock[J]. N Engl J Med, 2013, 369(18): 1726-1734.

[2] STANDL T, ANNECKE T, CASCORBI I, et al. The nomenclature, definition and distinction of types of shock [J]. Dtsch Arztebl Int, 2018, 115(45): 757-768.

[3] SINGER M, DEUTSCHMAN C S, SEYMOUR C W, et al. The third international consensus definitions for sepsis and septic shock (Sepsis-3)[J]. JAMA, 2016, 315(8): 801-810.

[4] GARCÍA-DE-ACILU M, MESQUIDA J, GRUARTMONER G, et al. Hemodynamic support in septicshock[J]. Curr

Opin Anaesthesiol,2021,34(2):99-106.

[5] LUMLERTGUL N,OSTERMANN M. Roles of angiotensin Ⅱ as vasopressor in vasodilatory shock[J]. Future Cardiol,2020,16(6):569-583.

[6] FERNÁNDEZ-RUIZ I. Pharmacotherapy:Angiotensin Ⅱ-a new tool in vasodilatory shock[J]. Nat Rev Cardiol, 2017,14(7):384.

[7] WAKEFIELD B J,BUSSE L W,KHANNA A K. Angiotensin Ⅱ in vasodilatory shock[J]. Crit Care Clin,2019, 35(2):229-245.

[8] CORRÊA T D,TAKALA J,JAKOB S M. Angiotensin Ⅱ in septic shock[J]. Crit Care,2015,19(1):98.

[9] ANTONUCCI E,GLEESON P J,ANNONI F. Angiotensin Ⅱ in refractory septic shock[J]. Shock,2017,47(5): 560-566.

[10] HALL A,BUSSE L W,OSTERMANN M. Angiotensin in critical care[J]. Crit Care,2018,22(1):69.

[11] BUSSARD R L,BUSSE L W. Angiotensin Ⅱ:a new therapeutic option for vasodilatory shock[J]. Ther Clin Risk Manag,2018,14:1287-1298.

[12] CHAWLA L S,BUSSE L W,BRASHA-MITCHELL E,et al. The use of angiotensin Ⅱ in distributive shock[J]. Crit Care,2016,20(1):137.

[13] JADHAV A P,SADAKA F G. Angiotensin Ⅱ in septic shock[J]. Am J Emerg Med,2019,37(6):1169-1174.

[14] ALLEN J M,GILBERT B W. Angiotensin Ⅱ:a new vasopressor for the treatment of distributive shock[J]. Clin The,2019,41(12):2594-2610.

[15] RODRIGUEZ R,FERNANDEZ E M. Role of angiotensin Ⅱ in treatment of refractory distributive shock[J]. Am J Health Syst Pharm,2019,76(2):101-107.

[16] CHOW J H,ABUELKASEM E,SANKOVA S,et al. Reversal of vasodilatory shock:current perspectives on conventional,rescue,and emerging vasoactive agents for the treatment of shock[J]. Anesth Analg,2020,130(1):15-30.

[17] WAKEFIELD B J,SACHA G L,KHANNA A K. Vasodilatoryshock in the ICU and the role of angiotensin Ⅱ [J]. Curr Opin Crit Care,2018,24(4):277-285.

[18] CHAWLA L S,BUSSE L,BRASHA-MITCHELL E,et al. Intravenous angiotensin Ⅱ for the treatment of high-output shock (ATHOS trial):a pilot study[J]. Crit Care,2014,18(5):534.

[19] KHANNA A,ENGLISH S W,WANG X S,et al. Angiotensin Ⅱ for the treatment of vasodilatory shock[J]. N Engl J Med,2017,377(5):419-430.

[20] TUMLIN J A,MURUGAN R,DEANE A M,et al. Angiotensin Ⅱ for the treatment of high-output shock 3 (ATHOS-3) investigators. outcomes in patients with vasodilatory shock and renal replacement therapy treated with intravenous angiotensin Ⅱ[J]. Crit Care Med, 2018,46(6):949-957.

[21] HAM K R,BOLDT D W,MCCURDY M T,et al. Sensitivity to angiotensin Ⅱ dose in patients with vasodilatory shock:a prespecifed analysis of the ATHOS-3 trial[J]. Ann Intensive Care,2019,9(1):63.

[22] BELLOMO R,WUNDERINK R G,SZERLIP H,et al. Angiotensin Ⅰ and angiotensin Ⅱ concentrations and their ratio in catecholamine-resistant vasodilatory shock [J]. Crit Care,2020,24(1):43.

[23] LEISMAN D E,MASTROIANNI F,FISLER G,et al. Physiologic response to angiotensin Ⅱ treatment for coronavirus disease 2019-induced vasodilatory shock:a retrospective matched cohort study[J]. Crit Care Explor, 2020,2(10):e0230.

[24] WIERUSZEWSKI P M,WITTWER E D,KASHANI K B,et al. Angiotensin Ⅱ infusion for shock:a multicenter study of postmarketing use[J]. Chest,2021,159(2): 596-605.

[25] CHOW J H,MAZZEFFI M A,MCCURDY M T. Angiotensin Ⅱ for the treatment of COVID-19-related vasodilatory shock[J]. Anesth Analg,2020,131(1):102-105.

[26] CHOW J H,WALLIS M,LANKFORD A S,et al. Treatment of renin-angiotensin-aldosterone system dysfunction with angiotensin Ⅱ in high-renin septic shock[J]. Semin Cardiothorac Vasc Anesth,2021,25(1):67-73.

[27] BUSSE L W,WANG X S,CHALIKONDA D M,et al. Clinical experience with Ⅳ angiotensin Ⅱ administration:a systematic review of safety[J]. Crit Care Med, 2017,45(8):1285-1294.

104 脓毒症免疫功能紊乱研究进展及展望

脓毒症(sepsis)是一种医疗急症,是指机体为应对感染触发的系统免疫反应失调,引起多器官功能障碍综合征,甚至死亡。尽管对这种临床综合征的病理生理学认识不断深入,血流动力学监测工具和复苏措施也有了很大的进步,但脓毒症仍然是危重患者发病率和死亡率的主要原因之一。美国每年脓毒症和脓毒症休克的发病率高达300/10万。脓毒症也是美国最昂贵的医疗保健问题,仅2011年一年就超过2 000万美元(约占总医院费用的5.2%)。据估计,全世界每年有超过3 000万人受到脓毒症的影响,每年可能导致600万人死亡,根据2012年拯救脓毒症运动(surviving sepsis campaign)的数据,脓毒症的死亡率在欧洲约为41%,而在美国约为28.3%。

在过去的三十年里,脓毒症的定义和治疗有了很大的发展。脓毒症以前被认为是一种感染性全身性炎症反应综合征(systemic inflammatory reaction syndrome,SIRS)。然而,随着人们对其病理生理学的了解,脓毒症在2016年被重新定义为"脓毒症-3(sepsis-3),即由于宿主应对感染反应失调导致了危及生命的器官功能障碍"。临床上,通过序贯器官衰竭评分(sequential organ failure assessment score,SOFA)≥2分来识别器官功能障碍。有证据表明,脓毒症的表现不能仅仅归因于感染源及其产生的免疫反应,还可归因于凝血、免疫抑制和器官功能障碍的显著改变。相应的,脓毒症的治疗方式也发生了革命性的变化,即采用了早期目标导向疗法,包括及早识别高危患者,及时使用抗生素治疗,优化血流动力学,并给予适当的支持性护理。这对改善脓毒症的整体预后有很大贡献。此外,脓毒症的临床相关生物标志物的筛选、对脓毒症患者进行风险分层、个体化的精确医学和旨在限制炎症和凝血级联反应过度的靶向治疗等发展方向为未来的脓毒症研究提供了潜在的可行途径。

一、脓毒症中的免疫失衡

脓毒症是一种高度异质性的综合征,由宿主对感染的免疫反应失衡引起。脓毒症这个医学术语首次在临床被定义是在20世纪90年代初,其特点是压倒性的全身炎症,并

伴有高热、低血压、心动过速和呼吸急促、多器官功能障碍等。脓毒症患者最常见的病原体有革兰氏阳性菌(如肺炎链球菌和金黄色葡萄球菌)、革兰氏阴性菌(如大肠埃希菌、克雷伯菌和铜绿假单胞菌)以及真菌种类(如念珠菌)。感染后,入侵的病原体会激活宿主的固有免疫系统。宿主的固有性免疫细胞通过识别病原体相关的分子来"感知"病原体。固有免疫细胞通过各种模式识别受体(pattern recognition receptor,PRR)识别病原体相关分子模式(pathogen-associated molecular pattern,PAMP)来"感知"病原体。每种病原体都有一套独特的PAMP,可导致特殊的免疫反应。PAMP分子包括脂多糖(革兰氏阴性菌的细胞壁成分)或脂磷壁酸(革兰氏阳性菌的细胞壁成分),以及肽聚糖、脂肽、鞭毛蛋白和细菌DNA。大多数情况下,固有免疫反应会消除入侵的病原体,但有时病原体占上风,导致宿主免疫反应失衡,损伤相关分子模式(damage-associated molecular pattern,DAMP)大量释放,这些信号由受损/坏死的宿主细胞释放,用于放大正在进行的促炎反应。DAMP包括核苷(如ATP)、自身DNA(如线粒体DNA)、非编码RNA(如microRNA)、热激蛋白、纤维蛋白原、S100蛋白和高速泳动族蛋白B1(high mobility group protein box 1,HMGB1)。主要有三类PRR被认为起始促炎症反应信号途径,包括膜结合的Toll样受体(Toll-like receptor,TLR)、胞质中NOD样受体(NOD-like receptor,NLR)以及RIG-I样受体(RIG-I like receptor,RLR)和DNA传感器。根据被触发的受体不同,不同的信号通路被激活,导致转录因子如核因子-κB(NF-κB)移位到细胞核中,随后激活靶基因,编码促炎细胞因子的那些基因,如肿瘤坏死因子、IL-6、IL-12以及干扰素(IFN)。这些因子的释放进一步促进了炎症反应,并可能引发一场危及生命的"细胞因子风暴"。同样放大炎症反应的是天然反应激活物B细胞的激活,导致IL-3的产生和随后的骨髓生成,以及胞浆炎症小体,它们促进IL-1β和IL-18的产生,并可导致细胞发生程序性细胞死亡。在生理条件下,这些过程有助于先天免疫系统清除病原体和受损细胞。然而,在脓毒症的影响下,这些机制可能会变得失控,导致危及生命的炎症性免疫失调。

二、脓毒症中的免疫麻痹

越来越多的研究表明,许多患者在脓毒症最初的高炎症状态下幸存,但在免疫抑制状态下死亡。这种状态被称为免疫麻痹,其特点是先天性和适应性免疫功能失调,导致无法有效清除脓毒症病灶,对二次感染的脆弱性增加,以及潜伏感染的重新激活。

免疫麻痹的特点是淋巴细胞衰竭和抗原呈递细胞的重新编程。脓毒症免疫麻痹与 CD4+ 和 CD8+ T 细胞、B 细胞和树突状细胞(dendritic cell,DC)的过度耗损有关,主要表现为这些细胞发生凋亡。通过各种药物或基因治疗方法抑制淋巴细胞的凋亡,可以改善实验模型中脓毒症的结果,这表明淋巴细胞的耗竭是重要的脓毒症致死原因。脓毒症患者体内常伴随着 CD4+ T 辅助 1(TH1)细胞、TH2 细胞和 TH1 细胞功能受到抑制。脓毒症患者死亡后的尸检研究揭示了 T 细胞耗竭的证据:从脾脏提取的 T 细胞产生的 IFN-γ 和 TNF 数量低于从死于非感染性原因的患者获得的脾脏 T 细胞。此外,从死于脓毒症的患者身上提取的 CD4+ T 细胞中程序性细胞死亡受体 1(programmed cell death 1,PD1)的表达增加,而他们的巨噬细胞和内皮细胞则显示 PD1 配体 1(PD1 ligand 1,PDL1)的表达增加,这可能在局部组织水平上破坏 T 细胞功能。通过抑制 PD1-PDL1 相互作用,脓毒症模型小鼠生存率得到提高,证实 T 细胞耗竭导致脓毒症患者死亡的重要作用,并确定 PD1-PDL1 轴是脓毒症的潜在治疗目标。调节性 T(regulatory T,Treg)细胞的比例在平衡状态下抑制效应性 T 细胞的功能以维持自我耐受;在脓毒症患者中增加,导致效应性 T 细胞功能下降可能是发生免疫麻痹的另一个原因。Treg 细胞还可以抑制单核细胞和中性粒细胞功能,这些作用进一步促进了其免疫抑制作用。阻断 Treg 细胞功能可改善动物实验中脓毒症动物的免疫功能,增加杀菌能力。

三、凝血和补体系统功能障碍

脓毒症不仅影响机体的免疫系统,还影响凝血系统和补体途径。在脓毒症期间,全身炎症与促凝血途径的激活有关,这有利于微血管血栓形成和播散性血管内凝血病的发展。大多数脓毒症患者体内天然抗凝剂如活化蛋白质 C(activated protein C,APC)、抗凝血酶和组织因子等凝血抑制物水平降低,导致机体促凝和抗纤溶状态的异常。因此,临床应用抑制凝血途径或促进纤溶的药物可以恢复体内平衡,改善患者预后。盲肠结扎穿孔术(cecal ligation and puncture,CLP)模型的应用有助于阐明脓毒症时凝血系统的靶向机制。例如,在小鼠 CLP 模型中,用重组组织型纤溶酶原激活剂(t-PA)可剂量依赖性的增强腹腔内纤溶作用。APC 腹腔注射也重新平衡了凝血和纤溶功能,提高 CLP 诱导的多菌性脓毒症模型小鼠的存活率。

导致脓毒症诱发的凝血功能障碍的主要原因包括凝血状态,血小板和其他炎性细胞(例如嗜中性粒细胞,淋巴细胞)的活化和血管内皮损伤。典型地,组织因子是外在凝血途径的关键组成部分,在巨噬细胞和单核细胞中表达的组织因子被认为在凝结起始阶段起重要作用。在脓毒症中,嗜中性粒细胞被激活,释放出细胞外诱捕网(neutrophil extracellular trap,NET)以限制感染,其由 DNA,组蛋白(DNA 结构完整性的结合蛋白)和其他嗜中性粒细胞颗粒蛋白组成,所有这些都可诱导血栓形成。受损宿主细胞中 DAMP 分子的释放进一步增加了血栓形成。在细胞受损和造血细胞活化后,细胞外 DNA 和核蛋白被释放到循环中,例如组蛋白,它们具有很强的促凝活性。为了平衡这种血栓形成作用,循环血浆蛋白包括抗凝血酶提供重要的抗凝作用。血管内皮的抗血栓形成作用在脓毒症中也很重要,但在生理条件下可防止血凝块形成,维持血管完整性和调节血管张力。血管内皮细胞释放一氧化氮和前列环素,有助于生理抗血栓形成作用,而在脓毒症条件下,它通过表达组织因子和释放血管性血友病因子来促进血栓形成作用,内皮功能障碍和抗凝功能紊乱是脓毒症诱导凝血功能障碍的标志。

补体系统是脓毒症免疫应答的另一个重要组成部分。补体系统被激活后,补体触发蛋白水解片段的生成,例如 C3a 和 C5a,可通过增强炎症,调理作用,吞噬作用,中性粒细胞 NET 的形成和细胞溶解来消除 PAMP 和 DAMP 分子。此外,补体系统的激活导致 NLRP3 炎性体和血栓前通路的交叉激活。尽管补体激活是保护性宿主防御系统的重要组成部分,但脓毒症期间补体的不受控制的激活会导致组织损伤和器官功能障碍。

大量证据表明脓毒症中的补体激活有助于 MODS 的发生。因此,补体片段和/或其受体的阻断可以帮助治疗脓毒症。虽然已经开发出能够有效和特异性抑制补体激活的药物,但其多形性和某些情况下的不良活动使其治疗效用复杂化。正在进行的临床研究涉及 C1 酯酶抑制剂对内毒素血症的作用抗 C5a 单克隆抗体对脓毒症器官功能障碍发展的作用。虽然这些试验的详细结果尚未公布,但进一步研究脓毒症过程中补体激活的变化可能有助于为脓毒症患者提供新的干预措施。

四、脓毒症的免疫标志物

脓毒症的早期诊断和及时的治疗干预是改善临床预后和降低死亡率的关键。传统上,脓毒症的诊断主要采用血清分析和分子生物学技术。脓毒症的诊断由于非特异性体征和症状而进一步复杂化,并且可能具有挑战性,尚没有金标准测试来快速确认诊断。尽管在临床诊断中迫切需要使用生物标志物来监测脓毒症,但迄今为止没有一种生物标志物具有 100% 的敏感度或特异度能够预测脓毒症患者的临床结局。虽然已有 170 多种生物标志物被报道用于脓毒症的诊断,但很少有可用于临床诊断的生物标志物,而且每种标志物都有优点和局限性。此外,患者群体的异质性和个体标志物升高的时间变化也给临床诊断带来巨大的挑战。传统的诊断方法,主要基于血液培养的分析,以及专门的分子诊断技术,如聚合酶链式反应(PCR)、等温扩增方法、杂交和微阵列技术;通常是特定于实验室的,需要训练有素的人员,而且是多步骤和资源密集型的,具有有限的检测限(limit of detection,LOD)和特异性。因此,迫切需要开发新的脓毒症诊断方法,更好地适应床边诊断的可及性。

由于脓毒症的发生非常迅速,早期治疗至关重要,目前的治疗过程不足以满足脓毒症临床早期诊断的需要。目前一种常用的方法是使用评分系统来检查患者的呼吸、血压或精神状态,但根据进行测试的人的不同,有很大的可变性。此外,血液检测需要配备训练有素的专业人员和昂贵的设备的实验室,也增加了脓毒症的诊断成本。虽然单一的生物标志物可能不足以确定患者是否适合特定的干预措施,但研究表明,联合使用生物标志物可能有助于诊断和更准确地预测结果。如乳酸、C反应蛋白(CRP)和脑利尿钠肽/N末端B型脑利尿钠肽原(BNP/NT-proBNP)联合应用比单独应用乳酸特异度更高,分别为100%和69.23%。还有研究表明,联合使用一氧化氮(NO)和血清淀粉样蛋白A(serum amyloid A,SAA)是改善脓毒症患者预后的重要工具。

虽然临床评分不能有效地早期识别危重患者的感染,但是结合这些评分和生物标志物,可以早期准确地识别脓毒症。例如,研究发现,结合监测脓毒症的改良早期预警评分(modified early warning score,MEWS)和血乳酸水平是早期识别疾病的有效方法。将MPC-1或IL-6的水平分别与APACHE Ⅱ相结合时,发现对患者的预后有更高的准确性。Han等的研究结果表明,CRP和降钙素原(procalcitonin,PCT)的相关性是区分危重患者细菌性脓毒症与其他可能感染类型的重要工具。

五、脓毒症的治疗困境

脓毒症是一种由病原体引起的危及生命的器官功能障碍引起的免疫反应失调,是造成高医疗负担的主要全球健康威胁。脓毒症的临床预后取决于及时诊断和适当的早期治疗干预。20世纪90年代的大多数临床研究专注于限制过度炎症的治疗方法,但没有任何实质性的成功。这些令人失望的结果,以及在理解脓毒症病理方面取得的进展,促使人们对如何理解和治疗脓毒症进行重新评估。显然,宿主对病原体挑战的反应是复杂的,包括过度炎症、免疫抑制和无法重建免疫稳态,伴随脓毒症前期和抗炎过程的是表观遗传和代谢变化,最终决定患者免疫状态的持续的免疫调节和免疫重编程。因此,不太可能有一种单一的治疗方法可以有效地治疗由复杂的(和个性化的)免疫反应引起的脓毒症。

脓毒症是一种异质综合征,在病理生理、临床表现和预后方面均存在显著差异。因此,为了使精确医学能够用于临床试验,人们越来越努力地开发新的治疗策略。在这种情况下,通过"组学"技术鉴定生物标志物和表型有助于根据生物学相似性将患者分组。例如,转录组学分析导致鉴定出以不同的免疫应答状态和预后为特征的脓毒症分型SRS1和SRS2。最近对脓毒症休克进行随机对照试验(RCT)的事后分析表明,与安慰剂相比,给予类固醇皮质激素时,相对免疫能力强的SRS2型的死亡率更高。

基础科学的巨大进步和大量的临床/流行病学研究增加了我们对脓毒症的认识。然而,这些进展还没有转化为有效的新疗法。相反,学科的发展和认识的加深反而证明了脓毒症的复杂性和异质性,以及在正确的时间、使用最佳的剂量和最佳的持续时间更好地针对特定的患者亚群进行干预的必要性。这需要更好的诊断和治疗方法来首先确定合适的患者,进行个体化精准治疗,而不是采用一种简单化的"一刀切"的治疗方法。同样重要的是要认识到,即使有最好的护理,也只有一定比例的脓毒症患者可以获救。重新考虑幸存者的治疗目标也很重要,因为许多人将遭受可能是永久性的多种生理、心理和认知功能障碍。这需要我们在分子和细胞层面上扩大对这种疾病的理解。我们倡导有假设的临床研究,这些假设可以在相关的长期动物模型中仔细测试。脓毒症的临床和基础研究之间的桥梁必须结合起来。

六、脓毒症的纳米治疗

脓毒症是一种以感染后器官衰竭为特征的危及生命的综合征,是住院患者最常见的死亡原因。脓毒症的治疗通常是支持性的,包括静脉输液、血管活性物质、氧气和抗生素来消除病原体。目前还没有任何药物被批准专门用于治疗脓毒症,这表明需要开发新的方法。由于纳米系统固有和独特的特性,人们对基于纳米技术的脓毒症治疗方案的评估越来越感兴趣。基于电化学、免疫学或磁学原理的纳米传感器的发展提供了对脓毒症生物标志物(如降钙素原和C反应蛋白)的高灵敏度、选择性和快速检测。基于纳米颗粒的抗生素在脓毒症模型中的药物传递在对抗耐药性方面显示出良好的效果。使用抗菌肽的表面功能化通过靶向病原体或特定的微环境来进一步提高疗效。纳米制剂中的各种策略已经证明了同时输送抗生素和抗炎药物的能力。纳米制剂的其他辅助治疗,包括抗氧化剂,抗毒素和体外血液净化在脓毒症治疗中的关键作用也被证实。脓毒症的纳米诊断和纳米治疗具有巨大的潜力,并为脓毒症的治疗提供了新的视角。

七、AI在脓毒症诊断中的应用

脓毒症是一种严重危及生命的感染,需立即进行正确的治疗以避免临床死亡。每一小时的延误都与患者存活率的降低有关。为了改善患者生存状况，已经开发了许多早期预警系统，如 MEWS 和快速 SOFA（quick SOFA，qSOFA）。评分系统可以作为一种工具来预测是否需要入院、手术和可能的预后结局，但在脓毒症等严重疾病中，这些体征可能会被遗漏。人工智能（AI）可以为患者提供个性化的治疗建议，这可能有助于改善患者的预后。人工智能将帮助医师做出决策，而不是取代指南。

早期发现和及时干预在优化脓毒症患者预后方面起着关键作用，如及时使用抗生素和脓毒症患者的治疗可以显著改善预后。此外，由于脓毒症与其他常见疾病的体征或症状相似，临床医师面临着将脓毒症与其他急性疾病区分开来的挑战。人工智能有可能提供及时和准确的脓毒症检测，具有超过当前临床预警评分的可能。脓毒症的早期预测可以通过开发基于机器学习算法的决策支持系统来实现，人工智能系统基于患者数据训练，通常基于电子病历、生物医学信号和/或实验室结果，使用强化学习的方法深度探索脓毒症患者各项表征，从而为临床治疗提供了一套最佳策略。通过对大体量数据的深度挖掘，人工智能可以发现人类一般经验或数据统计没有发现的规律。人工智能的应用，有利于帮助医师为重症监护治疗病房（ICU）中的脓毒症患者选择最佳的液体和血管升压药剂量。

研究证明，AI 临床医师选择的治疗方法的平均可靠程度高于人类临床医师。在独立于训练数据的大型验证队列中，当临床医师实际临床决策与 AI 策略相匹配时，脓毒症患者的死亡率最低。

近 20 年来，用于脓毒症治疗的新疗法仍未见重大突破。基于 AI 来指导脓毒症的临床治疗并改善预后，具有重要的现实和临床价值，也值得医学界进一步思考和探索。随着各类组学技术的发展，基于患者所获得的数据信息将更为丰富和复杂，但是，如果没有一个设计良好的收集系统，那么大多数数据都是非结构化的，并且非常异构，新的数据分析和使用方法至关重要。AI 是一门新兴的科学，能够进行广泛的数据分析，是大体量数据分析的理想选择。数据清理包括手动重新输入、复合文本解释和实验室结果排序等，所有这些都非常耗费人力。通过 AI 的深度学习和数据挖掘，或许将有助于找到更有针对性的诊断和预后标志物以及治疗策略。

（闫征征　刘克玄）

参 考 文 献

[1] LEVY M M, ARTIGAS A, PHILLIPS G S, et al. Outcomes of the surviving sepsis campaign in intensive care units in the USA and europe: a prospective cohort study[J]. Lancet Infect Dis, 2012, 12(12): 919-924.

[2] CAVAILLON J M, SINGER M, SKIRECKI T. Sepsis therapies: learning from 30 years of failure of translational research to propose new leads[J]. EMBO Mol Med, 2020, 12(4): e10128.

[3] RUDD K E, JOHNSON S C, AGESA K M, et al. Global, regional, and national sepsis incidence and mortality, 1990-2017: analysis for the global burden of disease study[J]. Lancet, 2020, 395(10219): 200-211.

[4] HOTCHKISS R S, MOLDAWER L L, OPAL S M, et al. Sepsis and septic shock[J]. Nat Rev Dis Primers, 2016, 2: 16045.

[5] VAN DER POLL T, VAN DE VEERDONK F L, et al. The immunopathology of sepsis and potential therapeutic targets[J]. Nat Rev Immunol, 2017, 17(7): 407-420.

[6] WIERSINGA W J, LEOPOLD S J, CRANENDONK D R, et al. Host innate immune responses to sepsis[J]. Virulence, 2014, 5(1): 36-44.

[7] TAKEUCHI O, AKIRA S. Pattern recognition receptors and inflammation[J]. Cell, 2010, 140(6): 805-820.

[8] CHAN J K, ROTH J, OPPENHEIM J J, et al. Alarmins: awaiting a clinical response[J]. J Clin Invest, 2012, 122(8): 2711-2719.

[9] DEUTSCHMAN C S, TRACEY K J. Sepsis: current dogma and new perspectives[J]. Immunity, 2014, 40(4): 463-475.

[10] BOOMER J S, TO K, CHANG K C, et al. Immunosuppression in patients who die of sepsis and multiple organ failure[J]. JAMA, 2011, 306(23): 2594-2605.

[11] HOTCHKISS R S, MONNERET G, PAYEN D. Sepsis-induced immunosuppression: from cellular dysfunctions to immunotherapy[J]. Nat Rev Immunol, 2013, 13(12): 862-874.

[12] HUANG X, VENET F, WANG Y L, et al. PD-1 expression by macrophages plays a pathologic role in altering microbial clearance and the innate inflammatory response to sepsis[J]. Proc Natl Acad Sci U S A, 2009, 106(15): 6303-6308.

[13] SHAO R, FANG Y, YU H, et al. Monocyte programmed death ligand-1 expression after 3-4 days of sepsis is associated with risk stratification and mortality in septic patients: a prospective cohort study[J]. Crit Care, 2016, 20(1): 124.

[14] SCUMPIA P O, DELANO M J, KELLY-SCUMPIA K M, et al. Treatment with GITR agonistic antibody corrects adaptive immune dysfunction in sepsis[J]. Blood, 2007, 110(10): 3673-3681.

[15] DEJAGER L, PINHEIRO I, DEJONCKHEERE E, et al. Cecal ligation and puncture: the gold standard model for polymicrobial sepsis?[J]. Trends Microbiol, 2011, 19(4): 198-208.

[16] ZETOUNE F S, WARD P A. Role of complement and

histones in sepsis[J]. Front Med (Lausanne),2020,7: 616957.

[17] RICKLIN D,MASTELLOS D C,REIS E S,et al. The renaissance of complement therapeutics [J]. Nat Rev Nephrol,2018,14(1):26-47.

[18] PANT A, MACKRAJ I, GOVENDER T. Advances in sepsis diagnosis and management:a paradigm shift towards nanotechnology[J]. J Biomed Sci,2021,28(1): 6.

[19] YU M H,CHEN M H,HAN F,et al. Prognostic value of the biomarkers serum amyloid A and nitric oxide in patients with sepsis[J]. Int Immunopharmacol,2018,62: 287-292.

[20] GUO Y,YANG H,GAO W,et al. Combination of biomarkers in predicting 28-day mortality for septic patients [J]. J Coll Physicians Surg Pak,2018,28(9):672-676.

[21] HAN J H,NACHAMKIN I,COFFIN S E,et al. Prevention epicenters program of the centers for disease c,prevention. use of a combination biomarker algorithm to identify medical intensive care unit patients with suspec-

ted sepsis at very low likelihood of bacterial infection [J]. Antimicrob Agents Chemother, 2015, 59 (10): 6494-6500.

[22] GRIMALDI D, VINCENT J L. Clinical trial research in focus:rethinking trials in sepsis[J]. Lancet Respir Med, 2017,5(8):610-611.

[23] ANTCLIFFE D B, GORDON A C. Why understanding sepsis endotypes is important for steroid trials in septic shock[J]. Crit Care Med,2019,47(12):1782-1784.

[24] ABBASI J. Artificialintelligence tools for sepsis and cancer[J]. JAMA,2018,320(22):2303.

[25] KOMOROWSKI M,CELI L A,BADAWI O,et al. The artificial intelligence clinician learns optimal treatment strategies for sepsis in intensive care [J]. Nat Med, 2018,24(11):1716-1720.

[26] YUAN K C, TSAI L W, LEE K H, et al. The development an artificial intelligence algorithm for early sepsis diagnosis in the intensive care unit[J]. Int J Med Inform,2020,141:104176.

105 脓毒症相关性脑病的研究进展

脓毒症相关性脑病（sepsis associated encephalopathy，SAE）是一种全身炎性反应所引起的弥散性脑功能障碍，以意识改变为特征，可有谵妄、昏迷、癫痫发作或局灶性神经系统体征，是 ICU 中常见的脓毒症并发症。SAE 临床特征是不能定位的弥散性脑功能障碍，可引起急性和慢性认知功能障碍。SAE 是脓毒症患者死亡和远期致残性认知功能障碍的独立高危因素。脓毒症患者并发 SAE，其病死率增加 20% 左右。本文就 SAE 的病理生理学、临床表现、诊断和治疗的研究进展做一综述。

一、病理生理学机制

（一）脑信号和神经胶质细胞激活

SAE 的脑信号激活由两种途径介导触发。第一种途径是迷走神经，脓毒症时通过其轴突细胞因子受体识别炎症，并将传入信号传递至脑干中的孤束核。迷走神经还与其他自主神经核相连，如控制肾上腺轴和血管升压素分泌的脑室旁核。第二种途径涉及位于神经内分泌和神经核附近的脑室。一旦通过第一或第二途径检测到内脏或全身炎症，激活信号将传播到神经内分泌和神经核附近的脑室。感染和外周免疫激活信号通过星形胶质细胞、小胶质细胞和脑屏障细胞之间，激活调节中枢神经系统神经胶质细胞的快速和协同反应，在大脑传播炎症信号，诱导 SAE 的生理和行为变化。

（二）内皮细胞活化和血脑屏障功能障碍

脓毒症诱导脑内皮细胞活化，从而导致血脑屏障功能障碍和各种介质释放到脑中。活化的内皮细胞通过释放能够与周围脑细胞相互作用的促炎性细胞因子将炎症反应传递至大脑。同时，内皮细胞活化导致微循环功能障碍，直接损害脑灌注。Lara 等研究发现 SAE 可能是继发于血液供应不足的大脑中的微循环功能障碍，全身炎症过程和低血压导致的脑灌注不足可能在 SAE 的发病机制中发挥重要作用。此外，腹膜内高压通过促进神经细胞凋亡和破坏血脑屏障，可以加重和提高小鼠 SAE 的发病率。但是，最新的一项实验性研究发现 SAE 伴有脑血液灌注和水扩散的

改变，与环氧合酶-2 表达和胶质细胞形态的变化有关，与血脑屏障破坏无关。

（三）线粒体动态网络异常

目前的研究普遍认为，神经细胞能量代谢障碍是 SAE 的始发环节。因此，由线粒体融合、分裂和转运异常引起的功能障碍与 SAE 发病密切相关。神经元内的线粒体融合/分裂失衡及分布异常会加重脓毒症时脑内线粒体功能障碍及神经元损伤，进而引发或加重 SAE。有研究发现，线粒体分裂抑制剂 Mdivi1 可缓解脓毒症时脑损伤和细胞凋亡，抑制血浆中 S100β 蛋白和神经元特异性烯醇化酶释放，抑制动力相关蛋白 1（dynamin-related protein 1，Drp1）活化，增加视萎缩蛋白 1（optic atrophy 1，OPA1）和磷酸化 Drp1 表达，对 SAE 具有保护作用。

（四）体内氨基酸和神经递质失衡

临床研究和动物模型都证明，SAE 患者血浆和大脑的氨基酸和神经递质水平与健康对照组有显著差异。SAE 患者血浆中芳香氨基酸水平升高，支链氨基酸（branched-chain amino acid，BCAA）水平降低。当血脑屏障完整性破坏时，芳香族氨基酸易进入脑组织，作为假性神经递质或导致脑内去甲肾上腺素、多巴胺、5-羟色胺浓度降低，干扰正常的神经细胞功能。脓毒症时的炎性反应和代谢改变可导致大脑神经递质发生变化。炎症介质通过刺激 α 肾上腺素能受体来收缩脑血管或干扰神经递质的合成和释放，导致神经递质失衡，使得神经元功能异常。

二、临床表现

脓毒症相关性脑病也是 ICU 中最常见的脑病类型，由炎症性、缺血性和神经毒性导致的弥漫性脑功能障碍状态，主要的症状是意识不清、躁动不安、疾病行为、精神错乱、局灶性缺陷、与脑干反射丧失相关的昏迷。最新的研究表明，SAE 患者 28d 和 180d 的死亡率明显高于无脑病者，使其作为脓毒症死亡的独立危险因素。谵妄是 SAE 最典型的临床表现，意识谵妄可以在手术后发生，或者呈自发性，有些老年患者低钠血症所致的谵妄也可以认为是术后谵妄的表

现。然而，护理人员偶尔会误解这些信号，不将它们看作是脓毒症现象的一部分。

三、诊断

通过借助评分量表、神经电生理技术、影像学检查及生物标志物水平等可以辅助诊断 SAE。其中脑电图可以为 SAE 的早期诊断及预后评估提供客观依据，临床症状严重程度与脑电图异常程度密切相关，早期以 θ 波活动为主，随病情加重依次出现高幅度 δ 波、三相波、爆发-抑制活动、癫痫样活动、平坦波。经颅多普勒超声（transcranial Doppler，TCD）借助脉冲多普勒技术经特定的颅骨透声窗发射特定声波，获得颅底动脉的血流动力学参数，从而可以评估脑灌注情况和脑血管的功能状态。经颅多普勒超声极大地丰富了 SAE 的诊断方式，为以后指导临床治疗提供了重要的依据。此外，还有报道称采用脑电双频谱指数监测脓毒症患者有利于脓毒症相关性脑病的及早诊断，结合检测血清降钙素原、S100β 水平变化可能有助于判断患者的病情严重程度。床旁超声测量视神经鞘直径提供了一种有利的替代方法，目前是一种新的技术。大脑的体积分析是衡量体积变化的敏感指标，特别是在海马和脑白质中。特殊脑区域的体积差异可以作为预后和结果的标志。脑容量评估可用于评估 SAE 的治疗效果，比较脑体积值与随访的临床信息和认知测试分数，可以获得更好地临床益处。此外，胶质活性、神经递质失衡、内皮细胞激活和血脑障碍破坏可以通过特殊的正电子发射断层扫描方法和其他新的成像技术更精确地评估，并与体积数据和生物标志物的水平相关。IL-6、CCL2、CCL3、CXCL1、CXCL2、CXCL9 和 TNF-α 是"早期细胞因子"，仅在脓毒症发生后 4h 增加，CCL11、CXCL10 和 G-CSF 是"晚期细胞因子"，在脓毒症发生后 24h 升高。因此及早检测这些细胞因子在预防及诊断 SAE 中可能特别重要。有研究发现血清胶质纤维酸性蛋白（glial fibrillary acidic protein，GFAP）和泛素 C 末端水解酶 L1（ubiquitin C-terminal hydrolase-L1，UCH-L1）早期升高，并与 SAE 预后差和生活质量差相关。然而，GFAP 和 UCH-L1 对 SAE 的诊断准确性适中。4-羟基苯乙酸（4-hydroxyphenylacetic acid，4-HPA）可能是 SAE 的潜在生物标志物，可用于预测患者的预后。第三天血清 S100β 水平的升高和第 3 天血清 S100β 水平的动态变化与脓毒症患者的大脑功能障碍和死亡率密切相关。在未来，监测血清 S100β 水平的动态变化可能是观察 SAE 发生和进展的更好方法。

四、治疗

由于尚无针对 SAE 的特定治疗方法，因此治疗上侧重于控制感染原和支持措施，例如管理器官衰竭，预防代谢紊乱和避免使用神经毒性药物，为每例入住 ICU 的患者采取预防措施，如早期复苏，脑血流量自动调节，植入式迷走神经刺激，应用糖皮质激素、神经免疫轴调节剂等，以减少脑功能障碍的发生和持续时间。酪酸梭状芽孢杆菌治疗显著改善认知障碍和病理变化，抑制微胶质细胞的过度激活，并通过调节肠道微生物群提高 SAE 小鼠大脑的脑源性神经营养因子水平，表明酪酸梭状芽孢杆菌可能是预防和治疗 SAE 的一种有前途的膳食补充剂。免疫球蛋白可以通过降低 C5a 的活性及凋亡的 NF-κB 和 Bax 的表达来发挥脑保护作用，从而抑制主要的炎症和凋亡级联反应。未来用特定的 C5aR 和 NF-κB 激动剂/拮抗剂或 C5aR 基因敲除的小鼠进行的动物模型实验可能会更有力地揭示这些途径的意义，而且 NF-κB 是脓毒症脑损伤发病机制的关键分子，也可以作为未来感染性脑病治疗试验的潜在靶点。右美托咪定可改善 LPS 诱导的神经元凋亡，保护大脑免受 SAE 的侵袭，而 Hsp90-AKT 通路可能参与了这一过程。电针治疗可以通过改善神经元损伤、突触损伤和氧化应激来防止 SAE 的认知能力下降，而抗氧化剂 Nrf-2/HO-1 信号通路可能参与了这种效应。目前研究提示，电针治疗对 SAE 和相关神经系统环境有潜在益处。

五、小结

脓毒症相关性脑病不仅导致脓毒症病死率明显增加，还造成脓毒症幸存者远期神经功能异常及认知障碍，但常常被临床医师所忽略。SAE 病理生理机制十分复杂。目前研究大多认为其病理机制与脑信号和小胶质细胞激活、内皮细胞活化和血脑屏障功能障碍、线粒体动态网络异常、体内氨基酸和神经递质失衡有关。通过借助评分量表、神经电生理技术、影像学检查、血清学检查等可以辅助诊断 SAE。目前由于无特异性治疗脓毒症相关性脑病的方法，所以只能通过早期识别和干预潜在的脓毒症来预防 SAE。一旦发生 SAE，治疗上侧重于控制感染源和支持措施。同时，最新的研究发现脑电图监测、TCD 检查、视神经鞘直径测量、脑容积监测等手段有助于 SAE 的诊断及预后评估。未来应该进一步进行体外和体内研究，以获得对 SAE 的多重表现和病理生理学更深入的理解。

（李青青　瞿莉　徐桂萍）

参 考 文 献

[1] SHULYATNIKOVA T, VERKHRATSKY A. Astroglia in sepsis associated encephalopathy [J]. Neurochem Res, 2020,45(1):83-99.

[2] TACCONE F S, CASTANARES-ZAPATERO D, PERES-BOTA D, et al. Cerebral autoregulation is influenced by carbon dioxide levels in patients with septic shock [J]. Neurocrit Care,2010,12:35-42.

[3] RIVERA-LARA L. The role of impaired brain perfusion in septic encephalopathy [J]. Crit Care,2019,23(1):54.

[4] HE Y J, XU H, FU Y J, et al. Intraperitoneal hyperten-

sion, a novel risk factor for sepsis-associated encephalopathy in sepsis mice[J]. Sci Rep,2018,8(1):8173.

[5] GRITON M,DHAYA I,NICOLAS R., et al. Experimental sepsis-associated encephalopathy is accompanied by altered cerebral blood perfusion and water diffusion and related to changes in cyclooxygenase-2 expression and glial cell morphology but not to blood-brain barrier breakdown [J]. Brain Behav Immun,2020,83:200-213.

[6] 马红丽,张占琴,王强. 线粒体动态网络在脓毒症相关性脑病中的研究进展[J]. 国际麻醉学与复苏杂志,2021,(42)42:215-219.

[7] DENG S,AI Y,GONG H,et al. Mitochondrial dynamics and protectiveeffects of a mitochondrial division inhibitor, Mdivi-1, in lipopoly-saccharide-induced brain damage [J]. Biochem Biophys Res Com-mun, 2018, 496(3): 865-871.

[8] Molnár L,Fülesdi B,Németh N,et al. Sepsis-associated encephalopathy:a review of literature[J]. Neurol India, 2018,66(2):352-361.

[9] 吕娟娟,郑贵浪,陈志江,等. 酪氨酸激酶 Src 和酪氨酸磷酸酶 SHP2 在脓毒症相关性脑病中的变化及意义[J]. 中华神经医学杂志,2015,14(12):1245-1249.

[10] HEMING N,MAZERAUD A,VERDONK F,et al. Neuroanatomy of sepsis-associated encephalopathy[J]. Crit Care,2017,21(1):65.

[11] FENG Q,AI Y H,GONG H,et al. Characterization of sepsis and sepsis-associated encephalopathy[J]. J Intensive Care Med,2019,34(11-12):938-945.

[12] 殷站茹,常涛涛,魏兴旺. 小儿脓毒症相关性脑病影响因素及脑电图特征[J]. 中华医院感染学杂志, 2021,31(4):513-517.

[13] PANTZARIS N D,PLATANAKI C,TSIOTSIOS K,et al. Application of electroencephalography in patients with sepsis:a literature review[J]. International Journal of Translated Medicine,2021,9(1):12-16.

[14] ALGEBALY H,ELSHERBINI S,GALAL A,et al. Transcranial doppler can predict development and outcome of sepsis-associated encephalopathy in pediatrics with severe sepsis or septic shock[J]. Front Pediatr,2020,8:450.

[15] 李原超,张若琳,周彤,等. 持续脑电双频指数监测在脓毒症相关性脑病患者中的应用价值[J]. 现代生物医学进展,2020,20(8):1588-1591.

[16] YANG Z,QIN C,ZHANG S,et al. Bedside ultrasound measurement of optic nerve sheath diameter in patients with sepsis:a prospective observational study[J]. Crit Care,2020,24(1):235.

[17] ORHUN G,TÜZÜN E,BILGI B,et al. Brain volume changes in patients with acute brain dysfunction due to sepsis[J]. Neurocrit Care,2020,32(2):459-468.

[18] HASEGAWA-ISHII S,INABA M,SHIMADA A. Widespread time-dependent changes in tissue cytokine concentrations in brain regions during the acute phase of endotoxemia in mice[J]. Neurotoxicology, 2020, 76: 67-74.

[19] WU L,AI M L,FENG Q,et al. Serum glial fibrillary acidic protein and ubiquitin C-terminal hydrolase-L1 for diagnosis of sepsis-associated encephalopathy and outcome prognostication[J]. J Crit Care, 2019, 52: 172-179.

[20] ZHU J,ZHANG M,HAN T,et al. Exploring the biomarkers of sepsis-associated encephalopathy(SAE):metabolomics evidence from gas chromatography-mass spectrometry[J]. Biomed Res Int,2019(2019):1-10.

[21] WU L,FENG Q,AI M L,et al. The dynamic change of serum S100B levels from day1 to day3 is more associated with sepsis-associated encephalopathy[J]. Sci Rep, 2020,10(1):7718.

[22] GU M,MEI X L,ZHAO Y N. Sepsis and cerebral dysfunction:BBB damage,neuroinflammation,oxidative stress,apoptosis and autophagy as key mediators and the potential therapeutic[J]. Approaches Neurotox Res, 2021,39(2):489-503.

[23] LIU J,JIN Y,LI H,et al. Probiotics exert protective effect against sepsis-induced cognitive impairment by reversing gut microbiota bnormalities[J]. J Agric Food Chem,2020,68(50):14874-14883.

[24] ESEN F,OZCAN P E,TUZUN E,et al. Mechanisms of action of intravenous immunoglobulin in septic encephalopathy[J]. Rev Neurosci,2018,29(4):417-423.

[25] YIN L,CHEN X,JI H,et al. Dexmedetomidine protects against sepsis associated encephalopathy through Hsp90/AKT signaling[J]. Mol Med Rep,2019,20(5):4731-4740.

[26] LI C,YU T Y,ZHANG Y,et al. Electroacupuncture improves cognition in rats with sepsis-associated encephalopathy[J]. J Surg Res,2020,256:258-266.

106 肠道菌群对脓毒症及脓毒症相关性脑病的作用及治疗研究进展

脓毒症是由宿主对微生物感染的反应失调引起的威胁生命的器官功能障碍,是临床常见的危重症。如今脓毒症仍然是全世界 ICU 发病率和死亡率的主要原因,每年约600 万人死于脓毒症,主要影响中低收入国家。脓毒症相关性脑病(sepsis associated encephalopathy,SAE)是脓毒症幸存者的主要后遗症之一,增加了脓毒症患者的死亡风险。目前对于脓毒症及脓毒症相关性脑病的发生机制尚不完全清晰,现有的治疗方法效果也有限。随着宏基因组测序等一系列新技术的出现与应用,研究者发现,在脓毒症发病过程中肠道菌群是一个关键的因素,而且肠道菌群失调、致病菌侵入、免疫系统失衡又会加重脓毒症进展。本文将综述肠道菌群调控脓毒症及脓毒症相关性脑病的作用机制,探讨基于微生物治疗脓毒症的有效方法。

一、肠道菌群参与脓毒症的重要发病机制

人类的肠道中聚集了大量以细菌为主的微生物,肠道上皮表面 $400m^2$ 的面积被 100 万亿个有机体占据,其数量是人体细胞的 $1 \sim 100$ 倍。脓毒症是一种严重的感染性疾病,可导致器官衰竭甚至死亡。2019 年南方医科大学的一项研究首次揭示脓毒症患者的肠道微生物群在脓毒症器官损伤中起着重要作用。在这项实验中,研究人员通过从人类到小鼠的粪菌移植验证肠道菌群失调在脓毒症发病机制中的重要作用,并证实了移植来自脓毒症患者的粪便可导致小鼠盲肠结扎穿孔后的肝脏损伤明显加重。这些发现表明,肠道菌群的紊乱可能是促进脓毒症器官损伤的重要上游因子。肠道菌群失调包括有益菌群的减少、致病性菌群的增加以及菌群多样性的降低。目前的观点认为,肠道菌群主要从以下两个方面参与脓毒症的发生和发展。

(一)肠道屏障功能障碍

完整的肠道屏障作为物理和代谢屏障可以有效防止肠道细菌和其他有害物质侵入人体的非肠道无菌组织。肠道菌群失调使肠道屏障功能丧失,导致菌群移位,加剧全身炎症反应,最终导致多器官功能衰竭和死亡。同时,由于宿主

的炎症反应失调,脓毒症还会导致循环衰竭和细胞及代谢异常。因此,保护和维持肠道屏障功能至关重要。G 蛋白偶联受体 109A(G-protein coupled receptor 109A,GPR109A)是一种烟酸受体,已经证实它在 CLP 小鼠中可调节肠道菌群,减轻炎症反应,维持肠上皮屏障的完整性。在一项基于GPR109A 缺乏的 CLP 模型小鼠研究中发现,与野生型小鼠相比,GPR109A 缺乏的小鼠肠道通透性增加,死亡率更高。该研究表明肠道菌群紊乱导致肠上皮屏障受损,显著增加脓毒症的发生率和死亡率。肠道微生物具有产生抗菌肽的能力,能修饰胆汁酸抵御其他有害微生物,以及驱动黏液产生和肠道上皮完整性增加。已有研究表明肠道中的某些微生物可以改变肠道的屏障功能,如无菌小鼠的黏液层较薄,在给予脂多糖或肽聚糖等微生物制品后,可以长到常规饲养小鼠的厚度。

此外,一旦发生肠道屏障功能受损,出现菌群移位,清除血液中的病原体对预防散性感染和脓毒症至关重要。肝脏中的库普弗细胞参与构成血管内屏障,捕获并清除血液中的病原体。相关研究发现肠道微生物群可以通过共生菌衍生的 D-乳酸通过门静脉到达肝脏,促进库普弗细胞在体内捕获和杀死循环病原体。该研究结果提示肠道微生物群能防止细菌感染通过血液传播。

(二)免疫系统失调

肠道是人体最大的淋巴器官,高度复杂的肠道黏膜免疫系统在宿主防御中发挥着多种作用,包括(但不限于)抗原识别、呈递、抗原特异性反应的增加、细胞因子和趋化因子的产生。正常的肠道微生物群关系到宿主的健康和免疫功能。宿主肠道微生物群与免疫系统紧密结合,可调节机体发育,调节机体固有免疫和适应性免疫功能,而肠道菌群的失调则会促进免疫系统的异常发育。Kishida 等研究发现抗生素治疗后肠道菌群组成的改变影响了脾细胞淋巴细胞的数量,并影响宿主对病原体的免疫应答。

新近有研究表明肠道菌群再定植能够改善免疫功能障碍,从而降低脓毒症的易感性。新生儿时期肠道微生物定植后,肠道微生物组成的差异直接导致以后宿主对脓毒症的不同免疫反应。增加肠道微生物群 α-多样性的小鼠可

以改善脓毒症的生存率,这是由一种特殊的免疫表型介导的,其特征是 CD4$^+$ T 细胞反应增加。除了影响细胞免疫,肠道菌群也可影响体液免疫,如共生细菌鼷鼠螺杆菌(Helicobacter muridarum)在胃肠道定植诱导微生物特异性血清 IgA 和分泌 IgA 的骨骼浆细胞的发生,从而产生对脓毒症的保护作用。这些研究表明,肠道菌群在启动免疫系统对脓毒症的免疫应答方面发挥了重要作用,肠道菌群紊乱导致免疫系统失调,从而促进脓毒症的发生与发展。

二、"微生物-肠-脑"轴与脓毒症相关性脑病

SAE 是脓毒症患者严重的中枢神经系统并发症,指大脑在没有直接感染的临床或实验室证据前提下,因全身感染引起的弥散性或多灶性脑功能障碍。通常表现为急性意识损害,伴有谵妄的症状,如注意缺陷或思维紊乱。其他症状包括幻觉、睡眠节律异常和躁动等。肠道菌群影响各种大脑功能,包括思想、情绪和记忆等。实际上人体中相当一部分的神经递质是由肠道产生的,这意味着大脑和胃肠道之间的信号对于建立和维持体内平衡、免疫机制和激素水平至关重要,中枢神经系统和肠道神经系统调节的失衡可能是一些大脑疾病发生的病理生理学机制,包括孤独症谱系障碍、帕金森病、情绪和情感障碍以及慢性疼痛等。

2021 年发表在 Nature 的最新研究表明,特定的星型胶质细胞亚群可以根据肠道微生物的调节信号在脑内发挥保护性抗炎作用。此研究揭示了星形胶质细胞在中枢神经系统炎症中的重要作用,同时指出了肠道微生物在该通路中的调控作用,为治疗中枢神经系统炎症提出了肠道微生物这一新的研究方向。一系列的临床前研究已经证明肠道微生物群能通过"微生物-肠-脑"轴对大脑功能造成影响。肠道微生物可以通过三种不同的途径与大脑相互作用:①直接通过迷走神经将信号传递给大脑的神经网络;②经由存在于肠道并向大脑移动的免疫细胞介导肠-脑免疫调控机制;③通过肠道微生物产生的代谢物,首先进入血液,然后进入大脑。近期有研究报道,通过健康小鼠的粪菌移植可以改善 SAE 小鼠的神经功能和脑电活动,提示肠道菌群代谢可能参与了 SAE 的病理生理过程。然而,微生物-肠-脑轴在 SAE 中的作用机制尚未阐明。

三、基于肠道微生物疗法的脓毒症及脓毒症相关性脑病临床治疗策略

随着肠道菌群在脓毒症的作用被发现和报道,肠道微生物被认为是一个有希望的治疗靶点。肠道微生物群的调节包括:通过使用益生菌补充有益微生物;通过膳食干预和益生元改善肠道微环境以促进有益菌群的生长;或通过粪便微生物群移植(fecal microbiota transplantation,FMT)重新定植肠道。在脓毒症的治疗过程中使用这些治疗方法有三个潜在的作用:降低脓毒症的发生率,改善脓毒症的预后,以及降低脓毒症后的晚期死亡率。

(一)添加益生菌补充有益微生物

近年来,有研究者发现益生菌可作为一种潜在的治疗炎症性疾病的生物疗法。最近的证据表明,益生菌可以通过调节肠道微生物群影响神经发育和认知功能。有研究报道从自制酸奶中分离出了益生菌嗜热链球菌 19,以研究其在保护内脏免受脓毒症损伤中的作用及其机制。结果发现在 LPS 诱导的脓毒症小鼠模型中,嗜热链球菌 19 的小鼠存活率显著提高,表明该株能够保护小鼠免受 LPS 造成的损伤。此外,也有研究发现益生菌丁酸梭菌对 SAE 小鼠具有抗炎和改善认知功能的作用,其神经保护机制与调节肠道菌群有关。

(二)膳食干预改善肠道微环境

饮食调节被认为是通过调节肠道菌群来调节全身炎症的一种相对简单的方法。有研究表明可溶性膳食纤维能够调节肠道菌群的多样性,保护肠道完整性,减少肠道炎症,从而改善脓毒症的临床症状,延缓疾病的进展。短链脂肪酸(short-chain fatty acid,SCFA)包括乙酸、丙酸和丁酸,是由肠道菌群代谢膳食纤维产生的。短链脂肪酸传统上被认为几乎完全由肠道和肝脏代谢,然而其同样存在于外周循环、脑脊液和大脑中,为神经胶质细胞提供重要的能量来源,调节中枢神经系统功能,包括大脑发育和行为等。一项基于 CLP 模型的小鼠实验研究发现短链脂肪酸预处理可以改善 SAE 模型小鼠的行为功能障碍,还能显著减轻脓毒症小鼠血脑屏障损伤和神经炎症。此外,该研究进一步证实了 SCFA 可以降低 SAE 小鼠大脑中小胶质细胞的过度激活和促炎细胞因子的产生,并抑制 JNK 和 NF-κB p65 的磷酸化水平。这表明短链脂肪酸可能是一种新型的预防 SAE 的膳食补充剂。

(三)粪便微生物移植重新定植肠道

粪便微生物移植(fecal microorganism transplantation,FMT)是将健康人粪便中的肠道菌群通过鼻腔肠管、灌肠、肠镜等方式移植到患者肠道内,以重建新的肠道菌群,治疗肠道及肠外疾病。2020 年美国消化疾病周(Digestive Disease Week,DDW)会议上报道了北美地区一项纳入了 22 个单位 253 例患者的临床研究,结果表明 FMT 对艰难梭菌感染的有效性很高,且几乎没有可归因于 FMT 操作的严重不良事件,提示粪菌移植可改变肠道菌群。此外,Kim 等研究发现 FMT 可以通过干扰素调控因子 3 依赖的方式恢复宿主免疫,从而增强病原体清除的能力,逆转脓毒症的进程。2020 澳大利亚专家共识《粪菌移植在临床实践中的管理、制备和应用》规范了粪菌移植在临床实践中的管理、制备和应用。目前,FMT 的粪菌主要来源于捐赠者,但科研人员正在努力研究出一种人工制造、基于微生物的 FMT 疗法,作为目前 FMT 疗法的有效替代疗法。

四、总结

越来越多的研究在逐步阐明肠道菌群与脓毒症之间的关系,肠道菌群的失调能直接或间接影响肠道屏障的完整和免疫系统的功能,进而加重脓毒症的进程。然而,目前还未发现对脓毒症治疗真正有效的方法,现有的治疗方法也缺少足够的临床证据。未来,对于脓毒症及脓毒症相关性脑病的发病机制及防治策略还需要更深入地研究,以期为改善脓毒症患者预后和生活质量提供新的思路和治疗靶点。

(韩庆庆 于泳浩)

参 考 文 献

[1] CATARINA A V,BRANCHINI G,BETTONI L,et al. Sepsis-associated encephalopathy:from pathophysiology to progress in experimental studies[J]. Mol Neurobiol,2021,58(6):2770-2779.

[2] FAY K T,FORD M L,COOPERSMITH C M. The intestinal microenvironment in sepsis[J]. Biochim Biophys Acta Mol Basis Dis,2017,1863(10 Pt B):2574-2583.

[3] LIU Z,LI N,FANG H,et al. Enteric dysbiosis is associated with sepsis in patients[J]. FASEB J,2019,33(11):12299-12310.

[4] WANG J,ZHANG C,GUO C,et al. Chitosan ameliorates DSS-induced ulcerative colitis mice by enhancing intestinal barrier function and improving microflora[J]. Int J Mol Sci,2019,20(22):5751.

[5] CHEN G,HUANG B,FU S,et al. G protein-coupled receptor 109A and host microbiota modulate intestinal epithelial integrity during sepsis[J]. Front Immunol,2018,9:2079.

[6] PETERSSON J,SCHREIBER O,HANSSON G C,et al. Importance and regulation of the colonic mucus barrier in a mouse model of colitis[J]. Am J Physiol Gastrointest Liver Physiol,2011,300(2):G327-G333.

[7] MCDONALD B,ZUCOLOTO A Z,YU I L,et al. Programing of an intravascular immune firewall by the gut microbiota protects against pathogen dissemination during infection[J]. Cell Host Microbe,2020,28(5):660-668,e4.

[8] LING Z,CHENG Y,YAN X,et al. Alterations of the fecal microbiota in chinese patients with multiple sclerosis[J]. Frontiers in Immunology,2020,11:590783.

[9] KISHIDA S,KATO-MORI Y,HAGIWARA K. Influence of changes in the intestinal microflora on the immune function in mice[J]. J Vet Med Sci,2018,80(3):440-446.

[10] FAY K T,KLINGENSMITH N J,CHEN C W,et al. The gut microbiome alters immunophenotype and survival from sepsis[J]. FASEB J,2019,33(10):11258-11269.

[11] WILMORE J R,GAUDETTE B T,GOMEZ ATRIA D,et al. Commensal microbes induce serum igA responses that protect against polymicrobial sepsis[J]. Cell Host Microbe,2018,23(3):302-311,e3.

[12] HELBING D L,BOHM L,WITTE O W. Sepsis-associated encephalopathy[J]. CMAJ,2018,190(36):e1083.

[13] GRIMALDI R,CELA D,SWANN J R,et al. In vitro fermentation of B-GOS:impact on faecal bacterial populations and metabolic activity in autistic and non-autistic children[J]. FEMS Microbiol Ecol,2017,93(2):fiw233.

[14] LI H,LIMENITAKIS J P,GREIFF V,et al. Mucosal or systemic microbiota exposures shape the B cell repertoire[J]. Nature,2020,584(7820):274-278.

[15] SKONIECZNA-ZYDECKA K,GROCHANS E,MACIEJEWSKA D,et al. Faecal short chain fatty acids profile is changed in polish depressive women[J]. Nutrients,2018,10(12):1939.

[16] FREIDIN M B,STALTERI M A,WELLS P M,et al. An association between chronic widespread pain and the gut microbiome[J]. Rheumatology(Oxford),2021,60(8):3727-3737.

[17] SANMARCO L M,WHEELER M A,GUTI RREZ-VZQUEZ C,et al. Gut-licensed IFNγ(+) NK cells drive LAMP1(+) TRAIL(+) anti-inflammatory astrocytes[J]. Nature,2021,590(7846):473-479.

[18] MAYER E A,TILLISCH K,GUPTA A. Gut/brain axis and the microbiota[J]. J Clin Invest,2015,125(3):926-938.

[19] LI S,LV J,LI J,et al. Intestinal microbiota impact sepsis associated encephalopathy via the vagus nerve[J]. Neurosci Lett,2018,662:98-104.

[20] GOODMAN C W,BRETT A S. Gabapentin and pregabalin for pain:is increased prescribing a cause for concern?[J]. N Engl J Med,2017,377(5):411-414.

[21] KLINGENSMITH N J,COOPERSMITH C M. The Gut as the motor of multiple organ dysfunction in critical illness[J]. Crit Care Clin,2016,32(2):203-212.

[22] HAN F,WU G,ZHANG Y,et al. Streptococcus thermophilus attenuates inflammation in septic mice mediated by gut microbiota[J]. Front Microbiol,2020,11:598010.

[23] LIU J,JIN Y,LI H,et al. Probiotics exert protective effect against sepsis-induced cognitive impairment by reversing gut microbiota abnormalities[J]. J Agric Food Chem,2020,68(50):14874-14883.

［24］ WANG H,HE C,LIU Y,et al. Soluble dietary fiber protects intestinal mucosal barrier by improving intestinal flora in a murine model of sepsis［J］. Biomed Pharmacother,2020,129:110343.

［25］ LIU J,JIN Y,YE Y,et al. The neuroprotective effect of short chain fatty acids against sepsis-associated encephalopathy in mice［J］. Front Immunol,2021,12:626894.

［26］ KIM S M,DEFAZIO J R,HYOJU S K,et al. Fecal microbiota transplant rescues mice from human pathogen mediated sepsis by restoring systemic immunity［J］. Nat Commun,2020,11(1):2354.

［27］ HAIFER C,KELLY C R,PARAMSOTHY S,et al. Australian consensus statements for the regulation, production and use of faecal microbiota transplantation in clinical practice［J］. Gut,2020,69(5):801-810.

107 糖尿病患者术后认知功能障碍的研究进展

术后认知功能障碍（postoperative cognitive dysfunction，POCD）是一种可影响患者术后语言、视觉记忆、理解、空间抽象、注意力等认知能力的术后并发症。POCD 会导致患者术后生活质量降低，原发病复发率增加，机体各项机能恢复延迟，住院时间延长等不良后果。目前研究发现，糖尿病患者 POCD 的发病率显著增高。Feinkohl 等发现，体外循环期间的高血糖是导致 POCD 的独立危险因素。Diaz-Venegas 等发现，糖代谢紊乱是诱发认知障碍的重要病理机制之一。Du 等通过动物实验发现，糖代谢紊乱的大鼠比对照组大鼠更容易发生 POCD。另一项基础研究也表明，血糖升高可增加细胞因子的神经毒性，从而导致认知功能障碍的发生。

我国是糖尿病患者人口大国，糖尿病患者占成年人总数的 10.9%，其中仅 49.2% 的患者血糖能够得到有效控制。随着人口老龄化，医疗技术的进步和手术禁区的不断突破，接受手术治疗的糖尿病患者数量将逐年增加。当今的麻醉学已经由过去单纯的保证患者安全无痛逐步迈入可以影响手术效果和患者愈后的围手术期医学，研究糖尿病患者POCD 的防治方案，保证庞大的糖尿病患者群体安全舒适地度过围手术期具有重要的临床意义。

一、POCD 的发病机制

（一）神经炎性机制

患者术前合并的基础疾病以及围手术期发生的应激、创伤等都可以诱发神经系统的炎症反应，主要表现为血脑屏障的破坏、小胶质细胞的激活、炎症因子增多、类似阿尔茨海默病的病理改变。

1. 血脑屏障破坏　血脑屏障是大脑的一个免疫屏障，把大脑与外周免疫系统进行隔离，仅保留适当的通透性以保证大脑与身体其他系统进行物质交换。然而，血脑屏障作为外周免疫系统和大脑的一个通道，在神经炎症反应发生时便成为了神经毒性物质的攻击点。大量研究表明，机体退行性疾病的发生与血脑屏障的损伤有关。Montagne 等发现，血脑屏障的破坏发生在大脑老化的早期，起始于海马

区。值得注意的是，海马区域血脑屏障通透性的增加与轻度认知功能损伤的加重具有相关性。Bi 等也发现随着血脑屏障通透性的增加，各种围手术期的神经毒性因子进入中枢神经系统，进一步加重了神经炎症，最终可能导致认知功能的发生。Cao 等发现在接受不同手术的动物模型中，即使只接受麻醉药暴露，血脑屏障也会发生不同程度的破坏，说明其中可能有很多不同的机制参与手术和麻醉后的血脑屏障破坏。

2. 小胶质细胞激活　小胶质细胞是中枢神经系统内的主要免疫细胞。正常情况下，小胶质细胞处于静息状态，但是在组织损伤、炎症刺激、缺血缺氧等病理状态下，小胶质细胞会发生过度活化，促进炎症反应，最终可能诱发POCD。目前发现，小胶质细胞通常以两种表型状态存在，即促进炎症反应的 M1 型和抑制炎症反应的 M2 型，且这两种表型的小胶质细胞可相互转化。

不同表型的小胶质细胞在 POCD 发生发展过程中的具体机制尚不完全清楚。有研究发现，IL-1 和 IL-6 等促炎因子在 POCD 过程中表达增加，而具有抗炎功效的 IL-4 则表达水平降低，提示 M1 型与 M2 型小胶质细胞的功能及数量在 POCD 发病过程中存在失调的情况，进而导致机体的促炎/抗炎状态失衡，引发 POCD。

有研究发现，小胶质细胞可以通过 TLR4/Myd88/TRAF6/NF-κB 通路激活，进而上调 Notch1 及其配体 Jagged1 的表达，加重组织损伤。与之类似的是，NF-κB 信号通路和 Toll 样受体 4（Toll-like receptor4，TLR4）介导的通路同样参与了小胶质细胞介导的神经炎症反应，激活后释放多种炎症因子，通过抑制乙酰胆碱的释放及谷氨酸的转运，诱导并加速神经细胞的死亡，从而可能在 POCD 的发生发展中起到一定作用。

Cibelli 等在其研究中发现，手术及麻醉可引起小鼠海马功能区的认知功能损伤，且该损伤与小胶质细胞的活化及 IL-1 增加相关。敲除 IL-1 受体基因后，小鼠的神经炎性反应及认知功能得到改善。上述研究提示，手术应激情况下，海马内的小胶质细胞过度活化会导致神经炎症，从而可能促进 POCD 的发生。同样，Terrando 等在其研究中证明

TNF-α 是 IL-1 的上游调控因子,可通过促进髓样分化因子 88 以及 IL-1/TLR 超家族共同信号通路诱导 IL-1 释放,进而促进 POCD 发生。直接调控相关的炎症通路,并干预由上述胶质细胞介导的神经炎症反应可能有助于防治 POCD。

(二)载脂蛋白 E(apolipoprotein E,ApoE)

ApoE 存在于神经元、小胶质细胞及少突胶质细胞中,所以其具有小胶质细胞的促炎/抗炎双重作用的特点。有研究发现,IL-1β 可以刺激胶质细胞引起的 ApoE 分泌,然后引起 POCD 的发生。

(三)炎性细胞因子

与 POCD 相关的炎症因子包括 TNF-α、IL-1β、IL-6 等。围手术期的应激损伤会导致血脑屏障破坏和通透性增加,这些外周炎症因子会进入中枢神经系统,激活大脑内的其他免疫细胞,导致细胞和组织损害,引起 POCD 的发生。

(四)类似阿尔茨海默病的病理改变

研究表明,POCD 和阿尔茨海默病(AD)具有相似的病理改变和血清学标志物。组织学上,AD 的特征是神经纤维缠结,它由一对螺旋丝状过度磷酸化的 Tau 蛋白和细胞外淀粉样蛋白 β 斑块组成。这些病理变化的效应是增加神经元死亡和突触丢失,主要发生在基底前脑的胆碱能神经元。由于中枢胆碱能系统在意识、学习和记忆的形成和调节中起着关键作用,所以这种病理变化可能与 POCD 的发生相关。

二、糖尿病促进 POCD 发生的可能机制

血糖升高会增加细胞因子的毒性,从而导致认知功能障碍。目前认为,糖尿病增加了患痴呆和轻度认知损害的风险,并加速了其认知能力的下降,尽管病因和病程不同,但这种情况与 POCD 的发生密切相关。研究发现,血清 IL-6、NT-proBNP 及 S-100 蛋白水平升高是 2 型糖尿病患者 POCD 发生的重要危险因素。围手术期的炎性反应及糖尿病病程也可能与 2 型糖尿病患者 POCD 的发生有关。另有研究结果表明,糖尿病患者血糖控制的水平与 POCD 的风险相关,通过检测 HbA1c 水平有助于判断 POCD 的发病风险。目前还没有关于非糖尿病范围内的慢性高血糖或既往低血糖病史作为 POCD 的预测因子的研究,因此迫切需要在这一领域进行进一步的探索。目前认为,糖尿病促进 POCD 发生的可能机制包括胰岛素抵抗、胰岛素信号通路异常、氧化应激、血脑屏障异常、葡萄糖转运蛋白 4 异常等。

(一)胰岛素抵抗

越来越多的证据表明,大脑中的胰岛素信号对于维持神经细胞的健康,促进学习和记忆,减少氧化应激,并最终提高神经元存活率是必要的。脑内胰岛素抵抗降低了胰岛素对认知功能的积极影响,从而促进了 POCD 的发生发展。最近也有研究发现胰岛素注射确实可以改善糖尿病模型大鼠的认知功能受损。所以增加脑内胰岛素的供应和利用改

善认知和记忆可成为一个潜在的预防 POCD 的靶点。

(二)胰岛素信号通路异常

胰岛素信号通路包括磷脂酰肌醇 3-激酶(phosphoinositol 3 kinase,PI_3K)的转导途径和丝裂原活化蛋白激酶通路(mitogen-activated protein kinase,MAPK)。这两种通路可以维持细胞的存活/凋亡平衡,促进神经元迁移和髓鞘的形成。胰岛素信号通路的异常可以引起 ATP 生成减少,严重损害学习和记忆功能。

(三)氧化应激

研究表明,糖尿病机体内氧化应激水平及活性氧(reactive oxygen species,ROS)含量会升高。ROS 会激活 NF-κB 信号通路,进一步激活蛋白激酶 C(protein kinase C,PKC),导致晚期糖基化终产物升高,内皮功能受损及炎性反应,发生 POCD。

(四)血脑屏障功能异常

血脑屏障对进入大脑的物质具有选择性,可以防止有害物质的入侵,从而维持大脑环境的基本稳定。众所周知,葡萄糖转运到大脑需要依赖血脑屏障里的血管内皮细胞上的葡萄糖转运蛋白 1(glucose transporter 1,GLUT1)。然而,2 型糖尿病会影响内皮细胞的功能,导致葡萄糖转运障碍,出现脑内低血糖,而大脑海马区对低血糖的敏感性很强,所以更可能出现认知以及记忆功能障碍。糖代谢异常可能通过多种途径损害血脑屏障,使血脑屏障内皮细胞增生,阻碍各种营养物质的转运,也包括胰岛素在内的营养因子运输减少,从而使大脑处于胰岛素缺乏的环境中,导致认知功能下降。

(五)葡萄糖转运蛋白 4(GLUT4)

IRS-PI_3K-AKT-GLUT4 信号通路是中枢神经系统内与胰岛素活性相关的信号转导通路。GLUT4 主要储存在囊泡中,当机体处于应激状态下,囊泡释放 GLUT4,促进葡萄糖的摄取。因此,GLUT4 异常可能与 POCD 相关。

三、POCD 的防治

POCD 最关键的机制是神经炎性反应,所以防治 POCD 可以通过抑制神经炎性反应及阻断炎性反应的相关通路进行尝试。

激活胰高血糖素样肽-1 受体(glucagon-like peptide-1 receptor,GLP-1R)信号通路可能成为 POCD 预防的一个靶点,实验中用到的唾液素 4(exendin-4)为一种多肽激素,与 GLP-1 同源,将其对大鼠进行腹腔注射后,可以通过血脑屏障,降低海马区 Tau 磷酸化水平,通过抑制小胶质细胞的活性和炎症因子的释放起到保护神经的作用。

还有研究发现,通过激活胆碱能抗炎通路,可以阻止促炎细胞因子的分泌。胆碱能抗炎通路是人体内重要的抗炎通路之一,其发挥作用的主要机制是:术中的创伤应激会刺激迷走神经,进而激活机体内 α7 烟碱乙酰胆碱受体(α7 nAChR),α7 nAChR 可以抑制 NF-κB 的活性,从而使炎症因

子的表达水平下调。与体液调节相比，胆碱能抗炎通路的反应更为迅速，耗时更短，作用更为直接。此项研究证实，特异性 α7 nAChR 激动剂 PUN-282987 可以通过增强老年小鼠体内胆碱能抗炎通路的作用，在一定程度上改善小鼠术后早期认知功能障碍。

关于糖尿病患者 POCD 的防治，一方面可以通过以上信号通路减少炎性反应，另一方面需要通过控制糖尿病病情来预防 POCD 的发生。糖尿病患者应定期监测血糖，控制饮食，改善微循环，根据病程进展程度服用相关的营养神经的药物。

四、总结与展望

当前，糖尿病及 POCD 的发病率都在呈逐年上升的趋势。现在已经证实糖代谢异常是 POCD 的独立危险因素，提示与胰岛素相关的变化参与 POCD 的发病过程。多项研究表明，神经炎症反应在 POCD 的发生发展中起到重要作用。神经炎症反应包括血脑屏障的破坏、小胶质细胞的激活，以及各种炎性介质的释放；而糖尿病通过胰岛素抵抗、胰岛素信号通路异常、氧化应激、血脑屏障异常、葡萄糖转运蛋白 4 等机制促进了神经炎症反应及 POCD 的发生。所以，控制糖代谢紊乱以及调控神经炎症反应的程度可能是防治糖尿病患者发生 POCD 的关键。潜在的切入点包括控制胶质细胞的促炎/抗炎平衡以及胰岛素对神经细胞的保护作用。

（刘丹 曾宪章）

参 考 文 献

[1] FEINKOHL I, WINTERER G, PISCHON T. Diabetes is associated with risk of postoperative cognitive dysfunction: a meta-analysis[J]. Diabetes metabolism research and reviews, 2017, 33(5): e2884.

[2] DIAZ-VENEGAS C, SCHNEIDER D C, MYRSKYLA M, et al. Life expectancy with and without cognitive impairment by diabetes status among older Americans[J]. PloS one, 2017, 12(12): e0190488.

[3] CUKIERMAN-YAFFE T. Diabetes, dysglycemia and cognitive dysfunction[J]. Diabetes metabolism research and reviews, 2014, 30(5): 341-345.

[4] DU Y, CUI H, XIAO Y, et al. The mechanism of lipopolysaccharide administration-induced cognitive function impairment caused by glucose metabolism disorder in adult rats[J]. Saudi journal of biological sciences, 2019, 26(6): 1268-1277.

[5] WANG L, GAO P, ZHANG M, et al. Prevalence and ethnic pattern of diabetes and prediabetes in China in 2013[J]. Jama, 2017, 317(24): 2515-2523.

[6] MONTAGNE A, BARNES S R, SWEENEY M D, et al.

Blood-brain barrier breakdown in the aging human hippocampus[J]. Neuron, 2015, 85(2): 296-302.

[7] BI J, SHAN W, LUO A, et al. Critical role of matrix metalloppeptidase 9 in postoperative cognitive dysfunction and age-dependent cognitive decline[J]. Oncotarget, 2017, 8(31): 51817-51829.

[8] CAO Y, LI Z, LI H, et al. Hypoxia-inducible factor-1alpha is involved in isoflurane-induced blood-brain barrier disruption in aged rats model of POCD[J]. Behavioural brain research, 2018, 339: 39-46.

[9] TANG Y, LE W. Differential roles of M1 and M2 microglia in neurodegenerative diseases[J]. Molecular neurobiology, 2016, 53(2): 1181-1194.

[10] WANG T, ZHU H, HOU Y, et al. Galantamine reversed early postoperative cognitive deficit via alleviating inflammation and enhancing synaptic transmission in mouse hippocampus[J]. European journal of pharmacology, 2019, 846: 63-72.

[11] LI Z, LIU F, MA H, et al. Age exacerbates surgery-induced cognitive impairment and neuroinflammation in Sprague-Dawley rats: the role of IL-4[J]. Brain research, 2017, 1665: 65-73.

[12] CAI Z, ZHAO B, DENG Y, et al. Notch signaling in cerebrovascular diseases (Review)[J]. Molecular medicine reports, 2016, 14(4): 2883-2898.

[13] QI G, MI Y, FAN R, et al. Nobiletin protects against systemic inflammation-stimulated memory impairment via MAPK and NF-kappaB signaling pathways[J]. Journal of agricultural and food chemistry, 2019, 67(18): 5122-5134.

[14] CIBELLI M, FIDALGO A R, TERRANDO N, et al. Role of interleukin-1beta in postoperative cognitive dysfunction[J]. Annals of neurology, 2010, 68(3): 360-368.

[15] TERRANDO N, MONACO C, MA D, et al. Tumor necrosis factor-alpha triggers a cytokine cascade yielding postoperative cognitive decline[J]. Proceedings of the National Academy of Sciences of the United States of America, 2010, 107(47): 20518-20522.

[16] SKVARC D R, BERK M, BYRNE L K, et al. Post-operative cognitive dysfunction: an exploration of the inflammatory hypothesis and novel therapies[J]. Neuroscience and biobehavioral reviews, 2018, 84: 116-133.

[17] KRENK L, RASMUSSEN L S. Postoperative delirium and postoperative cognitive dysfunction in the elderly-what are the differences? [J]. Minerva Anestesiol, 2011, 77(7): 742-749.

[18] 晋明亮, 程桥. 2 型糖尿病患者非心脏全麻手术后认知功能障碍的临床研究[J]. 中国卫生产业, 2014

（15）:96-97.

[19] LACHMANN G,FEINKOHL I,BORCHERS F,et al. Diabetes,but not hypertension and obesity,is associated with postoperative cognitive dysfunction[J]. Dementia and geriatric cognitive disorders,2018,46(3/4):193-206.

[20] BLOEMER J,BHATTACHARYA S,AMIN R,et al. Impaired insulin signaling and mechanisms of memory loss[J]. Progress in molecular biology and translational science,2014,121:413-449.

[21] MA L,WANG J,LI Y. Insulin resistance and cognitive dysfunction[J]. Clinica chimica acta;international journal of clinical chemistry,2015,444:18-23.

[22] YANG H,TANG L,QU Z,et al. Hippocampal insulin resistance and the Sirtuin 1 signaling pathway in diabetes-induced cognitive dysfunction[J]. Neural regeneration research,2021,16(12):2465-2474.

[23] VENKAT P,CHOPP M,CHEN J. Blood-brain barrier disruption, vascular impairment, and ischemia/reperfusion damage in diabetic stroke[J]. Journal of the American Heart Association,2017,6(6):e005819.

[24] LIN Y,WANG K,MA C,et al. Evaluation of metformin on cognitive improvement in patients with non-dementia vascular cognitive impairment and abnormal glucose metabolism[J]. Frontiers in aging neuroscience,2018,10:227.

[25] YU N,FANG X,ZHAO D,et al. Anti-diabetic effects of jiang tang xiao ke granule via PI$_3$K/Akt signalling pathway in type 2 diabetes KKAy mice[J]. PloS one,2017,12(1):e0168980.

[26] 周永健. Exendin-4 通过 GLP-1/GLP-1R 信号通路改善手术创伤引发的行为学缺陷[D]. 沈阳:中国医科大学,2019.

[27] 宫沫轩. 胆碱能抗炎通路功能下调在老年小鼠早期 POCD 中的作用研究[D]. 济南:山东大学,2020.

108 体外膜氧合在重症创伤患者救治中的应用进展

世界范围内每年约 580 万人（0.98/1 000 人）死于创伤，创伤也导致了全球疾病负担的 16%。重症创伤是指创伤严重度评分（injury severity score, ISS）>15 分的创伤患者。在重症创伤患者中，呼吸衰竭是最常见的器官衰竭，约占 10%~20%，其原因主要包括输血相关性肺损伤、大量输注致循环负荷增高、吸入性肺炎、伴发胸部损伤、严重肺挫伤、骨盆或长骨骨折引起的肺栓塞等。重症创伤患者如果出现急性呼吸窘迫综合征（acute respiratory distress syndrome, ARDS），病死率可以高达 50%~80%。

体外膜氧合（extracorporeal membrane oxygenation, ECMO）是一种能够有效替代患者呼吸功能（V-V 模式）、部分替代心脏功能（V-A 模式）的体外生命支持技术，能够维持机体各器官的氧供，对严重的心、肺功能衰竭患者进行较长时间心肺支持。V-V ECMO 可明显改善气体交换，利于实施保护性肺通气治疗，减少呼吸衰竭患者呼吸机使用时高气道压、高通气容积治疗带来的副作用。V-A ECMO 可用于心源性休克、心搏骤停、双心室衰竭、急性心肌损伤如心肌炎以及心肌缺血等情况，可帮助心肌过渡到恢复正常功能。

重症创伤患者循环或呼吸系统衰竭的治疗非常棘手。目前，ECMO 用于创伤患者的治疗仍不多见，最大的担忧是 ECMO 可能会引起严重出血的风险，尤其是伴有凝血障碍、有抗凝禁忌、创伤性脑损伤的患者。目前对于存在颅内出血或活动性出血的患者，ECMO 被视为相对禁忌。但是，随着 ECMO 技术的快速发展，离心泵以及全肝素涂层管道技术的发展，已有越来越多 ECMO 成功应用于重症创伤的报道，其生存率可达到 44%~85%。研究者通过回顾 2007—2015 年美国国家创伤数据库的数据，发现 ECMO 在创伤患者中的应用呈逐年上升的趋势，9 年约上升了近 3 倍（2015 年达到每 10 万入院的创伤患者中有 13.8 人接受 ECMO 治疗），总体生存率达 59.5%，该研究也证实重症创伤患者如果送到有 ECMO 的医院其生存率会明显高于没有 ECMO 的医院。另一篇来自美国国家住院患者数据库的研究发现，从 2002—2012 年创伤患者接受 ECMO 的数量增加了 66 倍，总体住院死亡率 48.0%，且死亡率呈逐渐下降的趋势。

本文对当前 ECMO 救治重症创伤的文献进行综述，以评价不同 ECMO 模式在各种重症创伤患者治疗中的可行性、安全性、有效性，并对其并发症、抗凝方法、最佳启动时机等问题进行探讨。

一、V-V ECMO 在重症创伤患者中的应用

V-V ECMO 对于严重呼吸衰竭的疗效是否优于传统的机械通气仍没有明确的结论。目前有两个已发表的这方面的多中心随机对照试验。第一个是 CESAR（Conventional ventilation or ECMO for Severe Adult Respiratory failure）研究，发现 ECMO 治疗组 6 个月生存率高达 63%，而传统机械通气治疗组仅为 47%，证实 ECMO 治疗较传统治疗方法给患者带来明显获益（$RR=0.69; P=0.03$）。第二个是 EOLIA（ECMO to Rescue Lung Injury in Severe ARDS）研究，虽然 ECMO 组的 60d 死亡率较传统机械通气组低 11%，但尚未发现统计学差异（$RR=0.76; P=0.09$）。

创伤性 ARDS 有其特殊的临床特点，有研究发现创伤性 ARDS 的生存率要高于其他 ARDS 患者（65% vs. 26%），但其住院时间会比后者长。Robba 等报道了 31 例严重创伤性 ARDS 患者行 ECMO 治疗的效果，生存率高达 85%，没有 1 例死于 ECMO 相关的并发症。创伤性 ARDS 生存率高可能与患者平均年龄相对较低有关，其基础状态和非创伤性 ARDS 患者不同，美国国家创伤数据库的数据提示创伤患者接受 ECMO 治疗的中位年龄仅 27 岁，且 80.8% 为男性。美国国家住院患者数据库的数据同样提示患者主要年龄集中在 15~29 岁，65.5% 为男性。而最常见的导致重症创伤并需要接受 ECMO 治疗的原因是交通事故，约占 35%。

总之，最近的研究认为，V-V ECMO 对于创伤性呼吸衰竭的患者有潜在的受益，选择合适的患者、合适的时机、合适的抗凝方法是能否取得成功和减少并发症的关键。同时研究也发现，专门建设的 ECMO 团队可以改善严重呼吸衰竭患者的预后，而 ECMO 病例数超过 30 例/年的单位，其生

存率会显著高于 ECMO 病例数少于 6 例/年的单位,所以 ECMO 救治中心的建设对于提高重度创伤患者的疗效十分重要。

二、V-A ECMO 在重症创伤患者中的应用

研究证实,V-A ECMO 可以为难治性心源性休克的患者提供有效的血流动力学支持并改善患者的预后。但是目前,V-A ECMO 在创伤救治的应用远少于 V-V ECMO,其主要应用于创伤性心搏骤停或药物难以维持的心源性休克的患者。创伤性心搏骤停最常见的原因是心脏或血管损伤导致的出血和失血性休克,V-A ECMO 可以帮助稳定此类患者的血流动力学,安全转运到手术室进行止血手术,也可以使心搏骤停后的心肌得到适当的休息,还可以保护神经系统免受长时间缺血缺氧的打击,从而改善预后。近年来,一些成功应用 V-A ECMO 救治重症创伤患者的文献逐渐发表,证明了其可行性和安全性。但是目前的文献证据仍比较有限,如何权衡潜在的疗效和昂贵的花费仍是学者关注的问题。

鉴于 V-A ECMO 治疗的创伤患者疾病的特殊性,其治疗的成功率往往低于 V-V ECMO,而出血等并发症发生率高于 V-V ECMO。Bedeir 等系统评价了 215 例 ECMO 治疗重症创伤患者的资料,V-A ECMO 约占四分之一,V-A EC-MO 的出院率为 42%~63%,而 V-V ECMO 为 56% 到 89%,高于 V-A ECMO。V-A ECMO 治疗创伤患者一个很大的问题在于如何预防出血并发症。据报道,约四分之一的 V-A ECMO 会出现出血并发症,甚至没有抗凝的患者也会出现。对于出血性休克或存在出血风险的患者,研究者建议使用 ECMO 时可以推迟抗凝 48~72h,早期的无肝素化可以避免增加出血的风险,推迟的这段时间可以使患者得到必要的止血治疗,且创伤早期导致的凝血障碍也可以得到改善。

总之,虽然已有越来越多 V-A ECMO 成功救治重症创伤患者的报道,但目前尚没有 RCT 研究,也没有指南或专家共识,支持 V-A ECMO 在重症创伤患者中的应用,如何选择适合的患者以平衡受益和风险尚需要进一步的研究。

三、重症创伤患者应用 ECMO 的并发症及预防

ECMO 的并发症可以分为管道相关性并发症和非管道相关性并发症,前者包括氧合器失功能、管道内血栓形成、插管相关并发症等,后者包括出血、感染、溶血等。其中院内感染和出血并发症约占所有并发症的 15% 和 14%。股动脉插管引起的远端肢体缺血也是较为常见的并发症,为了避免其发生,研究者建议可以在股动脉远端再用一个小的插管进行灌注。

使用 ECMO 治疗重症创伤患者时,如何抗凝,如何平衡出血和血栓形成的矛盾是一个难点。为避免管道血栓形成,插管前应给予负荷量的肝素,ECMO 开始后再给予持续肝素化抗凝。随着 ECMO 设备和技术的不断发展,ECMO 对于肝素量的需求不断降低,ECMO 在重症创伤中的治疗也逐渐增多。这些新的技术包括:聚甲基戊烯膜肺、离心泵、微型管道、肝素涂层管道等的应用和发展。研究证实,缩短管道的长度、应用肝素涂层管道可以明显降低出血事件的发生。与传统管道相比,肝素涂层管道可以减少失血、降低再次干预的概率、保护血小板功能、抑制白细胞和补体的活化,从而明显降低机械通气时间并缩短住院时间。一些作者研究发现对创伤患者应用 ECMO 时不使用肝素抗凝,效果满意,且没有明显并发症。Chen 等报告了 7 例不抗凝应用 ECMO 治疗多发伤患者的经验,所有患者均没有发生出血并发症。另外一些研究者建议如果应用肝素涂层管道,可以仅使用半量的肝素抗凝,肝素量可以从 4mg/kg 减少到 1.5mg/kg。Kruit 等研究发现 ECMO 治疗创伤患者出现出血并发症与是否抗凝、抗凝或 ECMO 的启动时机等因素均无关,唯一的危险因素是创伤的严重程度,同时该作者也发现,血栓并发症的发生也与是否抗凝无关($OR = 1.7;P = 0.48$),所以临床上应对每例患者进行充分的评估,创伤越严重的患者越要充分重视出血并发症的发生,低强度抗凝或无抗凝都是可选择的。不过目前对于如何选择患者给与无肝素或半量肝素抗凝尚没有共识,多数专家建议应个体化选择抗凝治疗方案。

四、重症创伤患者应用 ECMO 的时机

对重症创伤患者该何时启动 ECMO 治疗仍存在很多争议。目前多数研究者建议不要过早应用 ECMO,应适当推迟 ECMO 的启动时间。有研究发现,创伤患者行 ECMO 治疗中生存的患者比死亡的患者 ECMO 启用时间平均推迟约7d。另一篇 ECMO 治疗胸部创伤的报道指出在创伤发生5d 以后启动 ECMO 的生存率更高。Ried 等报道的 ECMO 救治创伤患者的病例中,ECMO 启动时间中位数为 4.5d,其出血并发症仅 4%;而 Wu 等报道的启动时间中位数为 10h,出血并发症高达 35%。多数学者们认为适当推迟 ECMO 启动时间可以减少出血并发症。

但是也有报道指出过多的推迟 ECMO 启动时间会影响患者的预后,最佳时间应是出现 ARDS 就立即启动 ECMO。也有研究指出创伤后早期(<6h)启动 ECMO 可使患者获益,但会加重创伤后凝血障碍,从而增加出血风险,所以应根据个体情况权衡利弊从而判断最佳启动时机。

五、创伤性脑损伤患者可否应用 EC-MO?

ECMO 应用于创伤性脑损伤(traumatic brain injuries,

TBI)患者的报道有限,且考虑到其可能加重颅内出血的风险,其应用尚存在较大争议。目前指南里对于 ARDS 治疗时机械通气的策略在 TBI 患者中往往是禁忌的,所以研究者建议 TBI 患者伴发 ARDS 时(据报道比例高达 20% ~ 30%),如果传统机械通气治疗效果不佳,应考虑 ECMO 治疗。随着 ECMO 技术的发展,目前多篇研究证实减少抗凝剂量,甚至不抗凝也是安全的,且没有明显加重出血。Biderman 等建议采用高流速、不抗凝的 ECMO 方法应用于合并 TBI 或凝血障碍的创伤患者中。作者认为合并 TBI 或凝血障碍并不是禁忌,ECMO 可以给合适的患者带来明显的受益。Jacobs 等研究也发现 ECMO 可以提高合并 TBI 的胸部创伤患者的生存率,并改善神经功能的治疗效果。所以,不应把合并 TBI 的创伤患者视为 ECMO 的禁忌,对此类患者应采用多学科会诊,权衡好受益和风险,进行个体化治疗。

六、ECMO 在其他类型创伤中的应用

近年来,ECMO 也开始应用于严重创伤性气道损伤的患者的救治中。Ryu 等报道了采用不抗凝的 ECMO 技术成功治疗了严重肺挫伤伴发气管中断或支气管出血的患者,且并未出现血栓并发症。另外,ECMO 在严重烧伤患者中也开始作为一种重要的救治手段。烧伤患者往往因为吸入性肺损伤或细菌性肺炎出现 ARDS,Ainsworth 等报道对这部分出现严重 ARDS 且传统治疗无效的患者行 ECMO,脱机率达 71%,出院率高达 57%,证明了 ECMO 在烧伤患者救治中的价值。

七、小结

创伤是世界范围内最主要的致死和致病原因之一。随着 ECMO 技术的不断发展,其在重症创伤患者中的应用已越来越多,目前的研究已初步证明了其可行性、安全性和有效性。对每个患者进行充分的效益和风险评估,采用个性化的抗凝方案,选择好合适的 ECMO 启动时机,优化 ECMO 脑保护策略,重视 ECMO 专业治疗团队的建设,无疑是提高救治率、降低并发症的关键。

(孙梅 何洹 徐波)

参 考 文 献

[1] DISEASE G B D,INJURY I,PREVALENCE C. Global, regional, and national incidence, prevalence, and years lived with disability for 354 diseases and injuries for 195 countries and territories,1990-2017:a systematic analysis for the global burden of disease study 2017[J]. Lancet, 2018,392(10159):1789-1858.

[2] KRUG E G,SHARMA G K,LOZANO R. The global burden of injuries[J]. American journal of public health,

2000,90(4):523-526.

[3] DELLA TORRE V,ROBBA C,PELOSI P,et al. Extracorporeal membrane oxygenation in the critical trauma patient[J]. Current opinion in anaesthesiology, 2019, 32 (2):234-241.

[4] KRUIT N,PRUSAK M,MILLER M,et al. Assessment of safety and bleeding risk in the use of extracorporeal membrane oxygenation for multitrauma patients:a multicenter review[J]. The journal of trauma and acute care surgery, 2019,86(6):967-973.

[5] RAO P,KHALPEY Z,SMITH R,et al. Venoarterial extracorporeal membrane oxygenation for cardiogenic shock and cardiac arrest[J]. Circulation Heart failure,2018,11 (9):e004905.

[6] ULL C,SCHILDHAUER T A,STRAUCH J T,et al. Outcome measures of extracorporeal life support (ECLS) in trauma patients versus patients without trauma:a 7-year single-center retrospective cohort study[J]. Journal of artificial organs,2017,20(2):117-124.

[7] HUH U,SONG S,CHUNG S W,et al. Is extracorporeal cardiopulmonary resuscitation practical in severe chest trauma? A systematic review in single center of developing country[J]. The journal of trauma and acute care surgery,2017,83(5):903-907.

[8] STRUMWASSER A,TOBIN J M,HENRY R,et al. Extracorporeal membrane oxygenation in trauma:a single institution experience and review of the literature[J]. The International journal of artificial organs,2018,41(12):845-853.

[9] AKHMEROV A,HUANG R,CARLSON K,et al. Access to extracorporeal life support as a quality metric:lessons from trauma[J]. Journal of cardiac surgery,2020,35(4): 826-830.

[10] HU P J,GRISWOLD L,RAFF L,et al. National estimates of the use and outcomes of extracorporeal membrane oxygenation after acute trauma[J]. Trauma surgery & acute care open,2019,4(1):e000209.

[11] MEERT K,SLOMINE B S,SILVERSTEIN F S,et al. One-year cognitive and neurologic outcomes in survivors of paediatric extracorporeal cardiopulmonary resuscitation[J]. Resuscitation,2019,139:299-307.

[12] SWOL J,BRODIE D,NAPOLITANO L,et al. Indications and outcomes of extracorporeal life support in trauma patients[J]. The journal of trauma and acute care surgery, 2018,84(6):831-837.

[13] WANG C H,LIN Y T,CHOU H W,et al. Novel approach for independent control of brain hypothermia and systemic normothermia:cerebral selective deep hypother-

mia for refractory cardiac arrest[J]. Journal of neurointerventional surgery,2017,9(8):e32.

[14] MI M Y,MATTHAY M A,MORRIS A H. Extracorporeal membrane oxygenation for severe acute respiratory distress syndrome[J]. The New England journal of medicine,2018,379(9):884-887.

[15] ROBBA C,ORTU A,BILOTTA F,et al. Extracorporeal membrane oxygenation for adult respiratory distress syndrome in trauma patients:a case series and systematic literature review[J]. The journal of trauma and acute care surgery,2017,82(1):165-173.

[16] RYU K M,CHANG S W. Heparin-free extracorporeal membrane oxygenation in a patient with severe pulmonary contusions and bronchial disruption[J]. Clinical and experimental emergency medicine, 2018, 5 (3): 204-207.

[17] CHEN M,EVANS A,GUTSCHE J. Success with VV ECMO for respiratory failure:is it the device,the center,or both? [J]. Journal of cardiothoracic and vascular anesthesia,2018,32(3):1160-1161.

[18] DE CHAMBRUN M P,BRECHOT N,COMBES A. Venoarterial extracorporeal membrane oxygenation in cardiogenic shock:indications, mode of operation, and current evidence[J]. Current opinion in critical care, 2019,25(4):397-402.

[19] LEE S K,GONGORA E,O'DONNELL S,et al. Intraoperative rescue extracorporeal membrane oxygenation and damage control during repair of a traumatic aortic injury [J]. Journal of surgical case reports, 2017, 2017(2): rjx022.

[20] LIN C Y,TSAI F C,LEE H A,et al. Extracorporeal membrane oxygenation support in post-traumatic cardiopulmonary failure:a 10-year single institutional experience[J]. Medicine,2017,96(6):e6067.

[21] BEDEIR K,SEETHALA R,KELLY E. Extracorporeal life support in trauma:worth the risks? A systematic review of published series[J]. The journal of trauma and acute care surgery,2017,82(2):400-406.

[22] JACOBS J V,HOOFT N M,ROBINSON B R,et al. The use of extracorporeal membrane oxygenation in blunt thoracic trauma:a study of the extracorporeal life support organization database [J]. The journal of trauma and acute care surgery,2015,79(6):1049-1053,discussion 53-54.

[23] AINSWORTH C R,DELLAVOLPE J,CHUNG K K,et al. Revisiting extracorporeal membrane oxygenation for ARDS in burns:A case series and review of the literature [J]. Burns:journal of the International Society for Burn Injuries,2018,44(6):1433-1438.

109 围手术期肺保护策略

术后肺部并发症（postoperative pulmonary complications, PPCs）是导致外科手术患者术后预后不良、住院时间延长、病死率增加及医疗卫生机构负担加重的主要原因。全球每年外科手术超过 3 亿例，手术指征逐渐增宽，年龄及各种合并症已不再是手术实施的制约因素。PPCs 是非心胸外科手术患者围手术期发病率、死亡率增高的重要原因之一，在胸科手术中其发生率高达 30%～50%，是导致患者预后不良的重要因素。因此，实施围手术期肺保护策略并有效防治 PPCs，对提高患者生存率、加速患者康复及减轻社会经济负担具有重要的临床价值和社会意义。近 5 年来，围手术期肺保护策略研究已成为围手术期医学关注的重点问题之一，围手术期肺保护是加速康复外科（enhanced recovery after surgery, ERAS）的重要组成部分，其策略包括术前风险预测、术中肺保护性通气、术后物理及镇痛治疗等。本综述结合围手术期肺保护策略最新进展进行阐述，以提高麻醉科医师对 PPCs 潜在风险的认识，并为制定围手术期个体化肺保护方案提供策略。

一、术后肺部并发症及发生机制

根据欧洲围手术期临床结局（European Perioperative Clinical Outcome, EPCO）定义，标准化 PPCs 包括肺炎、呼吸衰竭、肺不张、肺栓塞、支气管胸膜瘘和胸腔积液。麻醉诱导后，患者膈肌向头侧移位，脊柱弯曲度增加，胸腔体积减小，功能余气量（functional residual capacity, FRC）较清醒患者仰卧时低 15%～20%。同时，间歇正压通气对肺部原有通气区域的改变及麻醉药的扩血管作用，导致肺部通气血流比例（V/Q）失调。此外，机械通气还通过气压伤、容量伤、不张伤、氧化伤和生物伤损伤肺组织。弹性蛋白和胶原纤维是维持肺部呼吸弹性的关键，超过压力阈值会导致其过度拉伸并断裂，造成大量空气泄漏，称为气压伤。肺单位过度扩张导致肺水肿，称为容量伤。肺泡上皮细胞受损和表面活性物质减少导致不张伤。氧浓度过高可发生吸收性肺不张，产生氧自由基导致炎症及细胞损伤称为氧化伤。以上机制可通过局部炎症和全身炎症因子的释放来介导，称为生物伤。

二、术前肺保护策略

（一）临床风险预测

由于术后肺损伤预后不佳，术前应对患者的 PPCs 潜在风险进行预测评分和分级，以制定合理措施进行预防性干预并优化麻醉管理。加泰罗尼亚外科患者呼吸风险（Assess Respiratory Risk in Surgical Patients in Catalonia, ARISCAT）评分（表 109-1）是一项基于 8 项临床特征的术前 PPCs 评分，该评分可以预测肺炎、呼吸衰竭、胸腔积液、肺不张、气胸、支气管痉挛和吸入性肺炎。ARISCAT 评分术前评估有助于识别 PPCs 高风险患者，通过 ARISCAT 评分评估，高风险患者（ARISCAT 评分>44 分）发生 PPCs 的风险为 44%。Gupta 等基于 ARISCAT 评分的研究表明，高龄是 PPCs 的独立危险因素，其次在 ASA>Ⅱ级、血红蛋白水平<10g/dl 和术前吸入空气时 SpO_2<95% 的患者中，PPCs 的发生率显著升高。其他术前评分包括呼吸功能不全及死亡率预测因子评分（Predictors of Respiratory Insufficiency and Mortality, PRIM）以及术后呼吸系统并发症预测评分（Score for Prediction of Postoperative Respiratory Complications, SPORC）。PRIM 评分对急性颈椎损伤患者的机械通气需求和住院死亡率具有很好的预测能力，SPORC 评分对拔管后呼吸衰竭导致再次插管的发生也有良好的预测价值。LAS VEGAS 风险评分则结合术中变量，基于 13 项围手术期特征进行评分。经过研究证明 ARISCAT 评分对于高风险患者具有更好的预测价值，而 LAS VEGAS 风险评分对于 PPCs 风险较低的患者预测能力更优。Lukannek 等在 SPORC 术前评分的基础上增加了术中预测因子，开发了 SPORC-2，具有更高的预测能力和风险分类能力。Nijbroek 等采用外部验证（即在不同于原患者群体中进行预测）研究六因素风险评分、墨尔本风险预测工具（MRPT）、ARISCAT 风险评分和外科肺损伤预测（SLIP）评分，结果表明只有 ARISCAT 风险评分较为稳定，其他风险评分预测价值缺乏稳定性。一项前瞻性多中心队列研究报道了简易风

险预测指数(表 109-2),此评分方法在中国人群的预测价值优于 ARISCAT 风险评分。

表 109-1　ARISCAT 评分

风险因素	风险评分
年龄(岁)	
≤50	0
51~80	3
≥80	16
术前氧饱和度(%)	
≥96	0
91~95	8
≤90	24
近 1 个月呼吸道感染	17
术前血红蛋白≤10g/dl	11
手术部位	
上腹部	15
胸内	24
手术时间(h)	
≤2	0
2~3	16
>3	23
急诊手术	8

注:PPCs 风险等级低,<26 分;中,26~44 分;高,>44 分。

表 109-2　简易风险预测指数

风险因素	风险评分
近 1 个月呼吸道感染	20
吸烟	9
术前使用抗生素	-14
术前氧饱和度<96%	17
手术部位	
腹部	11
胸内	25
术中失血≥100ml	11
术中空腹血糖>6.1mmol/L	10
术后白蛋白<35g/L	14
术后机械通气	20

注:PPCs 风险等级低,<13 分;中,13~30 分;高,31~42 分;极高,>42 分。

(二)生物标志物预测

近年来,随着免疫学和分子生物学的发展,生物标志物可从分子水平探讨发病机制,并准确、敏感地评价疾病损害程度,提供早期预警,很大程度上为临床医师提供辅助诊断依据。目前,生物标志物在 PPCs 上的应用主要集中于急性呼吸窘迫综合征(acute respiratory distress syndrome,

ARDS)和急性肺损伤(acute lung injury,ALI)。Freemont 等研究表明,在 21 种生物标志物中,联合检测 I 型肺泡上皮细胞基底面主要表达糖基化终产物受体(receptor for advanced glycation end products,RAGE)、血管生成素 II (angiopoietin II,Ang II)、胶原循环的标记氮末端溶胶原肽 III (N-terminal procolla-genpeptide-III N-PCP-III)、脑利尿钠肽(brain natriuretic peptide,BNP)、白介素-10(interleukin-10,IL-10)、肿瘤坏死因子 α(tumor necrosis factor alpha,TNF-α)和 IL-8 这 7 个标记物,可较早发现外伤后 ALI/ARDS 的高危患者。Van 等研究表明,血浆 Ang II 和 RAGE 水平与高危人群 ARDS 风险显著相关,而炎症生物标志物如 C 反应蛋白(C-reactive protein,CRP)、降钙素原(procalcitonin,PCT)、IL-6 和 IL-8 与 ARDS 的进展没有明显联系。由于病因、临床表现和分子形式的差异导致 ARDS 的异质性,且现有的 ARDS 生物标志物临床实用性有限。代谢组学是使用系统生物学方法在单个时间点检测生物体中代谢物进行定量分析的生物学新技术,具有发现潜在生物标志物的能力,是未来 ARDS 生物标志物的研究方向。目前,由于各 ARDS 相关代谢组学研究存在较多局限性,如选用非机械通气的健康人为对照组、样本量较小、未做随访等,很难对其做出明确评价。当生物标志物与临床危险因素结合时,其预测价值远高于单一方面的预测,这是未来研究需要更加关注的方向。

(三)基础肺部疾病治疗

Cho 等研究表明,肺功能障碍是预测疾病发病率和死亡率增高的一项重要因素,并可能导致多种疾病病情恶化。哮喘控制不良或检查时哮喘发作是 PPCs 的危险因素,哮喘控制不良包括哮喘发作、每周 2 次以上短效支气管舒张剂治疗、呼气峰流速小于最优状态时的 80%、每周 1 次夜间憋醒和近一年 2 次或 2 次以上哮喘急性加重需采用全身糖皮质激素治疗。术前及手术当天应继续服用哮喘治疗药物,若经积极治疗,症状仍不缓解或加重者应及时转诊呼吸内科治疗。慢性阻塞性肺疾病(chronic obstructive pulmonary disease,COPD)是 PPCs 的独立危险因素,慢性阻塞性肺疾病全球倡议(Global Initiative for Chronic Obstructive Lung Disease,GOLD)分类系统根据第一秒用力呼气容积占预计值的百分比(FEV_1% pred)评估 COPD 的严重程度。有 COPD 病史或出现咳嗽、咳痰、呼吸困难等危险因素的患者,应在择期手术前进行检查和治疗。近期病情加重或 COPD 控制不佳的患者,在进一步治疗之前不应进行择期手术。弥漫性实质性肺疾病(diffuse parenchymal lung disease,DPLD)患者围手术期发病率和死亡率的风险较高,长期患低氧血症的患者需要进行心血管及心电图检查,若结果异常需进行超声心动图检查评估右心功能。其他检查包括基础代谢检查、肝功能检查、全血细胞计数、动脉血气分析、胸部 X 线检查和肺功能检查。所有 DPLD 患者均应进行相应药物治疗、物理治疗、对症支持治疗及并发症治疗,并咨询呼吸内科医师指导意见进行麻醉。根据日本麻醉科医师学会安全委员会关于围手术期戒烟指导方针，吸烟增加围手术期并发症发生率，导致术后恢复延迟。术前戒烟会降低循环血中碳氧血红蛋白水平，增加组织运氧，提高纤毛清除率。术前戒烟6~8周较为理想，但因患者主观因素及其他客观条件很少实现。

三、术中肺保护策略

流行病学调查表明，全身麻醉（general anesthesia，GA）后肺部并发症发生率约为5%~40%，可能与麻醉后肌肉松弛药和阿片类药物残余引起的持续性镇静镇痛作用及中枢性呼吸抑制有关。Roberts等研究表明，与GA比较，椎管内麻醉可以明显降低术后肺炎、静脉血栓栓塞的发生率和术后死亡率，还具有改善凝血功能、增加外周血容量、避免机械通气和手术应激反应等积极作用。应用高平面蛛网膜下腔神经阻滞或上胸段硬膜外神经阻滞时，运动神经阻滞导致肋间肌麻痹，表现为胸式呼吸减弱甚至消失、咳嗽反射抑制，增加PPCs发生率。刘熠等研究表明，俯卧位为术后低氧血症的保护因素，应用俯卧位手术患者发生麻醉后低氧血症的概率为非俯卧位患者的0.381倍。麻醉持续时间是PPCs的风险因素，不论手术部位如何，麻醉时间超过4h的术后肺炎发生率更高。术中肺保护策略包括肺保护性通气策略（lung protective ventilation strategy，LPVS）、低浓度吸氧及麻醉药合理应用等。

（一）肺保护性通气策略

LPVS包括小潮气量机械通气（$V_T = 6 \sim 8ml/kg$）、呼气末正压（positive end-expiratory pressure，PEEP）及肺复张（recruitment maneuvers，RM）策略。Lee等研究表明，术中使用肺保护性通气策略的儿童患者术后72h内肺部并发症的发生率为9.1%，未使用肺保护策略的小儿患者PPCs的发生率为25.5%。小潮气量机械通气具有一定的肺保护作用，对肺泡损伤较小，但其可能导致高碳酸血症和酸中毒，引起颅内压升高、心肌收缩力降低、肺动脉压增高和肾血流量降低。Yang等研究表明，单纯应用小潮气量机械通气会增加PPCs和术后30d死亡率，因此小潮气量机械通气的肺保护作用应联合适当水平的PEEP。PEEP通过在呼气末施加压力以防止肺萎陷，应用PEEP可降低左心室后负荷，逆转肺不张，降低肺血管阻力，增加心排血量。RM指通过维持高于常规潮气量的容量，使尽可能多的肺单位产生生理膨胀，尽可能实现所有肺单位完全复张的方法。一般RM方法是在3~5s内将平均气道压升至30~40cmH₂O并持续30~60s后，再恢复至原水平。在麻醉诱导后或者术中任意时间，均可实施RM。围手术期RM方法包括持续充气RM、阶梯式RM、叹息式RM，目前缺乏相关证据证实RM的最佳方法。对于小潮气量对肺功能保护作用的证据较为充分，但是PEEP在何水平以及是否应用RM发挥肺保护作用仍需要更多研究。近期一项Meta分析表明，小潮气量复合中水平PEEP（5~8cmH₂O）至高水平PEEP（≥9cmH₂O）（有或无RM）降低了PPCs风险。周建伟等在腹腔镜结直

肠癌根治术患者中，运用肺动态顺应性来探寻最佳PEEP，结合小潮气量、每半小时进行一次RM的保护性通气策略，改善了患者围手术期氧合。

（二）低浓度吸氧

世界卫生组织（World Health Organization，WHO）建议，使用80%或80%以上吸入气氧浓度（fraction of inspiration O_2，FiO_2）可以减少手术部位感染。在麻醉过程中（尤其在气管插管和拔管前），高浓度吸氧可以增加氧合，预防术后恶心呕吐。氧自由基可以促进活性氧（reactive oxygen species，ROS）的形成，理论上ROS可以改善伤口愈合，但是术中FiO_2过高也可能导致患者肺血管收缩，发生吸收性肺不张，并产生大量氧自由基引发炎症及细胞损伤。Rothen等研究表明，麻醉诱导时用FiO_2为30%的氧气进行预充氧时，可减少术后肺不张的发生率。Staehr-Rye等通过随机对照研究表明，高FiO_2与呼吸系统并发症死亡率相关联。因此，麻醉科医师在麻醉诱导和维持阶段，应在满足氧饱和度的前提下尽可能降低FiO_2，全程避免纯氧通气。如果术中出现低氧血症，可适当提高FiO_2，避免不良事件的发生。

（三）麻醉药应用

挥发性麻醉药通过抑制促炎介质调节免疫反应。De等通过随机对照试验表明，与术中使用七氟烷的患者比较，使用丙泊酚的患者肺部手术后PPCs发生率与死亡率增高。Berg等一项前瞻性研究表明，长效神经肌肉阻滞剂（neuromuscular blocking drug，NMBD）更容易发生计划外气管插管和PPCs，如使用长效NMBD潘库溴铵，拔管后TOF比率<0.7是PPCs的一个危险因素。因此，对于PPCs高风险患者，应尽可能使用短效NMBD。Sasaki等的前瞻性研究表明，使用周围神经刺激联合新斯的明拮抗NMBD可以减少肌松残余，降低PPCs。但Kirmeier等研究表明，NMBD增加了PPCs风险，并且使用神经肌肉监测及肌松拮抗药无法降低这种风险，建议PPCs风险较低的患者尽可能不使用长效NMBD或权衡利弊后谨慎使用。目前在英国，舒更葡糖钠的使用越来越普遍。舒更葡糖钠可以拮抗甾体类非去极化肌松药，比如罗库溴铵和维库溴铵的肌松残余作用。其优点是可以拮抗深度神经肌肉阻滞，但也可能出现喉痉挛和负压性肺水肿等不良反应。Ezri等研究表明，术后使用舒更葡糖钠可以降低PPCs。因此，对于PPCs高风险患者，全身麻醉期间应尽可能使用挥发性麻醉药、短效NMBD，必要时应用周围神经刺激联合新斯的明或舒更葡糖钠拮抗NMBD，减少肌松残余。

四、术后肺保护策略

（一）术后镇痛

术后疼痛可能发生疼痛相关性肺不张和肺通气不足，良好的术后镇痛和使用消除半衰期较短的麻醉药可能有助于降低PPCs的风险。多年来，医学界将疼痛简单地视为一种症状，仅从严重程度（轻度、中度和重度）来考虑，并以此

为基础选择镇痛药物,如非甾体类镇痛药、弱阿片类药物和强阿片类药物等,这种判断导致阿片类药物的过度使用。但疼痛并非单一的现象,临床医师要意识到有四种主要疼痛亚型,包括伤害感受性疼痛、炎性疼痛、神经性疼痛和功能失调性疼痛,并且每种亚型都需要不同的治疗策略。阿片类药物在急性和晚期癌性疼痛治疗中功效较高,考虑其成瘾性、耐受性和依赖性,需要非阿片类镇痛药替代治疗。目前临床上具有良好镇痛效果的非阿片类镇痛药包括非甾体抗炎药、柳氮磺吡啶、卡马西平、氯胺酮、齐考诺肽、加巴喷丁、曲普坦、度洛西汀和伊洛尤单抗等。与单独应用阿片类药物比较,GA 联合硬膜外镇痛可显著降低患者发生术后肺炎的风险。硬膜外镇痛可以改善患者呼吸功能,降低肺炎、术后机械通气和非计划插管的发生率。应用多模式镇痛,可以良好地控制术后疼痛,包括非甾体抗炎药、局部伤口浸润或区域阻滞、患者自控镇痛(patient controlled analgesia,PCA)和患者自控硬膜外镇痛(patient controlled epidural analgesia,PCEA)等。在普通外科手术患者人群中,肥胖患者患阻塞性睡眠呼吸暂停(obstructive sleep apnoea,OSA)综合征的可能性更大,阿片类药物剂量与术后 OSA 风险增加相关。因此,确诊或有 OSA 风险的患者应减少阿片类药物的剂量。

(二)呼吸理疗及早期活动

术后应实施舒适化呼吸理疗方案,帮助患者恢复呼吸功能,主要包括深呼吸、辅助咳嗽、体位引流、拍打胸部、吸气引液等。其中,对于患有 OSA 及无法进行深呼吸锻炼的患者,实施持续气道正压通气可有效增加患者术后潮气量。术后早期活动可提高呼吸肌功能独立性,早期、目标导向的活动缩短了患者在外科重症监护治疗病房(surgical intensive care unit,SICU)中的停留时间,也改善了患者出院时的活动能力。

五、总结

PPCs 是导致围手术期患者术后预后不良、病死率增加、住院时间延长及医疗卫生机构负担加重的主要原因。围手术期肺保护措施应从术前开始,具体措施可以通过临床风险预测及生物标志物联合监测 PPCs 高风险患者,并对患者基础肺部疾病进行诊断治疗。术中采用肺保护性通气策略,联合低浓度吸氧,合理应用麻醉药管理患者;术后选择合适的镇痛方式及镇痛药物充分镇痛,进行舒适化呼吸理疗及早期、目标导向的活动,以辅助患者顺利度过术后恢复阶段。临床中多种肺保护策略均可降低 PPCs 发生率,麻醉科医师可对高风险患者人群制定个体化肺保护管理策略,以减少患者 PPCs 发生率,提高术后生存率,节约医疗资源。

(马嘉敏 王宇 李建华 姚尚龙)

参 考 文 献

[1] HOLMER H,BEKELE A,HAGANDER L,et al. Evalua-ting the collection,comparability and findings of six global surgery indicators[J]. British Journal of Surgery,2019,106(2):e138-e150.

[2] CHANDLER D,MOSIERI C,KALLURKAR A,et al. Peri-operative strategies for the reduction of postoperative pul-monary complications[J]. Best Practice & Research Clin-ical Anaesthesiology,2020,34(2):153-166.

[3] KAUFMANN K,HEINRICH S. Minimizing postoperative pulmonary complications in thoracic surgery patients[J]. Current Opinion in Anaesthesiology,2021,34(1):13-19.

[4] JAMMER I,WICKBOLDT N,SANDER M,et al. Stand-ards for definitions and use of outcome measures for clini-cal effectiveness research in perioperative medicine:euro-pean perioperative clinical outcome(EPCO)definitions:a statement from the ESA-ESICM joint taskforce on perio-perative outcome measures[J]. European Journal of An-aesthesiology,2015,32(2):88-105.

[5] HOL L,NIJBROEK S,SCHULTZ M J. Perioperative lung protection:clinical implications[J]. Anesthesia and Anal-gesia,2020,131(6):1721-1729.

[6] RUSCIC K J,GRABITZ S D,RUDOLPH M I,et al. Pre-vention of respiratory complications of the surgical pa-tient:actionable plan for continued process improvement[J]. Curr Opin Anaesthesiol,2017,30(3):399-408.

[7] SELZER A,SARKISS M. Preoperative pulmonary evalua-tion[J]. Medical Clinics of North America,2019,103(3):585-599.

[8] GUPTA S,FERNANDES R J,RAO J S,et al. Perioperative risk factors for pulmonary complications after non-car-diac surgery[J]. Journal of Anaesthesiology,Clinical Pharmacology,2020,36(1):88-93.

[9] NETO A S,DA COSTA L G V,HEMMES S N T,et al. The LAS VEGAS risk score for prediction of postoperative pulmonary complications:an observational study[J]. Eu-ropean Journal of Anaesthesiology,2018,35(9):691-701.

[10] LUKANNEK C,SHAEFI S,PLATZBECKER K,et al. The development and validation of the Score for the Pre-diction of Postoperative Respiratory Complications(SPORC-2)to predict the requirement for early postop-erative tracheal re-intubation:a hospital registry study[J]. Anaesthesia,2019,74(9):1165-1174.

[11] NIJBROEK S G,SCHULTZ M J,HEMMES S N T. Pre-diction of postoperative pulmonary complications[J]. Curr Opin Anaesthesiol,2019,32(3):443-451.

[12] VAN DER ZEE P,RIETDIJK W,SOMHORST P,et al. A systematic review of biomarkers multivariately associ-ated with acute respiratory distress syndrome develop-

ment and mortality[J]. Crit Care,2020,24（1）:243.

[13] METWALY S M, WINSTON B W. Systems biology ARDS research with a focus on metabolomics[J]. Metabolites,2020,10(5):207.

[14] ROBERTS D J,NAGPAL S K,KUBELIK D,et al. Association between neuraxial anaesthesia or general anaesthesia for lower limb revascularisation surgery in adults and clinical outcomes:population based comparative effectiveness study [J]. British Medical Journal, 2020, 371:m4104.

[15] DENG Q W,TAN W C,ZHAO B C,et al. Intraoperative ventilation strategies to prevent postoperative pulmonary complications:a network meta-analysis of randomised controlled trials [J]. British Journal of Anaesthesia, 2020,124(3):324-335.

[16] LEE J H,BAE J I,JANG Y E,et al. Lung protective ventilation during pulmonary resection in children:a pro-

spective,single-centre,randomised controlled trial[J]. British Journal of Anaesthesia,2019,122(5):692-701.

[17] NGUYEN A. Use of recruitment maneuvers in patients with acute respiratory distress syndrome[J]. Dimensions of Critical Care Nursing,2018,37(3):135-143.

[18] KIRMEIER E,ERIKSSON L I,LEWALD H,et al. Post-anaesthesia pulmonary complications after use of muscle relaxants（POPULAR）:a multicentre, prospective observational study[J]. Lancet Respir Med,2019,7(2): 129-140.

[19] WOOLF C J. Capturing novelnon-opioid pain targets [J]. Biological Psychiatry,2020,87(1):74-81.

[20] MONINGI S,PATKI A,PADHY N,et al. Enhanced recovery after surgery:an anesthesiologist's perspective [J]. Journal of Anaesthesiology, Clinical Pharmacology, 2019,35(Suppl 1):S5-S13.

110 重症患者氧疗的研究进展

氧气是一种无色、无味的气体，在 18 世纪 70 年代由 Scheele、Priestley 和 Lavoisier 发现并描述。此后不久，人们就发现了氧气对患有呼吸系统疾病患者的治疗潜力。许多疾病状态都会导致低氧血症，氧气已成为重症患者的重要治疗手段。从生理学角度出发，避免低氧血症是明智的，考虑到低氧的潜在危险，通常氧饱和度接近 100% 时，临床医师才会放心。从而使临床上超一半的患者暴露于高氧血症。氧疗是一把双刃剑，既可以挽救生命，也能引起氧中毒。低氧血症和高氧血症都与较差的临床预后相关，适当使用氧气的目的是在两种临床状态之间取得平衡。

一、氧疗的生理机制

氧疗的总体目标是使用最低的 FiO_2 来实现充足的氧供，即实现组织氧供（DO_2）与氧耗之间的平衡。但是，实现该目标的过程受多种因素的影响，包括肺部疾病、肺内分流、通气血流比例（$\dot{V}/\dot{Q}$）不匹配、氧气扩散障碍、贫血、血红蛋白功能异常等。

首先，氧疗仅在肺泡毛细血管有一定功能时才能实现肺换气，增加动脉血氧分压（PaO_2）。如果存在动静脉分流，且混合静脉血不通过肺泡毛细血管单元，则氧疗无效。当肺泡毛细血管膜增厚时，氧气扩散受限，导致低氧血症。可以提高 FiO_2，通过增加浓度梯度来增加整个肺泡毛细血管膜的扩散速率，进而实现 PaO_2 的增加。另外肺血管系统有一个不同于其他血管的功能，即低氧性血管收缩，这一特征可以确保大部分血流通过通气良好的肺部，通气血流比例（$\dot{V}/\dot{Q}$）匹配，实现最佳氧合。

其次，氧气输送主要取决于血红蛋白（Hb）的携氧能力和循环灌注，即心排血量（CO）。可以用公式表示：$DO_2 = CO×[(Hb×SaO_2×1.34)+(PaO_2×0.003\ 1)]$。在贫血或低血容量，血红蛋白异常或心排血量较低的患者中，即使 PaO_2 正常，氧供也可能不足。通过氧疗增加血浆中的溶解氧也可用于在某种程度上抵消低灌注的影响，尽管这种影响只是微不足道的，但是在某些情况下（如心源性休克）可能很重要。增加 FiO_2 只能略微减轻贫血性缺氧的影响，但

是由于贫血患者的动脉血氧含量（CaO_2）低于血红蛋白正常的患者，因此在这些情况下，血浆中溶解的氧气的影响可能会变得更加重要。有文章指出暴露于 3 个标准大气压（1 标准大气压 = 101.325kPa）下的高压氧疗可保证血浆中有足够的氧气溶解（约占 6% 的 CaO_2），仅靠血浆溶解的氧气即可满足静息状态下组织的平均氧耗需求，可用于一氧化碳中毒或是不能实现输血的重度贫血患者。

二、低氧血症和高氧血症

（一）低氧血症

低氧血症是一种严峻的挑战，会导致呼吸和心血管工作负荷增加，影响细胞代谢，引发细胞缺氧损伤和多器官功能衰竭，在重症患者中很常见。低氧血症是指血液中的氧张力或是氧分压低。出于实际原因，也可以根据氧合血红蛋白饱和度来测量低氧血症。低氧血症的诊断标准尚有争议。目前低氧血症标准的说法有：①$SpO_2 < 94\%$；②$SpO_2 < 92\%$；③$SpO_2 < 90\%$；④$PaO_2 < 60mmHg（8kPa）$。目前低氧血症公认的定义为 $PaO_2 < 60mmHg（8kPa）$ 或 $SpO_2 < 90\%$。

（二）高氧血症

为低氧血症的患者提供氧疗可以促进 PaO_2 升高，进而产生良好的生理效果，并最终预防低氧性细胞死亡，但是为非低氧血症的患者提供氧疗则会导致高氧血症，反而存在一些潜在的不利影响。"高氧血症"一词通常是指过量的氧气供应引起 PaO_2 升高至正常值以上。由于通常使用 $80～100mmHg$ 的 PaO_2 来定义海平面水平未吸氧情况下正常人的血氧水平，因此任何大于 $100mmHg$ 的 PaO_2 值实际上都可以称为高氧血症。

三、氧毒性

高浓度氧气在临床上的广泛使用面临的主要限制是其潜在的毒性以及其有效剂量和毒性剂量之间的安全范围窄。高氧血症毒性主要是由活性氧（reactive oxygen species，ROS）产生的肺毒性、血流动力学改变以及神经系统损

害引起的。

（一）氧化应激

当活性氧（ROS）的生成速率超过体内的抗氧化能力时，则发生氧化应激。在脓毒症的动物模型中，高氧暴露24h与ROS和炎性细胞因子的增加，感染的扩散以及多器官功能障碍加重有关。ROS是线粒体呼吸的正常产物，也是组织再灌注阶段以及感染和炎症过程中的产物。全身性炎症和休克状态可能会导致产生过量的ROS，超过抗氧化能力。在这种情况下，过量使用氧气可能会加剧氧化剂和抗氧化剂之间的不平衡，加剧氧化应激，导致核酸、蛋白质和脂质受损。ROS引起的线粒体介导的细胞损伤已被确定为高氧血症细胞凋亡和坏死形式的关键。

（二）肺毒性

肺承受着高于其他任何器官的氧分压，吸入高浓度氧气首先影响肺功能。在动物模型中，长时间FiO_2过高引起的组织病理学变化类似于ARDS。Helmerhorst在暴露于不同水平高氧的小鼠中发现了剂量依赖性及时间依赖性的炎症反应。过量的氧气也会损害黏膜纤毛清除功能和免疫细胞的抗菌能力。此外，由于脱氮作用，FiO_2过高会导致吸收性肺不张的发生。

（三）血流动力学改变

高氧血症可引起血管收缩并增加全身血管阻力。在正常受试者中，高氧引起的血管收缩是剂量依赖性的，可以在几分钟内观察到，并可导致局部灌注平均降低30%。氧化应激、一氧化氮的生物利用度降低似乎是造成血管收缩的主要原因。不过也有研究显示在高氧条件下，微血管内皮细胞活力和增殖能力降低。另外，高氧血症可能还会兴奋迷走神经，导致低心率及心排血量降低。

（四）中枢神经系统毒性

中枢神经系统毒性多为高压氧疗的主要限制，高压氧会破坏神经系统的保护机制。出现中枢神经系统氧中毒症状的时间与氧气压力相关。中枢神经系统氧中毒的最显著症状为癫痫发作，表现为全身性强直-阵挛。不过高氧血症引起的癫痫发作被认为是可逆的，不会引起残留的神经系统损害，并在氧分压恢复后消失。中枢神经系统毒性的其他症状还有恶心、头晕、头痛、焦虑，以及视力模糊、耳鸣、呼吸障碍，眼睛、嘴唇和额头的抽搐，症状发作无时间顺序性。

四、重症患者的保守性氧疗与自由氧疗

（一）心肌梗死及心搏骤停者的氧疗

传统上，氧气一直被认为可以增加缺血心肌的氧气供应，广泛用于急性冠脉综合征的管理。但是近年来的研究表明，高氧血症可能会导致冠状动脉血流量减少，加剧心肌缺血再灌注损伤，甚至可能导致梗死面积增加。补充氧气对心肌梗死患者是否有益尚不清楚。使用冠状动脉造影技术对心肌梗死患者进行的研究发现，吸入纯氧可使冠状动脉血流速度下降20%，并使冠状动脉阻力增加23%。2013

年美国心脏协会指南提出不建议对$SpO_2 \geq 90\%$的心肌梗死患者常规使用氧疗。

心搏骤停是心血管疾病最常见的死因，即使恢复了自主循环，仍有约60%的患者死亡。如此高的死亡率主要归因于心搏骤停后的并发症，涉及全身缺血再灌注损伤，心肌电击和缺氧性脑损伤。对于心搏骤停患者，通常在心肺复苏过程中和复苏后阶段常规使用高浓度的氧气，以增加组织氧供。然而，近年来存在不同的声音，认为低氧可能会加剧缺氧损伤，但是高氧或许通过增加氧气自由基的产生触发细胞损伤并凋亡。一项涉及6 000多例因心搏骤停复苏的患者的回顾性队列研究报告了在心搏骤停后的成人复苏过程中，过量的氧气具有潜在的危害。2017年英国胸科学会指南建议在心肺复苏时使用尽可能高的FiO_2进行复苏，一旦自主循环恢复，将SpO_2目标定在94%~98%，并根据动脉血气结果进行调整。

（二）脑卒中患者和创伤性脑损伤患者的氧疗

脑卒中患者常常合并有低氧血症，传统上习惯性给所有脑卒中患者提供氧疗以改善脑部氧合。一项观察性研究显示，定期监测血氧饱和度并纠正低氧血症可以改善脑卒中患者的预后。但是对于氧饱和度正常的脑卒中患者，氧疗并未显示相同的效益。一项涉及8 003例大型多中心随机对照研究得出同样的结果，在非低氧性急性脑卒中患者中，预防性氧疗并不能改善预后或降低3个月的死亡率。对于急性脑卒中患者，最初几个小时内进行氧疗可能有益，但持续给氧则可能会加剧损伤。2018年欧洲卒中协会指南提出可以为SpO_2低于95%的患者提供氧气，维持血氧在正常范围，但不建议对所有脑卒中患者常规进行氧疗。

关于创伤性脑损伤患者的氧疗策略，目前存在两种观点。一种观点认为高氧血症可以引起脑血管收缩，降低颅内压，进而改善脑灌注。另一种观点认为较高的FiO_2可能会加剧患者的脑兴奋性，进而导致继发性脑损伤。2007年美国指南建议将急性脑损伤患者SpO_2维持在90%以上。

（三）急性呼吸窘迫综合征（ARDS）及慢性阻塞性肺疾病（COPD）患者的氧疗

对于大多数ARDS患者，为了维持足够的氧合，需要持续吸入高浓度的氧气。基于很少有ARDS患者死于低氧血症，有人提出在特定情况下可以降低PaO_2目标。目前关于ARDS患者氧疗策略的临床研究不多，普遍接受的SpO_2目标为88%~95%。

COPD患者通常同时合并高碳酸血症的风险，高氧血症可能会进一步降低呼吸兴奋性，从而加重高碳酸血症。因此，在临床实践中，限制性氧疗策略被广泛应用于COPD患者已有很多年了。2017年英国胸科协会指南建议COPD患者SpO_2目标维持在88%~92%，如果伴有高碳酸血症和酸中毒，则需在低氧血症的纠正和呼吸性酸中毒的风险之间取得平衡。

（四）脓毒症患者的氧疗

关于脓毒症患者的氧疗策略，目前存在两种观点。一种观点认为高氧血症会加重氧化应激和炎症反应,从而影响器官功能。在脓毒症动物模型中,高氧暴露24h与血清ROS和炎性细胞因子的增加、感染的扩散以及多器官功能障碍加重相关。在体外,短期暴露于常压高浓度氧疗(FiO₂≥80%)抑制细胞因子的产生,并诱导肺泡巨噬细胞结构变化,显著影响害其抗菌活性。另一种观点提倡使用100%的FiO₂来抵消脓毒症休克发生时的低血压,增加外周微循环灌注,改善器官功能,以及发挥氧气的抗生素作用。目前脓毒症患者的氧疗策略仍存在争议,需要进一步研究来证实脓毒症患者中高氧血症的利与弊。脓毒症管理指南建议脓毒症患者的目标血氧饱和度为88%~95%。

五、结语

及时有效的氧疗可以改善组织氧供与氧耗之间的矛盾,从而挽救患者生命。然而,氧气作为一种临床"药物",同样存在毒性。过度氧疗导致高氧血症,可能会造成多个器官功能受损,影响预后。最佳氧合目标可能会因患者自身因素(如年龄、合并症及潜在疾病等)而有所差异,"一刀切"的治疗策略不可取。当务之急是平衡低氧血症和高氧血症相关的风险,把其设为危重患者日常评估的一部分,将PaO₂或SpO₂滴定至测量的终点,以避免吸入氧气的过量或不足,改善患者预后。

(高学慧 尚游 姚尚龙)

参 考 文 献

[1] HEFFNER J E. The story of oxygen[J]. Respir Care, 2013,58(1):18-31.

[2] HELMERHORST H J,SCHULTZ M J,VAN DER VOORT P H,et al. Self-reported attitudes versus actual practice of oxygen therapy by ICU physicians and nurses[J]. Ann Intensive Care,2014,25(4):23.

[3] O'DRISCOLL B R,HOWARD L S,EARIS J,et al. BTS guideline for oxygen use in adults in healthcare and emergency settings[J]. Thorax,2017,72(Suppl 1):ii1-ii90.

[4] WALSH B K,SMALLWOOD C D. Pediatric oxygen therapy:a review and update[J]. Respir Care,2017,62(6):645-661.

[5] TIBBLES P M,EDELSBERG J S. Hyperbaric-oxygen therapy[J]. N Engl J Med,1996,334(25):1642-1648.

[6] DAMIANI E,DONATI A,GIRARDIS M. Oxygen in the critically ill:friend or foe?[J]. Curr Opin Anaesthesiol,2018,31(2):129-135.

[7] RODRÍGUEZ-GONZÁLEZ R,MARTÍN-BARRASA J L,RAMOS-NUEZ Á,et al. Multiple system organ response induced by hyperoxia in a clinically relevant animal model of sepsis[J]. Shock,2014,42(2):148-153.

[8] WALLACE K B,EELLS J T,MADEIRA V M,et al. Mito-chondria-mediated cell injury. Symposium overview[J]. Fundam Appl Toxicol,1997,38(1):23-37.

[9] ALTEMEIER W A,SINCLAIR S E. Hyperoxia in the intensive care unit:why more is not always better[J]. Curr Opin Crit Care,2007,13(1):73-78.

[10] HELMERHORST H J F,SCHOUTEN L R A,WAGENAAR G T M,et al. Hyperoxia provokes a time-and dose-dependent inflammatory response in mechanically ventilated mice,irrespective of tidal volumes[J]. Intensive Care Med Exp,2017,5(1):27.

[11] ROUSSEAU A,BAK Z,JANEROT-SJÖBERG B,et al. Acute hyperoxaemia-induced effects on regional blood flow,oxygen consumption and central circulation in man[J]. Acta Physiol Scand,2005,183(3):231-240.

[12] ATTAYE I,SMULDERS Y M,DE WAARD M C,et al. The effects of hyperoxia on microvascular endothelial cell proliferation and production of vaso-active substances[J]. Intensive Care Med Exp,2017,5(1):22.

[13] BITTERMAN N. CNS oxygen toxicity[J]. Undersea Hyperb Med,2004,31(1):63-72.

[14] WIJESINGHE M,PERRIN K,RANCHORD A,et al. Routine use of oxygen in the treatment of myocardial infarction:systematic review[J]. Heart,2009,95(3):198-202.

[15] MCNULTY P H,ROBERTSON B J,TULLI M A,et al. Effect of hyperoxia and vitamin C on coronary blood flow in patients with ischemic heart disease[J]. J Appl Physiol(1985),2007,102(5):2040-2045.

[16] O'Gara P T,KUSHNER F G,ASCHEIM D D,et al. 2013 ACCF/AHA guideline for the management of ST-elevation myocardial infarction:a report of the american college of cardiology foundation/american heart association task force on practice guidelines[J]. Circulation,2013,127(4):e362-e425.

[17] STIELL I G,WELLS G A,FIELD B,et al. Advanced cardiac life support in out-of-hospital cardiac arrest[J]. N Engl J Med,2004,351(7):647-656.

[18] KILGANNON J H,JONES A E,SHAPIRO N I,et al. Association between arterial hyperoxia following resuscitation from cardiac arrest and in-hospital mortality[J]. JAMA,2010,303(21):2165-2171.

[19] BRAVATA D M,WELLS C K,LO A C,et al. Processes of care associated with acute stroke outcomes[J]. Arch Intern Med,2010,10;170(9):804-810.

[20] ROFFE C,NEVATTE T,SIM J,et al. Effect of routine low-dose oxygen supplementation on death and disability in adults with acute stroke:the stroke oxygen study randomized clinical trial[J]. JAMA,2017,318(12):1125-

1135.

[21] KOBAYASHI A,CZLONKOWSKA A,FORD G A,et al. European academy of neurology and european stroke organization consensus statement and practical guidance for pre-hospital management of stroke[J]. Eur J Neurol, 2018,25(3):425-433.

[22] Brain Trauma Foundation. Guidelines for the management of severe traumatic brain injury. IX. Cerebral perfusion thresholds[J]. J Neurotrauma,2007,24(Suppl 1): S59-S64.

[23] MEADE M O,COOK D J,GUYATT G H,et al. Ventilation strategy using low tidal volumes,recruitment maneuvers,and high positive end-expiratory pressure for acute lung injury and acute respiratory distress syndrome:a randomized controlled trial[J]. JAMA,2008,299(6): 637-645.

[24] HE X,SU F,XIE K,et al. Should Hyperoxia be avoided during sepsis? An experimental study in ovine peritonitis [J]. Crit Care Med,2017,45(10):e1060-e1067.

[25] RHODES A,EVANS L E,ALHAZZANI W,et al. Surviving sepsis campaign:international guidelines for management of sepsis and septic shock:2016[J]. Intensive Care Med,2017,43(3):304-377.

111 肿瘤患者围手术期急性肾损伤影响因素的研究进展

急性肾损伤(acute kidney injury,AKI)常用于描述肾功能的短时间内的急剧恶化,是一种由各种原因引起的临床综合征,临床表现为肾功能快速下降,水、电解质、酸碱平衡紊乱,甚至全身各脏器的功能障碍,区别于慢性肾损伤只是时间的限定。AKI 患者出院后肾功能存在不同程度的损伤,与未发生 AKI 患者相比,这部分患者快速进展为慢性肾脏病(chronic kidney disease,CKD)、终末期肾脏疾病(end stage renal disease,ESRD)甚至死亡的风险度明显增高。

肿瘤是发生 AKI 的常见原因之一。2018 年全球新增 1 810 万肿瘤病例,其中消化道肿瘤 270 万,另有 970 万肿瘤患者死亡,其中消化道肿瘤 184 万。中国肿瘤人数占全球 22%,发病人数全球第一。肿瘤患者中有 25.8%会发生 AKI,患肿瘤第 1、第 5 年 AKI 发生率分别是 17.5%、27.0%。国内住院肿瘤患者 AKI 发生率达 18.6%。随着肿瘤发病率日益增高,由此诱发的肾损伤患者也日益增多,并逐渐衍生出一门新的交叉学科——肿瘤肾脏病学。国际肾脏病学会(International Society of Nephrology,ISN)于 2015 年提出了急性肾损伤"0by25"倡议,旨在实现至 2025 年,无 1 例患者死于可预防的 AKI。而围手术期器官损伤是外科患者主要并发症,且是死亡率的主要原因之一。在不同类型的围手术期器官损伤中,AKI 尤其常见。因此肿瘤患者围手术期 AKI 更加值得关注。

一、AKI 定义及诊断标准

急性肾损伤原名急性肾衰竭(acute renal failure,ARF),于 2005 年更名为急性肾损伤。AKI 是由多种病因引起的肾功能快速下降而出现的临床综合征,表现为肾小球滤过率的下降、氮质代谢产物的潴留、水电解质紊乱和酸碱平衡失调,重者可出现尿毒症。对于急性肾损伤的诊断,主要依靠于一定时间内患者血清肌酐(serum creatinine,Scr)升高的幅度及尿量的变化进行判断。

2012 年,全球改善肾脏病预后组织(Kidney Disease: Improving Global Outcomes,KDIGO)对 AKI 标准进行了修订,并一直沿用至今(表 111-1)。

表 111-1　KDIGO 急性肾损伤标准(2012 年)

分级	指标要求
1 期	7d 内 Scr 升高 1.5~1.9 倍,或 48h 内 Scr 升高≥0.3mg/dl;或尿量<0.5ml/(kg·h),持续>6~12h
2 期	7d 内 Scr 升高 2.0~2.9 倍;或尿量<0.5ml/(kg·h),持续>12h
3 期	7d 内 Scr 升高≥3 倍,或 Scr≥4mg/dl,或肾脏替代治疗,或 18 岁以下 GFR<35ml/(min·1.73m^{-2})

随着对 AKI 更深入的认识,广义上 AKI 可以分为亚临床 AKI 和功能性 AKI。功能性 AKI 系符合 KDIGO 标准,而未达到 KDIGO 标准系亚临床 AKI,Scr 轻微升高或延迟升高的,新型的生物标志物可能可以作为一种诊断工具。对于肿瘤患者围手术期,在多重打击下,即使 Scr 无很大的波动,亚临床 AKI 也可能造成预后不良。因此,对肿瘤患者围手术期急性肾损伤危险因素进行分析,及早识别、诊断,并针对性地优化麻醉方案,可以改善患者预后。

二、AKI 的影响因素

(一)患者相关

患者一般情况 AKI 相关危险因素,多属于不可变因素。确定这些因素可能有助于患者术前风险分层和预防。

1. 年龄　随着年龄的增长,AKI 的可能性增加。一项国内横断面研究结果显示,18~39 岁,40~59 岁,60~79 岁,≥80 岁的 4 个年龄组中 AKI 的所占比例分别为 11.52%、30.79%、41.03%和 16.66%,老年人是主要的 AKI 人群,其中最常见的 AKI 类型是肾前性 AKI。

2. 性别　目前,有关性别的研究存在争议。研究报道女性可能会增加围手术期发生急性肾损伤的风险。同时,也有文献报道,男性与 AKI 密切相关。

3. 肥胖　在世界范围内,体质量指数>25kg/m^2 的 AKI

发生率在男性中估计为37%,在女性中为38%。一项针对ICU创伤患者的研究表明,通过计算机断层扫描测量,AKI与腹部脂肪特别相关。体质量指数(body mass index,BMI)每增加5kg/m²,AKI发生率增加26.5%。可能与肥胖加重了氧化应激、促炎细胞因子的释放和内皮细胞功能障碍相关。

4. 合并症 合并慢性病,如心血管疾病、慢性阻塞性肺疾病等,均可能与AKI发生相关。

(二) 肿瘤相关

1. 肿瘤直接作用 肿瘤直接侵犯肾脏,或压迫造成肾性和肾后性AKI,而食欲缺乏、消瘦等引起有效循环量下降,肾灌注下降,造成肾前性AKI。

2. 肿瘤检查及治疗相关

(1) 造影剂相关:造影剂肾病(contrast-induced nephropathy,CIN)指在排除其他原因所造成肾脏损伤以后,使用造影剂后24～48h,血肌酐水平升高≥44.2μmol/L或较基础值增加25%,是造影剂使用中最严重并发症之一,对肾脏损伤仅次于肾脏缺血和肾毒性药物,为院内AKI发生的第三位原因。CIN是由肾血管收缩,氧化应激级联反应和肾小管的直接损伤多种病理生理改变引起的。对于肿瘤患者,术前为了明确诊断,可能短期内接受多次造影剂,且之后较短时间行手术治疗,可能使已经脆弱的肾功能,遭受进一步的打击。CIN会明显延长住院时间,增加医疗负担,增加近远期的死亡率,加快AKI的慢性转化。CIN是一种可逆的、短暂的医院获得性肾脏损伤。由于患者自身情况、造影剂种类及其他药物的应用等因素,CIN发生率报道不一,0～24%。

(2) 抗肿瘤药物肾毒性:抗肿瘤药物的肾脏毒性主要包括:①药物的直接作用,肾是许多抗肿瘤药物及其代谢物通过肾小球滤过和肾小管分泌的重要消除途径,传统的细胞毒剂或是分子靶向的药物,均可以影响肾单位的任何部分;②化疗药引起癌细胞急剧破坏造成肿瘤溶解综合征,引发急性肾衰竭。

抗肿瘤药物按照来源和机制分为:①传统化疗药,包括铂类、抗代谢药物、抗肿瘤抗生素类、抗肿瘤植物药;②靶向治疗药,包括抗血管内皮生长因子(vascular endothelial growth factor,VEGF)药物、酪氨酸激酶抑制剂(tyrosine kinase inhibitor,TKI)等;③免疫治疗药,抗肿瘤药物可在肾小动脉、肾小球、肾小管和间质的各个部位造成各种形式的损伤。

化疗药的肾毒性一般呈现剂量依赖性,多次应用、大量应用或多种联合应用,肾毒性明显增加。对于进展期肿瘤,新辅助化疗作为一种有效的降期手段而被广泛应用。有研究报道,接受新辅助化疗是肿瘤患者AKI的独立危险因素。所以,不论患者是接受常规化疗,还是行新辅助化疗,均可能对肾脏产生损伤。虽然化疗药在不断改进,肾功能毒性逐渐降低,或通过水化来降低肾毒性或采用联合用药,降低单一药物用量,或采用相应的支持治疗,以保障治疗继续

等。但抗肿瘤药物的相关肾损伤有时是不可避免的,需要权衡。

此外,抗肿瘤药物引起的其他副作用,如恶心、呕吐、腹泻等,导致容量丢失,有效循环血量下降,进一步降低肾灌注,造成肾脏缺血缺氧,最终诱发AKI。及时进行对症支持治疗,这些问题是可以避免的。

(三) 手术与麻醉相关

1. 贫血及输血 贫血导致血液携氧能力下降,组织氧供降低,肾脏缺氧,从而导致AKI。研究发现,术前Hb水平低于80g/L会导致围手术期AKI的发病率增加4倍。贫血可能通过降低肾脏氧供,加重氧化应激等造成AKI。但是围手术期进行血制品输注,也会增加AKI发生率。输血可能由于红细胞储存后,可变形性降低,NO产生能力下降,增加对血管内皮黏附性,促进炎症因子释放,从而造成AKI。所以贫血要严格掌握输血指征,权衡利弊。

2. 高血糖 在一项观察研究中,围手术期高血糖(从手术前1d到术后10d)与术后AKI风险增加相关。慢性高血糖与术后AKI发生率增加相关。对于危重症患者,通过胰岛素治疗严格控制血糖可降低AKI的发生率。高血糖组肾皮质灌注和供氧减少,线粒体呼吸链活性严重降低,氧化和亚硝化应激增加。Gordillo等研究表明,高血糖与AKI有关,血糖峰值每增加10mg/dl,OR值提高12%。持续高血糖可导致肾血流动力学改变、肾实质的直接损伤、糖代谢异常、高脂血症和游离脂肪酸水平升高、胰岛素抵抗以及脂肪细胞因子水平改变,所有这些均可能对肾脏产生损伤。持续性高血糖还通过NF-κB和c-Jun NH2途径诱导血管内皮细胞凋亡,减少肾间质血管。

3. 低白蛋白血症 Lee等研究发现,若术前白蛋白水平<40g/L,术前给予20%的外源性白蛋白可以增加术中的尿量,并降低术后AKI的风险。可能的机制是白蛋白可以改善内皮细胞的完整性。此外,白蛋白可能与NO作用,通过延长白蛋白反应引起的肾血管有效扩张,来改善肾脏灌注和肾小球滤过。对于化疗患者,低蛋白血症可导致游离铂浓度升高,肾毒性增强。

4. 电解质紊乱 低钠血症是肿瘤患者最常见的电解质紊乱,发生率5%～50%。低血容量性低钠血症最常见,主要因呕吐或腹泻导致液体丢失。低钠血症可以作为AKI的预测因子。Lee等研究报道,低钠血症使AKI发生风险增加30%。另一项研究显示,血清钠的变异度可以作为AKI发生的一个标志物,通过多因素调整模型分析,患者存在血钠异常,增加了AKI发生风险(OR=1.87%;95%CI:1.61～2.16)。钠代谢障碍和AKI可能在许多病理情况共存,如容量超负荷或耗竭,尤其是肿瘤患者。由于肾脏是保障液体和电解质动态平衡的主要器官,因此肾功能障碍经常与水分失衡相关,进而导致血清电解质水平的变化。

总之,围手术期肿瘤患者发生AKI不是单一因素引起的,是多种因素共存,共同影响的,可能是相加或是协同的作用。因此,尽早评估风险、识别高危人群、筛查并积极进

行干预,优化麻醉方案,降低发生风险,进而才能改善预后。

(柴叶静 朱康生 李超 乔喜 金帆 贾慧群)

参 考 文 献

[1] ZARBOCK A,KOYNER J L,HOSTE E A J,et al. Update on perioperative acute kidney injury[J]. Anesth Analg, 2018,127(5):1236-1245.

[2] BRAY F,FERLAY J,SOERJOMATARAM I,et al. Global cancer statistics 2018:GLOBOCAN estimates of incidence and mortality worldwide for 36 cancers in 185 countries [J]. CA Cancer J Clin,2018,68(6):394-424.

[3] JIN J,WANG Y,SHEN Q,et al. Acute kidney injury in cancer patients:a nationwide survey in China[J]. Sci Rep,2019,9(1):3540.

[4] MEHTA R L,CERDÁ J,BURDMANN E A,et al. International society of nephrology's 0by25 initiative for acute kidney injury(zero preventable deaths by 2025):a human rights case for nephrology[J]. Lancet,2015,385(9987): 2616-2643.

[5] WU L,HU Y,ZHANG X,et al. Changing relative risk of clinical factors for hospital-acquired acute kidney injury across age groups:a retrospective cohort study[J]. BMC Nephrol,2020,21(1):321.

[6] WEI Q,LIU H,TU Y,et al. The characteristics and mortality risk factors for acute kidney injury in different age groups in China-a cross sectional study[J]. Ren Fail, 2016,38(9):1413-1417.

[7] NEUGARTEN J,GOLESTANEH L. Female sex reduces the risk of hospital-associated acute kidney injury:a meta-analysis[J]. BMC Nephrol,2018,19(1):314.

[8] KIM M,BRADY J E,LI G. Variations in the risk of acute kidney injury across intraabdominal surgery procedures [J]. Anesth Analg,2014,119(5):1121-1132.

[9] SANTOS M L C,DE BRITO B B,DA SILVA F A F,et al. Nephrotoxicity in cancer treatment:an overview[J]. World J Clin Oncol,2020,11(4):190-204.

[10] IKEHATA Y,TANAKA T,ICHIHARA K,et al. Incidence and risk factors for acute kidney injury after radical cystectomy[J]. Int J Urol,2016,23(7):558-563.

[11] KARKOUTI K,WIJEYSUNDERA D N,YAU T M,et al. Acute kidney injury after cardiac surgery:focus on modifiable risk factors[J]. Circulation,2009,119(4):495-502.

[12] OEZKUR M,WAGNER M,WEISMANN D,et al. Chronic hyperglycemia is associated with acute kidney injury in patients undergoing CABG surgery—a cohort study [J]. BMC Cardiovasc Disord,2015,15:41.

[13] GORDILLO R,AHLUWALI T,WORONIECKI R. Hyperglycemia and acute kidney injury in critically ill children[J]. Int J Nephrol Renovasc Dis,2016,9:201-204.

[14] 曾龙驿,江玮. 重视糖尿病肾病发生机制的研究[J]. 中华医学杂志,2016,96(17):1313-1314.

[15] LEE E H,KIM W J,KIM J Y,et al. Effect of exogenous albumin on the incidence of postoperative acute kidney injury in patients undergoing off-pump coronary artery bypass surgery with a preoperative albumin level of less than 4.0g/dl[J]. Anesthesiology,2016,124(5):1001-1011.

[16] LEE S W,BAEK S H,AHN S Y,et al. The effects of pre-existing hyponatremia and subsequent-developing acute kidney injury on in-hospital mortality:a retrospective cohort study[J]. PLoS One,2016,11(9): e0162990.

[17] LOMBARDI G,FERRARO P M,NATICCHIA A,et al. Serum sodium variability and acute kidney injury:a retrospective observational cohort study on a hospitalized population[J]. Intern Emerg Med,2021,16(3):617-624.

112 围手术期急性缺血性肠损伤的机制及防治研究进展

围手术期急性缺血性肠损伤是常见的急危重症情况。在体外循环心脏手术，腹腔手术，以及严重创伤、感染、休克等情况下，肠缺血再灌注（ischemia reperfusion）损伤具有较高的发病率，其不仅引起肠屏障损害，引起内毒素移位和脓毒症，还可导致肠外器官损伤，比如急性肺损伤，进而出现多器官功能衰竭，并发症发生率及死亡率极高。因此，针对围手术期急性缺血性肠损伤进行防治对改善患者结局具有重要的意义。

一、急性缺血性肠损伤的风险因素

围手术期引起急性缺血性肠损伤的因素可分为患者因素、麻醉因素及手术相关因素等。患者因素包括高龄、ASA分级≥Ⅲ级、术前合并胃肠道疾病或其他导致胃肠功能受损的疾患（如严重感染、急性重症胰腺炎、创伤、休克、贫血、心肌梗死、主动脉夹层、肠系膜动脉栓塞等）。麻醉因素可导致低血压及肠道低灌流；部分血管收缩药物可引起胃肠黏膜小血管收缩，诱发肠缺血；应激状态下交感神经系统兴奋、肠黏膜血管强烈收缩，血流灌流减少。手术相关因素，如腹主动脉瘤手术、体外循环、腹部手术等肠道操作影响肠道血流灌注；腹腔镜手术中 CO_2 气腹可引起应激反应，血浆儿茶酚胺、皮质醇、抗利尿激素水平升高，同时腹压增高影响内脏器官血流灌注。

二、缺血性肠损伤的机制

（一）肠黏膜屏障损害

肠黏膜屏障包括机械屏障、免疫屏障、化学屏障及微生物屏障，几种屏障功能损害常同时存在，且相互之间具有协同致病作用。

1. 机械屏障是肠黏膜屏障最重要的组成部分，其结构基础为完整的肠黏膜上皮细胞和上皮细胞间的紧密连接。肠缺血再灌注可导致肠上皮细胞的死亡，肠黏膜的通透性增加。刘克玄教授课题组采用大鼠/小鼠肠系膜上动脉阻断及开放的模型来复制急性肠缺血再灌注的模型，研究了肠缺血再灌注后肠上皮细胞的死亡形式，发现肠缺血再灌注后肠黏膜上皮细胞不仅出现坏死，还出现大量的凋亡，而且抑制凋亡能显著改善肠损伤，提示凋亡是肠黏膜上皮细胞死亡的主要形式。基于这一发现，刘克玄教授课题组展开了系列研究，首次揭示了醛糖还原酶、α_2 肾上腺素能受体、JAK2/STAT3 信号、LncRNA-AK089510 竞争结合 MicroRNA378、MicroRNA-26b-5p 调节 DAPK1、M1 巨噬细胞向 M2 的转化等都是调控肠缺血再灌注后肠黏膜上皮细胞凋亡的重要因素，为未来寻找干预肠缺血再灌注肠损伤的方法提供了分子靶点。此外该课题组还发现"程序性坏死"（necroptosis）与铁死亡（ferroptosis）也参与了肠缺血再灌注后肠损伤的发生。

2. 免疫屏障是阻止细菌入侵的第一道防线。肠黏膜免疫屏障主要由肠道内浆细胞分泌型免疫球蛋白（secretory immunoglobulin A，S-IgA）、肠道相关淋巴组织（gut-associated lymphoid tissue，GALT）以及肝脏的防御功能（肠-肝轴）组成。肠道固有层内含有大量的免疫细胞，包括 T 细胞、浆细胞、肥大细胞、树突状细胞和巨噬细胞等，这些免疫细胞受到免疫调节因子的调控。刘克玄教授课题组发现肠缺血可导致肠黏膜程序性细胞死亡蛋白 1（programmed cell death protein 1，PD-1）/程序性细胞死亡蛋白配体 1（programmed cell death protein ligand-1，PD-L1）表达减低，和肠缺血再灌注后 IgA 合成减少有关，采用转化生长因子 β（transforming growth factor β，TGF-β）来调控免疫球蛋白类型转换（immunoglobulin class switch recombination，Ig CSR）促进 IgA 生成，结果发现 TGF-β 可促进肠缺血再灌注后 IgA 生成，从而产生肠保护效应并提高大鼠生存率。此外，该课题组揭示了 M2 型巨噬细胞向 M1 型转化是肠缺血再灌注后肠损伤的机制之一，并首次发现重组旋毛虫蛋白通过促进 M1 巨噬细胞向 M2 的转化、有效地抑制肠黏膜细胞凋亡、改善肠损伤及提高动物生存率，提供了一种可临床转化的方法。

3. 肠道微生物为人体最大的细菌库，对外来菌株有抵抗作用的肠内正常寄生菌群是肠黏膜的生物屏障，机体与正常菌群之间及各正常菌群之间的平衡遭到破坏，将引起肠道生物屏障损伤。近年来，肠道微生物与各种疾病关系的研究成为热点。刘克玄教授课题组在肠道菌群与肠缺血再灌注损伤及患者术后结局之间的关系方面开展了部分研究，包括：首次报道肠道菌群代谢产物辣椒素酯通过辣椒素受体（transient receptor potential vanilloid 1，TRPV1）促进谷胱甘肽过氧化酶4（glutathione peroxidase 4，GPx4）抑制铁死亡，改善肠缺血再灌注损伤；鼠乳杆菌激活 TLR2/myD88 信号促使巨噬细胞产生 IL-10 改善肠缺血再灌注损伤易感性；肠道菌群代谢产物琥珀酸调节巨噬细胞极化加重肠缺血再灌注所致急性肺损伤；术前禁食可通过调节肠道微生物及其代谢产物岩芹酸来保护小鼠肠缺血再灌注损伤等。

（二）肠缺血再灌注导致肠外器官损伤

肠道是机体最大的内毒素库及微生物库，一旦发生肠损伤，内毒素、菌群移位，导致内毒素血症及脓毒症，从而导致全身多个器官（肺、脑、肝等）功能不全甚至衰竭。刘克玄教授课题组发现肠缺血再灌注可上调大鼠肺 β-防御素-2 表达，进一步发现其基因气道转染能显著改善肠缺血再灌注肺损伤，提示 β-防御素-2 可能是肺损伤的一个内源性保护因素。此外，该课题组首次报道肠缺血再灌注可致脑损伤及记忆功能损害是影响生存预后的重要因素之一，并揭示肠缺血再灌注后脑内小胶质细胞激活加重神经炎症、氧化应激损伤、进而导致大脑皮质及海马神经元细胞凋亡是肠缺血再灌注后脑损伤的主要机制。胞外体是细胞间通信的重要介质，该课题组采用酶消化、差速离心、超速离心以及密度梯度离心的方法，建立了一种从肠组织中分离提纯胞外体的方法，进一步发现肠源性胞外体通过激活小胶质细胞介导了肠缺血再灌注导致的脑损伤。同时发现肠源性胞外体通过促进肝脏 M1 型巨噬细胞极化诱导小鼠肠缺血再灌注所致的肝损伤。上述研究为防治肠缺血再灌注后的肺、脑、肝损伤提供了新的思路。

三、围手术期急性缺血性肠损伤的防治进展

（一）治疗原发病、防治低血压，加强对创伤、休克、感染等的处理

当出现肠缺血时，应当进行积极液体复苏，同时进行血流动力学监测，使用晶体液、血浆等进行静脉液体治疗，及时纠正容量不足和代谢紊乱。对于肠系膜动脉栓塞的患者，应及时进行血运重建，如肠系膜动脉切开取栓、血管旁路移植术等，并切除明显失活的肠段。若患者血流动力学稳定，可考虑进行抗凝，使用血管扩张药物治疗。

（二）抗氧自由基

活性氧（reactive oxygen species，ROS）对细胞信号转导和生理功能至关重要。氧化应激被认为是肠道缺血再灌注损伤发展的关键因素。肠缺血/再灌注损伤产生的大量 ROS 和抗氧化保护之间的失衡导致氧化应激状态，引起细胞功能障碍和器官衰竭，ROS 引起的脂质过氧化在肠缺血再灌注后肠损伤中起重要作用。别嘌呤醇、维生素 C、外源

性硒、异硫氰酸盐和白蛋白等具有抗氧化应激作用，可减轻肠缺血再灌注损伤。另外，刘克玄教授课题组发现丙泊酚、右美托咪定、瑞芬太尼等麻醉药通过减轻脂质过氧化反应、抑制肠黏膜细胞凋亡发挥肠保护作用。

（三）抗内毒素治疗

内毒素是大部分革兰氏阴性菌外膜的主要成分。寄生于肠道的微生物群是血液循环中 LPS 的主要来源。来自肠道的 LPS 可通过肠上皮细胞之间的通道直接扩散进入血液循环，或者被乳糜颗粒包裹后吸收入血。在生理状态下，由于肠屏障的存在，血液内 LPS 的活性极低。肠缺血再灌注损伤是由于肠屏障受到破坏，大量 LPS 入血，导致内毒素血症。通过腹膜灌洗或血液透析或活性炭吸附来清除内毒素。多黏菌素 B（polymixin B，PMX）是一种与内毒素的脂质 A 成分结合的抗生素，体外 PMX 血液灌流利用 PMX 较强的内毒素结合能力，清除血液中的内毒素，同时避免了其全身毒性。选择性消化道脱污染（selective digestive decontamination，SDD）通过口服不吸收的三种胃肠道抗生素（多黏菌素 E、妥布霉素及两性霉素 B）以及静脉注射头孢噻肟去除胃肠道内正常和异常菌群，以预防或减少危重患者院内内源性和外源性感染。也有针对肠道革兰氏阴性杆菌需氧菌仅使用口服的胃肠道抗生素，抑制肠道内革兰氏阴性杆菌数量而减少肠道内毒素的产生。SDD 的应用至今已有近 40 年历史。最近有研究表明，在抗生素耐药率较低的情况下，SDD 可改善危重症患者预后。而在抗生素耐药率较高的环境中，SDD 并不能改善危重症患者预后。

（四）肢体远程缺血预处理（remote ischemic preconditioning，RIPC）

在长期缺血事件之前或之后的短暂缺血可能对缺血再灌注损伤的局部和远端组织具有保护作用。临床中最常见的导致短暂缺血事件是测量无创血压时袖带的充气和放气，而通过袖带的放松或收缩对上下肢进行缺血预处理具有无创伤、操作简单等优点，其器官保护作用具有普遍性。刘克玄教授课题组发现 RIPC 不仅能减轻腹主动脉瘤切除人工血管置换术患者术后肠、肺损伤，还能对单肺通气下行肺切除术的患者肺损伤具有保护作用，并减少患者术后住院时间。动物实验表明，RIPC 可改善大鼠肠缺血再灌注损伤，其潜在机制可能和低氧诱导因子-1α（hypoxia inducible factor-1alpha，HIF-1α）蛋白的表达增加有关。此外，刘克玄教授课题还发现，缺血后处理也可以通过抑制 JAK-STAT 信号通路，减轻氧化应激和细胞凋亡从而减轻肠缺血再灌注损伤。

（五）术后早期肠内营养支持有助于维持肠黏膜细胞结构与功能的完整性，明显减少肠源性感染的发生

早期经口进食是手术患者首选的营养方式。营养不良是术后并发症的危险因素，早期肠内营养对任何有营养风险的手术患者尤其重要，特别是接受上消化道手术的患者。对于血流动力学稳定的危重症患者，多数指南推荐使用肠内营养，而缩血管药物可使肠道缺血，导致患者可能不耐受肠内营养。最近一项回顾性研究发现，在同时使用血管活

性药和不使用血管活性药的肠内营养患者中,两组患者腹痛、呕吐、肠缺血的发病率并无差异,提示使用血管活性药物的患者也可以安全耐受肠内营养支持。一项 Meta 分析表明,儿童肠吻合术后早期肠内喂养不增加术后吻合口瘘、发热、呕吐和腹胀的风险,并可促进肠道功能的恢复,减少住院时间和手术感染的发生率。肠内营养支持同时补充外源性的精氨酸和谷氨酰胺可促进肠道功能恢复。此外,刘克玄教授团队发现中药四逆汤、银杏叶提取物等对肠缺血再灌注后的肠、肺具有保护作用,核糖核酸酶可以减低炎症因子表达,抑制细胞凋亡,可减轻肠缺血再灌注后肠损伤。

(六)综合性肠保护策略

围手术期宜综合应用肠保护策略,从而获得最大保护效应。

四、小结

关于缺血性肠损伤的基础研究较多,但临床研究依然面临一些困境,如:①没有理想的临床模型;②肠道功能障碍评价无统一标准;③肠损伤导致的肠外重要脏器功能障碍,往往其症状掩盖肠损伤本身的症状;等等。因此,围手术期肠损伤临床研究过程是一个长期的、艰难的过程。但是,作为麻醉科医师,要重视围手术期缺血性肠损伤对机体带来的危害。

（刘克玄　陈晓东）

参 考 文 献

[1] DENG Q W, TAN W C, ZHAO B C, et al. Risk factors for postoperative acute mesenteric ischemia among adult patients undergoing cardiac surgery: a systematic review and meta-analysis[J]. Crit Care, 2017, 42:294-303.

[2] LI Y S, WANG Z X, LI C, et al. Proteomics of ischemia/reperfusion injury in rat intestine with and without ischemic postconditioning[J]. Surg Res, 2010, 164(1):e173-e180.

[3] ZHANG X Y, LIU Z M, WEN S H, et al. Dexmedetomidine administration before, but not after, ischemia attenuates intestinal injury induced by intestinal ischemia-reperfusion in rats[J]. Anesthesiology, 2012, 116(5):1035-1046.

[4] WEN S H, LI Y, LI C, et al. Ischemic postconditioning during reperfusion attenuates intestinal injury and mucosal cell apoptosis by inhibiting JAK/STAT signaling activation[J]. Shock, 2012, 38(4):411-419.

[5] LI Y, WEN S, YAO X, et al. MicroRNA-378 protects against intestinal ischemia/reperfusion injury via a mechanism involving the inhibition of intestinal mucosal cell apoptosis[J]. Cell Death Dis, 2017, 8(10):e3127.

[6] XU M, YANG Y, DENG Q W, et al. Microarray profiling and functional identification of lncRNA in mice intestinal mucosa following intestinal ischemia/reperfusion[J]. Surg Res, 2021, 258:389-404.

[7] ZHOU B, ZHANG W, YAN Z, et al. MicroRNA-26b-5p targets DAPK1 to reduce intestinal ischemia/reperfusion injury via inhibition of intestinal mucosal cell apoptosis[J]. Dig Dis Sci, 2021(529-539):1-12.

[8] LIU W F, WEN S H, ZHAN J H, et al. Treatment with recombinant trichinella spiralis cathepsin B-like protein ameliorates intestinal ischemia/reperfusion injury in mice by promoting a switch from M1 to M2 macrophages[J]. Immunol, 2015, 195(1):317-328.

[9] DENG F, ZHAO B C, YANG X, et al. The gut microbiota metabolite capsiate promotes Gpx4 expression by activating TRPV1 to inhibit intestinal ischemia reperfusion-induced ferroptosis[J]. Gut Microbes, 2021, 13(1):1-21.

[10] WEN S, LING Y, YANG W, et al. Necroptosis is a key mediator of enterocytes loss in intestinal ischaemia/reperfusion injury[J]. Cell Mol Med, 2017, 21(3):432-443.

[11] ZHANG X Y, LIU Z M, ZHANG H F, et al. Decreased PD-1/PD-L1 expression is associated with the reduction in mucosal immunoglobulin a in mice with intestinal ischemia reperfusion[J]. Dig Dis Sci, 2015, 60(9):2662-2669.

[12] ZHANG X Y, LIU Z M, ZHANG H F, et al. TGF-beta1 improves mucosal IgA dysfunction and dysbiosis following intestinal ischaemia-reperfusion in mice[J]. Cell Mol Med, 2016, 20(6):1014-1023.

[13] LIU K X, CHEN S Q, ZHANG H, et al. Intestinal ischaemia/reperfusion upregulates beta-defensin-2 expression and causes acute lung injury in the rat[J]. Injury, 2009, 40(9):950-955.

[14] ZHOU J, HUANG W Q, LI C, et al. Intestinal ischemia/reperfusion enhances microglial activation and induces cerebral injury and memory dysfunction in rats[J]. Crit Care Med, 2012, 40(8):2438-2448.

[15] CHEN X D, ZHAO J, YAN Z, et al. Isolation of extracellular vesicles from intestinal tissue in a mouse model of intestinal ischemia/reperfusion injury[J]. Biotechniques, 2020, 68(5):257-262.

[16] WEN S H, LING Y H, LIU W F, et al. Role of 15-F2t-isoprostane in intestinal injury induced by intestinal ischemia/reperfusion in rats[J]. Free Radic Res, 2014, 48(8):907-918.

[17] LIU K X, RINNE T, HE W, et al. Propofol attenuates intestinal mucosa injury induced by intestinal ischemia-reperfusion in the rat[J]. Can J Anaesth, 2007, 54(5):

366-374.

[18] LIU K X,CHEN S Q,HUANG W Q,et al. Propofol pretreatment reduces ceramide production and attenuates intestinal mucosal apoptosis induced by intestinal ischemia/reperfusion in rats[J]. Anesth Analg,2008,107(6): 1884-1891.

[19] SHEN J T,LI Y S,XIA Z Q,et al. Remifentanil preconditioning protects the small intestine against ischemia/reperfusion injury via intestinal delta-and mu-opioid receptors[J]. Surgery,2016,159(2):548-559.

[20] RACHOIN J S,FOSTER D,GIESE R,et al. Importance of endotoxin clearance in endotoxemic septic shock:an analysis from the evaluating use of polymyxinb hemoperfusion in a randomized controlled trial of adults treated for endotoxemic septic shock(EUPHRATES) trial[J]. Crit Care Explor,2020,2(2):e0083.

[21] WITTEKAMP B H J,OOSTDIJK E A N,CUTHBERTSON B H,et al. Selective decontamination of the digestive tract(SDD) in critically ill patients:a narrative review[J]. Intensive Care Med,2020,46(2):343-349.

[22] LI C,LI Y S,XU M,et al. Limb remote ischemic preconditioning for intestinal and pulmonary protection during elective open infrarenal abdominal aortic aneurysm repair:a randomized controlled trial[J]. Anesthesiology, 2013,118(4):842-852.

[23] LI C,XU M,WU Y,et al. Limb remote ischemic preconditioning attenuates lung injury after pulmonary resection under propofol-remifentanil anesthesia:a randomized controlled study[J]. Anesthesiology,2014,121(2):249-259.

[24] HUMMITZSCH L,ZITTA K,BERNDT R,et al. Remote ischemic preconditioning attenuates intestinal mucosal damage:insight from a rat model of ischemia-reperfusion injury[J]. J Transl Med,2019,17(1):136.

[25] WEN S H,LING Y H,LI Y,et al. Ischemic postconditioning during reperfusion attenuates oxidative stress and intestinal mucosal apoptosis induced by intestinal ischemia/reperfusion via aldose reductase[J]. Surgery,2013, 153(4):555-564.

[26] SABINO K M,FULLER J,MAY S,et al. Safety and tolerance of enteral nutrition in the medical and surgical intensive care unit patient receiving vasopressors[J]. Nutr Clin Pract,2021,36(1):192-200.

[27] TIAN Y,ZHU H,GULACK B C,et al. Early enteral feeding after intestinal anastomosis in children:a systematic review and meta-analysis of randomized controlled trials[J]. Pediatric Surgery International,2021,37(3): 403-410.

[28] LIU K X,HE W,RINNE T,et al. The effect of ginkgo biloba extract(EGb 761) pretreatment on intestinal epithelial apoptosis induced by intestinal ischemia/reperfusion in rats:role of ceramide[J]. Am J Chin Med,2007, 35(5):805-819.

[29] LIU K X,WU W K,HE W,et al. Ginkgo biloba extract (EGb 761) attenuates lung injury induced by intestinal ischemia/reperfusion in rats:roles of oxidative stress and nitric oxide[J]. World J Gastroenterol,2007,13(2): 299-305.

[30] ZHANG X Y,LIANG H S,HU J J,et al. Ribonuclease attenuates acute intestinal injury induced by intestinal ischemia reperfusion in mice[J]. Int Immunopharmacol, 2020,83:106430.

113 ICU患者睡眠现状及改善策略

睡眠对人类的健康至关重要,面对疾病时人们可产生嗜睡和疲劳症状,从而增加睡眠,使机体恢复精力,增强抵御病原体的能力。危重患者尤其需要良好的睡眠来促进机体的恢复,但是由于多种因素,重症监护治疗病房(intensive care unit,ICU)中的患者容易被剥夺睡眠,睡眠剥夺对危重患者的影响越来越受到关注,了解 ICU 相关睡眠剥夺对患者恢复的潜在影响是一个重要的研究领域。越来越多的研究表明,睡眠剥夺可损害危重症患者的免疫功能,增加死亡率,不利于患者康复。睡眠和免疫系统可建立复杂的双向联系,睡眠对于启动有效的适应性免疫反应并最终产生持久的免疫记忆有重要意义,睡眠不足会导致防御机制受损并使个体更容易感染。本综述通过回顾有关 ICU 睡眠的文献,阐述了 ICU 患者的睡眠情况,并总结了睡眠评估方法、影响 ICU 患者睡眠的因素、睡眠剥夺对免疫的影响以及促进重症监护治疗病房睡眠的策略,旨在总结 ICU 患者的睡眠现状及改善策略的进展,为减少 ICU 患者发生睡眠剥夺提供理论依据。

一、生理性睡眠

健康成年人夜间睡眠的平均时间为 7~8h。然而,由于遗传因素、年龄和性别的差异,睡眠的生理需求很难估计。根据不同的生理状态、脑电图特点和行为特性,睡眠可分为非快速眼动(non-rapid eye movement,NREM)睡眠和快速眼动(rapid eye movement,REM)睡眠。快速眼动期的特征是眼球快速运动、肌肉无力和做梦,约占总睡眠时间的 25%。NREM 睡眠分为三个阶段(N1、N2、N3),从 N1 到 N3 的过渡是指脑电图上的慢波逐渐增加,睡眠深度增加,觉醒阈值逐渐增加。在正常个体中,NREM 睡眠和 REM 睡眠在整个夜间循环交替,循环每 90~120min 重复一次,每晚 5~6 次。通常,NREM 睡眠在夜间的第一部分占主导地位,而 REM 睡眠在第二部分占主导地位。然而,睡眠阶段在夜间的分布可能受到几个因素的影响,包括年龄、昼夜节律、环境温度、药物和某些疾病等。

二、ICU 患者的睡眠

虽然 ICU 患者需要良好的睡眠以促进康复,但他们往往是昏迷或者镇静状态,能够清醒自主交流的所占比例很少,无法直接表达自己的睡眠情况,而且医护人员一般将关注点放在患者的治疗及护理操作,往往会忽略患者的睡眠需求。ICU 患者由于内在及环境因素等多种原因可发生睡眠剥夺,睡眠剥夺指任何类型的睡眠不足以及睡眠质量和数量的减少。大部分 ICU 患者评估自己的 Richards-Campbell 睡眠量表(Richards-Campbell sleep questionnaire,RCSQ)(0=睡眠最差,100=睡眠最佳)评分平均为 57.50 分。尽管 ICU 患者 24h 患者的总睡眠时间并不缺失,但是昼夜颠倒,睡眠碎片化,觉醒百分比增加且觉醒后难以再次入睡,NREM 睡眠的 1 期睡眠增加,而 NREM 的 2 和 3 期睡眠以及 REM 睡眠减少,因此大部分时间都被剥夺了深度睡眠和恢复性睡眠,引起睡眠障碍或睡眠剥夺。

三、ICU 睡眠评估方法

目前客观评估睡眠质量的金标准是多导睡眠脑电图(polysomnography,PSG)。多导睡眠脑电图需要连接多种仪器,测量要求严格,而且价格昂贵,需要专业技术人员发布报告,对 ICU 患者的适用性不强。目前可用于 ICU 患者的睡眠评估方法有许多,客观仪器评估法主要包括多导睡眠脑电图、活动描记法、脑电双频谱指数,主观评估方法常用的有 RCSQ 睡眠评分、重症监护治疗病房睡眠问卷。

(一)多导睡眠脑电图

多导睡眠脑电图是唯一能够识别个体睡眠阶段的睡眠测量方法。该方法需要在睡眠过程中连续监测脑电图、眼电图、颏和肢体肌电图、口鼻气流、胸腹运动、心电图和脉搏血氧等多项指标,另外也可增加其他参数,如体位、食管压力、打鼾和额外的脑电图推导等。然而,监测过程需要熟练的技术人员连接仪器及发布报告。因此,在 ICU 进行多导睡眠脑电图监测既昂贵又具有技术挑战性。

（二）体动记录仪

体动记录仪是一种基于加速度计的传感器，可在患者手腕上佩戴，感知身体的活动情况。这种传感器根据身体是否运动来区分睡眠和清醒的时间。体动记录仪在检测睡眠方面非常敏感，并且高估了睡眠的总时间，但在检测觉醒方面不太可靠，可能会将实际上醒着但表现出受限运动的患者错误地归类为睡眠患者，这降低了其对睡眠的特异性。并且，体动记录仪没有提供任何关于患者睡眠阶段和质量的具体数据。

（三）脑电双频谱指数（bispectral index，BIS）

脑电双频谱指数是一种神经生理指标，主要用于监测麻醉过程中的镇静水平。双谱指数可连续分析脑电图模式，提供 0~100 范围内的数值，较高的数值表示较高的意识水平。脑电双频谱指数定量睡眠相对于多导睡眠监测的一个优点是，技术人员不需要在场来确保良好的记录。虽然双谱指数可能被证明是评估危重患者睡眠的一个有前途的工具，但它的益处尚未确定。

（四）理查兹-坎贝尔睡眠问卷（RCSQ）

在现有的主观睡眠评估方法中，应用最广泛的是理查兹-坎贝尔睡眠问卷（RCSQ）。在一项针对 70 例 ICU 患者的研究中，RCSQ 对 PSG 进行了验证，发现两者之间具有中度相关性。RCSQ 从五个维度评价睡眠：睡眠深度、睡眠潜伏期、睡眠分裂、恢复睡眠的时间和睡眠质量。该评分可由患者或护士回答，被记录在一个 100mm 的视觉模拟量表上，分数越高表示睡眠质量越好。但是，RCSQ 在 ICU 的使用会受到镇静或谵妄患者的限制。

（五）ICU 睡眠问卷

ICU 睡眠问卷是一个包含 27 项指标的睡眠评估工具，它可以从四个维度评估睡眠：睡眠质量、医疗团队产生的干扰因素、环境干扰因素和日间嗜睡情况。它的有用性在于，它允许对由 ICU 环境因素或护理操作引起的许多睡眠中断的作用进行单独评分。但是，ICU 睡眠问卷的实用性显然不如 RCSQ 问卷，并且也受到患者意识状态的限制。

四、影响 ICU 患者睡眠的相关因素

由于危重病患者病情及 ICU 环境的复杂性，有许多因素与 ICU 患者的睡眠剥夺有关。大量研究表明，这些影响因素包括：患者的内在因素及其病情的急性性质；环境因素，如噪声、光线和护理活动；以及治疗相关的因素，如机械通气和药物治疗。尽管已经确定了这些因素，但它们在危重患者睡眠中的确切作用仍不清楚。

（一）内在因素

入住 ICU 的患者可能已经患有导致睡眠质量差的疾病，如哮喘和慢性阻塞性肺疾病，可与睡眠分裂、睡眠效率低下以及睡眠结构的变化有关。患有神经障碍或严重收缩性心力衰竭的患者通常表现出夜间潮式呼吸，这可导致睡眠破碎、白天过度嗜睡、阵发性夜间呼吸困难和失眠。另

外，由于不熟悉 ICU 环境、不能说话和移动，或者急性疾病而产生的压力和焦虑也是应考虑的其他因素。

（二）环境因素

许多研究发现，在 ICU 中环境噪声是主要的睡眠干扰因素，这种噪声的主要来源是工作人员的谈话、监视器警报、输液泵警报和电话。世界卫生组织对于医院环境中的具体噪声水平建议夜间不超过 35dB，白天不超过 40dB。然而，研究显示夜间陈-施呼吸（Cheyne-Stokes respiration）的平均噪声水平为 55~66dB，远远超过世界卫生组织的建议，峰值高达 85dB。尽管如此，ICU 患者觉醒的原因只有一小部分归因于噪声。有研究使用了 PSG 和环境噪声的时间同步记录，与睡眠中的噪声觉醒直接相关，确定噪声仅占所有觉醒原因的 15%。

除了环境噪声之外，ICU 的护理活动也对患者的睡眠有不良影响。有研究发现，包括护理访视、生命体征评估和药物治疗在内的患者护理活动每小时发生 8 次，大约 20% 的护理活动导致患者觉醒，占观察到的睡眠中断的 7%。由此可见，患者护理活动虽然频繁，但似乎并不是夜间 Cheyne-Stokes 呼吸患者睡眠中断的主要原因。

睡眠受昼夜节律的调节，而光在昼夜节律同步中起着至关重要的作用。由于 ICU 内夜间也会有许多护理操作和治疗，而且为了方便观察患者的情况，光照水平无法与正常的昼夜节律相同，这容易破坏 ICU 患者正常的睡眠周期，带来潜在的影响。然而，据患者报告，光线对睡眠的干扰小于护理活动或环境噪声。

（三）治疗相关的因素

夜间 Cheyne-Stokes 呼吸常用的药物可能会导致睡眠时间和质量的变化。这些药物可以通过穿透血脑屏障直接影响中枢神经系统，也可以通过干扰医疗或精神状况间接影响中枢神经系统，从而导致睡眠改变。此外，当药物突然撤除时，也可能会产生不良的影响。

在 ICU 中能够影响睡眠且研究报道较多的是镇静、镇痛药物。镇静是一种非生理的状态，无昼夜节律性，这与生理性睡眠有着很大差异。小剂量苯二氮䓬类药物和丙泊酚可缩短睡眠潜伏期，减少觉醒，增加 NREM 2 期睡眠。然而，长期使用苯二氮䓬类药物与浅睡眠有关，因为它会减少深度睡眠和快速眼动睡眠。而且苯二氮䓬类药物的突然停药与反弹性失眠有关。丙泊酚主要用于深度镇静，抑制快速眼动睡眠，与夜间 Cheyne-Stokes 呼吸人群睡眠质量差有关。右美托咪啶是一种新型 α_2 受体激动剂，具有镇静、抗焦虑和镇痛作用，且呼吸抑制最小。据报道，自然睡眠和右美托咪定诱导的镇静之间有相似之处。然而，需要进一步的研究来确定右美托咪定对危重患者睡眠的具体影响。

五、睡眠剥夺对 ICU 患者免疫功能的影响

睡眠和免疫系统之间的联系首次被认识到是在 20 世

纪 70 年代,有研究者发现细菌肽聚糖中的胞壁酰二肽和人尿中分离出的因子 S 具有睡眠诱导作用。此后,与睡眠有关的细胞因子陆续被发现。不仅细胞因子、神经递质、激素等小分子可作为免疫细胞、神经元和神经胶质细胞共享的细胞间信号,而且感觉神经纤维、交感神经和肽能神经也可以在初级淋巴组织(骨髓和胸腺)和次级淋巴组织(如淋巴结和脾脏)之间建立联系。由此可见,睡眠和免疫系统可建立复杂的双向联系。

尽管存在争议,但睡眠不足会导致防御机制受损并使个体更容易感染的观点已被越来越多的人所接受。睡眠对于启动有效的适应性免疫反应并最终产生持久的免疫记忆尤为重要。睡眠障碍或睡眠剥夺可引起免疫功能紊乱,抗感染能力下降,影响氮平衡和伤口愈合。完全睡眠剥夺和快速眼动睡眠剥夺可引起免疫细胞亚群(CD4$^+$、CD8$^+$和 NK 细胞等)和细胞因子水平(IFN-γ、TNF-α 和 IL-1β 等)的改变,进而增加感染风险。

六、改善 ICU 患者睡眠的相关策略

为了提升 ICU 患者的睡眠质量,改善患者的预后,临床医师应采取有效策略改变现状。优化患者的舒适度并确保患者在 ICU 中获得充足的恢复性睡眠是一项艰巨的任务,因为患者的睡眠剥夺受到多因素影响,解决 ICU 的 1 个或 2 个环境因素不太可能对重症监护治疗病房睡眠剥夺产生明显影响。有证据表明,ICU 患者睡眠促进可以通过多方面的干预来实现,这些干预侧重于多因素的夜间睡眠中断最小化和睡眠-觉醒周期的维持。

(一)非药物干预

非药物干预包括降低夜间光线和噪声水平、提高患者的舒适度、减少夜间护理操作、心理支持、放松技术。具体做法如通过调节监视器和呼吸机警报,调低电话铃声音量,关闭门,尽量减少员工谈话和提供耳塞来降低噪声水平,通过调暗室内灯光以及提供睡眠眼罩来降低亮度。患者舒适度的改善包括:呼吸机调整,优化患者-呼吸机同步性;放松技术,如按摩、音乐治疗、播放白噪声(如海洋声音的录音)等。

(二)药物干预

尽管进行了非药物干预,患者可能仍然缺乏睡眠。大多数患者需要止痛药、镇静剂和非药物干预措施结合来减轻疼痛和焦虑,促进睡眠。催眠药物在危重患者中还没有得到很好的研究,其中许多与谵妄有关,应避免使用。

七、结论

ICU 患者容易发生睡眠剥夺,并受到多种因素的影响。ICU 的患者一般具有多种合并症且接受多种药物的治疗,在这种情况下试图确定恢复性睡眠仍然是一个困难的挑战。越来越多的证据表明,在 ICU 环境中,睡眠剥夺严重影

响患者的身心健康。医护人员为患者提供巩固的恢复性睡眠是有益的,应针对睡眠剥夺的潜在原因,通过多方面措施改善患者的睡眠。

(陈小燕　张建成　尚游　袁世荧　姚尚龙)

参 考 文 献

[1] COLLOP N A,SALAS R E,DELAYO M,et al. Normal sleep and circadian processes[J]. Crit Care Clin,2008,24(3):449-460.

[2] BELTRAMI F G,NGUYEN X,PICHEREAU C,et al. Sleep in the intensive care unit[J]. Jornal Brasileiro de Pneumologia,2015,41(6):539-546.

[3] PULAK L M,JENSEN L. Sleep in the intensive care unit[J]. Journal of Intensive Care Medicine,2014,31(1):14-23.

[4] KAMDAR B B,NEEDHAM D M,COLLOP N A. Sleep deprivation in critical illness[J]. Journal of Intensive Care Medicine,2011,27(2):97-111.

[5] FRIESE R S. Sleep and recovery from critical illness and injury:a review of theory,current practice,and future directions[J]. Critical Care Medicine,2008,36(3):697-705.

[6] PISANI M A,FRIESE R S,GEHLBACH B K,et al. Sleep in the intensive care unit[J]. American Journal of Respiratory and Critical Care Medicine,2015,191(7):731-738.

[7] ELLIOTT R,MCKINLEY S,CISTULLI P,et al. Characterisation of sleep in intensive care using 24-hour polysomnography:an observational study[J]. Critical care(London,England),2013,17(2):R46.

[8] FREEDMAN N S,GAZENDAM J,LEVAN L,et al. Abnormal sleep/wake cycles and the effect of environmental noise on sleep disruption in the intensive care unit[J]. American journal of respiratory and critical care medicine,2001,163(2):451-457.

[9] KUSHIDA C A,LITTNER M R,MORGENTHALER T,et al. Practice parameters for the indications for polysomnography and related procedures:an update for 2005[J]. Sleep,2005,28(4):499-521.

[10] MEDRZYCKA-DABROWSKA W,LEWANDOWSKA K,KWIECIEŃ-JAGUŚ K,et al. Sleep deprivation in intensive care unit-systematic review[J]. Open Medicine,2018,13(1):384-393.

[11] BOURNE R S,MINELLI C,MILLS G H,et al. Clinical review:sleep measurement in critical care patients:research and clinical implications[J]. Crit Care,2007,11(4):226.

[12] RICHARDS K C,O'SULLIVAN P S,PHILLIPS R L.

Measurement of sleep in critically ill patients[J]. J Nurs Meas,2000,8(2):131-144.

[13] FREEDMAN N S,KOTZER N,SCHWAB R J. Patient perception of sleep quality and etiology of sleep disruption in the intensive care unit[J]. Am J Respir Crit Care Med,1999,159(4 Pt 1):1155-1162.

[14] SIMONS K S,VERWEIJ E,LEMMENS P M C,et al. Noise in the intensive care unit and its influence on sleep quality:a multicenter observational study in Dutch intensive care units[J]. Critical Care, 2018, 22(1): 250.

[15] ELLIOTT R M,MCKINLEY S M,EAGER D. A pilot study of sound levels in an Australian adult general intensive care unit[J]. Noise Health,2010,12(46):26-36.

[16] LAWSON N, THOMPSON K, SAUNDERS G, et al. Sound intensity and noise evaluation in a critical care unit[J]. Am J Crit Care,2010,19(6):e88-e98,e99.

[17] GABOR J Y,COOPER A B,CROMBACH S A,et al. Contribution of the intensive care unit environment to sleep disruption in mechanically ventilated patients and healthy subjects[J]. Am J Respir Crit Care Med,2003, 167(5):708-715.

[18] BIHARI S,DOUG M R,MATHESON E,et al. Factors affecting sleep quality of patients in intensive care unit [J]. J Clin Sleep Med,2012,8(3):301-307.

[19] WEINHOUSE G L. Pharmacology I:effects on sleep of commonly used ICU medications[J]. Crit Care Clin, 2008,24(3):477-491.

[20] FRIESE R S. Sleep and recovery from critical illness and injury:a review of theory,current practice,and future directions[J]. Critical Care Medicine,2008,36(3):697-705.

114 产科危重症诊疗进展

孕产妇死亡率（maternal mortalityrate, MMR）不仅反映育龄期妇女生殖健康状况，也是反映国家人民健康和社会发展水平的重要指标之一。不同国家、种族，MMR 不同。据统计：全世界孕产妇死亡病例当中，低中等收入的发展中国家 MMR 明显高于发达国家。随着经济的发展以及卫生服务水平的提高，许多国家的 MMR 不断地下降，孕产妇死亡已成为一个极低概率事件。相关人口学资料显示，自 1990 年到 2015 年，全世界 MMR 下降了约 44%。尽管 MMR 下降，但孕产妇死亡的绝对数量依然不小。进入 21 世纪后，高龄和合并症的孕产妇呈上升趋势，持续降低 MMR 的任务仍然十分艰巨。中国是世界上人口最多的国家，随着"全面开放二孩政策"实施，高龄孕妇、有剖宫产史的孕妇比例增加，妊娠合并症或并发症的风险增大，围产期不良结局显著提高。

危重孕产妇（maternal near miss, MNM）是指怀孕、分娩或产后 42d 内，发生任何一种威胁其生命的情况并存活下来的孕产妇。任何有产科并发症或内科合并症的孕产妇都可因个人疾病、医疗救治或社会其他因素等转变为危及生命的危重孕产妇。对危重孕产妇的早期正确识别和诊断、完善的监测、合理的治疗，有助于提高产科危重症救治的效率，降低孕产妇死亡率，保障母婴健康。本综述复习了国内外关于产科危重症相关文献，对产科危重症的原因、识别、监测、器官功能维持等进展做一概要性介绍。

一、产科危重症的原因

需要进入 ICU 监护治疗或者有严重的器官功能衰竭，需要进一步支持治疗的产科危重症患者的致病原因包括产科并发症的因素、其他内科合并症的因素或者两者兼有。产科并发症是由妊娠直接引起的可以导致各种危重症结局，而内科合并症则并不和妊娠直接相关。

产科并发症是产科危重症的最主要的原因，且没有地区性的差异，主要包括子痫前期及其并发症、产科大出血、围产期脓毒症、妊娠高血压性疾病、羊水栓塞、妊娠期脂肪肝、剖宫产手术或麻醉并发症等。其中排在前三位的原因

是子痫前期及其并发症、产科大出血和围产期脓毒症，它们占了产科 ICU 患者的 80% 以上。

相比之下，其他内科合并症导致的产科危重症所占的比重较小，且表现出很大的地理区域性的差异。发达国家中最常见的合并症有支气管哮喘、社区获得性肺炎、复杂性尿路感染、肺栓塞、糖尿病酮症酸中毒、创伤和药物滥用等。而在发展中国家，病毒性肝炎、结核病、寄生虫感染、风湿性心脏病和中毒等最为常见。

此外，随着医学的不断发展和进步，重症监护治疗病房（intensive care unit, ICU）面临着越来越多的独特的危重孕产妇，如接受手术矫正复杂的先天性心脏病患者和器官移植患者等。类似这类患者需要专科 ICU 医师更严密的监护和更大力度的生命支持。

二、产科危重症的识别

早期识别和处理产科危重症患者的重要性在很多文献中都被反复强调，这有助于提高母体和胎儿的预后，而其中关键是需要建立孕产妇早期预警评分系统。常规的危重症评分量表，如急性生理学和慢性健康状况评价（acute physiology and chronic health evaluation, APACHE）以及序贯器官衰竭评分（sequential organ failure assessment, SOFA），不能准确地预测危重孕产妇的预后和死亡率。造成这种差异的原因之一是孕产妇妊娠期的生理变化，例如孕期心功能的改变，血象的变化，甚至肌酐正常值的下降等，这些都会影响评分量表的标准和预测的准确性。

尽管缺乏特定的危重孕产妇评分系统，但是还是有某些与特殊性疾病相关的风险评分系统可以在危重孕产妇身上使用。例如休克指数（shock index, SI），被定义为心率和收缩压之间的比率，它可以作为一种有效和可靠的工具来预测危重孕产妇的低血容量状态和早期血流动力学的改变（主要针对产科大出血患者）。子痫前期综合风险评估小组（Full Pre-Eclampsia Integrated Estimate of Risk, PIERS）建立多变量模型，能够较好预测住院后 48h 内发生孕妇预后不良的风险（$AUC = 0.88$；$95\% CI$：$0.84 \sim 0.91$），预测指标为

孕龄、血小板减少、胸痛气急、血氧饱和度、转氨酶升高、血清肌酐浓度等指标,可预测子痫前期的危重孕产妇患者的主要并发症和死亡风险。最近,产科改良快速 SOFA(obstetric modified quick SOFA,omqSOFA)评分系统,只需要采集临床数据,无须等待生化或实验室检查结果,就可以对危重孕产妇的预后进行快速评估。这一系列特殊和改良的评分系统在危重孕产妇上的应用,使得产科危重症的识别更加快速,评估更加准确,治疗更加及时。

三、产科危重症的监测

(一)血流动力学的监测

产科患者的血流动力学监测的适应证与非产科人群相似,其中也包括一些妊娠相关的特殊疾病导致的产科危重症情况,如:产科大出血导致的低血容量性休克,严重子痫前期引起的难治性高血压,急性心力衰竭或急性羊水栓塞引起的严重循环衰竭等。另外产前合并有器质性心脏疾病的患者在分娩中引发的失代偿性的心功能问题也必须要有血流动力学的监测。某些产科危重症,如妊娠合并急性呼吸窘迫综合征(acute respiratory distress syndrome,ARDS)或脓毒症休克(septic shock),其血动力学监测水平与非孕产妇保持一致。总的来说,血流动力学的监测对一般的孕产妇而言,并不是必需的,它只适用于危重孕产妇。针对危重孕产妇的血流动力学监测,需要 ICU 医师充分认识和了解由于妊娠而引起的生理改变及其对血流动力学参数的影响和意义。

(二)无创监测

床旁超声心动图的监测是目前应用最为广泛的 ICU 无创监测手段,它同样适用于产科危重症的监测。在产科危重症患者的监测当中,床旁超声心动图对心排血量(CO)、每搏输出量(SV)、心室充盈压、肺动脉压等参数的评估和测量与有创监测技术相比,无明显的差异。有研究显示,在产科危重症监测中,床旁超声心动图可以有效地替代肺动脉导管的作用,减少了侵入性监测技术对患者的损伤,同时不影响患者的预后。尿量的监测也是无创监测的重要组成部分,但是单纯的尿量监测可能会误导 ICU 医师对患者容量负荷的判断,特别是一些子痫前期的患者。因为子痫前期患者合并有大量的蛋白尿和低蛋白血症,以及胶体渗透压下降和肺静水压上升等情况,如果单凭尿量的评估而进行不恰当的补液,容易导致患者肺水肿的风险。

(三)有创监测

产科危重症患者都需要一定的有创监测,虽然没有明确的规定,但是中心静脉压(CVP)和有创桡动脉测压是常规选择的监测手段。妊娠期间,孕产妇的循环血容量,心脏功能和血管张力都有相应的改变,ICU 医师需要严密地观察其有创监测参数的变化,做出正确的判断。肺动脉导管在产科危重病患者中的价值尚有争议,最近的临床研究并没有显示出其明显的益处。

四、产科危重症的器官支持

在 ICU 当中由于产科并发症或是其他内科合并症的原因,可以导致危重孕产妇发生各种各样的器官功能障碍和衰竭。其中,最先受到攻击的靶器官是肺,接下来是血液系统,心血管系统,肾脏,中枢神经系统等,最终发展到多器官功能衰竭。

不同于综合 ICU,在产科危重症当中,器官生命支持手段的目的需要兼顾母体和胎儿,在保证母体生命安全的同时,ICU 医师不能忽略了胎儿(或新生儿)的预后和存活率。事实上,产科 ICU 医师在做器官生命支持的临床决策中,更需要甄别一些临床的细节,其底线是这么做既有利于母体,又有利于胎儿(或新生儿)。

(一)气道管理

气道的评估和管理仍然是产科危重症患者救治的首要任务,孕产妇耐受低氧的能力非常差,一旦缺氧,其血氧饱和度下降的速度较其他患者更快。孕产妇气管插管的风险和失败率是其他普通人群的 8～10 倍。孕产妇气管插管的适应证除了非产科患者的常规因素以外,还包括了椎管内麻醉失败的患者,穿刺部位局部感染或全身感染脓毒症的患者,凝血功能障碍的患者或脊柱畸形或穿刺禁忌的患者等。

危重孕产妇气道管理的关键点包括:在气管插管前(即便是紧急情况下)必须进行困难气道的评估;预防反流误吸的措施,如床头抬高,压迫环状软骨,插管前使用非碳酸抑酸剂;插管前准备各种型号的气管导管或者声门上紧急气道的准备;插管前各种镇静剂,麻醉药甚至肌肉松弛药的准备。

插管前的预氧合是非常必要的一个步骤,但是需要注意的是尽量给予手动控制给氧,避免饱胃的孕产妇反流误吸的风险。整个过程当中,孕产妇的体位可以是稍微的左侧卧位,也可以是平卧位,用手将子宫轻轻地推向左侧,以避免仰卧位低血压综合征带来的心排血量和器官灌注的下降。鉴于孕产妇气道管理的困难,需要安排有经验的麻醉科或 ICU 医师实施气管插管和气道管理,需要准备有效的困难气道流程,困难气道插管失败的首选替代方案是喉罩。

(二)氧疗和呼吸支持

对于产科危重症患者,保证充分的气体交换,并将这个状态一直维持下去是十分必要的。通过鼻导管,面罩给氧,经鼻高流量吸氧和无创通气(noninvasive ventilation,NIV)都是达到这一目标的方法和手段。当然,经鼻高流量吸氧和 NIV 都必须谨慎,需要有经验的呼吸治疗师来管理,以避免误吸的风险。

一旦出现 $PaO_2 < 65 \sim 70mmHg$,$PaCO_2 > 45mmHg$ 或 $PaO_2/FiO_2 < 150$ 的情况,就必须执行气管插管接呼吸机有创机械通气。有创机械通气采用肺保护策略,气道平台压尽量控制在 $28cmH_2O$ 以下,并合理的使用 PEEP。孕产妇

对缺氧的耐受很差,所以必须保证充分的氧合,才能确保母体和胎儿的安全。一旦母体缺氧,通过胎盘的转运会直接影响胎儿的氧合,导致胎儿酸中毒,甚至胎儿窘迫、窒息。

对于难治性的低氧血症,如 ARDS,需要多学科团队的共同管理,包括 ICU 医师、临床产科医师、呼吸治疗师、麻醉科医师和护理团队等,充分讨论患者管理的各种利弊,包括:及时地终止妊娠;维持呼吸循环的稳定;充分的吸痰(可以采用纤维支气管镜下可视吸痰);做好肺复张,打开萎陷的肺泡等。俯卧位通气被认为是提高这类患者氧合的切实有效的方法之一,虽然在产科危重症患者中使用不多,但是可以根据实际情况,酌情采用这种方法。

(三)循环支持

产科危重症患者循环支持的关键在于保证可以维持足够的子宫-胎盘的灌注。妊娠期各种原因导致的休克状态,包括产科大出血引起的低血容量性休克,产褥感染引起的脓毒症或脓毒症休克,合并的心脏疾病或分娩诱发的心源性休克等,严重影响了子宫-胎盘的正常灌注,从而威胁了母婴的安全。在这种情况下,患者通常需要开通两路以上的外周静脉,并且选择较大直径的留置针(14G 或 16G),同时进行必要的有创监测(如有创动脉测压、中心静脉压监测等)。由于产科危重症患者往往处在凝血功能障碍的状态,所以深静脉穿刺尽量避免选用锁骨下静脉;同时考虑到感染等其他因素,股动静脉通常也不被选用。颈内静脉是危重症患者深静脉留置最常选用的静脉通路,它相对操作安全,并发症少。目前 ICU 深静脉穿刺强烈建议在超声引导下操作。

液体复苏是循环支持当中非常关键的一个部分,还有许多争议需要进一步探讨。休克状态到底是需要大量的晶体液扩容,还是需要适当的补充胶体液,血液制品的合理选择和使用的关键节点是一直以来讨论的问题。

产科危重症患者血管活性药物的选择和使用的关键也是要同时考虑到母体和胎儿的安全,因为某些血管活性药物也可以通过胎盘,导致胎儿酸血症、胎儿窘迫等,影响新生儿的结局。

(四)营养支持

产科危重症患者处于高热量、高耗能的状态,饥饿很容易导致酮症。因此,及时合理地补充营养和热量,尽可能地避免饥饿状态十分重要。孕产妇在分娩期热量消耗持续增长,在哺乳期耗能达到顶峰。所以,相应的除了常规的热量补充以外,患者需要增加额外的营养支持。如果患者肠道耐受情况良好,且没有相关的胃肠道并发症,则尽可能地选择肠道内营养的方式。同时需要根据患者的病情,选用合理的营养配伍和合适的营养路径。

(五)体外膜氧合(ECMO)

急性的、难治性的、威胁生命的、对传统治疗和生命支持手段无效的呼吸循环衰竭患者,需要 ECMO 技术的支持。产科危重症患者 ECMO 的使用最早是在羊水栓塞的抢救中获得成功,现在,它可以广泛使用于妊娠合并严重的心肺衰竭患者,包括急性心肌梗死、暴发性心肌炎、心源性休克、急性肺栓塞、严重的肺动脉高压、脓毒症、重症肺炎、ARDS 以及心肺联合移植等患者。ECMO 可以进一步改善氧合,清除 CO_2,减轻呼吸机引起的肺损伤,维持有效的循环,改善组织灌注,减少心脏做功。

产科危重患者可选用的 ECMO 支持方式通常为静脉-静脉 ECMO(V-V ECMO)和静脉-动脉 ECMO(V-A EC-MO)。ECMO 的使用需要专职的培训人员和多学科团队的介入。

(六)其他器官的支持

除了呼吸循环系统,ICU 也负责其他器官的保护和支持,这同样也需要专科医师和多学科团队的参与。其中妊娠合并肾脏功能衰竭最为常见,它影响了药物和营养的摄入,治疗和处理非常困难,因此肾脏替代疗法(renal replacement therapy,RRT)在 ICU 也很普遍。RRT 特别是针对某些特殊的疾病,如妊娠合并血栓性血小板减少性紫癜、妊娠期急性脂肪肝、高脂血症性重症胰腺炎、严重电解质紊乱(如高钾血症)以及妊娠合并甲状腺危象等是必不可少的辅助治疗手段。当然,选择这些支持手段需要遵循器官保护策略和严格地控制院内感染。

五、总结

总之,产科危重症患者的病情复杂,处理棘手。早期的正确识别和评估是决定预后的关键,而血气分析是 ICU 最常用的评判指标。对于危及生命的重症患者,多学科合作至关重要,决定诊断和治疗的方向。多学科团队将共同确定妊娠终止的方式和时机,处理母体低血压、凝血功能障碍、循环呼吸衰竭等问题,以改变疾病的进程,提高危重孕产妇的生存率,同时改善新生儿的结局。

(傅峰 陈新忠)

参 考 文 献

[1] SIMPSON K R. Severe maternal morbidity and maternal mortality:what can be learned from reviewing near miss and adverse events?[J]. MCN The American journal of maternal child nursing,2018,43(4):240.

[2] LIU J,SONG L,QIU J,et al. Reducing maternal mortality in China in the era of the two-child policy[J]. BMJ global health,2020,5(2):e002157.

[3] AZIZ M M,CALFEE A,ALBRIGHT C,et al. Termination of pregnancy as a means to reduce maternal mortality in pregnant women with medical comorbidities [J]. Obstetrics and gynecology,2019,134(5):1105-1108.

[4] LIANG J,MU Y,LI X,et al. Relaxation of the one child policy and trends in caesarean section rates and birth outcomes in China between 2012 and 2016:observational study of nearly seven million health facility births[J].

Bmj,2018,360:k817.

［5］ ABDOLLAHPOUR S, HEIDARIAN MIRI H, KHADI-VZADEH T. The global prevalence of maternal near miss: a systematic review and meta-analysis［J］. Health promotion perspectives,2019,9(4):255-262.

［6］ KARNAD D R, GUNTUPALLI K K. Critical illness and pregnancy:review of a global problem［J］. Critical care clinics,2004,20(4):555-576,vii.

［7］ VASQUEZ D N, ESTENSSORO E, CANALES H S, et al. Clinical characteristics and outcomes of obstetric patients requiring ICU admission［J］. Chest,2007,131(3):718-724.

［8］ GUNTUPALLI K K, HALL N, KARNAD D R, et al. Critical illness in pregnancy:part I:an approach to a pregnant patient in the ICU and common obstetric disorders［J］. Chest,2015,148(4):1093-1104.

［9］ LAMBDEN S, LATERRE P F, LEVY M M, et al. The SOFA score-development, utility and challenges of accurate assessment in clinical trials［J］. Critical care, 2019, 23(1):374.

［10］ TAN E K, TAN E L. Alterations in physiology and anatomy during pregnancy［J］. Best practice & research Clinical obstetrics & gynaecology,2013,27(6):791-802.

［11］ FUJITANI S, BALDISSERI M R. Hemodynamic assessment in a pregnant and peripartum patient［J］. Critical care medicine,2005,33(10 Suppl):S354-S361.

［12］ YOUNG P, JOHANSON R. Haemodynamic, invasive and echocardiographic monitoring in the hypertensive parturient［J］. Best practice & research Clinical obstetrics & gynaecology,2001,15(4):605-622.

［13］ MUSHAMBI M C, KINSELLA S M, POPAT M, et al. Obstetric Anaesthetists' Association and Difficult Airway Society guidelines for the management of difficult and failed tracheal intubation in obstetrics［J］. Anaesthesia, 2015,70(11):1286-1306.

［14］ LAPINSKY S E, ROJAS-SUAREZ J A, CROZIER T M, et al. Mechanical ventilation in critically-ill pregnant women:a case series［J］. International journal of obstetric anesthesia,2015,24(4):323-328.

［15］ LAPINSKY S E. Management of acute respiratory failure in pregnancy［J］. Seminars in respiratory and critical care medicine,2017,38(2):201-207.

［16］ NAIR P, DAVIES A R, BECA J, et al. Extracorporeal membrane oxygenation for severe ARDS in pregnant and postpartum women during the 2009 H1N1 pandemic ［J］. Intensive care medicine,2011,37(4):648-654.

［17］ PRIN M, KADYAUDZU C, AAGAARD K, et al. Obstetric admissions and outcomes in an intensive care unit in Malawi［J］. International journal of obstetric anesthesia, 2019,39:99-104.

［18］ CROZIER T M, GALT P, WILSON S J, et al. Rapid response team calls to obstetric patients in a busy quaternary maternity hospital［J］. The Australian & New Zealand journal of obstetrics & gynaecology, 2018, 58(1): 47-53.

［19］ OPPONG S A, BAKARI A, BELL A J, et al. Incidence, causes and correlates of maternal near-miss morbidity:a multi-centre cross-sectional study［J］. BJOG:an international journal of obstetrics and gynaecology, 2019, 126 (6):755-762.

［20］ CROZIER T M, WALLACE E M. Obstetric admissions to an integrated general intensive care unit in a quaternary maternity facility ［J］. The Australian & New Zealand journal of obstetrics & gynaecology, 2011, 51(3):233-238.

115 富血小板血浆在慢性疼痛诊疗中的应用进展

富血小板血浆(platelet-rich plasma,PRP)是通过高速离心的方式,从患者自身血液中获取的具有高纯度血小板的血浆制品。1954 年 Kingsley 在 *Nature* 杂志上首次使用 PRP 这一医学术语。20 世纪 50 年代最初应用于皮肤病学及口腔颌面外科。血小板含有 1 100 多种蛋白质,其中一些包括酶、酶抑制剂、生长因子、免疫系统信使和其他在组织修复和伤口愈合中起作用的生物活性化合物,目前已经广泛应用于组织损伤修复与再生。随着老年化社会到来,慢性疼痛发病率越来越高,长期的慢性疼痛严重影响患者身心健康,同时对家庭和社会造成沉重的经济负担。PRP 作为一种有效的疼痛治疗手段,在疼痛诊疗中应用越来越广泛,并且其制备方法简单,门诊即可完成治疗,非常适合作为麻醉或疼痛门诊治疗的一种手段,具有广阔的应用空间和发展前景。不过,作为一种新兴的治疗方法,PRP 在慢性疼痛新型疾病治疗中仍存在争议之处。本文就 PRP 用于慢性疼痛性疾病的治疗机制以及 PRP 对于不同类型慢性疼痛疾病的治疗特点进行综述,为慢性疼痛的诊疗提供参考。

一、治疗原理

PRP 治疗是将从患者自身提取的富含浓缩血小板的血浆注射到人体病损部位,目前推荐使用 B 超或其他影像学引导进行靶点注射,这样可以提高治疗的安全性和准确性。PRP 可以促进机体释放出多种生物活性因子和黏附蛋白,从而来启动组织修复,启动止血级联反应,促进新结缔组织的合成和血管重建,达到减轻疼痛、恢复功能的效果。目前有证据表明,血小板释放的细胞因子以及其他介质对减少或消除慢性神经病理性疼痛具有重要作用,已知多种细胞活性因子参与 PRP 损伤修复,而且每年不断有新的细胞因子被发现参与 PRP 的修复。与 PRP 修复相关的生物活性因子及其功能见表 115-1。

表 115-1 与 PRP 相关的细胞活性因子来源及其功能

细胞活性因子	细胞来源	功能
PDGF(AA-BB-ABA)	血小板、内皮细胞、巨噬细胞、平滑肌细胞	刺激中性粒细胞、巨噬细胞和成纤维细胞趋化作用,同时刺激巨噬细胞和成纤维细胞增殖;调节胶原酶分泌和胶原合成;促进肉芽组织形成、上皮增殖、ECM 的产生和组织重塑
TGF(α-β)	巨噬细胞、T 淋巴细胞、角质形成细胞	刺激未分化的间充质细胞增殖;调节内皮细胞、成纤维细胞和成骨细胞的有丝分裂;调节胶原合成和胶原酶分泌;调节其他生长因子的促有丝分裂作用;刺激内皮趋化性和血管生成;抑制巨噬细胞和淋巴细胞增殖
VEGF	血小板、巨噬细胞、角质细胞、内皮细胞	增加血管生成和血管通透性;刺激内皮细胞的有丝分裂
EGF	血小板、巨噬细胞、单核细胞	角质细胞、成纤维细胞的增殖刺激内皮细胞的有丝分裂
(a-b)-FGF	血小板、巨噬细胞、间充质细胞、软骨细胞、成骨细胞	促进软骨细胞和成骨细胞的生长和分化;间充质细胞、软骨细胞和成骨细胞的有丝分裂
CTGF	血小板、成纤维细胞	促进血管生成、软骨再生、纤维化和血小板黏附

续表

细胞活性因子	细胞来源	功能
IGF-1	血小板、血浆、上皮细胞、内皮细胞、成纤维细胞、成骨细胞、骨基质	成纤维细胞趋化因子,刺激蛋白质合成;通过成骨细胞的增殖和分化促进骨形成
HGF	血小板,间充质细胞	调节上皮/内皮细胞的细胞生长和运动,支持伤口愈合过程中的上皮修复和新血管形成
KGF	成纤维细胞,间充质细胞	调节上皮细胞的迁移和增殖
Ang I	血小板,中性粒细胞	诱导血管生成,刺激内皮细胞的迁移和增殖;通过周细胞的募集支持和稳定血管的发育
PF-4	血小板	募集并激活白细胞;杀菌活性
SDF-1α	血小板、内皮细胞、成纤维细胞	募集 CD34+ 细胞,诱导其归巢、增殖和分化为刺激血管生成的内皮祖细胞。募集间充质干细胞和白细胞
TNF	巨噬细胞、肥大细胞、T淋巴细胞	调节单核细胞迁移,成纤维细胞增殖,巨噬细胞活化,血管生成

注:PDGF—血小板源性生长因子;TGF—转化生长因子;VEGF—血管内皮生长因子;EGF—表皮生长因子;FGF—成纤维细胞生长因子;CTGF—结缔组织生长因子;IGF—胰岛素样生长因子;HGF—肝细胞生长因子;KGF—角质形成细胞生长因子;Ang I—血管生成素 I;PF4—血小板因子4;SDF—基质细胞衍生因子;TNF—肿瘤坏死因子。

二、PRP 分类

Dohan 等依据 PRP 中血小板、白细胞及纤维蛋白含量不同,将 PRP 分为四类:第一类为纯富血小板血浆(pure platelet rich plasma,P-PRP),此类含有较低浓度的白细胞和纤维蛋白浓度;第二类为富白细胞富血小板血浆(leukocyte-rich platelet-rich plasma,LR-PRP),此类含有较高浓度白细胞但纤维蛋白浓度含量低;第三类为纯富血小板纤维蛋白(pure platelet-rich fibrin,P-PRF),此类含有较高浓度的纤维蛋白,但白细胞数量较低;第四类为富含白细胞的血小板纤维蛋白(leucocyte-rich platelet-rich fibrin,L-PRF),此类含有较高浓度的白细胞和纤维蛋白浓度。

三、PRP 在慢性疼痛诊疗中应用

近年来,PRP 在慢性疼痛性疾病中应用非常广泛,目前主要集中在退行性骨关节炎性疼痛、肌腱韧带损伤性疼痛、脊柱源性疼痛、神经病理性疼痛等领域。

(一)退行性骨关节炎性疼痛

退行性骨关节炎是一种常见的退行性关节疾病,可导致患者疼痛和运动障碍,多见于老年肥胖患者、运动员和体力劳动者,常发生于躯体负重较大的关节,例如膝关节、踝关节。也可出现于频繁活动的小关节,例如颞下颌关节。目前常用的治疗方法包括口服非甾体消炎止痛药、关节腔内注射糖皮质激素或玻璃酸钠,同时可辅以中医针灸或理疗,保守治疗无效可能需行人工关节置换手术。相较于手术治疗,保守治疗方案更易被患者接受。研究表明,退行性

骨关节炎早期主要为关节软骨的磨损、退变,PRP 已被证实具有修复退变关节软骨的作用。

2020 年一项膝关节骨关节炎(knee osteoarthritis,KOA)法语版专家共识提出 PRP 注射可作为治疗有症状的早/中度 KOA 的有效方法。Chen 等通过分析膝关节腔内积液不同组织蛋白质浓度的方法,评价 PRP 治疗轻/中度膝骨关节炎合并髌上滑囊炎的疗效,在经富血小板血浆关节腔内注射治疗后,提取出的积液蛋白组学提示炎症相关蛋白(载脂蛋白 A-I、触珠蛋白、免疫球蛋白 κ 链、转铁蛋白和基质金属蛋白酶)浓度减低,螯合和抗衰老功能的蛋白(转甲状腺素和补体 5)浓度升高。对伴有关节腔积液的滑囊炎患者,为减少治疗产生的胀痛不适,最好先将关节积液抽出后再行 PRP 注射。

为评估 PRP 注射液治疗踝关节骨关节炎的临床疗效和成本效益,2019 年荷兰进行了一项多中心、分层、随机、双盲、安慰剂对照试验,这是为数不多的 PRP 治疗关节炎的高级别证据,大约在 2021 年 7 月完成最后一次随访,解除双盲状态并开始数据分析。

退行性颞下颌关节炎是一种小关节退行性改变,主要病变特点是颞下颌关节软骨破坏,临床表现为颞下颌区域疼痛、张口受限、关节交锁等症状。Li 等通过 Meta 分析表明,相比于颞下颌关节内安慰剂和透明质酸注射,PRP 注射能更有效地减轻疼痛。在咀嚼肌特定肌筋膜触发点内注射 PRP 可作为改善颞下颌关节炎疼痛的一种方法。Sakalys 等将 1ml 去白细胞 PRP 注射至咬肌内,与利多卡因对照组相比,在治疗前和治疗后第 2 周时,两组患者视觉模拟评分法(visual analogue scale,VAS)结果无差异,在治疗后第 4 周时两组患者 VAS 评分差异存在统计学意义,PRP 组 VAS

评分明显低于利多卡因组,不过该研究随访时间仅为4周,缺乏两组患者中长期疗效对比。

（二）肌腱韧带损伤性疼痛

该类疾病根据损伤的病因不同可分为急性外伤性损伤和慢性退行性损伤。常见的急性外伤性损伤有关节韧带伤、肩袖损伤等,常见的慢性退行性损伤有肱骨外上髁炎、跟腱炎等。

Zou G等探究膝关节腔内注射PRP对轻度膝关节内侧副韧带损伤的疗效,每次注射5ml PRP,每周1次,连续治疗3周。第一次注射治疗后,患者的疼痛明显减轻,并停止服用非甾体消炎止痛药;治疗6个月后膝关节磁共振成像检查显示内侧副韧带损伤已完全愈合,韧带周围无水肿信号。

部分肩袖撕裂的患者可以使用PRP,但对于存在全层肩袖撕裂的患者,一般避免使用PRP治疗。Sconfienza等采取超声引导下PRP注射治疗部分肩袖撕裂,相比于干针治疗,PRP可以更好地改善肩关节疼痛及活动受限。Kwong等开展了一项随机双盲对照试验,探究PRP与糖皮质激素注射对肩袖损伤临床疗效对比,研究发现:在治疗后3个月时,PRP组疼痛评分和功能改善优于糖皮质激素治疗组;在治疗后1年时,两者疗效相似。因此,他们认为PRP和糖皮质激素均可以治疗肩袖损伤,短期疗效PRP更佳,但中长期疗效不存在差异。

PRP在肌腱退行性疾病中也有应用。肌腱是骨骼与肌肉的连接组织,过度劳损会引起肌腱退行性炎性病变。肱骨外上髁炎又称"网球肘",是肘关节肱骨外上髁周围的一种疼痛状态,超声或MRI下常发现伸肌总腱存在病变,患者表现为肘部外上髁疼痛和压痛,手腕伸展无力,夹持活动受损。欧洲肌肉骨骼放射学会2020年指南对超声引导下PRP注射治疗慢性肱骨外上髁炎进行了说明:与利多卡因注射、体外冲击波治疗、自体血治疗相比,PRP治疗效果与这些治疗疗效相当,但PRP注射不会产生额外的副作用,因此建议将PRP注射作为一线治疗方案之一。

Linnanmaki等对比了PRP、自体血液和生理盐水注射对肱骨外上髁炎的疼痛评分和功能变化的影响。结果显示治疗1年后,PRP组和自体血液注射组较生理盐水组并未改善疼痛或功能。因此,作者不建议将PRP用于肱骨外上髁炎患者。不过该研究存在一定局限性,所有患者均仅进行了1次注射治疗,而不是按常规的注射3次,而且富血小板血浆在制备过程中离心时间较短,血小板浓度仅为静脉血中1.99倍,该研究治疗未在影像学引导下进行,穿刺的精准度有待商榷。

跟腱炎是由于跟腱反复用力或过多负荷造成的慢性跟腱炎症,表现为走路或跑步时足后部疼痛,严重时静息也伴有疼痛,慢性跟腱炎会造成跟腱韧性降低,甚至出现跟腱断裂。哈佛大学医学院Tenforde等对跑步后诊断跟腱损伤的最佳治疗方案进行专家讨论,其中两位专家推荐使用体外冲击波疗法,该疗法提供了一种非侵入性物理治疗,并且有

临床证据的支持,疗效优于PRP注射治疗;而另外两位专家则提出不同意见,他们认为PRP中含有的高浓度生长因子和其他生物活性物质,对促进损伤的肌腱愈合优于体外冲击波治疗,PRP注射的长期疗效也有临床证据支持。

（三）腰背痛

腰背痛(low back pain,LBP)是一组由腰椎相关结构病变引起腰臀部、下肢放射痛的临床症候群,是临床常见疾病。随着国家人口老龄化到来,患有腰背痛的人口会进一步增加。脊柱的椎骨、小关节、椎间盘及脊柱周围软组织遭受慢性劳损和退变,导致椎间盘突出、韧带钙化、骨质增生、软组织炎症反应,从而发生炎性痛、神经病理性痛、功能性痛。腰背痛常规治疗方法包括物理治疗、药物治疗、硬膜外腔注射治疗,如效果不佳需采用介入射频治疗、内镜手术或者开放性手术治疗。随着对PRP认识的深入,研究证明PRP也可应用于腰背痛的治疗。由于腰背痛病因复杂,在使用PRP治疗腰背痛之前,需仔细辨别疼痛来源,如鉴别诊断存在困难,可配合选择性神经阻滞治疗加以明确。PRP可以治疗多种类型腰背痛,包括椎间盘源性疼痛、神经根压迫性疼痛、脊柱小关节、多裂肌萎缩性疼痛等。

1. 椎间盘源性腰痛 椎间盘源性腰痛是由于椎间盘纤维环破裂刺激脊神经脊膜支引起的腰背部、臀部疼痛,其典型的影像学表现是磁共振T_2像高信号纤维环破裂,椎间盘造影是诊断的金标准。Jain等探究血小板浓度对椎间盘源性腰痛临床疗效的影响,研究发现PRP样本中的血小板浓度与疼痛数字评分(numeric rating scale,NRS)和Oswestry残疾指数(Oswestry disability index,ODI)评分的改善情况呈正相关,因此建议使用较高浓度PRP来治疗椎间盘源性疼痛。临床使用PRP应考虑目标人群的年龄因素,老年患者的椎间盘退变严重、功能细胞含量少,可能会影响PRP注射的疗效。另外,制备PRP的方法,包括全血中血小板浓度、PRP类型和注射PRP的剂量,都会对临床疗效造成影响。

2. 腰椎小关节痛 大约15%~30%的脊柱源性疼痛患者与脊柱小关节因素相关,超声引导下的PRP注射治疗对小关节综合征慢性疼痛是一种选择方法。Broadhead等在超声引导下对1例腰椎小关节综合征患者进行PRP注射,治疗部位为腰椎小关节囊及小关节周围,治疗后9个月,该患者的NRS评分从治疗前的8分降至1分,而ODI评分则从80%降至45.22%;在治疗1年后仍表现出显著的疼痛缓解和功能改善。

3. 神经根压迫性疼痛 腰椎退变性神经根痛是指椎间盘突出或椎管狭窄引起的腰神经根在椎管内或椎间盘处被压迫引起的腰部及下肢放射性疼痛。Ruiz-Lopez等开展了一项随机对照双盲临床研究,该研究将腰痛患者分为两组,分别在透视引导下硬膜外腔注射糖皮质激素与LR-PRP,在治疗后1个月时,糖皮质激素组患者VAS评分降低优于LR-PRP组;但在治疗后3个月、6个月时,LR-PRP组VAS评分降低优于糖皮质激素组,在治疗6个月时,SF-36

问卷评分 LR-PRP 组优于糖皮质激素组，因此 LR-PRP 在长期的止痛效果和改善生活质量方面优于糖皮质激素。Bise 等采用 CT 引导下椎板间入路 PRP 注射治疗椎间盘 2 区突出所致的腰神经根压迫放射痛，治疗后 NRS 和 ODI 下降均具有统计学意义，但该研究仅进行了 6 周短期随访，中长期疗效还有待观察。

4. 多裂肌萎缩性腰痛 脊柱旁的肌肉，尤其是多裂肌，在脊柱稳定性中起着关键作用，多裂肌横截面积减少是下腰痛和神经牵涉性疼痛的重要来源。Hussein 等对中度（萎缩 10%~50%）和重度（萎缩>50%）多裂肌萎缩的 104 例患者行 PRP 注射，每周 1 次，治疗 6 周，治疗后进行为期 2 年的随访，研究发现 71.2% 的患者在随访评估中具有良好的效果，而且疗效没有随着时间的推移而减弱。因此，推荐使用 PRP 注射治疗多裂肌萎缩性腰痛。

（四）神经病理性疼痛

神经病理性疼痛（neuropathic pain，NP）是躯体感觉神经系统损伤或疾病所导致的感觉功能异常、痛觉敏感和自发痛。世界卫生组织（World Health Organization，WHO）最新发布的"ICD-11 疾病分类"将神经病理性疼痛分为中枢神经病理性疼痛和外周神经病理性疼痛。多数神经病理性疼痛在损伤因素消除后仍可伴有相应神经支配区的疼痛，表现为自发性痛、痛觉超敏、痛觉过敏、感觉异常。目前减轻 NP 的治疗药物包括三环类抗抑郁药、5-羟色胺去甲肾上腺素再摄取抑制剂、抗惊厥药（如加巴喷丁和普瑞巴林），以及阿片类药物。然而，药物治疗效果往往有限，由于担心长期服药的副作用，患者用药依从性也不佳。目前神经调控技术在临床治疗神经病理性疼痛具有较佳的前景，但包括脊髓电刺激、背根神经节脉冲射频等技术在内的神经调控技术均需使用高额的医疗耗材，对患者家庭及社会造成巨大的经济负担。PRP 富含多种生物生长因子，具有修复损伤神经的潜力，因此在神经病理性疼痛治疗中具有广泛应用前景。PRP 治疗 NP 主要集中在脊髓损伤、外周神经损伤后疼痛、带状疱疹后遗神经痛、糖尿病周围神经病变性疼痛等。

Behroozi 等对脊髓损伤的大鼠进行 PRP 注射治疗，研究发现 PRP 注射可以提高脊髓损伤大鼠的痛阈，减少脊髓空洞大小，抑制成纤维细胞数量、p-mTOR/mTOR 比值、P2X3R 表达，增加 P2Y4R 表达。Shehadi 等回顾性分析 7 例采用 PRP 注射的脊髓损伤患者，治疗采用 PRP 联合自体浓缩骨髓提取物的方案，随访发现患者 ODI 指数下降，功能受限程度改善，而且未出现治疗相关并发症，但是由于纳入病例有限，尚需进一步研究加以验证。Manal 对 PRP 是否可以减轻糖尿病周围神经病变（diabetic peripheral neuropathy，DPN）患者疼痛和麻木症状进行了一项随机对照试验，随机将 DPN 患者分为两组，一组在内科药物治疗基础上采取超声引导下神经周围 PRP 注射治疗，另一组仅采取内科药物治疗。研究发现，基础药物联合 PRP 治疗可有效减轻患者疼痛和麻木，改善视觉模拟评分以及改良多伦多临床

神经病变评分（modified Toronto clinical neuropathy score，mTCNS）。黄立荣等采用背根神经节脉冲射频联合 PRP 注射治疗带状疱疹后遗神经痛，该研究为首次 PRP 治疗带状疱疹后神经痛的临床研究，研究发现 28 例患者术后 VAS 评分均较术前明显降低，口服普瑞巴林和曲马多剂量较术前明显减少。但该治疗仅为回顾性分析，临床治疗为多种方法的联合治疗，病例资料较少，随访时间仅为 8 周，且缺乏相应对照试验资料，PRP 治疗带状疱疹后遗神经痛临床疗效需设计更加严谨、合理的研究方案进一步验证。

四、展望

富血小板血浆（PRP）是一种自体血液制品，治疗前不需要交叉配血试验，不存在溶血反应和传染性疾病感染风险，临床治疗过程中也很少出现不良反应。PRP 具有较高浓度的生长因子，具有促进愈合和抗炎特性，是慢性疼痛治疗的重要手段。与传统麻醉疼痛门诊使用的神经阻滞不同，PRP 除能起到抗炎作用，还可通过多种生物活性物质起到组织再生、损伤愈合的作用。目前超声引导下的注射治疗广泛应用，使得 PRP 注射的安全性和精准度大大提高，PRP 注射在门诊或日间病房即可实施，促进了 PRP 应用的可实施性。但是，目前关于 PRP 制备方法与治疗方案仍无统一标准，例如制备技术选择、去白细胞 PRP 应用、抗凝剂与激活剂使用、注射组织层面、血小板最佳治疗剂量、治疗次数、治疗间隔时间等尚无统一标准，因此 PRP 的应用规范仍需进一步探索。

（阚厚铭 陈学泰 范利君 申文）

参 考 文 献

[1] KINGSLEY C S. Blood Coagulation：Evidence of an antagonist to factor vi in platelet-rich human plasma[J]. Nature，1954，173（4407）：723-724.

[2] EVERTS P，ONISHI K，JAYARAM P，et al. Platelet-Rich plasma：new performance understandings and therapeutic considerations in 2020[J]. Int J Mol Sci，2020，21（20）：7794.

[3] GIUSTI I，D'ASCENZO S，MACCHIARELLI G，et al. In vitro evidence supporting applications of platelet derivatives in regenerative medicine[J]. Blood Transfus，2020，18（2）：117-129.

[4] DOHAN E D，RASMUSSON L，ALBREKTSSON T. Classification of platelet concentrates：from pure platelet-rich plasma（P-PRP）to leucocyte-and platelet-rich fibrin（L-PRF）[J]. Trends Biotechnol，2009，27（3）：158-167.

[5] EYMARD F，ORNETTI P，MAILLET J，et al. Intra-articular injections of platelet-rich plasma in symptomatic knee osteoarthritis：a consensus statement from French-speaking experts[J]. Knee Surg Sports Traumatol Arthrosc，2020，

28(6):2091-2093.

[6] CHEN C P C,CHENG C H,HSU C C,et al. The influence of platelet rich plasma on synovial fluid volumes, protein concentrations,and severity of pain in patients with knee osteoarthritis[J]. Exp Gerontol,2017,93:68-72.

[7] JUSTICZ N,DERAKHSHAN A,CHEN J X,et al. Platelet-Rich plasma for hair restoration[J]. Facial Plast Surg Clin North Am,2020,28(2):181-187.

[8] PAGET L,BIERMA-ZEINSTRA S,GOEDEGEBUURE S, et al. Platelet-Rich plasma injection management for ankle osteoarthritis study (PRIMA):protocol of a Dutch multicentre,stratified,block-randomised,double-blind,placebo-controlled trial[J]. BMJ Open,2019,9(10):e30961.

[9] LI F,WU C,SUN H,et al. Effect of Platelet-Rich Plasma injections on pain reduction in patients with temporomandibular joint osteoarthrosis:a meta-analysis of randomized controlled trials[J]. J Oral Facial Pain Headache,2020, 34(2):149-156.

[10] SAKALYS D,ROKICKI J P,JANUZIS G,et al. Plasma rich in growth factors injection effectiveness for myofascial pain treatment in masticatory muscles. Randomised controlled trial[J]. J Oral Rehabil,2020,47(7):796-801.

[11] ZOU G,ZHENG M,CHEN W,et al. Autologous platelet-rich plasma therapy for refractory pain after low-grade medial collateral ligament injury[J]. J Int Med Res, 2020,48(2):1220703188.

[12] SCONFIENZA L M,ADRIAENSEN M,ALBANO D,et al. Clinical indications for image-guided interventional procedures in the musculoskeletal system:a delphi-based consensus paper from the european society of musculo-skeletal radiology (ESSR)-part I,shoulder[J]. Eur Radiol,2020,30(2):903-913.

[13] KWONG C A,WOODMASS J M,GUSNOWSKI E M,et al. Platelet-Rich plasma in patients with partial-thickness rotator cuff tears or tendinopathy leads to significantly improved short-term pain relief and function compared with corticosteroid injection:a double-blind randomized controlled trial[J]. Arthroscopy,2021,37(2):510-517.

[14] SCONFIENZA L M,ADRIAENSEN M,ALBANO D,et al. Clinical indications for image-guided interventional procedures in the musculoskeletal system:a delphi-based consensus paper from the european society of musculo-skeletal radiology (ESSR)-Part Ⅱ,elbow and wrist[J]. Eur Radiol,2020,30(4):2220-2230.

[15] LINNANMAKI L,KANTO K,KARJALAINEN T,et al. Platelet-rich plasma or autologous blood do not reduce pain or improve function in patients with lateral epicondylitis:a randomized controlled trial[J]. Clin Orthop Relat Res,2020,478(8):1892-1900.

[16] TENFORDE A,ROBINSON D,BORG-STEIN J,et al. Extracorporeal shockwave therapy versus platelet-rich plasma for achilles tendinopathy[J]. PM R, 2020, 12 (11):1169-1176.

[17] JAIN D,GOYAL T,VERMA N,et al. Intradiscal platelet-rich plasma injection for discogenic low back pain and correlation with platelet concentration:a prospective clinical trial[J]. Pain Med,2020,21(11):2719-2725.

[18] BROADHEAD D Y,DOUGLAS H E,BEZJIAN W L,et al. Use of ultrasound-guided platelet-rich plasma injection of the sacroiliac joint as a treatment for chronic low back pain[J]. Mil Med,2020,185(7-8):1312-1317.

[19] RUIZ-LOPEZ R,TSAI YC. A Randomized double-blind controlled pilot study comparing leucocyte-rich platelet-rich plasma and corticosteroid in caudal epidural injection for complex chronic degenerative spinal pain[J]. Pain Pract,2020,20(6):639-646.

[20] BISE S,DALLAUDIERE B,PESQUER L,et al. Comparison of interlaminar CT-guided epidural platelet-rich plasma versus steroid injection in patients with lumbar radicular pain[J]. Eur Radiol, 2020, 30(6):3152-3160.

[21] HUSSEIN M,HUSSEIN T. Effect of autologous platelet leukocyte rich plasma injections on atrophied lumbar multifidus muscle in low back pain patients with mono-segmental degenerative disc disease[J]. SICOT J,2016, 2:(12):1-7.

[22] BEHROOZI Z,RAMEZANI F,JANZADEH A,et al. Platelet-rich plasma in umbilical cord blood reduces neuropathic pain in spinal cord injury by altering the expression of ATP receptors[J]. Physiol Behav, 2021, 228:113186.

[23] SHEHADI J A,ELZEIN S M,BEERY P,et al. Combined administration of platelet rich plasma and autologous bone marrow aspirate concentrate for spinal cord injury:a descriptive case series[J]. Neural Regen Res,2021,16 (2):362-366.

[24] MANAL H,ABDELRAHEEM E,ZARIEF K E,et al. Perineural platelet-rich plasma for diabetic neuropathic pain,could it make a difference[J]. Pain Med,2019,21 (4):1-9.

[25] 黄立荣,郭佳妮,张慧芝,等. MRI 导航下背根神经节脉冲射频联合富血小板血浆治疗带状疱疹后神经痛 [J]. 中国疼痛医学杂志,2020,26(06):65-68.

116 丰富环境对慢性疼痛及其相关疾病的影响

慢性疼痛对个人和社会构成了沉重的负担,包括物理痛苦以及并存的精神症状,可严重损害患者的身体和精神健康。有研究表明,最初的损伤可能导致持续的中枢神经系统失调,其与慢性疼痛所造成的精神症状以及认知功能方面的变化有关。长期疼痛的患者往往会出现焦虑、抑郁和认知功能方面的变化,治疗效果很差。因此,安全有效的治疗慢性疼痛亟待解决。丰富环境是一种新出现的经济有效的非药理学方法,其在慢性疼痛中的作用已成为研究的热点。我们在此就丰富环境对慢性疼痛及其相关疾病治疗效果的临床前研究进行综述并就其机制进行探讨和展望。

一、丰富环境

丰富环境(enriched environment,EE)是一种新出现的经济有效的非药理学方法,可缓解慢性疼痛,其在慢性疼痛中的作用已成为研究的热点。常见的 EE 成分是集体住房(社会充实)、身体充实和玩具供应(多方面刺激)。丰富环境可能优于传统的运动疗法。尽管适当锻炼的好处得到了广泛的认可,但有时也会出现不利的影响,EE 的特点是自愿活动,避免了超负荷训练方案的危害。虽然常用的 EE 模型包括丰富社交、自愿跑轮(voluntary wheel running,VWR)和玩具供应,但其不仅鼓励自发的锻炼和社会互动,还可以在视觉、听觉或嗅觉方面提供明显的刺激。在临床上,通过瑜伽或冥想改变生活方式已被证明可以减少慢性疼痛患者的痛觉和神经变性。临床前文献一般将丰富环境定义为"复杂的无生命刺激和社会刺激的结合",而临床文献的 Cochrane 系统评价草案将丰富环境定义为"通过提供设备和组织一个结构化的、刺激的环境,来进行认知和社会活动从而促进个体运动和感知的一种干预措施",为了详细说明,作者强调,临床 EE 模式应该是非处方的、非强制性的、受欢迎的和可自由获取的。虽然临床前和临床文献对 EE 的核心理解是相同的,但需要对 EE 进行统一的定义,以促进有关 EE 研究的未来发展。EE 虽然已经在动物研究中得到了广泛的测试,但在人类研究中却不够发达。在现阶段,没有足够的证据支持 EE 可以作为一种转化性

疼痛疗法。"治疗"一词的意思是为患者提供显著的疼痛缓解。然而,EE 在临床疼痛管理中的范围和作用还没有明确的定义,也没有任何研究直接调查。EE 目前可能仅代表一个概括的术语,其描述了可以促进常规患者康复的多种附加活动模式。

丰富环境对慢性疼痛的临床前研究正在增加,但将丰富环境用于临床慢性疼痛管理仍然是未知的,还有几个未来的挑战需要克服。①丰富环境的定义是否就是我们平常实验中理解的丰富社交和自愿运动? 我们需要在动物疼痛模型中探索实用的丰富环境方案(如气味和视觉刺激),以揭示丰富环境的全部作用潜力。许多临床 EE 模式都有很强的认知成分。然而,大多数临床前模型都研究了基于运动的 EE。与运动性 EE 相比,认知刺激在慢性疼痛中的作用和机制还知之甚少。②许多意向接受丰富环境干预的人是长期住院的患者,或由于疾病或疼痛而难以重新融入社会的患者。医院的病房环境或被动的生活条件可能会模拟一个可能导致抑郁的"贫穷"和无聊的环境。对于他们来说,丰富环境也有望成为一种不错的临床康复策略。从长远来看,丰富环境可能有助于培养慢性疼痛患者积极的生活方式。③临床前疼痛模型是标准化的,不能完全代表异质的、主观的和多维的临床疼痛体验。

二、慢性疼痛及其相关疾病

最近,估计全球慢性疼痛的患病率约为 22%。由于它的发作给患者带来的痛楚,会使人出现睡眠紊乱、食欲缺乏、焦虑、抑郁,甚至认知功能改变等后果。因此,安全有效的治疗慢性疼痛仍需我们解决。慢性疼痛可引起中枢神经系统(CNS)的解剖学改变,如灰质和白质完整性的破坏,这可能与慢性痛的神经心理缺陷如焦虑、抑郁和认知功能的改变有关。事实上,认知和情感与疼痛处理具有相似的神经回路。因此,抗抑郁类药物可以有显著的缓解慢性疼痛。中枢敏感化是慢性疼痛的另一个主要机制,在突触可塑性方面与学习和记忆处理有显著的相似之处。神经病理性疼痛模型研究发现,在疼痛刺激停止后,中枢敏化仍持续上调

496

或维持疼痛反应。在中枢敏化的发展过程中，初始疼痛刺激后炎性小体和促炎细胞因子或趋化因子的内源性释放增加，使伤害性感受器敏化，伴随着钠和钙通道表达的改变，这些外周疼痛信号刺激了脊髓中重复的神经元放电。随后，伤害性神经肽（如降钙素基因相关肽）和兴奋性神经递质（如谷氨酸）的异位放电增强了中枢伤害性通路神经元的突触效能，这些分子事件构成了中枢敏化的基本驱动力。上述机制表明，初始疼痛刺激会引起机体持续的伤害性感觉及认知功能的改变。

三、丰富环境对慢性疼痛及其相关疾病的影响

慢性疼痛及其相关疾病对人类和社会的严重危害已经广为人知，而丰富环境是近年来改善慢性疼痛及其相关疾病的有效的非药物治疗方法。丰富环境改善慢性疼痛及其相关疾病的机制如下。

1. 使用 VWR 治疗神经病理性疼痛的研究发现，痛觉过敏症状有所减轻，这与中枢敏化标志物的显著减少有关，如 NLRP3 炎症体、细胞因子 IL-1β、趋化因子 CCL2/CCL3、CXCL1、神经肽类物质及降钙素基因相关肽的显著降低，以及伤害性神经元膜兴奋性降低。

2. 丰富环境在促进神经可塑性方面的既定益处可能会减轻慢性神经病理性疼痛。

3. 内源性疼痛抑制系统在慢性疼痛中受到损害。因此，EE 可能通过恢复内源性疼痛调节来缓解慢性疼痛及其相关疾病。

4. 丰富环境诱导产生的止痛效应涉及表观遗传调节。有研究表明，基因-环境的动态交互作用介导的神经病理性疼痛在 EE 中是可逆的。

5. 丰富环境可以加强阿片类药物对大鼠的抗伤害作用。

6. 在接受绿色 LED 光照射的大鼠中，发现调控兴奋性神经传递的 N 型钙通道明显减少。该研究推断，钙内流的减少可能是止痛和抗痛觉过敏的原因。

7. EE 诱导的抗伤害效应中虽然没有评估焦虑和抑郁，但这些也会得到缓解，因为丰富环境增加的脑源性神经营养因子已被证明能产生抗抑郁和缓解焦虑的效果。

8. 在存在急性或慢性伤害性刺激的情况下，尤其是在生命早期实施丰富环境的实验大鼠保存了它们的自然保护反应，如反射弧，以抵御有害刺激，使其疼痛行为减少，并产生抗焦虑作用。

9. 坐骨神经痛动物模型发现 EE 组小鼠 β-内啡肽和甲硫氨酸脑啡肽水平升高，尽管 EE 动物的血液循环皮质酮水平增加，但阻断糖皮质激素受体并不改变 EE 的镇痛效应；在脊髓，EE 可抑制慢性压迫损伤（chronic constriction injury，CCI）诱导的 5-羟色胺升高。在背根节，EE 抑制 CCI 后 ATF-3 的表达。EE 还可以增加坐骨神经纤维保存。

10. 神经损伤小鼠海马 CA1 区树突棘密度、突触后密度蛋白-95（postsynaptic density protein 95，PSD-95）和长时程增强明显受损，但 EE 足以逆转这些损害。EE 还可减轻神经损伤引起的脑源性神经营养因子（brain-derived neurotrophic factor，BDNF）信号抑制、海马突触可塑性、长期记忆缺陷和痛阈降低。最后，原肌球蛋白受体激酶 B 拮抗剂 ANA-12 抑制 EE 对 BDNF 信号、突触可塑性和长时记忆的影响，但不影响 EE 对小鼠神经损伤后痛阈降低的改善作用。

11. EE 可减轻 CCI 后小鼠的痛阈降低、抑郁样行为、记忆障碍，以及海马区神经再生的减少和炎症的增加，其中神经元 PAS 结构域蛋白 4（neuronal PAS domain protein 4，NPAS4）在 EE 改善神经病理性疼痛小鼠的疼痛敏感性、抑郁样表型和记忆障碍中起着关键作用。

四、总结

对于许多慢性疼痛患者来说，疼痛只是一个方面，焦虑抑郁和认知障碍也常见，可导致治疗结果较差。对啮齿类动物模型疼痛的研究也表明，慢性疼痛可能导致焦虑和抑郁类行为并加剧认知障碍。丰富环境可以改善慢性疼痛患者的感觉和情感异常，尽管在动物和人体研究中对丰富环境（EE）的理解仍有很长的路，但越来越多的证据表明，体育和社交丰富的环境可以促进疼痛缓解和抵消慢性疼痛的相关疾病。许多研究对慢性疼痛发展的内源性机制提出了可靠的见解，并研究了丰富环境对疼痛及其相关疾病影响的内在机制，这为我们将来的研究提供了深厚的基础，但目前临床前实验主要研究神经病理性疼痛模型，揭示 EE 对各型慢性疼痛及其相关疾病作用的具体机制仍需要我们继续努力。

（赵悦　于洋　于泳浩　元元）

参 考 文 献

［1］DAENEN L, VARKEY E, KELLMANN M, et al. Exercise, not to exercise, or how to exercise in patients with chronic pain? Applying science to practice［J］. Clin J Pain, 2015, 31(2):108-114.

［2］BUSHNELL M C, CASE L K, CEKO M, et al. Effect of environment on the long-term consequences of chronic pain［J］. Pain, 2015, 156(Suppl 1):S42-S49.

［3］MICHALSEN A, KUNZ N, JEITLER M, et al. Effectiveness of focused meditation for patients with chronic low back pain-A randomized controlled clinical trial［J］. Complement Ther Med, 2016, 26:79-84.

［4］NITHIANANTHARAJAH J, HANNAN A J. Hannan, enriched environments, experience-dependent plasticity and disorders of the nervous system［J］. Nat Rev Neurosci, 2006, 7(9):697-709.

［5］TAI L W, YEUNG S C, CHEUNG C W. Enriched environment and effects on neuropathic pain: experimental findings and mechanisms[J]. Pain Pract,2018,18(8):1068-1082.

[6] FRASCA D, TOMASZCZYK J, MCFADYEN BJ, et al. Traumatic brain injury and post-acute decline: what role does environmental enrichment play? A scoping review [J]. Front Hum Neurosci,2013,7:31.

[7] ANDREW R, DERRY S, TAYLOR R S, et al. The costs and consequences of adequately managed chronic non-cancer pain and chronic neuropathic pain [J]. Pain Pract,2014,14(1):79-94.

[8] BUSHNELL M C, CEKO M, LOW L A. Low, cognitive and emotional control of pain and its disruption in chronic pain[J]. Nat Rev Neurosci,2013,14(7):502-511.

[9] NEKOVAROVA T, YAMAMOTOVA A, VALES K, et al. Common mechanisms of pain and depression: are antidepressants also analgesics? [J]. Front Behav Neurosci, 2014,8:99.

[10] ST JOHN S E. Advances in understanding nociception and neuropathic pain[J]. J Neurol,2018,265(2):231-238.

[11] YEH, DU X G, HUA Q L. Effects of voluntary exercise on antiretroviral therapy-induced neuropathic pain in mice[J]. J Physiol Sci,2018,68(4):521-530.

[12] MORIARTYO, MCGUIRE B E, FINN D P. The effect of pain on cognitive function: a review of clinical and pre-clinical research[J]. Prog Neurobiol,2011,93(3):385-404.

[13] TAJERIAN M, ALVARADO S, MILLECAMPS M, et al. Peripheral nerve injury is associated with chronic, reversible changes in global DNA methylation in the mouse prefrontal cortex [J]. PLoS One, 2013, 8(1): e55259.

[14] SMITHM. Social and environmental enrichment enhances sensitivity to the effects of kappa opioids: studies on antinociception, diuresis and conditioned place preference [J]. Pharmacology Biochemistry and Behavior,2003,76 (1):93-101.

[15] IBRAHIM M M, PATWARDHAN A, GILBRAITH K B, et al. Long-lasting antinociceptive effects of green light in acute and chronic pain in rats[J]. Pain,2017,158 (2):347-360.

[16] DUMAN C H, SCHLESINGER L, RUSSELL D S. Voluntary exercise produces antidepressant and anxiolytic behavioral effects in mice[J]. Brain Res,2008,1199:148-158.

[17] KIMURA L F, MATTARAIA V, PICOLO G. Distinct environmental enrichment protocols reduce anxiety but differentially modulate pain sensitivity in rats[J]. Behav Brain Res,2019,364:442-446.

[18] KIMURA L F, SANT'ANNA M B, ZAMBELLI V O, et al. Early exposure to environmental enrichment protects male rats against neuropathic pain development after nerve injury[J]. Exp Neurol,2020,332:113390.

[19] WANG X M, PAN W, XU N, et al. Environmental enrichment improves long-term memory impairment and aberrant synaptic plasticity by BDNF/TrkB signaling in nerve-injured mice[J]. Neurosci Lett,2019,694:93-98.

[20] WANG X M, ZHANG G F, JIA M, et al. Environmental enrichment improves pain sensitivity, depression-like phenotype, and memory deficit in mice with neuropathic pain: role of NPAS4[J]. Psychopharmacology,2019,236 (7):1999-2014.

117 超声引导技术在疼痛治疗中的应用进展

超声引导技术在麻醉疼痛领域的应用可追溯到1970年，LeGrange等首次将其用于神经阻滞的引导。但其后数十年，超声引导并未得到普及，主要原因是很多疼痛治疗操作以关节及骨骼作为定位标志，而超声对于这些结构的穿透能力很弱。透视凭借对骨组织的高分辨率，以及通过造影可掌握药液扩散范围等优势，一直以来都是疼痛治疗中最常用的引导技术。直到近十余年，人们对于辐射安全防护日益重视，对于疼痛治疗精准度和安全性的要求也日益提高，于是超声凭借其无电离辐射、软组织可视化效果好、相较C型臂或CT更加便宜且便携等优势，越来越受到疼痛科医师的重视，超声引导技术也得以飞速发展。本文将对超声引导技术在疼痛治疗中的应用进展做一综述。

一、超声引导下神经介入治疗

神经组织的密度比肌肉高，所以一般在超声下呈现出高回声。神经具有独特的束膜结构，其声像短轴切面常呈蜂窝状，长轴切面常呈束状有序排列。虽然受神经的粗细、深度等影响，并不是所有神经都能在超声下识别，但是通过识别神经附近特定的血管、骨表面、肌肉、韧带等结构，也能够完成对大多数周围神经的介入治疗。

（一）星状神经节阻滞

超声引导下星状神经节阻滞是目前被研究最多的一项超声引导疼痛治疗技术。星状神经节阻滞可用于治疗多种神经病理性疼痛，其最主要的适应证是复杂性区域疼痛综合征，因为它是一种交感神经介导的疼痛；其他的适应证包括雷诺氏病、丛集性头痛、带状疱疹神经痛、幻肢痛等。与透视相比，超声引导能够显著减少局部麻醉药的用量，并降低食管、血管穿刺的风险及喉返神经阻滞的发生率。

（二）选择性神经根阻滞

该技术可用于诊断及治疗单一节段神经根病变引起的慢性疼痛，能够最大限度地使药物作用在椎间孔及神经根附近。透视能够识别不同脊柱节段的椎弓根和椎间孔等结构，已经成为经椎间孔神经根阻滞的标准引导技术，超声则在椎旁软组织的可视化方面有一定优势。Yang G的前瞻性随机试验比较了超声与透视引导下腰神经根阻滞的疗效。该研究共招募了80例神经根性痛患者，结果显示两组之间的疼痛缓解无显著差异，两组均未观察到严重并发症。在颈神经根阻滞方面，两组疗效同样未见显著差异，但超声引导组没有出现血管内注药（透视引导组发生率约8%），证明超声引导在识别血管方面有明显优势。

但是超声成像的视野范围狭窄，柱节段计数方面略逊于透视。比如在行选择性颈神经根阻滞时，术者通常习惯借助 C_7 横突"靠背椅"的特殊形态来定位，确定颈椎节段，但是大样本研究显示，人群中约有1.3%的 C_7 横突存在前结节或颈肋，约有0.6%的椎动脉会穿过 C_7 的横突孔上行，这些变异会影响用超声定位的准确性。

（三）脊神经后内侧支阻滞

脊柱小关节由脊神经后内侧支支配，关节囊及周围软组织的伤害感受性神经末梢非常丰富，因此关节囊遭受机械力、化学刺激或炎症时，均会引起疼痛。多在脊柱屈伸、旋转时出现，或伴随着脊柱强直，表现为难以控制的轴性疼痛。要治疗小关节疼痛，除进行关节内注射外，还可进行病变同节段以及上下各一节段的脊神经后内侧支阻滞。一项回顾性研究对比了超声和透视引导下脊神经后内侧支阻滞的效果，结果显示超声能够达到与透视引导相当的治疗效果，但是由于胸、腰椎的后内侧支位置较深，超声并没能表现出组织分辨率及避免血管内注药的优势。

（四）膝神经射频消融

对于接受保守治疗的膝关节骨关节炎患者，膝神经射频消融已被证实是行之有效的治疗手段。膝神经是膝关节感觉的主要支配神经，分为上内侧神经、上外侧神经和下内侧神经，它们紧贴骨面行走且位置表浅，再加上周围通常有动脉伴行，因此非常适合用超声引导穿刺。研究表明超声引导下膝神经射频不仅可以使疼痛得到长期缓解，而且能够改善膝关节的活动能力。

（五）腹腔神经丛注射

癌症、慢性胰腺炎引起的严重腹痛是腹腔神经丛阻滞或毁损的常见适应证，由Kappis首先于1919年报道。为了提高准确性并减少手术风险，研究者从20世纪50年代开始在透视引导下进行操作,20 世纪 80 年代起 CT 引导开始普及。与透视相比,CT 引导下腹腔神经丛注射的并发症发生率显著降低(<2%)。近些年来内镜超声引导下腹腔神经丛注射也开始越来越常见。内镜超声探头可直接透过胃小弯处的胃壁显示腹腔神经丛内的神经节,并实时引导进行更精确、更安全的神经节内注射。已有的研究普遍显示该技术相较 CT 引导的疗效相当,但是一过性腹泻、直立性低血压等副反应的发生率更低。

(六) 其他

如前所述,目前超声引导技术已经能够完成对大多数周围神经的介入治疗,其他例如胸长神经、胸背神经、肩胛背神经、肋间神经、髂腹下神经和髂腹股沟神经、阴部神经的超声引导下阻滞技术均相对成熟,但目前多用于缓解术后急性疼痛或慢性疼痛的鉴别诊断,仅少部分因软组织卡压神经引起的慢性疼痛可通过超声引导下水分离的方式进行治疗。超声引导技术还适用于截肢后残端神经瘤的介入治疗。神经瘤的产生可导致离子通道表达的改变、受体蛋白的改变以及神经末梢的异位放电,通常在截肢后 6~10 周形成,是引起残端痛和幻肢痛的常见原因。相较其他引导,超声能够在残端清晰显示出神经瘤,并实时引导进行瘤内的注射或射频毁损。超声引导下蝶腭神经节、上颌神经及舌咽神经阻滞近些年也已见诸报道,可分别用于蝶腭神经痛、三叉神经痛和舌咽神经痛的治疗,但是由于位置深在,且穿刺过程中存在损伤上颌动脉、面神经、迷走神经的风险,所以其具体引导方法目前仍需改良完善。

二、超声引导下关节腔注射

(一) 盂肱关节注射

盂肱关节是由肱骨头和肩胛骨关节盂构成的球窝滑膜关节,这种特殊结构保证了肩关节很高的活动度,但同时关节强度有所降低,所以容易产生损伤。根据影像引导方式的不同,注射可以选择前入路或后入路,超声引导通常会选择后入路,短轴扫描可以看到盂肱关节,将药物注射到肱骨头或后唇盂附近即可。Amber 等的系统评价显示,超声引导的准确率(93%)要高于透视引导(80%)。

(二) 髋关节注射

髋关节是由股骨头和髋臼组成的滑膜球窝关节,老年人群中髋关节骨关节炎是导致髋关节疼痛的最常见病因。超声引导注射有助于避开穿刺靶点附近的神经、血管,并且与盲法相比能够提高穿刺注射的准确度,但是在有效性及准确性方面与透视引导并无显著差异。

(三) 骶髂关节注射

骶髂关节的活动度随着年龄增长而降低,成年人骶髂关节的上部 2/3 纤维化,其下 1/3 为滑膜,关节内的神经纤维丰富,慢性腰背痛患者中有 10%~27% 的病因是骶髂关节病变。但是骶髂关节因其多平面、不规则的关节间隙,没有影像引导的情况下成功率仅为 22%。超声引导可用凸阵探头在骶骨中部扫查骶髂关节,在确认关节下缘后,以平面内或平面外技术穿刺。但成功率仅为 40.0%~87.3%,较 CT 引导(98.2%)低,仅建议作为无法行 CT 引导时的替代治疗手段。

(四) 膝关节注射

超声引导下膝关节注射与体表标记定位相比,其穿刺成功率更高,能够显著改善患者疼痛,提高患者的膝关节功能,并且疗效维持时间更长。虽然透视引导的准确率(99%)高于超声引导(79%),但两者间的疼痛缓解率及缓解时间均无显著差异。

(五) 关节突关节注射

除脊神经后支注射外,关节内注射也是治疗关节突关节疼痛的重要手段。Galiano 和 Loner 等在 2005 年发表的尸体研究显示,超声引导进行的 42 次腰椎关节突关节穿刺中,仅有 2 次没有进入关节间隙,证实了超声引导腰椎关节突关节注射的实用性。此后又有多个临床研究证实,在颈、胸、腰段的关节突关节超声引导的穿刺成功率和疗效与透视或 CT 引导间无显著差异。但超声引导的局限性在于其对肥胖患者关节突关节的成像不佳,关节深度超过 8cm 时超声将难以辨认。

三、超声引导下椎管内注射

针对选择性脊神经根阻滞效果不佳,或者怀疑存在硬膜外腔炎症、粘连的患者,行硬膜外注射治疗可以显著提高疗效。但是由于骨性结构的遮挡,超声一直以来都不是施行椎管内注射引导的首选方法。目前研究最多的是所谓超声辅助方法,术前用超声扫查相关的脊柱解剖结构,然后测量穿刺深度并规划穿刺路径,而不使用超声进行实时引导,该方法也可以显著提高穿刺成功率,减少重复穿刺次数。近期也有一些研究报道了超声实时引导下经椎板间入路行颈椎和腰椎硬膜外注射,但研究样本量偏少,而且多数研究建议操作者应在必要时用透视确认针尖位置后再进行注射。

相比颈、胸、腰椎,超声引导下骶管注射的操作更为简单可靠,因为骶管裂孔表面没有骨性结构遮挡,超声在短轴扫查到两侧骶骨角后转为长轴扫描,引导针尖在刚穿过骶尾韧带时给药即可获得很高的成功率。而且多个回顾性研究显示超声和透视引导下骶管注射在疗效方面无显著差异。

四、超声在疼痛疾病诊断中的应用

值得一提的是,超声除了引导穿刺外,还是诊断许多慢性疼痛疾病的有力武器,特别是诊断周围神经病变的能力。例如使用超声评估腕部正中神经的横截面已被证明是诊断腕管综合征可靠而敏感的方法。类似地,超声对于肘部尺神经病变诊断的敏感度也高达 80%。用超声可以动态评估肌腱等软组织损伤,其特异性明显优于传统体格检查及MRI等检查手段;而且在超声引导下行腕管、肩袖、梨状肌等注射治疗,相较盲法能够显著降低神经、血管损伤及肌腱内注药的风险。

五、超声引导的缺陷及未来研究方向

除了无法穿透骨组织,影响对骨皮质以下解剖结构的识别外,扫描技术较难掌握是限制超声普及的另一个重要因素。超声的成像质量与操作者的扫描技术息息相关,一定的手眼配合能力也是超声实时引导安全性的重要保障,这些都需要操作者进行大量的练习,学习曲线较盲法及透视引导漫长。超声在肥胖患者身上成像效果不佳也限制了其临床应用范围。在超声引导的临床研究方面,目前绝大多数研究中对比的都是基于体表标志的盲法穿刺,尚缺乏与透视或CT引导随机对照的高质量临床研究。超声引导具有极大的灵活性,同一种治疗往往有多种扫查方式及引导穿刺路径,但是对于引导方式间的方法学研究较为欠缺,穿刺方法的选择多是凭借术者经验,缺乏理论依据,无形中也提高了超声引导的学习门槛。

六、总结

超声引导技术与盲法相比极大地提高了疼痛介入治疗的精准度,虽然在疗效及安全性方面较透视和CT引导并无明显优势,但其不产生电离辐射的特点也决定其必然会替代许多透视及CT引导下操作,成为疼痛治疗领域不可或缺的一项技术。

(窦智 蒋宗滨)

参 考 文 献

[1] KAYE A D, MOTEJUNAS M W, BONNEVAL L A, et al. Ultrasound practice for chronic pain procedures: a comprehensive review [J]. Best Pract Res Clin Anaesthesiol, 2019, 33(4): 465-486.

[2] ALEANAKIAN R, CHUNG B Y, FELDMANN R E, et al. Effectiveness, safety, and predictive potential in ultrasound-guided stellate ganglion blockades for the treatment of sympathetically maintained pain [J]. Pain Pract, 2020, 20(6): 626-638.

[3] SONI P, PUNJ J. Ultrasound-Guided lumbar transforaminal epidural injection: a narrative review [J]. Asian Spine J, 2021, 15(2): 261-270.

[4] YANG G, LIU J, MA L, et al. Ultrasound-guided versus fluoroscopy-controlled lumbar transforaminal epidural injections: a prospective randomized clinical trial [J]. Clin J Pain, 2016, 32(2): 103-108.

[5] TAKEUCHI M, AOYAMA M, WAKAO N, et al. Preva-lence of C7 level anomalies at the C7 level: an important landmark for cervical nerve ultrasonography [J]. Acta Radiol, 2016, 57(3): 318-324.

[6] HAN S H, PARK K D, CHO K R, et al. Ultrasound versus fluoroscopy-guided medial branch block for the treatment of lower lumbar facet joint pain: a retrospective comparative study [J]. Medicine (Baltimore), 2017, 96(16): e6655.

[7] CANKURTARAN D, KARAAHMET OZ, YILDIZ SY, et al. Comparing the effectiveness of ultrasound guided versus blind genicular nerve block on pain, muscle strength with isokinetic device, physical function and quality of life in chronic knee osteoarthritis: a prospective randomized controlled study [J]. Korean J Pain, 2020, 33(3): 258-266.

[8] KOULOURIS AI, ALEXANDRE L, HART AR, et al. Endoscopic ultrasound-guided celiac plexus neurolysis (EUS-CPN) technique and analgesic efficacy in patients with pancreatic cancer: a systematic review and meta-analysis [J]. Pancreatology, 2021, 21(2): 434-442.

[9] BUNTRAGULPOONTAWEE M, CHANG KV, VITOON-PONG T, et al. The effectiveness and safety of commonly used injectates for ultrasound-guided hydrodissection treatment of peripheral nerve entrapment syndromes: a systematic review [J]. Front Pharmacol, 2020, 11: 621150.

[10] ZHANG X, XU Y, ZHOU J, et al. Ultrasound-guided alcohol neurolysis and radiofrequency ablation of painful stump neuroma: effective treatments for post-amputation pain [J]. J Pain Res, 2017, 10: 295-302.

[11] SUNDARAM S, PUNJ J. Randomized controlled trial comparing landmark and ultrasound-guided glossopharyngeal nerve in eagle syndrome [J]. Pain Med, 2020, 21(6): 1208-1215.

[12] AMBER KT, LANDY DC, AMBER I, et al. Comparing the accuracy of ultrasound versus fluoroscopy in glenohumeral injections: a systematic review and meta-analysis [J]. J Clin Ultrasound, 2014, 42(7): 411-416.

[13] BYRD JW, POTTS EA, ALLISON RK, et al. Ultrasound-guided hip injections: a comparative study with fluoroscopy-guided injections [J]. Arthroscopy, 2014, 30(1): 42-46.

[14] JEE H, LEE JH, PARK KD, et al. Ultrasound-guided versus fluoroscopy-guided sacroiliac joint intra-articular injections in the noninflammatory sacroiliac joint dysfunction: a prospective, randomized, single-blinded study [J]. Arch Phys Med Rehabil, 2014, 95(2): 330-337.

[15] LUEDERS DR, SMITH J, SELLON JL. Ultrasound-guid-

edknee procedures[J]. Phys Med Rehabil Clin N Am, 2016,27(3):631-648.

[16] WU T,ZHAO H,DONG Y,et al. Effectiveness of ultrasound-guided versus fluoroscopy or computed tomography scanning guidance in lumbar facet joint injections in adults with facet joint syndrome:a meta-analysis of controlled trials[J]. Arch Phys Med Rehabil,2016,97(9):1558-1563.

[17] GONZALEZ-SUAREZ CB,FIDEL BC,CABRERA JTC, et al. Diagnostic accuracy of ultrasound parameters in carpal tunnel syndrome:additional criteria for diagnosis [J]. J Ultrasound Med,2019,38(11):3043-3052.

[18] BARDOWSKI EA,BYRD JWT. Piriformis injection:an ultrasound-guided technique[J]. Arthrosc Tech,2019,8 (12):e1457-e1461.

[19] CHUAN A. Education and training in ultrasound-guided regional anaesthesia and pain medicine[J]. Curr Opin Anaesthesiol,2020,33(5):674-684.

118 开颅手术围手术期镇痛研究进展

开颅手术是最常见的神经外科手术之一。然而，开颅术后治疗特别是关于疼痛和头痛，仍然是临床争论的问题。有部分患者术后神志意识不清、语言表达障碍或认知功能损害，影响了对患者术后疼痛的准确评估与治疗。同时，开颅手术患者术后需做神经系统检查，术后镇痛方法和药物可能会掩盖神经系统症状，干扰外科医师对病情的判断。但近年来的研究表明，75%的开颅手术患者仍经历了中度或重度疼痛，未得到良好的控制。此外，部分患者术前就存在中重度疼痛。

及时有效地控制术后疼痛和头痛被认为是开颅患者术后康复的重要指标，术后疼痛或头痛可导致患者躁动，术后并发症增加，如颅内压增高、颅内血肿、深静脉血栓形成，延长ICU停留时间和住院时间。因此，如何实施开颅患者围手术期镇痛，改善患者围手术期转归，已成为临床关注的重点。本文就近年来开颅手术围手术期疼痛的原因、机制及具体防治措施方面的相关研究进展做一综述。

一、开颅手术围手术期疼痛和头痛的原因

（一）手术与创伤引起的围手术期疼痛

手术创伤和外伤引起的头皮损伤、颅骨骨折是开颅手术患者术后疼痛的主要原因。开颅手术步骤主要包括头皮、颅骨和硬脑膜切开，颅内操作，缝合硬脑膜，修补颅骨，缝合头皮。通常认为脑实质没有感觉神经支配，所以开颅手术后的疼痛主要来源于头皮、颅骨、硬脑膜的损伤和颅周肌肉的反应。颞下入路和枕下入路的开颅手术后疼痛发生率最高，与手术对头夹肌、颞肌和颈肌的损伤和紧张性收缩密切相关。Carella和同事在研究头皮神经阻滞对幕上开颅手术患者血流动力学和疼痛控制的试验中发现，未实施头皮神经阻滞的对照组患者在术中进行头皮切开、颅骨钉固定、硬脑膜切开时出现比头皮神经阻滞组患者严重的血流动力学改变，且进行这些创伤性操作时需要的镇静镇痛药剂量大于神经阻滞组，提示头皮损伤会产生疼痛反应。Theerth等在开颅手术颅骨钉固定时对患者血流动力学、镇

痛与伤害性刺激指数（analgesia nociception index，ANI）进行研究的过程中，发现进行头皮神经阻滞和适度镇痛的患者术中血流动力学更稳定，受到的疼痛刺激更轻。Fontaine等对53例清醒开颅手术患者进行肿瘤切除过程中疼痛诱发因素的研究时，发现有30个疼痛事件与硬脑膜刺激有关。此外有动物实验表明，术中使用骨移植物会造成实验动物的术后疼痛。头皮损伤、颅骨骨折患者在术前即存在严重疼痛，其疼痛原因与手术创伤类似。

（二）开颅手术引起的术后头痛

开颅手术在引起患者创伤后急性疼痛之外，也可使患者出现开颅术后头痛（postcraniotomy headache，PCH）。PCH为开颅手术后7d内产生的与药物无关的疼痛，且疼痛发生在患者恢复意识后。其发生原因有：①手术部位与手术操作影响PCH的程度，接受额叶开颅手术的患者PCH疼痛强度较低，术中较少损伤肌肉的手术PCH发生较少；②颅周肌肉组织对硬脑膜的黏附与PCH发生有关；③颅骨钻孔引起的无菌性脑膜炎与PCH密切相关；④手术瘢痕恢复中出现的神经鞘瘤是患者出现PCH的重要因素之一。

（三）神经系统疾病引起患者头痛

颅内肿瘤对三叉神经根的压迫会产生额面部疼痛，在一项病例综述中，对718例颅内肿瘤患者的症状进行分析，其中2.3%的患者出现严重的三叉神经痛。Valentinis及其同事对206例患者进行研究时发现，头痛的发生与肿瘤的位置和大小相关，幕上肿瘤发生率低于幕下肿瘤，肿瘤体积大的患者发生头痛的风险高。同时作者发现胆固醇与头痛的发生也有相关性，如内分泌肿瘤患者头痛的发生率高于非内分泌肿瘤患者，患者使用他汀类药后头痛的发生率低于未服用药物者。

颅内血管性疾病的开颅患者，其疾病特征主要为出血性或缺血性。在Vidale S对发生脑动脉夹层患者头痛情况的综述中，分析了419例患者，有295例（70.4%）发生头痛或颈部疼痛，后循环缺血的患者比前循环缺血更易发生头痛，55%患者经历严重的头痛，31.4%的患者为中度头痛。

此外，围手术期颅内压的改变也会影响开颅手术患者的疼痛感觉。增高的颅内压压迫硬脑膜和血管神经影响脑

脊液回流进一步升高颅内压,受压力挤压,硬脑膜张力增高导致硬脑膜受到伤害性刺激,产生头痛。颅内压降低也会使患者出现头痛,D'Antona 及其同事发现,头痛是颅内压降低患者最常见的症状(92%)。这提示术前因疾病出现颅内压升高的患者通过手术解除病理因素后可能发生因颅内压降低导致的头痛,术中及术后需谨慎处理。

二、开颅手术围手术期疼痛的机制

术后疼痛按类型可分为躯体痛、内脏痛、炎性痛三类。既往研究发现,脑实质没有痛觉神经分布,而头皮、肌肉、骨膜、颅骨及硬脑膜等组织具有丰富的神经末梢,故损伤后疼痛来源于以上组织结构,其程度严重且剧烈。因此开颅手术围手术期疼痛多表现为以创口/切口痛为主的躯体痛和各种伤害性刺激引起的炎性痛。

术后切口痛是围手术期亟待解决的一类重要疼痛,发生机制可以简单概括为以下三点:①炎症反应性疼痛,由组织损伤和炎症反应产生的化学物质和/或炎症介质诱导激活损伤部位临近的传入神经末梢,导致伤害性感受器外周化学环境发生改变,激活和敏化小直径传入纤维对伤害性刺激的传导;②外周敏化,损伤部位产生的伤害性刺激物不断刺激相应的神经元感受野,导致损伤组织内炎症物质不断释放积累,同时伤害性感受器的阈值降低,导致神经元反应异常;③继发性痛觉过敏,在组织损伤后,临近的正常组织因神经生理反应出现对机械性刺激反应随损伤部位增强的现象。

作为开颅术后疼痛的另一重要因素,炎性痛与创伤、感染、外科手术操作引起组织损伤产生的炎症反应相关。损伤产生的炎性介质(如 5-羟色胺、组胺、蛋白酶、细胞因子、缓激肽、前列腺素等)一部分直接在局部产生炎症反应性疼痛,另一部分通过各种受体(如酸感应受体、嘌呤受体)、调节蛋白或神经因子(如 P 物质、降钙素基因相关肽、神经肽)等介导外周敏化作用产生疼痛反应。外周炎症刺激还会导致中枢神经系统的过度活跃,产生参与炎症过程的神经递质、谷氨酸、P 物质等,引起神经系统的可塑性发生改变,神经元胞膜的兴奋性与突触效能发生变化,增强伤害感受性通路的神经元和环路功能,产生中枢敏化,扩大痛觉反应。

近年来有大量分子医学和遗传医学的相关研究表明,遗传因素在疼痛的信号传递过程中也在发挥其独特的作用。例如:ADORA2A、ADRB2、CACNA1B、CACNA1C、CAC-NA1S、CALM1、CHRM2、EGFR 等影响钙离子信号通路;AKT1、CACNA1B、CACNA1C、CACNA1S、EGFR、FAS 等影响MAPK 信号通路;KCNJ6、DRD2、HTR1A、HTR2A、OPRM1等影响 G 蛋白信号通路。Dai 等进行酸中毒在急性痛向慢性痛的转变与 G 蛋白信号通路的相关研究中,使用敲除与G 蛋白偶联受体相关的 T 细胞死亡相关基因 8(T cell death associated gene 8,TDAG8)小鼠建立双酸注射模型,得出 TD-

AG8 可介导酸中毒信号引起炎性痛觉过敏的结论,证明了遗传因素在疼痛产生和变化中的作用。

引起开颅术后头痛的机制不仅涉及手术产生的解剖相关的颅周肌肉损伤、神经损伤和炎性反应,大脑皮质和皮质下系统的中枢神经系统病理性改变等因素亦可导致 PCH的发生,但其具体机制目前尚不清。

三、疼痛评估

开颅手术围手术期对患者的疼痛进行准确评估是进行个体化围手术期镇痛管理的前提,意识清楚患者的评估方法有视觉模拟评分(visual analogue scale,VAS)和疼痛数字评分(numerical rating scale,NRS)。有研究表明术前存在焦虑情绪的患者更易发生术后头痛,所以对患者的心理情绪状态进行评估同样重要。涵盖了疼痛类型和疼痛程度、情感状况、VAS 评分及现时疼痛程度(present pain intensity,PPI)的简式麦吉尔疼痛问卷(Simplified McGill Pain Ques-tionnaire,SF-MPQ)和包含情感状态、躯体舒适度、精神支持、个体独立性、疼痛状况的 QoL-15 量表在评估患者疼痛的同时,也考虑了患者的精神情感状况,可能适用于对术前存在焦虑的开颅手术患者评估。

开颅手术患者手术中及术后恢复时均存在一个意识不清阶段,如何在患者意识不清时期对患者是否感受到疼痛及疼痛程度进行评估,是现在围手术期疼痛管理过程中的一大难题。对于术中患者意识不清时的镇痛评估,现多采用 ANI 进行评估。ANI 是根据患者的 ECG 分析患者术中达到呼吸性窦性心律,对心率变异性(heart rate variability,HRV)进行计算得出的。ANI 值为 0~100,其中 ANI=0 表示强烈的交感神经张力,ANI=100 表示强烈的副交感神经活动。ANI>50 时表示镇痛充足,ANI<30 则表示镇痛严重不足,患者对疼痛刺激有自主反应。但 ANI 在患者出现全身血容量异常、心脏节律异常、清醒等状态时,不能准确反映感受到的伤害性刺激,因而不适用于清醒开颅手术及具有严重循环系统疾病患者。

对开颅术后意识不清患者或重症监护患者进行疼痛监测管理有助于减弱术后急性疼痛的发展,促进患者的早期恢复。评价量表有重症监护疼痛观察工具(critical-care pain observation tool,CPOT)、行为疼痛量表(behavioral pain scale,BPS)、国内研制的成人疼痛行为评估量表(adult pain behavioral scale,APBS)等。CPOT 量表的评估内容包括患者的面部表情、身体运动、四肢肌肉紧张度、气管插管患者的人机同步情况或无插管患者的发声情况,每项按严重程度分为 0~2 分,CPOT 总分>2 分认为患者存在疼痛。BPS量表较 CPOT 量表更加简洁便利,包括对患者的面部表情、上肢运动、插管患者的通气依从性或非插管患者的发声情况进行评价,每个条目按照轻重程度分为 1~4 分,总分≥6分的患者需要进行疼痛干预。APBS 量表为近年来国内研制的疼痛量表,分为面部表情、休息状态、肌张力、安抚效果、通气依从性(气管插管患者)或发声(非气管插管患者)五个维度,每个维度依轻重情况分为0~2分,目前该量表尚未在国内推广使用,可能会对意识不清患者的术后评价具有参考价值。

此外,儿童患者的术后疼痛评估因其叙述困难,多采用Wong-Baker面部表情疼痛量表、儿童疼痛行为量表(face, legs, activity, cry, consolability behavioral tool, FLACC)等进行

评估。FLACC量表包括了对患儿的面部表情、腿部活动情况、体位、是否哭闹、可安慰度五个方面,可以更全面地评估患儿的术后疼痛及恢复情况,每项依严重程度为0分、1分、2分三个等级。总分0分为患者处于放松舒适状态;1~3分表示患儿有轻度不适;4~6分有中度不适;7~10分表示患儿有严重的疼痛或不适或两者兼有。

各种量表评估内容比较见图118-1。

量表	适用	评估内容				
		面部表情	运动	肌紧张	通气/发声	安慰度
CPOT	成人	√	√	√	√	
BPS	成人	√	√		√	
APBS	成人	√	√	√	√	√
FLACC	儿童	√	√	√	√	√

图 118-1　各种量表评估内容比较

四、开颅手术围手术期镇痛方法进展

现代医学提倡的加速康复外科(enhanced recovery after surgery, ERAS)理念对患者的术后康复过程具有指导意义。有临床研究表明,围手术期进行ERAS管理的开颅患者术后住院时间缩短,术后疼痛控制更好。ERAS推荐对围手术期患者采用由术前至术后再到康复出院过程中的全程多模式镇痛方案,在更好地控制疼痛同时,也能减少镇痛相关的不良事件发生率。开颅手术患者经历的疼痛和头痛在术后评估与诊断上难以准确划分,故围手术期镇痛的方法和药物在解决手术引起的急性疼痛时,对减轻PCH可同样适用。

Wang及其同事的一项前瞻性研究结果表明,使用ERAS进行多模式镇痛的神经外科手术患者,在术后第一天疼痛程度较轻,且疼痛持续时间较传统镇痛组缩短,ERAS多模式镇痛组患者的术后住院天数缩短,住院花费减少,出院时患者的恢复质量较好,患者满意度较高。因此对开颅手术患者进行多模式镇痛管理有利于缓解患者围手术期疼痛,减少药物的副作用,促进术后恢复,提高患者的满意度。

(一)预防性镇痛

预防性镇痛(preventive analgesia)是指从术前到术后的一段时间内采用多模式持续镇痛的方式,减少围手术期应激和痛觉敏化的形成,以取得长时间的、全面覆盖整个围手术期的有效镇痛。Deng等在对气管插管患者进行吸痰操作前静脉注射小剂量瑞芬太尼(0.5μg/kg)预防性镇痛的研究中发现,预防性镇痛可以减少患者的应激反应。Misra

等研究发现,开颅手术患者诱导前口服加巴喷丁(600mg)联合术前静脉注射地塞米松(4mg)在明显降低术后恶心呕吐发生率和减轻恶心呕吐程度的同时,也可以减少患者术后芬太尼总消耗量(75.00μg vs. 120.83μg),减少术后镇痛补救的发生机率(8.3% vs. 18.0%)。

目前预防性镇痛的作用机制尚未完全清楚,有相关大鼠实验猜测预防性镇痛与丘脑和痛觉过敏有关,且通过比较芬太尼和右美托咪定对不同刺激的作用,发现在预防性镇痛中不同机制的镇痛手段可以通过不同途径达到相同效果,对围手术期镇痛管理中多模式镇痛具有启示作用。

(二)局部浸润麻醉

局部浸润麻醉作为开颅手术的镇痛方式之一,具有高效、安全的特点,但其镇痛作用持续时间短。近年来有研究表明,在头皮切口浸润的局部麻醉药中加入类固醇(如地塞米松)可以延长镇痛持续时间,镇痛效果好于单纯局部麻醉药浸润。既往有研究认为,在进行切口浸润的局部麻醉药中加入肾上腺素可以通过肾上腺素的缩血管作用减少术中出血。Kim等的研究发现1%利多卡因联合右美托咪定(2μg/ml)的局部浸润麻醉组合患者术中血流动力学变化优于1%利多卡因复合肾上腺素(1:100 000稀释)。

(三)头皮神经阻滞

头皮神经阻滞通过阻断头皮相应区域的感觉神经传递,减少疼痛对患者产生的影响,如减弱术中放置头架和头皮切开时患者血流动力学变化,减少阿片药物使用量,降低患者术后疼痛的发生率等。研究证实,与局部浸润麻醉相比头皮神经阻滞更有利于患者的术后恢复。

研究表明与局部浸润麻醉比较,头皮神经阻滞可减少开颅术中颅骨钉固定和头皮切开引起的血流动力学变化,

而局部浸润麻醉仅对皮肤切开引起的血流动力学变化有效,且在术后早期疼痛比较中发现头皮神经阻滞镇痛效果优于局部浸润麻醉。对于神经阻滞佐剂添加问题,有研究发现在头皮神经阻滞中加入地塞米松对镇痛时长没有明显影响。在头皮神经阻滞中加入右美托咪定可以有效延长术后镇痛时间,减少术后镇痛补救需求;在头皮神经阻滞中加入透明质酸酶佐剂可以降低患者术后疼痛评分,增加头皮神经阻滞的成功率且无明显副作用。

根据手术要求和切口位置的不同选择不同的头皮神经阻滞方式进行组合,可以完善术后镇痛,提高患者满意度。

1. 耳大神经阻滞 耳大神经主要支配耳郭后面、乳突部皮肤和腮腺、下颌角部位的皮肤。超声引导下神经阻滞时超声探头定位胸锁乳突肌中点,向头端滑行,在胸锁乳突肌表面见低回声椭圆形的耳大神经即可进行阻滞(图118-2①)。

2. 耳颞神经阻滞 耳颞神经主要支配下颌关节、腮腺及颞部皮肤。超声引导下神经阻滞时超声探头应平行颧弓,在耳屏前颧弓根部上方1cm找到颞浅动脉,采用平面内技术从前向后进针,在颞浅动脉旁注入2~3ml局部麻醉药阻滞神经(图118-2②)。

3. 眶上神经阻滞 眶上神经主要支配额顶部和上睑皮肤。超声引导下神经阻滞时超声探头放置在眉弓部,找到眶上切迹,显示为骨面回声中断,采用平面内入路自眉内侧进针,穿刺针向眶上切迹方向平行推进,边进针边注射局部麻醉药2~3ml,可见局部麻醉药沿眉弓骨皮质扩散并包绕眶上切迹(图118-2③)。

4. 滑车上神经阻滞 滑车上神经主要分布于额部皮肤,与眶上神经共同支配额部的浅表感觉。超声引导下神经阻滞时与眶上神经阻滞相似,平面内入路自眉内侧进针后,在眶上切迹内侧、鼻根外侧的眉弓骨皮质上方注入局部麻醉药2~3ml,见局部麻醉药沿眉弓骨皮质和软组织间扩散阻滞神经(图118-2③)。

5. 颧颞神经阻滞 颧颞神经主要支配眉外侧、额骨与颧骨交界处皮肤感觉。超声引导下神经阻滞时超声探头平行于颧弓,定位颧弓上方颞骨骨皮质、颞浅深筋膜和颞肌,在骨质和颞肌之间注药2~3ml阻滞神经(图118-2④)。

6. 枕大神经阻滞 枕大神经主要支配枕部皮肤感觉。超声引导下神经阻滞时探头与棘突垂直放置,沿颈后脊柱中线探测枕外隆凸,向下平移探头定位C_2棘突,探头向左侧平移定位头下斜肌(头下斜肌一端附着于C_2棘突,另一端附着于C_1横突,其下方为C_2椎板,上方为头半棘肌),枕大神经此处浅出走行于头下斜肌和头半棘肌之间,此时稍旋转探头呈外上内下斜行放置(下端对着C_2棘突,探头与头下斜肌长轴走行平行),采用平面内由外向内进针至该筋膜层,注入3~4ml局部麻醉药可阻滞神经(图118-2⑤)。行枕大神经阻滞时需注意小儿的枕大神经解剖结构与成人存在差异。

7. 枕小神经阻滞 枕小神经支配耳郭后面、耳郭后上部、乳突部和枕部外侧区皮肤。超声引导下神经阻滞时在胸锁乳突肌和头夹肌之间的筋膜层可见低回声椭圆形的枕小神经,探头继续向头端滑行,可见其逐步向胸锁乳突肌后缘走行,阻滞方式与枕大神经相近(图118-2⑥)。

(四)患者自控镇痛

患者自控镇痛(patient-controlled analgesia,PCA)是对

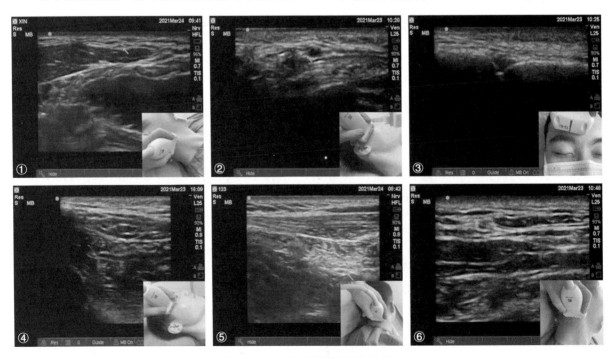

图118-2 头皮神经阻滞超声定位
①耳大神经阻滞;②耳颞神经阻滞;③眶上神经和滑车上神经阻滞;④颧颞神经阻滞;⑤枕大神经阻滞;⑥枕小神经阻滞。

患者进行精确镇痛和个体化镇痛的重要手段。有国外学者认为,PCA使用吗啡比其他阿片类药物有更好的镇痛效果,且副作用少。在Akcil等的研究中,低剂量吗啡(PCA每次按压剂量为吗啡0.5mg,锁定时间10min;最大剂量10mg,锁定时间4h)用于开颅手术患者的术后PCA可以产生良好的镇痛效果,同时吗啡相关的不良反应和呼吸事件发生率也较低。此外,尚有研究表明术后使用芬太尼PCA可减少开颅患者的术后疼痛(PCA每次按压剂量为芬太尼0.5μg/kg,锁定时间为15min)。PCH的疼痛持续时间较术后急性疼痛时间长,且易反复出现,发展为慢性开颅术后头痛,术后PCA亦可成为治疗PCH的重要手段之一。

五、开颅手术围手术期镇痛药物进展

(一)阿片类药物

阿片类药物的副作用如引起恶心呕吐、呼吸抑制、过度镇静等,可能会掩盖颅内变化,干扰术后神经系统检查等,因此不被外科医师作为开颅术后常用的镇痛药物。但阿片类药物是术后镇痛的关键性药物,也是多模式镇痛的重要组成部分。研究显示,在美国有71%的神经外科医疗中心将可待因作为一线治疗药物用于开颅术后镇痛。一项儿童开颅手术的研究中,研究者发现在颅骨成形术后镇痛的药物选择方面,可待因直肠给药比例远远大于其他药物。在使用可待因镇静的过程中,需要注意CYP2D6活性低的患者不能有效地将可待因转化为吗啡,同时大剂量使用可待因会造成患者摄入吗啡过量。

Hasrnl等比较了舒芬太尼和吗啡用于开颅手术术后镇痛,结果表明二者均未引起缺氧等严重不良反应,舒芬太尼能更好地缓解疼痛,同时血流动力学更加稳定,恶心呕吐发生率更低。一项应用芬太尼、吗啡、曲马多进行PCA镇痛的比较研究中,研究者发现曲马多组患儿术后镇痛所需的吗啡当量较其他两组更多,但术后仍旧需要更多的镇痛补救,同时术后的恶心呕吐在曲马多组也更多,提示单独应用曲马多进行镇痛弊大于利。

(二)非甾体类抗炎药(NSAIDs)

非甾体类抗炎药作为减少术后炎性痛的药物,被用于预防性镇痛和术后镇痛治疗。过去认为NSAIDs具有引起出血风险,应用于开颅手术患者的术后镇痛需慎重。在最近的一项颅内肿瘤切除术患者术后应用NSAIDs镇痛的回顾性研究中,作者发现在产生良好镇痛作用的同时,术后使用NSAIDs并不会增加出血风险(酮咯酸每次剂量0.5mg/kg,每6~8h一次,单次最多15mg)。

Artime等的研究证实切皮前预防性注射1 000mg对乙酰氨基酚,对术后疼痛评分和阿片类药物的使用没有明显影响,但可以提高患者的术后满意度,作者猜测可能与疼痛改善有关。此外,有Meta分析表示术前静脉使用对乙酰氨基酚与减轻术后疼痛、减少术后镇痛补救和镇痛药用量有关。此外,Rajkiran等对比了双氯芬酸钠(1.5mg/kg)和对

乙酰氨基酚(15.0mg/kg)在术后镇痛方面的作用,发现双氯芬酸钠在术后24h内可以提供更有效镇痛作用,且未见影响凝血功能。

(三)右美托咪定

右美托咪定是一种高度选择性α$_2$-肾上腺素受体激动剂,具有镇静、抗炎、减轻病理性焦虑等作用。右美托咪定的应用,推动了清醒开颅手术麻醉的发展。研究表明,使用右美托咪定与头皮神经阻滞进行清醒开颅手术,术中血流动力学更稳定,无须转换为全身麻醉,术后不良反应发生率降低,有利于患者的术后恢复。在对右美托咪定术中镇痛作用的研究中,Sriganesh等的研究证实右美托咪定与芬太尼用于开颅术中镇痛时不良反应发生率、术中阿片类药物镇痛补救等方面均无明显差异,提示右美托咪定在清醒开颅手术中的镇痛作用不亚于芬太尼镇痛。

(四)加巴喷丁

近年来有研究表明加巴喷丁作为抗癫痫药,在围手术期使用时有减少术后疼痛评分的镇痛作用。Zeng等对122例行择期开颅手术的患者术前使用加巴喷丁,观察其术后镇痛效果时发现,术前口服适量加巴喷丁可以降低患者的术后恶心呕吐发生率,缓解术后疼痛,尽管术后早期(术后2h内)患者的镇静评分有所增加,但患者全程未出现过度镇静。作为有效的治疗慢性术后头痛的药物,术前使用加巴喷丁等抗癫痫药物可能会对PCH有效。

(五)类固醇药物

Gaudray等在术中静脉使用地塞米松辅助罗哌卡因头皮神经阻滞的试验中发现静脉地塞米松辅助头皮神经阻滞组的患者术后镇痛作用更好,镇痛补救药的需求更少,提示静脉地塞米松辅助的头皮神经阻滞是简单有效的一种镇痛方式。一项Meta分析表示,周围神经阻滞中加入地塞米松佐剂对患者术后疼痛评分,术后使用阿片类和术后恶心呕吐的发生均有益处,但与静脉使用地塞米松之间无统计学差异,较高剂量的地塞米松静脉输注(>0.1mg/kg)有镇痛作用,其机制可能与抑制产生前列腺素,发挥抗炎作用以及与上调神经元细胞K$^+$通道有关。围手术期使用类固醇药物可以通过减少脑水肿、减轻炎症反应等,减少硬脑膜张力、降低无菌性脑膜炎的严重程度,达到防治PCH的作用。

(六)利多卡因

近年有研究证实利多卡因具有镇静、镇痛作用。在Peng的研究中,研究者术中采用静脉输注利多卡因辅助幕上开颅手术患者的镇痛管理,该研究发现术中输注利多卡因可显著降低术后急性疼痛的发生比例,患者术后较少需要镇痛补救。

(七)其他

在Peng等的研究中,使用超声引导下颈浅丛神经阻滞对枕下乙状窦后入路开颅手术患者具有良好的镇痛作用,这一研究对使用其他镇痛方式改善围手术期镇痛方案,提高患者的满意度提供了新的思路。

普瑞巴林作为与加巴喷丁类似的抗癫痫类药物,近年

来有研究表明,开颅术前适量口服普瑞巴林,可减少术后镇痛的阿片类用量,使用时需注意普瑞巴林具有的与加巴喷丁相似的镇静作用。

镁离子是人体内的生理性电解质,同时镁离子也是天然的非竞争性 NMDA 受体拮抗剂和钙通道阻滞剂,在围手术期应用具有抑制应激反应、辅助镇痛、抗炎等作用,是多模式镇痛中的一类辅助用药。研究表明,镁剂在术中静脉注射时,可以降低开颅手术患者术后疼痛评分并减少术后阿片类镇痛药物的使用量。目前,镁剂较少应用于围手术期镇痛管理中,对镁剂的作用机制和镇痛效能的探索可能对未来镁剂在镇痛中的应用提供理论和试验支持。

舒马曲坦是一种 5-羟色胺受体激动剂,多用于治疗原发性头痛疾病,影响三叉神经传入功能。Patel 等研究表明皮下使用舒马曲坦可减少开颅手术患者术后的疼痛评分和术后阿片类药物使用量,并且未见明显不良反应。为开颅手术的镇痛药物选择提供新的借鉴。

六、展望

随着开颅手术的发展及医护人员镇痛意识的提高,开颅手术围手术期镇痛管理逐渐成为提高患者术后恢复质量的重要组成部分。头皮神经阻滞是对患者的意识、神经系统检查干扰最小的开颅术后镇痛方法,镇痛效果好,切实可行,但单次头皮神经阻滞镇痛时间尚不能满足术后镇痛需求,有待于进一步探索。

开颅手术的术后疼痛程度与手术部位、手术方式,以及患者的性别、年龄等情况相关。Gottschalk 等对接受择期开颅手术患者的术后疼痛情况进行前瞻性分析发现行幕上开颅手术的患者术后疼痛程度比幕下开颅手术患者更剧烈。Thibault 等对 299 例行不同开颅手术患者的术后疼痛进行回顾性研究时发现后颅窝手术患者的术后疼痛情况比额叶手术患者严重。并且有研究报告指出,开颅术后女性患者的疼痛强度更高。不同年龄段的患者对疼痛的耐受度不同,一项前瞻性研究表明,开颅术后疼痛的严重程度随着年龄的增长而降低,老年患者对疼痛的耐受度更高。个体化镇痛管理的多模式镇痛应是未来开颅手术患者围手术期管理的重点研究方向。

部分开颅手术的患者术前即存在严重的疼痛和头痛,这同样导致患者术后各系统器官的功能紊乱和精神情绪的改变,影响患者的康复和预后。但目前尚无相关研究报道。

围手术期规范化疼痛管理(good perioperative pain management,GPPM)是遵循循证医学证据形成的旨在优化围手术期镇痛效果的管理理念,是近年来围手术期镇痛工作推广开展的新方向。GPPM 强调在多模式镇痛和信息化 PCA 的基础上对患者进行全程化、智能化、个体化的管理,以调节患者的围手术期应激反应,维持重要器官的功能状态,防治围手术期不良反应,减少术后并发症,提高患者的术后康复质量和满意度。GPPM 要求建立一个协调高效的以麻醉科为主导的术后急性疼痛服务团队,对患者进行围手术期多学科疼痛管理。目前 GPPM 在我国发展尚不成熟,但国内的研究学者已经将 GPPM 的管理理念应用在临床工作中,如舒适化医疗概念的推广和发展、围手术期镇痛信息化规范管理系统的应用等,期待我国 GPPM 接下来的工作能够取得长足进步,为患者的围手术期镇痛提供更精确、高效、规范的管理。

(阎文军　黄锦文　毕蕊蕊)

参 考 文 献

[1] CARELLA M, TRAN G, BONHOMME V L, et al. Influence of levobupivacaine regional scalp block on hemodynamic stability, intra-and postoperative opioid consumption in supratentorial craniotomies: a randomized controlled trial[J]. Anesthesia and analgesia, 2021, 132(2): 500-511.

[2] FONTAINE D, ALMAIRAC F, SANTUCCI S, et al. Dural and pial pain-sensitive structures in humans: new inputs from awake craniotomies[J]. Brain: a journal of neurology, 2018, 141(4): 1040-1048.

[3] RAILLARD M, DETOTTO C, GREPPER S, et al. Anaesthetic and perioperative management of 14 male new zealand white rabbits for calvarial bone surgery[J]. Animals: an open access journal from MDPI, 2019, 9(11): 896.

[4] VIDALE S. Headache in cervicocerebral artery dissection[J]. Neurological sciences, 2020, 41(Suppl 2): 395-399.

[5] D'ANTONA L, JAIME MERCHAN M A, VASSILIOU A, et al. Clinical presentation, investigation findings, and treatment outcomes of spontaneous intracranial hypotension syndrome: a systematic review and meta-analysis[J]. JAMA neurology, 2021, 78(3): 329-337.

[6] CHIDAMBARAN V, ASHTON M, MARTIN L J, et al. Systems biology-based approaches to summarize and identify novel genes and pathways associated with acute and chronic postsurgical pain[J]. Journal of clinical anesthesia, 2020, 62: 109738.

[7] DAI S P, HUANG Y H, CHANG C J, et al. TDAG8 involved in initiating inflammatory hyperalgesia and establishing hyperalgesic priming in mice[J]. Scientific reports, 2017, 7: 41415.

[8] MAGALHAES J E, AZEVEDO-FILHO H R, ROCHA-FILHO P A. The risk of headache attributed to surgical treatment of intracranial aneurysms: a cohort study[J]. Headache, 2013, 53(10): 1613-1623.

[9] ELAYAT A, JENA S S, NAYAK S, et al. "Enhanced recovery after surgery-ERAS in elective craniotomies-a non-randomized controlled trial"[J]. BMC neurology, 2021, 21(1): 127.

[10] WANG Y, LIU B, ZHAO T, et al. Safety and efficacy of a

novel neurosurgical enhanced recovery after surgery protocol for elective craniotomy: a prospective randomized controlled trial[J]. Journal of neurosurgery, 2018, 1-12.

[11] YOU H J, LEI J, XIAO Y, et al. Pre-emptive analgesia and its supraspinal mechanisms: enhanced descending inhibition and decreased descending facilitation by dexmedetomidine[J]. The Journal of physiology, 2016, 594(7): 1875-1890.

[12] JIA Y, ZHAO C, REN H, et al. Pre-emptive scalp infiltration with dexamethasone plus ropivacaine for postoperative pain after craniotomy: a protocol for a prospective, randomized controlled trial[J]. Journal of pain research, 2019, 12: 1709-1719.

[13] KIM H, CHOI S H, HA S H, et al. Haemodynamic changes and incisional bleeding after scalp infiltration of dexmedetomidine with lidocaine in neurosurgical patients [J]. Anaesthesia, critical care & pain medicine, 2019, 38(3): 237-242.

[14] FESTA R, TOSI F, PUSATERI A, et al. The scalp block for postoperative pain control in craniosynostosis surgery: a case control study[J]. Child's nervous system, 2020, 36 (12): 3063-3070.

[15] PRIGGE L, VAN SCHOOR A N, BOSENBERG A T. Anatomy of the greater occipital nerve block in infants [J]. Paediatric anaesthesia, 2019, 29(9): 945-949.

[16] IJAZ M K, MOORE M. Remifentanil patient-controlled analgesia in awake craniotomy: an introduction of an innovative technique[J]. Journal of neurosurgical anesthesiology, 2020, 32(4): 367.

[17] ROCHA-FILHO P A. Post-craniotomy headache: a clinical view with a focus on the persistent form[J]. Headache, 2015, 55(5): 733-738.

[18] BRONCO A, PIETRINI D, LAMPERTI M, et al. Incidence of pain after craniotomy in children[J]. Paediatric anaesthesia, 2014, 24(7): 781-787.

[19] XING F, AN L X, XUE F S, et al. Postoperative analgesia for pediatric craniotomy patients: a randomized controlled trial[J]. BMC anesthesiology, 2019, 19(1): 53.

[20] NESVICK C L, OUSHY S, DANIELS D J, et al. Safety of immediate use of nonsteroidal antiinflammatory drugs after pediatric craniotomy for tumor[J]. Journal of neurosurgery Pediatrics, 2020, 1-7.

[21] ARTIME C A, AIJAZI H, ZHANG H, et al. Scheduled intravenous acetaminophen improves patient satisfaction with postcraniotomy pain management: a prospective, randomized, placebo-controlled, double-blind study[J]. Journal of neurosurgical anesthesiology, 2018, 30(3):

231-236.

[22] KAUR M, GOSAL J S, GARG M, et al. Letter to the editor regarding "intravenous acetaminophen (paracetamol) for post-craniotomy pain: systematic review and meta-analysis of randomized clinical trials"[J]. World neurosurgery, 2020, 137: 488.

[23] RAJKIRAN R, SONI S L, JANGRA K, et al. Diclofenac is superior to paracetamol in postoperative pain scores and analgesic consumption in supratentorial craniotomy with no difference in platelet and clot function: a prospective randomized controlled trial[J]. Journal of neurosurgical anesthesiology, 2021, Online ahead of print.

[24] MCAULIFFE N, NICHOLSON S, RIGAMONTI A, et al. Awake craniotomy using dexmedetomidine and scalp blocks: a retrospective cohort study[J]. Canadian journal of anaesthesia, 2018, 65(10): 1129-1137.

[25] SURVE R M, BANSAL S, REDDY M, et al. Use of dexmedetomidine along with local infiltration versus general anesthesia for burr hole and evacuation of chronic subdural hematoma (CSDH)[J]. Journal of neurosurgical anesthesiology, 2017, 29(3): 274-280.

[26] SRIGANESH K, SYEDA S, SHANTHANNA H, et al. Comparison of intraoperative fentanyl with dexmedetomidine for perioperative analgesia and opioid consumption during craniotomies: a randomised controlled pilot study with non-inferiority design[J]. International journal of clinical practice, 2019, 73(6): e13338.

[27] ZENG M, DONG J, LIN N, et al. Preoperative gabapentin administration improves acute postoperative analgesia in patients undergoing craniotomy: a randomized controlled trial[J]. Journal of neurosurgical anesthesiology, 2019, 31(4): 392-398.

[28] ZORRILLA-VACA A, LI J. Dexamethasone injected perineurally is more effective than administered intravenously for peripheral nerve blocks: a meta-analysis of randomized controlled trials[J]. The Clinical journal of pain, 2018, 34(3): 276-284.

[29] PENG K, ZENG M, DONG J, et al. Ultrasound-guided superficial cervical plexus block for analgesia in patients undergoing craniotomy via suboccipital retrosigmoid approach: study protocol of a randomised controlled trial [J]. BMJ open, 2020, 10(2): e034003.

[30] PATEL K S, LAIWALLA A N, DICESARE J A T, et al. Subcutaneous sumatriptan: association with decreases in postoperative pain and opioid use after elective cranial surgery[J]. Journal of neurosurgery, 2020, 1-9.

119 经皮穿刺球囊压迫治疗三叉神经痛的研究进展

三叉神经痛（trigeminal neuralgia，TN）是指在三叉神经分布区域出现反复发作性、阵发性剧烈疼痛的临床病症，好发于中老年人，多数为单侧发病。根据三叉神经痛发病机制不同将其分为原发性和继发性。原发性三叉神经痛的病因和发病机制目前尚不明确，多认为可能与临近血管、岩骨局部的骨质畸形等对神经的机械性压迫、牵拉、摩擦刺激，以及营养代谢障碍等因素有关，也有可能与三叉神经半月节（gasserian ganglion，GG）及其感觉神经根内的病变有关。继发性三叉神经痛的病因则相对明确，主要由局部占位、炎性反应、外伤等原因所致。目前，针对三叉神经痛的治疗方法很多，如以钠离子通道阻滞剂为主的经典药物疗法，还有甘油、无水酒精、肉毒杆菌毒素局部注射、伽马刀或射波刀照射治疗、射频消融术及微血管减压术等。尽管如此，仍有一部分患者因无法耐受药物不良反应或自身合并症较多而无法接受开颅手术治疗，从而造成疼痛无法得到有效控制。经皮穿刺球囊压迫三叉神经半月节术（percutaneous balloon compression，PBC）是一种操作相对简单，无需患者良好配合来复制疼痛症状，创伤小、耗时短的手术方式，其效果确切且术后并发症少，被认为是顽固性三叉神经痛重要的治疗方案，特别适用于基础疾病较多的老年患者及不能耐受开颅手术者。同时也被推荐作为微血管减压术（microvascular decompression，MVD）术后复发患者的首选治疗方案。本文围绕 PBC 治疗三叉神经痛的研究进展做一综述，希望为临床选择三叉神经痛的治疗方案提供理论依据。

一、三叉神经的解剖特点

三叉神经（trigeminal nerve）是由一般躯体感觉纤维和特殊内脏运动纤维组成的混合性神经，其从脑桥发出，经过桥前池，并从岩上窦和小脑幕下方的三叉神经孔进入 Meckel 腔后形成半月神经节，随后分出眼神经、上颌神经、下颌神经等三支，分别经眶上裂、圆孔和卵圆孔出颅，支配面部感觉及双侧咬肌功能。Meckel 腔是包绕三叉神经根及半月神经节的硬脑膜和蛛网膜鞘，是由硬脑膜构成上、下、前、后、内、外侧壁，其通过后壁的三叉神经孔与桥前池相

连，前壁和上壁紧靠海绵窦后部的静脉间隙，内壁的前部与颈内动脉相邻。颅底卵圆孔是三叉神经下颌支开中颅窝的必经之路，内侧与破裂孔相邻，孔内有颈内动脉、静脉和迷走神经穿过；外侧与有脑膜中动脉穿过的棘孔。三叉神经半月节微创介入治疗中，卵圆孔穿刺的准确性和安全性常常能决定介入治疗的效果和并发症的发生情况。卵圆孔的解剖位置形态存在一定的差异性，其过小或开口方向与穿刺方向的夹角过大，均会导致穿刺困难，且易损伤周围重要组织结构，从而出现严重的并发症。

二、PBC 的作用机制

Urculo 等对 10 具尸体共 20 侧的三叉神经半月节行经皮球囊压迫术（percutaneous balloon compression，PBC）处理后，大体观察发现当球囊在 Meckel 腔扩张至 0.75~1.00ml 时，硬膜被牵拉范围约为 15mm×10mm，使三叉神经与周围组织有所分离，脑池段缩短，且该研究中未观察到因球囊压迫造成硬膜破裂或三叉神经损伤，认为 PBC 可能通过球囊扩张对三叉神经半月节及神经根进行松解而发挥止痛作用。在黄海韬等建立 PBC 治疗 TN 家兔模型中，发现 PBC 治疗后初期并未出现球囊压迫所造成的神经纤维损伤，神经纤维损伤从术后 7d 至 14d 逐渐加重，术后 14d 神经损伤达到高峰。此后神经纤维损伤逐渐减轻，术后 28d 三叉神经节神经纤维脱髓鞘趋于正常，并出现神经自我修复现象。Preul 等对成年家兔行 PBC，术后 7d 发现较粗大的有髓神经纤维开始出现明显的轴突损伤和脱髓鞘改变，即发生沃勒变性，相比细小有髓或无髓纤维则较少累及。三叉神经是混合性神经，其有髓纤维主要传导痛觉，而细小有髓和无髓纤维是感觉神经纤维，主要传导面部感觉和角膜反射。所以，PBC 在治疗 TN 第Ⅰ支分布区域的疼痛具有独特的优势。有学者认为 PBC 可能通过以下三个方面发挥治疗作用：①通过对三叉神经适当压迫选择性地损伤有髓神经纤维，以此来阻断"扳机点"痛觉信息的传入；②选择地毁损三叉神经痛相关的小量异常神经元；③PBC 术后，三叉神经的轴突和髓鞘可进行一定自我修复，这可保存恢复部分

神经功能,有助于术后面部麻木及咬肌功能恢复,又可消除异常疼痛。

三、PBC 的操作术式

三叉神经半月节、Meckel 腔与颅底组织解剖关系复杂,卵圆孔解剖学位置形态存在个体差异,这要求 PBC 操作过程非常谨慎和精细。整个 PBC 术式大致遵循 Mullan 操作原则,包括 3 个连续操作步骤:①卵圆孔定位与穿刺;②球囊导管的正确导入;③半月神经节的压迫。

(一)手术麻醉方法

1. 全身麻醉

(1)气管插管全身麻醉:因 PBC 术中所用穿刺针比射频针粗硬,穿刺及球囊压迫时对患者疼痛刺激大,故常需要在全身麻醉下进行。气管插管全身麻醉镇静镇痛完全,患者耐受性较好,但因术中需要用到肌肉松弛药及较大剂量的镇静、镇痛药,加上插管及拔管刺激引起的循环波动和气道损伤,这势必会增加老年 TN 患者的围手术期心血管事件发生的风险。

(2)非气管插管全身麻醉+局部麻醉:研究表明,静脉使用小剂量的镇静、镇痛药,辅以局部使用局部麻醉药,保留患者自主呼吸,这可减小插管全身麻醉给患者造成的循环波动,避免气道损伤。该麻醉方式患者术后恢复快,恶心呕吐发生率小,舒适度较高,但因镇静镇痛药均存在一定的呼吸抑制作用,术中患者容易发生低氧血症,从而增加麻醉气道管理的难度及麻醉科医师的工作量。

2. 局部麻醉
在任玉娥等的研究中,68 例 TN 患者均在轻度镇静(仅静脉注射咪达唑仑 1~2mg)加三叉神经节局部阻滞下进行手术,术中患者完全清醒,可耐受穿刺及球囊压迫时产生的疼痛,手术过程均顺利,无严重并发症。该麻醉方式可避免全身麻醉药对患者心肺功能的影响,使因合并症较多无法耐受全身麻醉的患者有了接受手术的机会。

(二)卵圆孔定位与穿刺

卵圆孔周围组织结构复杂,PBC 穿刺针较粗,反复盲目性穿刺易造成血管神经和重要组织损伤,严重时可危及生命。最初 PBC 术中采用 X 线透视引导,患者全身麻醉后平卧,头部置于中立位、后仰 10°后固定。首先拍摄标准颅骨侧位片,使颅底线、斜坡线重叠成一条黑线,左右外耳道重叠成亮斑,然后将 C 臂透视角度调整为向患侧倾斜 10°~25°,向足侧倾斜 20°~45°,以最大显示卵圆孔大小、形状,评估穿刺难度。采用 14 号穿刺针于患侧口角外 2.5cm 进针,方向分别指向同侧瞳孔内缘和外耳道前方 3cm,X 线透视下缓慢进针,侧位摄像观察穿刺进针深度直至到达卵圆孔外口,再顺着卵圆孔长轴稍向前进针有突破落空感则停止操作。因卵圆孔解剖学存在差异性,C 臂引导下卵圆孔穿刺对术者操作要求极高。近年来,越来越多的新的影像技术被用于引导三叉神经痛的介入治疗。在陈邱明等关于 CT 立体定向技术辅助卵圆孔穿刺的研究中,患者全身麻醉后

仰卧位,反戴脑立体定向仪,术前对患者头颅进行 CT 扫描定位,利用立体定向技术,计算出目标卵圆孔外口(可视靶点)的坐标 x、y、z。常规消毒铺巾后,以患测口角外侧 3cm 为穿刺点按原制定的穿刺路线进行穿刺。结果显示 CT 立体定向技术可有效引导卵圆孔穿刺过程,避免穿刺的盲目性,提高了穿刺的准确性,明显降低了并发症。发展至今,部分学者还应用螺旋 CT、Dyna-CT、CT 三维重建等影像技术引导卵圆孔穿刺,结果均可一定程度提高穿刺的准确性和安全性,减少并发症。

(三)球囊导管的正确导入

穿刺针穿刺到位后,撤出针芯,在 X 线侧位透视下将 4F 球囊导管置入 Meckel 腔,以鞍底、斜坡、岩骨和外耳道为标志,使球囊套管沿岩骨峰向上爬行,大约套管尖端距穿刺针尖端 1.0~1.5cm,稍有突破感,撤出球囊导丝,将球囊导管在顺 Meckel 腔深入 1~2mm,即可尝试用造影剂缓慢充盈球囊,量约 0.5~1.0ml,X 线侧位动态观察球囊形态,若球囊形状呈“体外形”或“扁平状”表示球囊不在 Meckel 腔内,应立刻排空造影剂,调整导管位置后再次尝试充盈球囊,直至球囊形状达到“梨形”。目前 PBC 术中使用的造影剂建议使用化学毒性较低的非离子型造影剂(常用碘海醇),以减少球囊不慎破裂时造影剂泄露对周围组织及神经系统造成的损害。顾斌等在术前采用 MRI 对患侧 Meckel 腔进行三维重建并测量其形态大小,应用所测得的数据指导 PBC 术中向球囊注射造影剂量和对球囊形态进行评估,结果显示术中出现理想“梨形”球囊率达 96.4%,术后疼痛缓解率 95.7%,术后面部麻木、咬肌无力程度较轻,且均可在短期内恢复。研究者认为术前预知 Meckel 囊腔的位置形态和体积,有助于提高 PBC 治疗的成功率,减少术后并发症。

(四)半月神经节的持续压迫

球囊持续压迫是 PBC 术中最关键的一步,球囊压迫时的形态、囊内压、球囊的容积和压迫时间都会影响术后疗效和并发症的发生情况。

1. 球囊形态
虽然 Meckel 腔存在一定的解剖学变异,但大多认为在侧位 X 线影像下球囊呈“梨形”或“类梨形”,且梨尖朝向后颅窝时手术治疗效果最佳。若球囊呈体外形或扁平状表示球囊不在 Meckel 腔内,需排空球囊,重新调整球囊位置,直至出现理想的球囊形状。

2. 囊内压与球囊的容积
球囊压迫时的容积也因 Meckel 腔的解剖学差异而不同,PBC 相关研究中理想状态下球囊容积大约 0.5~1.0ml。因 Meckel 腔容积相对恒定,故球囊容积越大,作用于神经的压力也越大,神经损伤程度加重,易造成术后严重的面部麻木及咬肌无力,同时囊内压过大可增加球囊破裂的风险,故术前行 Meckel 腔三维重建了解球囊理想的位置形态及容积,有助于提高手术治疗效果,减少术后并发症。

3. 球囊压迫时间
PBC 研究初期通过增加压迫时间来保证术后疼痛缓解效果。有学者认为相同压力下,球囊

压迫时间过长，容易损伤细小有髓和无髓纤维，压迫时间超过 10min，患者术后将会出现严重的面部感觉障碍和咬肌无力。在 Fraioli 等关于 PBC 压迫时间的研究中，在球囊位置、形态理想的基础上，将压迫时间由最初 3~7min 减至 1~2min，结果发现患者术后疼痛缓解率并没有下降，但术后并发症明显减少。部分学者认为，只要球囊达到理想形态，压迫 60s，即可达到良好手术疗效，并可以减少术中并发症，更长的压迫时间适用于反复发作、多次手术、严重疼痛的老年患者。最近的研究表明，PBC 术中不同压迫时长均能有效治疗 TN，且 6 个月内疗效相当，但压迫 120s 既能保证治疗有效，又能减少面部麻木及咬肌无力发生率。

四、PBC 相关并发症

（一）面部麻木感和感觉障碍

面部麻木感和感觉障碍是 PBC 术后最常见并发症。在 PBC 治疗 80 岁以上三叉神经痛患者的疗效分析中，发现术后疼痛完全缓解的病例均出现不同程度的面部麻木及感觉障碍。PBC 术后患者出现患侧面部麻木和感觉障碍，可能与术中球囊压迫损伤细小有髓及无髓纤维有关，控制压迫时球囊容积和压迫时间可减轻感觉神经纤维损伤程度和减少患者术后面部麻木及感觉障碍的发生。患者面部麻木和感觉障碍可随着术后感觉神经纤维修复得以缓解。有研究报道，PBC 术后使用鼠神经生长因子（30μg，静脉注射，1 次/日）治疗，患者术后面部感觉障碍有效率达 90.2%，明显高于单纯使用维生素 B_1 与 B_{12} 治疗的 76.5%，表明术后适当使用促进神经生长的药物有助于 PBC 术后患者面木麻木和感觉障碍的恢复。

（二）咬肌无力

咬肌无力是 PBC 术后常见并发症之一，仅次于面部感觉障碍。三叉神经下颌支属混合神经纤维，其不仅支配下颌部的皮肤黏膜感觉，还支配咀嚼肌的运动功能。有文献报道 PBC 术后咬肌无力发生率 47.4%~56.1%，最高可达 90% 以上。PBC 术后咬肌功能障碍的发生与术中操作有关，术中球囊压力过大和压迫时间过长，均会导致术后咬肌肌力下降。三叉神经下颌支经卵圆孔出颅，PBC 术中采用 14 号套管针经卵圆孔进行操作，反复调整穿刺角度和穿刺针深度，容易造成三叉神经下颌支机械性损伤，也会导致术后出现不同程度的同侧咬肌无力。和术后出现的面部感觉障碍一样，虽然术后咬肌无力发生率较高，但随着神经纤维的自我修复，咬肌功能也会在术后 2~3 个月逐渐好转。尚有研究报道 PBC 术后使用促神经修复药物对咬肌功能恢复有着积极作用。

（三）单纯疱疹（herpes simplex，HS）

单纯疱疹是一种自限性病毒感染性疾病，因 TN 术后发生口周疱疹时间不定，病情轻重不一，所以 PBC 术后口周疱疹的实际发病率尚不清楚，且发生率可能被低估。在 Berra 等关于单纯疱疹病毒在三叉神经痛手术治疗后再活

化的研究中，微血管减压术（microvascular decompression，MVD）术后口周疱疹发生率为 1.7%，而 PBC 术后口周疱疹发生率为 14.7%，认为这可能与术中三叉神经半月节神经元受到直接的机械损伤有关。黄恒艺等的研究结果显示患者的年龄、性别、病程、$CD4^+$ 计数下降是 PBC 术后发生面部单纯疱疹的主要危险因素。目前，人们针对术前是否使用抗病毒药物预防 TN 术后口周疱疹发生的说法不一，部分学者认为可通过术前使用阿昔洛韦等抗病毒药控制术后单纯疱疹病毒的再激活。而有的学者则认为抗病毒药物均存在较大肝肾毒性，口周疱疹并非严重术后并发症，即使发生了也可以通过积极治疗而得到有效控制，无需术前预防性抗病毒治疗。

（四）三叉神经抑制反应

在卵圆孔穿刺、导入球囊导管及压迫三叉神经节过程中，患者均可能出现血压骤升或骤降、心动过速或过缓等血流动力学变化。临床可表现为窦性心率减慢，进而可发展为心搏骤停，或者无心率减慢直接出现心搏骤停，伴或不伴血压下降、呼吸暂停等症状。在一项全身麻醉 PBC 术中血流动力学变化的研究中观察到，41 例患者中有 3 例（7.3%）在穿刺针进入卵圆孔及球囊压迫即刻均出现一过性的心搏骤停，约 2~3s 后自行恢复窦性心律；12 例（29.3%）在穿刺针进入卵圆孔及球囊压迫即刻均出现心率下降；5 例（12.2%）在穿刺针进入卵圆孔时出现心率下降，球囊压迫即刻出现心率增加；21 例（51.2%）患者在穿刺针进入卵圆孔及球囊压迫即刻均出现心率增加。三叉神经抑制反应是 PBC 术中常见的并发症，因其可导致严重不良后果，故术中需行心电监护和血压监测，严密观察患者心律、血压变化。当因手术操作引起三叉神经抑制反应时，应立即停止操作，症状可在数秒内自行缓解，也可静脉使用阿托品缓解或预防这种心血管抑制反应。目前，三叉神经抑制反应发生机制尚不明确，有学者认为可能与三叉神经核团与迷走神经核及纤维存在某种特殊关联有关。

（五）复视和眼球活动障碍

由于卵圆孔周围及 Meckel 腔解剖组织关系复杂，外展神经和滑车神经与三叉神经根解剖位置关系密切，PBC 术中若操作不当容易造成外展神经和滑车神经损伤。有文献报道，术中球囊位置过深，球囊向后颅窝突起过长或由"梨形"变成"沙漏形"等其他形状时，需警惕外展神经和滑车神经损伤的风险，应及时放弃球囊扩张。术后出现复视或眼球运动障碍多为暂时性，随着神经修复可在数周或数月内得以完全缓解或趋于正常。临床上通过术中规范操作和密切观察球囊形状及压迫位置来降低此类并发症的发生率。

（六）其他并发症

颅底解剖结构复杂，如穿刺方向有误，误伤颈内动脉或海绵窦可引起大出血，甚至可出现颈外动静脉系统瘘、颈内动脉海绵窦瘘等；若穿刺针或球囊导管置入位置过深，则可能导致蛛网膜下腔出血、脑干出血及梗死等严重并发症。

该类并发症虽然少见,但一旦发生,相当凶险,若不及时处理便可危及生命。故在 PBC 整个操作过程中,动作应轻柔规范,严格在影像引导下进行,密切观察穿刺针和导管的位置与方向。PBC 其他相关并发症还有暂时性角膜炎及溃疡、头痛、穿刺点和颅内感染等。

五、小结

三叉神经痛是面部常见神经系统疾病之一,表现为短暂性剧烈疼痛,患者常因畏惧疼痛而不敢进食、说话、洗脸等,严重影响患者日常生活与工作,甚至危害到患者心理健康。目前,TN 发病机制尚不明确。齐明等在关于三叉神经人体解剖研究中,发现三叉神经在脑池段与血管接触率达50%,认为血管压迫仍是 TN 发病的主要因素,显微镜下微血管减压是其有效的治疗方法。近年来,较多学者发现 PBC 虽然不像微血管减压术是针对 TN 的病因进行治疗,其作用机制也尚未清楚,但因该技术与其他外科技术相比,治疗效果仅次于外科开颅微血管减压术,其术后并发症呈短暂性,可在术后 1~3 个月内得以完全缓解或趋于正常。同时 PBC 具有安全性高、创伤小、耗时短、见效快,并且在全身麻醉下进行,患者舒适度高等优点,被认为是顽固性或多支发病三叉神经痛的重要治疗方案,特别是适用于基础疾病较多的老年患者和不能耐受或不愿意开颅手术者。

(韦艳红 冯鹏玖 蒋宗滨)

参 考 文 献

[1] 任志伟,胡永生,李建宇,等.三叉神经射频的疗效分析与半月节解剖差异特点回顾[J].中国疼痛医学杂志,2019,25(08):592-596.

[2] 黄海韬,李岩峰,吴玉鹏,等.经皮微球囊压迫术治疗家兔三叉神经痛的组织学研究[J].中华神经外科疾病研究杂志,2018,17(06):508-511.

[3] PREUL M C,LONG P B,BROWN J A,et al. Autonomic and histopathological effects of percutaneous trigeminal ganglion compression in the rabbit[J]. J Neurosurg,1990,72(6):933-940.

[4] 王长明,关占颖,赵平,等.三叉神经痛患者行经皮微球囊压迫术时血液动力学变化特点与处理:文献综述[J].中华疼痛学杂志,2021,17(01):99-102.

[5] 史怡华,彭胜.非气管插管全身麻醉加局部麻醉在三叉神经痛经皮穿刺半月神经节球囊压迫术中的临床应用[J].山西医药杂志,2020,49(12):1532-1534.

[6] 任玉娥,韩文彪,杜玉敏,等.清醒状态三叉神经节阻滞下 CT 引导经皮微球囊扩张压迫术治疗原发性三叉神经痛的安全性与疗效[J].中华疼痛学杂志,2020,16(01):30-35.

[7] 陈邱明,袁邦清,林川淦,等.立体定向辅助定位卵圆孔球囊压迫治疗三叉神经痛[J].立体定向和功能性神经外科杂志,2018,31(05):296-298.

[8] 徐冰,贾子普,任浩,等.螺旋 CT 辅助下经皮微球囊压迫术治疗难治性三叉神经痛疗效初探[J].中国疼痛医学杂志,2019,25(09):660-665.

[9] 张章,李俊.Dyna-CT 引导下经皮穿刺三叉神经半月节微球囊压迫术治疗三叉神经痛[J].中国临床神经外科杂志,2019,24(02):84-86.

[10] 顾斌,张庆海,金星星,等.CT 及 MRI 三维重建辅助经皮穿刺半月节球囊压迫术治疗原发性三叉神经痛[J].南京医科大学学报:自然科学版,2019,39(11):1643-1645.

[11] BERNARDO F,VINCENZO E,BENIAMINO G,et al. Treatment of trigeminal neuralgia by thermocoagulation,glycerolization,and percutaneous compression of the gasserian ganglion and/or retrogasserian rootlets:long-term results and therapeutic protocol[J]. Neurosurgery,1989,24(2):239-345.

[12] DE CóRDOBA J L,GARCíA BACH M,ISACH N,et al. Percutaneous balloon compression for trigeminal neuralgia:imaging and technical aspects[J]. Reg Anesth Pain Med,2015,40(5):616-622.

[13] 何睿林,韦艳红,胡鑫,等.不同压迫时长对经皮穿刺球囊压迫术治疗原发性三叉神经痛疗效的影响[J].中华疼痛学杂志,2021,17(01):28-35.

[14] YING X,WANG H,DENG S,et al. Long-term outcome of percutaneous balloon compression for trigeminal neuralgia patients elder than 80 years:a STROBE-compliant article[J]. Medicine,2017,96(39):e8199.

[15] 马亚红,王昊,董晓巧,等.鼠神经生长因子治疗三叉神经半月节微球囊压迫术后面部麻木观察[J].药物流行病学杂志,2014,23(10):585-587.

[16] 李锴,刘德中,王常伟,等.经皮穿刺微球囊压迫治疗原发性三叉神经痛并发症的危险因素分析[J].中国临床神经外科杂志,2019,24(03):153-154,158.

[17] BERRA L V,ARMOCIDA D,PESCE A,et al. Herpes simplex reactivation after surgical treatment of trigeminal neuralgia:a retrospective cohort study[J]. World neurosurgery. 2019,127:e16-e21.

[18] 黄恒艺,张爱民,叶小龙,等.三叉神经痛患者行微球囊压迫术治疗后发生面部单纯疱疹的危险因素分析[J].中华疼痛学杂志,2021,17(01):48-53.

[19] 侯琪.全麻三叉神经微球囊压迫术中的血流动力学变化[D].济南:山东大学,2019.

[20] 齐明,纪荣明,董吉荣,等.三叉神经脑池段在微血管减压术中的应用解剖[J].解剖学杂志,2019,42(05):468-472.

120 经皮微球囊压迫治疗三叉神经痛过程中三叉神经心反射的研究进展

经皮微球囊压迫三叉神经半月节(percutaneous compression of the trigeminal ganglion, PCTG)是由 Mullan 等在 1983 年率先提出治疗三叉神经痛(trigeminal neuralgia, TN)的有效方法。本综述之所以关注 PCTG 这项技术治疗 TN，因为与其他外科手术治疗相比较，该项技术拥有自身一些优势，如能够在全身麻醉下完成操作，使患者更加舒适，不需要患者配合及选择性作用于大、中有髓神经纤维，保留小神经纤维支配角膜反射。这些优势使该技术在临床治疗 TN 上占据一席之地。目前全身麻醉仍旧是 PCTG 手术操作首选麻醉方法，然而 PCTG 手术操作过程中常常诱发患者发生突然、显著的血流动力学变化(心动过缓、血压陡升或陡降，甚至心搏骤停)。研究表明这种现象的发生归因于三叉神经心脏反射(trigeminocardiac reflex, TCR)。TCR 往往是在毫无预警的情况下发生，如果不采取合理的处理措施可能会产生不可逆的灾难性后果，因此这给麻醉科医师工作带来了很大的挑战。PCTG 手术操作过程中 TCR 及麻醉相关的研究较少，如何降低患者在 PCTG 操作过程中发生突然、显著的血流动力学变化是操作医师及麻醉科医师关注的焦点。本文主要从 PCTG 操作过程中发生 TCR 的可能原因、血流动力学变化的特点、麻醉关注点及血流动力学变化处理措施几个方面进行综述。

一、PCTG 操作过程中发生 TCR 的可能原因

TCR 是一种脑干反射，它是通过第 V、第 X 脑神经及脑干核团在大脑和心脏之间表现出独特的相互作用。Shelly 和 Church 在 1988 年首次建议应用 TCR 这个词语来描述突然发作的 TN 相关的副交感神经节律失常现象。TCR 主要体现在 TN 感觉分支受到刺激时突然发作的副交感神经节律失常，包括血流动力学紊乱、呼吸暂停和胃蠕动亢进。在中枢中，这种反射是包括 TN 经尾侧核、臂旁核、延髓头端腹外侧核、延髓背侧网状区域和 TN 旁核在内的各种核团之间的相互作用。Meuwly 将刺激 TN 的颅内或颅外任何部分，引起心率突然低于 60 次/min 或降低基础值的 20%

或更多时的现象定义为 TCR 发作。根据以往研究 TCR 发作必须在临床的环境下，其发作时有 TN 支配相关区域的操作，同时 TCR 发作时随着操作的停止，心血管指标能够逐渐恢复正常，概括而言 TCR 发作具有合理性及可逆性的特点。最新的研究认为，突然的心率降低 20%(有或没有降低血压)与 TCR 反射弧传导路径的操纵相吻合，并且在类似的刺激下可重现，即可诊断为 TCR。由于在研究中观察到不同的 TN 区域的操作会出现血压变化的多样性，研究者们认为血压可作为一个参考指标而非必须指标。Meuwly 等根据刺激 TN 的不同部位分为外周、神经节及中枢三个不同亚型 TCR。在这三种亚型中，半月神经节其神经元支配机械感受器、热感受器及伤害感受器，由于其副交感神经纤维和交感神经纤维的复杂组成，其 TCR 模式呈现多样性似乎更合理。在 PCTG 手术操作过程中 TCR 主要发生在穿刺针进入卵圆孔及球囊压迫半月神经节时，研究认为穿刺针进入卵圆孔时对 TN 下颌分支尖锐的机械刺激、挤压及球囊扩张压迫半月神经节的刺激导致 TCR 发生，研究显示机械性刺激更易诱发 TCR。PCTG 手术操作过程中主要在同一个患者身上发生了 TCR 外周(TN 下颌分支)及神经节亚型(TN 半月神经节)，所以其 TCR 模式更加复杂。研究表明 TN 的感觉纤维被激活后，传入信号通过半月神经节传导到 TN 感觉核，传入及传出通路形成了网状结构内部纤维，它们将 TN 感觉核与主要位于迷走神经疑核和背侧运动核的传出运动前神经元连接起来，反射途径激活心脏抑制性副交感迷走神经细胞完成反射弧，最终导致心动过缓，甚至心搏骤停。研究显示 TN 感觉支的外周刺激能够同时激活迷走神经及交感神经，导致交感神经介导的外周血管收缩(导致高血压)和副交感神经介导性心动过缓。

二、PCTG 操作过程中血流动力学变化的特点

PCTG 手术操作过程中无论在穿刺针入卵圆孔还是球囊压迫半月神经节，大部分患者都会出现突然的心动过缓、血压陡升(多见)或陡降，甚至心搏骤停。麻醉深度监测结

果显示穿刺针入卵圆孔或球囊压迫半月神经节时并没有处于浅麻醉状态,这说明并不是浅麻醉状态下伤害性刺激诱发交感神经兴奋导致的血压升高。同时观察结果显示心动过缓导致心排血量减低,然而系统的血管阻力显著增加,最终结果导致血压陡升。以上研究结果说明在 PCTG 操作过程中交感神经兴奋导致的系统血管阻力陡升是决定血压变化的主要因素。到目前为止,仍旧无法确定在此过程中支配心脏的副交感神经兴奋还是副交感神经与交感神经同时兴奋(副交感神经兴奋强度高于交感神经兴奋而抑制住交感神经兴奋),但是外周交感神经的兴奋已经逐渐得到不同研究结果的证实。PCTG 操作过程中相关血流动力学显著变化的明确机制仍然不是十分清楚。

三、PCTG 操作过程中麻醉关注点及血流动力学显著变化的处理措施

根据以往的麻醉经验研究,通常采用局部麻醉或全身麻醉来完成手术操作。相比较而言,全身麻醉是 PCTG 治疗 TN 最常用的麻醉方式,其优势在于能够保证术者手术操作过程中免受患者体动影响,同时麻醉科医师更利于气道通气管理,患者更加舒适、安全。研究显示局部应用利多卡因在预防中枢型 TCR 效果很好,然而局部麻醉行 PCTG 操作是否引起显著血流动力学变化研究较少,然而毫无疑问的是全身麻醉对于患者而言更加舒适。少数的临床研究采用局部麻醉辅助少量镇静药物(如咪达唑仑,丙泊酚等)来保证手术完成,然而患者会经历不愉快体验如恶心(归因于 TCR)及血压心率突然升高的临床表现,这对老年患者可能产生不可逆的灾难性后果。对于手术操作熟练的术者而言,免充气喉罩(如欧普乐喉罩)全身麻醉要优于气管插管全身麻醉,因为该手术时程短,所以手术操作熟练的医师会在数分钟内完成手术,然而气管插管全身麻醉可能需要更深的麻醉来维持,这样常常导致患者麻醉恢复时程延长及苏醒期气管导管刺激能够引起显著血流动力学变化。免充气喉罩置入操作简单、气道刺激轻,因而无需过深麻醉来维持。在麻醉期间,代谢快的麻醉药(如丙泊酚、瑞芬太尼、琥珀胆碱及吸入麻醉药)联合应用有利于患者麻醉苏醒期间快速恢复。如果术者手术操作不熟练,建议采用气管插管全身麻醉来维持,因为术者需要调整穿刺针不同穿刺方向及观察球囊压迫时充盈的形状,这些操作常常使患者头部活动导致喉罩密闭不严漏气。

最新的研究显示穿刺针入卵圆孔和球囊压迫半月神经节时 PCTG 相关的 TCR 发生率分别是 70.0% 和 86.7%,这说明 PCTG 相关的 TCR 发生率高。TN 患者老年人居多,因此显著的血流动力学变化存在心脑血管不良事件的潜在风险。全身麻醉状态下,显著血流动力学变化常发生在穿刺针入卵圆孔或球囊压迫半月神经节时,操作医师停止操作后显著的血流动力学变化渐渐趋于平稳,再次操作时往往显著的血流动力学变化再次出现,终止 PCTG 相关的 TCR

最有效的方法是术者停止手术操作,如果需要安全地完成手术,则必须选择药物预处理。研究显示 PCTG 操作前预防性静脉输注 0.004mg/kg 阿托品能够几乎完全预防心动过缓及完全预防心搏骤停的发生,并且相关药物的副反应出现很少,或许与应用的剂量很少有关。加深麻醉(如丙泊酚穿刺前静脉注射预处理)或血管扩张药物(如硝普钠穿刺前静脉注射预处理)的应用将有利于预防 PCTG 相关的血压陡升。

综上所述,PCTG 相关的 TCR 引起的血流动力学的显著变化可能具有潜在的危险,采用适当的药物在合适的时间预处理能够取得较好的效果。

(王长明　关占颖　赵彬　张静　赵平)

参 考 文 献

[1] MULLAN S,LICHTOR T. Percutaneous microcompression of the trigeminal ganglion for trigeminal neuralgia[J]. J Neurosurg,1983,59(6):1007-1012.

[2] QIN Q,WANG Y P. Recurrent trigeminocardiac reflex in percutaneous balloon compression for trigeminal neuralgia:a case report[J]. Medicine(Baltimore),2020,99(44):e22467.

[3] WANG C M,GUAN Z Y,WANG Q C,et al. The effect of depth of anesthesia on hemodynamic changes induced by therapeutic compression of the trigeminal ganglion[J]. J Neurosurg Anesthesiol,2020,32(4):344-348.

[4] WANG C M,GUAN Z Y,ZHANG J,et al. Comparative study of trigeminocardiac reflex after trigeminal ganglion compression during total intravenous anesthesia[J]. J Neurosurg Anesthesiol,2015,27(1):16-20.

[5] WANG C M,GUAN Z Y,CAI C H,et al. Comparative study of atropine combined with sodium nitroprusside pretreatment to prevent trigemino cardiac reflex after trigeminal ganglion compression[J]. J Clin Diagn Res,2016,10(3):UC09-UC12.

[6] SCHALLER B,CHOWDHURY T. The trigeminocardiac reflex and implications for neuroanesthesia[J]. J Neurosurg Anesthesiol,2021,33(1):5-7.

[7] SHELLY M P,CHURCH J J. Bradycardia and facial surgery[J]. Anaesthesia,2007,43(5):422-422.

[8] SHIBAO S,KENAWY K,BORGHEI-RAZAVI H,et al. The trigeminocardiac reflex during the anterior transpetrosal approach[J]. World Neurosurg,2017,106:939-944.

[9] MEUWLY C,CHOWDHURY T,SANDU N,et al. Definition and diagnosis of the trigeminocardiac reflex:a grounded theory approach for an update[J]. Front Neurol,2017,8:533.

[10] MEUWLY C,GOLANOV E,CHOWDHURY T,et al. Trigeminal cardiac reflex:new thinking model about the def-

inition based on a literature review[J]. Medicine (Baltimore),2015,94(5):e484.

[11] BORGHEI-RAZAVI H,DAS P,MAURTUA M,et al. Unusual appearance of trigemino-cardiac reflex during cerebellopontine angle surgery[J]. World Neurosurg, 2018,112:298-299.

[12] CHOWDHURY T,CAPPELLANI R B,SCHALLER B,et al. Retrogasserian glycerol rhizolysis:first description of occurrence trigeminocardiac reflex[J]. J Neurosurg Anesthesiol,2014,26(1):86-87.

[13] CHOWDHURY T,MENDELOWITH D,GOLANOV E,et al. Trigeminocardiac reflex:the current clinical and physiological knowledge[J]. J Neurosurg Anesthesiol,2015, 27(2):136-147.

[14] DOMINGUEZ J,LOBATO R D,RIVAS J J,et al. Changes in systemic blood pressure and cardiac rhythm induced by therapeutic compression of the trigeminal ganglion[J]. Neurosurgery,1994,34(3):422-427.

[15] CHEN C Y,LUO C F,HSU Y C,et al. Comparison of the effects of atropine and labetalol on trigeminocardiac reflex-induced hemodynamic alterations during percutaneous microballoon compression of the trigeminal ganglion [J]. Acta Anaesthesiol Taiwan,2012,50(4):153-158.

[16] 任玉娥,韩文彪,杜玉敏,等. 清醒状态三叉神经节阻滞下 CT 引导经皮微球囊扩张压迫术治疗原发性三叉神经痛的安全性与疗效[J]. 中华疼痛学杂志, 2020,16(1):30-35.

[17] MEUWLY C,LEIBUNDGUT G,ROSEMANN T,et al. Sinus arrest with prolonged asystole due to the trigeminocardiac reflex during application of local anaesthetic in the nasal mucosa[J]. BMJ Case Rep, 2018, 2018: bcr2018226427.

[18] KHATIBI K,CHOUDHRI O,CONNOLLY I D,et al. Asystole during onyx embolization of a pediatric arteriovenous malformation:a severe case of the trigeminocardiac reflex[J]. World Neurosurg,2017,98:884-884.

121 椎间盘源性下腰痛的研究进展

下腰痛(low back pain,LBP)是指腰骶部的疼痛或不适感,可伴或不伴有下肢放射痛。下腰痛是一种症状或综合征,主要发生在中老年人。2015年,全球成人下腰痛的患病率为7.3%。从1990年到2015年因下腰痛致残的人数增加了54%。总体来说,约40%的人一生中会罹患下腰痛,下腰痛是全球范围内导致职业性残疾和误工的主要原因。反复下腰痛会损害患者的身心健康,给社会医疗保健系统带来沉重负担。下腰痛可分为非特异性下腰痛、脊柱退行性病变导致下腰痛、特殊脊柱病变相关的下腰痛。椎管内或椎管外因素均可引起下腰痛,椎管内以椎间盘源性疼痛最常见,椎管外疾患以脊神经后支源性下腰痛最常见。本文着重介绍椎间盘源性下腰痛(discogenic low back pain,DLBP)研究新进展。

一、椎间盘退行性变与下腰痛

(一) 椎间盘退行性变

椎间盘(intervertebral disc,IVD)退行性变的过程表现为细胞种类和形态学上的变化,同时伴随椎间盘的组织学与生化性质的一系列改变,如椎间盘组织中蛋白多糖和水含量的降低、胶原类型的转换、各种降解酶活性的升高以及炎症因子的释放等。这些变化构成了椎间盘源性腰腿痛和神经根病变的病理基础。

椎间盘退行性变分三期:椎间盘内破裂/退变(internal disc disruption/degeneration,IDD)、退变性椎间盘疾病(degenerative disc disease,DDD)、节段不稳(segmental instability)。其中IDD占椎间盘源性下腰痛的39%,椎间盘内破裂概念的提出说明没有神经根压迫也会出现腰腿痛。椎间盘退变随着年龄的增长而增加,50岁以上人群中有80%的椎间盘有退行性变表现。

IDD的病因较复杂,大多数退化始于成年人,并随着年龄的增长逐渐进展。人类在大约10岁时,髓核中大空泡状脊索样细胞开始消失,这是退化过程的开始。虽然椎间盘中发现的内源性祖细胞提示椎间盘可能存在自我修复的潜力,但目前人类椎间盘尚缺乏可自发再生的证据。椎间盘退变过程中,蛋白聚糖的合成减少,伴随着胶原合成改变:

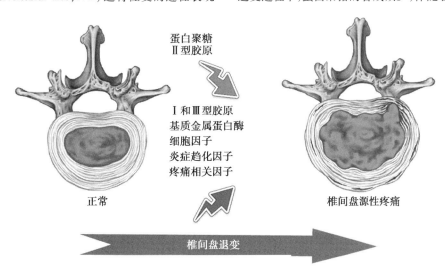

图 121-1　痛性椎间盘中椎间盘退行性变模式图

在IVD退变过程中,细胞外基质中的蛋白聚糖和II型胶原减少,而I型和III型胶原蛋白增加。细胞因子、趋化因子和疼痛相关因子协同促进椎间盘源性疼痛的发展。

其中Ⅱ型胶原减少,而Ⅰ型和Ⅲ型胶原增加(见图121-1)。由于基质金属蛋白酶(matrix metalloproteinase,MMP)的合成及活性增加,凋亡的髓核细胞也显著增加。异常机械负荷引起椎骨终板钙化、骨化后发生硬化。软骨终板钙化可导致椎间盘营养物质供应减少,可进一步加剧椎间盘退变。细胞外基质降解和蛋白多糖丢失导致椎间盘负重能力下降、厚度减少。椎间盘的高渗透压和酸性环境可进一步加剧这种应激状态。

(二) 椎间盘退行性变和椎间盘源性疼痛

椎间盘源性疼痛是一种椎间盘外周部基本保持完整,内部各种病理(退变、终板损伤、炎症等)刺激椎间盘内疼痛感受器引起的功能丧失性下腰痛,一般不伴有根性症状。在健康的脊柱中,只有外侧的纤维环受到神经支配。动物模型和人类临床标本显示,腰椎间盘受到感觉神经支配,感觉神经向内生长至椎间盘内层是引起疼痛的重要原因。退化和突出的椎间盘中发现扭曲组织内存在神经纤维。在自发性椎间盘退变的小鼠模型中,发现椎间盘的感觉神经支配随年龄增长而增加。在椎间盘源性下腰痛患者中,发现伴有Modic改变的椎骨终板中也存在增加的神经支配。已确定的促进神经向内生长的诱导因子包括TNF-α、IL-1和神经生长因子(nerve growth factor,NGF)。椎间盘源性疼痛信号通过椎间盘和邻近结构传递,并通过位于背根神经节(dorsal root ganglia,DRG)的外周传入神经纤维传递,投射到大脑区域。

下腰痛和椎间盘退行性变之间的相关性是临床研究热点。Arnbak等对1 037例持续性下腰痛患者进行分析,证实下腰痛发病率随着椎间盘退化程度的增加而增加。Middendorp等发现下腰痛患者的Oswestry残疾指数(Oswestry disability index,ODI)也与椎间盘退变程度相关。同样,随着IVD退变Pfirrmann分级的升高,患者ODI指数也随之升高。突出腰椎间盘中发现疼痛相关因子,如TNF-α、IL-1β、IL-4、IL-6、IL-8、IL-12、前列腺素E2(prostaglandin E2,PGE2)、干扰素-γ和一氧化氮(NO)产生上调。周围神经系统与痛性椎间盘退变相互作用成为临床研究热点。神经纤维与髓核中的炎症介质相互作用,导致椎间盘源性下腰痛。痛性椎间盘较单纯突出的椎间盘包含更多的炎症介质。然而,并不是所有椎间盘退变的患者都有腰痛的症状。研究表明,严重退变但无痛的椎间盘突出症的比例随着年龄的增长而增加。退变的椎间盘是否表现出症状,持续的炎症在其中扮演重要的作用。可以确定感觉神经向内生长、炎症介质与椎间盘源性下腰痛之间存在相关性。

二、炎症与痛性椎间盘退行性变

(一) 炎症因子促进椎间盘退变

椎间盘由上下软骨终板、纤维环及中央髓核组成,其对脊柱的承重及活动起着至关重要的作用。IDD和许多因素相关,主要包括炎症因子、生物力学、氧化应激、细胞凋亡、椎间盘营养通路、MMP及金属蛋白酶组织抑制剂等。炎性反应是IDD的重要因素之一。

退变性椎间盘疾病早期疼痛的病理基础为纤维环退化和内层纤维环撕裂。撕裂部位的促炎状态可能是导致椎间盘退行性变的一个关键因素。最近的研究已证实炎症介质和信号通路在椎间盘退变的发生、发展过程具有重要作用。在退变的椎间盘中,免疫细胞介导炎症增强,这些细胞的降解产物如IL-4、IL-6、IL-12、IFN-γ可导致髓核细胞数量减少和椎间盘微环境恶化。长期炎症可趋化炎症细胞,进一步加剧上述情况。此外,炎症介质如TNF-α和IL-1β可诱导疼痛相关因子如一氧化氮(NO)、环氧合酶2(cyclooxygenase-2,COX-2)和NGF的表达,继而促进神经向内生长。组织病理学证实,痛性椎间盘裂隙边缘分布有P物质神经纤维、纤维环中分布有NF神经纤维,纤维环外层存在血管活性肠肽(vasoactive intestinal polypeptide,VIP)神经纤维,髓核肉芽组织中也存在丰富的P物质神经纤维。椎间盘造影术中造影剂由髓核向后方流出到纤维环外层时,注射产生的压力作用于肉芽组织和分布于其中的神经,可复制腰痛。因此,椎间盘退变过程中,椎间盘产生的促炎细胞因子增多,细胞外基质降解,亲水性基质分子丢失,引起椎间盘发生结构和生物力学的改变。纤维环破裂、炎性肉芽组织增生、炎症介质产生、神经向内生长、疼痛因子释放、致敏神经受刺激、应力集中等诸多因素共同作用下导致下腰痛的发生。

此外,疼痛或致痛性化学物质刺激感觉神经末梢,通过传入神经纤维、脊髓、大脑,产生反射性肌紧张。腰痛导致腰背肌反射性痉挛,进而出现肌源性疼痛,这种现象称为疼痛-肌肉痉挛-疼痛的恶性循环,也参与椎间盘源性下腰痛的形成。

临床研究证实退化的椎间盘中发现炎症分子水平增加,一项研究对392例患者血清学分析表明,与健康对照组相比,椎间盘退变(IDD)及退化的椎间盘患者血清IL-6均升高。退化和突出的椎间盘中IL-17的表达和Th17淋巴细胞浸润增加。Gruber等也发现在退变的人类椎间盘中IL-17表达增加,在IL-1β和TNF-α刺激下椎间盘细胞的IL-17产物增加。促炎细胞因子的存在促进了退行性变过程,从而加重了椎间盘退行性变症状。浸润的炎症细胞会部分介导变性的发生,并进一步加重椎间盘退变。促炎性介质,包括TNF-α、IL-1α/β、IL-2、IL-4、IL-6、IL-8、IL-10、IL-17、IFN-γ、趋化因子,以及PGE-2、7、8、29也可能影响椎间盘自噬、衰老和退变。椎间盘退变的关键炎性介导因子如TNF-α、IL-1β可以通过减少促进合成代谢的细胞外基质蛋白如聚集蛋白聚糖Ⅱ型胶原,并促进分解代谢酶合成,如解聚素,具有血小板反应蛋白基序的金属蛋白酶-4、5以及MMP-1、2、3、4、13、14。TNF-α可抑制细胞外基质的产生(包括胶原、聚集蛋白聚糖和纤维调节蛋白),增加MMP-3、9、13和神经生长因子的表达。TNF-α和IL-1β也可调节趋化因子配体 3 在髓核细胞中的表达，并通过趋化因子配体 3-趋化因子配体 1 轴促进巨噬细胞在退变椎间盘中的浸润。TNF-α 在小鼠中的过度表达可导致自发性椎间盘突出的发生时间提前，但不影响髓核和纤维环表达胶原和聚集蛋白聚糖。IL-1α/β 全敲除小鼠会出现严重的纤维环退行性变、胶原类型、成熟度改变，并伴有系统性细胞因子水平及椎骨形态的改变。此外，IFN-γ 和 IL-17 协同促进椎间盘细胞炎症介质的释放。IL-6 和 IL-6 可溶性受体协同增强人类髓核细胞 IL-1β 和 TNF-α 的代谢作用，以及 COX-2 和 PGE-2 水平。

总之，炎症细胞因子在退化的椎间盘中升高，当将炎症因子用作刺激剂时，它们可能导致或加剧椎间盘退化。因此，炎症在 IVD 的退化中起着重要作用。

（二）炎症因子可引起椎间盘源性疼痛

神经支配是椎间盘源性疼痛产生的重要因素，正常情况下椎间盘组织不包含神经结构，在健康椎间盘的外环层的神经纤维很少延伸到内纤维环和髓核，主要由背根神经节小神经元支配，小神经元由神经生长因子依赖性和神经胶质细胞系来源的神经营养因子（glial cell derived neurotrophic factor，GDNF）依赖性神经元组成，它们可表达高亲和力神经生长因子和脑源性神经营养因子受体 TrkA、TrkB 及 GDNF30。慢性下腰痛患者的髓核及纤维环内层分布有丰富的外周神经纤维。椎间盘退变时，神经纤维逐渐延伸到纤维环的内层，甚至髓核内，并伴随疼痛传导 P 物质表达，这与椎间盘源性下腰痛的发生高度相关。

炎症因子的表达可导致椎间盘源性疼痛。在下腰痛患者的椎间盘样本中，发现 IL-6、IL-8 和 PGE2 的表达增加。在痛性椎间盘突出症患者中，也发现 IL-1β、IL-6 的表达水平增加。在椎间盘源性下腰痛患者中，有报道血管化肉芽组织沿裂痕向内生长，从纤维环外侧延伸至髓核，伴有大量巨噬细胞和肥大细胞浸润。在大鼠模型中，纤维环后方破裂可刺激 TNF-α、IL-1β 表达，引起背根神经节炎症反应、机械痛觉过敏。在痛性退行性椎间盘中发现 MMP-10、神经生长因子和 P 物质表达增高。

神经营养因子 NGF 和 BDNF 可促进退化椎间盘的神经支配，引起成熟外周传入神经纤维中的神经元敏化，并导致慢性疼痛发作。在痛性椎间盘中发现，微血管产生的 NGF 与伤害性内生神经生长直接相关。退化椎间盘可以分泌许多炎症、疼痛介质，包括 TNF-α、IL-1β、IL-6、IL-8、P 物质和 PGE2，这些因子不仅降低蛋白多糖及胶原的合成，也可以刺激神经纤维内向生长诱导疼痛发生。Safieh-Garabedian 等发现炎症介质 IL-1β 可促进神经生长因子（nerve growth factor，NGF）的表达。Abe 等证明 IL-1β 和 TNF-α 可刺激人椎间盘细胞产生神经生长因子。Lai 等发现椎间盘内注射 TNF-α 与生理盐水对照组相比，可增加患者的疼痛、刺激 DRG 表达 P 物质。Purmessur 等也报道了 IL-1β 可显著增加神经生长因子和 BDNF 的表达，而 TNF-α 可上调人类髓核细胞中的 P 物质。Lee 等发现在椎间盘退行性变

中产生的 IL-1β 可进一步刺激血管内皮生长因子（vascular endothelial growth factor，VEGF）、神经生长因子（NGF）和 BDNF 产生，并诱导退变的椎间盘内血管生成和神经支配。Gruber 等发现 IL-1β 可使 BDNF、神经营养因子 3、神经毡蛋白 2、NGF 在环状细胞中表达增高。临床上，COX-2 抑制剂可抑制 PGE2 的合成，从而显著缓解腰痛。

因此，炎性细胞因子在神经生长因子、BDNF 和神经营养因子的产生中起主要作用，这导致神经向内生长到椎间盘中，从而产生椎间盘源性疼痛。

（三）痛性椎间盘退变相关的炎症信号分子通路

各种信号分子途径在椎间盘的细胞外基质代谢及炎症因子的产生中发挥重要作用，如核因子 κB（NF-κB）和丝裂原活化蛋白激酶（mitogen-activated protein kinase，MAPK）途径，越来越多的证据支持这些信号通路和 Toll 样受体（TLR）信号在痛性椎间盘疾病中的重要性（图 121-2）。

1. NF-κB 信号通路 NF-κB 是炎性细胞因子的典型下游途径，当 NF-κB 抑制剂（IκB）与 p65 结合时，NF-κB 的活性会受到抑制。一旦受到刺激，p65 就会从 NF-κB 异二聚体和 IκB 中快速释放出来，并转移到细胞核中激活靶基因转录。大量研究表明，NF-κB 信号通路在炎症细胞因子的产生和分泌中起着重要作用，与椎间盘退变和椎间盘源性疼痛的发生密切相关。

最近报道，痤疮丙酸杆菌可通过 TLR2-NF-κB-p65 途径刺激髓核细胞分泌促痛觉因子 IL-8 或中性粒细胞诱导的趋化因子-1（cytokine-induced neutrophil chemoattractant 1，CINC-1），诱导椎间盘表达 P 物质和降钙素基因相关肽（calcitonin gene-related peptide，CGRP），可能为下腰痛患者提供有前景的临床替代性治疗措施。Ahmed 等发现 NF-κB 的激活与椎间盘组织中表达的 P 物质和瞬时受体电位香草酸亚型 1（TRPV1）的表达相关，且可能通过调节退行性椎间盘疾病患者的疼痛相关神经肽而与外周疼痛的产生或维持相关联。Walter 等也确定了 TRPV 通道和分解代谢之间的关系，并发现 TNF-α 可通过 TRPV4 信号转导通路敏化椎间盘，使椎间盘细胞在负荷下诱导促炎和分解代谢表型产生。这些新的研究表明，NF-κB 信号转导通路不仅与炎性细胞因子分泌有关，而且在椎间盘源性疼痛的产生中起着重要作用。

2. MAPK 信号通路 MAPK 是一个高度保守的转导途径家族，包括三个主要的亚家族，细胞外信号调控的蛋白激酶（extracellular signal-regulated protein kinase，ERK）、c-Jun 氨基端蛋白激酶（c-Jun N-terminal protein kinase，JNK）和 p38 同型，使细胞能够对多种细胞外刺激（如激素、生长因子、炎症细胞因子和其他应激）做出反应。MAPK 是炎症反应的主要调节因子。Kim 等的一项研究表明纤维环细胞与巨噬样细胞共培养时分泌的 IL-6 及前列腺素与 p38-MAPK 相关，提示阻断 p38-MAPK 通路可能是治疗椎间盘源性疼痛的一种治疗方法。Zhang 等证明 TGF-β1 可通过激活髓核细胞中的 ERK1/2-MAPK 信号通路显著降低 CCL4 的表

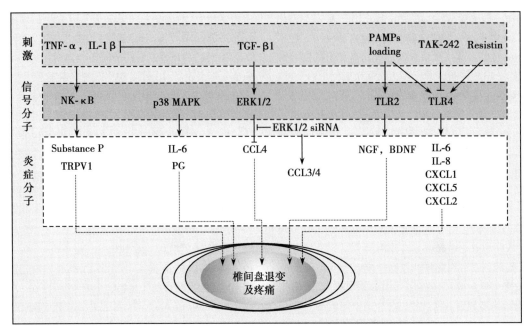

图 121-2　椎间盘退变及疼痛相关信号通路

NF-κB—核因子 κB；MAPK—丝裂原活化蛋白激酶；TLR—Toll 样受体；IL—白介素；TRPV1—瞬时受体阳离子通道亚家族 V 成员 1；PG—前列腺素；TGF-β1—转录生长因子 β1；ERK—细胞外信号调节激酶；CCL—趋化因子(C-C motif)配体；PAMP—病原体相关模式识别分子；NGF—神经生长因子；BDNF—脑源性神经营养因子；CXCL—趋化因子(C-X-C)motif 配体。这些通路包括 NF-κB 信号通路、MAPK 信号通路、TLR 信号通路。

达,并防止椎间盘退变。同时发现 TGF-β1 可减轻 DRG 的炎症反应并缓解大鼠模型中的疼痛行为。这项研究表明 TGF-β1 和 ERK1/2-MAPK 信号通路可作为治疗与 IVDD 炎症相关疼痛的治疗靶点。

3. TLR 信号通路(toll-like receptor signaling) TLR 是先天免疫系统的一个组成部分,由病原体相关分子激活,如细菌细胞壁碎片。椎间盘细胞可表达 TLR 1、2、4 和 6,这些因子与椎间盘退变的严重程度相关。Krock 等发现 TLR2 激活可诱导人体椎间盘细胞表达 NGF、BDNF 基因及分泌 NGF 蛋白,可用于靶向应用神经生长因子以治疗椎间盘退变相关的腰痛。最近,同一组研究显示慢性的 TLR4 抑制可减轻 SPARC-null 小鼠的下腰痛行为表现、疼痛相关的神经可塑性和椎间盘炎症的行为体征。TAK242 可抑制椎间盘中 TLR4 的激活并显著减少细胞因子释放。抵抗素直接与 TLR4 结合可通过 p38-MAPK 和 NF-κB 途径增加髓核细胞中四氯化碳的表达,最终引起巨噬细胞浸润。也有报道称,高机械负荷不仅促进椎间盘细胞分泌炎症和疼痛相关因子,如 TNF-α、IL-6、IL-8、IL-17、IFN-γ、单核细胞趋化蛋白 1(MCP-1)和神经生长因子,也可上调 TLR2 和 TLR4 的表达,表明机械压力可能在诱导、维持椎间盘源性下腰痛中扮演重要作用。

(四)椎间盘源性疼痛靶炎症分子及相关抑制剂

炎症在椎间盘源性下腰痛的产生中发挥重要作用,目前有关各种可能抑制炎症及相关椎间盘源性疼痛的分子和化学物质见图 121-3。

1. TNF-α 抑制剂　TNF-α 是一种参与炎症信号转导的重要细胞因子。TNF-α 抑制剂,包括英夫利昔单抗和 Atsttrin,已被证明能抑制炎症和疼痛。英夫利昔单抗是一种抗 TNF-α 抗体。当在大鼠椎间盘内注射时,英夫利昔单抗将疼痛降低到对照水平。Atsttrin 是一种合成的蛋白质,含有三个颗粒蛋白前体片段,这是一种与炎症有关的生长因子。该蛋白可直接与 TNF-α 受体结合,并在多发性关节炎小鼠模型中可拮抗 TNF-α 引发的炎症信号通路。在体外培养的小鼠和人类椎间盘中,Atsttrin 可减少 TNF-α 诱发的炎性细胞因子产生(MMP13、COX-2、iNOS 和 IL-17) 及随后的分解代谢变化,包括软骨、髓核细胞的丢失,椎间盘高度降低。由于其半衰期长、高效、低分子量且对颗粒蛋白前体无致癌作用,在炎性椎间盘退变的管理中有研究价值。

2. IL-1 抑制剂　IL-1 受体拮抗剂(IL-1Ra)是一种天然的 IL-1 抑制剂。这种分子与 IL-1 受体(IL-1R)结合,从而阻止 IL-1 与 IL-1R 的结合、阻止炎症信号的传递。小鼠敲除 IL-1Ra 可导致椎间盘退行性变加速,表现为蛋白聚糖减少、胶原结构破坏、基质降解酶(包括 MMP3、MMP7 和 ADAMTS4)增加以及更高的组织学退化级别。IL-1Ra 缺乏的椎间盘细胞也表现为增生减少。进一步研究表明,IL-1Ra 可能对椎间盘源性疼痛有治疗作用。用 IL-1Ra 处理未退化或已退化的人椎间盘移植体可逆转 IL-1 的分解代谢,包括基质降解蛋白酶的表达,如 Ⅱ 型胶原酶、明胶酶、酪蛋白酶和 MMP3。此外,在移植体中单次注射椎间盘细胞过量表达的 IL-1Ra 可显著抑制所有基质降解酶的表达并持

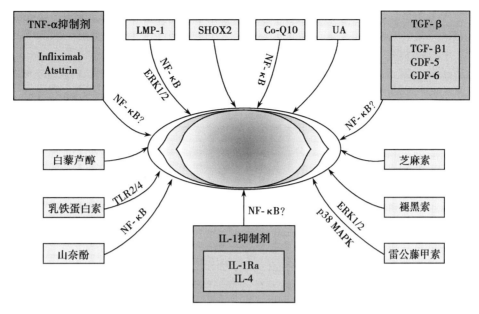

图121-3 可能抑制炎症及相关椎间盘源性疼痛的分子和化学物质
TNF-α—肿瘤坏死因子α;LMP-1 LIM—矿化蛋白-1;SHOX2—矮小同源盒;TGF-β—转录生长
因子β;GDF—生长及分化因子;IL-1Ra—IL-1受体拮抗剂。

续2周。

IL-4是一种抗炎细胞因子。在巨噬细胞中,IL-4可抑制TNF-α和IL-1β的产生,并诱导IL-12的分泌。在背根神经节中,IL-4的过度表达可抑制疼痛相关行为,包括机械性异常性疼痛和热痛觉过敏,并减少c-fos蛋白,c-fos蛋白是脊髓背角伤害性感受过程的组织学标记。此外,包括PGE2和IL-1β在内的炎性细胞因子的上调发生减缓。在椎间盘细胞中,IL-4治疗可降低干扰素-β、IL-12、IL-6和IL-8的炎性基因表达,并下调脂多糖处理过的椎间盘细胞对IL-6和IL-8蛋白的释放。

3. 转化生长因子β(TGF-β)超家族 TGF-β是一组参与细胞生长发育早期调控的蛋白质。其中,TGF-β1、生长分化因子5(GDF-5)和生长分化因子(GDF-6)已被证明能抑制椎间盘内的炎症。

TGF-β1可下调IFN-γ和IL-1β诱导的TNF-α的表达,并拮抗髓核细胞中TNF-α诱导的Ⅰ型胶原和基质金属蛋白酶3的表达。一项在体研究表明,椎间盘内注射TGF-β1可下调四氯化碳的表达,防止炎症反应,减少诱导型椎间盘退变大鼠的椎间盘退化特征及疼痛行为。在神经病变的大鼠模型中,鞘内注射TGF-β1可显著减轻疼痛超敏反应的发展,并逆转先前建立的疼痛。有报道称TGF-β的作用通过ERK1/2信号通路发挥效果,以上作用可被一种特定抑制剂消除。

GDF-5是一种参与骨骼和关节发育的蛋白质。GDF-5基因多态性与椎间盘退变的易感性相关。GDF-5缺乏的小鼠可导致蛋白多糖和Ⅱ型胶原水平降低和椎间盘组织学异常改变。在大鼠髓核细胞中,GDF-5过表达可抑制脂多糖诱导的培养基中TNF-α、IL-1β、PGE2和NO的分泌,抑制包括Ⅱ型胶原和聚集蛋白聚糖在内的基质产生的减少,并阻

止脂多糖诱导的NF-κB活化。

GDF-6在早期胚胎和脊柱发育中具有重要作用。在椎间盘退变早期注射GDF-6可以防止细胞外基质蛋白的丢失,并在髓核中保留更多的水合和细胞数目。Clarke等发现GDF-6能刺激脂肪源间充质干细胞(adipose derived mesenchymal stem cell, AD-MSC)分化为髓核样细胞。分化的AD-MSC表现出聚集蛋白聚糖-Ⅱ型胶原基因表达增加。GDF-6还具有增加细胞外基质积累并诱导细胞迁移到特定椎间盘细胞的潜力。Miyazaki等发现通过将GDF-6注射到兔穿刺椎间盘模型后,TNF-α、IL-6、血管内皮生长因子、COX-2和神经生长因子的表达显著降低。注射GDF-6对椎间盘退变有确切的效果并可减少退化的椎间盘引起的疼痛。

4. LIM矿化蛋白-1(LMP-1) LMP-1调节成骨和软骨形成LMP-1的过表达增加及 *LMP-1* 的敲除减少,可通过激活ERK1/2通路产生细胞外基质成分产物,包括Ⅱ型胶原、聚集蛋白聚糖、云芝多糖和可溶性糖胺聚糖。此外,LMP-1的过表达可通过抑制p65易位而消除TNF-α介导的MMP-3和MMP-13的表达及MMP-3和MMP-13启动子活性。这些结果表明LMP-1可能通过激活ERK1/2、抑制NF-κB以对抗TNF-α的炎性作用以保持椎间盘的存在。

5. 矮小同源盒基因(*SHOX2*) *SHOX2* 是矮身材同源异型盒基因家族的成员,在骨骼发育中至关重要。TNF-α治疗可使在体或离体的退变人类椎间盘表达SHOX2减少。用SHOX2 siRNA治疗可抑制髓核细胞的增殖和凋亡,减少聚集蛋白聚糖和胶原蛋白Ⅱ的表达,并增加髓核细胞中MMP3和ADAMTS-5的产生。这些结果表明SHOX2在椎间盘中具有保护作用,值得进一步研究。

6. 褪黑素 褪黑素是体内参与生物节律调节的天然

激素。在椎间盘中，褪黑素可减少叔丁基过氧化氢引起的细胞凋亡，维持细胞外基质的产生，并抑制包括 MMP-13 和 ADAMTS-5 在内的退变酶在髓核细胞中的表达。褪黑素的作用部分与其激活自噬和有丝分裂有关。褪黑素以剂量和时间依赖的方式激活髓核细胞中有丝分裂的上游调节因子 Parkin。环孢菌素 A 对有丝分裂的抑制部分消除了褪黑激素的保护作用。体外细胞培养和在体大鼠模型研究表明，褪黑激素可通过抑制 IL-1β／NF-κB-NLRP3 炎症体激活正反馈环、下调线粒体活性氧（mitochondrial reactive oxygen species, mtROS）的产生，从而延缓 IL-1β 诱导的椎间盘退变和相关下腰痛的进展，提示褪黑激素可能是治疗椎间盘退变的一种相当有潜力的临床药物。

7. 白藜芦醇　白藜芦醇是红酒中的多酚类植物抗毒素，具有抗氧化作用。向椎间盘穿孔的大鼠饮食中补充葡萄多酚（其含有白藜芦醇）可降低大鼠的行为敏感性并减少 DRG 促炎细胞因子的基因表达水平，但不能减轻椎间盘退化或改变椎间盘中促炎细胞因子水平。在体外，白藜芦醇部分抵消了 TNF-α 和 IL-1β 的炎症作用，包括减少细胞外基质含量和增加髓核细胞衰老和基质降解酶（MMP-3，MMP-13，ADAMTS-4）。白藜芦醇还显示出类似的抗分解代谢作用，以逆转髓核细胞中由过氧化氢引起的基质降解和氧化损伤的凋亡诱导途径。这种作用可能是通过 PI₃K-Akt 通路或 AMPK-SIRT1 信号通路激活自噬介导的，但似乎不涉及 MAP 激酶通路或 NF-κB/SIRT1 通路。此外，在啮齿动物模型中，白藜芦醇改善了由髓核组织到背根神经节引发的疼痛行为。

8. 雷公藤甲素　雷公藤甲素是中草药雷公藤中发现的一种天然物质。最近的一项研究表明低浓度（50nmol/L）的雷公藤甲素可通过抑制 IL-6/8、PGE2S、MMP1/2/3/13 和 TLR2/4 的表达，对人体椎间盘细胞具有抗炎作用，并对聚集蛋白聚糖和胶原蛋白-Ⅱ 的产生具有抗分解代谢作用。然而，更高浓度的雷公藤甲素导致 TNF-α 的上调，表明其在高浓度下具有副作用。进一步发现雷公藤甲素的这些作用是通过磷酸腺苷激酶 p38 和 ERK 实现的，而不是通过 JNK 或核因子 κB 途径实现。

9. 山奈酚　山奈酚是一种在许多植物中发现的天然黄酮醇。在骨髓间充质干细胞中，山奈酚可减少基质金属蛋白酶3和基质金属蛋白酶13，通过降低促炎细胞因子 IL-6 的水平减轻了脂多糖诱导的炎症，并通过抑制 NF-κB p65 的核转位增加了抗炎细胞因子如 IL-10。然而，由于在同一研究中，山奈酚可抑制软骨形成，同时促进骨髓间充质干细胞的成骨，因此可能会提出一个问题，即山奈酚与间充质干细胞一起应用是否会增加椎间盘内异位骨生成的风险。

10. 芝麻素　芝麻素是从芝麻中提取的生物活性成分。研究人员报道芝麻素可抑制脂多糖诱导的 JNK 的激活，但不抑制 p38 或 ERK。结果，该分子在大鼠椎间盘移植体中以剂量依赖性方式有效抑制脂多糖诱导的炎症因子（IL-1β、TNFα、iNOS、NO、COX-2 和 PGE2）和分解代谢酶

（MMP-1、MMP-3、MMP-13、ADAMTS-4 和 ADAMTS-5）的产生。芝麻素还可阻断脂多糖诱导的巨噬细胞迁移，以及阻断胶原蛋白Ⅱ、聚集蛋白聚糖的降解。

11. 乳铁蛋白素　乳铁蛋白肽是一种来源于乳蛋白的双亲性阳离子肽。已证明牛乳铁蛋白素可显著减弱人和牛髓核细胞中的 IL-1β、减弱 LPS 介导的蛋白聚糖生成抑制。同时，牛乳铁蛋白素可降低牛髓核细胞中的多种降解酶，包括 MMP-1、MMP-3、MMP-13、ADAMTS-4 和 ADAMTS-5。此外，牛乳铁蛋白素还可抑制氧化和炎症因子，如 iNOS、IL-6、Toll 样受体-2（TLR-2）和 TLR-4。

12. 辅酶 Q10（Co-Q10）　Co-Q10 是一种在电子传递链中起重要作用的辅酶。Wang 等最近的一项研究表明，Co-Q10 可能对椎间盘具有抗炎作用。在 IL-1β 处理的人髓核细胞中，Co-Q10 可减少炎症生物标志物的表达，包括 TNF-α、COX-2、IL-6 和 iNOS。Co-Q10 也有助于防止 IL-1β 诱导的胶原蛋白Ⅱ、聚集蛋白聚糖和 Sox-9 的减少。进一步假设抗炎作用可能通过抑制 NF-κB 信号通路的激活而发生，而 CO-Q10 的合成代谢作用可能与 Akt 激活信号通路有关。

13. 尿石素 A　尿石素 A（urolithin A, UA）是由肠道细菌生成的从鞣花单宁转化而来的代谢产物。最近的研究表明尿石素 A 具有抗炎和抗氧化的特性。2018 年的一项试验研究了尿石素 A 对椎间盘退变的疗效。尿石素 A 能改善过氧化氢诱导的细胞衰老，降低髓核细胞中 TNF-α 诱导的胶原蛋白Ⅱ的减少和基质金属蛋白酶 3 和基质金属蛋白酶 13 的产生。在鼠尾模型中，UA 治疗减轻了穿刺引起的椎间盘高度的降低、Pfirrmann 分级评分的增加以及椎间盘组织学的破坏。进一步揭示了尿酸抑制 ERK、JNK 和 Akt 磷酸化，但对 NF-κB p65 和 p38-MAPK 通路没有影响。

总之，LMP-1、山奈酚、Co-Q10，可能还有 TNF-α 抑制剂和 IL-1 抑制剂均通过抑制 NF-κB 信号转导发挥作用。TGF-β 也可能属于这一类，因为 TGF-β 可以抑制 TNF-α 和 IL-1β 的分泌。LMP-1、雷公藤甲素和 UA 可以通过激活 ERK1/2 来调节其作用，而乳铁蛋白肽可抑制 TLR2/4。雷公藤甲素也可使 p38-MAPK 失活。上述大部分分子显示出抗炎作用并防止椎间盘基质降解。然而，只有少数药物，包括 TNF-α 抑制剂、IL-1 抑制剂、TGF-β1、GDF-6 和白藜芦醇，能有效缓解椎间盘源性疼痛。其他讨论的分子可以抑制炎症，但它们是否可以调节疼痛的产生有待进一步研究。

三、痛性椎间盘退行性变的动物模型

动物试验在研究痛性椎间盘退变中是不可或缺的。实验性椎间盘退变的动物模型的建立，可为研究痛性椎间盘退变提供试验方法。在所有物种中，灵长类动物是研究 LBP 的理想动物，因为它们是最接近人类的物种，其他大型动物模型包括猪、绵羊、山羊、犬。啮齿动物模型是下腰痛研究中最广泛使用的动物模型。动物模型可以分为三类：①针刺模型；②向椎间盘施加异常机械应力的机械模型；

③自发性 IDD 模型。

（一）针刺椎间盘退变模型

椎间盘针刺模型包括后路或前路穿刺。Olmarker 用直径为 0.4mm 的穿刺针从后方穿刺大鼠腰椎间盘。后路穿刺可诱发自发痛行为，如增加"梳理"和"湿狗抖动"。在该模型中，大鼠左侧小关节被切除，脊椎后柱的结构受到一定程度的破坏，由此导致的椎间盘退变及疼痛可能会导致脊柱不稳定。为了解释这种行为变化的机制，尼尔森等比较了发生髓核渗漏的椎间盘损伤大鼠及健康髓核的大鼠，研究表明，髓核渗漏比椎间盘损伤的效应更明显。

除后路穿刺外，Kim 等使用前路手术通过腹部腹侧去除大鼠的髓核。这一过程导致炎症细胞浸润、蛋白聚糖损失和椎间高度降低。手术后 9 周，下背部出现以压力痛觉过敏为代表的疼痛行为。Lee 等通过前路将 10ml 氟伐他汀（完全弗氏佐剂）注射入成年大鼠腰椎间盘后，研究了椎间盘退行性变过程中疼痛的发展。术后 7 周，通过后爪收回反应评估，发现疼痛显著增加，同时 DRG 中 CGRP 和诱导型一氧化氮合酶（iNOS）表达增加。Lai 等通过向大鼠腰椎椎间盘内注射生理盐水导致疼痛增加，进一步修改了前路模型，疼痛是通过增加的梳理时间、降低的机械戒断阈值和降低热戒断潜伏期而评估。后来，Lai 等和 Evashwick-Rogler 等也进行了前路腰椎间盘穿刺，并发现注射 TNF-α 可产生更大和更持久的疼痛，而抗 TNF-α 抗体可将疼痛减轻到假阳性水平。疼痛阈值还被发现与椎间盘退变和椎间盘内 TNF-α 的表达呈线性相关。这些结果表明通过前路向椎间盘内注射 TNF-α 是一种有用的痛性椎间盘退变模型。Millecamps 也通过腰椎间盘前路穿刺在小鼠中诱导腰痛，并观察到疼痛行为体征变化，如尾部悬吊和握力、辐射过敏和运动障碍，同时伴有背侧神经支配增加和椎间盘高度减少。

除了腰椎间盘穿刺之外，尾骨盘水平的穿刺也会引起疼痛行为。Isma 描述了一种新的大鼠尾骨疼痛模型，该模型通过 $C_5 \sim C_6$ 和/或 $C_4 \sim C_5$ 水平穿刺获得。通过对大鼠尾部腹侧基底施加刺激而检测到的热痛觉过敏和机械异常疼痛均可形成针刺诱导的椎间盘退变模型。通过甩尾测试也可观察到大鼠尾部中间腹侧的热痛觉减退引起的变化。

在这些穿刺模型中，炎症的存在可能在疼痛的发展中起重要作用。Lee 等发现在前路穿刺小鼠模型中，病理性神经支配可持续长达 12 个月，而从术后第 4 天开始，巨噬细胞在腹侧和背侧浸润。最重要的是，椎间盘后方大量炎症介质对脊髓神经根产生化学性、生物性刺激。在另一项研究中，在前路椎间盘穿刺试验中未检测到疼痛行为改变，而后路椎间盘穿刺导致术后持续 1~21d 的机械性异常性疼痛。有趣的是，在这项研究中，在后路穿刺后，在 DRG 检测到炎性细胞因子增加，而前路穿刺后并未出现，这表明炎症因子的存在对于疼痛的产生是必不可少的。

（二）机械动物模型

机械动物模型通过改变正常的生物力学状态诱导椎间盘退变。这些模型包括后肢卸载模型、双足动物模型、尾侧脊柱机械动物模型、尾侧弯曲模型、脊柱不稳定性模型。在这些模型中，只有尾侧脊柱机械动物模型和脊柱不稳定性模型被证明能够模拟下腰痛。

在尾部脊柱机械模型中主要研究的是疼痛相关分子的表达，而不是疼痛行为的改变。Chubinskaya 等用椎体压缩大鼠模型研究应力和疼痛之间的关系，将两根直径为 0.8mm 的克氏针经皮插入第 3 和第 5 尾椎骨。每根金属丝分别固定在一个特殊设计的铝环上，该铝环由两个直径为 30mm 的外环组成。两个环与四个杆相连，以固定和长期压缩克氏针，直到尾部呈现最大程度的成角畸形。受压的椎间盘表现出退化和炎症的迹象，包括基质金属蛋白酶-13、TNF-α 和白细胞介素-1β，以及疼痛相关分子标记物如 p 物质的表达。Moyagi 等证实在大鼠中使用尾骨椎间盘加压装置对椎间盘施压可使椎间盘压导致椎间盘长期产生炎症介质、DRG 产生神经肽，如 CGRP 及生长相关磷酸蛋白。此外，椎间盘压迫可诱导转录激活因子 3a（一种神经损伤标记物）的持续表达，并增加支配椎间盘传入神经纤维的再生。Suzuki 等还发现受压后骨质疏松椎骨中 DRG 神经元内的 CGRP 持续上调。

脊柱不稳定模型最初是通过破坏脊柱结构建立的。小鼠颈椎病模型是通过手术切除后部脊柱成分制备而成。Ariga 等发现，与自然老化的椎间盘相比，在颈椎病模型的椎间盘中观察到大量细胞凋亡和电生理破坏。Fukui 等通过完全切除双侧 $L_4 \sim L_5$ 小关节建立大鼠不稳定脊柱模型。在 7 周后，在该模型中观察到 IDD、LBP 和伴随步态异常的神经性疼痛。Bian 和 Zheng 等切除了 $L_3 \sim L_5$ 棘突以及棘上韧带和棘间韧带，以促进小鼠形成不稳定的腰椎，从而产生没有明显脊柱后凸的稳定椎间盘退变。

（三）自发性椎间盘退变模型

富含半胱氨酸的酸性分泌蛋白（secreted proteinacidic and rich in cysteine, SPARC）是一种参与胶原沉积、细胞-细胞外基质相互作用及细胞外基质重塑的基质细胞蛋白。老年受试者的椎间盘细胞退变，SPARC 表达减少。无 SPARC 小鼠表现为结缔组织缺损和椎间盘退变加速。更重要的是，无 SPARC 小鼠表现出慢性下腰痛和神经根痛的行为体征。随着年龄的增加，无 SPARC 小鼠轴性和放射性下腰痛的行为体征逐渐发展，身体功能下降的表现逐渐增加。有趣的是，无 SPARC 小鼠表现出冷过敏和沿脊髓轴性伸展的回避行为。冷敏感具有特点位点，主要位于后爪和背部，而不包括尾巴。此外，icilin 诱发的行为增多主要累及后爪，而对嘴唇没有影响。

上述所有动物模型高度相似，它们都可以引起椎间盘退变，并引起可测量的疼痛症状的发生。这些模型对椎间盘采用了不同的干预方法，每种模型都具有独特的优点和缺点。椎间盘穿刺模型通过椎间盘的后路或前路损伤椎间盘而建立，尽管有一些缺点，但它们容易建立。后路椎间盘穿刺不可避免地会损伤后路脊柱结构，而切除棘突和椎板会导致动物驼背。物理-机械穿刺本身有刺激脊髓和神经根的风险,这将使研究产生偏差。尾椎机械模型通过施加异常压力来模拟人类腰痛的自然发展,代表了疼痛自然发展过程。然而,这些模型的建立过程复杂的,需要熟练的技术,很难普及这种模式。脊柱不稳定模型利用不稳定脊柱对椎间盘产生的异常压力,这种压力的影响可能导致后柱的过度破坏,并导致严重的脊柱后凸。因此,必须仔细设计脊柱损伤的范围。作为一种自发性椎间盘退变模型,无SPARC小鼠为研究自发性椎间盘退变和疼痛提供了一种方便和可控的模型。然而,这些小鼠作为一种转基因模型也有一些缺点。已知缺乏SPARC可能在多方面影响椎间盘,但是SPARC缺乏不能全部代表椎间盘退变及自然条件下发生的疼痛。

四、椎间盘源性下腰痛的治疗

椎间盘退行性疾病推荐阶梯治疗,依次为物理治疗、运动疗法、手法治疗、腰痛康复指导训练班和短期教育、认知行为疗法、多途径治疗、药物治疗、注射治疗、微创治疗、手术治疗。以下介绍关于椎间盘源性下腰痛临床治疗的前沿进展,主要涉及针对炎症的靶生物分子疗法及干细胞疗法。

(一)抑制炎症、调节疼痛治疗椎间盘源性腰痛

1. TNF-α 抑制剂　TNF-α 抑制剂对椎间盘源性腰痛的临床效果尚未报道,但已在椎间盘相关疾病(如坐骨神经痛)中进行了研究。在一项用英夫利昔单抗治疗严重坐骨神经痛的临床试验中,Karppinen 等发现注射后 1h 疼痛明显减轻,随访 3 个月无需手术治疗。Cohen 等进行了一项双盲试验,研究硬膜外应用一种抗 TNF-α 药物依那西普在治疗坐骨神经痛中的作用。治疗后 1 个月,依那西普显著改善了腿痛和背痛症状,总体预期效果较好,持续时间达治疗后 6 个月。

2. 富血小板血浆(PRP)　PRP 含有多种生长因子,如血小板源性生长因子、TGF-β、表皮生长因子、胰岛素样生长因子 1 和血管内皮生长因子。它还含有凝血因子和蛋白酶抑制剂。PRP 的多种复杂成分可能共同发挥抑制炎症和促进组织再生的作用。PRP 作为一种刺激椎间盘再生或延缓椎间盘退变的生物疗法已完成很多临床研究。Akeda 等给 6 例腰痛患者注射 2ml 的 PRP,结果显示在 1 个月时,疼痛 NRS 评分从 7.1 分下降到 1.8 分,且维持 6 个月保持不变。Levi 等研究 22 例椎间盘突出患者在 X 线引导下,每个椎间盘注射 1.5ml PRP 到髓核中心。VAS 下降 50% 的患者占比分别为 36%、41% 和 47%,一项前瞻性随机对照试验招募了 47 例患者应用 PRP 治疗椎间盘源性下腰痛。29 例患者接受了 PRP 注射,18 例患者仅接受了造影剂注射。患者下腰痛症状和功能的改善最早发生在治疗后 8 周,且效果可维持至少 1 年,未观察到不良事件。Lutz 在椎间盘内注射 1.5ml 自体 PRP 改善了 1 例下腰痛患者的症状,该患者手术后 6 周就恢复了体育活动同时改善了磁共振信号。

3. 神经生长因子抑制剂　神经生长因子可调节疼痛神经的活性,在疼痛信号通路中扮演至关重要的作用。Katz 等比较了静脉注射一种对神经生长因子具有高亲和力的单克隆抗体——他尼珠单抗(tanezumab)治疗的慢性非神经根性疼痛患者的症状缓解情况。共有 88 例患者接受了他尼珠单抗 200μg/kg 注射;88 例患者接受了安慰剂和口服萘普生 500mg,2 次/日;41 例患者接受了安慰剂。6 周后,接受他尼珠单抗治疗的患者与其他两组相比,下腰痛症状明显缓解。他尼珠单抗未引起严重不良事件,但引起了短暂的外周感觉异常的轻度不良事件。另一项对 1 347 例患者的随访试验研究了不同剂量的他尼珠单抗治疗慢性下腰痛的长期安全性和有效性,报告称 10mg、20mg 的他尼珠单抗在缓解疼痛和残疾方面具有相似的效果。然而,与安慰剂或萘普生相比,不同剂量的他尼珠单抗可引起严重的不良事件。这些事件包括关节痛、四肢疼痛、头痛和感觉异常,导致本试验暂时终止。之后,同一组的扩展报告称,其中一组 321 例患者服用 10mg 他尼珠单抗,另一组 527 例患者服用 20mg 的并平均每隔 8 周静脉注射他尼珠单抗,共平均注射 200d,两种剂量在缓解下腰痛方面效果相似。大多数副作用包括关节痛、感觉异常及感觉减退,还观察到骨坏死。结论是,10mg 剂量比 20mg 剂量的耐受性更好。然而,对上述研究的盲法判断显示,在这些病例中骨坏死不是原发性的,但是他尼珠单抗治疗与骨关节炎快速进展的增加有关。从上述研究中得出结论,10mg 他尼珠单抗治疗达到了主要终点,表明与安慰剂相比,治疗 16 周时疼痛有显著改善,且无严重不良反应。

(二)干细胞治疗椎间盘源性下腰痛

椎间盘退变性疾病中,椎间盘营养供给减少,周围环境缺氧、酸化,椎间盘抗负荷、抗损伤能力下降;细胞外基质成分改变,合成与分解代谢失衡。椎间盘是软骨性,是人体内最大的无血管结构,当代谢稳态被破坏时很难自然再生。细胞治疗在动物模型和人体试验中已被证实可明显改善下腰痛评分,利于椎间盘保持水合作用,并增加椎间盘高度。由于骨髓间充质干细胞(mesenchymal stem cell,MSC)来源比胚胎干细胞丰富,可来自骨髓、脂肪组织、脐带组织,或者膝关节滑膜、肌肉、骨膜组织。因此,骨髓间充质干细胞是目前最常研究的干细胞,且其在分化方面有良好表现。经皮注射多功能间充质干细胞被认为是改善椎间盘源性下腰痛的潜在方法,它可能通过三种机制发挥作用:缓解原发性伤害性椎间盘疼痛,减缓或逆转分解代谢,恢复椎间盘组织。而胚胎干细胞(embryonic stem cell,ESC)虽然可以在体外分化为三个胚层的细胞,但其使用涉及伦理问题、移植后免疫排斥可能、致病和畸胎瘤形成,因此其使用受到限制。另一种类似的治疗背痛的方法是髓核移植,自体髓核细胞再植入术可逆转破坏性的炎症过程、促进蛋白、多糖和胶原再生。初步的动物模型和临床研究表明间充质干细胞移植是一种潜在的可促进椎间盘再生和细胞外基质的恢复治疗方法,使平衡向合成代谢、减少疼痛方向转变。

干细胞治疗的关键是确保干细胞能安全移植、稳定存活、数量足够并分化为正确表型。骨髓间充质干细胞是多功能免疫调节剂,可通过分泌合成代谢生长因子,在附近的内源性椎间盘细胞中进行趋化增殖,帮助细胞外基质的产生,减少附近组织中的炎症和分解代谢。干细胞疗法适用于退化的椎间盘细胞,骨髓间充质干细胞移植的主要障碍是变性的椎间盘周围高渗透压的酸性环境,这种恶劣环境可能会阻碍骨髓间充质干细胞的存活,但存活之后,再生细胞可能会逆转或减轻这种恶劣环境。一项研究对猪进行椎间盘移植骨髓间充质干细胞和定向软骨细胞,发现定向软骨细胞的存活和细胞外基质形成更好,可能是由于他们比骨髓间充质干细胞更适合在无血管的椎间盘环境中存活。

以下汇总了近年来干细胞治疗椎间盘源性下腰痛的临床研究(表121-1)。

表 121-1 干细胞治疗椎间盘源性下腰痛临床研究

时间	作者	研究设计	结果
2010	Yoshikawa 等	自体 BM-MSC;n=2;随访 2 年	两例患者的椎间盘水合增加,疼痛评分改善
2011	Orozco 等	自体 BM-MSC;n=10;随访 12 个月	治疗后患者的椎间盘高度无变化,但疼痛改善、生活质量改善。85%患者前 3 个月内疼痛缓解
2015,2016,2017	Pettine 等	自体 BM-MSC;n=26;随访 12 个月,2 年,3 年	治疗后第 2 年、第 3 年期间,患者的 ODI 及 VAS 评分持续改善。与椎间盘替换术或腰椎融合术患者相比,ODI 和 VAS 评分大幅改善。总体来说,接受干细胞注射剂量更高的患者,其 VAS 和 ODI 评分下降速度越快、下降幅度越大。2 000CFU-F/ml 的干细胞治疗剂量是一个重要的判断临床效果的数值。干细胞使用剂量与 MRI 显像的改善密切相关,使用剂量 >2 000CFU-F/ml 的患者队列,其每个椎间盘平均提高 0.58 等级,而<2 000CFU-F/ml 剂量的队列每个椎间盘平均提高 0.17 个等级
2016	Elabd 等	自体低氧-培养 BM-MSC;n=5;随访 4~6 年	干细胞应用与临床症状的改善呈正相关;干细胞治疗后,5 人中有 4 人椎间盘突出程度减轻
2017	Centeno 等	自体 BM-MSC;n=33;随访 6 年	3 例患者有手术相关疼痛。3 年内改善了平均 60% 的临床症状。20 例患者进行核磁随访,17 例提示椎间盘膨出改善,患者膨出改善越明显,疼痛改善越显著
2017	Kumar 等	自体 AT-MSCs + 透明质酸;n=10;随访 12 个月	高、低剂量注射组之间无治疗统计学差异;7 例患者在治疗后 6 个月,ODI 及 VAS 评分改善 50%,6 例患者在治疗后 1 年改善 50%。1 例患者 Pfirmann 等级改善
2017	Noriega 等	自体 AT-MSCs + 透明质酸;n=24;随访 12 个月	接受干细胞治疗的患者在注射后 3 个月、6 个月、12 个月的 VAS 和 ODI 评分明显降低。空白对照组评分无明显变化。MRI 提示接受干细胞治疗的患者的椎间盘退变较对照组明显改善

五、结语与展望

痛性椎间盘退变是导致下腰痛的主要原因,近年来研究发现持续的炎症状态在其中扮演了重要的作用。在临床研究中,炎症因子抑制剂如 TNF-α 抑制剂改善了患者的疼痛症状。神经生长因子抑制剂调节疼痛,也表现出一定的疗效。富血小板血浆可刺激椎间盘再生或延缓椎间盘退变,改善患者疼痛及运动功能。干细胞注射治疗也较好地改善了患者的疼痛症状及运动功能,为此类患者的治疗带来福音。此外,仍有许多有潜力的靶炎症因子有待开发。但干细胞治疗及各种新疗法的安全性及疗效仍有待进一步研究。

(王明霞 王祥瑞)

参 考 文 献

[1] HARTVIGSEN J, HANCOCK M J, KONGSTED A, et al. What low back pain is and why we need to pay attention [J]. The Lancet, 2018, 391(10137): 2356-2367.

[2] BUCHBINDER R, VAN TULDER M, ÖBERG B, et al. Low back pain: a call for action [J]. The Lancet, 2018, 391(10137): 2384-2388.

［3］ FOSTER N E，ANEMA J R，CHERKIN D，et al. Prevention and treatment of low back pain：evidence，challenges，and promising directions［J］. The Lancet，2018，391（10137）：2368-2383.

［4］ LYU F J，CHEUNG K M，ZHENG Z，et al. IVD progenitor cells：a new horizon for understanding disc homeostasis and repair［J］. Nature Reviews Rheumatology，2019，15（2）：102-112.

［5］ OHTORI S，MIYAGI M，INOUE G. Sensory nerve ingrowth，cytokines，and instability of discogenic low back pain：a review［J］. Spine surgery and related research，2018，2（1）：11-17.

［6］ LAMA P，LE MAITRE C L，HARDING I J，et al. Nerves and blood vessels in degenerated intervertebral discs are confined to physically disrupted tissue［J］. Journal of anatomy，2018，233（1）：86-97.

［7］ KROCK E，MILLECAMPS M，CURRIE J B，et al. Low back pain and disc degeneration are decreased following chronic toll-like receptor 4 inhibition in a mouse model［J］. Osteoarthritis and cartilage，2018，26（9）：1236-1246.

［8］ YANG G，LIAO W，SHEN M，et al. Insight into neural mechanisms underlying discogenic back pain［J］. Journal of International Medical Research，2018，46（11）：4427-4436.

［9］ MILLECAMPS M，STONE L S. Delayed onset of persistent discogenic axial and radiating pain after a single-level lumbar intervertebral disc injury in mice［J］. Pain，2018，159（9）：1843-1855.

［10］ LEE S，MILLECAMPS M，FOSTER D Z，et al. Long-term histological analysis of innervation and macrophage infiltration in a mouse model of intervertebral disc injury-induced low back pain［J］. Journal of Orthopaedic Research，2020，38（6）：1238-1247.

［11］ AO X，WANG L，SHAO Y，et al. Development and characterization of a novel bipedal standing mouse model of intervertebral disc and facet joint degeneration［J］. Clin Orthop Relat Res，2019，477（6）：1492-1504.

［12］ ZHENG L，CAO Y，NI S，et al. Ciliary parathyroid hormone signaling activates transforming growth factor-β to maintain intervertebral disc homeostasis during aging［J］. Bone research，2018，6（1）：1-14.

［13］ OICHI T，TANIGUCHI Y，SOMA K，et al. A mouse intervertebral disc degeneration model by surgically induced instability［J］. Spine，2018，43（10）：e557-e564.

［14］ NI S，LING Z，WANG X，et al. Sensory innervation in porous endplates by Netrin-1 from osteoclasts mediates PGE2-induced spinal hypersensitivity in mice［J］. Nature communications，2019，10（1）：1-15.

［15］ JAMES G，MILLECAMPS M，STONE L S，et al. Dysregulation of the inflammatory mediators in the multifidus muscle after spontaneous intervertebral disc degeneration SPARC-null mice is ameliorated by physical activity［J］. Spine，2018，43（20）：e1184-e1194.

［16］ URITS I，CAPUCO A，SHARMA M，et al. Stem cell therapies for treatment of discogenic low back pain：a comprehensive review［J］. Current pain and headache reports，2019，23（9）：1-12.

122 分娩镇痛母婴安全性的研究进展

一、分娩镇痛的概述

分娩疼痛仅次于烧伤灼痛,疼痛程度排在第二位。在医学疼痛指数上,视觉模拟评分(visual analogue scale/score,VAS)达到 8~9 级。44% 初产妇感觉疼痛难忍。1847年苏格兰产科医师 Simpson J 成功地用乙醚实施了分娩镇痛,直到 1938 年迎来了新的里程碑,硬膜外阻滞在美国首次成功应用于分娩镇痛。1992 年美国妇产科医师协会(American College of Obstetricians and Gynecologists,ACOG)分娩镇痛委员会曾指出,理想的分娩镇痛须具备以下特征:对母婴影响小,给药方便,起效快,作用可靠,且能满足整个产程的镇痛需要;避免运动阻滞,不能影响到子宫收缩和产妇的运动;产妇清醒,能参与到分娩的全过程,必要时可满足手术的需要。2018 年中国国家卫生健康委员会发函起草了分娩镇痛试点工作方案,通过规范分娩镇痛相关诊疗行为,提升产妇分娩诊疗水平,提高围产期医疗的服务质量。至此,中国分娩镇痛率飞速增长,综合医院从无到有,妇产专科医院分娩镇痛率进一步提高。

二、分娩镇痛的实施

(一)分娩疼痛及其影响

分娩时子宫收缩和宫颈扩张通过 $T_{10} \sim L_1$ 进入脊髓的内脏传入(交感)神经传导引起疼痛。分娩后期,会阴拉伸通过阴部神经和骶神经 $S_2 \sim S_4$,引起疼痛刺激。母体应激反应可导致促肾上腺皮质激素、皮质醇、去甲肾上腺素、β-内啡肽和肾上腺素的释放增加。肾上腺素对子宫有松弛作用,可以延长分娩时间。

分娩时大脑皮质对疼痛和焦虑的反应是复杂的,可能受母亲对分娩经历的期望、母亲的准备(通过教育)、情感的支持、年龄和其他因素的影响。恐惧和焦虑也增加了对疼痛的感知。产妇的应对行为包括言语化和角色转换等,可能因为接受某种类型的分娩经验,将影响产妇分娩期间的疼痛管理。分娩疼痛对母体的生理性反应可能影响到母婴健康和分娩进程。过度换气可能导致低碳酸血症,代谢率的增加会增加耗氧量,心排血量增加和血管收缩可能会引起产妇血压的增加。疼痛、压力和焦虑会导致"压力荷尔蒙"的释放如皮质醇和 β-内啡肽。交感神经系统对疼痛的反应导致儿茶酚胺循环中儿茶酚胺显著增加,如去甲肾上腺素和肾上腺素,这可能会产生不利于子宫收缩和子宫胎盘血流的影响。有效的镇痛可以减弱或消除这些反应。

(二)分娩镇痛规范流程

1. 产妇分娩镇痛前评估 分娩镇痛前对产妇系统地评估是保证镇痛安全及顺利实施的基础,在产科门诊和麻醉科门诊等场地完成评估,评估内容包括病史、体格检查、相关实验室检查等。

(1)病史:产妇的现病史,既往史,麻醉手术史,药物过敏史,是否服用抗凝药物,合并症,并发症等。

(2)体格检查:基本生命体征,全身情况,是否存在困难气道、脊椎间隙异常、穿刺部位感染灶或占位性病变等禁忌证。

(3)相关实验室检查:常规检查血常规、凝血功能;存在合并症或异常情况者,进行相应的特殊实验室检查。

2. 分娩镇痛适应证

(1)产妇自愿。

(2)经产科医师评估,可进行阴道分娩试产者,包括瘢痕子宫、妊娠期高血压及子痫前期等。

(3)经麻醉科医师评估,排除麻醉禁忌,如颅内高压、凝血功能异常、穿刺部位及全身性感染等,以及影响穿刺操作等情况。

3. 分娩镇痛禁忌证

(1)产妇拒绝。

(2)经产科医师和麻醉科医师评估不能进行阴道分娩者。

4. 分娩镇痛前准备

(1)设备及物品要求:麻醉机、心电监护仪、胎心监护仪、气道管理用品、椎管内镇痛穿刺包、镇痛输注设备等。

(2)药品要求:局部麻醉药、急救类药品等。

(3)场地要求:椎管内分娩镇痛的操作要求在无菌消

毒房间实施,严格按照椎管内麻醉穿刺要求规范操作,避免发生感染。

(4)产妇准备:产妇进入产房后避免摄入固体食物,可饮用高能量无渣饮料;签署分娩镇痛同意书(产妇本人或委托人);开放静脉通路。

5. 分娩镇痛开始时机　产妇进入产房后只要有镇痛需求即可实施。

6. 分娩镇痛流程(图122-1)

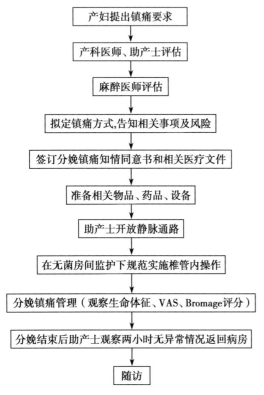

图 122-1　分娩镇痛流程

7. 加强多学科协作管理,确保母婴安全

(1)妇产科医师:门诊期间的孕前检查、分娩镇痛宣教;入院期间对待产妇分娩方式的评估。

(2)麻醉科医师:麻醉门诊分娩镇痛前的评估;专人操作及管理;分娩镇痛期间实施剖宫产手术的麻醉。

(3)麻醉科护士:协助麻醉科医师分娩镇痛的操作;巡视观察产妇生命体征、产妇的异常情况并及时汇报麻醉科医师;协助麻醉科医师完成危急情况"即刻剖宫产手术"的麻醉;分娩镇痛后对产妇的随访。

(4)助产士:实施非药物镇痛;开放静脉输液通道;观察产程;监测产妇生命体征、宫缩、胎心等。

三、分娩镇痛的母婴安全性

基于以往的观察性研究,分娩时实施硬膜外镇痛更有可能增加剖宫产率。然而,最近大量的证据支持椎管内分娩镇痛不影响剖宫产率,包含20项试验的Cochrane综述共

有 6 534 例妇女参与,估计硬膜外阻滞剖宫产的相对危险度与其他镇痛方法或无镇痛时为 1.07(95%CI:0.93~1.23)。硬膜外镇痛延长第二产程 15~30min,可能会增加器械辅助阴道分娩以及催产素的使用。三项随机对照试验表明早期启动硬膜外镇痛(宫颈扩张<4cm)与早期使用阿片类药物进行镇痛相比不会增加剖宫产率。根据报道有 10%~20%产妇开始椎管内分娩镇痛后引起胎心波动的现象。

(一)椎管内分娩镇痛与产程

一些研究表明椎管内分娩镇痛平均延长第一产程30min,而也有其他研究表明椎管内分娩镇痛与产程加快有关。Wong 等和 Ohel 等发现早期实施椎管内分娩镇痛与全身阿片类药物治疗分娩痛和分娩后期开始椎管内分娩镇痛相比可以使分娩的速度加快。2017 年的 Meta 分析未发现低浓度硬膜外镇痛与分娩时长之间的关系;然而,这些研究质量不高,且置信区间广。产生矛盾结果的原因是多方面的,比如在方法上,试验结果的不同取决于如何定义分娩的发动。有效的硬膜外镇痛可延迟宫颈检查,确定宫颈完全扩张的检查通常会推迟到产妇自诉感觉有直肠压力的时候。硬膜外镇痛与子宫活动的增加和减少有关。子宫活动减少可能因为静脉输液,循环系统里的抗利尿激素减少,降低内源性催产素,这两种激素都是由垂体后叶产生的。子宫活动增加的原因可能是开始镇痛后循环中儿茶酚胺的快速减少,β_2-肾上腺素能活性(抑制子宫收缩剂)的降低可能导致更频繁和更强烈的子宫收缩。硬膜外镇痛对子宫活动和第一产程不同的影响可以通过对分娩、疼痛和镇痛的神经生理学反应的变异性来解释。

硬膜外镇痛的有效性与第二产程的延长有关,估计平均差 15min,但在临床上并不具有意义。然而,接受硬膜外镇痛的初产妇和经产妇中,在第95个百分位第二产程的持续时间可延长至 2h。既往的研究没有显示与第二产程延长相关的不良孕产妇或新生儿结局,前提是胎心率监测仍然令人放心,并且有进行性的胎儿下降。然而,在一项大型多中心观察性研究中,长时间的主动推压与新生儿并发症(如机械通气、脓毒症、臂丛神经麻痹、脑病和死亡)的相对风险增加相关。其他研究表明,在第二产程中每增加 1h,不良孕产结局的风险增加(如绒毛膜羊膜炎、高度撕裂伤、乏力,出血,发烧)。考虑到第二产程延长与母婴不良结局之间的关系,椎管内镇痛对产程的影响仍然是一个重要的研究问题。

(二)椎管内分娩镇痛相关的产时发热

Fusi 等首次报道了与硬膜外镇痛相关的产妇产时发热。这与传统观点相反,即在硬膜外阻滞水平以下,有外周血管扩张,导致核心温度轻微下降。目前已有多篇文献将产时发热、体温≥38℃和硬膜外镇痛联系起来,累积风险在11%~33%之间。硬膜外镇痛引起产时发热的确切机制尚不清楚,确定的是与感染无关,是分娩过程中硬膜外阻滞特有临床表现。其可能机制:①产房环境温度高;②散热、过度通气减少,疼痛得到有效缓解;③分娩时代谢消耗增加;

④体温调节改变,疼痛减轻可能包括出汗阈值升高,低于阻断水平或发热寒战的可能性增加;⑤局部麻醉药导致细胞因子释放,直接作用于中枢神经系统;⑥非感染性全身炎症机制;⑦感染性病因产时感染。

白细胞介素-6(IL-6)水平升高引起的非感染性全身炎症,硬膜外镇痛引起的体温调节改变,更好的止痛效果通过减少出汗和减少过度换气可以减少散热,这均可导致体温升高。虽然产妇发热的发病率增加与硬膜外镇痛有关,但亚临床绒毛膜羊膜炎是潜在的另一原因。如果妇女有亚临床绒毛膜羊膜炎的症状,如子宫压痛,则更可能要求硬膜外镇痛。鉴于这一证据,麻醉科医师必须考虑硬膜外镇痛相关发热的可能性。

Impey 等进行了一项前瞻性队列研究,包括 4 915 例分娩妇女,其中 336 例(6.8%)发烧。单因素分析显示,产妇发热与初产妇、引产、硬膜外镇痛、产程延长、催产素使用、出生体重增加和妊娠次数增加有关。Sharma 等证明预防性抗生素未能预防硬膜外发热。此外,局部麻醉药的体内研究表明,对常见病原体具有显著的抗菌作用。因此,预防性抗生素在预防母体发热方面缺乏有效性,加上观察研究中始终缺乏阳性微生物学。另一种观点认为,硬膜外神经阻滞相关发热可以根据局部麻醉药的直接作用来解释,这种药物可以通过免疫调节和细胞损伤发挥作用。局部麻醉可抑制中性粒细胞的迁移、吞噬、趋化和凋亡。这些受损细胞释放警报,从而引发一系列导致细胞因子的产生。最近研究表明产妇产时发热与基础淋巴细胞计数低及产妇全身免疫反应相关。

产时发热可能导致新生儿脓毒症的发生率增加、1 分钟 Apgar 评分低、抗生素使用增加和住院时间延长。既往研究表明在妊娠期孕妇发热导致新生儿脑病发病率为 1.9%,酸中毒增加到 12.5%,产时发热是否会影响新生儿神经功能更值得临床关注。

(三) 椎管内分娩镇痛对胎儿的影响

椎管内分娩镇痛初期可以观察到胎儿心动过缓。一项试验发现,腰硬联合镇痛后胎儿心动过缓的发生率高于硬膜外镇痛(32% vs. 6%)。尽管该研究受到非标准椎管内麻醉给药和注射仅 15min 监测的限制。但尚未观察到胎儿心率异常与新生儿预后不良是否有关。分娩镇痛引起的胎心过缓的机制被认为是在椎管内镇痛开始时胎儿循环内肾上腺素浓度迅速减少所引起。肾上腺素可以抑制子宫收缩,当浓度迅速下降可以引起子宫快速收缩,减少胎盘灌注时间。令人欣慰的是,研究还没有发现腰硬联合麻醉和硬膜外技术与紧急剖宫产间存在关联性。宫内胎儿复苏的常用措施(产妇体位改变、静脉输液、停用外源性催产素)通常对胎儿心率的恢复是有效的。偶尔可能会需要使用抑制宫缩剂(如硝酸甘油、特布他林)。

(四) 椎管内分娩镇痛相关的婴幼儿神经认知结果

一些观察性研究发现生产时麻醉药暴露与孤独症谱系障碍相关联,而其他研究则未能证明这种关系。这些研究存在多重混杂因素,这些因素独立地影响孤独症谱系障碍的风险,例如需要麻醉药暴露的母亲条件,同样的社会环境等。产妇麻醉药的暴露对胎儿、新生儿和儿童神经认知的影响存在很重要的意义。2020 年 10 月在 *JAMA Pediatrics* 上发表的一篇回顾性研究表明接受硬膜外分娩镇痛的母亲可能与儿童孤独症谱系障碍风险增加有关,这种风险似乎与硬膜外相关的母体发热有关。然而,2021 年 4 月发表在该杂志上的另一篇纵向队列研究指出在一项基于加拿大人口的出生队列研究中,实施硬膜外分娩镇痛后与后代患儿童孤独症谱系障碍风险增加之间不存在关联。但目前很少有证据表明这些考虑应该改变临产和分娩期间的麻醉临床决策。

(五) 椎管内分娩镇痛相关的产后抑郁

一些研究表明分娩镇痛干预可能与产后抑郁风险降低相关。Ding 等的研究表明,硬膜外分娩镇痛可降低中国女性产后抑郁的风险(OR = 0.31;95% CI:0.12 ~ 0.82),但这项研究在方法学上有一些局限性。该队列研究在研究入组时产妇可能没有抑郁症,而硬膜外镇痛组的随访率很高,可能夸大了硬膜外镇痛的保护作用。其他数据表明,镇痛可以解释分娩镇痛与产后抑郁症状之间的保护关系,尽管分娩镇痛对产后抑郁症的相对影响可能小于其他已确定的危险因素如焦虑或抑郁、肥胖和分娩期间的生殖道创伤。一项观察性研究结果显示,计划和实际使用分娩硬膜外镇痛对女性抑郁症具有保护性作用,而计划避免分娩硬膜外镇痛的妇女,但是最终要求和使用镇痛,其产后抑郁症筛查阳性的风险更高,但也可能是产程不顺利而不是未满足镇痛期望所导致。鉴于现有文献的不确定性,有必要进一步研究确定分娩疼痛、分娩镇痛与产后抑郁之间的关系。

四、结论和展望

分娩镇痛可以有效缓解产妇分娩时疼痛,并降低疼痛相关并发症的发生。现有研究表明分娩镇痛的临床使用是安全的。但分娩镇痛相关的产时发热一直伴随着分娩镇痛技术的开展,其是否会引起新生儿神经发育的不良结局值得进一步研究。发热产生的不良结局和发热程度、作用时间相关,分娩过程中产妇的体温异常升高和产程管理值得临床医师高度关注。

(赵玉洁　徐子锋)

参 考 文 献

[1] SEYB S T, BERKA R J, SOCOL M L, et al. Risk of cesarean delivery with elective induction of labor at term in nulliparous women [J]. Obstet Gynecol, 1999, 94 (4): 600-607.

[2] HOWELL C J. Epidural versus non-epidural analgesia for pain relief in labour [J]. Cochrane Database Syst Rev, 2018, 5 (5): CD000331.

［3］ LIU E H,SIA A T. Rates of caesarean section and instrumental vaginal delivery in nulliparous women after low concentration epidural infusions or opioid analgesia: systematic review［J］. BMJ,2004,328(7453):1410.

［4］ HALPERN S H,MUIR H,BREEN T W,et al. A multicenter randomized controlled trial comparing patient-controlled epidural with intravenous analgesia for pain relief in labor［J］. Anesth Analg,2004,99(5):1532-1538.

［5］ WONG C A,SCAVONE B M,PEACEMAN A M,et al. The risk of cesarean delivery with neuraxial analgesia given early versus late in labor［J］. N Engl J Med,2005,352(7):655-665.

［6］ OHEL G,GONEN R,VAIDA S,et al. Early versus late initiation of epidural analgesia in labor:does it increase the risk of cesarean section? A randomized trial［J］. Am J Obstet Gynecol,2006,194(3):600-605.

［7］ WONG C A,MCCARTHY R J,SULLIVAN J T,et al. Early compared with late neuraxial analgesia in nulliparous labor induction:a randomized controlled trial［J］. Obstet Gynecol,2009,113(5):1066-1074.

［8］ SHARMA S K,MCINTIRE D D,WILEY J,et al. Labor analgesia and cesarean delivery:an individual patient meta-analysis of nulliparous women［J］. Anesthesiology,2004,100(1):142-148.

［9］ WANG T T,SUN S,HUANG S Q. Effects of epidural labor analgesia with low concentrations of local anesthetics on obstetric outcomes:a systematic review and meta-analysis of randomized controlled trials［J］. Anesth Analg,2017,124(5):1571-1780.

［10］ CHEEK T G,SAMUELS P,MILLER F,et al. Normal saline i. v. fluid load decreases uterine activity in active labour［J］. Br J Anaesth,1996,77(5):632-635.

［11］ RAHM V A,HALLGREN A,HOGBERG H,et al. Plasma oxytocin levels in women during labor with or without epidural analgesia:a prospective study［J］. Acta Obstet Gynecol Scand,2002,81(11):1033-1039.

［12］ VAN DE VELDE M,TEUNKENS A,HANSSENS M,et al. Intrathecal sufentanil and fetal heart rate abnormalities:a double-blind,double placebo-controlled trial comparing two forms of combined spinal epidural analgesia with epidural analgesia in labor［J］. Anesth Analg,2004,98(4):1153-1159.

［13］ ZHANG J,LANDY H J,WARE BRANCH D,et al. Contemporary patterns of spontaneous labor with normal neonatal outcomes［J］. Obstet Gynecol,2010,116(6):1281-1287.

［14］ GROBMAN W A,BAILIT J,LAI Y,et al. Association of the duration of active pushing with obstetric outcomes ［J］. Obstet Gynecol,2016,127(4):667-673.

［15］ ROUSE D J,WEINER S J,BLOOM S L,et al. Second-stage labor duration in nulliparous women:relationship to maternal and perinatal outcomes［J］. Am J Obstet Gynecol,2009,201(4):357.

［16］ LE RAY C,AUDIBERT F,GOFFINET F,et al. When to stop pushing:effects of duration of second-stage expulsion efforts on maternal and neonatal outcomes in nulliparous women with epidural analgesia［J］. Am J Obstet Gynecol,2009,201(4):361.

［17］ SMULIAN J C,BHANDARI V,VINTZILEOS A M,et al. Intrapartum fever at term:serum and histologic markers of inflammation［J］. Am J Obstet Gynecol,2003,188(1):269-274.

［18］ GOETZL L,EVANS T,RIVERS J,et al. Elevated maternal and fetal serum interleukin-6 levels are associated with epidural fever［J］. Am J Obstet Gynecol,2002,187(4):834-838.

［19］ FUSI L,STEER P J,MARESH M J,et al. Maternal pyrexia associated with the use of epidural analgesia in labour［J］. Lancet,1989,1(8649):1250-1252.

［20］ RILEY L E,CELI A C,ONDERDONK A B,et al. Association of epidural-related fever and noninfectious inflammation in term labor［J］. Obstet Gynecol,2011,117(3):588-595.

［21］ IMPEY L,GREENWOOD C,MACQUILLAN K,et al. Fever in labour and neonatal encephalopathy:a prospective cohort study［J］. BJOG,2001,108(6):594-597.

［22］ SHARMA S K,ROGERS B B,ALEXANDER J M,et al. A randomized trial of the effects of antibiotic prophylaxis on epidural-related fever in labor［J］. Anesth Analg,2014,118(3):604-610.

［23］ STRATFORD A F,ZOUTMAN D E,DAVIDSON J S. Effect of lidocaine and epinephrine on Staphylococcus aureus in a guinea pig model of surgical wound infection ［J］. Plast Reconstr Surg,2002,110(5):1275-1279.

［24］ LU C W,LIN T Y,SHIEH J S,et al. Antimicrobial effect of continuous lidocaine infusion in a Staphylococcus aureus-induced wound infection in a mouse model［J］. Ann Plast Surg,2014,73(5):598-601.

［25］ ABRAOK C,FRANCISCO R P V,MIYADAHIRA S,et al. Elevation of uterine basal tone and fetal heart rate abnormalities after labor analgesia:a randomized controlled trial［J］. Obstet Gynecol,2009,113(1):41-47.

［26］ CHAI J,JIA L J,CAO H M,et al. Association of lymphocyte count and incidence of maternal fever in epidural analgesia-involved labor［J］. Ann Transl Med,2020,8(23):1584.

［27］ IMPEY L W,GREENWOOD C E,BLACK R S,et al. The relationship between intrapartum maternal fever and neonatal acidosis as risk factors for neonatal encephalopathy［J］. Am J Obstet Gynecol,2008,198(1):49.

［28］ MARDIROSOFF C,DUMONT L,BOULVAIN M,et al. Fetal bradycardia due to intrathecal opioids for labour analgesia:a systematic review［J］. BJOG, 2002, 109 (3):274-281.

［29］ BILDER D, PINBOROUGH-ZIMMERMAN J, MILLER J,et al. Prenatal,perinatal,and neonatal factors associated with autism spectrum disorders［J］. Pediatrics,2009, 123(5):1293-1300.

［30］ FLICK R P,LEE K,HOFER R E,et al. Neuraxial labor analgesia for vaginal delivery and its effects on childhood learning disabilities［J］. Anesth Analg, 2011, 112(6): 1424-1431.

［31］ HATTORI R,DESIMARU M,NAGAYAMA I,et al. Autistic and developmental disorders after general anaesthetic delivery［J］. Lancet, 1991, 337 (8753):1357-1358.

［32］ QIU C,LIN J C,SHI J M,et al. Association between epidural analgesia during labor and risk of autism spectrum disorders in offspring［J］. JAMA Pediatr, 2020, 174 (12):1168-1175.

［33］ WALL-WIELER E, BATEMAN B T, HANLON-DEARMAN A, et al. Association of epidural labor analgesia with offspring risk of autism spectrum disorders［J］. JAMA Pediatr,2021,175(7):698-705.

［34］ DING T,WANG D X,QU Y,et al. Epidural labor analgesia is associated with a decreased risk of postpartum depression:a prospective cohort study［J］. Anesth Analg,2014,119(2):383-392.

［35］ WISNER K L,STIKA C S,CLARK C T. Double duty: does epidural labor analgesia reduce both pain and postpartum depression?［J］. Anesth Analg,2014,119(2): 219-221.

［36］ LIM G,FARRELL L M,FACCO F L,et al. Labor analgesia as a predictor for reduced postpartum depression scores:a retrospective observational study［J］. Anesth Analg,2018,126(5):1598-1605.

［37］ ORBACH-ZINGER S,LANDAU R,HAROUSCH A B,et al. The relationship between women's intention to request a labor epidural analgesia,actually delivering with labor epidural analgesia,and postpartum depression at 6 weeks:a prospective observational study［J］. Anesth Analg,2018,126(5):1590-1597.

123 带状疱疹后神经痛发病机制的研究进展

疱疹后神经痛（postherpetic neuralgia，PHN）由水痘-带状疱疹病毒（varicella zoster virus，VZV）感染引起，在皮损区出现特殊、异常剧烈的疼痛，是神经病理性疼痛（neuropathic pain，NeuP）的一种。VZV 的原发性感染通常发生在儿童时期，之后长期存在于感觉神经和脑神经节内，由于免疫减弱、年龄增长，或者在药物免疫抑制的情况下，VZV 被激活致病。大约 10%～50% 的带状疱疹患者，疼痛症状无法耐受，临床上认为出现 PHN。疼痛持续在 90d 内是指亚急性期疼痛；如果疼痛持续超过 90d，则定义为 PHN。PHN 临床表现为痛觉过敏（hyperalgesia）、异常性疼痛（allodynia）和自发痛（spontaneous pain），疼痛可持续数周至数年，甚至终身。据统计，每一千例感染疱疹病毒的患者中约 6.42 例最终会发展为 PHN，其中年龄在 60 岁以上可达 30%，且发病率随年龄的增长而升高。因此，通过对国内外近期 PHN 治疗方面文献的整理，希望为 PHN 的治疗提供参考。

一、PHN 的治疗

PHN 作为一类慢性神经痛的机制有外周敏化（peripheral sensitization）也有中枢敏化（central sensitization，CS）。在外周，激活外周受体通过调节各种离子通道导致伤害性受体神经元启动外周敏化，丝裂原活化蛋白激酶、蛋白激酶 A 和蛋白激酶 C，均对外周敏化的诱导和维持起重要作用。CS 是中枢神经系统中伤害性神经元对其正常或阈下传入的反应性增强。最近的研究表明，中枢细胞因子和趋化因子是强有力的神经调节剂，同时它们的持续增加也会促进身体多个部位的慢性广泛性疼痛。在出现损伤后，中枢疼痛通路的神经元反应性、可塑性明显增强。一般认为，疼痛编码通路中的神经元可塑性改变导致慢性疼痛。

为了对抗中枢敏化、外周敏化，临床上对 PHN 的药物治疗已经形成了以抗癫痫药普瑞巴林、加巴喷丁为一线药物，三环类抗抑郁药（tricyclic antidepressant，TCA）和阿片类药为二三线药物，肉毒素 A、局部应用利多卡因或辣椒素、神经阻滞、神经调节多种方式辅助的多元化治疗体系。但是，迄今为止药物治疗对 PHN 的治疗仍不理想。

因此，药理学上已经开始探索疼痛表型与药物疗效之间的关系，包括探索伤害性疼痛的靶向药物治疗方案，其目标是治愈一种或多种中枢神经系统功能障碍。抗抑郁药及阿片类药物等中枢作用药物也可用于治疗 PHN，但由于其作用范围小，长期使用会导致阿片类药物引起的痛觉过敏和 CS 加重。此外，阿片类药物对大脑的反馈回路也有很大的影响，即使没有滥用或误用，持续用药也会对 5-羟色胺和去甲肾上腺素造成药理学刺激，促进下行伤害性抑制，导致 CS 常在患有慢性疼痛和精神分裂症的患者中出现。所以人们在阿片类药物外，找到了电压门控钙通道 α2δ 配体，它被证明是治疗 PHN 的有效选择。首先，普瑞巴林和加巴喷丁可与电压门控钙通道的 α2δ 亚单位结合，导致去极化过程中 Ca^{2+} 内流减少，脊髓背角兴奋性物质（如戊二酸、去甲肾上腺素和 P 物质）的释放减少。其次，普瑞巴林和加巴喷丁被归类为 γ-氨基丁酸（gamma-aminobutyric acid，GABA）激动剂，GABA 能神经元在脑内的作用非常重要，它可以维持信息在细胞间流动时激活和抑制的平衡。最后，与选择性 5-羟色胺再摄取抑制剂中药物的镇痛作用相似，大量临床观察表明在加巴喷丁的镇痛效果中，去甲肾上腺素能被抑制起到关键作用。

非药物治疗方法有神经阻滞、神经射频、冷冻消融、短时程 SCS 等微创介入和神经调控技术。尽管治疗手段如此丰富，但 PHN 的治疗效果依然不理想，究其原因是 PHN 的发病机制仍不明确。虽然 PHN 的具体发病机制未知，但通过大量研究可知，治疗 PHN 的药物大多数通过电压门控通道起效。

二、电压门控通道的研究进展

离子通道是一种由跨膜蛋白构成，且具有门控能力的孔洞，它根据离子的电化学电位提供离子在细胞膜上高速扩散的途径，通过控制细胞内外环境之间的离子流动来调节跨细胞膜的电压电位，产生电信号。神经元中有许多离子通道和相应受体，如电压门控钠通道（voltage-gated sodium channel，VGSC）、电压门控钙通道（voltage-gated calcium channel,VGCC)、电压门控钾通道(voltage-gated potassium channel,VGKC)、瞬时受体电位通道、酸敏感离子通道、ATP 敏感受体和谷氨酸受体等。

存在于人类基因组的 215 个离子通道中,有 85 个离子通道与疼痛有极为密切的联系,其中一些通道可引起多种疼痛。与具有治疗潜力的离子通道相比,已成功用于疼痛药物治疗的离子通道数量则非常少,但这并不能否定离子通道对治疗 PHN 各个靶点的重要意义,上述药物用于临床确实能有效地控制疼痛。根据作用靶点不同,把对 PHN 有治疗作用的电压门控通道分为三类:电压门控钠通道、电压门控钙通道和电压门控钾通道。

(一)电压门控钠通道

VGSC 选择性允许钠离子跨膜运输,主要功能是维持细胞膜兴奋性和传导性。钠通道的运输、分布、密度,以及通道本身的内在特性与神经元的兴奋性密切相关,其中神经元的异常兴奋是 NeuP 产生的主要原因之一,感觉神经元的钠通道参与了伤害性疼痛信息的传导,钠通道的不同亚型与不同疼痛的不同状态和性质有关。

钠通道分为两类:一类是其活性能被神经毒素——河鲀毒素(tetrotoxin,TTX)所阻断,称为 TTX 敏感型(tetrotoxin-in-sensitive,TTX-S),TTX-S 亚型有 Nav1.1、Nav1.2、Nav1.3、Nav1.4、Nav1.6 和 Nav1.7;另一类是对河鲀毒素具有抵抗性,称为 TTX 不敏感型(tetrotoxin-resistant,TTX-R),TTX-R 亚型有 Nav1.5、Nav1.8 和 Nav1.9。

Nav1.3 和 Nav1.7 的表达水平在感染带状疱疹病毒后显著升高,而 Nav1.8 的表达水平升高不明显。Nav1.3 在全身广泛表达,诸多研究认为 Nav1.3 是治疗疼痛的最适靶点。研究显示局部应用 TV-45070(funapide)具有强大的 Nav1.7 抑制作用,认为 Nav1.7 是一个在人类疼痛感知中发挥重要作用的靶点,如先天性痛觉缺失症是一种罕见的遗传性痛觉障碍疾病,其由 Nav1.7 缺陷所引起。因此,目前普遍认为 Nav1.3 和 Nav1.7 与疼痛发生机制及疼痛治疗关系最为密切。

在药物方面,肉毒素 A、利多卡因和 TCA 主要是使钠通道的作用失活。有研究得出奥卡西平可非特异性地阻断钠通道,在 83 例患者中有 16 例疼痛评分降低了 50%。

(二)电压门控钙通道(VGCC)

VGCC 广泛存在于哺乳动物的神经系统中,影响多种生理过程,如兴奋收缩偶联、递质释放、神经分泌、细胞内代谢和基因表达。根据钙通道的电生理特性与药理学特点,可分为 T、L、N、P、Q、R 型等。VGCC 的亚单位主要是 α1,α2、δ、β 和 γ 亚单位,其中 α1 亚单位是构成钙通道孔道结构的主要单位。根据构成钙通道 α1 亚单位基因序列的同源性不同又可分为 Cav1、Cav2、Cav3,不同亚型的钙通道在神经系统不同部位的作用不同。

VGCC 在调节神经递质释放、神经网络活动、细胞内信号通路和基因表达等生理功能中均发挥重要的作用。对钙通道的阻滞是治疗 PHN 的一个重要靶点。有研究表明 HZ

及 PHN 患者的血清离子钙主要分布在低数值区域,随着数值降低,发病患者数量随之增加。有 57.5% 的 PHN 患者,在 VZV 初期至发展为 PHN 的这段时间,血清离子钙持续处于低水平状态。有研究表明血清钙水平与疼痛程度呈负相关,提示可能血清钙浓度是决定带状疱疹急性期患者疼痛程度的重要因素。此外,对血清降钙素基因相关肽(calcitonin gene-related peptide,CGRP)和 5-羟色胺浓度的研究结果显示,CGRP 浓度与疼痛 VAS 评分呈负相关,提示在带状疱疹患者中,CGRP 对疼痛的调节可能以中枢作用为主,而不是直接作用关系。

成年人血浆钙水平为 2.25~2.75mmol/L,游离钙和结合钙在血浆中处于动态平衡。仅中国就有 6 000 万~8 000 万老年人因游离钙过低而患骨质疏松。因此,使用葡萄糖酸钙等钙剂对钙离子的补充也不失为治疗 PHN 的一种方法。

膜片钳技术发现单纯疱疹病毒 I 型(herpes simplex virus-1,HSV-1)感染可诱导卫星胶质细胞和神经元之间的细胞融合,从而促进细胞间钙离子的传播。其次,Ca^{2+} 成像和细胞内电记录的发现 HSV-1 感染的细胞内 Ca^{2+} 内流增加,进一步放大了神经节内和感觉神经元至脊髓的异常信号。该机制很可能是带状疱疹患者经历神经痛和 HSV-1 重新激活的主要原因。

还有研究发现锌通过钙通道在细胞代谢和信号转导中起着重要的调节作用,在动物模型中,低浓度锌可以通过减弱对 Cav3.2 通道 N-甲基-D-天冬氨酸(N-methyl-D-aspartic acid,NMDA)受体的抑制作用而增加神经元炎症,导致 NeuP。

针对钙通道的药物除上文提到的加巴喷丁、普瑞巴林这类经典药物和一些阿片类药物外,还有一些药物可能通过 VGCC 而对 PHN 起效。有研究指出硫酸镁作为 NMDA 受体拮抗剂和生理性钙通道阻滞剂,可作用于中枢与外周神经的 NMDA 受体和钙离子通道,消除中枢及外周敏化,产生镇痛作用。但在临床试验中只有 30% 的患者疼痛得到缓解,其疗效有待进一步验证。还有研究显示硫化氢特异性地调节 Cav3.2 通道参与疼痛的调制,同时指出 Cav3.1 和 Cav3.3 通道对硫化氢不敏感,但其具体作用并不明确。

(三)电压门控钾通道(VGKC)

钾通道存在于绝大多数细胞膜上,对维持神经细胞静息电位、调节其兴奋性有重要的作用。根据生物学和药理学特性,钾通道可分为电压门控钾通道、钙激活钾通道、配体门控钾通道、第二信使/细胞内代谢产物钾通道。

加巴喷丁可引起头晕和嗜睡,其成瘾性也令人担忧。这可能与加巴喷丁引起蓝斑和大脑其他部位细胞外谷氨酸浓度升高有关。另外,大多数一线药物常有全身不良反应,如口干、视力模糊、周围水肿、体重增加、尿潴留等。有研究者将目光放在电压门控性钾通道上。在大多数背根神经节(dorsal root ganglia,DRG)中,Kv1.2 亚单位参与钾(Kv)通道四聚体的形成,在 DRG 中也可以检测到较高水平的 Kv1.2 蛋白。研究显示 Kv1.2 主要分布在中型和大型 DRG,而大多数 Kv1.2 与神经丝蛋白-200(neurofilament protein 200,NFP-200)共标,同时 NF-200 是有髓 A 纤维和相应的大、中型 DRG 的标志。鉴于神经损伤引起的自发异位活动增加主要发生在损伤的有髓传入纤维,因此使 Kv1.2 下调很可能在 NeuP 的治疗中发挥作用。

此外,还存在一种内源性 Kv1.2 反义 RNA(Kv1.2 As),它是一种长链非编码 RNA,是 Kv1.2 mRNA 的生物活性调节因子。在 HEK293T 细胞和原代培养的 DRG 中,过量表达 Kv1.2As 可显著降低 Kv1.2 mRNA 的表达,但对 Kv1.1、Kv1.4 和 Nav1.8 的 mRNA 无明显影响。有证据表明,Kv1.2 As 可特异性和选择性地作用于 Kv1.2RNA。所以,通过腺相关病毒介导 Kv1.2 sense RNA 向背根神经节的转移来阻断 Kv1.2 的下调,可能也是一种预防和治疗 NeuP 的潜在方法。

三、结语

随着人们对离子通道的探索越来越深入,离子通道在 PHN 发生机制与治疗中起着重要作用的信息也越来越多。对于 PHN 的治疗,未来研究的重点或将围绕一些未被探明的离子通道展开,又或是对已知离子通道进行更精准的药物治疗靶点探寻。此外,寻觅靶向离子通道与其相关疾病之间紧密的遗传关系也将有助于确定最有价值的治疗靶点。

(刘劲洲 蒋宗滨)

参 考 文 献

[1] WERNER R N,NIKKELS A F,MARINOVIĆ B,et al. European consensus-based(S2k)guideline on the management of herpes zoster—guided by the european dermatology forum(EDF)in cooperation with the european academy of dermatology and venereology(EADV),Part 1:diagnosis[J]. J Eur Acad Dermatol Venereol,2017,31(1):9-19.

[2] PAN H L,LIU B L,LIN W,et al. Modulation of Nav1.8 by lysophosphatidic acid in the induction of bone cancer pain[J]. Neurosci Bull,2016,32(5):445-454.

[3] KRISHNAN G P,GONZALEZ O C,BAZHENOV M. Origin of slow spontaneous resting-state neuronal fluctuations in brain networks[J]. Proc Natl Acad Sci USA,2018,115(26):6858-6863.

[4] BUSSE J W,WANG L,KAMALELDIN M,et al. Opioids for chronic non-cancer pain[J]. a systematic review and meta-analysis,2018,320(23):2448-2460.

[5] GOLDENBERG D L. Pharmacological treatment of fibromyalgia andother chronic musculoskeletal pain[J]. Best Pract Res ClinRheumatol,2007,21(3):499-511.

[6] HAYASHIDA K I,OBATA H. Strategies to treat chronic pain andstrengthen impaired descending noradrenergic in-

hibitory system[J]. Int J Mol Sci,2019,20(4):822.

[7] DE LOGU F,GEPPETTI P. Ion channel pharmacology for pain modulation[J]. Handb Exp Pharmacol,2019,260:161-186.

[8] 张胜男,岳剑宁,潘娜,等. 脉冲射频对大鼠痛行为及背根神经节电压门控性钠离子通道的影响[J]. 中国疼痛医学杂志,2015,21(4):259-265.

[9] CATTERALL W A,LENAEUS M J,GAMAL EL-DIN T M. Structure and pharmacology of voltage-gated sodium and calcium channels[J]. Annu Rev Pharmacol Toxicol,2020,60:133-154.

[10] LIN Y T,WANG L K,HUNG K C,et al. Patient characteristics and analgesic efficacy of antiviral therapy in postherpetic neuralgia[J]. Med Hypotheses,2019,131:1-4.

[11] 徐弋,程波. 血清钙水平与带状疱疹性神经痛的相关性研究[J]. 重庆医科大学学报,2017,42(12):1561-1564.

[12] WARWICK R A,HANANI M. Involvement of aberrant calcium signalling in herpetic neuralgia[J]. Experimental Neurology,2015,277:10-18.

[13] LIN Y T,LAN K M,WANG L K,et al. Treatment of postherpetic neuralgia with intravenous administration of zinc sulfate:a case report[J]. A A Pract,2018,11(1):8-10.

[14] 程浩,陆伟萍,高献忠,等. 氯胺酮和硫酸镁治疗带状疱疹后神经痛的临床疗效比较[J]. 实用医学杂志,2018,34(19):3320-3324.

[15] 代韵柯,秦榜勇. 硫化氢参与疼痛调节作用的研究进展. 医学综述,2019,25(4):784-788.

[16] ALLEN N M,WECKHUYSEN S,GORMAN K,et al. Genetic potassium channel-associated epilepsies:clinical review of the Kv family[J]. Eur J Paediatr Neurol,2020,24:105-116.

[17] YU S Y,FAN B F,YANG F,et al. Patient and economic burdens of postherpetic neuralgia in China[J]. Clinicoecon Outcomes Res,2019,11:539-550.

[18] NIU Q,XING F,GU H W,et al. Upregulation of myeloid zinc finger 1 in dorsal root ganglion via regulating matrix metalloproteinase-2/9 and voltage-gated potassium 1.2 expression contributes to complete freund's adjuvant-induced inflammatory pain[J]. Neuroscience,2020,432:174-187.

[19] LIU C N,WALL P D,BEN-DOR E,et al. Tactile allodynia in the absence of C-fiber activation altered firing properties of DRG neurons following spinal nerve injury[J]. Pain,2000,85:503-521.

124 全麻辅助快速阿片类脱毒研究进展

药物依赖是指对药物的强烈渴求以至失去了对药物正常使用剂量和次数的控制,其中包括非法使用管制类药品及毒品引起的成瘾行为,给患者身心健康造成了严重危害。自明朝鸦片进入我国开始,"吸毒""成瘾"一直存在,成瘾表现为一种定期强迫行为和其他反应,目的是去感受它的精神效应,或避免断药所引起的不适感。成瘾后危害很多,包括对身体毒性作用、戒断反应、精神障碍、感染性疾病、危害家庭、造成资源浪费、扰乱治安等。成瘾的核心特征是患者明确知道自己的行为有害但无法自控。而在脱瘾治疗中,最大的难关就是解决戒断症状的问题,为解决这类问题,各种脱毒方法相继出现,全麻辅助超快速脱毒(anesthesia-assisted rapid opioids detoxification,AAROD)作为一种新型、快速、人道的脱毒方法,出现在大众的视野中。

一、药物成瘾概况

根据《2016年世界毒品报告》显示截至2014年全球每20个成年人中就有1个使用过至少一种毒品(约2.47亿)。据估计全球有超过2 900万吸毒者患有吸毒所致相关疾病,其中约1 200万人是注射吸毒者,约160万注射吸毒者携带艾滋病毒,600万携带丙型肝炎病毒,但仅1/6的患者接受了治疗。随着社会不断发展和对当代患者不断认识,成瘾从最初的吸食毒品如鸦片、海洛因、可卡因、大麻等,到现在包括了各类毒品、药物等引起依赖,而阿片类药物成瘾占其中大多数。

阿片类药物是一类强效镇痛剂,对手术或创伤后急性中重度疼痛尤其有效,很多遭受难治性疼痛、长时间疼痛的患者最后只能使用阿片类药物来减轻疼痛。阿片类药物是一把双刃剑,在带来有效镇痛的同时,也不可避免地带来其他不良反应,如呼吸抑制、成瘾、恶心呕吐、痛觉过敏、免疫抑制等。对于阿片类成瘾的机制,尚无准确的定义,但普遍认为中脑腹侧被盖区-伏隔核(ventral tegmental area-nucleus accumbens,VTA-NAc)通路可能是介导阿片类药物成瘾的最终通路,其他脑区如海马、杏仁核、下丘脑、前额叶皮质等

可向VTA和NAc投射不同类型的神经纤维洞节,从而在阿片类药物成瘾中发挥作用。Oderda回顾性研究319 898例手术患者,其中12.2%患者在围手术期使用阿片类镇痛药发生了不良反应,与未发生不良反应的患者比较,病情转归差、住院时间长、再住院率高导致医疗费用增加,从而使患者满意度降低。尽管阿片类药物用量较低,但上升趋势明显,截至2017年底,全国现有吸毒人员255.3万名,而实际吸毒人数更多。2006—2016年,我国阿片类镇痛药物限定日剂量(defined daily dose,DDD)增加了近27亿DDD。基于中国医院药品统计(Chinese hospital drug statistics,CHPA)报告,反映我国阿片类镇痛药物治疗中、重度疼痛消耗充足性测量(adequacy of consumption measure,ACM),从2006年到2016年ACM值上升0.006 8。基于国际麻醉药品管制局(International Narcotics Control Board,INCB)统计数据计算的ACM值(0.006 7)与我国同时期上升程度相差不大。随着越来越多阿片类药物使用,非法使用阿片类药物的发生率和患病率不断增加,这增加了死亡率和发病率以及犯罪行为,并对社会造成重大不利影响。因此,在麻醉与疼痛管理中阿片类镇痛药的合理使用引起广大国内外学者的重视。

二、AAROD的技术成熟

1988年,维也纳大学的Presslich和Loimer率先使用全身麻醉来实施快速脱毒,随后许多医学科学家加入队列研究,使该方法不断完善并提出AAROD的概念:即全身麻醉状态下予阿片类药物依赖者清醒状态下不能耐受的大剂量阿片受体拮抗剂,强制性将阿片受体上的阿片镇痛药物洗脱下来,帮助患者在麻醉状态下度过脱毒期,从而大大缩短躯体脱瘾时间。

(一)常用麻醉方法及药物

AAROD应用药物和方法得到不断改良,麻醉方法因人而异。常规方法:患者完善术前检查后,术前使用阿托品、安定和止吐药物;禁饮禁食后常规麻醉监测,持续动态监测

ECG、BP、HR、SPO₂、气道压、PaCO₂、尿量、皮肤改变、ST-T改变、呼吸音等;丙泊酚和维库溴铵等快速诱导,全身麻醉插管,咪达唑仑或者丙泊酚、哌库溴铵或维库溴铵维持,并在此期间诱发急性戒断反应。患者通常全麻脱毒6h左右,24h出院,出院后多能轻松接受4~6周阿片类拮抗药维持治疗,从而降低复发率。

常规方法往往有不足的地方,黄伟华等研究阿片类物质成瘾男性患者60例,发现右美托咪定能够显著减少全身麻醉下快速脱毒患者的戒断症状,满意度更高。罗俊等为预防应激性溃疡和感染,术前使用法莫替丁和青霉素。还有报道使用利多卡因乳膏治疗男性患者,能显著降低尿道刺激症状,减少麻醉苏醒期躁动,提高全麻超快速脱瘾治疗患者的舒适度,并使用双管喉罩减少对气管损伤。

(二)阿片类拮抗药物

传统阿片类拮抗药为人工合成的阿片受体激动剂美沙酮,主要作用于 μ 受体,对吸毒人员使用可以帮助脱瘾、缓解戒断症状,停药反应效果良好。但传统脱毒方法由于脱毒时间长、患者不能耐受等情况而停止。AAROD常用药物包括纳洛酮(naloxone,NLX)或纳曲酮(natrexone,NTX),但由于价格、消除半衰期等问题,越来越多医师首选NTX。诱导戒断症状是给予NLX(最高剂量20mg)、NTX(最高剂量50mg)。罗俊等认为脱毒结束后只要生命体征平稳,残留的戒断症状少而轻,不等尿吗啡转阴就可以开始纳曲酮维持治疗。维持治疗期间可在患者腹部皮下植入长效纳曲酮缓释剂以防止复吸。

(三)有效性

和传统的脱毒方法相比,越来越多的研究证明AAROD有效性。现在全世界估计已实施5万余例。limi等对424例AAROD患者进行研究,其中400例已完成,发现AAROD可能是成瘾者戒毒的有效方法,但必须选择病例,遵守指南和维持治疗以及社会支持,以最大程度地减少复发和戒断症状。有报道指出,AAROD的一次性脱毒成功率为100%,而其他方法为30%~91%。AAROD各种优势,增加了患者依从性,成为越来越多的患者的选择。

(四)安全性

围手术期麻醉死亡率约1/200 000,而AAROD麻醉期间在严密观察中,无手术刺激,且阿片类药物成瘾及吸毒患者多为年轻人,ASA分级Ⅰ~Ⅱ级,因此安全系数较高。Safari等使用客观阿片类药物戒断量表对AAROD前后173例阿片类成瘾患者的戒断综合征进行了评估,AAROD前最普遍的戒断症状是焦虑症。在1h、3h和6h,躁动是最普遍的表现。12h后,打哈欠被认为是39例参与者中最普遍的症状。据报道,焦虑是24h后61位参与者中最普遍的症状。接受AAROD的阿片类成瘾患者在麻醉后1h显示最高的戒断症状发生率,这些症状大多数在24h后消失,AAROD可被视为阿片类成瘾患者的安全排毒方法。虽然该方法的长期疗效、复发时间和复发率尚不清楚,但是从当

前报到中我们没有发现该法出现严重的危害,也没有报道指出有患者因此法出现危及生命的并发症发生。

我国何日辉教授在国内率先对此进行深入研究,结合国内的药物依赖的治疗技术和麻醉科特有技术将AAROD进行了大幅度改良。何日辉教授又将这种技术的使用范围推广到丁丙诺啡、曲马多、美沙酮、哌替啶、吗啡等阿片类药物成瘾的治疗。若继续不断完善AAROD方案,需要完善麻醉前相关心肺等疾病筛查,加强围麻醉期及麻醉后相关护理,建立静脉通路,积极处理麻醉期间如低血压、低钾、心律失常等情况,积极预防并发症发生等,使AAROD技术副作用轻微、躯体脱瘾快、痛苦少、心瘾轻、康复期短、无创伤等优点得到充分发挥,AAROD技术的安全性也会大大提高。

(五)先进性

传统的脱毒方法存在脱毒时间长、效率低、患者不能耐受、脱毒过程痛苦等导致脱毒失败的缺点,AAROD不仅很好地解决这些问题,脱毒率高,同时也给予患者新的体验,减少心理焦虑等方面的问题,更符合当代社会选择。

随着国内研究的不断报道,AAROD法改良出现可以不用气管插管的纳曲酮冲击治疗、纳洛酮冲击治疗、东莨菪碱疗法等简易快速脱毒,即进入脱毒第3天开始在镇静下,给予足量NTX或NLX冲击治疗,前期脱毒2d后开始冲击治疗,冲击过程2~3h完成,激发的戒断反应较AAROD轻,治疗结束后患者无呕吐、腹泻等不适反应,更容易接受,降低了医疗成本和医疗风险。随后在AAROD法和简易快速脱毒法改良后出现低剂量纳洛酮置换快速脱毒法,该法采用低剂量纳洛酮缓慢静脉点滴,不激发戒断症状反应,利用拮抗剂药物竞争受体的作用原理,使阿片类物质缓慢从阿片受体解离开,以达到接受纳曲酮维持抗复吸治疗的目的,该法操作简单、无特殊设备及专业技术人员要求,可作为轻中度阿片类物质依赖者优先选择的治疗方案。

(六)拓展性

AAROD已不再单纯用于吸毒成瘾患者脱毒,近年来它还用于可待因止咳糖浆(CCS)、曲马多等依赖者治疗。王晓丽等对134例患者研究表明AAROD结合心理干预对各类止咳药水成瘾治疗,特别在小儿止咳药水治疗中疗效显著。通过脱瘾治疗,有效地改善躯体不适、情绪问题、饮食睡眠问题等戒断症状及精神行为状况。

三、AAROD的局限性

大量临床研究认为AAROD脱毒成功率高,但有一定的治疗场所条件和技术人员要求,需要在有监护条件的病房进行,有专业医师操作,设备要求高,技术操作难度大,适用于综合性医院资源共享。近年来,由于各类成瘾者不断增多,戒毒已成为大众关注的热点问题,虽然国内外戒毒方

式很多,但科学完整的治疗方案并未出现,加上药物存在一定的成瘾性,不利于患者使用。同时 AAROD 术后患者短期内恶心呕吐、大小便失禁、感染、焦虑、肌肉酸痛、戒断症状等发生率较高。Forozeshfard 等对 64 例鸦片依赖者研究发现,尽管 NLX 为主的 AAROD 是一种安全有效的排毒方法,但如果单独使用,则长期复发率很高。

四、UROD 的前景

近年来我国乃至全球海洛因依赖以及各类药品依赖越来越多被大众关注,不断出现的各种戒毒方法。AAROD 的出现及不断改良,使得无痛、舒适、安全、有效的脱毒方案成为可能。"瘾君子"多为缺乏自控力的人群,传统的脱毒方式很多时候因为患者不能坚持而中断,AAROD 正是弥补了这一缺点。AAROD 后 NLX 或 NTX 维持治疗至关重要,但在全身麻醉期间舒适的体验也会为更多的人增加信心。应该相信,经过不断改良的 AAROD 将会被越来越多的人认可。

AAROD 安全地进行,必须有专业的资深麻醉科医师来操作,这也为麻醉学科提供一个新的业务范畴和研究方向。未来越来越多的专业人士加入后,AAROD 可能将更加地被社会认可并成为不仅仅是戒毒,同时也可能成为各类药物成瘾的戒断方式。虽然全麻辅助脱毒这个过程的药理学基础还需进一步研究,全麻辅助的管理仍有缺陷,全身麻醉后维持治疗的时机以及依从性仍有争议,但是 AAROD 的前景仍然值得期待。

(徐薇 罗俊)

参 考 文 献

［1］段婷,瞿鹏飞,瞿浩,等.大麻二酚干预药物成瘾研究进展［J］.中国药理学通报,2020,36(8):1059-1062.

［2］边佳明,吴宁,李锦.吗啡诱导的大鼠条件性位置偏爱模型中关键脑区 PEBP 及 ERK 活性的变化［J］.中国药理学通报,2017,33(4):542-526.

［3］ODERDA G M,GAN T J,JOHNSON B H,et al. Effect of opioid-related adverse events on outcomes in selected surgical patients［J］. J Pain Palliat Care Pharmacother, 2013,27(1):62-70.

［4］张洪亮,时杰,冯雪莲.从国家自然科学基金资助看中国药物成瘾研究的现状和挑战［J］.中国药物依赖性杂志,2019,05:323-328.

［5］夏明,徐建国.去阿片化麻醉与镇痛的研究进展［J］.临床麻醉学杂志,2020,32:920-922.

［6］支梦佳,魏兴梅,高翔,等.我国阿片类镇痛药物临床使用现状分析［J］.药物流行病学杂志,2018,6:400-405.

［7］BLANCO C,VOLKOW N D. Management of opioid use disorder in the USA:present status and future directions ［J］. Lancet,2019,393(10182):1760-1772.

［8］刘进,罗俊.阿片类药物依赖的诊治［M］//李仲廉,安建雄,倪家骧,等.临床疼痛治疗学［M］.3 版.天津:天津科学出版社,2003.

［9］王文甫,钱自亮,郭田生.全麻快速脱毒 1 例分析［J］.中国药物滥用防治杂志,2004,10:113-115.

［10］王彦昌,王妮荣.全麻快速脱毒 30 例分析［J］.实用医学杂志,2006,23:1200-1201.

［11］伍望桥,陈艳玲.阿片类物质依赖快速脱毒治疗方法概述［J］.中国药物滥用防治杂志,2016,22:183-186.

［12］黄伟华,肖晓山,马松梅,等.右美托咪定在全麻下超快速脱毒中的应用研究［J］.实用医学杂志,2014,30:284-286.

［13］罗俊,刘斌,刘进.全麻辅助纳洛酮快速阿片类脱毒——附一例报道［J］.中国药物依赖性志,2007,16:479-480.

［14］罗俊,刘进,刘斌.全麻下纳曲酮快速阿片类脱毒 1 例分析［J］.中国误诊学杂志,2007,7:4429-4430.

［15］刘冰冰,陈彬,周代伟,等.复方利多卡因乳膏对全麻超快速脱瘾治疗男患者尿道刺激症状的影响［J］.现代医院,2016,8:9.

［16］潘泉财.美沙酮对吸毒人员脱瘾治疗的疗效分析［J］.北方药学,2017,14:194-195.

［17］胡疏,尹述贵,贾少微,等.植入型长效纳曲酮缓释剂治疗海洛因依赖者心理渴求的临床价值［J］.中华行为医学与脑科学杂志,2010,3:206-208.

［18］SALIMI A,SAFARI F,MOHAJERANI S A,et al. Long-term relapse of ultra-rapid opioid detoxification ［J］. J Addict Dis,2014,33:33-40.

［19］SINGH J,BASU D. Ultra-rapid opioid detoxifi cation: current status andcontroversies ［J］. J Postgrad Med, 2004,50:227-232.

［20］SAFARI F,MOTTAGHI K,MALEK S,et al. Effect of ultra-rapid opiate detoxification on withdrawal syndrome ［J］. J Addict Dis,2010,29:449-454.

［21］伍望桥,陈艳玲.阿片类物质依赖快速脱毒治疗方法概述［J］.中国药物滥用防治杂志,2016,22:183-186.

［22］QIU YW,JIANG G H,SU H H,et al. Short-term UROD treatment on cerebral function in codeine-containing cough syrups dependent male individuals［J］. Eur Radiol,2016,26:2964-2973.

［23］张摇,云摇,许瑞荣,等.曲马多依赖采用全麻下快速脱瘾疗效观察［J］.现代医院,2010,10:73-74.

［24］王晓丽,洪少勇,邓栋梁,等.全麻下超快速脱瘾联合心理干预对止咳药水依赖者精神行为症状改善效果初探［J］.武警医学院学报,2011,20:284-287.

［25］刘细玲,朱计芬,许瑞荣等.全麻下快速脱瘾治疗用于止咳药水依赖60例疗效观察［J］.医药前沿,2013.21:390-391.

［26］吴亚飞,闫世艳,鲍艳萍,等.参与美沙酮维持治疗的海洛因成瘾者自我报告的抑郁症状严重程度:一项横断面调查［J］.上海精神医学,2016,28:35-41.

［27］FOROZESHFARD M,HOSSEINZADEH Z B,SABERI M B,et al. Six-month follow-up study of ultrarapid opiate detoxification with naltrexone［J］. Int J High Risk Behav Addict,2014,3:e20944.

125 不良事件上报制度的问题与挑战

不良事件上报制度早已施行多年,几乎是所有医院的医疗常规制度,也是中国大陆等级医院评审的必须制度,然而其施行的真实状况并不乐观。本文从不同角度论述了不良事件上报制度的理论基础及临床实践,希望有助于医务人员认识到该制度其实是一个"自我救赎"的制度,通过对不良事件和安全隐患的上报、分析及处理,能够从制度层面去弥补系统缺陷,减少人为犯错误的概率,来预防可以预防的错误,来避免可以避免的问题,从而最终获得系统安全的持续改进。

一、医非圣贤与系统缺陷

在临床实践过程中,医疗行为在提供治疗作用同时,常带有这样那样的"不良后果",有的甚至本身就存在各式各样的医疗差错。美国医学研究院(institute of medicine,IOM)1999 年报告,全美每年死于可预防医疗差错的人数为 44 000~98 000 人。尽管我国尚缺乏这些大样本的质控安全数据,但是"人非圣贤、孰能无过",是人就会犯错误。无论是哪个专业的医师,在专业上都可能存在"错误的决定"和"错误的操作"。除非不从事这个专业,否则专业错误的可能性始终存在,比如,外科医师永远不会将氯化钾误注入硬膜外腔,而麻醉科医师永远也不会误切患者的健康肾!

此外,在强调"人为犯错"的同时,也应该重视系统缺陷在医疗差错发生过程中的作用。根据瑞士奶酪模型原理,只有通过加强系统建设,才有可能纠正每个层面、每个员工的弱点,最终提高整个系统的安全性。2014 年 7 月 17 日,美国国会基本卫生和老龄化委员会举行专门会议,听取了来自约翰霍布金斯(John Hopkins)医院麻醉科的患者安全质控专家 Peter Pronovost 教授等的问题汇报和应对策略,希望采取行动、通过加强系统制度建设来预防这些原本可以预防的患者伤害。因此,应该建立、执行并规范不良事件和安全隐患上报制度,通过对个体问题的学习,来降低集体再犯该类错误的可能性。

二、不良事件上报的理论基础

(一)墨菲定律

做任何一件事情,客观上如果存在着一种错误做法,或者存在发生某种事故的可能性,无论发生的可能性有多小,当重复去做这件事时,总会有人按照错误的做法去做,事故总会在某一时刻发生。也就是说,但凡发生事故的可能性存在,无论可能性多小,该事故迟早会发生。著名的美国电影《星际穿越》在影片中对墨菲定律的解释是"Murphy's law doesn't mean that something bad will happen. It means that whatever can happen will happen。"换句话说,只要有陷阱,一定会有人掉进去。所以,墨菲定律也被称为"魔鬼法则",它反映了系统缺陷,差错难免。

(二)海恩法则

海恩法则是指每一起严重事故背后,必然有 29 次轻微事故和 300 起未遂先兆以及 1 000 起事故隐患。它强调两点:一是事故的发生是量的积累结果;二是再好的技术,再完美的规章,在实际操作层面,人自身的素质和责任心也是无法取代。海恩法则反映了问题成堆和人为错误,但事故可防。

三、不良事件上报的目的

正因为存在上述"系统缺陷,差错难免"和"人为错误,事故可防"两种现象,再加上"是人就会犯错误"这种遗憾,作为医疗体系,应从管理角度加强质量安全建设,从制度层面弥补系统缺陷,来减少人为犯错的概率,以避免可以避免的问题,预防可以预防的错误。因此,不良事件和安全隐患上报制度的目的就是发现问题,改进系统,从不良事件和差错中学习,让体系更加安全,最终形成安全文化。

例如,人类目前的麻醉机和监护设备,是经过了多少次血的教训,多少次问题的汇报整改,才形成了目前安全的体系。早期麻醉机的笑气和氧气管道接头可以通用,一旦将麻醉机氧气管道错误的接上笑气罐,其后果可想而知。目前的笑气和氧气一对一接口，则从根本上解决了这个问题。即便是正确地提供了氧气和笑气的气源，但是在早年的麻醉机上，如果错误打开了笑气而氧气的旋钮却处于初始的零流量状态，患者同样可能会因为缺氧而出现严重的安全事件，而目前麻醉机的抗缺氧联动装置则从根本上杜绝了发生这种错误的可能。随着脉搏血氧饱和度（SpO$_2$）和呼气末二氧化碳浓度（FetCO$_2$）监测的使用，系统的安全性得到了进一步增加。

国家卫计委法制司在 2016 年 11 月 1 日颁布施行《医疗质量管理办法》，全文共分为 7 章，其中第 3 章"医疗质量保障""谈到了 18 项核心制度；第 5 章"医疗安全风险防范"用整章的篇幅主要论述了一个制度，即"不良事件上报制度"，这从国家层面强调了不良事件上报对于医疗质量建设的必要性和重要性。

四、不良事件的定义

（一）定义

从不良事件产生的主体、客体与后果，将不良事件从 3 个不同层次来定义。

基本定义：指与医疗行为（而非固有疾病）相关的损害。损害的客体是患方（患者）；主体来自医务人员。

扩展定义一：不良事件（损害或问题）可能影响患者诊疗结果、增加患者痛苦、负担或可能引发医疗纠纷。事件的客体一般是患方，但也可以是医方，如影响医疗工作的正常运转和医务人员的人身安全；事件的主体可以是任何方面。

扩展定义二：如果医疗行为存在过失或差错，但未造成明显损害，这就是患者安全隐患。

（二）实例

例如：在给患者实施区域麻醉时，如果将局部麻醉药抽成氯化钾，则肯定是医疗错误，但如果在实施麻醉之前终止，则该错误没有酿成后果，即为"患者安全隐患"。如果抽药正确，为局部麻醉药利多卡因，但是在注射过程中没有遵循回吸和极量的安全原则，即便患者没有出现局部麻醉药中毒，也是医疗错误。如果患者出现局部麻醉药中毒，则是导致了"不良事件"，而且是"可预防的不良事件"。反之，如果在给药过程中，操作者遵循了回吸原则、极量原则及其他安全规范，患者依旧出现了局部麻醉药中毒，也是导致了"不良事件"，但这是"不可预防的不良事件"，即实施局部麻醉的并发症。

五、不良事件制度的实施

（一）制度与组织建设

首先应该建立不良事件上报制度。根据前面提到的墨菲定律，不良事件上报制度在某种程度上是一种消除魔鬼法则，完成自我救赎的制度。在目前国内外都存在类似的制度或者机构。例如我国国家卫生健康委员会《医疗质量管理办法》第 34 条就明确指出：国家建立医疗质量（安全）不良事件报告制度，鼓励医疗机构和医务人员主动上报临床诊疗过程中的不良事件，促进信息共享和持续改进。医疗机构应当建立医疗质量（安全）不良事件信息采集、记录和报告相关制度，并作为医疗机构持续改进医疗质量的重要基础工作。国外如美国食品药品管理局（Food and Drug Administration，FDA）的 Med Watch 和美国麻醉科医师协会（ASA）下属麻醉质控学院的麻醉不良事件报告系统都是各自领域该制度的典范。其目的都是通过"建立制度，构建系统，终成文化"。尽管中美国情不同，尽管在中国不同医学中心的确也存在差异，但是，不良事件上报流程、分析原则以及处理与反馈机制一般较为类似。

实施不良事件上报制度需要与其相应的组织构架，一般在科室和医务处层面，极少部分不良事件需要院级层面的参与干预。

（二）上报

尽管不良事件存在基本定义和扩展定义，但是在上报实施过程中，参与人员不应该纠结哪些应该报，哪些不应该报。该制度的一个核心要点是鼓励上报，即便是正常并发症。上报者只管报，上报之后的问题由质控管理部门的专门人员来分类梳理。所以借用美国 911 之后反恐的一句口号"发现异常，立即上报（If you see something，say something）。"

对于那些有不良后果/损害或者有纠纷的不良事件，实行不良事件强制报告制度，一般在不良事件发生后 1~2 个工作日向医务处书面报告；对于那些造成死亡、伤残或重要器官功能损伤的严重不良事件，应在数小时内电话报告医务处或院总值班，并在 1 个工作日内向医务处书面报告。对于安全隐患，建议实施自愿报告制度，但是应鼓励甚至奖励安全隐患的主动报告。

当事人或知晓人可以向本科室报告（科室接到报告后应向医务处报告），也可以直接向医务处报告。医务处对于所收集到的患者安全隐患信息，只用作系统流程改进的用途，不作为对医疗过失差错当事人处罚的依据。上报途径一般分为纸质版和/或电子版，目前没有统一的上报格式，但是要素应该包括事情经过简述，可能存在的问题和改进建议等。其他的信息如事件和/或涉及患者的身份信息（也就是通过这些信息能够溯源到事件发生的地点、任务和时间等，以便于分析）。一般来说，信息越全越有价值。

（三）分析

普通医务人员只上报不良事件即可，不强求参与不良事件的分析，但是质控与患者安全部门必须进行分析与反馈。尤其对于那些给患者造成伤害的不良事件，要区分哪些是可预防，哪些是不可预防的并发症。

区分不良事件可预防（安全事件）或不可预防（并发症），可以从下面 4 个问题着手：①导致该"事件"的医疗行为是否规范？②"事件"是否存在已知风险、是否预期并已经采取相关措施来预防？③"事件"是否及时发现？④"事件"是否及时得到规范处理?

上述 4 个问题如果回答都为"是",则"事件"为并发症,即不可预防不良事件;如果任一回答为"否","事件"则安全事件,即可预防不良事件。

对于不良事件的发生原因,则可以采取溯源分析法:"Fish bone 法"或"人-机-料-法-环"。人机料法环是对全面质量管理理论中的 5 个影响产品质量的主要因素简称为:人,指制造产品的人员;机,制造产品所用的设备;料,指制造产品所使用的原材料;法,指制造产品所使用的方法;环,指产品制造过程中所处的环境。对于一些复杂的不良事件,有时候需要通过专家讨论才可以确定产生的原因。

此外,不良事件还可以根据其造成后果的严重程度来进行分级,一般分为 4 级。Ⅰ级事件(警告事件):死亡或永久性功能丧失。Ⅱ级事件(不良后果事件):机体与功能损害。Ⅲ级事件(未造成后果事件):机体与功能未造成任何损害,或有轻微后果但不需任何处理即可完全康复。Ⅳ级事件(隐患事件):错误未及患者。

（四）管理模式

不良事件上报制度可以简要总结为"1-6 模式":实施一个制度,即不良事件上报制度;区分两类事件,即可预防或不可预防事件;实行三级管理,即科室、医务处和医院层面;区分四个等级,即Ⅰ级事件(警告事件)、Ⅱ级事件(不良后果事件)、Ⅲ级事件(未造成后果事件)和Ⅳ级事件(隐患事件);五步溯源析因,"Fish bone"或者"人-机-料-法-环";六步流程管理,登记分类、调查事实、查找主因、提出建议、分层处理和追踪落实。

所有上报的不良事件经过上述的六步流程管理,在医院的 3 个层面得到处理并形成反馈整改。整改措施一般遵循 SMART 原则(Specific,Measurable,Achievable,Relevant,Timely),即有针对性、可测量、可实施、直接相关而且及时。

六、建立电子化的不良事件上报系统

不良事件上报系统的电子化,有助于提供不良事件的信息源、风险提醒以及监测潜在问题的重复发生;共享在系统中存储的数据,并在机构内部或机构之间进行差异比较;帮助研究人员寻找共同的解决方案,并将数据报告转化成可操作的规范。

电子上报系统一般分为:机密/实名报告和匿名报告。实名上报有助于上报信息的补充、跟踪与进一步解释说明。上报者可以在上报之后可以得到一个查询码,并据此来保持跟所上报的不良事件之间的联系。电子系统后台在收到上报的不良事件后一般会给上报者的邮箱发回一封事件确认信,并可以根据上报者的选项,将该不良事件发送给相关人员。匿名报告不需要上报者提供任何身份确认信息,但是上报者一旦上报不良事件之后将无法跟踪该事件的处理与反馈。

我国国家层面的电子报告系统于去年也正式上线。这套"国家患者安全报告和学习系统"是由国家卫生计生委医管中心和人民卫生出版社共同搭建的依托移动互联网和大数据信息技术、以学习为目的的患者安全报告系统,具有即时上报、迅速反馈、实时分析、在线学习等功能,面向全国医疗机构、医务人员、患者及患者家属、公众提供报告和学习工具,逐步形成符合国情的患者安全目标,推进我国患者安全工作,为决策部门提供政策依据,并与国际患者安全工作节奏同步。

七、不良事件上报的障碍

（一）面临的问题

成功的不良事件报告系统应该表现出以下七个特点:非处罚性、保密性、独立性、专业性、及时性、反馈性、针对系统而非个人。但是,即便满足了上述这些特点,在评价不良事件发生率时,报告系统所获得的数据仍面临严重的不确定性,无法判断未报告的病例数量。也就是说,是不良事件发生率低,还是发现不良事件的能力低? 这是实施不良事件上报制度所面临的共同问题。由于害怕遭受处罚或同行非议,或认为报告不良事件对于系统安全性改善没有作用等因素,当事人常常不愿如实上报。

（二）常见的原因

一般来说,上报障碍原因通常包括个人和系统两个方面。个人原因:个人认知、担心法律或信用层面问题、担心被曝光、担心丢面子或者担心影响他人等。系统原因:费时费力、无途径、不能匿名、上报界面不友善、无反馈、无跟踪、无价值等。

因此,在制定不良事件上报制度,完善上报途径和加强问题反馈的同时,更加重要的是要加强团队成员对该制度的正确认识并达成共识,即不良事件上报是消除魔鬼法则,完成自我救赎,加强制度建设,能确保系统安全。对于个人而言,上报是处理,不报是处罚。

八、不良事件上报障碍的应对策略

（一）理清问题、抓住关键

不良事件上报制度在很多单位的医院和/或科室层面,是雷打不动的"零执行"状态或者只有在检查时才执行的"临时执行"状态。但是,几乎没有任何疑问,去查阅该医院/科室的医疗工作手册,里面绝对有一章规章制度,该制度可能在多年之前(如今依旧)就被称之为"不良事件上报制度"。也就是说,不良事件上报制度早就被写在书里,被挂在墙上,但是就是没有印在员工的心里,没有体现在大家的行为上。多数人对此的辩解是"不敢报,不能报,怕被当成打小报告"。

这属于上报障碍原因里面"认知"问题。也就是说,多数人对不良事件上报存在认识上的误区。因此,不良事件上报制度的认知问题是目前上报障碍的基本问题,也是关键问题。后续的制度完善、途径改进、系统优化及文化建设都是基于此。只有认识到制度的专业本质与内涵，才能谈到实施以及如何规范实施。推动实施不良事件上报制度，既要提高个人对该制度的认知，尤其要推动整个系统对该制度的认知。没有系统层面的顶层要求，该制度在特定系统是不可能得到真正的实施。

(二) 改进认知、践行制度

邓小平同志当年提出了"科学技术是第一生产力"的论断。毫无疑问，伟人强调了科技的重要性，而我们是否认识到：科学技术，一定是科学在前，技术在后。"科学"是观念，是理念，是对事物的认识；"技术"则是直接的生产力，是如何实践这个理念。换句话说，科学是认识世界，而技术改造世界。更多的时候，我们缺乏的不是技术，而是理念。因此，对于不良事件上报制度，难的不是如何去执行这个制度，难的是如何从专业层面、从系统层面，发自内心认识到实施不良事件上报制度对于医疗体系安全的重要。

令人欣慰的是，国家卫生健康委员会已经从法律层面强调了必须要执行不良事件上报制度，来防范医疗风险。而国家层面的电子报告系统(患者安全报告和学习系统)于去年也正式上线。2018 年 4 月 19 日，国家卫生健康委员会颁布通告《关于进一步加强患者安全管理工作的通知》，再次强调了实施不良事件报告制度的必要性(医疗机构应当建立患者安全不良事件报告制度，指定专门部门负责患者安全不良事件报告的收集、分析和总结工作，鼓励医务人员积极报告不良事件，从错误中学习，实现持续改进)。这些顶层举措给该制度的实施提出了要求，也提供了保障。

(三) 日积月累、营造文化

如前所述，在绝大多数医疗单位，不是缺乏不良事件上报制度本身，而是缺乏对该制度的正确认知，以及对制度的实践与监管。因此，改进认知和践行制度是解决目前不良事件上报障碍的关键策略。尽管很多管理者都相信"三流的管理靠人，二流的管理靠制度，一流的管理靠文化"；很多管理者也都希望、甚至相信自己所在的科室或者医院已经是一流的管理，即文化治科(治院)。然而，文化管理在当下还只是一种行业理想、一种专业愿景，在真实世界还基本是"人盯人"管理。前面提到不良事件上报制度平时的"零执行"状态、检查时的"临时执行"状态就是很好的例证。"

那么，怎样才能实现从"二流/制度管理"向"一流/文化"管理的进阶呢？现代管理学之父彼得·德鲁克(Peter F. Drucker)曾经说过"Culture eats strategy for breakfast"。尽管在很多时候，这句话被解读为传统文化可能会阻碍与之相悖的管理策略与制度，但是也有不同的诠释，也就是制度是系统文化的基础(breakfast)。显然，没有早餐(制度、策略)就没有文化。而越来越多人更愿意相信制度不光是文化的早餐，同时也是文化的午餐和晚餐。一句话，制度是文化的根基，文化是制度的日积月累和潜移默化，是长期形成共同的使命(核心价值观)、目标(理想)和行为规范(管理

制度)的总称。没有制度，就没有文化；而文化又反过来影响着制度的制定与实施，二者关系辩证统一、不可分割。此外，当制度内涵未被员工认知认同时，制度只是管理者的文化，至多只反映管理规律和管理规范，对员工只是外在的约束；而当制度内涵被员工心理接受、渗透进每个人的血液、体现在每个人的行为时，制度就变成了一种文化。从这个角度上，没有经过二流的制度管理，哪能达到一流的文化管理。

实施不良事件上报制度和建立系统安全文化也同样遵循上面提到的规律。对此，国家卫生健康委员会在《关于进一步加强患者安全管理工作的通知》中提到：要营造积极的医院安全文化。文化建设在患者安全管理工作中发挥导向作用。医疗机构要将构建患者安全文化纳入医院发展建设总体目标，统筹规划，营造积极的患者安全文化氛围，将患者安全理念融入医务人员日常行为，引导医务人员自觉执行各项核心制度和操作规程，加强风险管理。

总之，基于"系统缺陷，差错难免"和"人为错误，事故可防"理论，再加上"是人就会犯错误"这种可能性，应该从系统安全建设角度，建立、执行并规范不良事件和安全隐患上报制度，从制度层面去弥补系统缺陷，减少人为犯错误的概率，来预防可以预防的错误，来避免可以避免的问题。从而最终获得系统安全的持续改进。

(朱斌)

参 考 文 献

[1] KOHN L T, CORRIGAN J M, DONALDSON M S. To err is human: building a safer health system [M]. National Academy Press: Washington, DC, Institute of Medicine, 1999:1.

[2] BRENNAN T A, LEAPE L L, LAIRD N M, et al. Incidence of adverse events and negligence in hospitalized patients: results of the harvard medical practice study I[J]. N Engl J Med, 1991, 324:370-376.

[3] More than 1,000 preventable deaths a day is too many: the need to improve patient safety [EB/OL]. (2014-7-17) [2018-3-3]. http://psnet. ahrq. gov/resource. aspx? resourceID = 27773.

[4] ZEGERS M, BRUIJNEM C, WAGNER C, et al. Design of a retrospective patient record study on the occurrence of adverse events among patients in dutch hospitals. BMC health serv res [EB/OL], (2007-7-25) [2018-3-3]. http://bmchealthservres. biomedcentral. com/articles/10. 1186/1472-6963-7-27.

[5] IMELDA T, SALLY R, ANNA V. et al. Wake up safe and root cause analysis: quality improvement in pediatric anesthesia [J]. Anesthesia and Analgesia, 2014, 119: 122-136.

[6] 陈聪颖. 国家患者安全报告和学习系统正式上线. 新

华网.［EB/OL］.（2017-9-4）［2018-3-3］. http∶//www. js. xinhuanet. com/2017-09/04/c_1121603314. htm.

［7］ LEAPEL L. Reporting of adverse events［J］. New England Journal of Medicine,2002,347∶1633-1638.

［8］ 国家卫生健康委员会办公厅. 关于进一步加强患者安全管理工作的通知［EB/OL］.（2018-4-19）［2018-6-15］. http∶//www. nhfpc. gov. cn/yzygj/s7658/201804/

00a8be2958e144e5a1439faf995ba982. shtml.

［9］ TORBEN RICK. Organizational culture eats strategy for breakfast, lunch and dinner［EB/OL］.（2014-6-11）［2018-6-15］. http∶//www. torbenrick. eu/blog/culture/organisational-culture-eats-strategy-for-breakfast-lunch-and-dinner/

126 《手术安全核查制度》实施10年，我们还有哪些问题？

世界卫生组织（World Health Organization，WHO）在2008年6月向全球推出了《手术安全核查表》。同年，核查表被翻译成中文并全文刊登于中国麻醉科医师协会《新闻通讯》，并启动了在北京协和医院的试运行。手术安全核查很快得到了国家层面的重视，当时的国家卫生部在2010年3月17日正式发布文件，要求在全国推广实施《手术安全核查制度》。迄今为止，"WHO手术安全核查"引进中国已经10年，国家卫生行政主管部门已将其作为保障医疗安全的一项核心制度，要求强制执行。然而，强制使用并不等于正确使用，我们曾经在5年前进行过单中心的手术安全核查执行状况调查，发现核查表的使用存在一些问题，诸如核查不完整、一带而过、回答随意和关键医师未到场核查等，有的甚至不实施核查，而仅仅是完成了核查表的填写。因此，我们近期通过问卷调查的形式，调查了手术安全核查在国内执行10周年的现状，反馈的结果有喜有忧。

一、核查制度实施10年调查所揭示的关键数据

（一）核查实施状况

对于麻醉实施前核查，多数医院是常规进行（93%），而且基本是按照核查单上所有项目逐一进行的核对。关于之前一直纠结的外科医师是否参与本次核查的问题，仅有14%的答题者报告其所在医院的外科医师不参与此步骤核查。对于参与核查的外科医师，有超过半数（53%）的答题者选择了"核查外科医师不固定为某一职位医师"，而主刀医师参与核查和一助或管床医师参与核查分别占到11%和18%。

对于手术开始前核查，78%的答题者报告其所在医院是常规进行，但是按照所有项目逐一核对的百分率降低至52%，对于关键问题的专业交流，无论是对麻醉科医师还是外科医师，常规陈述者均不到20%。

对于患者离室前核查，64%的答题者报告其所在医院是常规进行，但是按照所有项目逐一核对的百分率继续降低至44%。

（二）核查的整体评价和热点问题反馈

尽管超过半数的答题者认为整个医疗团队进行核查时的态度是认真的，但是依然有不少认为是匆忙核对，甚至是对患者情况不够了解，随意回答。

在多数答题者所在的医院，麻醉科医师或麻醉科护士是目前所在医院核对的主导者（或者协调者），而1/3选择了手术室护士，只有5%答题者报告称外科医师是他们医院核对的主导者（或者协调者）。超过80%的答题者认为麻醉实施前核查（即第一次核对），外科医师应该参与，因为最了解患者。因此，为了更好地执行手术安全核查，更加合适地核对主导者或协调者，在答题者心目中的排序是：麻醉科医师或麻醉科护士，外科医师和手术室护士。

对于执行手术安全核查所面临的障碍，反馈的排序依次为：太麻烦，费时、费力，不了解核对表，核查表不适合这类手术，核查意义不大等。尽管核对表面临一些问题或者争议，但是在问及"如果您或您的家人将要接受外科手术，您希望您的手术团队执行手术安全核查吗？几乎所有的答题者（98%）都希望执行核查。此外，几乎所有的答题者（94%）都认为践行《手术安全核查》可以减少手术并发症，提高患者麻醉手术安全。

二、现存的问题及解决的思路

（一）外科医师是否需要参与第一次核查？

外科医师参与第1步核查的困难在于其难以就位，这就必然增加核查的阻力，调查的数据也揭示了这一尴尬的现状。国家颁布的文件明确要求在3个时段、由三方医务人员来共同核查。而事实上，在WHO核查表使用手册里面，并没有强调初次核查时外科医师必须参与。WHO认为，麻醉诱导前的初次核查，核查人员（一般是巡回护士）要与麻醉科医师和患者（如果可能的话）一起完成相关内容，在此阶段，外科医师最好在场。因为他更了解手术期间可能出现的失血量等复杂因素。但是，外科医师是否在场并不影响此部分内容的核查。我们持与WHO类似观点，如果患者不能交流，如存在意识不清或者患者为婴幼儿，管床的外科医师必须参与本次核对。

（二）《手术安全核查表》只是为避免患者及手术错误吗？

错误的患者、错误的手术和错误的手术部位都是不可饶恕性的红线事件，是绝对不应该发生的错误，是非常严重

的手术安全问题。核查表的确就此问题分别在第一次和第二次核对做了重复的强调。一些医务人员误认为这就是核查表的全部作用,在实际核查过程中,仅认真核查了患者身份、手术方式和手术部位,对核查表上的其他条目,特别是第二次核查中关于手术与麻醉的风险交流,则一带而过。

由于专业角度不同,各专业之间缺乏通畅的交流渠道。虽然麻醉科医师在术前按照规定访视患者,进行了风险评估,但可能对手术主要步骤了解不够、对手术风险估计不足、准备不充分;而外科医师则有可能一味要求麻醉科医师提供更加利于手术的条件而忽略患者合并的心肺疾病。第二次核查的核心目的是在手术开始之前,对患者手术相关的专业问题进行最后一遍的正式交流。通过交流,麻醉科医师在确保患者安全同时,为手术创造有利条件;而手术医师在顺利完成手术的同时,兼顾到手术对患者全身状况的影响。因此,从这个角度来说,实施安全核查不仅有助于降低围手术期并发症发生率和死亡率,也有助于加强团队协作,构建安全文化。

(三) 谁是实施核查的组织者?

关于由谁来组织实施核查的问题,WHO 在核查表使用手册里面明确要求,首先要有明确的核查组织者,即协调员,并建议由手术室的巡回护士担任协调员,但也可以由参与手术的任何一名临床医师来担任。在我国,考虑到医疗制度的执行力,卫生行政部门直接将手术医师或麻醉科医师定为实施核查的组织者,并写进了国家颁布的医疗文件。调查显示,在我国的实际医疗实践中,核查的现行主导者(或者协调者)在多数医院是麻醉科医师或麻醉科护士,但是在问及谁是理想的核对主导者(或者协调者)时,外科医师则上升到40%。该项数据说明,外科医师应该在手术安全核查过程中承担更多的责任,这也有利于该项制度的执行。基于这些数据,并结合我国医疗制度的实施现状,我们认为在医院层面应该由医务处等主管部门来负责该项制度

实施的宣传与监管,至于谁是实施核查的具体组织者可以根据各自医院的实际情况作出调整。医院可以指定一方负责组织三个阶段的全部核查,也可以是每个阶段有不同的组织者,例如有的医院是巡回护士或外科医师负责组织第一次核查,麻醉科医师组织第二次核查,而离室前的最后一次核查一般都是由巡回护士来负责。需要强调的是,无论是哪一方在组织协调,另外两方都必须共同参与核查与交流。

(四) 实施核查的阻力在哪里?

在问及执行核查的主要困难时,排序靠前因素之中核对表太麻烦、费时、费力和不适合这类手术应该引起患者安全管理者的重视。这两个因素有可能包括主观的认识误区,也可能反应了核查表自身的现实问题。手术安全核查表在我国应用之初便被赋予了极强的行政色彩,被认为是不可更改的。事实上,同一张内容的核查表如果能够用于复杂的心脏移植手术,其必然不适用于大不相同的剖宫产手术,更不适合在门诊即可实施的无痛人流手术。WHO 在核查表的使用手册中明确指出:各地可根据自身情况对核查表进行适当修订,但是原则和精髓应当予以保留。由WHO 发布的核查表不可能一成不变、一劳永逸地适用于全球所有医院,应该鼓励本土化。对于一些专科性的医学中心,核查表更应该专业化。

美国患者安全基金会(American Patient Safety Foundation, APSF)于 2011 年发布的新闻通信报道,美国诊室手术安全研究所(Institute For Safety In Office-Based Surgery, ISOBS)根据 WHO 手术安全核查清单制定了诊室手术患者安全核查清单,是专门针对诊室手术室的手术实践进行了定制。到 2017 年,ISOBS 的诊室手术核查清单(表 126-1)被添加至美国医疗风险管理学会(American Society for Health Care Risk Management, ASHRM)的诊室手术资源手册中,可以到该网站(https://www.ashrm.org/)登录下载。

表 126-1　诊室手术安全核查清单

介绍 术前交流 医务人员与患者	设备 患者进入手术室前 医务人员之间	手术 在镇静/镇痛之前 医务人员之间	出院前 在恢复室 医务人员之间	满意度 术后 医务人员与患者
患者 　病情是否优化 　□ 是 　□ 否,但已作出 　　优化计划 　是否有 DVT 危 　险因素 　□ 是,预防措施 　　已启动 　□ 否 手术 　手术复杂程度 　和镇静镇痛方 　案已经了解 　□ 是 　禁食水 　□ 是 　术后计划和陪 　护方案已了解 　□ 是	应急设备检查完毕 (如:气道、AED、抢救车、MH 盒) 　□ 是 抢救小组可及性已经确认 　□ 是 氧源和吸引器已经确认 　□ 是 预计时长<6h 　□ 是 　□ 否,但人员、监测、设备已经准备	患者 ID、术式和知情同意书已经确认? 　□ 是 手术部位已标记或手术侧已确认? 　□ 是　　不适用 DVT 预防措施已启动? 　□ 是　　不适用 手术开始前 60min 内,已经预防性使用抗生素 　□ 是　　不适用 主要影像资料已经备好 　□ 是　　不适用 医务人员口头确认 　□ 局麻药中毒预防措施 　□ 患者监测已使用 　□ 团队已交流预期的主要事件 　□ 已经知晓并说出团队每个成员姓名,手术已经准备完毕	疼痛评估 　□ 是 恶心/呕吐风险评估 　□ 是 恢复期有陪同人员 　□ 是 出院前(医务人员与患者) 　已达到出院标准 　□ 是 　已提供出院须知和指导 　□ 是 　已有出院后随访计划 　□ 是 　出院陪同人员已确认 　□ 是	已记录非预期事件 　□ 是 已评估患者满意度 　□ 是 已评估医务人员满意度 　□ 是

这些优化与简化,不仅符合诊室手术的专业实际需求,也更加便于诊室手术的医务人员去实施核查。因此,提倡各医疗单位根据各自的实际情况改良核查表,使之符合医院的实际,也符合专业的需求。一刀切、一成不变的核查表本身就是实施核查的障碍。

最后,在思考核查制度实施面临问题和提出相应对策的同时,还应该加强宣教与培训力度,增加对核查制度的理解,增加核查实施的依从性,去改变核查制度的认识误区。要相信现有的循证医学证据,提高核查质量不仅有助于医务人员关注直接的安全问题,更有助于加强团队协作,构建系统的安全文化,从而最终提高围手术期患者安全。

(朱斌 黄建宏 黄宇光)

参 考 文 献

[1] HAYNES A B,WEISER T G,BERRY W R,et al. A surgical safety checklist to reduce morbidity and mortality in a global population[J]. N Engl J Med,2009,360:491-499.

[2] 朱斌,黄宇光. 手术安全核对表的实施与应用分析[J]. 中国医院管理杂志,2012,4:34-35.

[3] 马爽,朱斌,黄宇光.手术安全核对制度在我院实施情况的调查与分析[J].中国医院管理,2013,9:43-44.

[4] 朱斌,黄宇光,黄建宏,等."WHO 手术安全核查"执行10周年的现状调查研究[J].中华麻醉学杂志,2019,39(9):1041-1046.

[5] ESLAHPAZIR B A,ZHU B,GAO H,et al. Perceptions of the WHO surgical safety checklist when implemented by the multidisciplinary OR team[J]. American Journal of Medical Quality,2021,36(2):130.

[6] 卫生部办公厅关于印发《手术安全核查制度》的通知[EB/OL].(2010-3-17)http://www.nhc.gov.cn/wjw/gfxwj/201304/f95253fa25c14d339ed99ef75f5c2b17.shtml.

[7] WHO Surgical Safety Checklist Implementation[EB/OL]. https://www.who.int/patientsafety/topics/safe-surgery/checklist_implementation/en.

[8] 朱斌.实施手术安全核查制度的常见误区与对策[J].麻醉安全与质控杂志,2017,1(4):199-201.

[9] BRIAN M O,FRED E S. Educating the next generation:a curriculum for providing safe anesthesia in office-based surgery[EB/OL](2020-6-1) https://www.apsf.org/article/educating-the-next-generation-a-curriculum-for-providing-safe-anesthesia-in-office-based-surgery/

127 麻醉科在新型冠状病毒肺炎疫情持续挑战下的回顾与思考

2019 年末，自新型冠状病毒肺炎疫情暴发以来，麻醉科医师不仅在紧急气道管理、围手术期麻醉管理和危重患者的救治工作中发挥了重要作用，在相关的基础和临床研究中也取得了重要进展，本文对麻醉学领域在新冠疫情中取得的学术进展总结如下。

一、新冠疫情下麻醉科管理和感染控制建议

为应对新冠疫情，中华医学会麻醉学分会（CSA）和中国医师协会麻醉科医师分会（CAA）各亚专业学组迅速发布《新型冠状病毒肺炎危重型患者气管插管安全实施专家建议》（1.0 版）、《新型冠状病毒肺炎疫情期间常规手术麻醉管理和防控流程建议》《新型冠状病毒肺炎防控期间小儿麻醉相关规范》《新型冠状病毒肺炎流行期间心血管手术患者的麻醉管理策略》《新型冠状病毒肺炎流行期间产科麻醉的指导建议》《新型冠状病毒肺炎老年患者麻醉管理与感染控制建议》《新型冠状病毒肺炎疫情期间无痛诊疗技术的麻醉规范》等数部管理建议，对于指导全国麻醉同道安全科学、规范有序地开展手术患者的麻醉管理、危重症患者的救治和新型冠状病毒肺炎感控工作具有重要价值。

二、中国麻醉科医师抗击疫情学术创新

中国麻醉学者在 *Anesthesiology* 发表新型冠状病毒肺炎专题文章 4 篇，详细介绍了中国麻醉科医师在抗击疫情过程中所取得的临床经验。Chen 等的文章介绍了 CSA 和 CAA 应对新冠感染病例的安全医疗管理规范和感染预防方案，内容包括：新型冠状病毒肺炎的病理学、流行病学特点、临床表现与治疗；新型冠状病毒的感染预防；对疑似或确诊病例护理的围手术期注意事项（包括门诊术前评估、急诊手术患者的术前准备、专用手术间的麻醉管理、麻醉后相关设备护理及医疗垃圾的处理）；手术室外疑似或确诊

病例实施紧急气管插管的注意事项；对护理疑似或确诊病例后的麻醉科医务人员的隔离观察标准等。Meng 等的文章介绍了为新型冠状病毒肺炎感染的危重症患者实施气管插管和通气的管理策略，内容包括：不同高危呼吸道传染疾病，如新型冠状病毒肺炎（COVID-19）、中东呼吸综合征（MERS）、严重急性呼吸综合征（SARS））的人口学特点、新型冠状病毒肺炎疫情期间插管和有创通气的需求情况、气管插管标准、气管插管和通气期间增加的感染风险与感控措施、气管插管与拔管注意事项、机械通气患者的肺保护策略（俯卧位通气、呼气末正压、体外膜氧合等）。Zhang 等的文章介绍了中国麻醉学界抗击疫情所做的工作，内容包括：新型冠状病毒肺炎感染，发病率和死亡率概述，武汉疫区麻醉科医师在疫情中的作用（参与危急重症护理，重点是气道管理、氧疗、通气支持、血流动力学管理、镇静和镇痛），国际与中国麻醉学界合作努力，中国麻醉学界学术组织和中国民间组织所做的工作以及从疫情中所吸取的经验教训和未来工作中应重视的内容。Zhu 等的文章介绍了武汉方舱医院的建立与管理，内容包括：新型冠状病毒肺炎临时性专科医院建立的目的与意义、建立和管理临时性专科医院的障碍及相应策略、所取得的成果等。

在麻醉学国际权威期刊 *British Journal of Anesthesia* 上，中国麻醉学者发表论著 3 篇、综述一篇和通信文章数篇。Yao 等的文章中，国际气道管理专家小组对来自中国武汉的两个中心 202 例紧急气管插管病例进行数据分析和结果讨论，并制定了针对新型冠状病毒肺炎患者气管插管管理的共识建议。该研究证实了医护人员进行气管插管操作时施行三级防护的有效性（医护人员感染率为 0）和必要性，并阐述了为新型冠状病毒肺炎患者实施气管插管的详细计划（诱导药物、气管插管策略等）、并发症的防治（低氧血症、低血压、心搏骤停、气胸）、新型冠状病毒肺炎重症患者死亡率。Zhong 等的一项回顾性、单中心、观察性队列研究，介绍了 49 例经影像学确诊为新型冠状病毒肺炎的剖宫

产术或下肢手术脊髓麻醉患者的围手术期临床特征和相应麻醉科医师的感染情况。研究结果表明,49 例新型冠状病毒肺炎患者术前均需补充氧气,均行脊髓麻醉(罗哌卡因 0.75%),无患者术后发展为重症肺炎;44 名麻醉科医师中,37 名佩戴三级防护装备的麻醉科医师中有 1 名(2.7%)感染了新型冠状病毒肺炎,而使用一级防护装备的麻醉科医师中有 4 名(57.1%)。该研究表明,对于新型冠状病毒肺炎患者实施脊髓麻醉安全有效;三级个人防护装备有利于降低接触轻症新型冠状病毒肺炎手术患者的麻醉科医师的感染风险。Zheng 等系统检索了五大数据库(EM-BASE、MEDLINE、PubMed、Scopus、Web of Science)相关文献并对新型冠状病毒肺炎流行期间在武汉同济医院接受剖腹产手术的 166 例妇女进行了回顾性队列分析。研究结果表明,术后确诊为新型冠状病毒肺炎的择期手术患者较手术前被诊断出的死亡率更高;急诊手术、大手术、较差的术前条件和恶性肿瘤手术与较高的 30 天死亡率有关。该文章强调对择期术前怀疑新型冠状病毒肺炎的患者应进行病毒检测;对于可疑或确诊新型冠状病毒肺炎的患者,医护人员需采取三级防护措施。Xia 等报道了一例脊髓麻醉下感染新型冠状病毒肺炎的产妇成功行急诊剖宫产术。Sun 等报道了三例围产期新型冠状病毒肺炎妇女有三种不同的产妇和新生儿结局,2 例婴儿被诊断为感染新冠病毒。该报告强调了新冠病毒存在于母婴传播的风险,并建议进行更系统的调查以确定是否存在垂直传播。Sun 等提出,在决定新型冠状病毒肺炎患者的麻醉策略时,须考虑到神经轴麻醉对神经系统可能产生的不良影响。对于有明显中枢或外周神经系统症状的患者,尽管仍缺乏直接证据,但全身麻醉可能是一种可以接受的选择。Liu 等一项关于中国新型冠状病毒肺炎患者气管插管时个人防护用品的横断面调查证实,在对新型冠状病毒肺炎患者实施气管插管时,三级个人防护装备(N95 面罩、护目镜、面罩和防护服等)有利于降低医护人员感染的风险。Zheng 等回顾了华中科技大学同济医学院附属同济医院某分院电子病历提供的 1 792 例新型冠状病毒肺炎患者住院人口学和临床数据,该研究结果证实了高龄和男性是需要呼吸支持和住院时间延长的高危因素。Wei 等认为,丙泊酚可能通过增强血管紧张素转换酶 2 的表达对新型冠状病毒肺炎患者的血管内皮细胞产生保护作用和通过增加脂筏的表观大小和数量发挥抗病毒作用。

Anesthesia & Analgesia 期刊邀请 CSA 主任委员黄宇光分享中国抗疫经验,中国麻醉学者在该期刊上发表论文 2 篇。Gong 等的文章参考国家卫生健康委员会和中国麻醉学会发布的指南和建议,对新型冠状病毒肺炎大流行期间创伤和急诊手术病例的麻醉管理提出建议,内容包括 COVID-19 流行期间术前评估和术前准备评估、人员分配和感染预防措施、术前准备、急诊和创伤手术的麻醉管理(麻醉方

法的选择、麻醉诱导与气管插管、麻醉监护、液体管理、呼吸管理、气管拔管、预防栓塞、术后疼痛管理、术后恶心和呕吐的预防和治疗)、术后监测)。该文章为疫情期间急诊手术的精准感控和创伤患者的精细化管理提供了详尽而全面的建议。Chen 等的文章分享了中国的第一手抗疫实践经验和观点,从医护人员的防护出发,基于中国新型冠状病毒肺炎疫情的不同阶段,介绍了医务工作者防护级别的改进以及与他们感染相关的危险因素。另外,中国麻醉学者在 *Journal of Clinical Anesthesia* 期刊发表新型冠状病毒肺炎相关文章数篇。Zhang 等的一项关于为新型冠状病毒肺炎患者插管后获得性感染的回顾性研究发现,为新型冠状病毒肺炎患者进行气管插管的医疗提供者的新型冠状病毒肺炎感染率为 1.56%~4.37%。Su 等一项关于武汉地区住院新型冠状病毒肺炎成人糖尿病患者病死率预测模型的回顾性研究发现,活化部分凝血活酶时间(APTT)、白细胞计数、乳酸脱氢酶和血尿素氮等变量与住院成人糖尿病合并新型冠状病毒肺炎患者的死亡率相关(P = 0.45)。Luo 等的一项关于新型冠状病毒肺炎危重患者的气管插管、死亡率和危险因素的前瞻性研究表明,76% 新型冠状病毒肺炎危重患者在非复苏插管和机械通气支持后死亡,死亡率与合并症、机械通气开始时的病情严重程度有关。Huang 等和 Xuan 等的两篇文章分别分享了 3 例和 5 例新型冠状病毒肺炎危重患者 ECMO 治疗的临床特点及转归,均表明早期提供 ECMO 支持可能对患者更有利,而 ECMO 对终末期患者的疗效有限。Ni 等的一项回顾性研究表明了新型冠状病毒肺炎大流行期间同种异体血液供应不足的情况下,癌症大手术的急性等容血液稀释的安全有效性。Tao 等报道了一例确诊为新型冠状病毒肺炎的老年患者在紧急插管期间出现心搏骤停,提示插管前动脉低血压(收缩压<90mmHg)、插管前低氧血症、没有预氧合、年龄>75 岁是气管插管相关心搏骤停的主要预测因素。Chen 等的一项单中心回顾性研究表明,俯卧位通气是延长新型冠状病毒肺炎气管插管和机械通气患者生存时间的一种可行且安全的治疗方法。此外,严重的急性呼吸窘迫综合征(ARDS)水平也与患者不良生存结局相关。Wu 等的文章则关注感染新冠病毒的麻醉科医师在康复后焦虑情绪持续存在的问题,并提供有用的信息和免费访问项目来帮助相关人员应对焦虑。

三、国内新型冠状病毒肺炎患者危重症管理总结

国际顶级期刊 *JAMA* 发表了 Wang 等的一项回顾性单中心病例系列研究,该研究观察并分析了 2020 年 1 月 1 日至 2020 年 1 月 28 日武汉大学中南医院 138 例新型冠状病毒肺炎住院患者的临床特点。该研究结果发现,26% 的患

者因并发症转至重症监护治疗病房(ICU),4.3%的患者最终死亡;41%的患者可能存在院内感染;淋巴细胞减少、凝血酶原时间延长、乳酸脱氢酶升高与COVID-19感染密切相关;与非ICU住院患者($n=102$)相比,ICU住院患者的年龄更大,患有潜在合并症可能性更高,更容易出现呼吸困难和厌食。*Lancet Respir Med* 发表了Yang等的一项临床回顾性、观察性研究,该研究收集并分析了武汉金银潭医院52例重症患者的人口学数据、症状、化验值、合并症、治疗和临床结果,该研究结果发现,32例(61.5%)患者在28d时死亡,非存活者从入住ICU到死亡的中位时间为7d(*IQR*:3~11);与存活者相比,非存活者年龄更大,患ARDS可能性更高,接受有创或无创机械通气可能性更高。Xu等的一项来自武汉的多中心回顾性研究描述了239例新型冠状病毒肺炎危重患者临床病程并对60d死亡率预测因素进行分析。该研究证实了新型冠状病毒肺炎危重患者合并疾病常见、死亡率高(61.5%),年龄大于65岁、ICU入院时血小板减少、ARDS和急性肾损伤(AKI)是60d死亡率的独立预测因素。Yu等采用多中心前瞻性观察研究方法,对武汉市16家医院19个ICU收治的226例新型冠状病毒肺炎患者人口学资料、临床特征、生命体征、并发症、实验室检查和临床治疗进行研究。研究结果显示,155例(68.6%)患者有至少一种合并疾病,序贯器官衰竭评分(SOFA)为4分(2~8分);大多数患者存在器官功能损害;85例(37.6%)接受有创机械通气,其中14例(6.2%)同时接受ECMO治疗,20例(8.8%)接受无创机械通气,24例(10.6%)接受持续肾脏替代治疗;87例(38.5%)患者死亡。该研究表明新型冠状病毒肺炎危重患者有相当高的严重并发症发生率,需接受强化治疗手段,这给医院的重症监护资源带来了巨大的压力。

由中科院武汉病毒所、武汉金银潭医院、华中科技大学等多单位合作,Shu等在 *Immunity* 发表题为"Plasma Proteomics Identify Biomarkers and Pathogenesis of COVID-19"的研究论文。该研究基于自主开发的机器学习模型,对一群经历不同症状的新型冠状病毒肺炎患者进行血浆蛋白质组学分析,其中包括死亡和从轻度或严重症状中恢复的幸存者,描述了宿主对新型冠状病毒肺炎的反应,并确定了11个宿主蛋白和一组生物标志物。上述血浆蛋白变化与疾病进程具有明显的相关性,可以单独或联合作为临床生物标志物进一步开发,以密切监测和评估新型冠状病毒肺炎的发展。该研究提供了新冠病毒生物标志物的宝贵信息,以及进一步研究新型冠状病毒肺炎的发病机制和潜在治疗靶点的重要资源。

四、后疫情时代的麻醉实践

2020年3月份,随着我国新增确诊和疑似病例数目明显减少,标志着我国新型冠状病毒肺炎疫情逐渐进入缓解期。CSA主任委员黄宇光教授组织专家组撰写了《新型冠状病毒肺炎防控疫情后期有序开展择期手术的麻醉预案管理》,该文章全面阐述了整个围手术期医护人员的防护流程与操作规范,为麻醉界医护人员开展择期手术时提供参考。通过本次疫情防控工作,疫情常态化防控已成为麻醉科的日常工作,麻醉科应高度重视感染控制体系建设,加强麻醉科医师的重症管理能力,拓展手术室外舒适化诊疗工作。

(黄诗倩　徐军美　陈向东)

参 考 文 献

[1] 中华医学会麻醉学分会气道管理学组. 新型冠状病毒肺炎危重型患者气管插管安全实施专家建议(1.0版). 中华医学会麻醉学分会. https://www.163.com/dy/article/F670FPE60514APJP.html.

[2] 米卫东,黄宇光,孙立,等. 新型冠状病毒肺炎疫情期间常规手术麻醉管理和防控流程建议[J]. 麻醉安全与质控,2020,4(01):9-11.

[3] 中华医学会麻醉学分会小儿麻醉学组. 新型冠状病毒肺炎防控期间小儿麻醉相关规范[J]. 中华麻醉学杂志,2020,40(3):281-286.

[4] 中华医学会麻醉学分会心胸麻醉学组,中华医学会麻醉学分会青年委员会. 新型冠状病毒肺炎流行期间心血管手术患者的麻醉管理策略[J]. 中华麻醉学杂志,2020,40(11):1283-1286.

[5] 中华医学会麻醉学分会产科学组,中华医学会麻醉学分会青年委员会. 新型冠状病毒肺炎流行期间产科麻醉的指导建议[J]. 中华麻醉学杂志,2020,40(3):275-280.

[6] 王天龙,黄宇光,陈向东,等. 新型冠状病毒肺炎老年患者麻醉管理与感染控制建议[J]. 中华麻醉学杂志,2020,40(3):271-274.

[7] 中华医学会麻醉学分会青年委员会. 新型冠状病毒肺炎疫情期间无痛诊疗技术的麻醉规范[J]. 临床麻醉学杂志,2020,36(4):398-400.

[8] CHEN X, LIU Y, GONG Y, et al. Perioperative management of patients infected with the novel coronavirus: recommendation from the joint task force of the chinese society of anesthesiology and the chinese association of anesthesiologists[J]. Anesthesiology, 2020, 132(6): 1307-1316.

[9] MENG L, QIU H, WAN L, et al. Intubation and ventilation amid the COVID-19 outbreak: Wuhan's experience[J]. Anesthesiology, 2020, 132(6): 1317-1332.

[10] ZHANG H F, BO L, LIN Y, et al. Response of chinese

anesthesiologists to the COVID-19 outbreak[J]. Anes-thesiology,2020,132(6):1333-1338.

[11] ZHU W,WANG Y,XIAO K,et al. Establishing and managing a temporary coronavirus disease 2019 specialty hospital in Wuhan,China[J]. Anesthesiology,2020,132 (6):1339-1345.

[12] YAO W,WANG T,JIANG B,et al. Emergency tracheal intubation in 202 patients with COVID-19 in Wuhan, China:lessons learnt and international expert recommen-dations[J]. Br J Anaesth,2020,125(1):e28-e37.

[13] ZHONG Q,LIU Y Y,LUO Q,et al. Spinal anaesthesia for patients with coronavirus disease 2019 and possible transmission rates in anaesthetists:retrospective,single-centre,observational cohort study[J]. Br J Anaesth, 2020,124(6):670-675.

[14] SUN X,LIU Y,MEI W. Safety considerations for neurax-ial anaesthesia in parturients with COVID-19[J]. Br J Anaesth,2020,125(3):e313-e314.

[15] ZHENG H,HEBERT H L,CHATZIPERI A,et al. Peri-operative management of patients with suspected or con-firmed COVID-19:review and recommendations for peri-operative management from a retrospective cohort study [J]. Br J Anaesth,2020,125(6):895-911.

[16] XIA H,ZHAO S,WU Z,et al. Emergency Caesarean de-livery in a patient with confirmed COVID-19 under spi-nal anaesthesia[J]. Br J Anaesth,2020,124(5):e216-e218.

[17] SUN M,XU G,YANG Y,et al. Evidence of mother-to-newborn infection with COVID-19[J]. Br J Anaesth, 2020,125(2):e245-e247.

[18] LIU Z,WU Z,ZhAO H,et al. Personal protective equip-ment during tracheal intubation in patients with COVID-19 in China:a cross-sectional survey[J]. Br J Anaesth, 2020,125(5):e420-e422.

[19] ZHENG H,TAN J,ZHANG X,et al. Impact of sex and age on respiratory support and length of hospital stay among 1792 patients with COVID-19 in Wuhan,China [J]. Br J Anaesth,2020,125(4):e378-e380.

[20] WEI P,ZHENG Q,YE H,et al. Putative antiviral effects of propofol in COVID-19[J]. Br J Anaesth,2021,126 (5):e188-e191.

[21] GONG Y,CAO X,MEI W,et al. Anesthesia considera-tions and infection precautions for trauma and acute care cases during the COVID-19 pandemic:recommendations from a task force of the chinese society of anesthesiology [J]. Anesth Analg,2020,131(2):326-334.

[22] CHEN W,HUANG Y. To Protect health care workers better,to save more lives with COVID-19[J]. Anesth Analg,2020,131(1):97-101.

[23] ZHANG J,SUN M,LI N,et al. Acquired infection after intubating patients with COVID-19:a retrospective pilot study[J]. J Clin Anesth,2020,67:110006.

[24] SU M,YUAN J,PENG J,et al. Clinical prediction model for mortality of adult diabetes inpatients with COVID-19 in Wuhan,China:a retrospective pilot study[J]. J Clin Anesth,2020,66:109927.

[25] LUO M,CAO S,WEI L,et al. Intubation,mortality,and risk factors in critically ill Covid-19 patients:a pilot study[J]. J Clin Anesth,2020,67:110039.

[26] HUANG S,XIA H,WU Z,et al. Clinical data of early COVID-19 cases receiving extracorporeal membrane oxy-genation in Wuhan,China[J]. J Clin Anesth,2021,68: 110044.

[27] XUAN W,CHEN C,JIANG X,et al. Clinical characteris-tics and outcomes of five critical COVID-19 patients treated with extracorporeal membrane oxygenation in Leishenshan hospital in Wuhan[J]. J Clin Anesth, 2020,67:110033.

[28] NI Y,XU Z J,ZHANG Z F,et al. Acute normovolemic hemodilution for major cancer surgeries during the COV-ID-19 pandemic:a beacon of hope[J]. J Clin Anesth, 2020,65:109871.

[29] TAO K M,HU Y,ZHU X F,et al. Cardiac arrest during emergency intubation in an elderly patient with con-firmed coronavirus disease 2019[J]. J Clin Anesth, 2020,66:109951.

[30] CHEN Y,ZHANG J,FENG H,et al. Prone positioning in intubated and mechanically ventilated patients with SARS-CoV-2[J]. J Clin Anesth,2021,71:110258.

[31] WU J,CHEN X,YAO S,et al. Anxiety persists after re-covery from acquired COVID-19 in anaesthesiologists [J]. J Clin Anesth,2020,67:109984.

[32] WANG D,HU B,HU C,et al. Clinical characteristics of 138 hospitalized patients with 2019 novel coronavirus-in-fected pneumonia in Wuhan,China[J]. JAMA,2020, 323(11):1061-1069.

[33] YANG X,YU Y,XU J,et al. Clinical course and out-comes of critically ill patients with SARS-CoV-2 pneu-monia in Wuhan,China:a single-centered,retrospective, observational study[J]. Lancet Respir Med,2020,8 (5):475-481.

[34] XU J,YANG X,YANG L,et al. Clinical course and

predictors of 60-day mortality in 239 critically ill pa-
tients with COVID-19: a multicenter retrospective
study from Wuhan, China[J]. Crit Care, 2020, 24
(1):394.

[35] YU Y, XU D, FU S, et al. Patients with COVID-19 in 19
ICUs in Wuhan, China: a cross-sectional study[J]. Crit
Care, 2020, 24(1):219.

[36] SHU T, NING W, WU D, et al. Plasma proteomics identi-
fy biomarkers and pathogenesis of COVID-19[J]. Immu-
nity, 2020, 53(5):1108-1122.

[37] 中华医学会麻醉学分会骨科麻醉学组,中华医学会
麻醉学分会青年委员会. 新型冠状病毒肺炎防控疫
情后期有序开展择期手术的麻醉预案管理[J]. 麻醉
安全与质控, 2020, 4(3):125-130.

128 使用产科麻醉应急手册，构筑母婴安全保障

一、应急手册现状和价值

核查清单和应急手册等医疗认知辅助工具在我国已经得到了普及与使用。WHO 手术安全核查表于 2008 年被引进中国，2010 年成为国家强制的核心医疗制度，根据核查清单实施核查是目前所有手术不可或缺的环节。2015 年斯坦福大学手术室应急手册由黄建宏教授牵头翻译并依托于新青年麻醉网站提供免费下载，同时得到了中华医学会麻醉学分会和中国医师协会麻醉科医师分会的大力推荐，目前在中国所有的手术室几乎都备有该应急手册。此外，大家熟悉应急清单还包括：美国恶性高热学会（Malignant Hyperthermia Association of the United States，MHAUS）的恶性高热处理清单和美国区域麻醉学会（American Society of Regional Anesthesia，ASRA）的局部麻醉药全身毒性反应（local anesthetic systemic toxicity，LAST）处理清单等。可以说，核查清单和应急手册等医疗认知辅助工具已经成为中国手术室的必备工具，现代医学已经进入一个事实上的"清单时代"。

为什么应急清单如此重要？使用清单的概念在航空业已经有 80 年的历史，清单使用让航空安全系数显著提高。无论是对于常规或紧急危机情况，在手术室中有效使用核查表、应急手册和其他认知辅助工具都成功地降至低了死亡率和并发症。尤其是在紧急情况时，没有哪一个人能作为唯一专家从自己的脑海中回想起每一个治疗步骤和药物剂量。应急手册或者清单作为认知辅助工具，极大增加了医务人员的事态感知能力，有助于团队条理化以及更高效的实施正确步骤。例如，区域麻醉后患者出现 LAST，即使在场麻醉科医师已经在近期参加了相关的模拟训练，但并不是所有人都能清晰记住脂肪乳剂的精确剂量。借助应急清单就可以实现团队医疗决策的迅速且准确。正因为这样，美国麻醉质量研究院（Anesthesia Quality Institute，AQI）的不良事件报告系统明确要求报告者标明，在事件发生时，是否使用应急手册或者清单。

成功使用手术室应急手册的病例报道也越来越多。这些病例包括使用应急手册成功处理恶性高热、空气栓塞、心搏骤停、支气管痉挛、术中大出血、心动过缓、心动过速和苏醒延迟。这些成功的病例报道也进一步证明了使用应急手册的重要性。

二、产科麻醉应急手册

目前在美国主要有三套应急手册可以使用。这三套应急手册分别是由斯坦福大学创作的手术室应急手册，哈佛大学创作的手术室危机处理清单，及美国儿科麻醉学会创作的儿科危机事件卡。由黄建宏教授牵头，联合空军军医大学口腔医学院张惠教授和上海同济大学附属第一妇婴保健院刘志强教授，已经把这三本书翻译成中文并推广至国内麻醉同道，对国内围手术期患者安全可能产生积极而深远的影响。

产科麻醉与上述应急手册不同，需要有产科专属临床特点的应急清单。产科急症临床情况一般都比较危重，而且临床决策需要兼顾至少两位患者（母婴），责任重大。产科危机情况需要整个多学科团队的有效协调响应，团队医疗行为会严重影响产妇和新生儿转归。无论是在产科环境还是在非产科环境，应急清单作为认知辅助工具用于围手术期已经被证明可以改善紧急情况下的团队调动，有助于提高患者安全，特别是在有专人基于应急手册朗读和提醒时。斯坦福大学产科麻醉团队结合当前认知辅助设计理念，根据现有产科麻醉的循证医学证据制定了本产科麻醉应急手册，旨在提升医护人员在产科麻醉紧急情况下的处理能力和处理效率。

本手册主要包括产科生命支持、紧急情况和操作三大部分，共有 31 节，分别针对 31 个临床产科和/或麻醉的紧急及常见操作临床问题。因此不仅在紧急情况下可以帮助产科麻醉科医师增强对紧急情况的识别，能够帮助他们及时回忆那些不常见的信息以避免诊疗过程中最危险的疏忽，也是能更好地组织和规范团队行为和沟通的工具。

三、如何使用本手册

本手册可下载存放在智能手机里，任何时候任何地方

都可以使用。但是最好打印成册，并存放在手术室里（和产房）的一个固定但容易找到的地方，以供紧急状况时使用。然而，如果仅将应急手册当成字典，平常束之高阁，在紧急需要时才查阅使用，其价值可能难以得到体现，甚至有可能妨碍抢救。清单使用至少有四个阶段：获取清单、熟悉清单、实际使用（模拟作为最好的开始）和最终观念改变。虽然大家都接受这个概念，但有效地执行应急手册不会自动发生，部分是因为此类事件为小概率事件，也因为我们倡导个人职责和独立行动。要想给母婴提供确实的安全保障，必须就本应急手册进行模拟培训，加强团队互动以及大量使用清单的相关临床实践。这不仅需要医院支持和教育，还需要包括麻醉科医师、产科医师以及护理团队等相关人员的共同参与。

在中国推广应用手术室应急手册过程中，我们的研究证据证明可以通过多种方式来提高应急手册的应用。这些方法包括模拟培训、模拟竞赛、模拟示范、短期模拟培训课程及免费赠书。麻醉紧急情况发生率很低，因此模拟就是最好的办法让大家能够亲身经历如何正确处理这些紧急情况。模拟培训不会给患者造成任何伤害，培训过程灵活，可以随时开始和结束。

模拟技术可以有多样。简单的技术包括：讲故事，同事讲述了他们遇到的紧急情况，听者有思考并提出自己的想法；口头模拟，上级医师问学生或者年轻医师如果发生这样情况，你应该如何处理；角色扮演：扮演不同的角色（如麻醉科医师和外科医师）在紧急情况下如何进行交流。如果单位有更多资源的话，可以在模拟中心进行培训，因为他们可以提供各种基于人体模型的模拟器和训练器。

WHO 手术安全核查清单的经验表明，所核对条目可以根据所在医学中心的实际情况并根据专业不同加以修订，但是前提是保留原则和精髓。因此，我们建议本应急手册也可以根据使用者所在的医疗实际环境加以修订，但是必须遵循现有的临床医学证据并在相关学科医务人员之间甚至医患之间达成共识。此外，已有经验以及本手册制定者提示：在危急情况下，如果能有专人基于应急手册进行朗读和提醒，急救的效果可能会更好。

需要提醒的是，作为认知辅助工具的应急手册能帮助医务人员及时回忆起那些不常用的信息以避免在诊疗过程中产生最常见或最危险的疏忽，但应急手册不能取代医学知识和继续教育。

产科麻醉应急手册的具体应用方法可以分为事件发生前、事件发生时、事件发生后。①事件发生前可以帮助大家如何准备。从教学的角度看，上下级医师可以做口头上练习，如果发生这种情况应该如何处理。预期可能发生的事件，比如这个患者有先兆子痫的情况，可能会出现大出血的情况，我们回顾一下这个事件中的团队步骤。计划关键步骤，如明天有个脸盘植入的病例，我们来计划一下如何准备。②和手术室应急手册应用一样，当紧急情况发生时，使用应急手册可帮助以最优的方式规划行动，协调复杂的医护流程，避免疏忽步骤，减轻记忆负担，而且还能帮助签别诊断，及时找到病因，缓解危机。③在事件发生后，应急手册可以帮助指导团队进行总结汇报，回顾发生的事情，帮助认识个人和团队，系统应该从中获得更多的知识和经验。也能帮助更准确的记录，及时处理来避免可能发生的并发症。

另外产科麻醉应急手册还包括针对常规操作的章节。这些内容可以帮助解决常见的产科麻醉的问题，如剖宫产硬膜外失败，硬膜外分娩镇痛的技术的问题和解决办法。

（朱斌　黄建宏）

参 考 文 献

［1］朱斌,高欢,周祥勇,等."WHO 手术安全核查"执行 10 周年的现状调查研究［J］.中华麻醉学杂志,2019,39（9）:1041-1046.

［2］HUANG J. Implementation of emergency manuals in china. Anesthesia Patient Safety Foundation（APSF）Newsletter,2016,31（2）:43-45. https://www. apsf. org/article/implementation-of-emergency-manuals-in-china.

［3］HEPNER D L,ARRIAGA A F,COOPER J B,et al. Operating room crisis checklists and emergency manuals［J］. Anesthesiology,2017,127:384-92.

［4］RANGANATHAN P,PHILLIPS J,ATTAALLAH A,et al. The use of cognitive aid checklist leading to successful treatment of malignant hyperthermia in an infant undergoing cranioplasty［J］. Anesth Analg,2014,118:1387.

［5］RAMIREZ M,GRANTHAM C. Crisis checklists for the operating room,not with a simulator［J］. J Am Coll Surg,2012,215:302-303.

［6］MERRELL S,GABA D,AGARWALA A,et al. Goldhaber-Fiebert S:use of an emergency manual during an intraoperative cardiac arrest by an interprofessional team:a positive-exemplar case study of a new patient safety tool［J］. Jt Comm J Qual Patient Saf,2018,44（8）:477-484.

［7］HUANG J,JIANG F,ZHANG J,Li M. The use of emergency manuals leading to successful treatment of severe bronchospasm［J］. Journal of Medical Practice Management,2018,330-333.

［8］HUANG J,HUANG X,GUAN Y,et al. Use of an emergency manual during an intraoperative pulmonary arterial rupture,hypoxemia, and bradycardia［J］. Cureus,2020,12:6838.

［9］SANCHEZ K,ESKANDER D,ELNAGAR I,et al. Perioperative management of a patient with supraventricular tachycardia and hypotension with guidance of emergency manuals［J］. Cureus,2020,12（6）:8828.

［10］SIMMONS W R,DEOL P S,AHMED-ELAMIN A,et al. Use of emergency manuals to treat delayed emergence af-

ter robotic-assisted cholecystectomy[J]. Cureus, 2020,
12(9):e10660.

[11] SIMMONS W R, HUANG J. Operating room emergency
manuals improve patient safety:a systemic review[J].
Cureus,11(6):e4888.

[12] SANCHEZ K,HUANG J. Successful evidence-based in-
ternational emergency manual implementation strategy

[J]. APSF,2020,35:62-63.

[13] DAVID M,GABA D. Simulation is a critical tool for ad-
vancing patient safety-available to everyone regardless of
location or resources[J]. APSF,2019,33:96-97.

[14] ABIR G, AUSTIN N,SELIGMAN K M,et al. Cognitive
aids in obstetric units:design,implementation, and use
[J]. Anesth Analg,2020,130:1341-1350.

129 人工智能技术在临床麻醉围手术期管理中的研究进展

近年来,人工智能技术发展迅速,特别是在计算机视觉,自然语言处理和推荐系统等方向得到了显著发展。同时,人工智能技术的研究和应用领域也越发广泛。在医疗领域中,人工智能技术在辅助医学影像处理、病理分期识别、治疗决策制定以及预后预测等研究中都取得了卓越成效。其中,临床麻醉作为临床治疗中的重要组成部分,涵盖了围手术期监测、术后并发症预测、疼痛管理等众多环节。此外,临床麻醉数据具有样本量大、特征复杂、时序密集、关联性强等特点,因此,善于处理大数据的人工智能技术在挖掘临床麻醉数据中具有广阔的发展前景。

一、人工智能技术的分类及经典方法

人工智能又称为"智机器"智能,目的是构建类似人类甚至超越人类推理、学习、规划、使用工具和操控机械能力的人造机器,其在临床麻醉中的应用可以涵盖整个围手术期的方方面面,从而满足包括手术安排、术前评估和准备、术中监测和麻醉后管理在内的各类应用需求。从数据中寻找规律、建立关系并以此去解决实际问题是人工智能技术应用的总体框架。具体而言,往往可以细化为数据收集和预处理、特征选择、模型建立、模型验证四大步骤(图129-1)。

(一) 人工智能技术的分类

1. 监督学习(supervised learning) 是利用已知类别(有标签)的样本进行模型训练,通过调整参数,最终使模型达到预期性能的过程,主要任务包括分类问题(如判断是否发生术中低血压)和回归问题(如术后生存期时长的预测)。

2. 无监督学习(unsupervised learning) 是利用类别未知(没有标签)的样本进行模型训练,根据数据内部的相似度(如样本点特征向量间的距离)来区分不同类别,即聚类分析(clustering)的过程,如脓毒症患者危重程度的自动分类。

3. 半监督学习(semi-supervised learning) 是利用部分

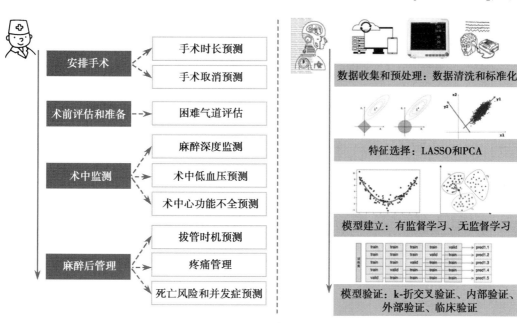

图 129-1 人工智能和机器学习技术在临床麻醉中的应用方向和研究流程

555

已知(部分标签)类别的样本进行模型训练的过程,综合了监督学习和无监督学习的特点,利用极少量的有标签样本和过剩的无标签样本即可完成学习任务。故其突出的优势在于,既避免了由标记海量数据所带来的人力和资源浪费,又同时解决了有监督学习可能出现的过拟合和模型泛化能力不足的问题。

4. 强化学习(reinforcement learning) 是边获取样本边学习的过程,即在获得新样本后更新现有模型,同时利用当前模型来指导下一步的行动,当下一步的行动获得反馈后再更新模型,不断迭代重复直到模型收敛的过程,尤其适合闭环控制系统的管理(如麻醉给药的闭环控制系统)。

(二)人工智能技术的常用算法

1. 参数学习算法

(1)线性回归(linear regression,LR):是一种主要解决回归任务的监督学习算法,根据纳入的特征个数又可以分为简单线性回归和多元线性回归。给定由 d 个特征描述的样本 $x=(x_1;x_2;\cdots;x_d)$,其中 x_i 是样本 x 在第 i 个特征上的取值。线性回归算法通过尝试特征间的不同线性组合来训练预测函数(预测函数 $f(x)=w^Tx+b$,其中,$w=(w_1;w_2;..;w_d)$,w 和 b 通过最小化损失函数 $\sum(y_i-wx_i-b)^2$ 来估计)。LR 虽然是形式最简单、最易于建模的参数学习算法,但却是其他更为复杂、功能更为强大的算法的理论基础。

(2)逻辑回归(logistic regression):是一种主要解决分类任务的监督学习算法,是基于线性回归算法的一种变形。逻辑回归主要解决二分类任务,其输出标签只有两个离散取值($y\in\{0,1\}$),通过把线性回归中的预测函数 $f(x)$ 嵌入 Sigmoid 函数($f(x)=1/(1+e^{-x})$)即可实现。最终,逻辑回归的预测函数变为 $y=1/(1+e^{-(w^Tx+b)})$。在这个新的预测函数 y 中,若预测值 $f(x)>0$ 就判断为 1,$f(x)<0$ 就判断为 0,从而实现了二分类预测。

(3)神经网络(neural networks):是一种模拟生物神经系统既可以解决分类问题又可以解决回归问题的监督学习算法。其内部是由大量带有权重的"神经元"组成的互连网络,它通过设定阈值和激活函数(Activation Function)来模拟生物神经系统与真实世界间的交互反应。神经网络由输入层、隐含层、输出层共三层"神经元"组成,各层中的每个"神经元"接收来自其他层神经元传递的输入信号,这些输入信号通过带权重的连接和"激活函数"处理以产生最终的输出结果。

2. 非参数学习算法

(1)K 近邻(k-nearest neighbor,KNN):是一种主要解决分类问题的监督学习算法。其工作机制非常简单,对于给定的测试样本,基于样本间特征向量的距离找出训练集中与其最靠近的 k 个训练样本,然后基于这 k 个"邻居"的信息来进行加权预测。

(2)支持向量机(support vector machine,SVM):是一种主要解决二分类问题的监督学习算法,也是基于线性回归模型的一种变形。通过寻找训练样本间的最佳"超平面",从而将两类样本分开。样本中距离超平面最近的点称为支持向量(support machine)。根据利用的特征数量,可以分为线性 SVM 和非线性/多项式 SVM。

(3)K 均值(K-means):是一种主要解决聚类问题的非监督学习算法。其中 k 代表簇个数,means 代表簇内数据的均值,它是对簇中心的近似。K-means 算法是一种基于划分的聚类算法,把特征间距离作为数据间相似度的量化标准,即数据间的距离越小,表示它们的相似性越高,则它们越有可能属于同一类。

(4)决策树(decision tree,DT):是一种可以解决多分类问题的监督学习算法,本质上是基于信息熵的划分算法,"树"上的每个节点代表一个特征属性,根据特征属性划分后的数据不确定性将降低。根据信息熵计算函数的不同,决策树算法又可分为 CART、ID3、C4.5 等版本。

(5)随机森林(random forest,RF):随机森林是以决策树为基础的一种监督学习算法,其本质上是基于"集成学习"的思想,即通过综合多棵互不关联的决策树得出最终的预测结果。对于分类问题,通常使用简单投票法,将得到票数最多的类别作为最终的输出结果。对于回归问题,通常使用简单平均法,对多个决策树得到的结果进行算术平均运算以得到最终的回归值。

(三)人工智能技术在实际应用中的注意事项

1. 数据预处理与特征工程 对原始数据的预处理包括数据清洗、数据标准化等过程是决定模型效能上限的重要因素。医学数据特别是麻醉围手术期数据具有数据类型多样、量纲不统一、缺失值多等特点,故预处理工作显得尤为重要。通过删除样本、手动/自动填补信息可以解决特征缺失的问题;通过对数据进行标准化处理可以解决不同特征量纲不统一的问题。在人工智能模型的训练过程中,对数据进行标准化处理,能够加速权重参数的收敛从而提升模型的整体效能。

诚然,更多维的样本特征可以提供更多的信息,在一定程度上可以增强基于特定数据样本的训练模型的预测准确性,但在高维特征的情形下将不可避免的出现数据稀疏、计算困难等问题,这被称为"维数灾难"(curse of dimensionality)。因此,筛选最具价值的特征,将原始高维空间转变为一个低维的高密度子空间是人工智能技术在实际应用中需要考虑的重要问题。主成分分析(principal component analysis,PCA)法是最常用的降维方法。它的核心思想是选择样本间差异最大的特征方向进行特征值的正交分解,从而将样本投影至新的低维空间中。虽然降维处理将舍弃部分维度的特征,但往往舍弃的恰是影响模型效能的噪声特征,从而在整体上依然可以很好地提升预测效能。

2. 模型的欠拟合与过拟合 在模型的拟合过程中,训练集的预测效能往往会被过度关注。在研究中可以通过增加特征维度、提高模型复杂度(如引入高次项)来解决欠拟合(underfitting)——训练集预测准确度不高的问题。然而过于复杂的模型可能会影响模型的泛化能力,即对于验证集等新数据而言,拟合效果将显著下降,出现过拟合(over-fitting)的问题。此时可以通过扩大样本或添加惩罚函数以正则化模型,从而解决过拟合的问题。岭回归(ridge regression,RR)和 LASSO(least absolute shrinkage and selection operator,LASSO)是两种最常用的正则化方法。

二、人工智能技术在麻醉中的研究进展

近年来,人工智能技术在临床麻醉中的应用愈发广泛(表 129-1),不仅涉及如术前评估、术中监测、术后预测等与临床密切相关的围手术期活动,还尝试与医院管理工作相结合,在提升麻醉质量、增强诊疗水平中展现出了广阔的应用前景。

表 129-1　人工智能和机器学习技术在临床麻醉中的研究进展总结及文献对应表

研究主题	主要方面	参考文献
气道管理	困难气道识别	3、4
	拔管时机预测	5
术中监测	麻醉深度	6、7、8
	术中低血压	9、10
	心功能监测	11、12
术后预测	死亡风险	13、14
	并发症	15
疼痛管理	疼痛程度评估	16、17
	镇痛药物使用	18
手术室管理	手术时长预测	19、20
	手术取消预测	21

(一) 气道管理

1. 困难气道识别　困难气道的准确识别是术前评估中关注的重点问题。近年来随着计算机视觉相关理论方法的快速发展,不少研究都基于 CV 的图像处理技术构建了辅助麻醉气管插管的预测模型。最早于 2011 年,Christopher 和 Scott 就基于 80 例患者的面部图像,将面部信息投影到 50 维的特征空间中并结合其他临床指标,利用逻辑回归模型对是否定义为困难气道进行了预测。该模型的灵敏度、特异度和 AUC 分别为 90%、85% 和 0.899,取得了较好的预测效能。2016 年,Cuendet 等通过分析 970 例患者的颌面部图像信息,再次尝试构建困难气道的人脸识别模型。该研究采集了每例受试者 4 个角度的面部轮廓,通过要求受试者做出张嘴、露齿、伸舌等动作来增强样本特征数目,通过 PCA 算法进行了特征降维和高斯模糊等算法对图像数据进行了预处理,随后利用随机森林算法进行了气道困难等级的分类预测,k 折交叉实验用来反应模型的分类效

能,最终 AUC 值为 0.81,验证集准确度为 77.9%。

2. 拔管时机预测　气管导管或喉罩拔除时机的选择对全身麻醉患者术后的恢复情况有重要影响,不合理的拔管可能会导致严重的呼吸道并发症甚至重新插管。2017 年,Wissam 等对新生儿患者拔管时机的选择进行了研究。该研究通过分析 250 例早产儿的临床数据,提取了包括母亲年龄、妊娠状况、胎儿性别、心肺检测指标等特征,利用 SVM 算法对拔管后的三种转归(失败、成功、不确定)情况进行了分类预测,同时利用五折交叉验证来评估模型预测效能,最终模型在测试集上的预测准确率为 80%。

(二) 术中监测

1. 麻醉深度　不同体质及不同程度的术中刺激会影响不同患者不同时刻的麻醉深度(depth of anesthesia,DOA)。麻醉深度不足可能会导致术中知晓、血流动力学不稳定等问题从而干扰手术的顺利进行,而麻醉剂量过量可能会导致术后认知障碍、肢端感觉异常等问题。因此,对全身麻醉患者术中麻醉深度进行无创、实时、准确地监测一直是临床麻醉关注的重点。

机器学习方法非常适合分析复杂的数据流,如脑电图(electroencephalogram,EEG)和心电图(electrocardiography,ECG)等,而 EEG 外加 BIS 恰好是传统的 DOA 监测手段,目前许多研究都基于这两种监测技术,结合机器学习算法创造出了性能良好的 DOA 预测模型。2019 年,天津大学的一支研究团队就基于 EEG 图像和 BIS 数值,利用 ANN 和 SVM 算法构建了术中低血压的预测模型。该研究通过间隔性(每 1min)对 EEG 图像进行采样,并对电压值进行排列熵(permutation entropy)转换,同时提取出了三个频域特征作为模型的训练特征。在通过留一交叉验证(leave one out cross validation,LOOCV)对模型效能进行评估后,与 BIS 值进行比较,最终 ANN 模型的预测效能更优,Person 相关系数为 0.892,预测准确率为 79.1%。同年,针对 EEG 波形易受其他非脑电波频干扰的问题,武汉大学的一支研究团队通过 ANN 算法对 EEG 波形中因动眼神经或听神经兴奋造成的伪影进行了降噪处理。该研究同样利用了排列熵的概念对波形进行了转化,最终降噪后的波形拟合相关系数从 0.14±0.30 上升到了 0.63±0.09。该研究从一个全新的视角展示出了人工智能技术在优化临床麻醉管理中的应用前景。

除了基于传统的监测技术对现有的评估方法进行优化外,2020 年 Dubost 等尝试完全利用除 EEG 和 BIS 外的其他临床指标建立 DOA 的预测模型。该研究利用患者 BMI、ECG、血氧含量、无创血压值等共 22 项监测指标,利用隐马尔可夫模型(hidden markov model,HMM)进行了过程建模,最终识别误差百分比为 18%,这是临床上通过非脑电数据进行麻醉深度监测的一项开拓式探索。

2. 术中低血压　20% 的患者会出现麻醉诱导后低血压(post induction hypotensive,PIH),且 PIH 与围手术期不良事件的发生高度相关。但患者年龄、麻醉诱导前收缩压、术

前用药、麻醉药类型和用量等多种因素都会对 PIH 的发生发展产生不同程度的影响。目前，麻醉科医师可以通过围手术期生理和药理指标进行主观推断，但这种判断明显受到麻醉科医师个人经验的影响，同时麻醉科医师很难保证时时刻刻仅关注患者血压，并不断地进行综合判断。因此，利用机器学习技术来辅助麻醉科医师进行 PIH 预测具有良好的应用前景和现实意义，这也是如今"麻醉 + AI"研究中发展最为迅速的方向。

2018 年，Samir 等通过分析 13 323 例患者的临床数据构建了 PIH 的监督学习预测模型。该研究按照 70%、30% 的比例划分了训练集和测试集，收集了包括患者年龄、BMI、手术时长、ASA 分级等在内的 76 项特征，通过线性回归算法进行了特征筛选，并分别利用逻辑回归、支持向量机、贝叶斯算法、KNN、线性判别分析、随机森林、神经网络、GBM 算法对预测模型进行训练，并利用 ROC 曲线和 AUC 值对模型效能进行评估。最终，GBM 模型在测试集上的效能最好，AUC 为 0.76（$95\% CI$：0.75 ~ 0.77）。此外，已有研究团队在进行模型内部交叉验证后，成功利用自己的 PIH 预测模型进行了前瞻性的外部试验验证。2020 年，一支来自荷兰的研究团队就将他们的前瞻性试验结果发表在了 *Surgery* 期刊上，这也是目前试验流程最为完善的研究案例。整个研究周期被划分为了九个阶段，从数据提取、数据预处理、结构化标签设置、特征筛选、模型训练和交叉验证等建模过程到多中心评估和前瞻性临床试验供九个过程。预测模型在提前 5min、10min 和 15min 的 AUC 值分别为 0.93、0.90 和 0.88；在最终的 RCT 试验中，应用预测模型的干预组相对于对照组，用于处理术中低血压的总时间从 10.3% 降低到了 2.8%（$P<0.001$），干预用药情况从 16% 降低到了 6%，相信在不远的将来，能实际应用的预测软件便会投入使用。

3. 心功能监测　目前超声心动图、血流动力学参数、生化指标等用于评价围手术期心功能的传统方法仅分别能从一个维度反映心功能的情况，Swan-Ganz 导管虽然可以连续、较客观的评价患者的心功能情况，但其临床应用却受到感染、有创等问题的限制。因此如何做到无创、准确、连续的围手术期心功能情况的监测是麻醉科医师关注的重点问题之一。

Michael 等利用 67 697 例患者的数据预测了术中心力衰竭的发生风险。该研究提取了包括人口学特征、共病特征等 258 项术前特征以及包括平均动脉压、麻醉药用量等 1 195 项术中特征，利用 LASSO 算法进行特征降维，并且同时比较了逻辑回归、随机森林和梯度上升三种机器学习算法的效能。最终，逻辑回归算法在测试集上的效能最高，AUC 为 0.869（$95\% CI$：0.829 ~ 0.911）。同时，该研究可视化分析了逻辑回归模型中各特征的系数，发现冠状动脉疾病、心律不齐和电解质紊乱是影响术中心力衰竭发生的最重要的三个因素。Stuart 等利用 62 182 例患者的数据分别对诱导期、麻醉期、麻醉后 30min 这三个时间段内心动过缓的发生

进行了预测。该研究同时比较了 GBM 和逻辑回顾模型的预测效能，最终最佳 AUC 值为 0.81（诱导期）、0.87（麻醉期）、0.89（麻醉后 30min），其中心率是判断心动过缓最强的预测因子。

（三）术后预测

1. 死亡风险　分析并预测术后死亡率可以指导临床诊疗决策的制定，早期识别出具有高死亡风险的患者有助于资源的合理分配和利用。现有的风险评分要么缺乏患者层面的异质性，要么使用美国麻醉科医师协会（ASA）的评估量表，这些传统的评估方法都带有一定的主观性。

2018 年 Christine 等分析了加州洛杉矶医疗系统 2013 年 3 月—2016 年 6 月间 59 985 例患者的术后临床信息，按照 80%、20% 的比例划分了测试集和验证集，对术后院内死亡率进行了预测，并将他们的研究成果发表在了 *ANESTHESIOLOGY* 上。在对数据进行标准化等预处理操作后，提取了包括人口学信息、死亡时和死亡前 10min 的血糖、血压等生理生化监测指标、用药和输液情况等共 87 项特征，通过数据降维至 45 个特征后，利用逻辑回归模型和深度学习算法分别训练了预测模型，同时通过 L2 正则化方法解决模型过拟合的问题。最终，逻辑回归模型在测试集上的 AUC 为 0.90（$95\% CI$：0.86 ~ 0.93）、深度神经网络（Deep Neural Networks，DNN）模型在测试集上的 AUC 为 0.90（$95\% CI$：0.87 ~ 0.93），展现出了较好的预测效能。2019 年，Bradley 等对术后 30d 的死亡率进行了预测，该研究利用美国 Barnes-Jewish 医院 2012 年 6 月—2016 年 8 月期间 95 907 例患者的临床和随访数据进行了分析，提取了术中和术前共 56 项临床指标中的特征，分别计算并比较了 LSTM、CNN、DNN、RF、SVM 和 LR 六种人工智能算法的预测效能，最终 LSTM 模型的效能最优，AUC 值为 0.867（$95\% CI$：0.835 ~ 0.899）。

2. 并发症　术后并发症会造成术后发病率和死亡率的提高，降低患者生存质量并且增加医疗成本。因此提前预测术后并发症的发生风险可以在手术和麻醉期间尽早的进行预防性干预和处理，同时有助于术前风险评估等级的及时调整。这就需要综合运用术前大量的临床信息结合人工智能技术构建并发症预测模型，以取代基于医师的主观评估或传统的风险评分。

2016 年 Paul 等针对术后脓毒症和急性肾损伤（acute kidney injury，AKI）进行了研究建模。该研究收集了 2000—2010 年间共 50 318 例手术患者的临床数据，按照 70%、30% 的比例划分了训练集和测试集，利用 LASSO 回归进行特征降维，并分别评估了逻辑回归、广义加性模型、朴素贝叶斯和支持向量机这四种算法的效能。最终广义加性模型在预测 AKI 的性能最好，AUC 为 0.858（$95\% CI$：0.853 ~ 0.859）；SVM 在预测脓毒症上的性能最好，AUC 为 0.85（$95\% CI$：0.737 ~ 0.897）。

（四）疼痛管理

1. 疼痛程度评估　术后疼痛会影响患者的生活质量，

损害身体机能和认知水平,因此实现客观准确及个性化的术后疼痛评估和管理是临床麻醉的重要目标。传统的疼痛评估金标准来自于患者的主观描述,包括视觉模拟评分、数字评分法等,缺少客观性和异质性。目前有不少研究综合了精神影像学数据和其他客观临床指标,建立了可以辅助临床疼痛评估的模型,有望在未来提升疼痛诊疗的效果和效率。

2019 年,Jeungchan 和他等研究团队基于 fMRI 图像,同时结合心率、潮气量等临床指标,利用 71 例患者的临床数据进行了下背部疼痛的预测建模。在进行去噪和特征提取后,将患者的 fMRI 图像转化为了 152 维的数字矩阵,然后基于结构化的数字影像学信息利用 SVM 进行了低度疼痛和高度疼痛的二分类预测。最终模型预测准确率达 92.45%,AUC 值为 0.97。此外,该研究还利用了支持向量回归(support vector regression,SVR)模型对疼痛程度进行了预测,模型的 R^2 值为 0.63。同年,Hyunjun 等利用 PPG 指标结合深度学习算法构建疼痛等级分类模型。该模型可以反映不同疼痛刺激下机体的客观变化、间接衡量个体的主观疼痛感受,从而避免在麻醉状态下镇痛剂的过量使用。疼痛数字评分(numeric rating scale,NRS)评分作为评价标签来衡量该监督学习模型的预测效能。DBM 模型中最的 AUC 值为 0.841(95%CI:0.836~0.845),展现出了较好的预测效能。

2. 镇痛药物使用　不同患者对镇痛药物的反应性不同,在用药前对镇痛药的疗效进行评估可以辅助临床决策,调整用药模式。2017 年,Gram 等利用 81 例患者的临床数据,对他们全膝关节置换后使用阿片类镇痛药的疗效进行了预测。该研究首先利用定量感官测试(quantitative sensory testing,QST)在术后对患者的疼痛水平进行了常规评估,同时记录了患者的 EEG;在使用羟考酮和吡曲酰胺两种镇痛药 24h 后再次利用 QST 评估患者的疼痛程度,并根据这两次 QST 的结果将患者划分为有反应组和无反应组,并以此作为机器学习模型的输入数据。该研究建立了两种模型:模型一基于常规临床指标,利用逻辑回归模型建立了疗效预测模型,模型二则单纯利用 EEG 波形,在进行滤波降噪和傅里叶变换等预处理操作后,通过 SVM 算法对该组患者对于镇痛药的反应性进行了有监督学习预测。最终逻辑回归模型的预测准确性为 63%,SVM 模型的预测准确性为 65%,展现出了机器学习算法结合 EEG 等高通量动态数据在个性化疼痛治疗上的应用前景。

(五)手术室管理

1. 手术时长预测　手术排程是医院管理的重要组成部分,合理而准确的手术排程离不开对每台手术时长的精准预测。手术类型、患者情况、主刀医师的年资等众多因素都会对手术时长产生影响。因此,综合考虑各种因素以精准预测手术时长是提升医院管理效率和最大化盈利的重要手段。

2019 年,Justin 等利用美国 NorthBay 医疗中心的 1 059 例手术数据对这个问题进行了研究。该研究利用决策树、随机森林和梯度上升法进行了特征筛选,最终从超过 1 500 个特征中筛选出了包括患者特征、术前状况、手术类型、手术室人员数量、主刀人员特征等五大类共二十余项特征并利用监督学习算法进行了模型构建。统计显示,真实手术时长和传统预测方法之间平均有 20min 的预测差异,而该研究在使用人工智能预测模型之后,预测误差缩短了 7min。同年,考虑到手术机器人具有待机成本高、开机时间长等因素,Beiqun 等专门针对应用辅助机器人的手术进行了研究。该研究纳入了 2014 年—2017 年 6 月的共 500 例机器人辅助手术(robot assisted surgery,RAS)的数据,参照既往研究从 12 大类特征中最中筛选出了 28 个特征用于后续模型的训练。该研究比较了包括多元线性回归、岭回归、随机森林、神经网络在内的六种机器学习算法的预测效能,其中增强回归树的预测效能最好,平均错误预测时间减少了 80.2min(95%CI:74.0~86.4),正确预测的手术比例也从 34.9%上升到了 51.7%(P<0.001)。

2. 手术取消预测　择期手术取消会降低手术室使用效率,同时也造成资源浪费,对患者心理和医院声誉均产生不良影响。准确预测并识别具有取消高风险的手术,有利于手术室管理和医疗效率的提高。2020 年,Li 和它的研究团队利用四川大学华西医院 2013—2014 年的 5 125 例手术数据进行了预测,该研究通过 Wilcoxon 和卡方检验进行特征筛选,最终纳入了包括住院天数、初次手术类型、手术间医务人员人数在内的 7 个变量进行建模,并分别比较了随机森林、支持向量机和极端梯度提升(extreme gradient boosting,XGBoost)这三种算法的预测性能。最终,RF 模型的预测效能相对更优,AUC 为 0.676(95%CI:0.660~0.693)。可以看出,机器学习算法在准确预测手术取消上还有广阔的发展空间。

三、人工智能技术在临床麻醉围手术期管理中的应用瓶颈和未来展望

人工智能技术可以对大规模、多类型的医疗数据进行分析,特别是在动态跟踪患者病情和多方位指导临床决策中具有良好的应用前景。目前,人工智能技术虽已在辅助临床麻醉围手术期管理中展现出了一定的应用价值,但距离其真正投入临床使用并进入手术室成为一项基本配置还有很长的一段路要走,这涉及到包括技术、伦理、管理在内的众多问题。在技术领域不可避免要解决的一个问题就是"黑箱"。特别是在神经网络和深度学习模型中,虽然模型的输入数据和输出结果都是可见的,但中间隐藏层的处理过程和中继参数均不可见,同时也均是无法解释的。缺乏解释性可能会影响患者对 AI 辅助系统的信任,从而最终阻碍相关研究成果进一步转化。此外,对于手术监测数据的人工提取和录入往往具有一定的局限性,难以保证完整性、可靠性和效率,因此建立格式统一、标记明确、易于提取、高

质量的手术麻醉数据库也是相关研究团队为可持续性发展所必须要考虑的问题。其次,在伦理方面,必须要考虑人工智能辅助下的医疗活动能否保证尊重、有利、不伤害和公平的基本原则。医师作为传统医疗活动的主体,在诊疗过程中应当对患者做到共情、倾听和关注,尊重患者个人意愿,综合考虑临床决策是医学人文关怀的重要体现。基于此,人工智能显然无法完全替代临床医师,目前的人工智能技术的发展水平难以保证"百利而无一害",故希冀于机器替代医师是不现实的,人工智能+医疗的正确定位应该是"支持"和"辅助"而绝非"替代"。此外,新技术、新成果的公平共享也是亟待解决的重要问题。目前,如达芬奇手术机器人等已经投入临床使用的新技术往往都存在价格昂贵、资源短缺等问题,除非在大型三甲医院,其他地区的就诊患者往往难以使用到这些新技术。故随着医疗技术的进步,社会保障领域也应当有所转变,支持相关转化成果走进民生,真正做到惠及百姓。最后,在管理领域,隐私保护和责任界定是不容小觑的两个问题。类似回顾性临床研究,人工智能辅助技术所需的大数据通常是基于既往患者的电子信息获取的,往往不需要患者进行知情同意,在数据传输和分配阶段,容易造成隐私外泄,同时智能医疗转化成果,如智能健康管理软件等在正常行使功能期间,对个人隐私数据的访问和获取也对隐私安全造成了威胁。因此,在人工智能时代下重新定义监管制度刻不容缓。人工智能辅助诊疗模型的背后是技术人员的开发工作,在医师本体和辅助模型的共同诊疗活动下,诊疗失误的责任界定值得深思,为避免医疗纠纷和责任推卸,应当在法律和道德上界定清医师和人工智能的不同地位,医师始终是医疗活动的主体,完全依赖辅助设备的诊疗活动应当是不被允许的,人工智能只是精准化和优化诊疗的工具。

智慧医疗的时代已经到来,相信人工智能技术将深刻影响围手术期临床麻醉的管理,提高术前评估质量、优化术中监测、个性化指导临床决策、改善患者预后等。麻醉科医师和在校医学生应当主动迎接大数据时代带来的新挑战,从日常工作和学习中有意识的补充机器学习领域的知识,接纳和发展人工智能技术带来的研究成果,与时俱进,成为更优秀的"麻醉人"。

(陈婵 李芊 朱涛)

参 考 文 献

[1] PEDRONI A, BAHREINI A, LANGER N. Automagic: Standardized preprocessing of big EEG data[J]. Neuroimage, 2019, 200: 460-473.

[2] DOERR B, MAYER S. The recovery of ridge functions on the hypercube suffers from the curse of dimensionality [J]. J Complexity, 2021, 63: 101521.

[3] CONNOR C W, SEGAL S. Accurate classification of difficult intubation by computerized facial analysis[J]. Anesth Analg, 2011, 112(1): 84-93.

[4] CUENDET G L, SCHOETTKER P, YÜCE A, et al. Facial image analysis for fully automatic prediction of difficult endotracheal intubation[J]. IEEE Trans Biomed Eng, 2016, 63(2): 328-339.

[5] SHALISH W, KANBAR L J, RAO S, et al. Prediction of extubation readiness in extremely preterm infants by the automated analysis of cardiorespiratory behavior: study protocol[J]. BMC Pediatr, 2017, 17(1): 167.

[6] GU Y, LIANG Z, HAGIHIRA S. Use of multiple EEG features and artificial neural network to monitor the depth of anesthesia[J]. Sensors (Basel), 2019, 19(11): 2499.

[7] LIU Q, CHEN Y F, FAN S Z, et al. EEG artifacts reduction by multivariate empirical mode decomposition and multiscale entropy for monitoring depth of anaesthesia during surgery[J]. Med Biol Eng Comput, 2017, 55(8): 1435-1450.

[8] DUBOST C, HUMBERT P, OUDRE L, et al. Quantitative assessment of consciousness during anesthesia without EEG data[EB/OL]. (2020-07-13) J Clin Monit Comput.

[9] KENDALE S, KULKARNI P, ROSENBERG A D, et al. Supervised machine-learning predictive analytics for prediction of postinduction hypotension[J]. Anesthesiology, 2018, 129(4): 675-688.

[10] VAN DER VEN W H, VEELO D P, WIJNBERGE M, et al. One of the first validations of an artificial intelligence algorithm for clinical use: The impact on intraoperative hypotension prediction and clinical decision-making [EB/OL]. (2020-12-11). Surgery.

[11] MATHIS M R, ENGOREN M C, JOO H, et al. Early detection of heart failure with reduced ejection fraction using perioperative data among noncardiac surgical patients: A Machine-Learning Approach [J]. Anesth Analg, 2020, 130(5): 1188-1200.

[12] SOLOMON S C, SAXENA R C, NERADILEK M B, et al. Forecasting a crisis: machine-learning models predict occurrence of intraoperative bradycardia associated with hypotension[J]. Anesth Analg, 2020, 130(5): 1201-1210.

[13] LEE C K, HOFER I, GABEL E, et al. Development and validation of a deep Neural network model for prediction of postoperative in-hospital mortality [J]. Anesthesiology, 2018, 129(4): 649-662.

[14] FRITZ B A, CUI Z, ZHANG M, et al. Deep-learning model for predicting 30-day postoperative mortality[J]. Br J Anaesth, 2019, 123(5): 688-695.

[15] THOTTAKKARA P, OZRAZGAT-BASLANTI T, HUPF B B, et al. Application of machine learning techniques to high-dimensional clinical data to forecast postoperative

complications[J]. PLoS One,2016,11(5):e0155705.

[16] LEE J,MAWLA I,KIM J,et al. Machine learning-based prediction of clinical pain using multimodal neuroimaging and autonomic metrics[J]. Pain,2019,160(3):550-560.

[17] LIM H,KIM B,NOH G J,et al. A deep neural network-based pain classifier using a photoplethysmography signal [J]. Sensors (Basel),2019,19(2):384.

[18] GRAM M,ERLENWEIN J,PETZKE F,et al. Prediction of postoperative opioid analgesia using clinical-experimental parameters and electroencephalography[J]. Eur J Pain,2017,21(2):264-277.

[19] TUWATANANURAK J P,ZADEH S,XU X,et al. Machine learning can improve estimation of surgical case duration:a pilot study[J]. J Med Syst,2019,43(3):44.

[20] ZHAO B,WATERMAN R S,URMAN R D,et al. A machine learning approach to predicting case duration for robot-assisted surgery[J]. J Med Syst,2019,43(2):32.

[21] LUO L,ZHANG F,YAO Y,et al. Machine learning for identification of surgeries with high risks of cancellation [J]. Health Inform J,2020,26(1):141-155.

[22] ANDERSON M,ANDERSON S L. How Should AI Be Developed,Validated,and Implemented in Patient Care? [J]. AMA J Ethics,2019,21(2):e125-e130.

[23] 5G智慧医疗健康白皮书[R/OL]. 中国5G智慧医疗健康发展大会,2019.

130 中国麻醉科医师要加强围手术期心脏超声学习

心脏超声在围手术期的重要性正在得到认同，但是使用很不均衡，即便是在三级医院，有的已经在心脏麻醉常规使用经食管超声心动图（transesophageal echocardiography，TEE），有的则连便携的 TEE 也不具备。以 TEE 为例，根据我们在 2018 年完成的一项关于术中 TEE 使用状况调查，在全国近 700 多家可以开展心脏外科手术的医院中，13%医院不开展术中 TEE。在这些参与调查的医院中，麻醉科独立拥有 TEE 设备的仅占 24%，由麻醉科医师独立完成 TEE 操作的占 19%，由超声科医师独立完成的占 36%。绝大多数麻醉科医师没有接受过系统规范的 TEE 培训，即便是那些能够进行术中 TEE 操作的麻醉科医师，55%接受正式培训的时间不足 1 个月。因此，本文强调了中国麻醉科医师要加强围手术期心脏超声学习的必要性，呼吁尽快建立起更多有资质的围手术期心脏超声培训基地，并根据初级、中级及高级 3 个层次，制定国内规范统一的培训目标、教学大纲和考核标准。这样有助于麻醉科医师根据不同的需求参加不同的围手术期心脏超声技能培训和认证考核，从而推动该项技术的应用与普及。

一、心脏超声是麻醉专业的技术需求

心脏超声能够即时直观评估心脏的结构与功能，是围手术期血流动力学监测与管理的一种重要工具，已经逐渐在急诊、重症医学、麻醉等学科开始应用，但是由于其存在一定技术难度和设备要求，即便是对于心内科医师，也难以实现"人人会做心脏超声"的目标。2019 年 7 月，在第 16 届心脏影像及心脏干预大会上，复旦大学附属中山医院葛均波院士、北京大学第一医院霍勇教授、解放军总医院陈韵岱教授等共同发起"心血管医师学习心脏超声"倡议，呼吁心血管医师要加强心脏超声学习。

循环管理是术中重要核心任务，如何维持大手术和危重患者术中血流动力学稳定成为麻醉科医师的重要挑战。想要把控循环，必须洞察心脏。心脏状态、血容量和外周血管阻力是循环的 3 个要素，在目前所有的术中血流动力学监测手段中，只有心脏超声可以直接或间接评价这 3 个要

素。因此，心脏超声对于术中循环监测与管理至关重要。

麻醉科医师也是围手术期医师，既要关注术前危重患者的优化与评估，还需致力于降低围手术期并发症和死亡率，这样才能真正成为围手术期医学的领导者。麻醉学科才能成为医疗安全的关键学科，成为真正的麻醉与围手术期医学科。急危重症患者围手术期病情变化显著且进展迅速。麻醉诱导之前利用超声快速扫查心脏，了解循环的实时状况，对于能否平稳安全实施麻醉诱导意义重大。在术后一段时间，由于合并疾病和手术创伤的双重影响，围手术期出现循环系统并发症概率增加，心脏超声可以提供实时可靠的监测与诊断依据，以提高术后并发症的诊断及处理效率。

二、围手术期心脏超声的 3 个层次

基于美国超声心动学会（American Society of Echocardiography，ASE）、美国心血管麻醉科医师协会（Society of Cardiovascular Anesthesiologists，SCA）和中华医学会麻醉学分会（Chinese Society of Anesthesiology，CSA）关于心脏超声在围手术期应用的相关指南，根据技术难度和设备要求将围手术期心脏超声检查分为 3 个层次，这样有助于学习者量体裁衣，根据各自不同的临床需求和超声设备来学习心脏超声，从而提高心脏超声训练和应用的针对性、推动该项技术的临床普及。

（一）初级心脏超声

初级心脏超声，是指使用简单便携的心脏超声设备、聚焦特定循环问题实施的快速心脏超声检查，因此也可称之为"聚焦心超"，ASE 给予的术语是：Focused Cardiovascular Ultrasound（FOCUS）。FOCUS 技术在推广与应用过程中，也获得了一些其他称谓，如手持心脏超声、床旁心脏超声（cardiac point-of-care ultrasound，Cardiac POCUS）、超声听诊器和快速心脏超声等。虽然这些名称不同，但内涵一致。正是由于描述 FOCUS 的术语众多，容易将 FOCUS 和有限经胸心脏超声（Limited transthoracic echocardiography，简称"有限 TTE"）混淆。二者在技术难度和设备要求都有不

同:有限 TTE 需要功能完整的超声设备、获取图像的培训、图像分析和说明的必需知识,以及正确及安全使用超声心动图的资质;FOCUS 由于受设备和操作医师技能限制,其使用范围往往比较局限,是针对特定的临床问题,快速获得定性或者半定量数据。

FOCUS 的适应证包括:①血流动力学不稳或原因不明的休克状态;②心搏骤停;③心包积液/压塞;④心力衰竭;⑤心脏病高风险患者麻醉诱导前再评估;⑥作为体格检查的辅助手段。在血流动力学监测结合体格检查基础之上,应用 FOCUS 可显著提高围手术期心血管异常事件的检出率和诊断精确性,让临床决策和干预措施更加有的放矢。

在北美,FOCUS 主要是经胸心脏超声(TTE)的"聚焦"。根据 ASE FOCUS 指南和加拿大多伦多总医院麻醉科 FOCUS 培训网站(http://www.pie.med.utoronto.ca/TTE/TTE_content/assets/applications/FOCUS/index.htm),TTE-FOCUS 检查包括 5 个切面,分别是胸骨旁左室长轴切面、胸骨旁左室短轴切面、心尖四腔心切面、剑突下四腔心切面和剑突下腔静脉切面。在我国,FOCUS 概念被引入了 TEE。中华医学会麻醉学分在中国首部围手术期 TEE 专家共识中,TEE-FOCUS 检查切面包括 6 个,分别是食管中段四腔心切面、食管中段左室长轴切面、食管中段右心室流入流出道切面、降主动脉短轴切面、升主动脉长轴切面,经胃乳头肌中部左室短轴切面。

正如上述适应证介绍,使用 FOCUS 可以快速判断有无心包积液、左心室整体收缩功能和右心室大小,以及根据左心室心腔大小和下腔静脉内径及其随呼吸时相变化来进行快速容量评估。TTE-FOCUS 是无创操作,无论患者清醒与否均可实施,因此,建议所有麻醉科医师都接受 TTE-FOCUS 培训。由于其技术本身的固有特点,TEE-FOCUS 对心脏瓣膜和心腔内血流的定性观察要比 TTE-FOCUS 更加有优势。但是,TEE 是介入操作且技能操作要求高,尽管 FOCUS 概念属于心脏超声的初级应用范畴,TEE-FOCUS 在技术层面应归属于中级应用。

(二)中级心脏超声

中级心脏超声,是指在 ASE 和 SCA 相关指南里提到的有限经胸心脏超声和基本经食管心脏超声(basic transesophageal echocardiography,Basic TEE),而有限 TTE 主要是针对 TTE,基本 TEE 是属于 TEE 范畴。中级心脏超声获取的切面数量介于初级和高级心脏超声之间。有限 TTE 主要用于患者在近期接受全面 TTE 检查之后有针对性的复查,其对技术与设备的要求与全面 TTE 检查相当;而基本 TEE 主要适用于非心脏手术循环监测和心脏手术后拔出 TEE 探头之前对心脏结构与功能的复查。对于麻醉科医师而言,基本 TEE 在手术麻醉中的使用更为常见。因此,本文的中级心脏超声主要介绍基本 TEE 的应用。

基本 TEE 的适应证体现在主动使用与被动使用 2 个方面:①主动使用,是指手术或患者合并的心血管问题预测可能在术中导致严重的循环、呼吸或者中枢神经系统事件时,提前放置 TEE 探头,以便及时发现问题;②被动应用,是指当患者术中出现难以解释的威胁到生命的循环事件,且常规补液或应用血管活性药物难以纠正时,如果设备和技术允许,尽可能使用 TEE,帮助鉴别诊断,提高处理措施的针对性。从专业角度来讲,如果出了循环问题被动使用,此时的 TEE 属于救援超声,其临床价值显然不如提前放置 TEE 探头更好。因此,如果 TEE 设备和技术允许,建议在没有禁忌证的前提下,对于循环脆弱的患者和重大手术,尽早使用 TEE 监测。

基本 TEE 的禁忌证包括:①绝对禁忌证,先天性或获得性的上消化道疾病,如活动性上消化道出血、食管梗阻或狭窄、食管占位性病变、食管撕裂和穿孔、食管憩室、食管裂孔疝、先天性食管畸形、近期食管手术史、咽部脓肿、咽部占位性病变;严重的且未妥善固定的颈椎创伤;②相对禁忌证,食管胃底静脉曲张、凝血障碍、纵隔放疗史、颈椎疾病与损伤等。

根据 ASE 指南,基本 TEE 检查切面包括 11 个,分别是食管中段四腔心切面、食管中段两腔心切面、食管中段左心室长轴切面、食管中段升主动脉长轴切面、食管中段升主动脉短轴切面、食管中段主动脉瓣短轴切面、食管中段右心室流入流出道切面、食管中段双房腔静脉切面、经胃乳头肌中部左室短轴切面、降主动脉短轴和降主动脉长轴切面。其中有 6 个切面可见于我国麻醉专家在中国首部围手术期 TEE 专家共识的 TEE-FOCUS,以便于实施快速检查、寻找循环波动的原因。在这 11 个切面中,除去经胃乳头肌中部左室短轴切面需要经胃获取,其余 10 基本切面均可在食管中段水平获取。由于经胃左心室短轴切面相对简单容易识别,而且直接可见左室容量、收缩功能和左心室壁局部运动功能,这对于血流动力学不稳定患者的处理极有价值,因此是术中循环管理最重要的 TEE 监测切面。

正如上述适应证介绍,使用基本 TEE(含 TEE-FOCUS)可以进行容量监测、左右心室功能监测、瓣膜结构与功能监测和心肌缺血监测。此外,在一些临床危急事件抢救,如急性大面积肺栓塞、气栓栓塞、急性主动脉夹层和心搏骤停,及时使用 TEE,能够对临床决策提供方向性指导并评估处理效果,而且不影响实施抢救(如不影响心肺复苏时的心脏按压)。我国第一部 TEE 用于非心脏手术麻醉的专家共识《经食管超声心动图在非心脏手术中应用专家共识》(2020 版)"正是基于基本 TEE 提出的使用推荐,因此,建议所有主治医师及以上麻醉科医师都接受基本 TEE(含 TEE-FOCUS)培训。

(三)高级心脏超声

高级心脏超声,是指在 ASE 和 SCA 相关指南里提到的全面经胸心脏超声(comprehensive transthoracic echocardiography,Com TTE)和全面经食管心脏超声(comprehensive transesophageal echocardiography,Com TEE),Com TTE 主要是针对 TTE,Com TEE 是属于 TEE 范畴。Com TTE 需要利用 2D、多普勒、应变分析和 3D 成像技术,在 14 个标准经胸

切面和/或扩展切面,采用标准的检查流程,完成所有心腔、瓣膜和心脏相连大血管结构与功能的测量,得出定量和定性数据,并生成诊断报告。对于麻醉科医师而言,Com TEE 在手术麻醉中的使用较 Com TTE 更为常见。因此,本文的高级心脏超声主要介绍 Com TEE 的应用。

Com TEE 的适应证包括:①患者不能接受 TTE 检查,或者 TTE 影像结果质量欠佳、不能形成确诊意见者,如胸壁损伤患者或者监测左心耳、MV 及人工瓣膜等;②所有的心脏外科手术(如瓣膜手术)、胸主动脉手术、心内介入手术(如房缺封堵、左心耳封堵或经导管瓣膜手术等),以及某些冠状动脉旁路移植术;③需要避开手术区域,既有操作的连续性也不影响外科手术;④所有基本 TEE 的适应证(见于非心脏手术或出现临床危急循环事件时)。Com TEE 禁忌证与基本 TEE 相同。

根据 ASE 指南,Com TEE 检查切面在基本 TEE 基础之上增加至 28 个,分别在食管中段、食管上段和经胃(含胃深)水平获取。需要获得全部的 4 个瓣膜、4 个腔室和大血管的多种长轴和短轴切面,并尽可能使用具有多平面同步成像功能的 3D/4D 技术去定量与定性心脏的结构与功能。随着 3D/4D 技术进展,目前主流的 3D/4D 心脏超声设备都能在单个心动周期内完成更大角度数据采集和彩色血流成像,缩短数据采集时间,减弱拼接伪影以及更加智能实施心腔及瓣膜等容积定量分析。术中 3D/4D TEE 也已经从早期的只能完成结构显像(3D/4D Zoom)和实时三维引导(Live 3D),到目前能够快捷实施容积定量分析,特别是主动脉瓣定量分析和二尖瓣定量分析,提供瓣叶、瓣环及病变情况等定量定性数据,为经导管主动脉瓣置入术(transcatheter aortic valve implantation,TAVI)和二尖瓣手术方式的决策提供了在 2D 心脏超声不可能提供的信息。

对于麻醉科医师而言,高级心脏超声(Com TEE)在心脏手术最重要的应用是提供明确的诊断信息,帮助外科医师明确术前诊断、发现遗漏病变、调整手术决策和评估手术效果。由于可见心脏结构与功能,Com TEE 还能够帮助麻醉科医师了解循环状况,制定更加精准的血流动力学管理策略,尤其是指导危重症患者顺利脱离体外循环。Com TEE 用于心脏外科手术,通常需要在麻醉后体外循环之前完成全面检查,并对外科手术相关结构进行重点检查。此外,在脱机后应及时使用评估手术效果,并建议在手术结束前完成一次 TEE 基本检查。因此,建议所有主治及以上心血管麻醉科医师接受高级心脏超声(Com TEE)培训。

三、麻醉科医师如何学习围手术期心脏超声

中华医学会麻醉学分会超声学组 2020 年曾经发文《围手术期超声培训指南》,介绍了麻醉科医师如何进行超声引导下神经阻滞和血管穿刺技术、POCUS 和围手术期超声心动图等围手术期超声相关培训。本文关于麻醉科医师加

强围手术期心脏超声学习的推荐建议是基于该指南在心脏超声培训推荐基础之上的具体扩展,并结合了我们前面提出的"围手术期心脏超声的 3 个层次"和兼顾了我国麻醉科医师使用心脏超声的实际状况,以增加麻醉科医师围手术期心脏超声阶段性和针对性培训的可行性。建议根据上述围手术期心脏超声 3 个层次要求,结合所在医院专业需求,制定本麻醉学科的心脏培训系统规范教程,并配备相应硬件设备。

(一)设备需求

对于没有心脏外科的综合性医院麻醉科,建议配置心脏超声机和经胸及经食管心脏探头,达到初级和中级心脏超声的检查要求。对于承担心脏外科麻醉任务的科室,建议配置目前高端心脏超声机和经胸及经食管 3D/4D 全容积心脏探头。虽然目前有的心脏超声系统已经可以微型化至手掌般大小,成为真正意义上的"超声听诊器",但是受限于成像质量和功能局限等问题,其可能更加适合患者筛查。麻醉科医师的专业特点决定了麻醉科医师主导的围手术期心脏超声应该是术中 TEE,是属于中级及以上心脏超声,主要为手术麻醉患者服务。因此需要配置中端及以上的心脏超声系统,这既是技术需求决定,也是学科优势所在。而且,多数中端心脏超声系统是便携机(但不是掌式机),也能够方便快捷的实施 TTE-FOCUS 检查。

(二)技术培训

尽管 ASE/SCA 相关指南对 TTE 和 TEE 培训所需要掌握的理论知识和操作技能都提出了明确要求,甚至对所需要完成的病例数都做了明确的界定。我们之前也曾经建议,对于基础 TEE 培训,其总培训时间应该不短于 3 个月。但是,目前我国仍然缺乏系统规范的教学培训大纲,围手术期 TEE 考核和认证体系也有待学会和国家层面的整合和建立。

四川大学华西医院麻醉科在国内较早的开办了心脏超声,特别是术中 TEE 系列培训,将系统的理论学习、模拟训练和临床操作三者有机结合,推动了 TEE 在中国的应用与普及。近年来,广东省人民医院、湘雅医院、北大人民医院、天津胸科医院、阜外医院以及北大国际医院等医院麻醉科也先后定期举办 TEE 培训。但是这些培训班目前共同问题是时间偏短,招生人数有限,多数希望学习 TEE 的麻醉科医师还是处于半自学状态。自学面临的实际问题包括缺乏带教老师和患者安全问题。由于 TEE 是有创操作,尽管极少出现严重致死性并发症,但食管穿孔、消化道出血、咽部黏膜出血、咽部血肿、术后咽部疼痛或吞咽障碍等并发症有可能出现。

因此,模拟训练在 TEE 培训过程中显得尤为重要,这也是 TEE 培训班的必须条件,《卡普兰心脏麻醉学》(第 7 版)甚至用专门章节大量篇幅介绍如何利用模拟器来进行 TEE 学习。遗憾的是 TEE 模拟器价格较贵,基本相当于一台中高端心脏超声的价格,至少在目前阶段,无论是在科室层面,还是医院层面,购买者有限。《卡普兰心脏麻醉学》也

推荐了在线的 TEE 模拟教学资源:http://pie.med.utoronto.ca/TEE/。该 TEE 模拟教学资源属于加拿大多伦多总医院麻醉与围手术期医学科围手术期互动教学的一部分,由 Michael Corrin 开发。这是目前最全面而且免费的在线心脏超声学习资源,尤其是在 TEE 模拟教学,除了是用鼠标代替 TEE 探头操作之外,其余模拟培训效果跟实际模拟器差别不大。因此,国内一些 TEE 培训班和科室也在尝试使用。该在线 TEE 模拟器包括一个心脏模型、一个虚拟 TEE 探头和一个 TEE 扫描切面。扫描切面可以旋转,使用键盘和鼠标控制 TEE 探头。此外,该在线教学资源还包括如何获取 20 个 2D/3D 标准 TEE 切面和 19 个 2D/3D 扩展 TEE 切面,以及基于目前主流的心脏超声系统介绍了 3D/4D TEE 切面的获取、优化和多平面切割重建。总之,该在线 TEE 模拟器是一个免费、强大的学习工具,初学者即便没有机会操作真实但昂贵的 TEE 模拟器,也可以通过网络随时学习训练,以熟悉心脏超声解剖、探头操作和切面获取。

TEE 培训最终是需要有实际的临床操作,必须在有资质老师的指导下,在真实患者身上去置入探头、获取图像和分析图像。可以根据上面提到的围手术期心脏超声的 3 个层次,尤其是中级和高级心脏超声所对应的基本 TEE(含 TEE-FOCUS)和 Com TEE 去制定培训内容和目标,必须有学员在带教老师指导下进行 TEE 操作与解读或独立实施 TEE 操作与解读的具体例数的规定。此外,还应对 TEE 检查的病种及其例数有相应的规定。

因此,建议根据现有的心脏超声(特别是基本 TEE 或 Com TEE)检查培训指南,并兼顾我国心脏手术和术中 TEE 开展的实际情况,在国内尽快建立起有资质的 TEE 培训基地。同时,在学会和国家层面,建议制定规范而且相对统一的教学大纲和培训目标,这样才能保证围手术期心脏超声的应用质量,同时获取外科同行的信任和依赖。

(三)资质认证

麻醉科医师在完成围手术期心脏超声培训之后,需要通过参加考试来认证其在超声心动图方面的理论知识和操作技能,以达到改善心血管疾病患者医疗质量的目的。可以根据上述提到的心脏超声的 3 个层次提供不同种类的的认证,如 TTE-FOCUS、基本 TEE(含 TEE-FOCUS)或 Com TEE 认证。目前,我国专业学会或者国家层面的围手术期心脏超声的考核和认证体系急待制定和建立。

四、结语

心脏超声操作技能要求高,即便是心内科医师,也不全是这方面的专家。而心脏超声的围手术期应用在我国起步较晚且发展不均。四川大学华西医院刘进教授团队在 2018 年曾经撰文《围手术期超声——新时代麻醉科医师的基本技能》,呼吁麻醉科医师加强心脏超声的学习。国家卫生健康委办公厅在 2019 年 12 月 16 日颁布的《国家卫生健康委办公厅关于印发麻醉科医疗服务能力建设指南(试

行)的通知》中(http://www.gov.cn/xinwen/2019-12/18/content_5462015.htm),也明确提出了超声心动图技术是麻醉科医疗服务能力建设的关键技术。ASE 的前任主席 Madhav Swaminathan 就是杜克大学麻醉科的教授。这些都显示,心脏超声是麻醉专业的时代需求。围手术期心脏超声不仅可以提高麻醉科医师个体的专业素养,也可以提高学科的影响,更能够提升手术麻醉管理质量和保障患者的安全。因此,应尽早建立符合我国国情,规范统一,层次分明的培训体系及资质认证,鼓励更多麻醉科医师参与围手术期心脏超声培训,加大心脏超声在围手术期的应用与推广力度。

(朱斌　段福建　韩建阁　史宏伟　王锷　王晟)

参 考 文 献

[1] WANG S, WEI J F, YUAN S, et al. Intraoperative transesophageal echocardiography during cardiovascular surgery in China[J]. J Cardiothorac Vasc Anesth,2019,3(5):1343-1350.

[2] 刘杨,熊利泽. 围手术期医学是麻醉学的发展方向[J]. 中华麻醉学杂志,2016,36(1):3-4.

[3] LENK T, WHITTLE J, MILLER T E, et al. Focused cardiac ultrasound in preoperative assessment:the perioperative provider's new stethoscope?[J]Perioper Med(Lond),2019,8:16.

[4] SPENCER K T, KIMURA B J, KORCARZ C E, et al. Focused cardiac ultrasound: recommendations from the american society of echocardiography[J]. Am Soc Echocardiogr,2013,26(6):567-581.

[5] COKER B J, ZIMMERMAN J M. Why Anesthesiologists must incorporate focused cardiac ultrasound into daily practice[J]. Anesth Analg,2017,124(3):761-765.

[6] 中华医学会麻醉学分会. 中国麻醉学指南与专家共识[M]. 北京:人民卫生出版社,2014.

[7] REEVES S T, FINLEY A C, SKUBAS N J, et al. Basic perioperative transesophageal echocardiography examination:a consensus statement of the american society of echocardiography and the society of cardiovascular anesthesiologists[J]. J Am Soc Echocardiogr,2013,26(5):443-456.

[8] 中国心胸血管麻醉学会非心脏手术麻醉分会. 经食管超声心动图在非心脏手术中应用专家共识(2020 版)[J]. 临床麻醉学杂志,2020,36(10):1025-1030.

[9] SHEU R, GEUBE M, CORMICAN D. Transthoracic echocardiography and the field of cardiothoracic anesthesiology:where do we stand[J]. J Cardiothorac Vasc Anesth,2019,33(6):1489-1491.

[10] MITCHELL C, RAHKO P S, BLAUWET L A, et al. Guidelines for performing a comprehensive transthoracic

echocardiographic examination in adults：recommenda-tions from the american society of echocardiography［J］. J Am Soc Echocardiogr，2019，32（1）：1-64.

［11］ HAHN R T，ABRAHAM T，ADAMS M S，et al. Guide-lines for performing a comprehensive transesophageal echocardiographic examination：recommendations from the american society of echocardiography and the society of cardiovascular anesthesiologists［J］. J Am Soc Echo-cardiogr，2013，26（9）：921-964.

［12］ VEGAS A. Three-dimensional transesophageal echocar-diography：principles and clinical applications［J］. Ann Card Anaesth，2016，19（Supplement）：S35-S43.

［13］ ALINA N，NIKOLAOS S，NIV A D，et al. Guidelines for the use of transesophageal echocardiography to assist with surgical decision-making in the operating room：a surgery-based approach. from the american society of echocardiography in collaboration with the society of car-diovascular anesthesiologists and the society of thoracic surgeons［J］. J Am Soc Echocardiogr，2020，33（6）：692-734.

［14］ 中华医学会麻醉学分会超声学组. 围手术期超声培训指南（2020 年版）［J］. 临床麻醉学杂志，2020，36（8）：815-820.

［15］ TABIB A，SAMIEI N，PEIGHAMBARI M，et al. Pocket-sized echocardiography for screening structural heart dis-ease：diagnostic accuracy and cost-effectiveness for popu-lation-based studies［J］. Cardiol Young，2020，30（2）：197-204.

［16］ 王晟，王锷，余海，等. 麻醉科医师接受规范化围手术期经食管超声心动图培训势在必行［J］. 麻醉安全与质控，2017，1（3）：117-120.

［17］ PURZA R，GHOSH S，WALKER C，et al. Transesopha-geal echocardiography complications in adult cardiac sur-gery：a retrospective cohort study［J］. Annals Thoracic Surg，2017，103（3）：795-802.

［18］ 玉红，梁鹏，刘进，等. 围手术期超声-新时代麻醉科医师的基本技能［J］. 临床麻醉学杂志，2018，34（8）：824-826.